未熟児網膜症国際分類の改訂について

この度、未熟児網膜症の国際分類が改訂されました。『小児眼科学』（p.274～283）および『未熟児網膜症』をお読みいただく際は、以下の要旨をご参照ください。

2022年2月
株式会社 三輪書店
（526-2刷・643-1刷）

未熟児網膜症国際分類の改訂（2021年）[1]

Zoneにおける変更

a）Zone I
（旧）視神経乳頭を端として＋28～＋30Dレンズで見える範囲を半径とした円内
（新規）視神経乳頭から中心窩までの距離の2倍を半径とした円内

b）Posterior zone II
（新規）zone IIのうち、zone Iに接する2乳頭径幅の領域

c）Notch 弯入
（新規）ROPが1～2時間の円周範囲で後方に弯入している状態

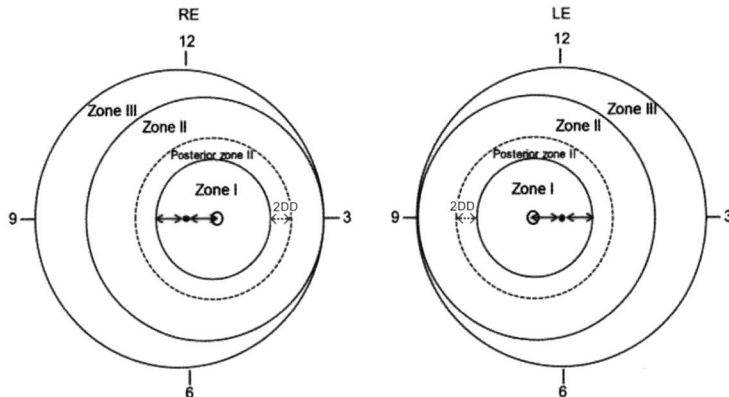

Plus Disease と Preplus Disease

（旧）Plus disease：網膜血管の拡張と蛇行
Preplus disease：網膜血管の拡張と蛇行があるがplus diseaseに達しないもの
（新規）正常からpreplus disease、plus diseaseは網膜血管の拡張・蛇行で判断されるが、一連のスペクトラムであり、異常がある眼底象限の数や乳頭周囲の狭い範囲の所見ではなく、zone I内の所見で判断されるべきである

Aggressive posterior ROPの名称変更

（旧）Aggressive posterior ROP
（新規）Aggressive ROP

網膜剝離 stage 5 の細分類

- （旧）stage 5：網膜全剝離
- （新規）stage 5A：眼底検査で乳頭が見える
  - stage 5B：眼底検査で乳頭が見えない（水晶体後部線維組織あるいは網膜剝離漏斗の閉塞による）
  - stage 5C：stage 5B に前眼部変化（浅前房、角膜・虹彩・水晶体癒着、角膜混濁）が加わったもの

Regression 退縮

- （新規）残存する網膜無血管領域の範囲を記載する

Reactivation 再燃

- （新規）定義：治療後に新規 ROP 病変や網膜血管異常の出現
  - 全く同じ ROP が再発するという recurrence（再発）でなく、以前とは違った ROP の活動性が増した reactivation の用語を推奨する
  - stage は "reactivated stage 2" のように記載する

後期の合併症

- （新規）晩期網膜剝離、網膜分離、残存する網膜無血管領域、黄斑異常、網膜血管異常（分岐異常、牽引、網膜ひだ、硝子体出血等）、緑内障

厚生省分類と新規国際分類の比較

厚生省分類		国際分類
Ⅰ型		Acute disease (Classic ROP)
1期　網膜内血管新生		
2期　境界線形成	⟷	stage 1　Demarcation line
3期　硝子体内滲出・増殖期		
初期	⟷	stage 2　Ridge
中期 ⎫	⟷	stage 3　Extraretinal fibrovascular proliferation
後期 ⎭		mild, moderate, severe
4期　部分的網膜剝離	⟷	stage 4　Subtotal retinal detachment
		4A　Extrafoveal
		4B　Retinal detachment including fovea
5期　網膜全剝離	⟷	stage 5　Total retinal detachment
		5A　Disc visible with ophthalmoscopy
		5B　Disc invisible with ophthalmoscopy
		5C　5B & anterior segment abnormalities
		Preplus disease, Plus disease（重症徴候）
Ⅱ型	⟷	Aggressive ROP

文　献
1) Chiang MF, Quinn GE, Fielder AR, et al. : International Classification of Retinopathy of Prematurity, Third Edition. Ophthalmology 128 : e51-e68, 2021
doi: 10.1016/j.ophtha.2021.05.031.

PEDIATRIC
OPHTHALMOLOGY

小児眼科学

編集 東 範行 Azuma Noriyuki 国立成育医療研究センター

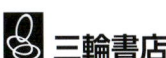

序

　小児の眼疾患は，視機能の発達に重大な影響を及ぼすものが多く，早期発見と適切な処置がとても重要である．数ある眼疾患のうち，過半数は小児・若年期に発症していると言ってよく，扱わなければならない疾患が膨大な数にのぼる．しかもその範囲は，屈折異常や弱視，斜視だけでなく，外眼部，前眼部，緑内障，後眼部，眼窩，中枢を含む神経と，眼科領域すべてに及んでいる．これらをきちんと診断し，管理できなくてはならない．それぞれの原因や病態は成人と大きく異なり，炎症や増殖機転が強いとともに，発生や発達の異常を基礎疾患として伴うことも多いので，診断や治療方針の選択や前後の経過を判断する際にも迷うことが多く，注意を要する．

　疾患の種類が多く，病態は非常に複雑である一方で，小児はきちんと見せてくれず，診断に困ることが多いのが問題である．眼底を見ようとしても，視神経乳頭や黄斑を確認するのがやっと，それどころか前眼部所見や固視すらも，泣いてしまえばわからない場合も多い．しかし，見過ごすことができない病態が潜んでいる危険もありうる．検査に協力してくれなければ，時には睡眠・全身麻酔下でも検査しなければならない場合がある．手術では全身麻酔のための全身評価を含めた考慮をしなければならないとともに，術後の安静がとれないことも問題である．手術適応決定や術後の視力獲得には，弱視防止や視能訓練を考慮する必要がある．

　一方で，小児眼科では最近大きな進歩がみられた．広画角眼底カメラや最新のOCT，電気生理学的検査法など診断技術が大きく進歩した．光学顕微鏡レベルでの病理観察に匹敵するほどの画像情報と機能データを組み合わせることによって，眼底では広範囲に構造と機能を理解することが可能となった．手術では，25Gシステムなど繊細な器具によって小さい眼球に対しても安全な手術ができるようになり，前眼部，後眼部ともに手術適応が拡大し，予後が改善されてきている．基礎研究では，分子生物学が長足の進歩を遂げ，先天異常やジストロフィなどの遺伝性疾患では，原因遺伝子の多くが明らかになり，これによって，疾患概念も変化しつつある．さらに今後は，ES細胞やiPS細胞を用いる研究によって，再生医療や疾患モデルの研究もできるようになることが期待されている．

　将来が長い小児の視覚を守るために，このような小児眼科診療における広い知識と診療技術のコツを習得することは眼科医にとって必須であるが，どこでも研修できるわけではない．専門施設で研修できたとしても大変な時間と手間がかかる．加えて，現在のところわが国では，小児眼科の広い分野を網羅した教科書的な書籍はほとんど刊行されてこなかった．

そこで本書は，小児眼科学領域における標準的な教科書を目指し，小児眼科の基礎および最新の臨床に沿った網羅的な内容とすべく企画した．単に外国の教科書を模倣するのではなく，各章で総論を設けて成人と異なる小児の特徴を詳しく解説することに力を入れた．その次に，各論の疾患を述べる構成になっている．また，学校保健や法的問題など，わが国における特徴の章も設けた．若手眼科医，眼科の勤務医や開業医，視能訓練士，小児科医など広い範囲の読者の方々にも理解しやすいように図を多く掲載し，平易な表現で，現在のわが国における小児眼科の必須知識を網羅できていると思っている．

　著者はわが国を代表する小児眼科医と視能訓練士，ベテランから将来を嘱望する若手までが揃っている．分担執筆なので，重複する内容では，定説になっていないものや著者ごとに考えが異なるものもあり，一部の記述に少し差があるかもしれない．それでも，多くの病院に研修に行ったつもりでお読みいただきたい．

　本書が，小児の眼科診療に関わるすべての方々の一助となれば幸いである．

2015 年 10 月

国立成育医療研究センター
東　範行

執筆者一覧

● 編集

　東　　範行　　国立成育医療研究センター　病院 眼科医長／研究所 視覚科学研究室長

● 執筆（掲載順）

林　　孝雄	帝京大学医療技術学部 視能矯正学科 教授
寺﨑　浩子	名古屋大学医学部 眼科学教室 教授
林　　思音	山形大学医学部 眼科学教室
臼井　千惠	帝京大学医学部附属病院 眼科 視能訓練士 技師長
遠藤　高生	大阪大学医学部 眼科学教室
不二門　尚	大阪大学医学部 感覚機能形成学教室 教授
長谷部　聡	川崎医科大学 眼科学2教室 教授
小林　昭子	東京医科大学病院 眼科 視能訓練士 主査
村木　早苗	滋賀医科大学 眼科学講座 講師
彦谷　明子	浜松医科大学医学部附属病院 眼科 講師
佐藤　美保	浜松医科大学 眼科学講座 病院教授
横山　　連	大阪市立総合医療センター 小児眼科 部長
羅　　錦營	ら(羅)眼科 院長
横井　　匡	国立成育医療研究センター 眼科
西田　保裕	滋賀医科大学 医師臨床教育センター センター長
近藤　峰生	三重大学医学部 眼科学 教授
根岸　貴志	順天堂大学医学部 眼科学教室 准教授
森　　隆史	福島医科大学医学部 眼科学講座 講師
四宮　加容	徳島大学 眼科学分野 講師
田中三知子	岩手医科大学医学部 眼科学講座 助教
東　　範行	国立成育医療研究センター 病院 眼科医長／研究所 視覚科学研究室長
内海　　隆	内海眼科医院 院長
藤巻　拓郎	順天堂大学医学部 眼科学教室 准教授
杉山　能子	金沢大学 眼科
仁科　幸子	国立成育医療研究センター 眼科
矢ヶ﨑悌司	眼科やがさき医院 院長
野村　耕治	兵庫県立こども病院 眼科 部長
外園　千恵	京都府立医科大学 眼科学教室 講師
横井　桂子	京都府立医科大学 眼科学教室
永田　真帆	京都府立医科大学 眼科学教室
中村　　葉	京都府立医科大学 眼科学教室 客員講師／大阪人間科学大学 医療福祉学科(視能訓練専攻) 特任教授

東原　尚代	ひがしはら内科眼科クリニック　副院長
上田真由美	京都府立医科大学　感覚器未来医療学　特任准教授
黒坂大次郎	岩手医科大学医学部　眼科学講座　教授
木内　良明	広島大学大学院　視覚病態学　教授
竹中　丈二	広島大学病院　眼科　病院助教
原田　陽介	広島大学大学院　視覚病態学
吉川　知子	広島大学病院　眼科　講師
中倉　俊祐	ツカザキ病院　眼科　部長
清水有紀子	ツカザキ病院　眼科　医長
奥道　秀明	広島大学大学院　視覚病態学
杉本　洋輔	広島大学大学院　視覚病態学　特任助教
柳　　昌秀	広島大学病院　眼科
小林　　賢	広島大学病院　眼科
日下　俊次	近畿大学医学部堺病院　眼科　教授
近藤　寛之	産業医科大学　眼科学教室　教授
後藤　　浩	東京医科大学　眼科学講座　主任教授
鈴木　　潤	戸田中央総合病院　眼科　部長
木村亜紀子	兵庫医科大学　眼科　准教授
鈴木　茂伸	国立がん研究センター中央病院　眼腫瘍科　科長
野崎　真世	北海道大学医学部　眼科学分野
野田　実香	慶應義塾大学医学部　眼科学教室　講師
松村　　望	神奈川県立こども医療センター　眼科　顧問
新田安紀芳	新田眼科　院長
林　　英之	福岡大学医学部　眼科学教室　教授
中山　百合	砧ゆり眼科医院　院長
東山　智明	滋賀医科大学　眼科学講座　助教
福嶋　葉子	大阪大学医学部　眼科学教室　助教
初川　嘉一	大阪府立母子保健総合医療センター　眼科　主任部長
伊東　祐之	国立成育医療研究センター　麻酔科
塚本　桂子	国立成育医療研究センター周産期・母性診療センター　新生児科
伊藤　裕司	国立成育医療研究センター周産期・母性診療センター　新生児科　医長
堀田　喜裕	浜松医科大学　眼科学講座　教授
田淵　昭雄	川崎医療福祉大学医療技術学部　感覚矯正学科　客員教授
富田　　香	平和眼科　院長
福下　公子	烏山眼科医院　院長
八子　恵子	北福島医療センター
野田英一郎	東京都立小児総合医療センター　眼科　医長
白井正一郎	豊橋市民病院　眼科　医療安全管理室顧問

CONTENTS

第1章 小児の診療の特徴 ... 003

医師の立場から 003
　外　来（林　孝雄）003
　入院・手術（寺﨑浩子）006
　薬物の使用（林　思音）010
視能訓練士の立場から（臼井千惠）012
　視能訓練士と小児眼科学とのかかわり　012
年齢に応じた対応を心がける　013
患児が嫌がる検査は最後にまわす　014
検査・訓練をスムースに行う工夫　016
家族への対応　016
カルテ記載の工夫　016

第2章 視機能の発達と検査 ... 017

屈折と視力（遠藤高生，不二門尚）017
　視　力　017
　屈　折　020
調節・輻湊，瞳孔（長谷部聡）021
　調節・輻湊，瞳孔の発達　021
　調節の検査　021
　輻湊の検査　021
　瞳孔の検査　022
　動的検影法の原理　022
　動的検影法の方法　022
　動的検影法の解釈　022
　動的検影法による屈折・視力検査　023
　動的検影法による弱視・
　　斜視のスクリーニング　023
視　野（小林昭子）024
　視野の発達　024
　視野検査　024
色　覚（村木早苗）028
色覚の発達　028
検査可能な年齢　029
色覚検査　029
色覚検査時の注意点　033
眼位と眼球運動（彦谷明子，佐藤美保）033
　眼位検査　033
　眼球運動検査　036
両眼視機能（横山　連）037
　両眼視機能の生理学　037
　ホロプタ　038
　立体視　038
　立体視力と視力　039
　感覚適応　039
　抑　制　039
　網膜異常対応　039
　異常対応の深さ　042
　両眼視機能の発達　042

第3章 眼の構造と機能の検査 ... 045

前眼部・中間透光体の検査（羅　錦營）045
　前眼部・中間透光体の検査法総論　045
　前眼部・中間透光体の
　　各構成組織の検査所見　048
　臨床応用上における実際の検査法選択　051
眼底の検査（横井　匡）052
　小児に特徴的な眼底の構造　052
観察すべき項目　052
小児の眼底検査のコツ　053
超音波検査，CT，MRI（西田保裕）056
　小児の画像診断の必要性　056
**網膜電図（ERG），
　視覚誘発電位（VEP）**（近藤峰生）061
　小児眼科にERGとVEPは重要！　061

vii

網膜電図　062
　　特殊な ERG　065
　　視覚誘発電位　066
睡眠・全身麻酔下検査（根岸貴志）068
　　鎮静が必要となる検査　068
　　鎮静を行わないための工夫　068
　　自然睡眠での検査　068
　　鎮静の種類　069
　　鎮静の問題点　069
　　全身麻酔下検査　070

第4章　疾患の早期発見のために　073

疑わしいサイン（主訴，視診）（森　隆史）073
　　視覚異常の訴え　073
　　眼位異常・眼球運動異常の訴え　073
　　眼刺激症状の訴え　074
　　眼性頭位異常の訴え　075
　　眼瞼異常の訴え　075
　　前眼部異常の訴え　076
気がつきにくい所見
（患者，医師の視診）（四宮加容）077
　　片眼性の視力障害　077
　　視野障害　077
　　夜　盲　078

まぎらわしく見逃しやすい所見
（医師の検査）（田中三知子）078
　　まぎらわしい斜視，眼球運動　078
　　まぎらわしい前眼部の異常　079
　　まぎらわしい眼底疾患　079
診断・治療の緊急度一覧
　　（四宮加容，森　隆史，田中三知子）082
　　緊急（時間的猶予がなく
　　　　ただちに診断・治療）082
　　早急（可及的速やかに診断・治療）083
　　多少様子をみてもよい　083
　　急ぐ必要はない　084

第5章　眼の発生（東　範行）087

眼球の初期発生　087
各眼組織の胚葉由来　088
　　神経外胚葉　088
　　表層外胚葉　088
　　中胚葉　088
　　神経堤（第2次間葉細胞）088
各眼組織の分化　089
　　角　膜　089
　　強　膜　089
　　虹　彩　089
　　隅　角　090
　　毛様体　090
　　水晶体　090

硝子体血管系　090
硝子体　091
網　膜　091
脈絡膜　092
視神経　092
眼瞼・結膜　093
涙　器　093
外眼筋　094
主要な発生イベントと障害による
先天異常　094
視覚器の形成にかかわる遺伝子と
その変異による先天異常　094

第6章 屈折異常と眼鏡・コンタクトレンズの管理 095

屈折異常の考え方（内海　隆）095
　小児屈折異常のとらえ方　095
　得られた屈折値の取り扱い　096
眼鏡の管理（内海　隆）098
　眼鏡は何がよいか　098
　処方後のフォローアップの計画　101
コンタクトレンズの管理（藤巻拓郎）101
　さまざまなタイプのCL作成上の注意　102
　小児における管理と注意点　103
　オルソケラトロジーの問題点　104

第7章 弱　視 （杉山能子） 107

視機能の発達　107
　形態学的発達　107
　機能的発達　108
弱視とは　108
　社会的・教育的弱視　108
　医学的弱視　109
　機能弱視と器質弱視　109
病態の研究　109
弱視の原因と治療　110
　屈折異常弱視　110
　不同視弱視　110
　斜視弱視　111
　微小斜視弱視　111
　形態覚遮断弱視　111
弱視診療における視力の評価方法　111
　3歳未満の乳幼児に対する視力検査法　112
　3歳以上の幼児に対する視力検査法　113
弱視診療における屈折検査　114
　屈折検査機器の選択　115
　調節麻痺薬　115
弱視治療用眼鏡　116
　処方のコツ　116
　療養費の給付　117
健眼遮閉　117
ペナリゼーション　118
乳幼児健診　119
　乳児健診　119
　一歳六ヵ月児健診　119
　三歳児健診　119
弱視治療での留意点　120
　眼疾患の除外　120
　脳疾患の除外　120
　斜視と弱視の治療優先順位　120
　視力検査が不可能である場合　120
弱視治療のトピックス　120
　遠視性弱視に対する眼鏡処方　120
　弱視治療終了後の経過観察　120
　10歳以上の弱視治療　120

第8章 斜　視 123

斜視と両眼視の管理（仁科幸子）123
　斜視と両眼視　123
　斜視・両眼視異常の診断　124
　鑑別診断　130
　斜視の治療　131
　斜視治療の目標と計画　133
　斜視の治療判定　134
共同性斜視（矢ヶ﨑悌司）134
　内斜視　135
　外斜視　144
特殊な斜視（佐藤美保）148
　A-V型斜視　148
　交代性斜視複合　150
　非共同性斜視（先天麻痺性斜視）152

第9章 外眼部疾患 （野村耕治） 159

小児の外眼部の特徴 159
　乳幼児の瞼裂 159
　乳幼児の眼瞼 159
疾　患 160
　感染症など炎症性疾患 160
　眼瞼の形態異常 162
　眼瞼腫瘍 172

第10章 前眼部疾患 177

小児の前眼部疾患の特徴 （外園千恵）177
　小児の前眼部疾患の特徴 177
　前眼部の発生過程 177
　問　診 177
　前眼部の検査 177
　前眼部疾患の治療 179
疾　患 180
　結膜炎 （横井桂子，外園千恵）180
　腫瘍性疾患 （永田真帆）186
　先天角膜混濁 （中村　葉）193
　ジストロフィ （中村　葉）198
　角膜形状異常 （東原尚代）205
　角膜感染症 （外園千恵）208
　免疫反応が関連する疾患 （外園千恵）211
　全身疾患と関連する
　　角膜異常 （上田真由美，外園千恵）211

第11章 白内障・水晶体疾患 （黒坂大次郎） 215

小児の白内障・水晶体疾患の特徴 215
　正常水晶体 215
　白内障 215
疾　患 225
　先天・発達白内障 225
　続発性あるいは併発白内障 226

第12章 緑内障 231

小児の緑内障の特徴 231
　疾患の概念と原因 （木内良明）231
　小児緑内障の検査 （竹中丈二，原田陽介，
　　吉川知子，中倉俊祐，清水有紀子）234
　定期検査 （吉川知子）245
　薬物治療 （奥道秀明）246
手術治療 （杉本洋輔）249
　手術治療の考え方 249
疾　患 253
　早発型発達緑内障 （柳　昌秀）253
　遅発型発達緑内障 （柳　昌秀）255
　主として眼部に先天異常を伴う
　　緑内障 （柳　昌秀）255
　先天性の全身異常を伴う
　　緑内障 （小林　賢）257
　後天性の疾患や薬物に続発した
　　緑内障 （小林　賢）259
　先天白内障術後の緑内障 （小林　賢）262

第13章 眼底疾患 ... 265

小児の眼底疾患の特徴 （東　範行，寺﨑浩子，
　　　日下俊次，近藤寛之）265
　正常眼底　265
　眼底疾患の特徴　266
　眼底検査のコツ　267
　乳頭の診かた　267
　黄斑の診かた　269
　網膜血管の診かた　270
　その他の眼底病変の考え方　271
　手術の考え方　272
疾　患　274
　未熟児網膜症　（東　範行）274

その他の血管疾患・増殖疾患　（近藤寛之）283
屈折異常に伴う変化　（東　範行）288
先天停在性・後天進行性の
　網膜変性疾患　（寺﨑浩子）290
硝子体異常を伴う
　網膜変性疾患　（近藤寛之）300
網膜硝子体の先天異常　（東　範行）302
視神経の先天異常　（東　範行）306
全身病に伴う異常　（近藤寛之）312
代謝異常に伴う異常　（近藤寛之）314
全身症候群，染色体異常　（近藤寛之）317
網膜剝離の管理　（日下俊次）319

第14章 ぶどう膜炎 ... 327

小児ぶどう膜炎の特徴　（後藤　浩）327
　疫学・統計　327
　臨床的特徴　328
　病型分類　329
　診察における問題点　330

治療の実際と注意点　330
疾　患　（鈴木　潤，後藤　浩）332
　前部ぶどう膜炎　332
　後部および汎ぶどう膜炎　335

第15章 神経眼科疾患 （木村亜紀子） ... 341

小児の神経眼科疾患の特徴　341
　小児の特殊性　341
　瞳孔の診かた　341
　小児視神経炎の考え方　342
　頭部MRIのオーダーの仕方　343
　視神経炎トライアル　344
　眼球運動の診かた　344
　姿勢反射　344

麻痺性斜視の考え方　345
眼振の診かた　345
疾　患　346
　視神経症　346
　眼球運動障害　351
　眼　振　354
　中枢性疾患　357

第16章 眼内腫瘍 （鈴木茂伸） ... 361

小児の眼内腫瘍の特徴　361
　腫瘍と腫瘤　361

小児腫瘍の特徴　361
診察の前に問診を　362

診察室で行う検査　362
　　　検査部門に依頼する画像検査　364
　　　腫瘍生検を行うべきか　365
　疾　患　365
　　　網膜芽細胞腫　365
　　　網膜細胞腫　367
　　　悪性黒色腫　368
　　　黒色細胞腫・母斑　369
　　　網膜色素上皮肥大　370
　　　網膜星細胞過誤腫　371
　　　脈絡膜血管腫　372
　　　網膜血管腫　373
　　　脈絡膜骨腫　374
　　　毛様体腫瘍　375
　　　続発性腫瘍（転移性腫瘍，炎症性肉芽腫）　376

第17章　眼窩疾患　379

小児の眼窩疾患の特徴
　　（野崎真世，野田実香）　379
　　解剖（構造）　379
　　機　能　379
　　疾患（成人との違い）　379
　　検査・診断　380
　　手術などの治療　380
疾　患　380
　　眼窩（底）骨折（野崎真世，野田実香）　380
　　視神経管骨折（野崎真世，野田実香）　381
　　眼窩形成異常（野崎真世，野田実香）　382
　　髄膜瘤・髄膜脳瘤・脳瘤（鈴木茂伸）　383
　　リンパ管腫（鈴木茂伸）　384
　　横紋筋肉腫（鈴木茂伸）　385
　　視神経膠腫（鈴木茂伸）　386
　　涙腺腫瘍（鈴木茂伸）　387
　　皮様嚢腫（デルモイド）（鈴木茂伸）　388
　　眼窩蜂窩織炎（野崎真世，野田実香）　389
　　甲状腺眼症（野崎真世，野田実香）　389

第18章　涙器疾患（松村　望，新田安紀芳）　391

小児の涙器疾患の特徴　391
　　涙道の発生と涙器疾患　391
小児流涙症の診断　391
　　乳児の流涙・眼脂は涙器疾患を疑う　391
　　問診，視触診，色素残留試験で診断　391
　　涙管通水検査は逆流をみる　392
　　涙道造影は涙道の形態を把握できる　392
小児の代表的な涙器疾患　392
　　先天鼻涙管閉塞　392
　　新生児涙嚢炎　396
　　先天性涙点閉鎖　396
　　副涙点　396
　　先天性涙嚢皮膚瘻　396
　　先天性涙嚢ヘルニア　397
　　その他の先天異常　397
　　後天性涙道障害　397

第19章　外　傷（林　英之）　399

小児の外傷の特徴　399
　　小児眼外傷の注意すべき点　399
　　小児眼外傷の疫学　399
　　眼外傷の分類　399
　　小児眼外傷の診療　401
外傷の各型　407
　　閉鎖性眼球損傷（鈍的外傷）　407
　　開放性眼球損傷　412
　　その他の外傷　414

第20章 虐 待 （中山百合） ········· 421

- 小児虐待 421
- 小児虐待の分類 421
- 虐待の危険因子 421
- 日本の小児虐待の実態 421
- 虐待が疑われる場合の診察ポイント 422
- 虐待の眼所見 422
- 直接的外傷 422
- 熱 傷 423
- 化学的損傷 423
- 非直達外傷 423
- その他の虐待 426

第21章 心因性視覚障害 （東山智明） ········· 431

- 疾患概念 431
- 診 断 431
  - 問 診 431
  - 検 査 432
- 鑑別すべき疾患 434
- 治 療 434
- 経過観察の注意点 434
- 患者への説明 434

第22章 全身病と治療における全身管理 ········· 437

- 眼疾患を伴う全身症候群
  - （全身所見から） （福嶋葉子） 437
  - 頭蓋顔面奇形 437
  - 皮 膚 438
  - 内分泌 439
  - 消化管 439
  - 自己免疫・血液 440
  - 神 経 440
  - 代 謝 441
  - 腎 臓 442
  - 筋・骨格 443
  - 聴覚器 444
- 眼疾患を起こす全身病
  - （眼所見から） （初川嘉一） 444
  - 眼瞼の異常 444
  - 角膜混濁 444
  - 瞳孔と虹彩の異常 445
  - 白内障と水晶体疾患 445
  - 緑内障 446
  - 網膜と硝子体病変 447
  - ぶどう膜炎 447
  - 視神経 448
  - ミトコンドリア病 448
- 麻酔・ICUでの全身管理 （伊東祐之） 448
  - 眼科手術と小児麻酔の特徴 448
  - 麻酔管理 450
  - 日帰り手術の麻酔 452
- NICUでの全身管理 （塚本桂子，伊藤裕司） 453
  - 新生児の眼科診察
    —NICUでの眼底検査の実際— 453
  - 眼科合併症を呈する
    新生児疾患の全身管理 454
  - NICUでみられる
    全身疾患に合併しうる眼科的症状 456

第23章 染色体異常，遺伝性疾患と遺伝相談 （堀田喜裕）………… 459

染色体異常 459
 ヒトの染色体と染色体異常 459
 染色体異常の種類 459
原因遺伝子と疾患関連遺伝子 461
 疾患に対する遺伝的要因の関与は
  疾患によって異なる 461
 遺伝子異常の種類と疾患 461
家族歴の聴取と遺伝形式の決定 462
 家族歴の書き方 462
 常染色体優性遺伝 463
 常染色体劣性遺伝 464
 X連鎖性遺伝 464
 母系遺伝 464
 その他の遺伝形式 464

 多因子病 465
孤発例の考え方 465
 片親性ダイソミー 465
 de novo 変異 465
遺伝子の検査方法 466
 検査の前に 466
 遺伝子の検査方法 466
 今後の臨床応用の可能性について 466
眼科領域の遺伝性疾患 466
 色覚異常 470
 網膜芽細胞腫 470
 遺伝性網膜疾患 470
 遺伝性視神経萎縮 470
遺伝相談に必要な基礎的知識 471

第24章 ロービジョンケアとリハビリテーション （田淵昭雄）… 473

ロービジョンケアに関する基礎的事項 473
 ロービジョンケアの意味 473
 小児におけるリハビリテーションの意味 473
 小児の年齢は15歳までか，18歳未満までか 473
 視覚障害の意味 474
 視覚障害の程度 474
 身体障害者手帳 474
 視覚障害児の頻度と視覚障害の原因 475
 視覚障害児の対応に悩む医師 476
 視覚障害児に対応する保護者には
  3つの型がある 476
保護者の質問に対する回答 477
 視機能評価 478
 視覚的補助具の選択と指導 481
 育児に関した質問事項 484
 福祉に関した事項 485
 保育，教育・就職に関した事項 487
年齢に応じた早期ロービジョンケア 489
 乳児時期から幼児前期（0～3歳未満） 489
 幼児後期（3～7歳未満） 490

 学童期（7～12歳未満） 490
 学生期（12～18歳） 491
代表症例 491
 無眼球症，小眼球 491
 先天角膜混濁 491
 硝子体網膜異常 492
 脳疾患に併発した視神経萎縮
  あるいは中枢性視覚障害（脳性盲） 492
 先天眼振 492
 白皮症 493
 先天無虹彩 493
 先天白内障 493
 先天緑内障（発達緑内障） 493
 網膜芽細胞腫 494
 その他の網脈絡膜や視神経疾患，
  染色体異常，中枢障害 494
 色覚異常 494
 疾病や外傷による両眼の失明 495
中途視覚障害児 495
重複障害児 496

第25章 発達障害・重複障害 (富田 香) ... 499

発達障害 499
　発達障害とは 499
　発達障害の頻度 499
　発達障害児にみられる眼球運動異常 500
　発達障害児にみられる心因性視覚障害 500
重複障害 500
　重複障害の頻度 500
　知的障害との合併 501
　聴覚障害との合併 501
　肢体不自由との合併 502
診療上の留意点 502
　視力障害が重い場合（肢体不自由で
　　中枢性視力障害が疑われる場合など） 502
　発達障害児・重複障害児の検査のコツ 503
療育・教育機関との連携のあり方 505
　就学前の乳幼児 505
　学校選び 505
　学校への診療情報提供 506

第26章 学校保健 (福下公子) ... 507

学校保健 507
　学校保健安全法 507
　学校保健の歴史 507
　学校医の職務 508
　学校保健の現状 508
眼科学校保健 509
　眼科学校保健の現状 509
　眼科学校健診 513
　眼科学校保健のあり方 517
学校保健の方向性 517

第27章 健診 (八子恵子) ... 519

乳幼児健診の目的と意義 519
乳幼児期の健診の種類と内容 519
　乳幼児健診 519
　就学時健診 519
三歳児健診と視覚健診 520
　3歳児で視覚健診を行う意義 520
　三歳児健診の対象年齢 520
　三歳児視覚健診の流れ 520
　三歳児視覚健診で発見される
　　眼の異常とその予後 521
　三歳児視覚健診の問題点と対策 522
　三歳児視覚健診と屈折検査 524
　治療用眼鏡の活用 524
就学時健診の立場 524

第28章 色覚異常 (村木早苗) ... 525

先天色覚異常 525
　先天赤緑色覚異常 525
　先天青黄色覚異常 526
　先天全色盲 527
後天色覚異常 528
　原疾患 529
　症状 529
　診断 529
　治療 530
　患者への対応 530

第29章 小眼球，無眼球と義眼の管理 （仁科幸子） 533

小眼球 533
 小眼球とは 533
 発生機転 533
 分　類 533
 診　断 533
 主な症状 534
 真性小眼球の特徴 534
 さまざまな眼先天異常を伴う小眼球 535
 全身異常に伴う小眼球 535
 保有視機能の発達を促す 535
 併発症に注意して経過観察 536
無眼球 536
 無眼球とは 536
義眼の装着と管理 536
 極小眼球には乳児期の整容治療が必要 536
 どのように小児に義眼を装着するか 537
 眼窩形成異常に対する手術 537

第30章 身体障害者・小児慢性疾患などの手続き （野田英一郎） 539

身体障害者の手続き 539
 身体障害者福祉法とは 539
 第十五条指定医の指定 539
 障害等級と認定基準 539
 視覚障害者の受けられるサービス 540
 診断書作成の実際 540
小児慢性特定疾患 541
 小児慢性特定疾患とは 541
 小児慢性特定疾患指定医 541
 認定対象 542
 対象疾病 542
 給付の範囲 542
 医療意見書への記入 542
特定疾患治療研究事業 544
 特定疾患治療研究事業とは 544
 難病指定医 544
 対象疾患 544
 医療費公費助成 545
 認定申請 545
障害児福祉手当 545
 障害児福祉手当とは 545
 支給対象 545

第31章 法規・法的問題 （白井正一郎） 547

日常診療に必要な法律 547
 医師法 547
 医療法 550
 医薬品，医療機器等の品質，有効性及び安全性の確保等に関する法律 552
 視能訓練士法 552
 その他の関連法規 553

PEDIATRIC OPHTHALMOLOGY

小児眼科学

第1章 小児の診療の特徴

医師の立場から

外　来

「子どもは泣くのが仕事」

これは，生まれて間もないわが子をあやしながら実家に電話をしたときに，電話口の泣き声を聞いていた父親から返ってきた言葉である．それ以来，子どもの"仕事"と思うと，わが子が泣くのをうるさいと感じなくなった．

乳幼児は成人と違い，病状を訴えてはくれないし非協力的なことが多いので，顔を見ようとするだけでもひと苦労である．また，診る側が子どもをうとましがると，子どもはそのことを敏感に感じ取り，こちらに対する警戒心や恐怖心をもって泣き始める．

本項では，このような乳幼児の診察時の注意点やコツを，筆者の経験も交えて挙げてみる．

年齢に応じた診察室での注意点

● 乳児の診察

新生児（生後1ヵ月以内）は，おとなしく寝ていることが多いが，なかなか眼を開けてくれない．

眼瞼や結膜，眼球表面の疾患が疑われた場合は，まず眼瞼の状態をみた後，手をよく洗い，消毒するか診察用手袋をしてから眼瞼を触診する．そして，結膜や眼球表面は，まぶたを開けるが，必要に応じては麻酔薬の点眼後，開瞼器を掛けてからみる．そのときは，もちろん頭を保護者か看護師に押さえておいてもらう．

新生児期を過ぎた乳児は，自分の膝にタオルを置き，患児を胸に抱っこした保護者と対面し，患児をあお向けに寝かせて頭を膝タオルの上に置いてもらい，頭を押さえながら診察をする（図1-1）．

眼位異常が疑われた場合は，無理矢理まぶたを開けても実際の眼位はわからない．その場合は，もう一度待合室に戻ってもらい，まぶたが開くのを待つ．開いたらすぐに声をかけてもらい，すばやくみに行く．

それでも無理な場合は，保護者に家庭で写真を撮ってもらう．そのときに大切なのは，フラッシュを使って正面から撮ってもらうことである．その理由は，フラッシュの反射が角膜のどこに当たっているかで，眼位がある程度わかるからである．

眼底疾患を疑った場合は，散瞳薬の点眼後，ペンライトなどで散瞳十分であることを看護師に確認してもらってから，処置用ベッドに押さえつけてみる（図1-2）．

● 1〜2歳児の診察

1〜2歳以降の診察の基本は，子どもの目線の高さで診察するということである．保護者に患児をなるべく上方に抱えてもらい，こちらも

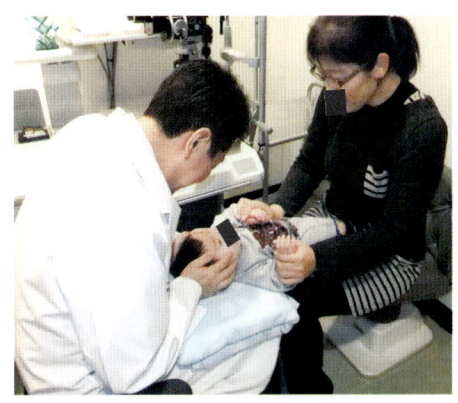

図1-1　乳児の前眼部の診察
膝のタオルにあお向けに寝かせて診察をする．

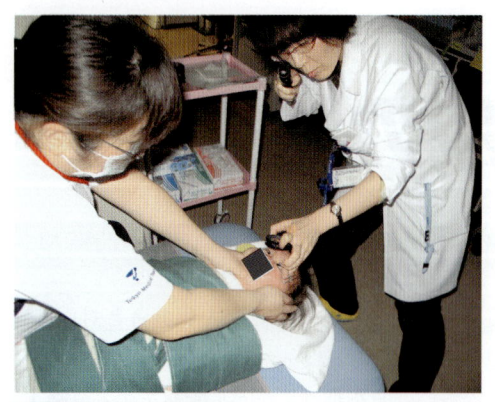

図1-2 眼底の診察
処置用ベッドに抑制帯でくるみ，看護師に頭を押さえてもらい診察する．

身体をかがめて，あやしながらみる（図1-3）．自分よりも身体の大きい人に対する恐怖心を少しでも取り除くのが第一である．

しかしながら，1〜2歳は自我が芽生えてイヤイヤが始まる時期である．この時期の小児の診察は，次の項目で詳しく述べる．

● 3歳児以降の診察

3歳を過ぎると視力も測れるようになり，検査に協力的になってくれる児がほとんどではあるが，時に診察を嫌がったりこわがったりする児もいる．特に，発達障害のある小児は非協力的なことが多い．その場合は，やはり1〜2歳児と同様の方法を取る．

イヤイヤ期の1〜2歳児の診療のコツ

● 泣かせず診療するには

保護者に抱っこされて診察室に入ってきたら，こちらは立って，笑顔で出迎える．こちらが笑っていると，それに興味をもってこちらの顔をキョトンと見てくれる．そうしたら，保護者の横に行ったり，後ろに回ったりして子どもの視界から外れるようにする．すると，子どもはさらにこちらの動きに興味をもって，何とかその"動く物体"の正体を確かめようとして，こちらに顔を向けるようになる．そうなれば，こちらの思うツボである．

あらかじめ，主訴を視能訓練士や看護師に聞いておいてもらい，まず何をみるかをインプッ トしておいて，この作戦を敢行する．

例えば，"左の上まぶたの腫れ"が主訴だったら，その腫れの程度や発赤具合を，横に行ったり後ろに回ったりしながらみておき，その子の隙を狙ってまぶたを触り，シコリや膿点がないかを確かめる．そこから泣きはじめる児は多いが，あとはその子にどんどん"仕事"をしておいてもらい，その間に保護者から発症時期や症状経過の詳細を聞き取り，所見とあわせて診断をしていく．

もちろん，それでも診断できない場合や，自分の予想している疾患の病状経過とは異なり，疑問が残る場合は適切な検査を追加する．そのときには，必要に応じて，処置室のベッドに押さえつけてみなければならないこともある．

また，"眼の位置がおかしい"が主訴だったら，ペンライトを手に持って，同様に興味を引きながら眼位を観察し，手で遮閉−遮閉除去試験などをしておおまかに眼位をみる．

泣きそうになったら，そっと玩具を見せる．そのときに，間違ってもあやそうとして「はい，このおもちゃ見て」とか「アンパンマン®いるよ」などと大声を出してはいけない．泣きそうになった子どもは大声にこわがってしまい，かえって逆効果になることが多い．

● 最初から泣いている場合は

もしも，患児が泣きながら診察室に入ってきた場合は，保護者と仲良く話をすることから始める．子どもは泣いていても，「あなたには興味ありませんよ」という状況をつくる．

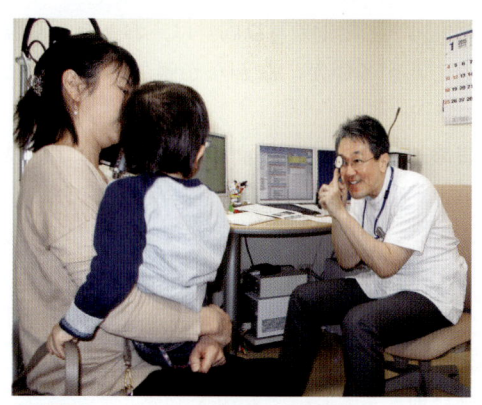

図1-3 子どもの目線の高さで診察
子どもを上方に抱えてもらい，目線の高さで診察する．

診察中に泣きはじめたら，再び「あなたには興味ありませんよ」という態度を取る．それでも泣き止まなければ，保護者と一緒に待合室に戻ってもらい，泣き止んだ隙をみて，白衣を脱いで待合室で近寄り，できる限りの診察をする（図 1-4）．

もちろん，眼底検査や屈折検査などは，必要に応じて処置用ベッドで看護師の協力を得て診察する．

診察室の工夫

診察室は，できる限り病院という"異様な雰囲気"を出さないようにする．

そのためには，入室時には部屋の電気をつけておくのがよく，壁には何か子どもの興味を引くようなもの（図 1-5）をかけておいて，時にはアニメソングなどの音楽を流したりして，保育所のような雰囲気をつくるのもよい．

玩具などの使用

玩具は，泣かせずに診療するための必須アイテムである．

なるべく色の濃いもの，子どもがよく知っているキャラクター商品がよい（図 1-6）．そのためには，今子どもたちの間で，どのようなキャラクターが流行っているのかを，テレビや雑誌などで常にチェックしておくのも大切である．以前は"ポケットモンスター®"，最近なら"妖怪ウォッチ®"のグッズを見せたり名前を出したりすると，9割方は興味を示してくれる．

問診のとり方

上述したように，視能訓練士や看護師に，診察室入室前に保護者から簡単に主訴を聞いておいてもらい，ひと通り診察したところで，もう一度詳しく「いつからどのような異常があって，どのような経過をたどってきているのか」を聞く．一般的には，4歳頃から自分で訴えることができるようになるので，保護者の話とあわせて病歴を聞き取る．

家族への説明

ほとんどの家族は，自分の子どもに病気があるということで動揺しているので，疾患に関しては，わかりやすくゆっくりと丁寧に説明をする．

例えば，筆者は斜視の患児を多くみているので，手術の具体的な方法は眼筋のついた模型（図 1-7）を動かしながら説明し，一度の手術で完治しない場合があること，過矯正や低矯正で再手術や追加手術が必要になる可能性があること，視力や両眼視機能の予後なども含めて長期の経過観察が必要であることなどを話す．

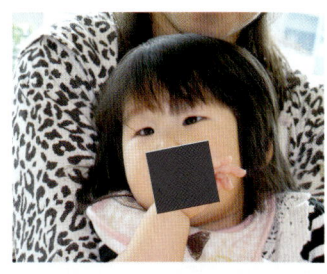

図 1-4 待合室での診察
泣き止んだ隙をみて待合室で診察する．

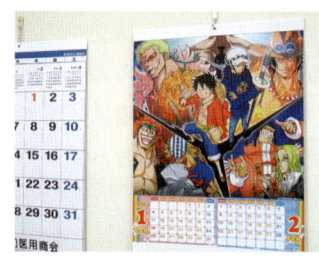

図 1-5 診察室では
診察室の壁には，アニメのカレンダーをかけている．

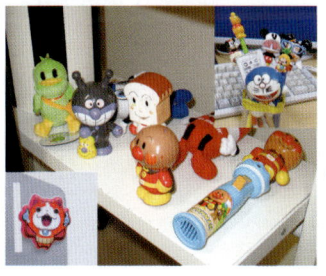

図 1-6 玩具は必需品
子どもが興味を示す玩具をそろえておく．

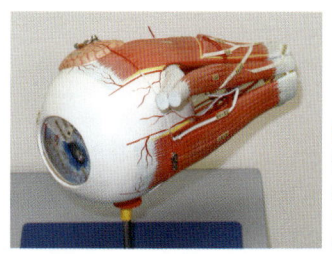

図 1-7 説明用の模型
斜視手術の説明は，眼筋のついた模型を動かしながら行う．

そして，説明を終えた後に「何か聞いておきたいことはありますか」と必ず尋ねるようにしている．それは，こちらの説明のとらえ方の相違や医療用語への理解不足，あるいは説明内容に不十分な点があった可能性もあるので，ゆっくり考えてから答えてもらうようにしている．

● 診断や治療法が定まらない場合

前述のように3歳未満の小児や，3歳以上でも発達障害のある小児は，検査に非協力的なので確定診断がつけにくいことが多い．

また，眼底腫瘍，眼窩病変，中枢神経の異常などが疑われる場合は，確定診断のために鎮静や全身麻酔をかけて，必要に応じては生検などもしなければならない．

このような場合，局所や全身に対する侵襲はある程度あっても，確定診断の必要性を十分に説明し，保護者に納得してもらうことが大切である．

● 難病の場合

確定診断がつき，その疾患がすぐ治るものでない場合，治る可能性が低い場合，現在は視力が良好でも，成長とともに視力が低下し視野が狭くなってきて失明する可能性がある場合，さらには，脳腫瘍や網膜芽細胞腫などで生命の危険がある場合などは，それらの詳細な病態と一般的な経過などを，より真摯な態度で説明にのぞむ．

● どのくらいから本人に知らせるか

病状および今後の治療方針については，診断がつき次第，保護者に知らせる．もしも確定診断がつかない場合は，確定診断までに行う検査や，あれば暫定的に行う治療も含めて，こちらの診療計画をすべて説明する．患児本人をその場に同席させるかどうかは，事前に保護者と話し合っておく必要がある．

特に，難治性の病気や生命の危険がある場合は，まず保護者のみに話をし，本人への説明を希望するかどうかを聞いておく．

カルテ記載やデータ管理の工夫

乳幼児の成長は早く，症状も変化することが多いので，できる限り写真や動画などの映像を残しておくのがよい．最近は，電子カルテを導入している施設が増えてきており，その中に取り込めるので便利である．

ただし，診察時は紙カルテと比較すると過去のデータを顧みるのに時間がかかる．しかも，子どもはじっと待つことができないので，診察室に入ってカルテ画面の操作に時間をかけていると，子どもの協力心が薄れてくる．そこで，カルテを開けたときに過去の経過のサマリーがすぐ見られるようにしておくか，その日の予約患者なら，あらかじめどのような患者が来院するのかを予習しておくとよい．

また，大切な記載事項は，診察中に電子カルテに入力せざるを得ないが，おおまかな診察結果は患児が退室してから入力する，というのも子どもを飽きさせないための重要なポイントである．

他科との連携

眼症状を主訴に受診した小児のなかには，小児科や脳外科的な疾患が隠されていることがある．

例えば，外斜視や眼瞼下垂を主訴に来院した重症筋無力症，視力不良や眼球運動障害が主訴の脳腫瘍などである．これらは緊急を要する場合もあるので，他科との連携をすばやく取る必要がある．

詳しくは第22章を参照にしていただきたい．

入院・手術

小児の内眼手術は，通常入院で行われる．その際の，本人，家族への負担は少なくない．きょうだいは小児の病棟には入れず，NICUでない限り付き添いが必要であることから，その子ども一人にかかりきりにならないといけないこと，手術は全身麻酔で行われ，それには別のリスクが発生することなどである．小児科，麻酔科との協力体制は重要である．子どもの心身のストレスを軽減して，低年齢の子どもでも検査や診察を上手に受けてもらい，できるだけ正確な術後眼所見を取ることは，結果的に手術の成功に結びつくのではないかと考える．

麻酔科・小児科との連携

小児の眼科手術には，全身麻酔を必要とすることが多い．事前に十分な手術適応の検討と全身状態の評価が必要となる．眼科医による手術適応の決定の後，血液検査，尿検査，胸部単純X線検査，心電図検査をスクリーニングとし，小児科と麻酔科にコンサルテーションして総合的に全身麻酔の可否を判断する（図1-8）．持病や重大な既往歴があり，かかりつけの小児科がある場合には事前に情報提供を依頼し，リスクの再評価を行う．

全身麻酔については第22章で詳しく述べられているが，長期人工呼吸の既往のある児では，肺障害だけでなく声門下狭窄を合併している可能性があり，術後に抜管できなくなる可能性もある．そのため気道状態の評価は重要で，眼科医もこのような児の全身麻酔での手術，検査を決定するときには，麻酔科医にすべて任せるのではなく，リスクと得られる効果をよく説明したうえで，最終的に手術を行うかどうかを家族とよく相談する．

全身麻酔前には，予防接種を避ける期間などの規定が各施設によって決まっていることが多く，予定手術の場合には説明書などを準備しておくとよい（図1-8，図1-9）．

小児では保護者の同意のもとに治療が行われるため，治療内容の方法や意味，予想される効果，リスク，合併症などについて十分に説明し，両親双方から同意を得るようにする．年齢の若い両親の場合には，両親の祖父母まで含めて説明を行ったほうがよいこともある．どのような家族背景であるのか，職業も含めて差しさわりのない範囲で把握しておく必要がある．

入院に際しては，主にかぜ症候群などの院内感染予防や全身麻酔時の合併症のリスクを軽減するために入院直前の感染症のチェックが必要である．筆者の所属する施設では，体温，鼻咽頭所見，皮膚，便の性状などリストをつくって入院可能かどうかの判断を行っている（図1-10）．小児病棟では免疫力の低下した児と接することもありうるため，眼科医が判断に迷う場合には小児科に相談するとよい．

手術の準備

全身麻酔下での術前検査

手術前に，全身麻酔下で行う際に用いる術前検査機器をリストアップする（表1-1）．手術の種類によって異なるが，パターン化しておくとよい．

顔面保護器とドレーピング

顔面保護器は，麻酔挿管チューブを保護するために必要である．図1-11に筆者の施設で使用する顔面保護器を紹介する．挿管チューブは，常に麻酔器側の口角に出すのが身体の上を通らないの

☆小児術前検査☆
途中で食事やトイレで席を外される場合は，職員に声をかけてください．
① （ / ）育成医療対象の方は，看護師または受付に持参用紙を渡してください．検査などが終了するまでに書類を作成します．
② （ / ）全身の検査（2F：採血・尿検査 → 心電図 → 1F：レントゲン）
　検査が終わりましたら，眼科受付に戻ってきたことを伝えてください．
③ （ / ）眼科診察　診察予定時間（　：　頃）
　Dr 寺崎・Dr 髙井・Dr（　　　）
④ （ / ）眼科検査（順番に誘導いたします）
⑤ （ / ）小児科診察
　採血の結果が出次第，診察となります．
⑥ （ / ）麻酔科診察
⑦ （ / または / ）入院案内センター
　入院の説明のビデオを観て，入院に必要な書類をもらいます．
⑧ 育成医療の用紙を持参した場合は受け取り，公費負担医療受付に寄ってから会計へ．

次回来院時間（　：　）
入院当日は，9：30～10：00に，まず眼科外来にお越しください．

図1-8
小児手術における術前検査の流れ

> **小児病棟（5W）に入院予定の患者様へ**
>
> 《今後のご予定》
>   手術前検査日   月   日（ ）8：30 頃，再診手続き後，まず眼科外来に来てください．
>   入院予定日   月   日（ ）9：30 頃～10：00 まず眼科外来受付に来てください．
>   手術予定日   月   日（ ）
>
> 《手術前検査について》
>   入院の約1週間前に手術前の検査と小児科を受診していただくために，外来に来ていただきます．来院されましたら，1 階の再診受付をして，眼科外来に来てください．
>   ご都合が悪くなり，来院できないときや，遅れる場合には眼科外来に必ず連絡をしてください．
>   〈当日のご予定〉
>   ◎検査
>   ・血液・尿検査
>   ・心電図検査
>   ・胸部レントゲン検査
>   ・眼科の検査，診察，手術の説明（ない場合もあります）
>   ◎小児科受診（麻酔科も受診する場合があります）
>   上記の検査の結果が出てからの受診になります．採血の結果が出るまで1時間ほどかかりますので，その間お待ちいただく場合があります．
>   ◎入院のご案内（入院案内センター）
>
> 《入院前に注意していただきたいこと》
> ・予防接種：手術前1ヵ月は生ワクチン（麻疹・水痘・ポリオ・おたふく），2週間前は不活化ワクチン（DPT・日本脳炎）の接種をしないでください．
> ・感染症状：次の場合は眼科外来にご連絡ください．
>   ・2 週間以内に，風邪などで 37.5℃以上の発熱
>   ・1 ヵ月以内に咽頭炎，気管支炎，肺炎などの感染症にかかった方
> ・伝染性疾患：次の場合は入院ができませんので，眼科外来にご連絡ください．
>   ・麻疹（はしか）や水痘（水ぼうそう）などの伝染性疾患にかかった方
>   ・上記のような患者と2週間以内に接触した方
>
> 《育成医療について》
>   18 歳未満の身体に障害のある児童に対して，手術などにより治療効果が期待できる場合，医療費の自己負担分の給付を受けることができます（所得に応じて給付額が変わります）．
>   地域によっては，各種医療制度によりすでに医療費が免除，減免されている場合があります．不明な場合は，お住まいの地域の保健所や役所の窓口に問い合わせてください．
>   育成医療の手続きをされる場合は，お住まいの地域の保健所や役所の窓口で書類をもらい，その中の「育成医療意見書」を手術前検査の日に持参して，看護師にお渡しください．
>
> ※入院当日は入院手続き前に眼科外来へお越しください．医師による健康チェックがあります．

図 1-9 手術までの流れと予防接種などについて

でよいと考える．

いよいよ手術である．成人でも非常に重要なことであるが，小児では手術中の水がこぼれると中耳炎になったり，かぜをひいて肺炎になったりするので，ドレープ貼りは特に重要である（図 1-12）．

● **術後安静・鎮静・体位保持**

術直後は血液や滲出液の吸収のため，また創の保護のためにも金属ヘスをガーゼで覆った眼帯がよいが，翌日からは弱視予防のため透明な眼帯にする（図 1-13）．水晶体を切除したような場合には度つきのものも販売されており，眼鏡やコンタクトレンズを処方するまでの一時的処置として有用である．2歳未満だと片眼の手術であっても遮閉による弱視を予防するため，2～3日は両眼帯をすることがある．幼少（2 歳前くらい）で聞き分けがなく，眼帯や点滴ルートを取ってしまうおそれがあるときは，両肘に抑制ギプスを付けて顔に手がいかないようにする．

内眼手術の場合，乳幼児では厳密な体位保持が困難なことが多く，成人では眼内充填にガスが選択されるような場合でもシリコーンオイルを充填する場合がある．このような場合でも，可能な限りうつぶせや横向きなどがとれるようクッション

入院前チェックシート

このチェックシートは入院当日の診察時に用います。事前にご家庭で 1~4 にご記入の上ご来院ください。この用紙は、各診療科外来の受付へご提出ください。

【お子様の名前】　　　　　【ご記入日】　年　月　日
【年　齢】　歳　ヶ月　　　【性　別】　男 ・ 女

1 今までにかかったことのある病気に○をつけてください。
麻疹（はしか） ・ 水痘（水ぼうそう） ・ 風疹（三日ばしか） ・ 百日咳
流行性耳下腺炎（おたふくかぜ）
※1ヶ月以内にかかった病気があれば教えてください。
（　　　　　　　　　　　　）

2 受けられた予防接種に○をつけてください。**1ヶ月以内に受けられた場合は日付も**お書きください。
三種混合（　　） B C G（　　） ポ リ オ（　　） 水 痘（　　）
二種混合（　　） 麻　疹（　　） 風　疹（　　）
日本脳炎（　　） おたふくかぜ（　　） インフルエンザ（　　）

3 本人や兄弟が**2週間以内**に、学校や保育園・幼稚園などで、流行性感染症のお子様と接触していませんか？　どちらかに○をつけてください。
（　接触してない　　接触した　）
「接触した」方はあてはまるものに○をつけ、（　　）にご記入ください。
麻疹 ・ 水痘 ・ おたふくかぜ ・ 風疹 ・ 百日咳 ・ その他［　　　］
誰が（　　　　　　）　接触した方全員を記入してください。

4 **入院当日の朝**に、次の症状がありましたら教えてください。
あてはまるものに○をつけ（　　）にご記入ください。
発　熱 ： なし ・ あり＝（　月　日　℃）
発　疹 ： なし ・ あり＝（　月　日 頃より　部位：　）
下　痢 ： なし ・ あり＝（　月　日 頃より　1日　回程度）
嘔　吐 ： なし ・ あり＝（　月　日 頃より　1日　回程度）
痛　み ： なし ・ あり＝（　月　日 頃より　部位：　）
わかる範囲で

以下は医師が記入します

1 体　温　　℃
2 便の異常　無 ・ 有（ 下痢 ・ 白色便 ・ その他［　　］）
3 皮膚の異常　無 ・ 有（ 水痘 ・ 麻疹 ・ とびひ ・ その他［　　］）
4 結膜の異常　無 ・ 有（ 流行性角結膜炎 ・ その他［　　］）
5 口腔内の異常　無 ・ 有（ コプリック斑 ・ その他［　　］）
6 耳下腺の増大　無 ・ 有
7 その他　（　　　　）

年　月　日＿＿＿＿科＿＿＿＿医師（　　　）病棟への入院を許可します。

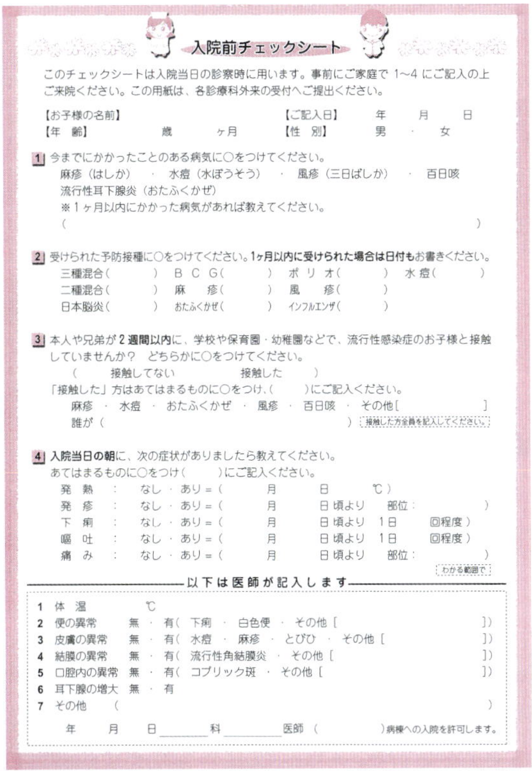

図 1-10 入院当日チェックリスト

表 1-1 術前検査機器

- 色鉛筆
- 眼底・眼球模式図，縦横が書かれた眼底チャート用紙
- 眼圧計（Tono-pen®など）
- 手持ち細隙灯
- バイノキュラー
- 20 D レンズ
- 開瞼器
- かけ水用 5 cc 注射器と涙管洗浄針
- インデンターまたは未熟児鈎
- 眼底カメラ（RetCam®など）
- 超音波　B モード
- スコピゾル®
- 手持ち OCT
- 目パッチ（眼瞼閉鎖または水溜のため）

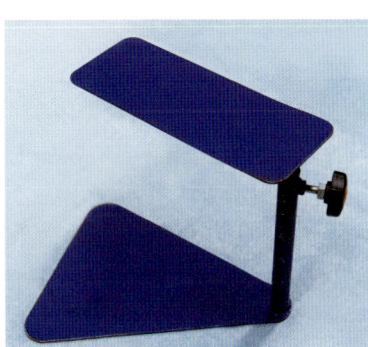

図 1-11 顔面保護器

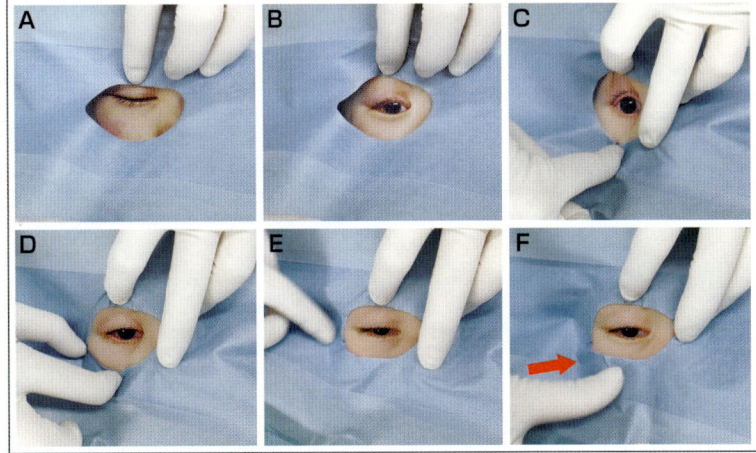

図 1-12 穴あきドレープの貼り方

上眼瞼，下眼瞼 1.5 cm を目標にして，上下，内側を貼り（A～C），よく伸ばして外眼角を貼って（D）外眼角をよく押さえ（E），内眼角からも伸ばして貼り，最後に余ったドレープのしわは眼瞼左下に折りたたんでおく（F：→）．

の工夫や保護者への抱き方指導などが必要である．3歳以上であれば，興味のあるものを用いてうつむき姿勢を続けることができる（図 1-14）．乳幼児では大泣きすると創からの房水漏出で前房が消失してしまうこともあり，診察において，数日間は開瞼器を使用しての診察を控え，点眼時にも無理やりにせず，機嫌のよいときに行う必要がある．

退院後の注意（学校などで）

外眼部の手術では退院後の制限についてそれほど問題となることはないが，内眼手術の場合には疾患にもよるが術後約1ヵ月は体育を見学してもらうことが多い．水泳は，ゴーグルを確実に装着するなどが必要になる．いずれにおいても，外来での経過によって許可を出すようにする．

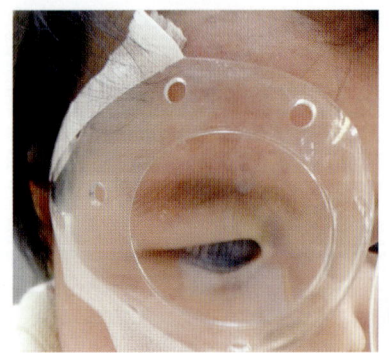

図1-13 レンズヘス

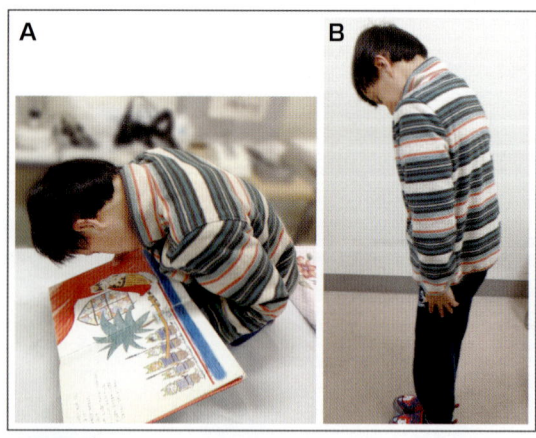

図1-14 うつむき姿勢
A：本を読みながら，B：院内歩行時．

入院が長期になったときの精神ケア・学業など

予定手術の場合には，可能ならば長期の休みにあわせて予定を組むなどの配慮が必要であるが，眼の状態として待てないこともある．入院が長期になれば児，家族ともに精神的な負担が予想されるので，可能ならば臨床心理士などによる介入を依頼する．腫瘍や炎症性疾患での内科的加療でかなりの長期になる場合には，院内学級への転校なども考慮する．

薬物の使用

小児では，屈折検査など比較的薬物を使う頻度は高い．しかし，成人と比べて身体の機能が未発達であったり，身体の組成が異なったりするため副作用が生じやすい特徴がある．また投薬そのものを嫌がることが多いため，適切に投薬されていないと，検査の精度が下がったり，治療効果を得られなかったりするおそれがある．

本項では，できるだけ検査や治療をスムーズに行うための投薬の工夫と注意点を，点眼と全身投与に分けて解説し，最後に副作用の多いステロイドについて総論的に述べる．具体的な治療薬，鎮静薬の使用については，各論を参照されたい．

点眼による薬物使用法

● 小児への点眼の工夫

点眼の際は，眼瞼を軽く牽引し，点眼瓶の先がまつげに触れないよう注意しながら1滴点眼する．直接眼球に入れようとすると恐怖感が強いので，軽く閉瞼，もしくは上方を注視させ，下眼瞼を軽く牽引し，角膜を避けて結膜嚢もしくは内眼角寄りに落とすように工夫するとよい（図1-15A・B）．もしくは，軽く閉瞼させ，瞼裂に点眼した後に指で瞼を軽く開け，自然に薬が結膜に

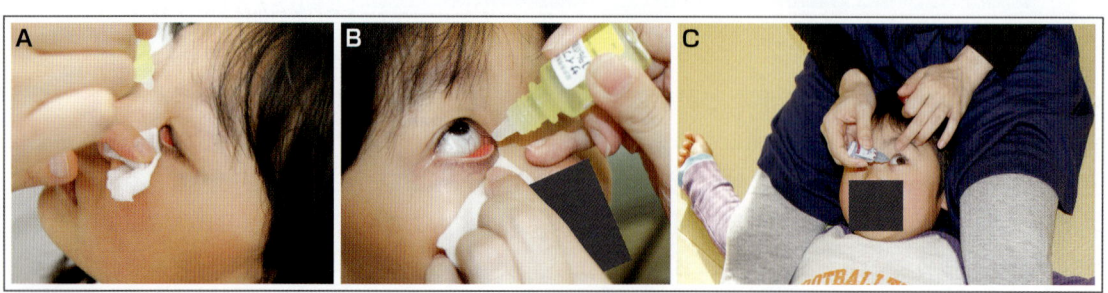

図1-15 小児への点眼方法
A：患児に軽く閉瞼させ，下眼瞼を牽引する．瞼結膜もしくは結膜嚢に点眼する．
B：患児に上方を注視させて，下眼瞼を牽引する．結膜嚢もしくは内眼角寄りの球結膜に点眼する．
C：乳幼児など協力が得られない場合，点眼者の両膝，大腿で児の頭から肩，腕を固定して点眼する．

落ちるようにする．協力が得られない場合は，仰臥位にして，点眼する者の両膝，大腿で児の頭を固定して行う（図1-15C）．

検査のための点眼，術後の点眼は家庭で行うため，保護者へ点眼方法をよく説明することが大切である．点眼前に手を洗うこと，余分な点眼液はクリーンコットンなどで拭き取ること，1滴で十分であること，術後の点眼の際には眼球を強く押さないこと，2剤以上を点眼する場合は5分間隔をあけて点眼すること，などである．また，点眼薬ごとの特徴（懸濁液の場合は点眼瓶を振ってから使用する，保存方法）も伝える．

● 散瞳薬

小児の散瞳には時間がかかるため，診察の1時間前から5～10分間隔で3回点眼をする．薬剤はミドリン®P（0.5%トロピカミド・0.5%塩酸フェニレフリン）を使用する．成人と同様，フェニレフリンアレルギーがある場合は，ミドリン®M（0.5%トロピカミド）を使用する．

● 調節麻痺薬

小児の屈折を正確に測定するためには，調節麻痺薬の点眼が必要である．用いられるのは，1%アトロピン硫酸塩と1%シクロペントラート塩酸塩（サイプレジン®）である．

アトロピン点眼薬は，検査日の5～7日前から1日2回点眼する．アトロピンは劇薬であり，発熱，顔面紅潮，口渇，アトロピン中毒の症状（頻脈，不安，興奮など）等の副作用が生じることがある．家庭での点眼のため，保護者には使用方法や注意事項，副作用について説明書を用いて説明することが必要である．点眼後に鼻根部を圧迫する，追加点眼はしない，体調不良のときは副作用が出現しやすいため使用しない，副作用がみられたら点眼を中止して外来に連絡をする，小児の手の届かないところに保存する，などである．また，点眼開始後から終了後2週間は点眼薬の作用で散瞳するためまぶしさや近見視力が低下することを説明し，保育所や幼稚園など周囲の大人にも注意を促すよう説明する．

シクロペントラートは，外来で5～10分おきに2回点眼し，45分以上経過してから屈折検査を行う．外来で簡便に行えるうえ，効果持続期間も2～3日と短いが，アトロピンと比べると調節麻痺効果が不完全（1D以内）であり，点眼時の刺激性が強い．さらに，まれに一過性精神運動失調をきたすことがあるため，点眼後は小児から目を離さずに観察することが必要である．

シクロペントラートとアトロピンの使い分けは，年齢，内斜視の有無，全身疾患の有無によって調整する．6歳以上であれば，初回検査はシクロペントラートを用いる．内斜視があり呼吸器・循環器疾患などの全身疾患がない場合は，アトロピンを使用する．年齢によって初回検査のアトロピン濃度を0.25%（2歳以下），0.5%（3～5歳）に調整し，低濃度で問題がなければ再検査時は1%濃度を使用するなど，副作用に慎重に対処するよう工夫することも必要である．内斜視がない，もしくは内斜視があっても全身疾患がある場合は，シクロペントラートを用いる．

● 抗菌薬

感染症治療においては，成人と同様に，臨床像から起炎菌を想定し，抗菌スペクトルに合った薬剤を用いることが望ましい．最初から安易に強いものを選択すべきではない．また，無効な場合は使い続けずに，切り替えることが大切である．そのためにも，初回投与前に培養による菌検索を行う．

全身投与による薬物使用法

小児において薬剤を全身投与する機会は，術後や眼部感染症における抗菌薬の使用が最も多いと考えられる．また，高眼圧症に対するダイアモックス®，重症筋無力症の眼筋型に対する抗コリンエステラーゼの使用，ぶどう膜炎などにおけるステロイドの全身投与なども考えられる．小児は，成人と比べて肝・腎機能が未発達で代謝や排泄能力が劣る．特に，薬剤投与が長期化する場合は薬物の体内蓄積にも配慮する必要があり，小児科と相談のうえ行うことが望ましい．

実際投与する場合は，各薬剤の添付文書をよく読み，体重換算を適切に考慮する．

剤形は，シロップやドライシロップ，小児用細

粒などが選択できる．保護者に慣れた投与方法を確認するとよい．抗菌薬などではバナナ味など飲みやすい味に工夫されているものもあり，アドヒアランスの向上につながる．

ステロイドの点眼，全身投与について

ステロイドの眼副作用には，白内障と緑内障がある．白内障は視力低下を自覚する反面，緑内障は自覚症状が乏しく，特に小児では発見されたときにすでに高度の視覚障害を起こしている例も少なくないため，不必要にステロイドを使用してはならない．

ステロイド緑内障の発症には，線維柱帯（特に傍Schlemm管結合組織）に細胞外マトリックスが蓄積することが原因と考えられている[1]．発症は30歳以下の若年者に多く，眼圧上昇の程度も若年層ほど高度である．特に10歳以下の小児は高眼圧変化をきたしやすい．ステロイド点眼における眼圧上昇は，開始後数日から数週間で生じることが多く，点眼の中止で眼圧は正常化する．また，眼圧が上昇しやすいものとそうでないものがあり，デキサメタゾン点眼ではフルオロメトロン点眼よりも上昇しやすいとされている[2]．ステロイド緑内障の予測因子はわかっておらず，どの患者に発症してもおかしくはない．そのため，ステロイドを使用する患者は必ず眼圧検査を受けることが望ましい．そもそも，小児では眼圧測定が困難なことが多く，眼圧測定が困難な場合は特に注意が必要である．そうした場合，小児でも眼圧が比較的容易に測定できるiCare手持眼圧計が有用である．ステロイド緑内障の予防として最も重要なことは，不必要に漫然とステロイドを使用しないことである．

剤形は，点眼，眼軟膏など局所投与のみならず，全身投与でも起こりうる．ステロイド，ネフローゼ症候群，小児白血病，重症筋無力症など多くの小児科疾患では使用されることが多いため，小児科との連携がきわめて大切である．

視能訓練士の立場から

視能訓練士と小児眼科学とのかかわり

視能訓練士は，小児眼科学とのかかわりの中から誕生したと言っても過言ではない．わが国の視能訓練士第1号となったK氏に，仕事を始めた当時（昭和32年）の話を伺った．

順天堂医科大学（当時）の教授であった佐藤勉は昭和30年の海外視察でOrthoptistの存在を知り，これからの日本でも必要と考え，帰国すると早速人員を募集したそうで，これにK氏を含め2名の女性が応募した．採用面接試験で「子どもは好きですか？」と問われ，K氏は「好きです」と答え，もう一人は答えなかったところ，K氏が採用となった．もちろん，K氏が採用された理由はこれだけではないが，視能訓練士誕生秘話としてこの問答は示唆に富んでいる．実際に，視能訓練士は弱視，斜視など両眼視機能に障害のある者に対する矯正訓練に従事する専門技術者として誕生しており，当時も両眼視機能に障害のある患者には発達途上にある小児が多かった．小児科には「子どもは大人のミニチュアではない」という考え方があるが，眼科でも成人と異なる医療対応を小児眼科学の臨床面に積極的に導入する機運があり，K氏は患児の訓練と検査に従事しつつ，発見が遅れて状態が悪くなってからの矯正訓練より，予防のための検査を積極的に行い，早期発見に努めたほうがよいのではないかとの疑問をもったそうである．K氏の想いは，その後，視能訓練士が乳幼児健康診査や，ひいては小児眼科学に積極的にかかわる原点となった．

現在，小児眼科分野において，視能訓練士は医療施設での検査，視能訓練，ロービジョンケアと母子保健センターなどでのスクリーニング検査を担う．検査や訓練の結果が，小児の将来に影響することを常に心に留めて，患児と接するようにしたい．

年齢に応じた対応を心がける

筆者が視能訓練士をめざして学んでいたとき，専任教員から「患者が子どもの場合，検査の説明をゲームみたいに伝えるほうがよいのか，あくまでも検査として伝えるか…考え方は視能訓練士個々によってさまざまです．皆さんもこれから臨床に出たら，自分なりに考えてみてください」と言われた記憶がある．その当時は「幼くても病院を遊び場とは思わないだろうから，最初から検査として説明したほうがよい」と単純に思ったが，実際に臨床に出て，視能訓練士諸先輩が患児に接する態度を見たり，さまざまな患児と接したりするなかで，難しい命題を与えられたということをあらためて感じるようになった．小児といっても年齢には幅があるため，患児の年齢に合った対応が必要である．以下に，年齢に応じた対応について私見を述べたいと思う．

新生児

視能訓練士が新生児（生後1ヵ月以内）の検査を行う機会はきわめて少ないが，医師から検査指示がある場合は必要に迫られた検査であることを認識し，特に視覚に関する検査は患児が号泣しても怯まずに遂行する覚悟が必要である．検査は，医師や看護師と連携し手早く行う．一方，外眼部検査は，疾患に応じて患児が寝ている時間あるいは起きている時間を有効に利用して実施する．写真での記録も有用である．

乳児

1歳未満の患児は，機嫌良く起きていれば，選択視法（PL）などによる視力評価，固視検査，眼位・眼球運動検査および屈折検査が家族の膝の上で比較的容易に実施できる．特に，生後6ヵ月未満の乳児はまだ握力の発達が十分でないため，眼前に装用した眼鏡やアイパッチをすぐに外すことがなく，視能訓練も計画通りに進めることができる．

なお，乳児は起きている時間帯と寝ている時間帯があるため，初診時に十分な検査ができないときは，家族に確実に起きている時間帯を尋ね，次回はその時間帯に検査や訓練を実施できるようなスケジュールを立てる．

1歳から2歳6ヵ月未満の児

検査や視能訓練に最も工夫が必要なのが，1歳から2歳6ヵ月未満の患児ではないかと思う．自我が芽生え，運動能力も発達してくるため，嫌な検査には非協力的で，眼前に近づく検査機器や片眼遮閉のための検者の手に対しては，払い除けようとするしぐさが多くなる．加えて，予防接種や他科での嫌な体験の記憶が検査や視能訓練を妨げることも少なくないので，まず待合室でリラックスしているときの患児を観察し（図1-16），おおまかに固視，眼位および頭位を把握してから検査室での本格的な検査に移行すると，仮に検査室で号泣されても事前にある程度データを得ているので安心である．

検査中に患児が家族の膝の上でぐずるときは，家族に患児を通常通りに抱いてもらい，家族の肩越しから検査をすると患児が安心して検査に応じることが多い（図1-17）．それでも年齢相応の健常な検査結果が得られない場合，それが単に検査に非協力的なことによるものなのか，本当に異常なのかの評価に悩むことがある．このような場合は，自宅での様子を家族に尋ねたり，日をあらためて何度か検査を繰り返すことで，患児の状態を正しく把握できるようになる．

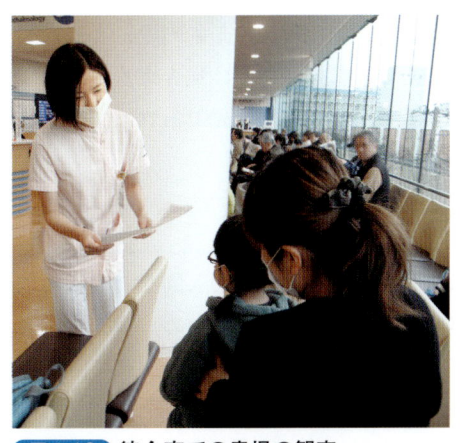

図1-16 待合室での患児の観察

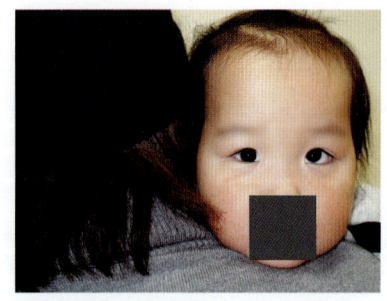
図1-17 家族の肩越しからの検査

2歳6ヵ月から4歳未満の児

　2歳6ヵ月以降になると、患児の精神的発達の程度に応じて実施可能な自覚的検査が増えてくる。ただし、個人差が大きいため、例えば2歳6ヵ月で絵視標での視力検査が可能な児がいる一方で、3歳を過ぎてもランドルト環での視力検査ができない児がいるのもこの年齢ではめずらしくない。いずれにしても、患児にとっては生まれて初めての検査体験となるので、検査に対して悪い記憶をもたないよう努める。検査方法は患児の実年齢から安易に選択せず、精神的な発達の程度に応じて実施可能な方法を選択する。うまく検査ができたときは、「上手にできたね」と褒め、答えに逡巡している場合は「間違えても大丈夫だよ」と励まして答えを促すことも必要である。また、もう少しで検査ができそうと思われるときは無理強いせず、自宅で練習できる検査は再診時までに練習してもらう。

　なお、眼科検査機器の精度は年々向上しており、短時間で実施できる精密機器が増えているため、他覚的検査ではこの年齢の児にも比較的容易に検査可能な機器がある。検査機器の顎台に顔を乗せることを嫌がらない児であれば、必要に応じて検査を試みるとよい。

4歳から7歳未満の児

　4歳を過ぎると幼稚園の入園などで家族以外の大人と接する機会が増えるため、検査も1人で応じてくれるようになり、成人と同様にさまざまな検査ができるようになる。

　一方、患児に弟や妹ができると、前回までは問題なく検査ができていた児が急に家族の同席を求めたり、検査に非協力的になるなど退行現象を示すことがある。検査に集中せず、発達障害児や学習障害児ではないかと疑う児も出てくる。また、過去に受けた他科の治療や検査のトラウマが強い児では、年齢が高くても検査に執拗に拒絶反応を示すことがある。いずれも、家族と連携しながら根気よく対応を続けることで年月が問題を解決してくれることが多いので、無理せず患児の精神的な発達を待つことが大切である。

7歳以上の児

　小学校入学以降は学校健診で定期的に眼科健診を受けるため、屈折異常があり裸眼視力が低下している児は学校の指示で年1回眼科を受診することになる。このような患児の視力検査では、黒板の文字が不自由なく見えるかどうかという観点からも視力値を評価する必要がある。学校の座席の位置、両眼開放下での視力および患児が黒板の字を見えにくいと感じていないかに着目し、患児が快適に学習できる環境を考慮する。

　なお、視覚の感受性期は9歳前後までと考えられているため、小学校入学以降も視能訓練を受ける患児は少なくない。訓練を行う場合は、学校の授業などに影響を及ぼさないよう下校後から行うなど、実施時間に配慮する。また、小学校入学までは精密屈折検査や視能訓練に適宜用いてきたアトロピン硫酸塩も、薬効が点眼終了後2週間前後続くため安易に使えなくなる。使用する場合は、授業に影響を及ぼさないよう点眼時期に配慮する。

　加えて、小学校高学年になると身体の第二次性徴が始まるので、身体の変化に伴って屈折値も大きく変化する可能性がある。身体表現性障害（心因性視覚障害）が好発する時期でもあるため、患児の心身の成長も念頭に置いて検査を行うことが大切である。

患児が嫌がる検査は最後にまわす

　乳幼児の検査はなるべく泣かせないように実施するが、診断と治療に必要な検査や訓練は患児が

● 表 1-2　他覚的・自覚的および患児への接触の有無別にみた視能検査の一覧

検査項目	他覚的検査 患児に触れることなく実施できる検査	他覚的検査 器機などに患児を接触させて行う検査	自覚的検査
視力検査	対光反応・瞬目反応を利用する方法，嫌悪反射を利用する方法，OKN法，grating acuity card法，PL法	VEP法	遠見・近見視力検査（ドットカード法・絵視標・ランドルト環），単一・並列視力検査（ETDRSチャート），両眼開放視力検査，コントラスト感度・干渉縞視力
屈折検査	検影法，フォトレフラクション法	他覚的屈折検査（レフラクトメータ・オフサルモメータ）	自覚的屈折検査
固視検査	角膜反射法，遮閉試験	直像鏡による方法（含：ビズスコープ・オイチスコープ），眼底カメラによる方法，細隙灯顕微鏡による方法，アイパッチを用いた角膜反射法	
調節検査		オートレフラクトメータを用いた検査	近点計による検査
視野検査	対座法		対座法，中心暗点検査，動的視野検査，静的視野検査，眼底視野計，限界フリッカ値（CFF）
色覚検査			仮性同色表，色相配列検査，アノマロスコープ
光覚検査		光誘発応答眼球電図（light rise EOG）	暗順応検査
両眼視機能検査			Bagolini線条検査，偏光フィルターを用いた検査，Worth4灯試験，大型弱視鏡検査，残像検査，立体視検査，牽引試験（背理性複視の確認）
眼位検査	Hirschberg法・Krimsky法，遮閉試験・交代遮閉試験，プリズムを用いた（交代）遮閉試験	大型弱視鏡検査	Maddox正切スカラ，Maddox小杆，大型弱視鏡検査
眼球運動検査	視診による追従視検査，人形の目の現象を利用する方法	大型弱視鏡検査，牽引試験，アイパッチを用いた視診による追従視検査	複像検査，注視野検査（単眼・両眼），大型弱視鏡検査，Hess赤緑試験
輻湊検査	視診による輻湊検査		大型弱視鏡検査
外眼部検査	視診（含：写真撮影），瞼裂幅測定	眼球突出度検査，眼瞼挙筋機能検査，細隙灯顕微鏡検査	
前眼部・透光体検査	視診，直像鏡・レチノスコープによる徹照法	細隙灯顕微鏡検査	
角膜検査		角膜形状解析・角膜トポグラフィ，角膜内皮細胞検査	
瞳孔検査	視診（含：写真撮影），対光反射，近見反応		
眼底検査		直像鏡検査，倒像鏡検査	
眼圧検査		接触法による眼圧検査，圧入眼圧計，圧平眼圧計，非接触眼圧計	
隅角検査		隅角鏡と細隙灯顕微鏡による検査，超音波生体顕微鏡検査（UBM），前眼部光干渉断層計（前眼部OCT）	
涙液検査		Schirmer試験・綿糸法，涙液破壊時間（BUT）	
画像検査		眼底画像検査（含：蛍光眼底造影・SLO・OCT），超音波検査，眼軸長検査	
電気生理検査		網膜電図（ERG），眼球電図（EOG），電気眼振図（ENG），筋電図（EMG），視覚誘発電位（VEP）	

検査項目および検査名は，視能訓練士国家試験出題基準に準じている．

泣いても実行する覚悟をもってのぞむことが大切である．患児を呼び出し検査室へ招き入れるときに，患児の様子や家族の態度を観察し，医師から指示された検査項目のうち実施できそうな検査はどれかを考え，実行に移す．その際，多様な検査手技に通じていると，患児が非協力的でも検査方法を変更しながら行うことができる．表 1-2 は，視能訓練士が行う視能検査各種を他覚的検査と自覚的検査に分け，さらに他覚的検査については，患者に触れることなく実施できる検査と検査器具などに患児を接触させて行う検査に分類したものである．年齢の低い患児では，まず患児に触れずに実施できる検査から始め，最後に接触させて行う検査を実施すると必要なデータをより多く得られる．視能訓練士として"泣いて検査できず"という報告だけは避けたいものである．

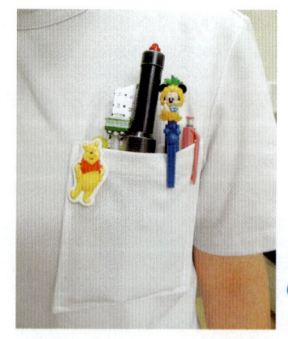

図 1-18
キャラクター視標の利用

検査・訓練をスムースに行う工夫

患児に検査室がこわい場所ではないことを知らせる目的で，室内に人気アニメのカレンダーをかけたり，机の上に人気キャラクターの人形を置くなどの工夫（図1-5，図1-6）は必要だが，視能訓練士の場合は検査室だけが活動場所ではない．ユニフォームのポケットに，ペンライトやキャラクターのついたペンなどを常備すると，場所を選ばず待合室でもどこでも簡単な検査ができて便利である（図1-18）．

家族への対応

患児の家族には，患児の検査や視能訓練の際のよき協力者・理解者となってもらう必要があるため，良好なコミュニケーションをとる必要がある．専門用語をなるべく用いず検査や訓練の説明をわかりやすい言葉で行うとともに，家族の不安を十分に聞き，必要に応じて家族に代わって医師に伝える．ただし，家族の感情に振り回されないよう毅然とした態度で接することを心がける．

検査の際の家族の同伴は，患児が精神的に安心して検査に応じてくれることを第一義に考えて要否を決める．特に片眼の遮閉や頭部の固定など患児が嫌がる介助は，家族に依頼すると比較的抵抗なく受け入れることがある．

なお，乳児の場合，機嫌を損ねないように手早く検査を行うと，短すぎる検査時間に家族は不安を覚えることがある．家族が丁寧に検査をしてもらったと感じてもらえるように努めることも，時には必要となることがある．また，患児の集中力や理解力などの関係で検査を最後まで行うことができず中断する場合は，小児にはめずらしいことではないこと，再診時にまた検査を試みることなどを伝え，家族を失望させないように配慮する．

カルテ記載の工夫

4歳未満の患児で，精密器機での他覚的検査ができなかったり，視診による検査あるいは自覚的検査結果に動揺がみられたりする場合は，変動する状態をそのまま記録する．無理に一つの数値を残さないほうが，次回の検査につながる記録となることもある．必要に応じて，写真や図の活用も有用である．

文　献

1) Steely HT, Browder SL, Julian MB, et al. : The effects of dexamethasone on fibronectin expression in cultured human trabecular meshwork cells. Invest Ophthalmol Vis Sci 33 : 2242-2250, 1992
2) Ohji M, Kinoshita S, Ohmi E, et al. : Marked intraocular pressure response to instillation of corticosteroids in children. Am J Ophthalmol 112 : 450-454, 1991

第2章 視機能の発達と検査

屈折と視力

視力

小児の視力発達

出生直後の新生児の眼は構造上はかなり発達しているが，出生後も引き続き発達を続けていく．例えば，生後最も大きく変化する部分に黄斑が挙げられる．生後4～5週から黄斑の中央の双極細胞と神経節細胞が側方へと押しやられ，中心窩ができる．同時に錐体細胞が増加，中央に移動して密になり，4歳程度で成人とほぼ同等の中心窩が完成する．また，眼球だけではなく大脳における視覚処理システムも発達を遂げる．大脳における視覚処理の発達には，コントラストや色，方向にかかわる早期，形や質感，奥行きにかかわる中期，記憶と照らし合わせて事物の認識にかかわる後期の3つの段階に分けられる．それらの働きは，外側膝状体から視覚野，高次視覚野へと至る視路と対応しており，乳児の視行動の発達にかかわっていると考えられる[1]．

構造的な変化に伴い，出生直後では未発達であった視機能も急激に成長していく．検査方法により差異はあるが（図2-1），一般的に出生直後には光覚弁だったものが生後3ヵ月で視力0.05，1歳で0.2～0.3，2歳で0.6，3歳で1.0程度に到達する．この視機能の発達には適切な時期に適切な視刺激が与えられることが必要（図2-2）であり，発達のそれぞれの段階において適切な視力検査法と小児の正常視力を知ることは重要である．

小児の視力検査

小児において一般的なランドルト環による字づまり視力検査が行えるようになるのは，概ね6歳頃からとなる．それまでに視力検査が必要な場合には，下記の方法がとられる．

● 固視，追視

乳幼児では生後1ヵ月半頃から固視，2ヵ月頃から追視が可能となる．玩具やライトなど患児の気をひく物を用いて固視や追視ができているかで見えているかを確認する．

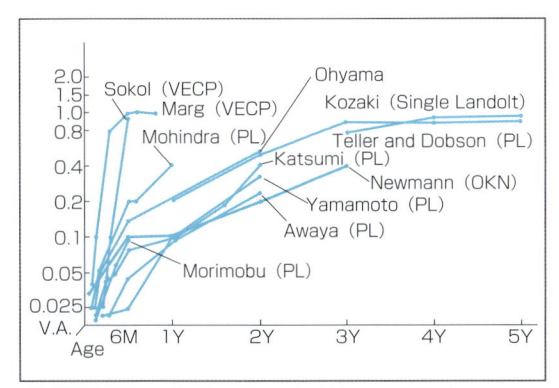

図2-1 種々の報告による乳幼児の正常視力
さまざまな検査法での乳幼児の視力．一般的には3歳頃に視力1.0に到達するとされているが，検査法によっては生後7ヵ月頃には1.0に達しているという報告もある．
（文献2より引用）

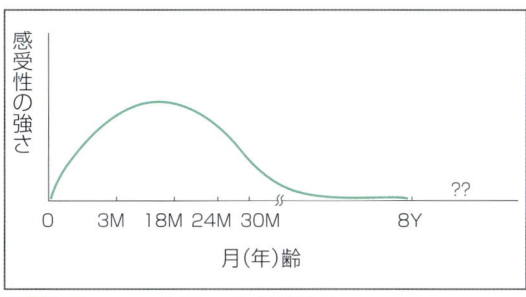

図2-2 ヒトの視覚の感受性期間
視覚発達のための感受性の強さと月齢の比較．生後18ヵ月頃をピークに感受性は徐々に減衰していくが，8歳頃までは感受性は残存している．
（文献3より引用）

● **嫌悪反射**

　右眼，あるいは左眼を遮閉したときの嫌がり方で見えているかを判断する．顔を背けたり手を払いのけたりするなど，嫌がった場合にはその眼はある程度は見えているだろうと推測される．特に，片方の眼が見えていない場合に良いほうの眼を遮閉すると非常に嫌がる．

● **選択視法**：（preferential looking：PL）（図 2-3）

　乳児はパターン化刺激を好んで注視するという特徴を利用したものである．乳児の前にある2つの窓にそれぞれ縞視標と無地の視標（中間輝度のもの）を表示させ，どちらを見ているか，答えを知らない観察者が強制選択（forced preferential looking）する．視力は距離と縞模様の太さから換算する．PL による視力は，新生児では0.033，生後3ヵ月で0.17，1歳で0.33，3～5歳で1.0に達する[4]．首がすわる生後3ヵ月頃から検査可能となる．

　Teller Acuity Card®（Keeler Acuity Card）は一般臨床において PL を簡便に使えるようにしたものである．灰色の長い板の片方に縞模様が描かれており，乳児が縞模様を見ているかをのぞき穴から見た検者が判定する．

● **視運動性眼振**：optokinetic nystagmus（OKN）（図 2-4）

　電車の窓から外の風景を見ていると，流れていく風景を眼で追う進行方向と逆方向の緩徐相と新しい固視点を探すための進行方向に一致する急速相をもった"鉄道眼振"が発生する．視運動性眼振はこれと同じもので，回転ドラムの表面に描かれた縦縞模様を回転させることによって眼振が誘発されるかを観察することにより視力を測定する．こちらの検査も，生後3ヵ月頃から可能となる．

● **視覚誘発電位**：visual evoked potential（VEP）（図 2-5）

　視覚刺激に対して後頭葉第一次視覚野で誘発される電位（脳波）のことである．一般的には縞視標または市松模様を連続で反転させる，パターンリバーサル刺激を行い電位を記録する．電位がノイズレベル以下になったときの視標のサイズから視力を推定する．この VEP 視力は PL 視力や OKN 視力よりも良好な値が得られることが知られており，注意が必要である．その理由としては，VEP 視力では注意力や眼球運動といった制限を受けないためとされている．

● **絵視標・図形視標**（図 2-6）

　動物の絵が描かれたカードを見せて名前を答えさせたり，○や△，□などの図形のカードを選ば

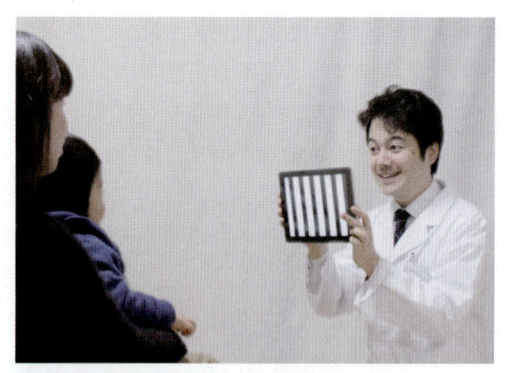

図 2-4 視運動性眼振（OKN）
現在では実際に回転ドラムを用いて検査を行っている施設は少ない．写真では，タブレット（iPad）上にアプリ（Eye Handbook®）で移動する縦縞模様を表示している．縞の太さや速度も設定の変更で簡便に行うことができる．

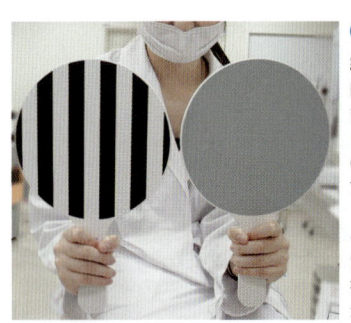

図 2-3 grating acuity test
PL の手続きをさらに簡略化したもの．写真は縞視力 Square Wave Grating Stimuli®．片方に白黒の縞模様，もう片方にその中間輝度の視標を呈示する．非常に簡便だが，強制選択する際に検者の主観が入るという欠点がある．

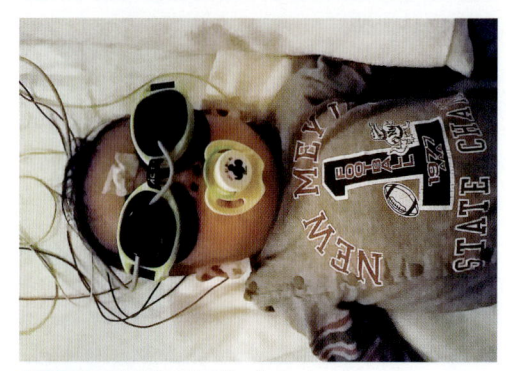

図 2-5 視覚誘発電位（VEP）
VEP の検査風景．心因性視覚障害や詐盲の鑑別にも使用される．写真は新生児でも使いやすいゴーグル型の LED 光刺激装置．

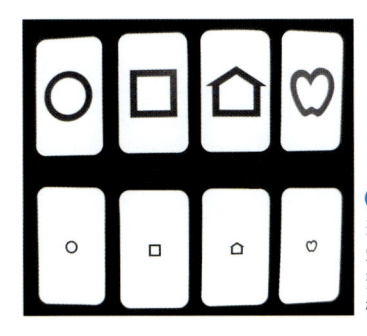

図 2-6
絵視標・図形視標
写真は○や□などの図形が描かれた図形視標.

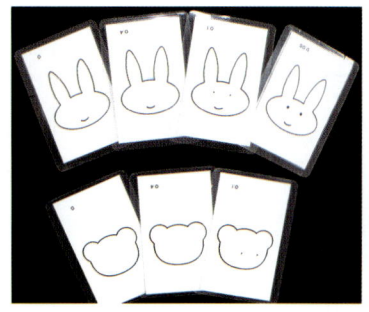

図 2-7
森実式ドットカード
動物の顔にさまざまなサイズの眼が描かれている.

せることにより視力を推定する．2歳頃から検査可能となることが多いが，患児の知能や状態に左右されるために個人差が大きい．さまざまなタイプのカードが販売されている．

● **森実式ドットカード**（図 2-7）

クマやうさぎなどの動物の顔のカードの中に，眼がそれぞれサイズの異なる小さい点で描かれたものである．眼の場所を指さしたり，眼が描かれていないカードとともに呈示して眼があるほうを選ばせることで視力を測定する．こちらも2歳頃から検査可能となることが多い．

● **字ひとつ視力検査**

幼児では，並列（字づまり）視力表では一つのランドルト環に集中することができず，視力が低下するという読み分け困難が発生する．そのため視力検査は，ランドルト環一つだけを呈示する字ひとつ検査から始める．また，幼児は遠見よりも近見視標のほうが答えやすいことがあるので，近見視力を測ることも重要である．3歳頃から検査可能であることが多い．字づまり視力標での検査は6歳頃からしっかりと視力を測れるようになる．

小児の屈折変化

小児の屈折変化には角膜・水晶体および眼軸長の構造的変化がかかわっており，特に出生後しばらくは劇的に変化していく．出生後1年で角膜は大きく扁平化し薄くなる．それに伴い，新生児では51 D程度の屈折力は生後6ヵ月で45 D程度となる．また，新生児の水晶体は球形で厚いが，加齢とともに薄く円板状になっていく．新生児の眼軸長は16.5 mm程度であるが，1歳半までに4.3 mm程度伸長し2～5歳で1.1 mm，5～13歳で1.3 mm程度伸長しほぼ成人と同等の眼軸長となる[5]．

それら変化の結果として，小児の屈折は一般的に新生児期は軽い遠視で学童期頃に正視化する（図 2-8）．

Column

小児の視力検査のコツ

小児の視力検査は一般的に，慣れや集中力，発達の問題などから実際には見える視力があってもしっかりと測れないために，低めの値になりやすい．眼科での検査の前に，視標と同じ絵や図形を渡して自宅で検査のためのトレーニングをしておいてもらうことは，当日の検査をスムースに行うために重要である．視力の定量が困難な場合，行動を観察することにより見え方を把握する．

ランドルト環での視力検査は，切れ目の方向を指で示させたり，大きいランドルト環を車のハンドルのように持たせて切れ目を同じ方向に合わせて答えさせる．飽きずに視標に集中するように，声をかけて励まし，興味をひく玩具を呈示したり，集中力が切れる前に患眼の検査から行うなどの工夫が必要である．可能であれば検者が二人がかりで行う．うまくできたら必ず褒め，うまくできないときにはあまり無理をせず日を変えて検査を行う．

屈折と視力 | 019

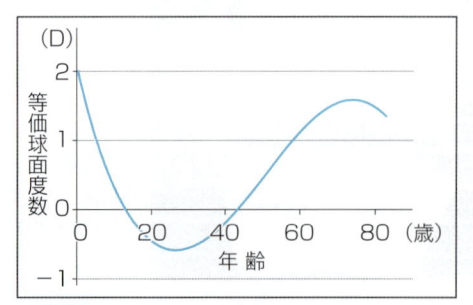

図 2-8 年齢と等価球面度数の関係
軽度の遠視が正視化した後は 30 歳前頃まで近視化が進むが，その後は徐々にまた遠視化していく．
（文献 6 より改変）

屈　折

小児の屈折検査

　小児の視力発達において適切な屈折状態を維持することは必須であり，小児の眼科診察において屈折検査は最も重要な検査の一つといえる．小児では成人と異なり調節力が強いため，正確な屈折検査には調節麻痺薬が不可欠となる．調節麻痺薬には主にアトロピン硫酸塩水和物，シクロペントラート塩酸塩（サイプレジン®），トロピカミド（ミドリン®）があり，この順に調節麻痺作用が強く患児の状態によって使い分ける必要がある．通常の患児にはシクロペントラートを 1 回点眼し，60 分後に検査を行う．斜視（特に内斜視）を有する場合には完全矯正が必要となってくるため，アトロピンを 6 歳未満では 0.5％，6 歳以上では 1.0％で診察の 5 日前より 1 日 2 回点眼してもらう．トロピカミドは効果が不確実であるため，小児の屈折検査にはあまり用いられない．

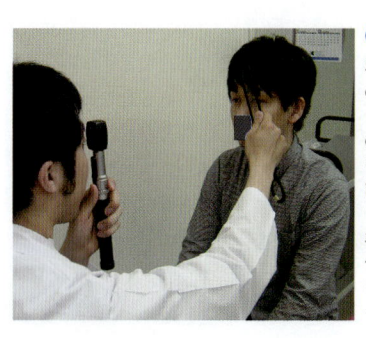

　屈折検査には自覚的検査と他覚的検査があり，3 歳以降であれば前述のようにランドルト環と矯正レンズを用いた自覚的検査が可能であるが，それ以前では他覚的検査で測るしかない．以下に，他覚的検査について述べる．

● **検影法**（図 2-9）
　検影法はレチノスコピー（retinoscopy）またはスキアスコピー（skiascopy）とも呼ばれ，経瞳孔的に照射した開散光の眼底反射の動きや明るさから屈折度数を他覚的に測定する方法である．照射光を動かしたときに眼底反射は照射光と同行，中和，逆行のいずれかをとる（図 2-10）．被検眼の前に板付きレンズをかざし，中和させたレンズの度数から屈折度数を求める．

屈折度数(D) ＝ レンズ度数(D) － 1 / 検査距離(m)

　屈折度数は上記の式で求められる．同行したときは上記度数よりも遠視，逆行したときは近視である．調節介入（器械近視）の影響を受けにくい，患者の姿勢は場所を問わないなどのメリットがあるが，検査には熟練を要する．

● **フォトレフラクタ**（図 2-11）
　可能であれば，成人と同様にオートレフラクトメータでの検査を行うのが望ましいが，乳幼児では据え置き式の機械に近接して検査を行うのを嫌がる場合がある．その場合には，フォトレフラクタをスクリーニング検査として用いる．フォトレフラクタはフォトレフラクション法[7]を用いており，被検眼の網膜からの反射光の瞳孔における

図 2-9 検影法
検査距離は通常 50 cm，板付きレンズは被検眼から 1.2 cm の位置で検査を行う．小児の場合は調節の影響を少なくする目的もかねて，検者の背後で玩具を使って患児の気をひいてもらうと検査しやすい．

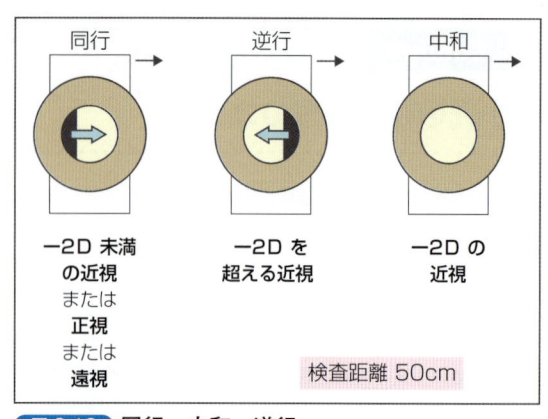

図 2-10 同行，中和，逆行
眼底反射の見え方の模式図．図は検査距離 50 cm で板付きレンズを使用しなかった場合である．

同行：－2D 未満の近視　または　正視　または　遠視
逆行：－2D を超える近視
中和：－2D の近視
検査距離 50cm

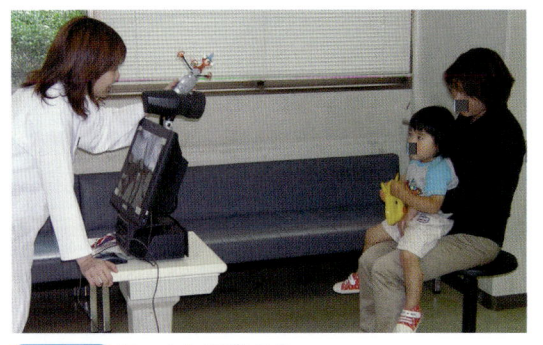

図 2-11 フォトレフラクタ
1 m の距離から両眼の屈折度数と瞳孔径の測定が可能となる．写真は小児用レフラクトメータ PR-2000（現在は生産終了している）．

図 2-12 手持ちオートレフラクトメータ
臥位の患児でも簡便に屈折検査を行うことができる．写真はハンディレフケラトメータ ARK-30．全身麻酔下先天白内障手術の眼内レンズ（IOL）決定のための屈折検査としても使われる．

割合から屈折度数を求めるもので，1 m 程度離れた状態で検査をすることができる．適宜声かけや玩具を使って視標を固視させる必要がある．

- **手持ちオートレフラクトメータ**（図 2-12）

手持ち簡易型のオートレフラクトメータは座位をとれない患児でも手軽に検査を行うことができるが，非調節麻痺下では器械近視による調節介入が大きいため，注意が必要である[8]．

Column

小児の近視化予防研究

近年，小児の近視化を予防するための治療の研究が盛んに行われている．そのなかでも有力と思われるものを列記する．

- **薬物療法**：調節麻痺薬をはじめとするいくつかの薬物には，近視化予防効果があるとされている．特に低濃度アトロピン塩酸塩は，海外では近視化予防点眼として市販されている．
- **軸外収差説**：周辺部網膜の遠視が近視進行を促すという説で，周辺部の遠視を矯正可能な眼鏡やコンタクトレンズ，あるいは角膜矯正術（orthokeratology：オルソケラトロジー）の研究が進められている．
- **調節ラグ説**：調節刺激が大きくなるほど調節ラグ（調節の定常誤差）は大きくなる．この状態では光は網膜の後方で結像するが，このことが近視進行を促すという説．二重焦点眼鏡や累進多焦点眼鏡，二重焦点コンタクトレンズに近視抑制効果があるという報告がある[9]．

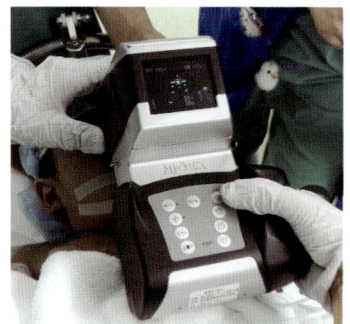

第2章 調節・輻湊，瞳孔

調節・輻湊，瞳孔の発達

視機能の多くは生後，視覚刺激を受けることにより発達するが，調節・輻湊，瞳孔運動も同様である．視標の距離変化に対する調節反応は，生後2ヵ月頃には認められ，4ヵ月頃に正確になる．しかし各種の調節刺激に対して成人同様の反応が獲得されるのは生後10ヵ月頃である[10]．輻湊運動は，生後6週間までは不安定で，4ヵ月頃には正確な輻湊運動と正しい眼位が獲得される[11]．新生児は縮瞳傾向があるが，弱い対光反射がみられる．網膜機能の発達とともに鋭敏になり，生後2ヵ月頃には対光反射の閾値は成人に近づく．

調節の検査

屈折異常を完全矯正したうえで，近見視力表による視力検査を行う．遠見視力に比べて近見視力が出にくければ調節障害を疑う．定量的検査としては，石原式調節近点計，赤外線オプトメータなどがある．しかし乳幼児の診療では，後述する動的検影法が簡便かつ信頼性が高い．

輻湊の検査

点光源（ペンライト）を見せ，鼻根部に向かって徐々に光源を近づける．輻湊運動が起こるが，

一定の距離まで近づくと，両眼視が壊れ，一眼が外転すると同時に複視を自覚する．この距離が輻湊近点であり，学童における正常値は 5 cm 以下である．その他，融像性輻湊の検査としてはプリズムバーや大型弱視鏡を用いた融像幅の検査，調節性輻湊の検査としてはプリズム交代遮閉試験による AC/A 比の評価などがある（第 8 章を参照）．

瞳孔の検査

瞳孔不同，瞳孔形状，瞳孔反射を調べる．瞳孔反射には，対光反射，交互点滅対光反射，光と輻湊による縮瞳の解離（light-near dissociation）がある．交互点滅対光反射試験は，弱視（amblyopia）を除く片眼性視力障害のスクリーニングとして有用である．例えば，片眼の視神経乳頭低形成で視力の左右差がみられるとき，交互点滅対光反射試験陰性であれば，健眼遮閉治療を試みるべきであろう．

動的検影法の原理

動的検影法（dynamic retinoscopy）は他覚的調節検査である．自覚的検査が難しい乳幼児でも検査が可能であり，調節力ばかりでなく，屈折異常，弱視，斜視のスクリーニングなど，小児診療における応用範囲は広い[12,13]．

動的検影法の原理は屈折度を求める静的検影法と同様（開散光使用の場合，被検眼の焦点つまり網膜共役点がレチノスコープより遠方にあれば眼底からの反射光は同行，レチノスコープの距離にあれば中和，レチノスコープより近方にあれば逆行）であるが，調節力を最大限に働かせた状態で検査を行う点で後者と異なる．

動的検影法の方法

まず調節視標をなるべくレチノスコープに近く，同軸上に置いて，患児に視標をしっかり見るよう促す．検査距離は任意であり，距離 33 cm なら 3 D の刺激に対する，距離 20 cm なら 5 D の刺激に対する調節反応を評価できる．重要なのは，調節反応を最大限に引き出すために，視標として高解像度かつ高コントラストの調節視標を用いることである（レチノスコープの光源を用いるのは誤り）．乳幼児であれば，小さな絵や玩具など，興味をもちやすい視標がよい（図 2-13）．部屋はやや暗いほうが眼底反射を観察しやすいが，調節視標が明瞭に見える必要がある．調節検査には，屈折矯正下で通常片眼ずつ遮閉して行い，弱視や斜視のスクリーニング（後述）では裸眼両眼開放下に行う．眼前に検眼用レンズを置く必要がなく，離れた距離から観察するため，新生児でも検査できる．

動的検影法の解釈

調節反応の見方を図 2-14 に示す．屈折異常が矯正されている状況で，もし眼底反射が同行すれば，患児の焦点は調節視標（レチノスコープ）の後方にあり，調節不良がある（図 2-14A）．中和がみられれば，焦点は視標上にあり，調節は正確である（図 2-14B）．逆行すれば焦点は視標より近方にあり，調節過剰がある（図 2-14C）．

同行により調節不良が疑われた場合，続いて定量的検査である Nott 動的検影法を行う（図 2-15）．調節視標の位置を一定にしたまま，眼底反射が中和されるまで観察者はレチノスコープごと遠方へ移動する（小児の場合，レチノスコープの位置を一定にしたまま，視標を近づけるほうが調節反応を惹起しやすい）．中和が得られたときのレチノスコープの距離と調節視標の距離の差が調節誤差

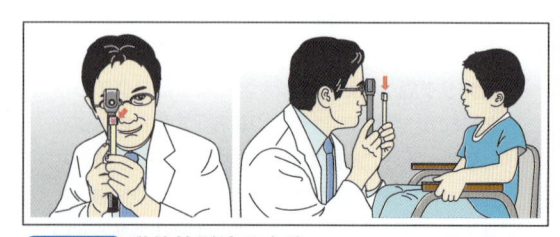

図 2-13 動的検影法の方法
調節視標（➡）はレチノスコープに近い位置で同軸になるように持ち，調節を促すよう声かけしながら行う．

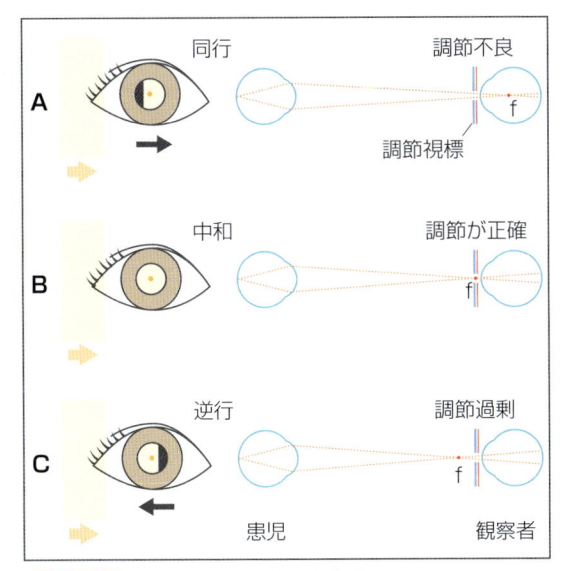

図2-14 動的検影法の結果と解釈

光束を右へ振るときの眼底反射の動きを示す．レチノスコープ直前に置いた調節視標に対する調節反応を調べる．fは患児の眼の焦点を示す．

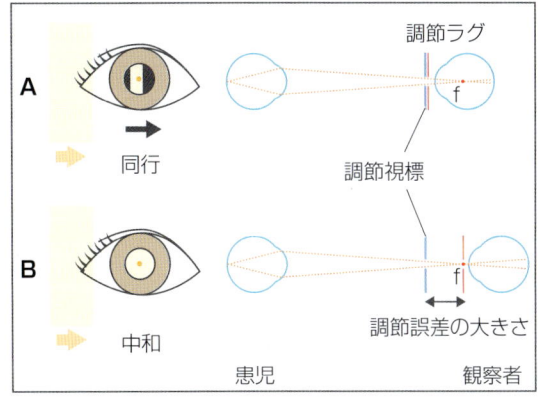

図2-15 Nott動的検影法による調節誤差の定量

低調節があると眼底反射光は同行する（A）．中和がみられたときのレチノスコープの距離と調節視標の距離の差が調節誤差（調節ラグ）の大きさである（B）．

（調節ラグ）に相当する．例えば，調節視標が眼前20 cm（5 D）にあるとき，眼前33 cm（3 D）で中和が得られたら，5 Dの調節刺激に対する調節誤差は2 Dである．生理的な低調節である調節ラグ（＜約1 D）を超えているので，調節反応が低下していると判断できる．

動的検影法による屈折・視力検査

屈折異常をみたいとき，例えば検査距離50 cmで動的検影法を行い，眼底反射が逆行すれば，患眼の焦点（調節遠点）は調節視標より近方に位置するため，−2 Dより強い近視状態である．観察者は調節視標ごと患児に近づき，初めて中和が得られる検査距離を求める．距離の逆数が近視の度数である（0.1 mで中和がみられれば−10 Dの近視）．眼底反射が同行すれば，代償不全の遠視（または調節不全）がある．

視力をみたいとき，屈折異常があれば眼鏡矯正し，片眼遮閉下で動的検影法を行う．調節反応は網膜像のボケ（ブラー）を介するフィードバック反射であるため，極端に視力が悪いと調節反応は起こらない．常に逆行のパターンがみられる．

動的検影法による弱視・斜視のスクリーニング

動的検影法が最も有用なのは，弱視や斜視のスクリーニングである（図2-16）．眼底反射が両眼とも中和を示し，得られた鮮明な徹照像の中央に角膜反射がみられれば，弱視の可能性は少ない．検査は数秒で完了する．屈折性弱視を引き起こすほど強い屈折異常があれば，徹照像が得られない

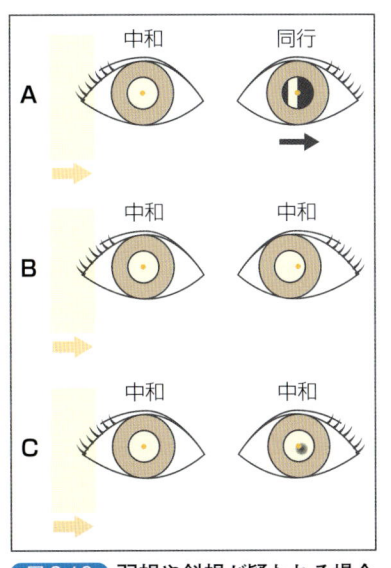

図2-16 弱視や斜視が疑われる場合

光束を右へ振ったときの眼底反射を示す．
A：左眼遠視性不同視弱視．B：左眼斜視弱視．C：左眼先天白内障．

第2章

調節・輻湊，瞳孔 | 023

（縦方向にも振って，乱視も確認）．不同視があれば，眼底反射のパターンは両眼で差がみられる．例えば右眼で中和，左眼で同行がみられたなら，左眼の焦点は調節視標より遠方にあり，左眼の遠視性不同視弱視が疑われる（図 2-16A）．徹照像が得られれば，角膜反射試験（Hirschberg 法）が容易になり，顕性斜視があれば，小角度でも診断できる（図 2-16B）．斜視弱視の診断に有用である．眼瞼下垂や中間透光体の混濁など形態覚遮断弱視の原因となる疾患も，徹照像により発見されやすい（図 2-16C）．

視野

視野の発達

視野とは

視野は"片眼で外界の一点を固視したときに見える範囲内での視覚の感度分布"と定義されている．

年齢による変化

視機能の一つである視野は，臨床的に自覚的な応答を元に測定されることが多い．小児を対象に成人と同様の方法で測定した報告では，ほとんどが低年齢ほど狭い視野となっているものの，5歳以上の小児では統計学的に年齢による視野の発達を示す関係はみられないという報告もある[14]．動的・静的量的検査において，5歳児であれば成人と同等の視野を獲得している可能性[15]を考えておく必要がある．

しかし，乳幼児の場合は"見えたら合図する"ことが難しいため，視野検査としては"刺激が呈示された方向に眼球や頭部を動かす"という定位反射を利用した方法が用いられている．年齢による変化は，生直後〜生後2ヵ月に視野の発達が始まり，成人と同じ域に達するのは生後6ヵ月〜3歳と報告[14, 16〜19]によって差がある．これには視標となる刺激が異なるなど検査条件の違いが影響している[16]．また，検査の理解が難しく協力が得られない段階では，検査を嫌がって結果を導き出せなかったり，固視標を見ることだけに集中すると応答しないあるいは応答が遅くなり狭い視野を呈したりすることもある[17]ため，結果は小児の発達との関係をふまえて判断する必要がある．部位別の変化では，年齢に伴い耳側に遅れて鼻側が広がっていくという報告がある[18]．

視野検査

検査の目的

視野は，網膜より視中枢に至る視路の投影であるため，視野に異常があれば視路の障害部位を探っていくことが重要となり，視路に病変があればそれによる機能障害の程度をみていくことが必要となる．成人と同様に小児においても，網膜疾患・緑内障・視神経疾患・頭蓋内疾患の診断，経過観察，治癒判定，またロービジョンケアにおける残存視野の検出などが検査の目的となる．また，片眼ずつではなく両眼開放視野を測ることにより，日常の見え方を知ることができる．

検査時の注意点

● **検査環境の整備**

小児にとって検査室は非日常的な環境であり，何をされるのかと緊張していることも考えられる．患児の不安を解消して良好なコミュニケーションをとりながら検査を進めていくことは不可欠である．

検査方法は，患児が興味をもちそうなゲームに見立てて説明するなど，会話を増やしてラポール（信頼関係）をとる．検査中の患児の様子に気を配ることを忘らず，患児が安心していられる環境を整えておくことが大事である．

● **短時間での検査**

視野検査は自覚的検査であることが多いため，集中力がなくなってしまっては検査が成り立たなくなる．そのため，小児の場合は特に，検査に余

分な時間をかけないように心がける．固視標を注視した状態での確実な応答をすばやくとらえ，欲しい情報を取り逃がさないようにする．

● **屈折矯正**

定量検査を行う際には，矯正の有無が結果に影響する．小児の場合は調節の関与が強いが，屈折異常に対しては遠見屈折矯正を行う．ただし，屈折矯正はあくまで中心窩（fovea）に焦点を合わせたものであるため，網膜の歪みによる屈折性の視野異常が考えられた場合に，可能であれば矯正レンズを交換して検査を行う．

検査方法

● **定性検査**

定性的に検査する簡便な方法の一つが対座法である．固視標を注視させた状態で，周辺に人形など注意をひくものを出したときに見えたかどうかの反応や視線の動きをみて，明らかな視野異常の有無は判断することができる．

● **定量検査**

小児であっても，検査法を理解できて協力性があれば成人と同様に量的検査を行うことができる．動的量的視野検査を行う Goldmann 視野計や静的量的視野検査を行う自動視野計での検査が一般的である．検者は疾患による視野異常を理解しておくことは必要であるが，検査にあたっては思い込みをもたず，正常視野を念頭に置いて測定していく．検査は年齢にかかわらず試みることはできるが，小児の成長には個人差があるため，まずは検査中に固視や頭位を保持できなければ検査を続けることはできない．また，検査時間が長くなると集中力がなくなることもある．そのため，検査を標準通りに行うことにこだわらず簡略化を試みて視野異常の有無を判断する．

1）Goldmann 視野計

検査の目的に合わせて，視標や測定部位を厳選して測定する．

疑われる疾患の特徴的な視野異常の部位を念頭に，異常部位のみ細かく検査する．前回の視野結果があれば，異常部位だけ測定することで経過を追うのも一つの方法である．半盲の有無に対しては，V/4e ですでに半盲があれば，以降の検査を省略して時間短縮をはかる．

小児に対しても，検査中は視標を探したり追ったりすることなく固視点を注視することを求めることになる．どうしても視標を追う場合，視標の出た位置と合っていればそこで見えたとしてプロットすることにより検査を行う方法もある．

検査例
- 高眼圧の5歳男児で，成人と同様の正常範囲を呈した（図 2-17）．
- 9歳女児であったが，臨床的に視野検査が難しい無色素性網膜色素変性の視野異常をとらえることができた（図 2-18）．

2）自動視野計

短時間でできるプログラムやストラテジー（strategy）の選択をしていく．

全視野をみるためには，単一視標でスクリーニング検査する．自動視野計である Humphrey field analyzer（HFA）であれば，緑内障以外の疾患であってもストラテジーを SITA（Swedish interactive thresholding algorism）にして時間短

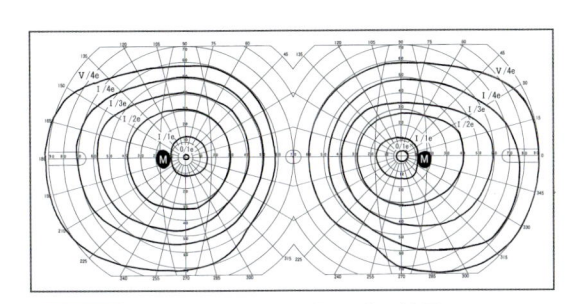

図 2-17　5歳：Goldmann 視野計の結果
RV=0.8(1.2×S−0.25 D◯C−0.25 D A50°)
LV=0.7(0.9×S−0.50 D◯C−1.50 D A170°)

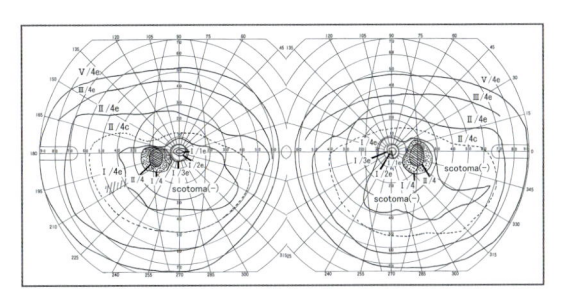

図 2-18　9歳：Goldmann 視野計の結果
RV=(1.0×S+1.50 D◯C−1.50 D A175°)
LV=(1.2×S+0.50 D◯C−0.50 D A10°)

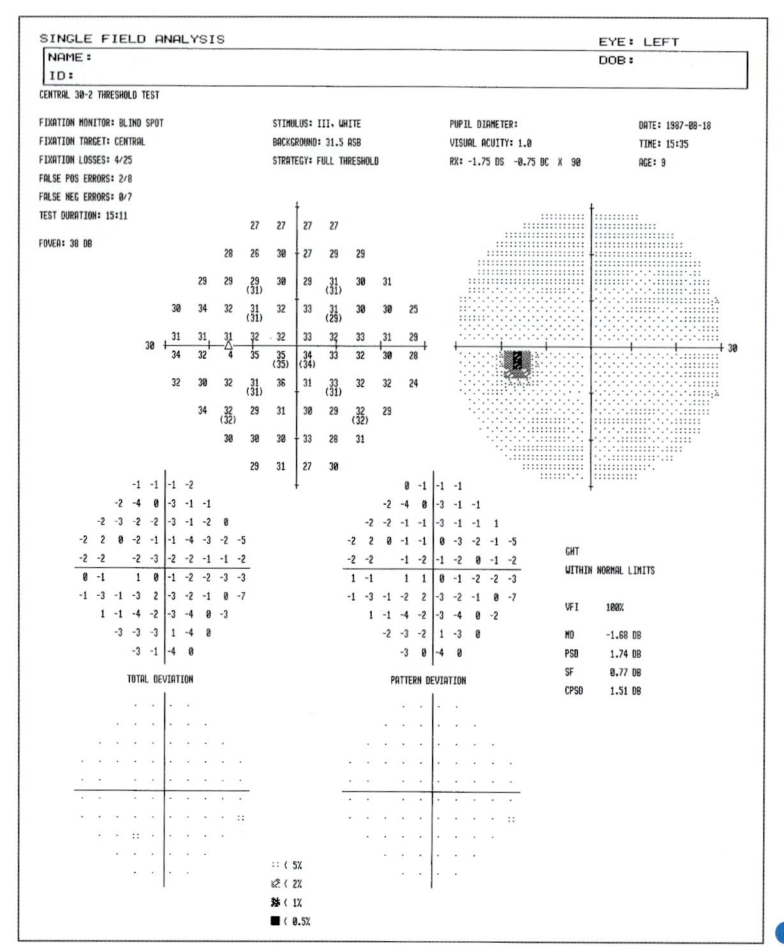

図 2-19 9歳：HFA の結果

縮をはかることも可能である．

検査例

- 緑内障疑いのため，HFA による検査を行った 9 歳女児左眼の結果である．ストラテジーが full threshold（全点閾値）で検査時間に 15 分以上かかったが，fixation losses（固視不良），false positive/negative errors（偽陽性 / 偽陰性），short term fluctuation（短期変動）とも信頼性のある結果が得られた（図 2-19）．

- 緑内障疑いで，HFA の Central 30-2 を full threshold（全点閾値）で行った 12 歳女児の結果である（図 2-20）．single field analysis（単一視野解析）において pattern deviation（パターン偏差）で明らかな病的変化は得られていないが，total deviation（トータル偏差）では中心部の感度が下がり平均偏差（mean deviation：MD）が p＞5％を示した（図 2-20A）．このよ

うな場合は実測の dB 値で判定していくことになるが，検査時に予測された正常感度曲線から解析する three-in-one（3－イン－1）を用いるのも方法の一つである．左下の defect depth（欠損の深さ）では中心部に明らかな異常は認められなかった（図 2-20B）．

近年普及している自動視野計は，器械ごとに年齢別正常値を設定し結果の解析をしているものが多い．HFA は，プログラム Central 30-2・24-2・10-2 の測定にストラテジーとして SITA-standard または SITA-fast を用いた場合，17～89 歳の健常者から収集し作成したデータベースを元に解析を行っている．Central 30-2 ですべて応答しなかった（各測定点がすべて 0 dB 未満）ときの MD の絶対値を正常者の平均網膜感度として，年齢別に解析した結果を図 2-21 に示す．

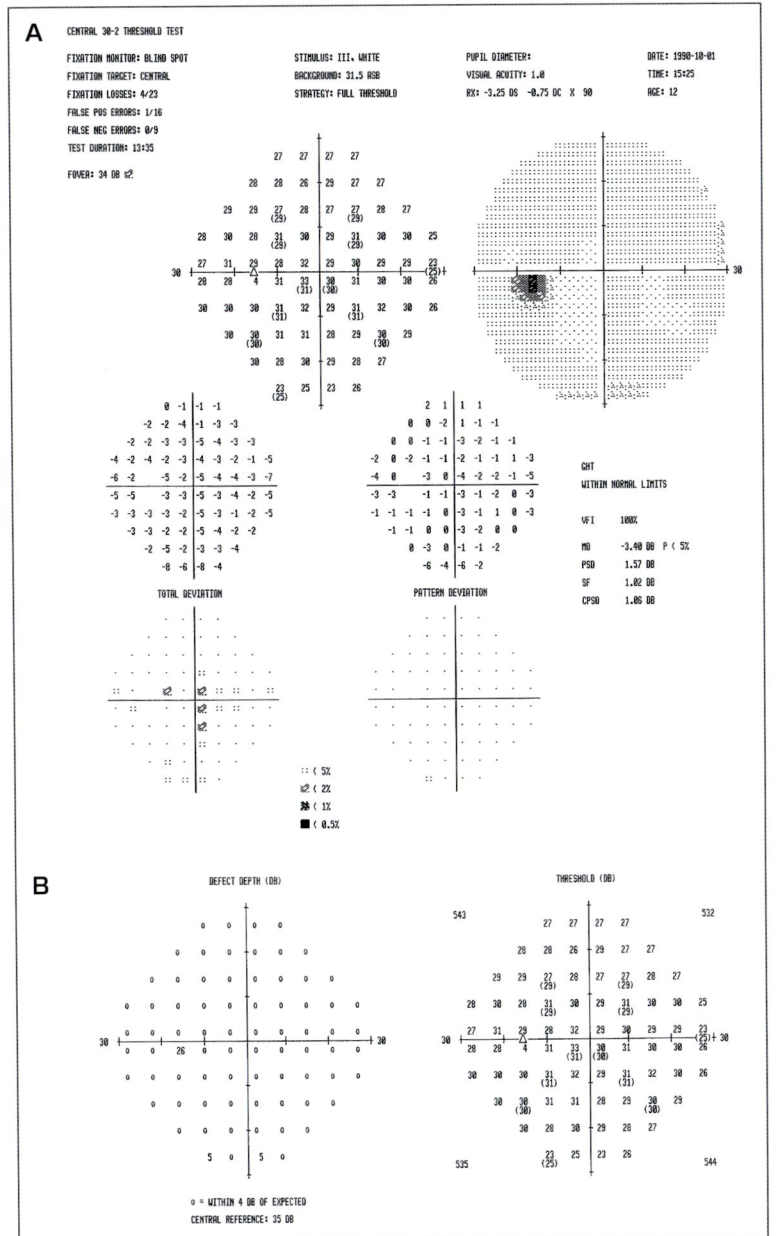

図 2-20
12歳：HFA の結果
A：単一視野解析．B：3－イン－1 の欠損の深さと実測閾値．

網膜感度は加齢に伴い直線的に低下していくとは限らないが，実測値のない年齢の結果に対してはデータベースから推定値を用いている．年齢別平均感度は年齢が低くなるほど高く設定されており，0歳児の設定でも解析ができてしまうため，結果を判断する際には注意が必要である．

● その他の検査法

中心視野を多数同時静的呈示法により手動で測定できる Friedmann visual field analyser は，スクリーニングとしても検査が容易である．

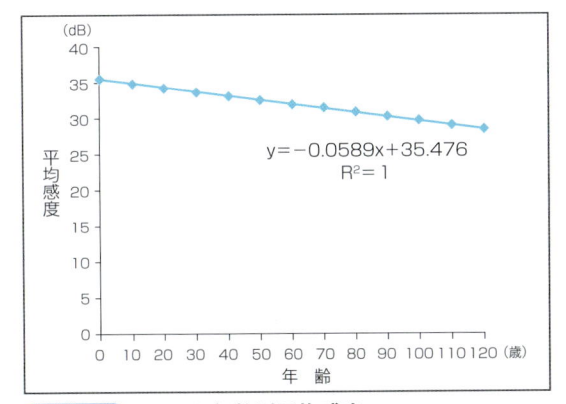

図 2-21 **HFA の年齢別平均感度**

また，小児に対する他覚的検査としては，多局所視覚誘発電位（multifocal visual evoked potential：multifocal VEP）や瞳孔視野計の使用が報告されている．どちらも検査にあたっては固視の誘導が不可欠であり，得られた結果は自覚的視野検査とは違う反応を捉えているものとして判断する必要がある．

疾患における検査法の選択と注意

● 網膜疾患

眼底に一致した異常を示すことが多いため，全視野をみるにはGoldmann視野計や対座法で検査する．網膜色素変性では，輪状暗点や求心性視野狭窄といった特徴的な視野異常を示す．中心視野を測定するには自動視野計も用いるが，錐体ジストロフィのように中心暗点による偏心視を獲得している場合は固視誘導が難しいこともある．

● 緑内障

中心視野の軽度な異常は自動視野計による検査でとらえやすいが，視野異常が進行した場合はGoldmann視野計や対座法で全視野を測定する．鼻側階段，ブエルム領域・傍中心暗点のように網膜神経線維走行にそった視野異常の有無を確認する．

● 視神経疾患

視力や中心暗点の広さにより検査機器を選ぶ．中心暗点が広く固視が困難であれば，Goldmann視野計や対座法を用いる．視力低下が軽度であれば，自動視野計による検査で中心視野を測定できる．中心感度は視力と相関することを意識して検査をすすめる．朝顔症候群ではマリオット盲点周辺の異常に注意し，スポーツ外傷では視神経管損傷による影響も考えておく．

● 頭蓋内疾患

視野全体の異常をとらえるのにはGoldmann視野計や対座法，自動視野計では単一輝度でのスクリーニングが有用である．視路の障害部に一致して，視交叉では異名性，視交叉より後ろでは同名性の半盲や1/4半盲など経線を挟んだ視野異常が起こるため，垂直・水平経線での差の有無に気をつける．

● 心因性視覚障害

被検者に合わせて検査をすすめられる利点から，Goldmann視野計や対座法が優先される．正常視野を示すことが多いが，Goldmann視野計では求心性狭窄やイソプタの交差，自動視野計では水玉状・花環状視野など，患児の行動や所見と一致しない結果になることがある．通常アトランダムに呈示する視標を順番に呈示していくと，らせん状視野になるといわれるが，心因性であると思い込みをもって検査すると，器質的な異常を見落とすことも起こりうるため，検査は正常視野を基準に行う．

色　覚

色覚の発達

視刺激に色覚を利用した視覚誘発電位（VEP）を用いた研究により，おおよそ生後3ヵ月頃には色覚の存在が示され，その後，最初の1年で徐々に発達していくとされている[20]．ここで述べる色覚の発達は，知能の発達と比例すると考えられるが，ヒトは，生後1ヵ月くらいは明暗しかわからないが，色を区別できるようになるのは1歳で，プラスチックのコップを色で区別できるらしいと認められるのは2歳の終わり頃のようである．その後，具体的な事物から離れて色を区別し理解できるようになり，これが弁色能である．この時期は早ければ3歳，遅ければ5歳過ぎである．その後，さらに発達すると背景のなかの部分としての色を識別できる時期がくる．ここで初めて仮性同色表が使えることになる．さらに発達すると，抽象的な指示に従って一定の色作業が可能になる時期がくる．この時点でパネルD-15テストが可能になる[21]．これらより，色覚は視力と比較して比較的緩やかに発達すると考えられる．

検査可能な年齢

　小児に色覚検査が可能な年齢は，個人差はあるがおおよそ5歳である．ただし，検査は可能でも，十分に信頼できるに足る結果を導けるかどうかはまた別の問題である．小児の場合は，集中力を維持させることが難しく，わからない場合には適当に答えるようなそぶりがみられることもある．色覚正常の小児を対象としたパネルD-15テストでは，正常成人に比べ，8歳頃まではerrorの頻度が高く，成人と同一レベルに達するのは10歳以降であるとされる．また，100 hueテストを用いた色彩弁別能力では，小学校低学年から中学校卒業頃までの期間に顕著に向上し，おおよそ12歳以降で，成人と同じレベルの結果を導くことができる[22]．したがって，幼少での判定は参考とし，小学校中学年以降に再検査するのが望ましい．

色覚検査

仮性同色表

● 石原色覚検査表（国際版38表）（図2-22）

　数字表としてデモンストレーション表1表，検出表20表，分類表4表，曲線表としてデモンストレーション表1表，検出表10表，分類表2表からなる．通常は数字表を用いて判定するが，例えば幼少で数字が読めない場合などには曲線表を用いる．デモンストレーション表は，色覚正常者も色覚異常者もともに読めるため，これが読めない場合は，視力が悪いか詐病の可能性がある．検出表は，色覚正常者と色覚異常者で読み方が異なる表，色覚正常者のみが読める表，色覚異常者のみが読める表からなる．分類表は1型色覚と2型色覚を分類する．この検査表では3型色覚は検出できない．

　判定は，数字表のデモンストレーション表と検出表をあわせた21表中，誤りが8表以上あれば概ね色覚異常としてよい．数字が読めない場合は曲線表を用いるが，最終的な診断は数字表が読めるようになってから行う．石原色覚検査表の色覚異常の検出率は高い．一方，型分類の一致率はそれほど高くないので参考に留めるべきである．

　石原色覚検査表はほかに，コンサイス版14表，24表など，表数の少ないものがある．それぞれ「国際版」38表の数字表を減らしたものである．また曲線表は含まれず，代わりに環状表が含まれる．

● 標準色覚検査表：
　Standard Pseudoisochromatic Plates

1）第1部　先天異常用（図2-23）

　先天赤緑色覚異常の検出に用いる．デモンスト

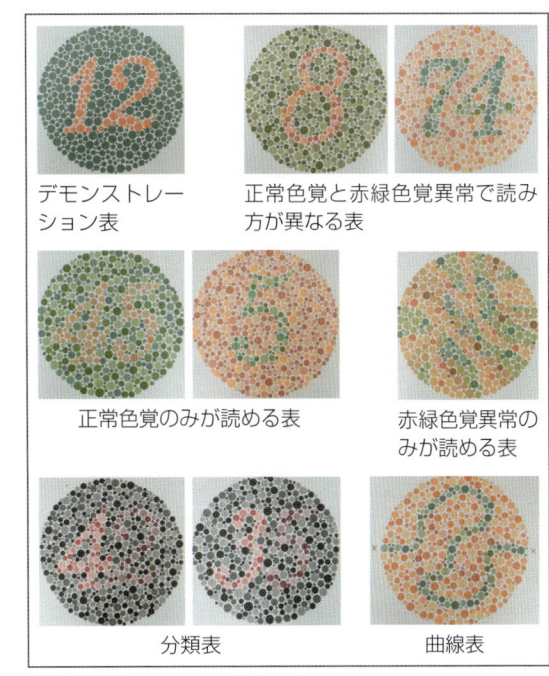

図2-22　石原式色覚検査表

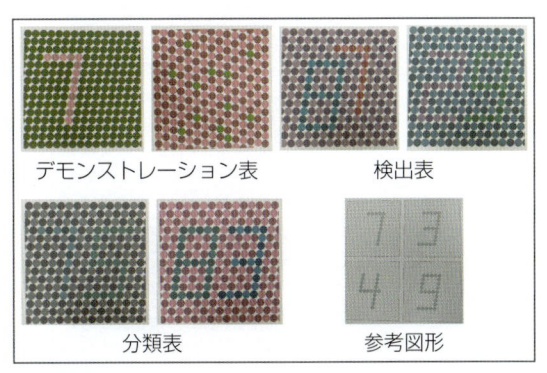

図2-23　標準色覚検査表 第1部 先天異常用

レーション表4表，検出表10表，分類表5表からなる．この検査表にはデジタル式表示用の数字が用いられているため，まずデモンストレーション表において，数字の形と配置を被検者に理解させる．このデモンストレーション表のNo.2およびNo.3が読めない場合は，全色盲，3型色覚，後天色覚異常を疑う．判定は，検出表10表のうち正答8表以上の場合に色覚正常とする．標準色覚検査表第1部は，石原色覚検査表と同様に先天赤緑色覚異常の検出に優れている．また，型分類の一致率も高い．ただし，型分類はアノマロスコープでのみ確定できるので参考に留めたい．

標準色覚検査表は，色覚異常者に読めない表は少なく，心理的負担が少ないと考えられる．しかし，数字がデジタル表示であり，特に幼小児には難しい場合がある．そのようなときは，巻末の白黒で描かれた参考図形を見せて慣れさせるとよい．

2）第2部 後天異常用（図2-24）

後天色覚異常の検出に用いる．数字は第1部表と同様でデジタル表示である．後天色覚異常は原因によりさまざまであるが，あくまでも正常色覚の感度の低下と考える．なかでも青黄異常が比較的初期に現れるため，この検査表は青黄色覚異常の検出に重点を置いている．デモンストレーション表2表，検出表10表からなる．デモンストレーション表の役割は，第1部表と同様である．検出表はすべて二桁の数字からなり，それぞれの数字は青黄異常用，赤緑異常用，杆体視用，対照用のいずれかである．検査では，正しく読んだ数字に○，誤読または読めない数字に×をつける．両方とも読める場合は，どちらが見やすいか聞き，見やすいほうに◎をつけるなどして区別しておく．判定は，BY印の数字が×ならば青黄異常，RG印の数字が×ならば赤緑異常，S印の数字が×ならば杆体視である．

後天色覚異常に対する検査は片眼ずつ行う．また，いずれかの色覚異常が単独で現れることはなく，たいていの場合，程度の差はあるが青黄色覚異常に赤緑色覚異常が合併する．

色相配列検査

● パネルD-15テスト：
Farnsworth Panel D-15 Test（図2-25）

1つの基準色票となる固定キャップと15個のキャップがあり，固定キャップに近い色から順に並べていく検査である．キャップの裏に番号があり，1から15まで順番に並べることができれば

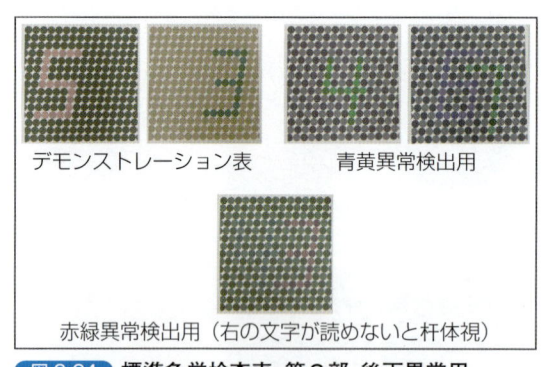

図2-24 標準色覚検査表 第2部 後天異常用
二桁の数字は青黄異常用，赤緑異常用，杆体視用，もしくはその組み合わせである．

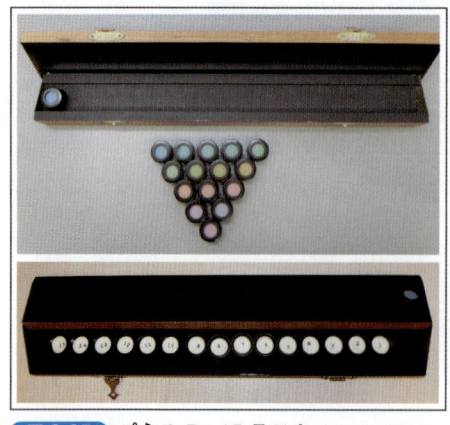

図2-25 パネルD-15テスト

> **Column**
>
> ### パネルD-15テストにおける判定の注意点
>
> パネルD-15テストをフェイル（fail）する場合は強度異常となるが，必ずしも2色覚とは限らない．少ないながらも，パネルD-15テストをパス（pass）する2色覚，またはパネルD-15テストをフェイル（fail）する異常3色覚が存在する．

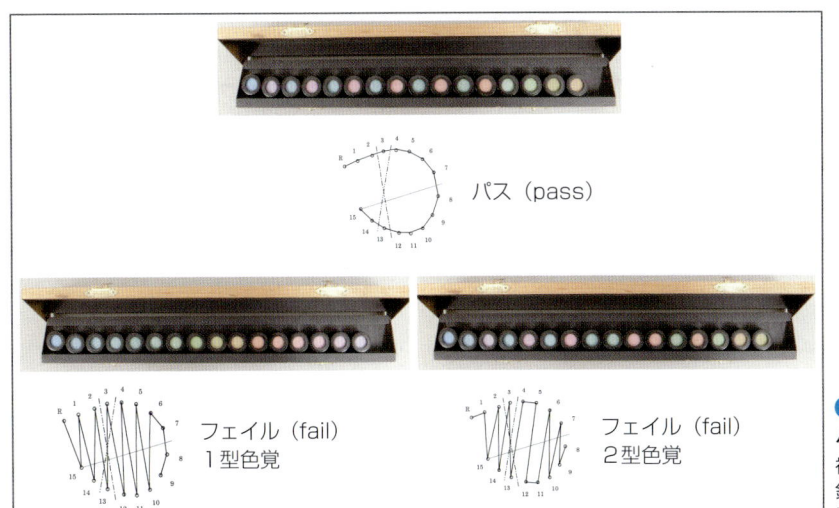

図 2-26
パネル D-15 テストの判定
被検者がキャップを並べた順に記録用紙の番号を線で結んでいくと特徴的なパターンを示す．

パス（pass）とする．順番に並べられない場合はフェイル（fail）とする．記録用紙に番号順に線でつなげていくと，フェイル（fail）の場合は特徴的な横断線が何本かみられる．記録用紙に1型，2型，3型色覚それぞれの軸が示されており，その軸に平行な横断線が2本以上あれば型分類を行うことができる（図 2-26）．杆体1色覚では横断線が2型色覚と3型色覚の中間の scotopic 軸に一致する（第28章参照）．ただし，中等度までの色覚異常の場合はパス（pass）するので注意が必要である．つまり，パネル D-15 テストは色覚異常の検出のための検査法ではなく，程度分類を目的とする検査法である．判定は，パス（pass）すれば正常もしくは中等度以下の色覚異常，フェイル（fail）の場合は強度異常と考える．型分類が可能になるのはフェイル（fail）の場合のみである．

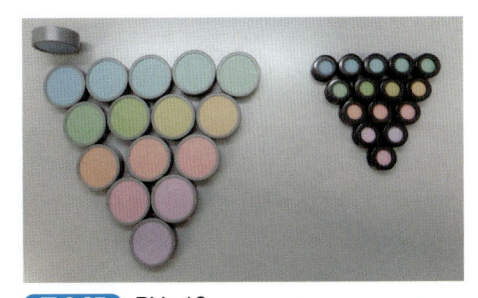

図 2-27 PV-16
左は PV-16 のディスク，右はパネル D-15 テストのキャップ．

パネル D-15 テストは，強度異常者を確実に検出できるため，日常生活上の色誤認や職業適性の判定の参考になる．

● **大面積パネル D-15 テスト（PV-16）**[23]
（図 2-27）

通常のパネル D-15 テストより大きな色票からなる色相配列検査である．パネル D-15 テストのキャップは直径 1.2 cm（検査距離 35 cm でおおよそ2度）であるが，PV-16 は，色度がパネル D-15 テストとほぼ同じで基準色票に相当する色票を含む16個の直径 3.3 cm のディスクからなる．このディスクは指で触れてもよい加工がなされており，幼小児に使用しやすい．検査法や判定法はパネル D-15 テストと同様に行う．しかし，面積が大きいのでパネル D-15 テストよりは誤りが少なくなる傾向があり，過小評価する可能性がある．

● **100 hue テスト：**
Farnsworth-Munsell 100 hue test（図 2-28）

色識別能力の検査として用いるが，後天色覚異常の評価にも用いられる．パネル D-15 テスト類似の85個の色票が，基準色票が両端に固定された4つの箱に分けて収められている．各色票の誤りを総計として表す総偏差点より色識別能力が，どの部位に誤りが多いかを示す色相混同の軸および極性の度合いより色覚異常の類型がわかる．総偏差点が低いほど色識別能力が高い．総偏

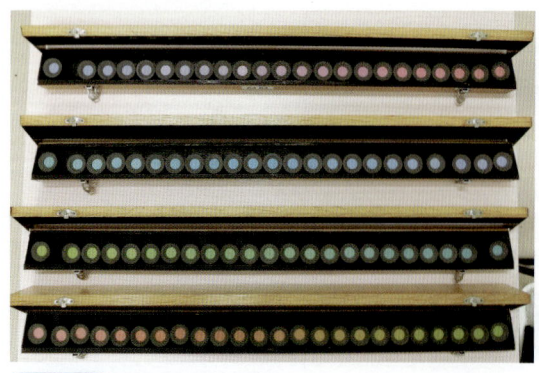

図 2-28 100 hue テスト

差点が最も低いのは20代で、加齢に伴ってスコア値は増加する[24]。色覚異常の程度を定量的に評価できるため、後天色覚異常の経過の判断にも用いられる。検査には時間がかかるため、幼小児には難しい。

ランタンテスト（図 2-29）

信号灯視認にかかわる職種である鉄道、船舶、航空などの適性試験として活用されてきた検査法である。仮性同色表や色相配列検査は物体色による検査であるが、ランタンテストは色光を用いた独自の検査形式をもつ。信号灯に似た検査であるので、実生活に即しているともいえる。

JFCランタンについて述べると、赤630 nm、緑555 nm、黄580 nmの発光ダイオードによる色光が上下に2灯、9通りの組み合わせで、1回2秒間点灯する。上下ともに正しく答えれば正答とする。判定は9通り中3通り以下の誤答であればパスとする[25]。パネルD-15テストをパスした中等度以下の色覚異常を、さらに中等度と弱度に分類することができる。

アノマロスコープ（図 2-30）

先天色覚異常の型分類を確定する検査器械である。589 nm（黄）の単色と同じ色を、671 nm（赤）と546 nm（緑）の2色の混色でつくることができるのを利用している。視角2度10分の円形視標の上半円に混色、下半円に単色を呈示して上下をカラーマッチングさせる。

この検査ではS-錐体（青錐体）系の関与は無視できるほど小さく、このことより3型色覚の検査には利用できない。記録は、縦軸に単色目盛（0から87まで）、横軸に混色目盛（目盛0の純粋な緑から目盛73の純粋な赤まで）のグラフにカラーマッチングした点（等色値）を記入していく。正常色覚の場合は、L-錐体（赤錐体）系とM-錐体（緑錐体）系の反応が同一、つまり1型色覚の等色線と2型色覚の等色線の交点（混色目盛40、単色目盛15）でのみ等色を示す。2色覚はL-錐体かM-錐体のどちらか1種類だけしか機能していないため、混色目盛のすべての領域で等色を示す。異常3色覚は、1型色覚ではM-錐体2種類、2型色覚ではL-錐体2種類が働くので、それらの交点と思われる値で等色を示すと考えられる。しかし、異常3色覚の等色値は1点ではなく、ある程度の幅がある。これはおそらく2種類の錐体の等色線の傾きの差がかなり小さいため、交点で各等色線が接近しているためと考えられる（図 2-31）。杆体1色覚の場合は、低視力、

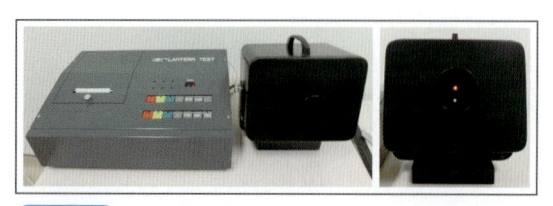

図 2-29 JFCランタン
赤、緑、黄のいずれかの色光が上下2つの組み合わせで9通り点灯する。

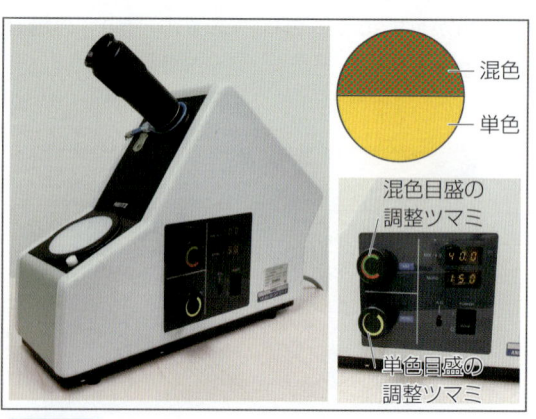

図 2-30 アノマロスコープ
単色目盛と等色目盛の調整ツマミを動かしながら、上下の色を等色にする値を求める。

第2章 視機能の発達と検査

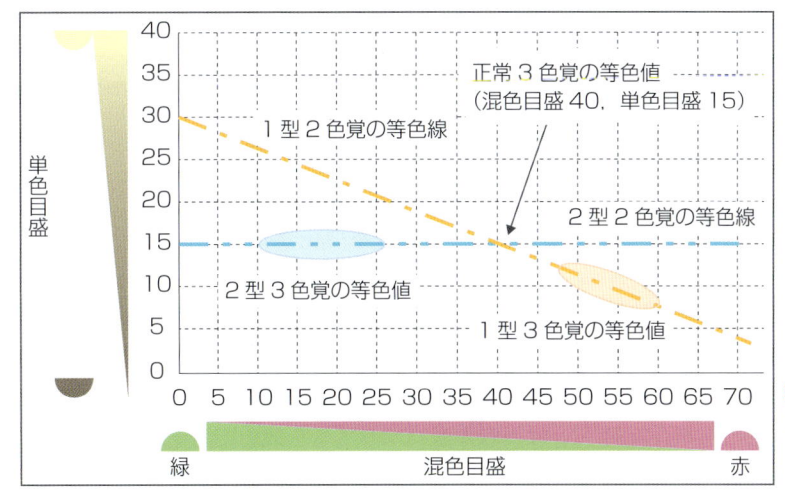

図 2-31
アノマロスコープの結果
1型色覚, 2型色覚には特徴的な等色線があり, その線上でしか等色しない.

眼振などがあり検査は困難であるが, 杆体視色素はL, M-錐体より短波長側にあるため, 記録図上の傾きは急峻になる（第28章参照）.

色覚検査時の注意点

仮性同色表と色相配列検査は物体色, つまりそれ自体色を発しているわけではなく光の反射でできる色であり, 照明の影響を受けやすい. 昼光下の一様な明るさのなかで行うことが推奨されるが, 常に同じ条件を得ることは難しい. 厳密な検査には, 色比較・検査用D65蛍光ランプが市販されているが, 昼光色Dや昼白色Nの蛍光灯を用いてもよい.

また, 小児は検査表や検査器具を手で触れてしまいがちになり, 変色の原因になるので注意が必要である. 直接手で触れないように先をさばいた筆を持たせるなどし, 触りたいときは筆でなぞってもらうようにするとよい.

検査時の態度も重要である. 被検者の応答にいちいち反応せず, 淡々と検査を進めていく. また, ほかの検査と同様, プライバシーの保護に配慮すべきである.

なお, 疾患（色覚異常）は第28章を参照のこと.

眼位と眼球運動

出生直後から注視反射が観察され, 次第に近くの大きな物を見るようになる. 固視は生後1ヵ月では単眼であるが, 生後2ヵ月までに両眼での固視に発達する. 追視は生後3ヵ月で反応がみられる. つまり, 新生児期に眼位眼球運動検査をすることはないが, それ以降は検査が可能である.

眼位検査

眼位検査は視標を固視させて行う. 乳幼児は固視させること自体に工夫がいる. 光ったり, 音が鳴ったりする玩具を用いて, 視標に集中させてから検査を行う. 学童には玩具は用いなくても検査できるが, 視標に流行りのキャラクターなどを用いて注意を持続させるとよい.

眼位検査の前に自然頭位を観察しておく. その後に頭位異常があれば矯正したうえで第1眼位を評価する. 遠見眼位・近見眼位, 屈折矯正時・非矯正時, 9方向眼位や頭部傾斜時の眼位をみておくことにより, AC/A比や間欠性外斜視の基礎型・輻湊不全型・開散過多型, 調節性内斜視, 眼球運動制限の有無やアルファベットパターン（A型・V型など）, 上下斜視の診断などをすることができる. ただし, 小児は検査に対して集中できる時間が成人よりも短いため, 一番知りたいとこ

ろから優先して検査を計画する.
　以下に，検査法について述べる.

角膜反射光による眼位検査

　被験者の眼前33cmからペンライトで眼球を照らし，両眼開放下で角膜反射光の位置を観察する方法である.

● Hirschberg試験

　顔を正面にした状態で，左右の角膜反射が左右対称で瞳孔中心あるいはやや鼻側にあれば正常とみなす．片眼の角膜反射が瞳孔中心にあり，反対眼の角膜反射が中心から外れていれば，斜視とみなす．中心からどれくらい外れているかで，斜視角を定量する（図2-32）．κ角異常があれば偽斜視を斜視とみなしてしまったり，斜視を見逃したりするので，あくまでおおまかな検査としてとらえる．フラッシュをたいて顔写真を撮影すると，Hirschberg試験で観察できるのと同様の角膜反射を記録できるので有用である（図2-33）．

　短時間で評価できるので，後に述べる遮閉試験ができるほどの集中力もない乳幼児に用いることが多い．プリズムの用意のない眼科開業医あるいは小児科や内科などの眼科以外の診療室でも評価できる定量法である.

● Krimskyプリズム試験

　斜視で角膜反射が瞳孔中心からずれているときに，プリズムを眼前に置いてペンライトで照らし，角膜反射が瞳孔中心になったときのプリズム度を測定する（図2-34）．通常は固視眼（健眼）にプリズムを置くが，麻痺性斜視などで斜視眼が正中まで動かせず中心固視できないような症例では，麻痺眼にプリズムを置いて測定する．片眼失明しているなど，プリズム遮閉試験ができない症例にも用いることができる定量法である．ただし，角膜反射を利用しているので，Hirschberg試験同様にκ角異常の影響を受ける.

遮閉試験

● 遮閉試験

　両眼開放した状態から，一眼を遮閉したときの他眼の動きを観察する（図2-35）．他眼が動いた場合は，斜視があると判断できる．内側から外側

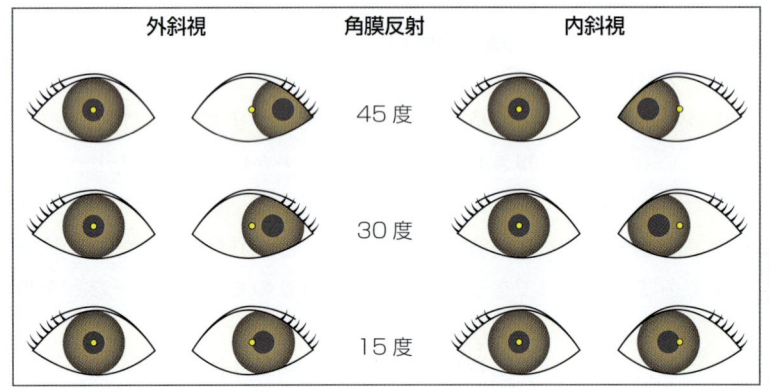

図2-32 Hirschberg試験
斜視眼の角膜反射の位置で斜視角を定量する．角膜反射の位置が角膜縁にあれば45度，瞳孔縁と角膜縁の中央にあれば30度，瞳孔縁にあれば15度とみなす．

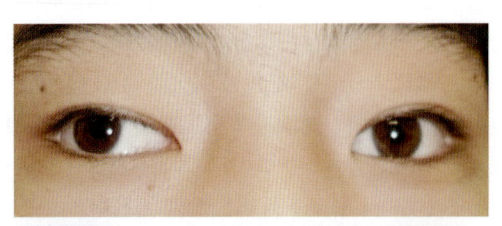

図2-33 フラッシュをたいて撮影した顔写真
左眼で固視しており，右眼の角膜反射は瞳孔縁にみられる．Hirschberg試験で15度の外斜視である．

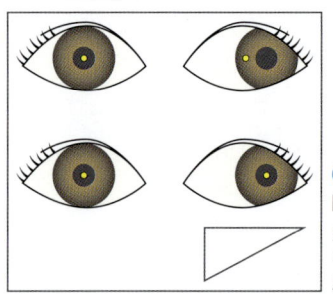

図2-34 Krimskyプリズム試験
角膜反射が瞳孔中心になったときのプリズム度を測定する．

へ動けば内斜視，上側から下側へ動けば上斜視である．斜視がある場合でも，固視眼が遮閉されれば他眼が動くが，斜視眼が遮閉されたときは他眼は動かないので，必ず両眼とも確認する．遮閉には，遮閉板や手のひらを用いるが，眼前の遮閉を嫌う乳幼児を検査するときは，親指で角膜（瞳孔領）のみを遮閉して検査すると，検査を拒否されにくい．遮閉板には半透明のものもあり，遮閉下での眼位の確認に有用である．

● 遮閉-遮閉除去試験

片眼を遮閉し，遮閉を除去したときの遮閉眼の動きを観察する（図 2-36）．遮閉下では偏位があるが遮閉を外したときに正位に戻る場合は，斜位があると判断する．遮閉を外しても偏位したままであれば斜視がある．遮閉試験では斜視の有無がわかり，遮閉-遮閉除去試験では斜位も検出することができる．遮閉時間を長くすると偏位を引き出しやすい．

● 交代遮閉試験

片眼遮閉を左右交互に行い，両眼開放させずに融像除去をした状態での偏位を観察する（図 2-37）．眼球の動きがなければ，斜視も斜位もないといえる．交代遮閉を繰り返すと融像が崩れて，偏位が明らかになる例もある．

プリズム遮閉試験

片眼の前にプリズムを置いて遮閉試験を行い，眼球が動かなくなるときのプリズム度を測定して定量する．通常，プリズムは固視眼の前に置く．まず遮閉試験で偏位の方向を確認したら，プリズムの基底を斜視を打ち消す方向に置く．

右眼固視時と左眼固視時の斜視角に差がなければ共同性斜視，差があれば非共同性斜視である．健眼で固視したときの斜視角を第1偏位，麻痺眼で固視したときの斜視角を第2偏位という．Heringの法則（共同筋には中枢から同じ大きさの神経信号刺激が伝達される）により，第2偏位は第1偏位よりも大きくなる．

● 交代プリズム遮閉試験

両眼開放した状態で，交代遮閉を繰り返し，眼

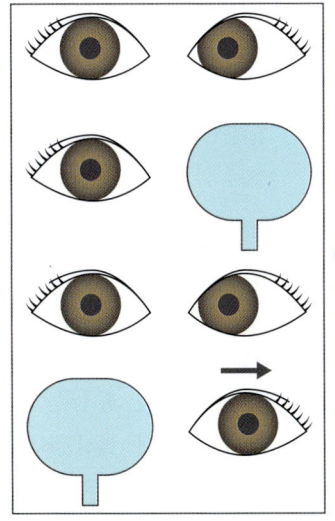

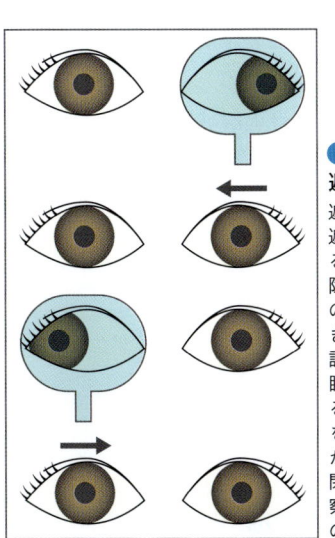

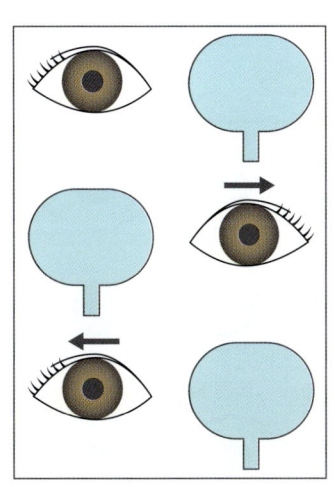

図 2-35 遮閉試験
両眼開放から片眼を遮閉し，非遮閉眼の動きを観察する．この例では右眼で固視しており，左眼遮閉時には右眼に動きはないが，右眼遮閉時には，左眼で固視するための内側から外側への動きがみられ，内斜視と診断できる．

図 2-36 遮閉-遮閉除去試験
遮閉を除去したときの遮閉眼の動きを観察する．この例では，遮閉除去時に固視するための外側から内側への動きがみられ，外斜位と診断できる．遮閉時の眼位をわかりやすくするため，図では遮閉板を半透明で示しているが，実際は観察者は遮閉板下の眼位は直接観察できないので，眼球の動きをみて判断する．

図 2-37 交代遮閉試験
片眼遮閉を左右交互に行い，両眼開放させずに融像除去をした状態での偏位を観察する．この例では，内側から外側への動きがみられ，内斜偏位があると診断できる．

眼位と眼球運動 | 035

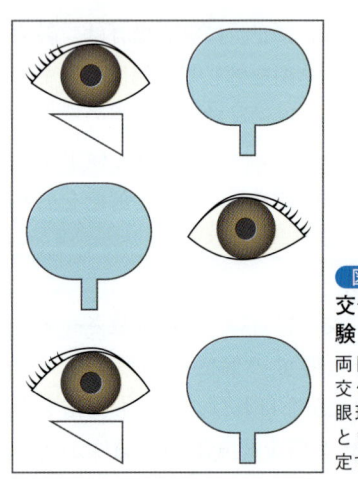

図2-38 交代プリズム遮閉試験
両眼開放した状態で，交代遮閉を繰り返し，眼球が動かなくなったときのプリズム度を測定する．

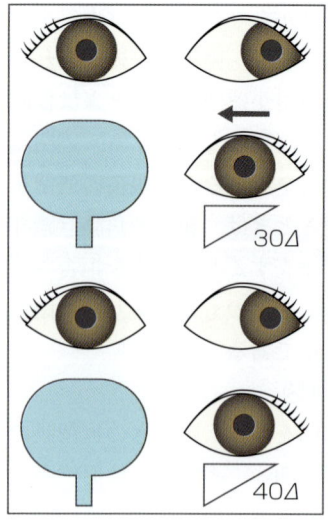

図2-39 同時プリズム遮閉試験
両眼開放した状態で，斜視眼の前にプリズム，固視眼に遮閉を同時に置いて，眼球の動きがみられなくなったときのプリズム度を測定する．この例では，外斜視眼の前に30Δを基底内方に置いて試験を行った場合はまだ外側から内側への動きがみられたが，40Δを置いたところで動きがなくなった．

球が動かなくなったときのプリズム度を測定する（図2-38）．このとき得られるのは，斜視角と斜位角の合計である．

● 同時プリズム遮閉試験

両眼開放した状態で，斜視眼の前にプリズム，固視眼に遮閉を同時において，眼球の動きがみられなくなったときのプリズム度を測定する（図2-39）．このとき得られるのは，顕性の偏位量，すなわち斜視角のみである．

眼球運動検査

むき運動検査

同時に同方向へ動く両眼の共同性をみる．両眼開放下で右方，左方，上方，下方，斜め上方，斜め下方への眼球運動を調べる．各むき眼位における主作用筋を図2-40に示す．むき運動でそれぞれの眼で共同して作用する筋をともむき筋（yoke muscles）という（表2-1）．同一眼において同じ方向にひく筋はともひき筋（synergist）という（表2-2）．むき運動検査で眼球運動制限が疑われた場合は，引き続きひき運動検査を行い，眼球運動制限の有無を確かめる．むき運動検査では両眼開放しているため，斜視角の大きい症例では非固視眼に見かけ上眼球運動制限があるよ

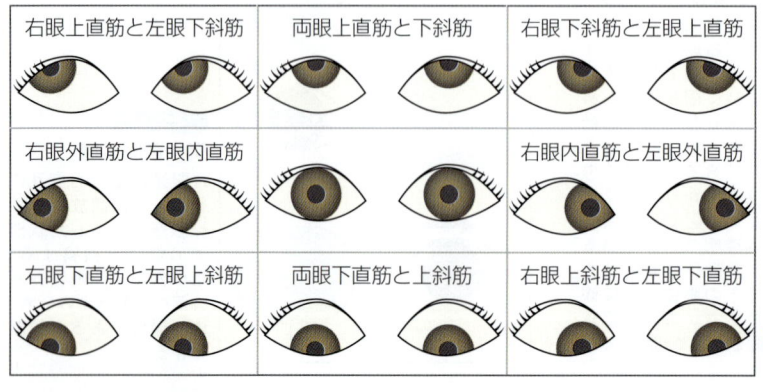

● 表2-1 ともむき筋

一眼	他眼
上直筋	下斜筋
下直筋	上斜筋
外直筋	内直筋

● 表2-2 ともひき筋

同一眼において上転させる筋	上直筋と下斜筋
同一眼において下転させる筋	下直筋と上斜筋

図2-40 各むき眼位における主作用筋

右眼上直筋と左眼下斜筋	両眼上直筋と下斜筋	右眼下斜筋と左眼上直筋
右眼外直筋と左眼内直筋		右眼内直筋と左眼外直筋
右眼下直筋と左眼上斜筋	両眼下直筋と上斜筋	右眼上斜筋と左眼下直筋

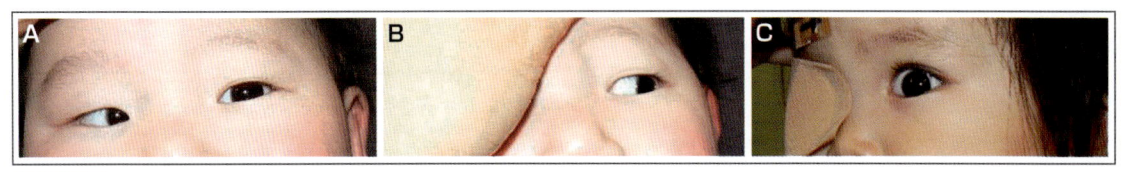

図 2-41 ひき運動検査
A：右眼固視している．むき運動検査では左眼に外転制限があるようにみえる症例．B：ひき運動検査では外転制限はない（Aと同症例）．C：ひき運動検査でも外転制限がある（Aと別症例）．

うにみえることがある（図 2-41）．

ひき運動検査

片眼を遮閉し，一眼ずつで視標を追わせ，眼球運動の可動範囲と左右差を観察する．

よせ運動検査（輻湊検査）

固視目標を眼前から鼻側に近づけていき，両眼をどこまで寄せられるかを調べる．これ以上近づけると片眼が開散する距離〔輻湊近点（near point of convergence：NPC）〕を観察し記録する．正常値は 10 cm 以内である．

Hess 赤緑試験

赤緑眼鏡で左右眼を分離し，15度間隔で上下左右に配列した25ヵ所でむき眼位を記録する．5歳頃から学童期以降で施行可能となるが，乳幼児では顎台に顔をのせられず検査内容も理解できないため，用いることはできない．麻痺筋の同定や麻痺の程度を判定するのに有用である．得られた結果は小さい図形のほうが麻痺眼で，麻痺眼の最も圧縮された方向に作用がある筋が麻痺筋である．非麻痺眼の図形は大きくなり，麻痺筋のともむき筋の作用方向が伸展される．

両眼視機能

両眼視の目的は，立体視を得ることである．良好な立体視を実現するためには，両眼が中心固視で良好な視力をもち，両眼単一視を保つために両眼の中心窩が同一方向を向くよう眼球運動が正常にコントロールされ，かつ網膜対応が正常でなければならない．正常な両眼視機能は，これらの視機能の集大成であり，そのいずれかに齟齬があると，両眼視は成り立たない．臨床的には，両眼視機能の異常をきたす原因が重要視され，その原因を取り除くか軽減することが大きな目標となる．例えば，片眼弱視で両眼の視力に大きな左右差があったり，斜視で眼位が正位からずれていたり，あるいは感覚異常によって正常な網膜対応が妨げられたりする場合である．しかし，臨床応用に入る前に，まず正常な両眼視機能について理解を深める必要がある．

両眼視機能の生理学

一次視覚皮質のニューロンの約 80％は，両眼から入力を受けている．両眼視野は単眼視野より広い．正常な単眼視野は最大上方 60 度，鼻側 60 度，下方 75 度，耳側 100 度までの広がりがある．したがって，両眼で見た場合，水平視野の広がりは単眼の 160 度ではなく，200 度までであり，中央の 120 度が両眼で重なっている．

注視目標と網膜中心窩を結ぶ線を視線という．顔と身体が正面を向いているとき，視線の方向にあって中心窩に結像する物体は，正面にあると認識される．網膜上で視線からのずれを検出する感度は非常に高く，視角 5 秒とされている[26]．現実の三次元空間にあるものを見るとき，自己中心定位（egocentric localization）は網膜像の位置だけでは決まらず，顔に対する眼球の向きおよび頭と体幹の相対的位置を加味して決定される．自己中心定位の基準点（egocenter）は，両眼の中点にある仮想的な単眼（cyclopean eye）である．

ホロプタ：horopter

注視目標の物体を含み，両眼で融像できる点を結んだ曲線をホロプタという[27]．幾何学的には，両眼の光学中心（入射瞳）と固視目標を通る円周上の点は，両眼網膜の対応点に投影されるはずである．この円を Vieth−Müller 円といい，臨床的な立体視検査の計算の基準として用いられる．しかし実測したホロプタは，この円とは一致しない[27]（図 2-42）．ホロプタ上にある物体は両眼単一視されるが，ホロプタより観察者に近い物体は交差性複視を引き起こして，右眼の像が左側に，左眼の像が右側に見える．逆に，ホロプタより遠い物体は非交差性複視を引き起こす．これらの複視は，眼位および両眼視機能が正常の場合に生じるので，生理的複視といい（図 2-43），眼位ずれによって生じる病的複視とは区別する．生理的複視はよせ運動（vergence）を誘発し，融像を促進する．

立体視：stereopsis

ホロプタ面にない第 2 の物体は，左右眼の網膜の非対応点に投影されるので，egocenter から異なる視方向に知覚されるはずである．しかし実際には，ホロプタ外にあっても両眼で融像（両眼単一視）できる範囲が存在し，これを Panum の融像圏（Panum's fusional area）という（図 2-44）．ホロプタ外で Panum の融像圏内にある第 2 の物体は，左右眼の網膜の非対応点に投影される．視覚系は，この網膜上の対応点からのずれ（retinal disparity）を利用して，脳内で三次元空間像を再構築する．立体視の強さは，識別できる両眼視差の大きさで表す（図 2-45）．日常臨床で測定する両眼視差は秒のオーダーで，20〜3,000 秒程度である．1 度は 3,600 秒だから，1 度未満の範囲を測定していることになる．Panum の融像圏の奥行きは，正面で視差にして 2〜3 度あり，周辺にいくほど大きくなる[28]．

立体視を測定するためには，物体を実際に前後にずらして配置して，そのずれを検出させる方法（Frisby test）が最も自然視に近いが，一般には，

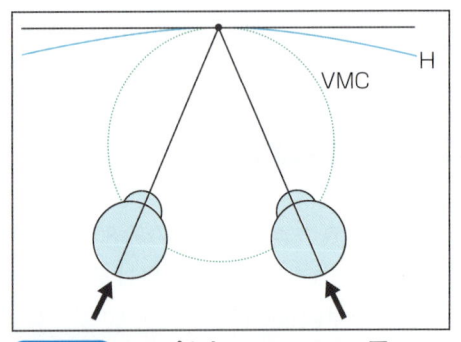

図 2-42　ホロプタと Vieth−Müller 円
実測したホロプタは Vieth−Müller 円とは一致しない．
H：ホロプタ，VMC：Vieth−Müller 円，➡：中心窩．

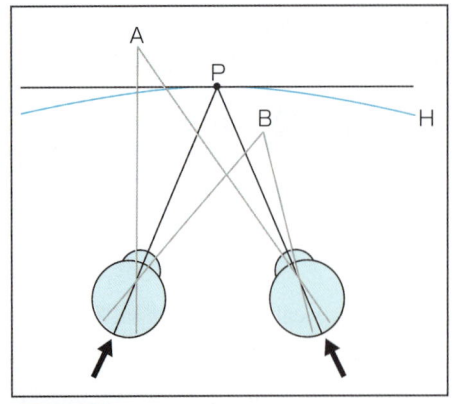

図 2-43　生理的複視
眼位および両眼視機能が正常の場合，固視目標（P）より遠い物体（A）は非交差性複視を，近い物体（B）は交差性複視を生じる．これを生理的複視という．
➡：中心窩．

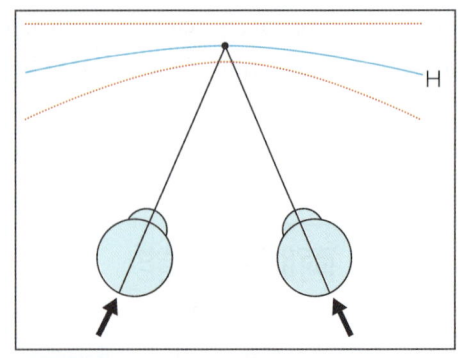

図 2-44　Panum の融像圏
ホロプタ（H）上にない物体は生理的複視を引き起こすはずであるが，実際には，ホロプタ上になくても融像できる範囲があり，これを Panum 融像圏という（………の範囲）．Panum の融像圏の奥行きは，正面で視差にして 2〜3 度あり，周辺に行くほど大きくなる．
➡：中心窩．

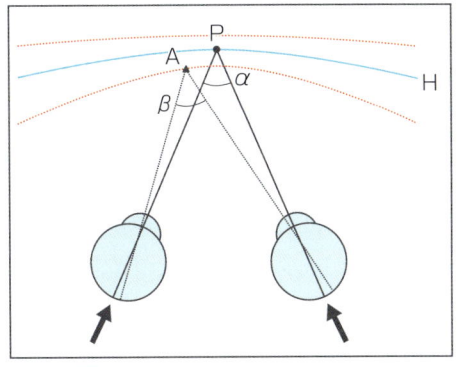

図 2-45 立体視と両眼視差
固視目標（P）以外に，Panum の融像圏（……）内でホロプタ上にない第2の物体（A）があるとき，P が両眼に対して成す角（α）と A が成す角（β）の差を両眼視差という．P と A が近いほど両眼視差は小さくなり，両者の視線方向のずれは判別しにくくなる．
➡：中心窩．

左右眼を何らかの手段で分離し，各眼に位置の異なる図形を呈示して，人為的に立体視を誘発する検査法を用いることが多い．両眼を分離する手段には，軸の直交する偏光フィルター（Titmus Fly test など），補色である赤と緑のフィルター（TNO テストなど），左右別々の光学系（大型弱視鏡），位相の異なる回転する羽根（位相差パブロスコープ）などがある．検査距離は近見30～40 cm，遠見3 mまたは5 mと検査機器によって違いがあるので，それぞれの使用説明書に従うこと．

立体視力と視力

視力と立体視力（stereoacuity）には何らかの関連はあるはずだが，弱視があってもかなり良好な立体視力を示す患者は多い．視力と立体視は直線関係にはなく，視力がある値以下に低下すると立体視力も急激に低下するといわれている．例えば，ND フィルターで片眼視力を低下させたとき，視力0.3までは立体視力は正常だが，0.2で低下し，0.1で立体視が消失するという報告がある[29]．

感覚適応：sensory adaptations

眼位が正位からずれると，両眼の中心窩が同一視方向を向かなくなるため，左右眼の中心窩に異なる物体が投影されて，混乱視（visual confusion）を生じる．また，注視目標は，固視眼では中心窩に投影されるが，斜視眼では中心窩外の非対応点に結像するため，両眼の視方向が異なることになり，複視（diplopia）を生じる．しかし，小児期発症の斜視患者は，抑制または異常対応の2つの感覚適応（sensory adaption）のいずれか，または両方によって複視と混乱視を避ける．

抑　制：suppression

抑制とは，斜視眼からの入力を中枢でブロックすることである．混乱視を避けるためには，斜視眼の中心窩を抑制すればよい．また，複視を避けるためには，固視眼の中心窩と同じ視方向をもつ斜視眼の中心窩外の網膜領域（道づれ領）を抑制すればよい（図 2-46）．

網膜異常対応：anomalous retinal correspondence（ARC）

異常対応とは，両眼視したときに固視眼の中心窩に対する斜視眼の網膜対応点が中心窩外にずれた状態をいう．他覚的斜視角（objective angle：両眼の中心窩のなす角度，あるいは斜視眼において道づれ領と中心窩がなす角度）と自覚的斜視角（subjective angle：自覚的に両眼単一視が成立する角度，あるいは斜視眼において道づれ領と異常対応点がなす角度）の差を異常角（angle of

> **Column**
>
> ### 道づれ領
>
> 道づれ領という用語は日本語独特の言い方で，両眼視機能の説明には非常に便利な言葉だが，英語には相当する用語がない．英語で表現する場合は，以下のように説明的に述べる必要がある：the deviating eye's extra-foveal point that has the same visual direction as the fixating eye's fovea.

両眼視機能 | 039

anomaly）という．残像試験で両眼の中心窩に残像をつくったとき，深い異常対応があると2つの残像が分離して見える．このときの分離の角度が異常角である．

他覚的斜視角と異常角が一致する場合を調和性異常対応（harmonious ARC）と呼び（図2-47），自覚的斜視角は0度となる．調和性異常対応では，固視眼の中心窩と斜視眼の道づれ領が同一の視方向を共有するので，斜視の状態のまま両眼視単一視が可能になり，結果として複視と混乱視を避けることができる．一方，両者が一致しない場合を，非調和性異常対応（unharmonious ARC）と呼ぶ．図2-48に示すように，異常角（f-s）は他覚的斜視角（f-e）より小さいことが多い．自覚的斜視角（e-s）は0度ではないので，抑制が

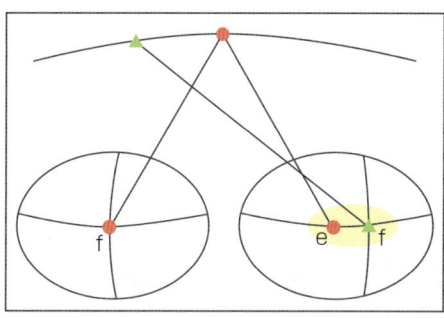

なければ複視を自覚する．非調和性異常対応の成り立ちについては，いくつかの説明のしかたがある．いったん調和性異常対応が完成した後に斜視角が増大したと考えられる場合，斜視に対する感覚適応が不完全と考えられる場合，あるいは斜視手術や眼鏡装用によって斜視角が減少した場合である．斜視角が減少した後に元の異常対応が変化せずに残っていれば，他覚的斜視角よりも異常角が大きい場合もありうる．

異常対応を検査するには，Bagolini線条レンズ検査，大型弱視鏡検査，残像試験などがある．各方法について，少し具体的に検査の判定法を述べる．

Bagolini線条レンズ検査

Bagolini線条レンズを通して点光源を見ると，

図2-46 抑制
固視目標（●）は固視眼（左）の中心窩（f）と斜視眼（右）の道づれ領（e）に投影され，複視を生じる．一方斜視眼の中心窩に投影される別の物体（▲）は，混乱視を生じる．斜視眼の道づれ領から中心窩に及ぶ領域（□）を抑制すると，複視と混乱視はなくなる．

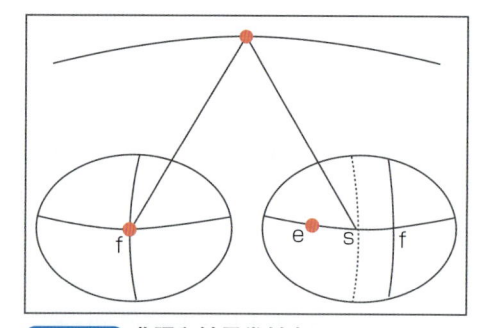

図2-48 非調和性異常対応
ここでは，異常角（f-s）が他覚的斜視角（f-e）より小さい場合を示す．自覚的斜視角（e-s）は0ではない．
f：中心窩，e：道づれ領，s：固視眼の中心窩に対応する斜視眼網膜上の点．

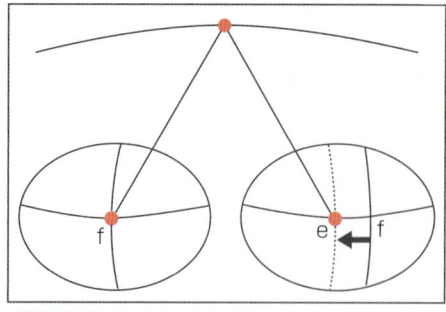

図2-47 調和性異常対応
斜視の状態のまま固視目標を両眼単一視するには，固視眼（左）の中心窩（f）と斜視眼（右）の道づれ領（e）が対応するように，➡方向に斜視眼の網膜対応をシフトすればよい．他覚的斜視角と異常角はいずれも斜視眼におけるf-e間の角度と等しく，自覚的斜視角は0度となる．

Column

偏心固視

単眼で見たときに固視点が中心窩外にずれる偏心固視（eccentric fixation）という現象がある．これは中心窩の網膜感度が低下したために，中心窩外の周辺網膜に固視点が移動する病的状態である．直像鏡で網膜に固視目標を投影しながら眼底を観察して診断する．偏心固視はあくまでも単眼視下で生じる現象で，両眼視下で斜視眼の対応点がずれる網膜異常対応とは全く異なる現象であることに注意．

正常対応で眼位異常もない場合には，光源が一つと，それを中心に互いに直交する2本の線条が見える（図 2-49A）．これは，斜視で調和性異常対応の場合も同じなので，眼位を確認して初めて正常対応か異常対応かがわかる．斜視眼に抑制があると，片方の線条しか認識されない（図 2-49B）．斜視があって正常対応かつ抑制なしの場合は，複視を生じる（図 2-49C）．

大型弱視鏡検査

大型弱視鏡による網膜対応検査の要点は，他覚的斜視角と自覚的斜視角が一致するかどうかである．大型弱視鏡では同時視，融像，立体視が検査可能だが，網膜対応の検査には，同時視用スライド（左右で形が異なる図形）を用いる．他覚的斜視角と自覚的斜視角が一致すれば正常対応，一致しなければ異常対応ということになる．図 2-50 は大型弱視鏡を用いて他覚的斜視角を求め終わった状態を模式的に表したものである．左右眼それぞれの中心窩に視標が投影されている（図 2-50A）．このとき図 2-50B のように両眼単一視が成立していれば正常対応，図 2-50C のように複視が生じていれば異常対応ということになる．図 2-51 は調和性異常対応の場合に自覚的斜視角を求めた状態を示す．固視眼の中心窩と斜視眼の道づれ領が同時に刺激されている．この状態では図 2-51B のように，両眼単一視が成り立っている．図 2-50 と図 2-51 からわかるように，正常対応では他覚的斜視角と自覚的斜視角が一致し，異常対応では一致しない．調和性異常対応では，両眼の正面に視標を呈示したときに両眼単一視が成立する．

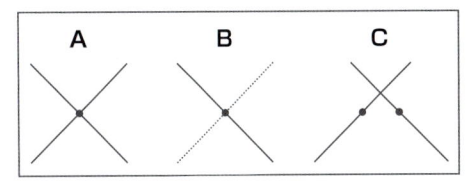

図 2-49 Bagolini 線条レンズ検査
A：斜視がなく正常対応または斜視で調和性異常対応の場合．B：抑制のある場合．C：斜視で正常対応の場合．

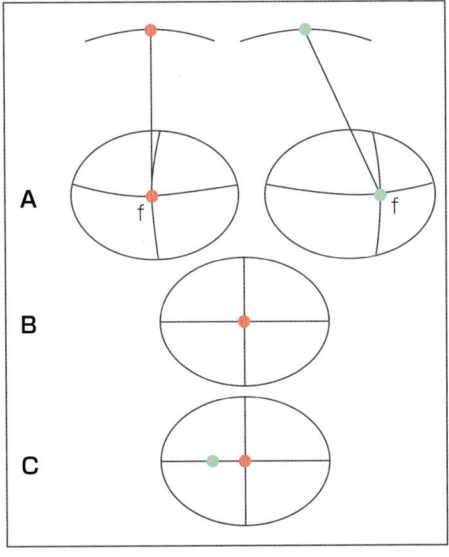

図 2-50 大型弱視鏡による他覚的斜視角の測定
A：内斜視がある患者の両眼の中心窩（f）に視標を合わせたところ．B・C：被検者の見え方．正常対応なら，この位置で両眼単一視が成立するので，被検者にはBのように見えるが，もし異常対応があればCのように複視を自覚する．

図 2-51 大型弱視鏡による自覚的斜視角の測定
A：内斜視がある患者の固視眼の中心窩（f）と斜視眼の道づれ領（e）に視標を合わせたところ．B・C：被検者の見え方．調和性異常対応ならば，この位置で両眼単一視が成立するので，被検者にはBのように見えるが，正常対応ならCのように複視を自覚する．

残像試験

左右眼それぞれでフラッシュの中心を固視させて，片眼には縦，他眼には横向きのフラッシュの

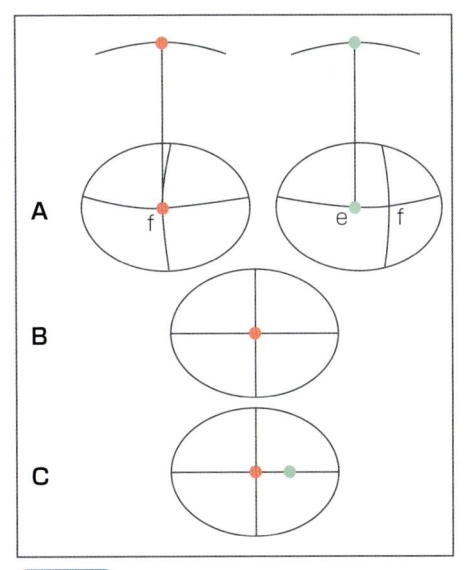

残像をつくる．正常対応なら，両者が中心で直交する（図2-52A）．異常対応の場合は，水平斜視なら図2-52B，垂直斜視なら図2-52Cのように見える．

異常対応の深さ

注意すべきことは，検査機器および方法によって，異常対応の検出率が異なることである．一般に両眼分離が強い検査法ほど深い異常対応が検出されやすい[30]．両眼分離の弱い順に並べると，Bagolini線条レンズ，大型弱視鏡，残像試験である．例えば内斜視患者において，Bagolini線条レンズ検査では調和性異常対応だが，大型弱視鏡検査と残像試験では正常対応という例がありうる．ただし，これには別の考え方もできる．Bagolini線条レンズ検査では，眼位は斜視のままなので，単一の光源が固視眼の中心窩と斜視眼の道づれ領を同時に刺激する．ところが残像試験では，はじめに左右各眼の中心窩を刺激して残像をつくるので，複視を避けようとすれば，正常対応になりやすい．大型弱視鏡では検査方法によって結果が異なる可能性がある．左右の視標の交替点滅によって他覚的斜視角を求めると，両中心窩を刺激することになるので，結果は正常対応となりやすい．しかし，視標を0度にセットして自覚的斜視角を求めると，異常対応が検出されやすくなる．同様に，プリズムで斜視角を中和してBagolini線条レンズ検査を行うと，正常対応の結果が出ることがある．正常対応と異常対応はクリアカットに判別できるものではなく，両眼を刺激する条件によって，動的に変化するものなのである．

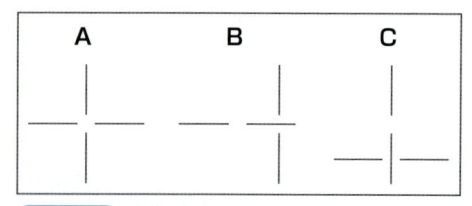

図2-52 残像試験
A：正常対応．B：異常対応（水平斜視）．C：異常対応（垂直斜視）．

両眼視機能の発達

3歳未満の小児では自覚的な両眼視機能検査が難しいので，両眼視機能の発達を研究するには，心理物理学的方法で行動を観察するか，視覚誘発電位（visual evoked potential：VEP）のような他覚的手法を用いなければならない．VEPを使った研究では，生後2ヵ月までに両眼視が存在し，生後3～5ヵ月までに融像が始まる[31]とされている．網膜像のずれの検出は，生後3～5ヵ月の間に始まり[31]，立体視が検出されるのも同じ年齢範囲である．さまざまな報告をまとめると，遅くとも生後20週には，75％以上の子どもで立体視が検出される．ランダムドットカードを使った研究で，生後1年5ヵ月で立体視力が60秒に達するという報告もあるが，概ね4歳頃に60秒に達すると考えてよいだろう．

文献

1) Anthony MN : Development of Vision in Infancy. In "Adler's Physiology of The Eye 11th edition" Levin LA, Nilsson SFE, Ver Hoeve J eds. Philadelphia, Saounders, 2011, pp713-724
2) 粟屋　忍：乳幼児の視力発達と弱視．眼科臨床医報 79：1823, 1985
3) 粟屋　忍：形態覚遮断弱視．日本眼科学会雑誌 91：519-544, 1987
4) 初川嘉一：II．視覚発達期としての特殊性．"眼科プラクティス20 小児眼科診療" 樋田哲夫 編．文光堂，2008, pp8-13
5) Eustis HS : Postnatal development. In "Pediatric Ophthalmology and Strabismus" Wright KW ed. St. Louis, Mosbt, 1995, pp45-59
6) Saunders H : Age-dependence of human refractive errors. Ophthalmic Physiol Opt 1：159-174, 1981
7) 魚里　博：解説 小児の屈折検査．Vision 1：62-72, 1989
8) 齋藤かおり，森　隆史，清野あかね，他：3歳児のレチノマックス®を用いた屈折検査での調節介入．眼科臨床紀要 4：245-248, 2011
9) 所　敬：第II章 単純近視 5．予防と治療．"近視 基礎と臨床" 所　敬，大野京子 編．金原出版，2012, pp64-77

10) Currie DC, Manny RE : The development of accommodation. Vision Res 37 : 1525-1533, 1997
11) Thorn F, Gwiazda J, Cruz AA, et al. : The development of eye alignment, convergence, and sensory binocularity in young infants. Invest Ophthalmol Vis Sci 35 : 544-553, 1994
12) Guyton DL, O'Connor GM : Dynamic retinoscopy. Curr Opin Ophthalmol 2 : 78-80, 1991
13) Hunter DG : Dynamic retinoscopy : the missing data. Surv Ophthalmol 46 : 269-274, 2001
14) 山本　節：小児の視野．"眼科MOOK38 眼の発達と加齢" 三島濟一, 塚原　勇, 植村恭夫 編. 金原出版, 1989, pp166-171
15) 友永正昭：小児の量的視野について．日本眼科学会雑誌 78：482-491, 1974
16) Dobson V, Brown AM, Harvey EM, et al. : Visual field extent in children 3.5-30 months of age tested with a double-arc LED perimeter. Vision Res 38 : 2743-2760, 1998
17) Harris P, MacFarlane A : The growth of the effective visual field from birth to seven weeks. J Exp Child Psychol 18 : 340-348, 1974
18) Lewis TL, Maurer D : The development of the temporal and nasal visual fields during infancy. Vision Res 32 : 903-911, 1992
19) 藤原篤之, 田淵昭雄：乳幼児視野測定装置の開発．神経眼科 26：145-154, 2009
20) Pompe MT, Kranjc BS, Brecelj J : Chromatic visual evoked potentials in paediatric population. Doc Ophthalmol 128 : 43-52, 2014
21) 市川　宏：小児眼科と色覚異常―幼児の色覚検査としてのFarnsworth Panel D-15 Test―．眼科 14：275-284, 1972
22) 大谷公子：小児の色覚その弁識能の発達及びblue visionの研究―色相配列検査による検討―．日本眼科学会雑誌 82：724-735, 1978
23) 山出新一：大面積パネルD-15（PV-16）．眼科 43：703-708, 2001
24) 野寄　忍, 浜野　薫, 友永正昭, 他：Farnsworth-Munsell 100 hue testの正常値について．日本眼科学会雑誌 91：298-303, 1987
25) 田邉詔子, 山出新一, 市川一夫：異常色覚程度判定のためのJFCランタンの規準．臨床眼科 60：353-356, 2006
26) Levi DM, Klein SA, Aitsebaomo AP : Vernier acuity, crowding and cortical magnification. Vision Res 25 : 963-977, 1985
27) Simmons DR, Kingdom FA : Contrast thresholds for stereoscopic depth identification with isoluminant and isochromatic stimuli. Vision Res 34 : 2971-2982, 1994
28) Erkelens CJ, Collewijin H : Eye movements and stereopsis during dichoptic viewing of moving random-dot stereograms. Vision Res 25 : 1689-1700, 1985
29) Matsubayashi A : Visual space perception. In "Vision and Visual Perception" Graham CH ed. New York, John Wiley & Sons, 1965, p527
30) Bagolini B : Anomalous correspondence : definition and diagnostic methods. Doc Ophthalmol 23 : 346-398, 1967
31) Birch E, Petrig B : FPL and VEP measures of fusion, stereopsis and stereoacuity in normal infants. Vision Res 36 : 1321-1327, 1996

※ iPadは，Apple Inc.の商標です．

第3章 眼の構造と機能の検査

前眼部・中間透光体の検査

前眼部・中間透光体の検査法総論

前眼部は結膜，Tenon嚢，角膜，強膜，虹彩，毛様体，隅角，水晶体，Zinn小帯からなる一連の組織構造である．模式図，病理組織標本の断面図，主な検査方法と検査所見を実際の検査データを提示しながら解説する（図3-1〜図3-3）．

細隙灯顕微鏡検査

細隙灯顕微鏡は，小児眼科において一番使われている器械である．細隙灯顕微鏡は座位式と手持ち式（図3-4），手術顕微鏡の下につけるタイプ以外に，写真撮影専用，虹彩蛍光撮影機などがある．細隙灯顕微鏡のみでも多くの疾患が診断できるうえ，フルオレセイン，前置レンズ，眼圧計，ミラーなど（図3-4）を使えば，さらに守備範囲は広くなる．レーザー光凝固術の治療装置としても使用されている．本装置が普及して以来何十年も，その絶対的な地位は揺らいでいない．未熟児をはじめ，年齢・体位にかかわらず，検査距離と焦点を合わせさえすれば覚醒下で検査できる利点が多い．いわゆるflying baby positionは，座位観察または撮影に乳幼児を抱えて額を固定バンドに当てて検査する方法である．仰臥位，側臥位検査は鎮静下または全身麻酔下の検査に適している．

しかしながら，眼疾患に対する治療法の急速な進歩と高度化によって，細隙灯顕微鏡の限界を補うように，新しい画像検査法が多数開発されるようになった．小児領域での応用は，専門施設に限らず一般診療所にまで普及しつつある．

以下，諸検査の代表例を参考までに表3-1にまとめた．

隅角検査の種類

隅角の観察は図3-5のように，角膜内部における光路の反射で外部から観察しにくい．角膜の上に凸レンズまたはミラーレンズを置くことによって，隅角の観察が容易になる．

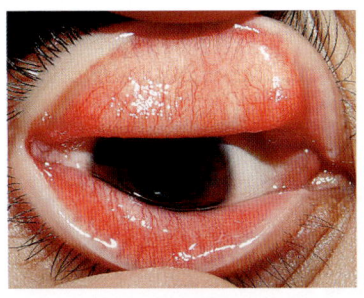

図3-1 前眼部構造の模式図

図3-2 前眼部の所見として眼瞼結膜，眼球結膜，角膜，虹彩，涙小管

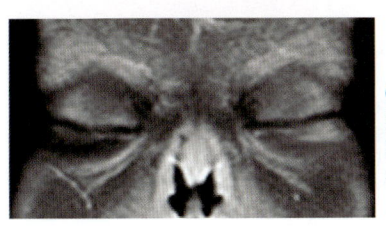

図3-3 眼瞼および前眼部のMRI T1の冠状断層
3ヵ月児．

前眼部・中間透光体の検査　045

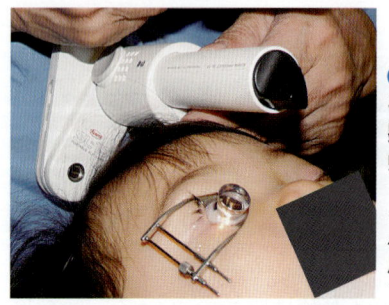

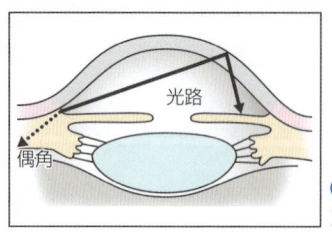

図 3-4 手持ち細隙灯顕微鏡による虹彩隅角観察
1歳児の輪部デルモイド未熟児用極小隅角レンズを使用することによって検査できる．

図 3-5 角膜内部の反射光路

表 3-1 眼表面疾患の画像診断に用いる検査機器と評価項目

測定対象	検査機器	評価項目
マイボーム腺解析	マイボグラフィー	マイボーム腺機能不全
涙液検査	プラチド式角膜形状解析，光干渉断層計	メニスカス，涙液安定性
角膜前面形状解析	プラチド式，スリットスキャン式角膜形状解析	不正乱視，上皮凹凸
角膜厚解析	光干渉断層計	角膜菲薄化の検出
前眼部三次元解析	光干渉断層計	形状異常，虹彩前癒着
角膜収差解析	波面センサー	角膜収差
細胞・組織解析	生体共焦点顕微鏡	上皮形態，杯細胞，神経分布

● 診断用
開放隅角，閉塞隅角，先天性または後天性隅角異常，レーザー光凝固術また手術後の変化観察用．

● 治療用
レーザー光凝固術：線維柱帯形成，レーザー虹彩形成，隅角穿刺

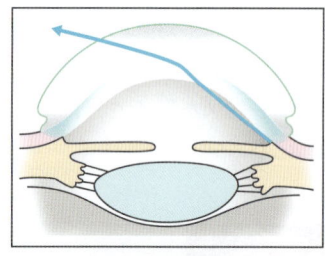

図 3-6 隅角直接観察用レンズの光路

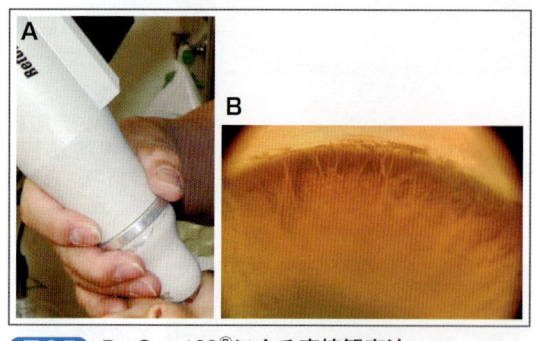

図 3-7 RetCam120®による直接観察法
A：RetCam120®眼底カメラの130°広角レンズによる隅角，虹彩，毛様体撮影．B：虹彩から立ち上がった一部の線維柱帯が隅角の前方の Schwalbe 線に付着している．胎児環を形成している．Axenfeld 異常である．

隅角手術：隅角切開，隅角癒着解離

● 直接観察（図 3-6）
凸レンズの使用で隅角が直接観察可能になる．仰臥位検査の適応．

Koeppe レンズ，Hoskins-Barkans レンズ，Swan-Jacob レンズなどがある．隅角手術に使用する場合に用いられるレンズである．手持ち細隙灯顕微鏡，手術顕微鏡，手持ち眼底撮影用カメラにて観察記録する．

RetCam®による直接観察撮影法も開発されている（図 3-7）．高価であるのが欠点である．

● 間接観察（図 3-8）
平面鏡を使用して，隅角の内部反射を観察する．座位または仰臥位の検査に使用する．

圧迫隅角の観察用，レーザー光凝固術用がある．接触面のサイズは角膜の大きさおよび瞼裂幅によって選択する．小児用と成人用がある．15 mm 大が標準で1面鏡，2面鏡，3面鏡，4面鏡などがある．Goldmann タイプが標準で，圧迫用

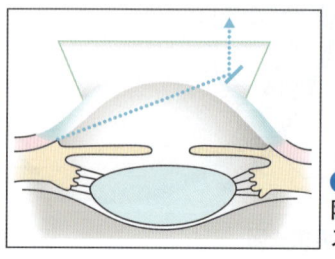

図 3-8 隅角間接観察用レンズの光路

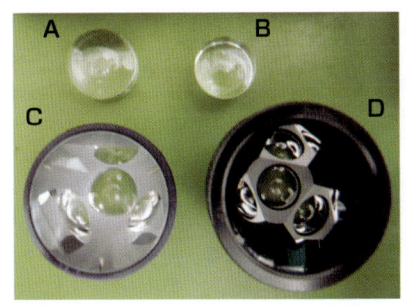

図3-9 各種隅角観察レンズ
角膜のサイズに合わせて，A：Koeppeレンズ，B：未熟児用レンズ，C・D：15 mm，17 mm 3面鏡などがある．

Posner 4面レンズ，隅角手術の術中灌流つき観察用レンズもある．

座位用細隙灯顕微鏡，撮影用細隙灯顕微鏡，手術顕微鏡，手持ち細隙灯顕微鏡，レーザー光凝固用顕微鏡などで観察使用する（図3-9）．

● **隅角記録**（図3-10）

Scheie 分類（1957年）：ローマ字で隅角閉塞の程度を表す．
Shaffer 分類（1960年）：隅角の幅を角度で表す．
Spaeth 分類（1971年）：隅角の角度〔angle width（10°～40°）〕，虹彩付着の場所〔iris insertion（ABCDE）〕と形状〔iris curvature（s，r，q）〕の3つのパラメータで分類する．

前眼部光干渉断層計：optical coherence tomography（OCT）（840～1310 nmレーザー使用）

● **利 点**

高解像度である（10～20 μm）．非接触検査．各種パラメータの計測可能．

● **制 約**

毛様体と線維柱帯の観察は不可である．
断面像で隅角の圧迫は不可である．約20％で強膜岬同定困難．
座位撮影が多い．鎮静下での仰臥位撮影機種もある（図3-11）．

超音波生体顕微鏡：ultrasound biomicroscope（UBM）（30～50 MHz使用）

● **目 的**

虹彩隅角の接触観察と虹彩後部の見えない部分の構造的分析用．

● **利 点**

高解像度で組織浸透度が高い．虹彩と毛様体の観察に優れている．

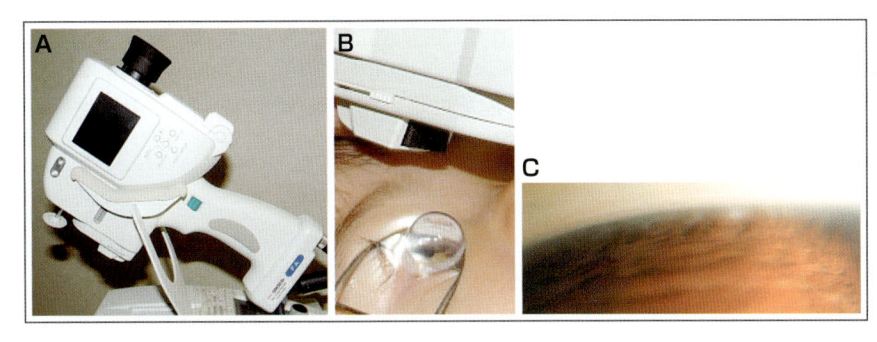

図3-10 前眼部撮影によく使用するデジタル手持ち眼底カメラ
A：虹彩，隅角レンズによる撮影時によく使用する．B：Koeppeレンズによるカメラ撮影の実際．C：撮影結果．隅角レンズ使用時の隅角正常所見（1歳児）．

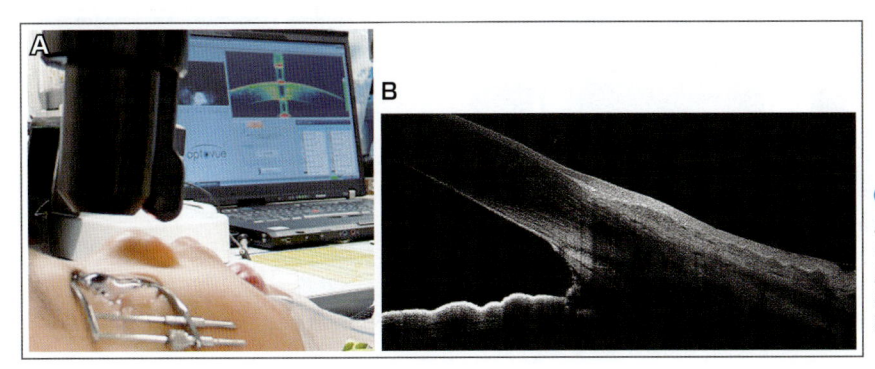

図3-11 前眼部OCT
A：仰臥位前眼部OCT撮影中の所見．B：前眼部OCTの角膜，隅角，虹彩，線維柱帯，Schlemm管，結膜，Tenon嚢，強膜などは病理組織所見と対比観察できる．

前眼部・中間透光体の検査

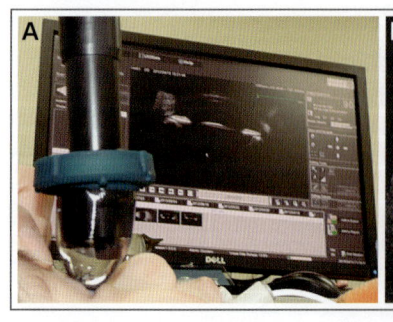

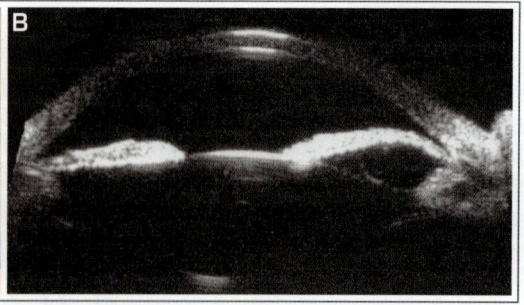

図3-12 UBM
A：全身麻酔下で施行するUBM検査の実際．
B：UBM（40 MHz）の角膜，虹彩，隅角，水晶体，毛様体，Zinn小帯の所見．右側に毛様体嚢腫がみられる．

制　約

仰臥位検査で眼球と探査子の間に水または検査用ゲルが必要．専用簡易水槽の使用で側臥位と腹臥位の検査は可能である．外来での使用は可能である．全身麻酔下ではきれいな画像は得られやすいが，熟練度が必要である（図3-12）．

MRI：magnetic resonance imaging（磁気共鳴画像）

医療用MRIでは，ほとんどすべての場合，水素原子^{1}Hの信号をみている．

T1強調画像

T1強調画像で高信号，すなわち白く映し出されるものは，脂肪，亜急性期の出血，銅や鉄の沈着物，メラニンなどであり，逆に低信号（黒）のものは，水，血液などである．

T2強調画像

T2強調画像で高信号（白）のものは，水，血液，脂肪などであり，低信号（黒）のものは，出血，石灰化組織，線維組織，メラニンなどである．

FLAIR

自由水（または自由水と同程度のT1値をもつ組織）からの信号を抑制した画像を得る撮影方法．脳脊髄液，前房後房水に接する病変を検出しやすくする．

前眼部および中間透光体のMRI所見

眼瞼および水晶体，硝子体内の病変はMRIで分析することができる．撮影条件によって画像が異なるため，眼内および硝子体内病変の分析に役に立つ．図3-13，図3-14に示した．

前眼部・中間透光体の各構成組織の検査所見

新生児の眼球の前眼部は成人の70～80％の割合に達しており，後眼部は成人の50％以下という状態である．新生児の平均眼球体積は2.8 mL，眼軸長16.5 mm，1歳で21 mmと成長し続ける．成人の場合は眼球体積6.7～7.5 mL，眼軸長は24 mmである（図3-1）．

結　膜

結膜は眼球結膜，眼瞼結膜，両者を連結する円

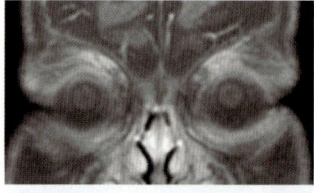

図3-13 眼瞼および水晶体のMRI冠状断層
3ヵ月児．画像条件：T1, TR：693, TE：14．

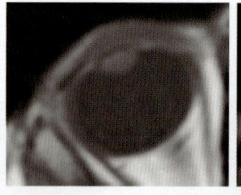

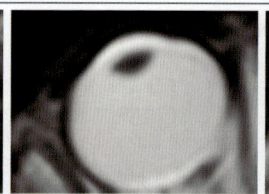

画像条件：T1　TR：569, TE：9.4
画像条件：T2　TR：4500, TE：92
画像条件：FLAIR　TI：2500, TR：9000, TE：117

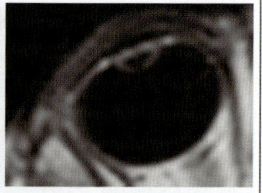

図3-14 眼瞼・虹彩・水晶体のMRI水平断層
2歳児．各組織の異なる表現手法．

蓋結膜の3つの部位に分けられる．

　眼瞼結膜，円蓋部の一部，輪部結膜の3ヵ所で，結膜はその下の組織と強く結合している．palisades of Vogt（POV）は輪部結膜に存在する柵状構造であり，角膜に対して放射状の白い線条として観察される．輪部上皮は細胞増殖能が高く，基底細胞内に幹細胞（stem cell）が存在するとされている．

　結膜には杯細胞（goblet cell）が豊富に存在し，粘液ムチンを分泌している．その他の副涙腺には，円蓋部の粘膜固有層に存在するKrause腺と，上眼瞼結膜眼窩部に存在するWolfring腺とがある．

　結膜は血管に富み，炎症，刺激に対して敏感であり，異物などの少しの刺激にもすぐに反応して充血する．結膜は免疫反応の座となりやすく，アレルギー性疾患による巨大乳頭などが生じる（図3-2，図3-11B）．

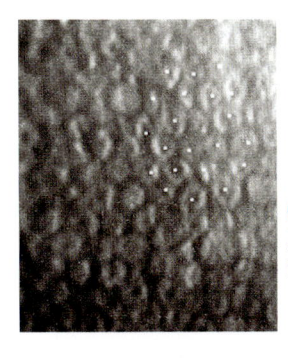

図3-15
正常角膜内皮細胞は六角形を示す
スペキュラーマイクロスコープ撮影．

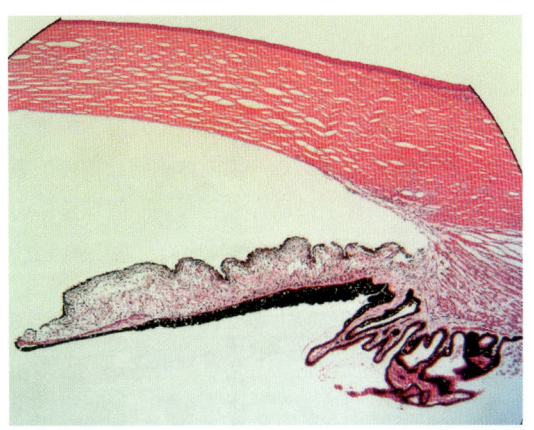

図3-16　摘出眼球の正常前眼部
2歳児．角膜の構造，隅角，Schlemm管，虹彩，毛様体構造，Zinn小帯を詳しくみることができる．

Tenon 囊

　Tenon囊は眼球筋膜鞘ともいわれ，後部Tenon囊と前部Tenon囊からなる．後部Tenon囊は，直筋を囲む筋膜および直筋間の筋間膜の呼称である．前部Tenon囊は輪部で，結膜とともに強膜に付着している．Tenon囊は小児で分厚く，加齢とともに薄くなる（図3-2，図3-11B）．

角　膜

　角膜は上皮層，Bowman膜，実質層，Descemet膜，内皮層の5層よりなる（図3-11B，図3-15）．角膜全体の厚みのうち，上皮層が10%，実質が90%を占める．Descemet膜は角膜内皮層の基底膜である．加齢とともに肥厚する．角膜周辺部ではDescemet膜は突然終わり，Schlemm管の内壁の線維柱帯組織へと移行する．線維柱帯の前方の境界はSchwalbe線として知られる．内皮層は六角形の角膜内皮細胞が連続することによってなる単層の細胞層であり（図3-15），正常値は3,000個前後である．

　角膜のサイズは生後1年で大きさ，形，外観などが大きく変化する．新生児の水平径が9.8 mm（9〜10.5 mm），垂直径はやや大きく10.4 mm，厚みは出生時0.96 mm，生後6ヵ月では0.5 mmとなる．成人で横11〜12 mm，縦10〜11 mm，厚さは中央部で0.5 mm，周辺部で0.7〜0.9 mmである．曲率半径は7.7〜8.0 mmである（図3-16，図3-17）．

　角膜には血管およびリンパ管がなく，前房水からと周辺の前毛様体動脈からの拡散によって栄養される．角膜の神経線維は三叉神経の眼神経に由

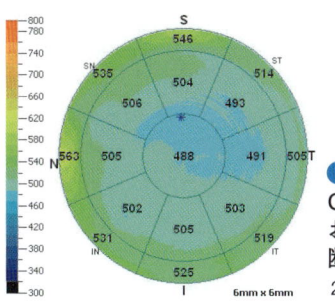

図3-17
OCT pachymetryにおける角膜中央部の断面の厚さ
2歳児．

前眼部・中間透光体の検査 | 049

来し，主に長毛様体神経を通る．

角膜上皮はターンオーバーが速く，中央部の角膜上皮は約1週間で入れ替わる．角膜内皮細胞は，約0.6%/年の割合で減少していく．角膜内皮細胞は生体内では分裂増殖せず，細胞周期のG1後期で静止している．

強 膜

強膜は小児では薄く，脈絡膜の色素細胞が透見されて青みがかっている．青色強膜は遺伝性の疾患である．強膜実質の線維束のほとんどは表面と平行になっているので，強膜の層間剥離は容易である．強膜の解剖で外科的輪部と角膜輪部の位置が重要である．

強膜の厚さは眼球の部位によって異なり，直筋付着部のすぐ後方で最も薄い．上強膜は豊富な動脈供給を受けており，前毛様体動脈の上強膜叢の血管拡張により顕著な毛様充血を生じる．

赤道部における強膜の厚みは，小児では0.45 mm，成人では1.09 mmである（図3-10C，図3-11B，図3-12B，図3-13）．

虹 彩

虹彩は，実質と後面の2層の上皮層（実質側の前上皮層と，後房側の後上皮層）からなる．瞳孔括約筋は，瞳孔縁にそって輪状に配列している．瞳孔散大筋は，虹彩捲縮輪周囲から虹彩根に向かって放射状に配列している．虹彩の血管内皮細胞は密着結合（tight junction）を有し，血液房水柵の一つとなっている．虹彩が損傷を受けたり，虹彩に炎症が及んだりすると，虹彩血管内皮細胞の透過性が亢進し，前房フレアとして観察される（図3-10C，図3-12B，図3-14，図3-15，図3-18，図3-19）．

隅 角

前房隅角は角膜，虹彩根部，毛様体前端で構成される部分の呼称で，特定の組織名ではない．前房隅角の主な機能は房水排出であり，経Schlemm管排出路と経ぶどう膜強膜排出路の入り口がこの部位にある．出生時，虹彩付着部と毛様体は強膜岬のレベルにあるが，最初の1年で，この部位が後方に移動して隅角底を形成する．隅角鏡検査を行うと新生児のぶどう膜線維柱帯はスムース，透明で成人のように混濁していない（図3-4～図3-11，図3-12B，図3-15，図3-18）．

毛様体

毛様体は毛様体上皮（無色素上皮と色素上皮），毛様体実質，毛様体筋からなる．毛様体の無色素上皮は内面（後房側）に位置し，血液房水柵を構成している．毛様体筋は平滑筋線維からなり，調節を司っている．動眼神経に由来する副交感神経の節後線維によって支配されている．短毛様体神経を経て筋に達する（図3-12B，図3-15，図3-18，図3-19）．

水晶体

胎生核，胎児核を囲むように成人核が存在する．成人核は年齢とともに増大し，それに伴って水晶体の重量が増加，厚さも増す．これは赤道部の水晶体上皮細胞が生涯にわたって水晶体線維を産生し続けるからである．水晶体細胞は前嚢の裏面に存在し，後嚢上には存在しない．眼球全体の屈折力は約58 Dで，水晶体はそのうちの約15～

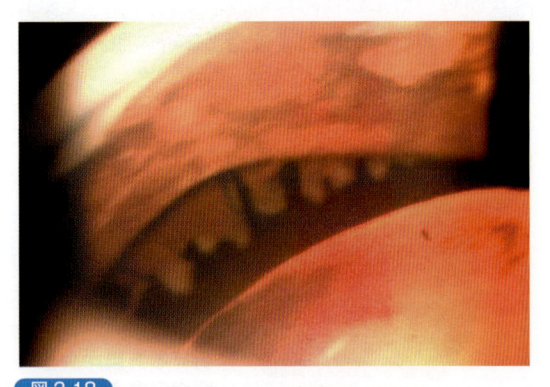

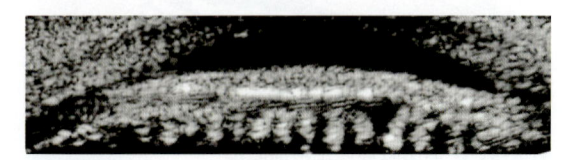

図 3-18
RetCam®による虹彩，水晶体，隅角，毛様体撮影所見

図 3-19
UBM（40 MHz）による毛様体撮影所見

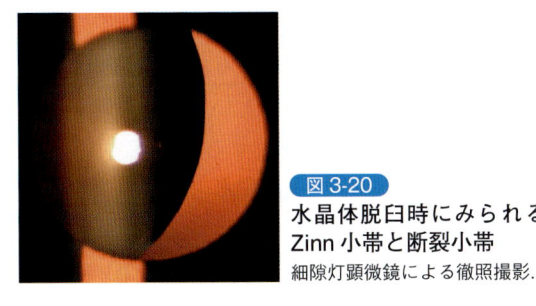

図 3-20
水晶体脱臼時にみられる Zinn 小帯と断裂小帯
細隙灯顕微鏡による徹照撮影.

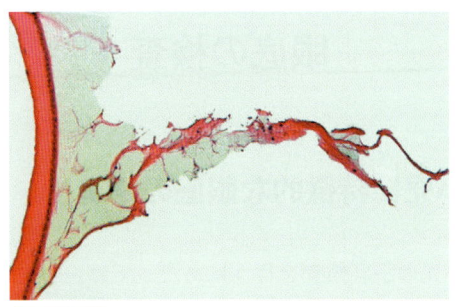

図 3-21
病理組織標本にみられる水晶体の赤道部上皮細胞および Zinn 小帯の付着所見

20 D を占めている.

水晶体の屈折率は一様ではなく，中心部が高く，周辺の皮質部が低い屈折率分布型レンズとなっている（図3-1，図3-12B，図3-13，図3-14，図3-18，図3-20）．

Zinn 小帯

水晶体は，Zinn 小帯によって保持されている．Zinn 小帯線維は毛様体突起の上皮から起こり水晶体赤道部方向に走る．水晶体嚢との接着部位によって，前部，赤道部，後部 Zinn 小帯の３つに区分される（図3-15，図3-20，図3-21）．

臨床応用上における実際の検査法選択

小児の緑内障診療における前房隅角評価の実際

● 細隙灯顕微鏡検査

隅角閉塞のスクリーニングとして，中心前房深度と周辺前房深度に分けて評価する．角膜のサイズおよび混濁の程度，虹彩の癒着状態，角膜内皮欠損などによって難易度が異なる．Peters 異常，前ぶどう腫，無虹彩に伴う諸症状は小児によくみられる所見である．

● 隅角鏡検査

AIGS 分類で primary angle closure（PAC）または primary angle closure suspect（PACS）と判定されれば，画像診断による精査を行う．手術用隅角鏡の併用は仰臥位で役に立つ．術中記録は顕微鏡手術時に行う．

● RetCam® による隅角検査撮影記録（図3-22）

新生児から，先天緑内障，続発緑内障の診断と治療後の観察には優れている．覚醒下での検査も可能である．130°の広角レンズで検査と記録を行う．

● 前眼部光干渉断層計（OCT）

非接触，無侵襲で，患児の負担が軽いので最初に行う画像診断に適している．非協力的な患児では鎮静が必要である．

● 超音波生体顕微鏡（UBM）

隅角閉塞のメカニズムの診断には強力な評価法である．瞳孔ブロックの程度，虹彩の厚み，毛様体突起の大きさや位置など，隅角閉塞のメカニズムを診断するうえで欠かせない情報の多くが UBM でのみ得ることができる（30〜50 MHz）（図3-12B，図3-19）．

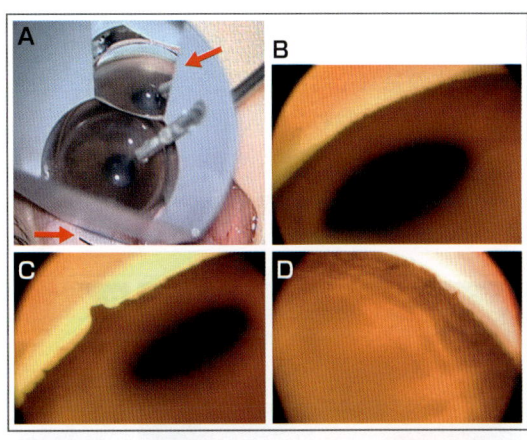

図 3-22 先天緑内障の術前，術中，術後隅角所見
先天緑内障眼の線維柱帯切開術時おける術中隅角所見では，probe が Schlemm 管内にある状態の確認（手術用１面鏡）（A）および術前・術後における隅角切開前後の状態を RetCam® にて記録した．術前の虹彩高位付着（B）は，術後では左眼の鼻側（C）と耳側（D）の開放が認められた．

前眼部・中間透光体の検査 | 051

眼底の検査

小児に特徴的な眼底の構造

　小児の眼底検査を行うにあたっては，小児に特有な眼球の発達を理解しなければならない．

　未熟児や新生児・乳児の眼底は，全体的に成人の眼底に比べ明るく，色素が薄い（図3-23A）．これは，網膜色素上皮や，脈絡膜メラノサイトのメラニン顆粒が未成熟であるためである．メラニン顆粒は胎生第8週から生成され，2歳にほぼ成熟するとされており，この頃には成人での眼底色調に近づく．またこの頃は，黄斑はわずかに輪状反射を示すが，陥凹は不十分である．黄斑の発達は，生直後に完成しておらず，3歳頃まで続くため，輪状反射や陥凹は徐々に明らかとなる（図3-23B）．未熟児の眼底検査では未熟児鉤で容易に鋸状縁が確認できるが，これは，新生児の毛様体扁平部が1.17 mmと，成人のおおよそ1/3の長さしかないからである．

　網膜血管は胎生第14週頃に視神経乳頭から発生し，胎生第38週頃には鋸状縁に達する．未熟児眼底検査では，成人では通常みられない硝子体血管，水晶体血管膜，ならびに，瞳孔膜を認める．硝子体血管は胎生第10週に発生し，第一次硝子体を形成するだけでなく，水晶体血管膜により水晶体の発育を助け，胎生第30週頃から退縮し出生時には消失する．水晶体血管膜，瞳孔膜も胎生第36週には退縮する．

　また，通常未熟児眼底検査が開始される修正29週頃は第二次硝子体形成も十分でなく，瞳孔膜や水晶体血管膜の影響もあり中間透光体が混濁しており，眼底の透見が難しい．視神経乳頭径は10歳頃までゆっくりと拡大する．生直後は2 mm前後で，10歳には3 mm前後となる．ただし，1歳頃には，その約95％がすでに成長している．生後の視神経乳頭陥凹は概ねC/D比0.2程度である．未熟児で出生した場合には，正常と比べC/D比が大きくなる．詳細な眼底検査に散瞳は必須であるが，瞳孔散大筋は胎生第24週頃，括約筋は胎生第32週頃に発生するため，特に未熟児，新生児，乳児において，成人より散瞳や縮瞳が未熟である．

観察すべき項目

　それぞれの疾患の詳細は別項にゆずるが，眼底検査で観察すべき所見を概説する．

　視神経乳頭の性状は10歳頃までゆっくりと変化するとされるが，上述の通り，1歳頃には成人の乳頭にかなり近づく．成人と異なり，特に小児には乳頭奇形を認めるため，乳頭径が小さいか，大きいか，またその形は不正かどうかが重要である．

　また，頭蓋内圧亢進を示唆するうっ血がないか，色調は正常で蒼白でないか，陥凹は生理的かどうかを観察する．

　次に黄斑であるが，黄斑の発達も3歳頃まで続くため，生後からすぐにきれいな輪状反射や陥凹を示すわけではない．しかし，生直後でも，すでにある程度の反射は確認できる．変性がないか，完全に平坦でないか，黄斑の網脈絡膜萎縮はないか，血管が横切ってないか，などが重要である．

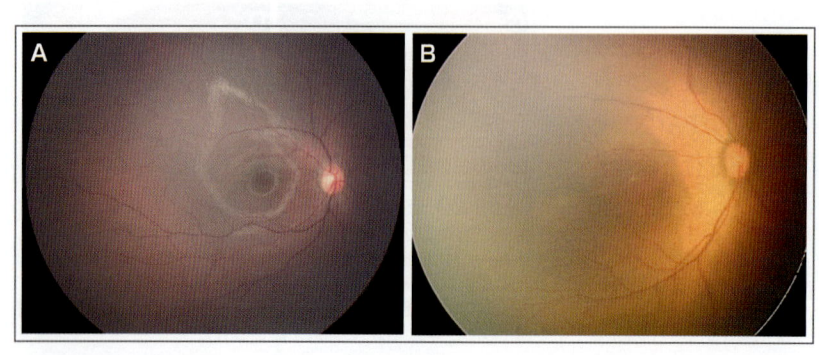

図3-23　正常眼底
A：幼児の眼底．B：未熟児の眼底

網膜血管については，拡張，蛇行がないか，狭細化，白線化，白鞘化はないか，動静脈シャント，血管瘤はないか，成長は鋸状縁近くまでのびているか，後極において直線化していないかなどを観察する．

網膜全体については，剥離や裂孔，変性，出血や白斑，色素沈着，白点，滲出性変化の有無，増殖膜や新生血管の有無，網膜分離や網膜ひだの有無，腫瘍性病変の有無，網膜色素上皮や脈絡膜の色調の異常，変性や萎縮性変化の有無などを観察する．

硝子体は成人と比し充実しており，液化が少ないことが特徴であり，通常後部硝子体剥離を認めない．病的液化，出血，細胞，細胞塊，混濁，硝子体膜の有無につき診察する．

小児の眼底検査のコツ

小児期の眼底検査は，小児に対するほかの検査と同様に，検査者の指示に患児が必ずしも従うことができないという点で，成人の眼底検査に比べ難しいものとなる．小児においても，後極から中間周辺部，周辺部網膜，毛様体扁平部，毛様体ひだ部までの，網膜，硝子体，また視神経乳頭の観察が重要であることは当然である．しかし，未熟児や新生児を除き，学童期までは，強膜圧迫子を用いた周辺部網膜から毛様体までの詳細な検査（図3-24）や，90Dレンズなどの前置レンズ（図3-25）を用いた後極網膜の詳細な観察を外来で行うことは困難である．通常，視力不良や弱視を主訴とする場合には，必ずしも最周辺部網膜までの観察は必要でなく，視機能に大きく影響する，視神経，黄斑，後極網膜の観察で概ね十分な情報を得られることが多いが，網膜剥離における裂孔同定のように，手術を前提とした詳細な眼底の把握が必要な場合などには，基本的に全身麻酔下で検査を行う．

以下に，外来での各発育期に応じた眼底検査の方法を，広画角眼底カメラ，光干渉断層計（optical coherence tomograph：OCT）をはじめとした眼底検査機器の適応をふまえて述べる．全身麻酔下検査については，別項で解説する．

未熟児期

前述の通り，特にこの時期は眼球が未成熟な時期である．また，全身的にも発育が未熟で，検査により，徐脈，低酸素血症，無呼吸を起こすなど十分に注意が必要な時期である．瞳孔散大筋も未熟であるため，一般的に検査の1時間程度前から散瞳薬の点眼を開始し，数回点眼を繰り返し検査に備える．

未熟児は力が弱く，児の身体をタオルや布で巻き，手で両側頭部を固定すれば頭部の固定は比較的容易である（図3-26A）．全身状態が高度に不良な場合には，気管挿管されており，体位の変換のみでも徐脈や低酸素血症をきたすことがあるため，クベース（保育器）の中で体位を変えずに診察する必要がある．しかし，クベースの中での診察はさまざまな制約があり，詳細な眼底検査は困難な側面がある．全身状態が比較的良い場合には，基本的にクベースを開け，頭を検査者側に向けて検査を始めることが望ましい．顔は小さく指

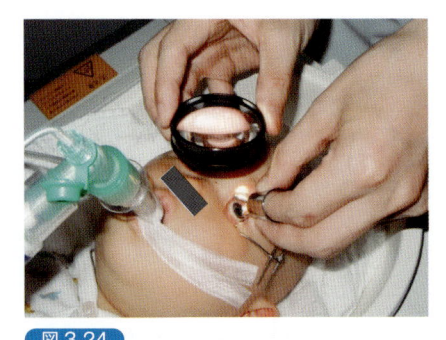

図 3-24
強膜圧迫子を用いた周辺部網膜の観察

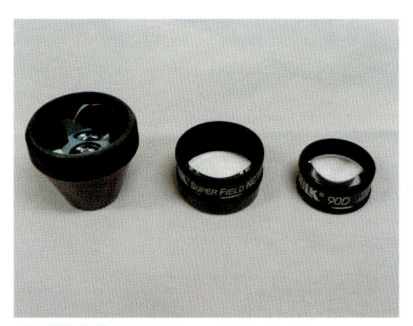

図 3-25 代表的な前置レンズ

眼底の検査 | 053

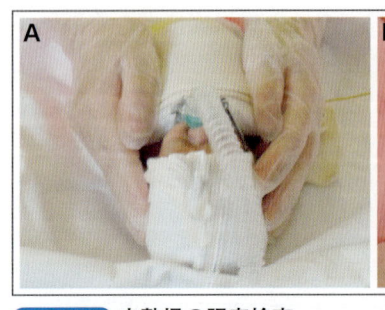

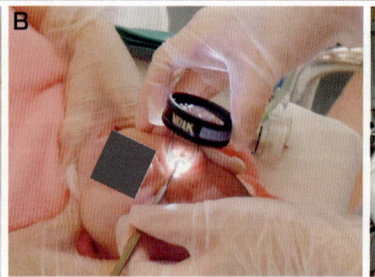

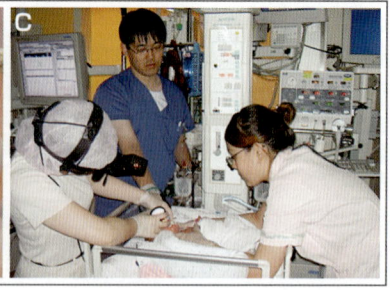

図 3-26 未熟児の眼底検査
A：未熟児の固定．B：双眼倒像鏡での診察．C：周辺部網膜の観察

での開瞼は不能で，眼底検査には開瞼器が必須となる．未熟児網膜症の検査や，トキソプラズマやサイトメガロウイルス感染などの先天感染症の検査においても，最周辺部網膜までの血管成長や白斑，出血の有無などの観察が必要とされ，未熟児鉤を用いた眼球制御，圧迫を要する．したがって，倒像鏡は双眼倒像鏡を用い，片手にはレンズ，もう片手には未熟児鉤を持つ型が望ましい（図 3-26B）．後極から赤道部網膜の観察は患児の頭位を変換させなくても，未熟児鉤による制御のみで観察できる．最周辺部網膜の観察には，観察したい方向にやや顔を傾けること，また検査者が身体を傾けることで観察が可能となる（図 3-26C）．未熟児鉤で無理に制御したり，圧迫したりすれば，結膜浮腫や裂傷，出血を引き起こすだけでなく，迷走神経反射による徐脈から低酸素血症，血圧低下などを誘発することとなり，力任せに未熟児鉤を使用することは慎むべきである．可能な限り短時間で診察を終わらせるようにしたいが，全身合併症に備えて，基本的に新生児科医師の付き添いを求める．眼底検査時，比較的広い範囲を観察したい場合，散瞳が不良な場合には 28 D レンズが，詳細な血管病変などを捉えたい場合には 20 D，または 18 D レンズを用いる．未熟児網膜症においては，28 D レンズで見える範囲を基準に眼底が区域分けされているため，28 D レンズが主に用いられるが，20 D レンズとの使い分けが必要である．

眼底の撮影には広画角眼底カメラ（RetCam®）（図 3-27）が有用である．患児の頭側に座り，撮影を行う．眼が動くため多少の習熟が必要であるが，基本的に鎮静は必要ない．130 度の画角であるが，カメラを傾けることで周辺部網膜までが詳細に観察でき，未熟児の眼底撮影には合目的である．また，同時に蛍光眼底造影も施行可能である．感染症や未熟児網膜症においては，血管透過性亢進や新生血管の有無が，活動性の評価に非常に重要であり，蛍光眼底造影の果たす役割は大きい．明確な基準はないが，フルオレセイン 0.1 mL/kg を目安に静注射すれば十分に撮影可能である．非常に微量であるので，生理食塩水でフラッシュしなければ末梢ルートに残ってしまう．末梢ルートにフィルターが入っているとフルオレセインが吸着するため，検査時はフィルターより近位から静注する．

近年，手持ち OCT が開発され，未熟児においても OCT 画像の撮像が可能となった．検査には基本的に鎮静を要する．今後，詳細な眼底の構造観察から未熟児に発症する疾患の病態生理が明らかとなることが期待される（図 3-28）．

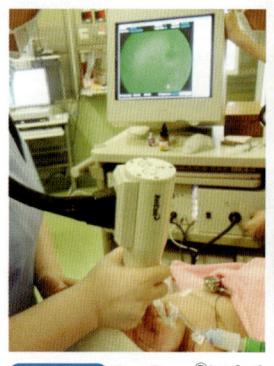

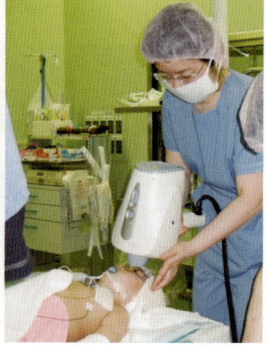

図 3-27 RetCam®による眼底撮影

図 3-28 手持ち OCT

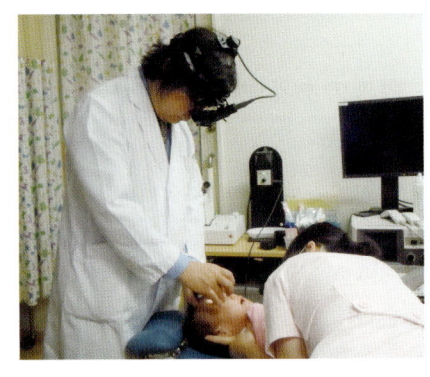

図 3-29　外来での眼底検査

新生児～乳児期

　新生児期は患児の力は弱く，上述の未熟児と同様に診察が可能である．タオルなどで介助者が固定し，ベッド上や，背もたれが水平になる可動式の椅子の上で眼底検査を行う（図 3-29）．指での開瞼が難しい場合には，開瞼器を用いる．この頃までは未熟児鉤を用いて周辺部網膜までの観察が可能である．点眼麻酔を用いて疼痛の軽減をはかる．しかし，1歳に近づくにつれて，眼球運動や体動が増え，結膜嚢は深くなり，眼軸長も長くなるため，未熟児では比較的容易に観察できた，未熟児鉤を用いた眼球制御による最周辺部網膜の観察は難しくなる．通常成人で用いる強膜圧迫子を用いた検査は難しい．広画角眼底カメラを用いた眼底撮影は，眼に接触すること，撮影光がまぶしいことから，この時期までが詳細に外来で撮影することができる限界である．通常の眼底カメラ，近年開発された超広角走査レーザー検眼鏡（OPTOS® 200Tx）も撮影不能である．外来でOCTは撮影できず，詳細な検査が必要な場合は全身麻酔下で行うこととなる．

幼児期

　小学校に入学するまでのこの時期が，外来での眼底検査が最も難しい時期である．保護者の膝に座らせ，恐怖心を与えず診察できる範囲は後極から赤道部周辺までである．また，ベッドに寝かせタオルで固定して診察する場合には，非常に体動が激しく，また指示に従って眼球を動かすこともできない．やはり網膜周辺部までの観察は困難である．網膜剝離や腫瘍性病変，網膜血管炎，原因不明の硝子体混濁など，視力を脅かす疾患が疑われる場合には，躊躇なく全身麻酔下検査を行う．また，全身麻酔下検査が行えない場合には，専門施設に紹介する．2歳半頃になると，恐怖心さえ取りのぞければ，痛みやまぶしさのない検査は行える．その点，眼底検査を行う前に，非接触，短時間で，まぶしくなく撮像可能となったOCT像（図 3-30）や超広角走査レーザー検眼鏡像（図 3-31）を撮影することは，診断の一助として非常

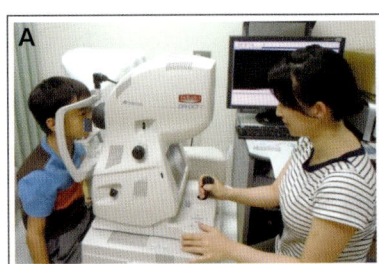

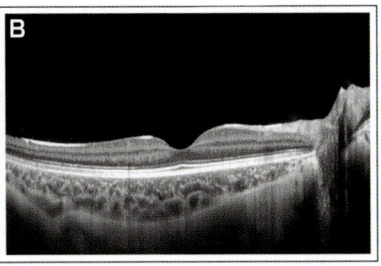

図 3-30　OCT撮影
A：外来でのOCT撮影．B：乳頭から黄斑領域の正常OCT所見．

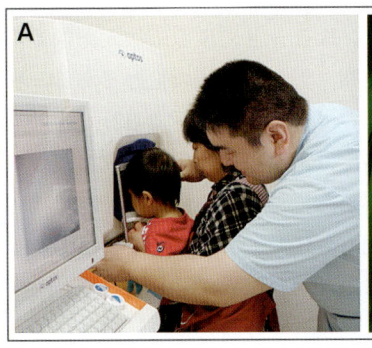

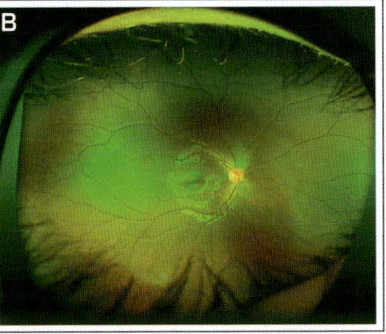

図 3-31　OPTOS®撮影
A：幼児の撮影．B：正常OPTOS®像

眼底の検査　055

に有用である．OCT はこの時期であっても短時間で非常に精細な画像を得ることができる．また眼底追跡機能により，眼球運動が多少あっても目的の場所が撮影できる機種もあり，集中や固視が持続しない幼児においても有用である．

学童期

小学校低学年児はまだ幼児に似通っている．中学年から高学年になると，概ね説明の意味が理解できるようになり，また，左右，上下の指示に従えるため，検査をひと通り外来で行えるようになる．ただし，強膜圧迫子を用いた眼底周辺部までの観察は，よほど理解がないと恐怖心があるため難しい．また，外来での蛍光眼底造影検査もまだまぶしさから光源を固視することができず，精密な所見を得ることが難しいことも多い．OCT や超広角走査レーザー検眼鏡は，まぶしさもなく，成人同様に非常に有用な情報を得ることができる．90 D レンズによる観察ではまぶしくて眼球が上転してしまうが，ごくわずかな後極の網膜剥離や分離がある場合などは，OCT により瞬時に病態を把握することができる．この時期においても，網膜硝子体疾患は特に周辺部網膜に病変の主座を伴いやすいが，通常の眼底カメラでは捉えることが難しかった病変を 200 度の画角を瞬時に撮影できる超広角走査レーザー検眼鏡を用いることで撮影可能となった．

これらの検査で有用な情報が得られるようになったとはいえ，眼底の観察がすべて行える時期ではなく，視機能を脅かすような場合で原因が明らかでない場合，手術を前提にする場合には，全身麻酔下に精密検査を行うことが原則である．

中学生以降

理解力は成人同様であり，概ねすべての検査が外来で施行できる．90 D レンズや，Superfield NC®レンズを用いた細隙灯顕微鏡下での詳細な眼底観察も，強膜圧迫による最周辺部網膜までの観察も，丁寧に説明すれば問題なく行える．眼底カメラによる撮影でも，まぶしさに耐えることができ，蛍光眼底造影，眼底自発蛍光も問題なく行える．

発達遅滞・遅延のある児に対して

特に幼児から成人にかけて，高度な発達遅滞・遅延を伴う児に対する検査は困難を極める．自傷行為による網膜剥離の発症頻度も高く，また，Leber 先天黒内障や，家族性滲出性硝子体網膜症に発達遅滞を合併する例も多い．検査機器は使用できず，また，全身状態が悪く，必ずしも鎮静や全身麻酔が行えない場合もある．これらの児に対しては，通常の眼底検査で所見を得られるかどうかが重要であり，OCT をはじめとした検査機器の進歩があるとはいえ，通常の眼底検査が最も重要であることに変わりはない．

超音波検査，CT，MRI

小児の画像診断の必要性

小児の病変の眼科的観察も，細隙灯顕微鏡検査，眼底検査などの光学的観察法が基本である．しかし，成人同様に角膜，中間透光体の混濁があるために眼内の光学的観察が困難な症例や，さらなる画像診断を併用する必要がある症例，眼窩内に病変が存在する症例では，超音波検査，CT，MRI などのほかの画像診断が必要である．

超音波検査

● 一般の超音波 B モード検査

超音波検査は，上記理由で用いられる最も簡便で，眼科診察室でも可能な画像診断法である．その多くの用途は，B モードによる二次元画像での病変の位置，範囲，形状，性状の把握である．小眼球などの眼球サイズの評価（図 3-32），胎生血管系遺残（旧名称は第 1 次硝子体過形成遺残）などの水晶体後方から視神経乳頭に連続した線維血管性索状物（図 3-33），検眼鏡的には観察困難な硝子体索状物も検出可能である（図 3-34）．眼底の透見が困難な網膜剥離の観察では，硝子体混濁

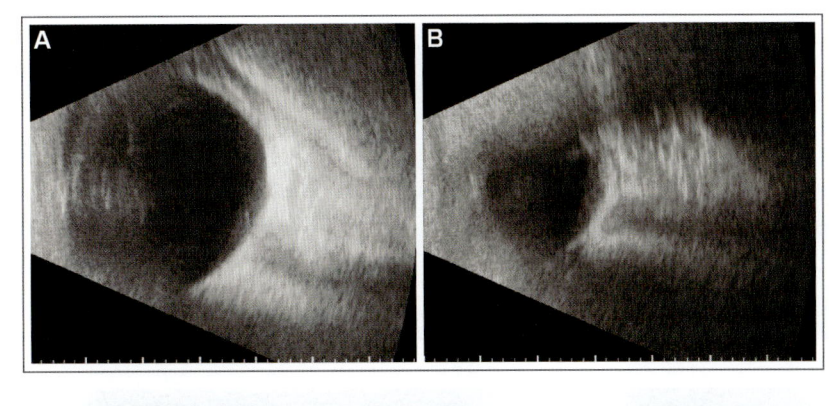

図3-32 同一患児の正常眼球と小眼球の超音波Bモード
Aが正常眼球で，Bが小眼球である．

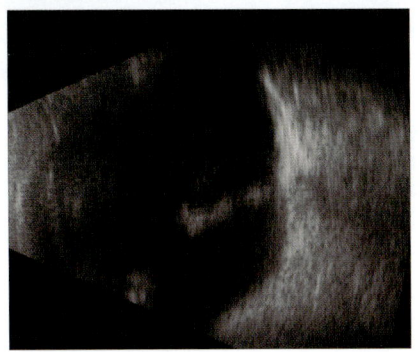

図3-33 胎生血管系遺残の超音波Bモード
視神経乳頭から連続する硝子体索状物が認められる．

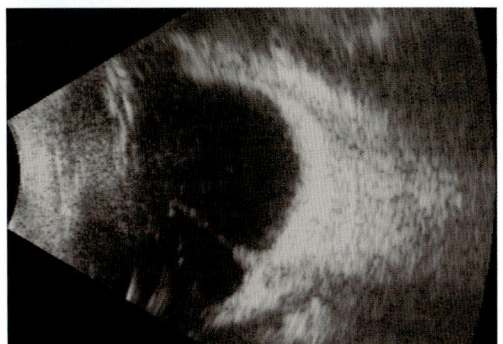

図3-34 硝子体索状物の超音波Bモード
検眼鏡的には確認困難な胎生血管の遺残が描出されている．
（写真提供：国立成育医療研究センター　東　範行　氏）

との鑑別が重要である．網膜剥離の場合，硝子体腔に描出された組織が視神経乳頭に連続している所見とともに，Aモード併用により超音波強度が強膜と同じく高い所見も参考になる（図3-35）．網膜芽細胞腫のような充実性腫瘍の場合，その網膜から硝子体への隆起とともに，病変後方で超音波が減衰するacoustic shadowも観察できる（図3-36）．また，網膜剥離での網膜下腔を超音波で観察すると，通常の網膜下液では均一な超音波像となるが，網膜下に播種を伴う網膜芽細胞腫では網膜下が不均一な超音波像（図3-37）となる．

● 超音波生体顕微鏡検査[1]

超音波生体顕微鏡検査(ultrasound biomicroscopy：UBM)では，50 MHz以上の高周波の超音波を発振することができ，約50 μmの高解像度の超音波画像が得られる．ただし，高周波のために，超音波の到達距離が短く，直接超音波プローブが眼球表面に接触する付近の組織が観察の対象となる．このため，角膜，前房，隅角，虹彩，毛様体，水晶体など，主に前眼部の詳細な断面が観察できる．小児では先天無虹彩などの虹彩や毛様体の先天異常の観察[2]に有用である．図3-38では小児の毛様体突起が観察できる．また，UBMは

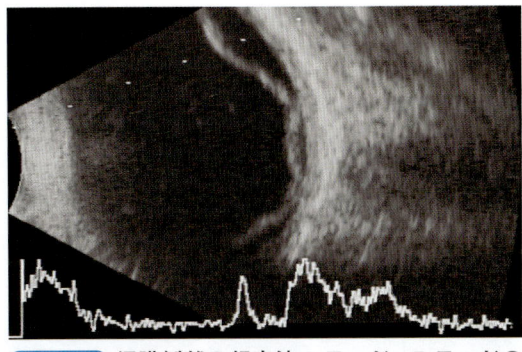

図3-35 網膜剥離の超音波Aモード，Bモードの併用
網膜剥離では剥離網膜の視神経乳頭との連続性を確認するとともに，写真下の超音波Aモード併用での強膜に近い超音波強度であることも診断に有用である．
（写真提供：国立成育医療研究センター　東　範行　氏）

第3章

超音波検査，CT，MRI | 057

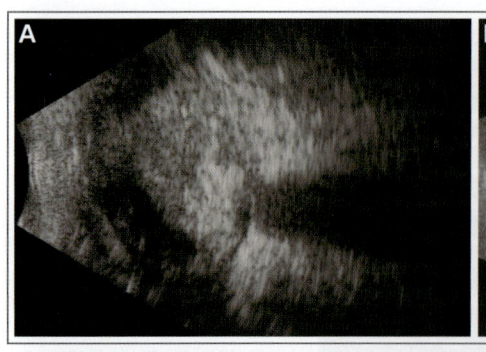

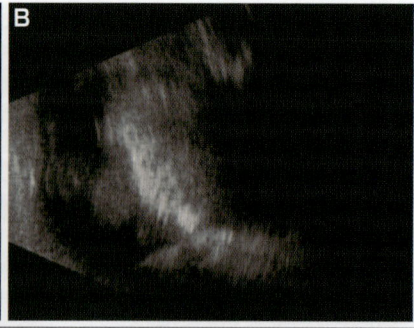

図 3-36 網膜芽細胞腫の acoustic shadow
A・B の超音波 B モードで腫瘍後方の超音波が減衰している.
(写真提供：A は国立成育医療研究センター　東　範行 氏，B は福島県立医科大学　森　隆史 氏)

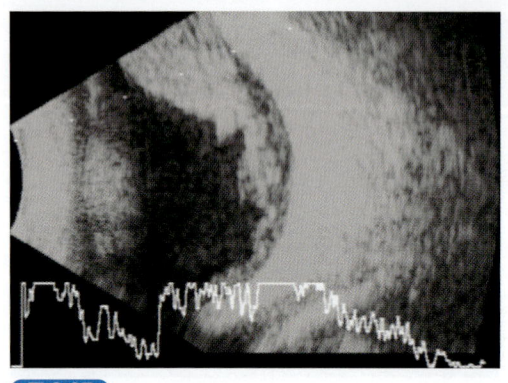

図 3-37 網膜芽細胞腫の網膜下播種の超音波 B モード
網膜剝離を伴った網膜芽細胞腫に不均一な網膜下像が描出され，網膜下播種が推察される．
(写真提供：国立成育医療研究センター　東　範行 氏)

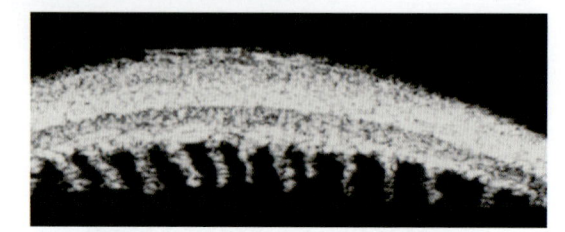

図 3-38 超音波生体顕微鏡（UBM）画像
毛様体突起が詳細に描出されている．

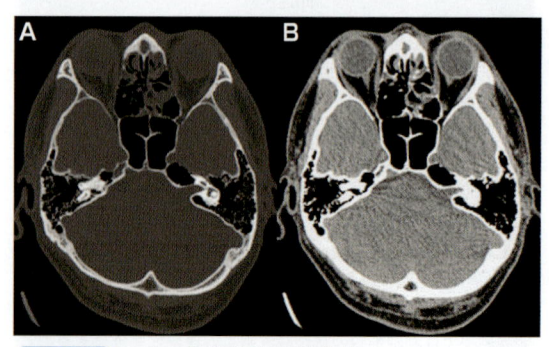

隅角の詳細な形状観察が可能であり，小児の緑内障の隅角の形態観察にも非常に有用である．

超音波検査の留意点

小児の超音波検査では，観察する対象である眼球，眼窩が成人より小さいため，プローブと観察眼の間に空気のフリースペースを生じさせないよう留意する必要がある．このため，特にプローブの大きい UBM の場合は，スコピゾル®などでプローブと接触面の間を満たすようにする．

CT 検査

CT の観察条件

CT は物質の X 線吸収で決定される CT 値に応じて，グレースケールによる濃淡（階調）で表現し，画像を構成する．後述の MRI に比較して，最新のヘリカル CT 装置なら，検査時間が非常に短く，眼窩 CT なら 10 秒以内で撮影が可能である．CT には図 3-39 のように，骨条件と軟部条件があるが，これは，撮影条件ではなく，表示条件である．グレースケールで最も黒く表現する CT 値の下限と，最も白く表現する CT 値の上限を window level と呼び，それらの CT 値の最低と最高の範囲を window 幅と呼ぶ．そして，window 幅の範囲にグレースケールの階調が割り振られることになる．骨条件は骨のような高い CT 値付近に window level を設定し，骨の CT 値を中心とした window 幅として，階調を骨組織の中心に割り振り，豊富な階調で骨組織が表示される（図 3-39A）．一方，軟部条件は筋肉や脂肪などの低い CT 値での window 幅で階調を割り振ることで，軟部組織が豊富な階調で表示される

図 3-39 CT の骨条件と軟部条件
A が骨条件で，骨の構造が詳細に表示され，B の軟部条件では眼窩組織が良好なコントラストで表示されている．

第 3 章　眼の構造と機能の検査

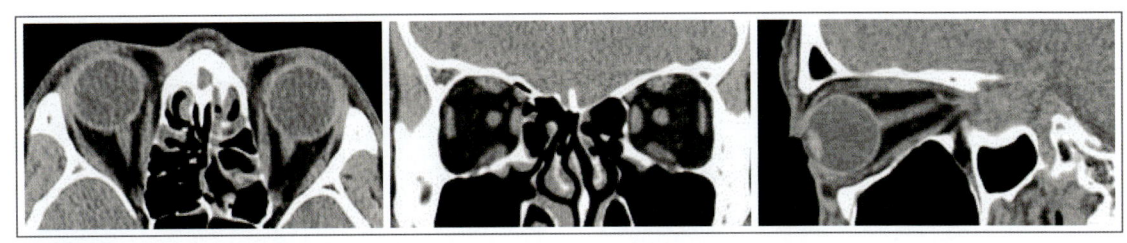

図3-40　ヘリカルCTでの再構成画像
ヘリカルCTでのvolumeデータを用いた画像再構成により，眼窩の軸位断，冠状断，矢状断など，任意のスライスが再現可能である．

（図3-39B）．一度の撮影で得られた画像データに基づき，任意のwindow level，window幅での画像が表示でき，各条件で個別のCT撮影は不要である．特に小児では，不要な被曝を避けるという点で重要な知識である．

● **CTのスライス**

最近のCT装置はヘリカルスキャン機能を有している．このスキャン方式は撮影範囲を，スライスごとにスキャンするのではなく，らせん状に連続スキャンするものである．得られた画像データも連続したvolumeデータとなる．このvolumeデータを用いた画像再構成により，撮影後に任意の方向のスライスが再構成可能で，図3-40のように，3方向スライスでの再構成画像も観察に十分な画質で再現できる．ヘリカルスキャン方式で撮影したCTではMRIと異なり，元データで任意のスライス構築と観察が可能であることを銘記すべきである．

● **CTでの病変観察**

CTの眼科領域の代表病変として，腫瘍，眼窩骨折，眼内異物がある．小児眼内腫瘍で頻度の高いものとして網膜芽細胞腫があり，眼内隆起病変とともに腫瘍内の石灰化をCTで確認するのが重要である．ほかの眼内石灰化病変として，脈絡膜骨腫があり眼球壁の高いCT値とともに，超音波Bモードでも病変に一致した高信号超音波が観察される（図3-41）．

眼窩内観察の場合では，冠状断スライスが有用である．左右の眼窩壁の全周と後極部では多数の外眼筋が同時に観察できる．このため，眼窩吹き抜け骨折にも，冠状断が非常に有用である．また，眼内異物の材質が金属の可能性がある場合は，超音波とともに，CTは非常に有用である．異物存在部位の詳細な評価が可能であり，磁性体では施行不可能なMRIと異なり，異物の材質に関係なく検査が可能である．ただし，小児で生じやすい箸や鉛筆などによる木質の異物刺入外傷では，異物のCT値が経時的に変化し，一定の画像を呈しないことも銘記すべきである[3]．また，小眼球症例での眼窩発育の評価にもCTは有用である[4]．

視野検査をきっかけに視交叉病変にしばしば遭遇するが，その画像診断にも視路を中心とした頭蓋内CT検査はMRIとともに用いられる．ただし，脳底部である視交叉部病変の軸位断での観察では，脳底部の著明な骨のアーティファクトにより病変がマスクされるおそれがある．視交叉部病変の進展方向は上であるため，その方向に一致した冠状断，矢状断での観察が大変重要である[5]．

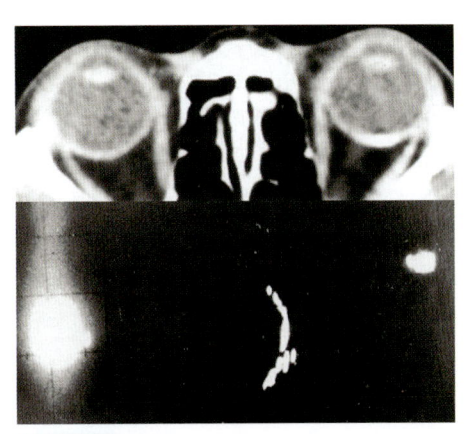

図3-41
脈絡膜骨腫のCTと超音波Bモード
上段のCTでは，左眼球後壁の高いCT値とともに，下段の超音波Bモードでも病変に一致した高信号超音波が観察される．

（写真提供：国立成育医療研究センター　東　範行　氏）

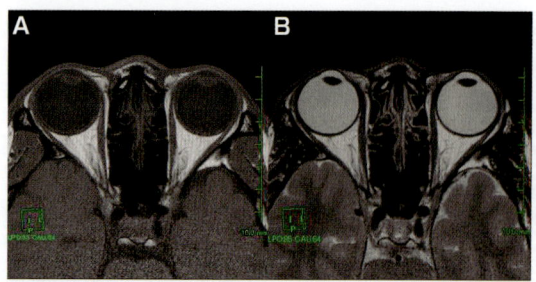

図 3-42 MRIスピンエコー法によるT1強調画像とT2強調画像

AがT1強調画像，BがT2強調画像である．T2強調画像では前房，硝子体が高信号で表示される．

図 3-43 MRIと撮像領域（FOV）

AがFOV 100 mm，Bが200 mmである．解像度はAが良好であるが，Bに比べS/N比が低く，脳の実質が粗く表示されている．

MRI 検査

MRIの撮像条件

MRIは，X線の吸収度で画像の濃淡が決定するCTとは異なり，物質と撮像法による多くのパラメータで信号強度が決定し，画像が構成される．このため，形態の観察のみならず，病変の病理学的変化を推定するのにも有用である．

図3-42は眼窩MRIのスピンエコー法のT1およびT2強調画像である．スピンエコー法は眼窩内組織の形態観察に非常に有用である．いずれも，高信号の脂肪組織の中に，低～中等度の信号の外眼筋，視神経が高いコントラストで明瞭に観察できる．また，T2強調画像では脂肪とともに水も信号が高く，前房，硝子体が高信号となる．このため，T2強調画像では組織の浮腫で信号が上昇し，白く表示される．T1強調画像，T2強調画像，ガドリニウム造影画像の病変の信号強度から，病変の性状が推定できる．

MRIは観察したい部位を絞り，撮像領域（field of view：FOV）とその領域の画像を構成する画素（pixel）数を設定する必要がある．FOVを小さくすれば，解像度は上がるが，図3-43Aのように画像を構成する組織の信号強度は低くなりsignal/noise比（S/N比）が低下し，ざらついた画像となる．また，スライス厚はスライスと垂直方向の解像度を決定する．先ほどのFOVと同様，スライス厚を小さくすると，垂直方向の解像度は向上するが，組織が薄くて信号強度は低下する．図3-44のように，Aはスライス厚が1 mm，Bはスライスが2.5 mmで，Aのス

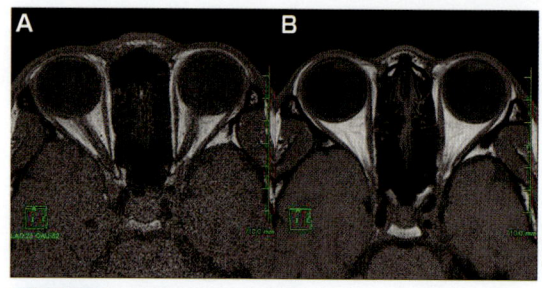

図 3-44 MRIとスライス厚

Aがスライス厚1 mm，Bが2.5 mmである．AはBに比べ，S/N比が低い．

ライスはBのスライスに比較して，S/N比の低いざらついた画像になる．小児は検査対象として組織が小さく，成人より高い解像度の画像が理想である．しかし，S/N比を考慮すれば，スピンエコー法での眼窩MRIではFOV 100～120 mm，画素数256×256，スライス厚は2.5 mm前後が妥当な画像条件の目安と考える．

MRIのスライス

MRIでは，観察スライスの決定は，病変の適格な把握に非常に重要である．すなわち，ヘリカルCTとは異なり，検査後の画像再構成が困難なため，あらかじめ必要なスライス方向の設定をしておく必要がある．

図3-45は眼窩の軸位断，冠状断，矢状断を示す．冠状断は，前額部に平行な冠状断とすると，左右対称に両眼窩を比較することができる．矢状断は各眼窩軸に平行とすると，上下直筋の全走行が観察でき，外眼筋の観察とともに，病変の位置同定も行いやすい．スライスの選択は病変の位置や進展方向で決定する必要があるが，冠状断は多

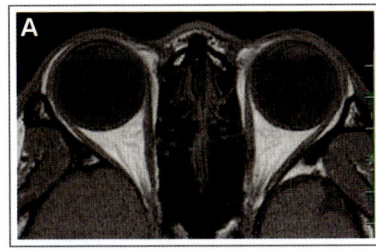

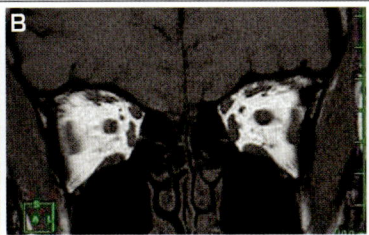

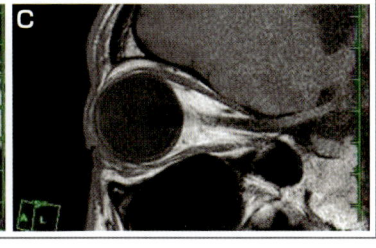

図 3-45 MRI とスライス方向
A：軸位断，B：冠状断，C：矢状断である．冠状断では，上斜筋が眼窩内上方を走行し，矢状断では，冠状断とともに下斜筋が下直筋の直下を走行しているのが観察できる．

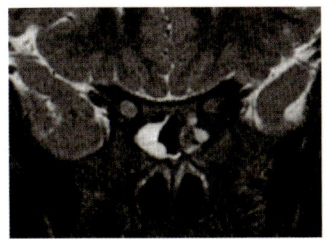

図 3-46 視神経炎の STIR 画像
小児の右視神経炎症例である．右の視神経が高信号で描出されている．

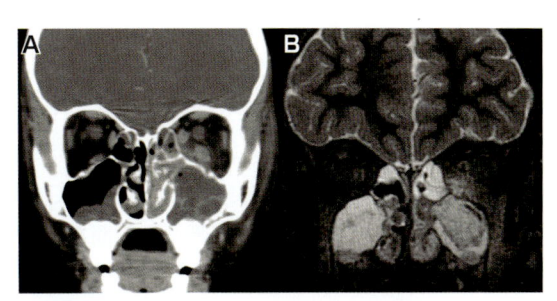

図 3-47 副鼻腔炎による左眼窩蜂窩織炎
副鼻腔の炎症が波及した左眼窩蜂窩織炎の症例で，炎症による左下直筋の腫脹が CT で観察できる（A）．MRI の STIR 画像で炎症により左下直筋とその周囲が高信号となっている（B）．

くの眼窩内組織が左右同時に観察可能で，眼窩壁全周も観察できるため，CT と同様に必須スライスである．

● MRI の脂肪抑制画像

眼窩 MRI では脂肪抑制画像が，外眼筋，視神経の炎症を把握する際に有用である．図 3-46 は脂肪抑制画像である STIR（short TI inversion recovery）法での小児視神経炎症例である．本来は高い脂肪信号を抑制するため，視神経の炎症による浮腫が高信号として描出され，視神経の炎症性病変が明瞭に観察できる．図 3-47 は副鼻腔の炎症が眼窩内に波及した左眼窩蜂窩織炎の症例である．眼窩内の炎症による左下直筋の腫脹が CT で観察できる（図 3-47A）とともに，MRI の STIR では炎症病変に一致して高信号領域が確認される（図 3-47B）．小児の眼窩蜂窩織炎では迅速な診断と原因の解明が必要で，CT と MRI は非常に有用である．

● MRI 検査の留意点

MRI は撮像時間が長く，ガントリー内は傾斜磁場による機械音が大きい．そのため，年少児の覚醒時での検査は不可能なことも多く，小児科の協力により薬剤による鎮静化も考慮する．特に，検査中の体動はモーションアーティファクトに直結する．MRI 検査の円滑な実施には，超音波検査や CT 検査に比較して，より周到な準備が必要である．

網膜電図（ERG），視覚誘発電位（VEP）

小児眼科に ERG と VEP は重要！

電気生理学的検査は，網膜，視神経，視覚中枢などの視路の機能を他覚的に評価することができる検査である．特に小児では，視力や視野のような自覚的な機能検査の信頼性が低く，他覚的検査である電気生理学的検査の重要性が増す．また，遺伝性網膜・視神経疾患の多くは小児期に症状が出現するため，正確な診断に電気生理学的検査は欠かせない．

本項では，小児における電気生理学的検査，特に網膜電図（ERG）と視覚誘発電位（VEP）の

具体的な検査法と読み方を中心に述べる．各種疾患における波形変化については，各疾患の項を参照されたい．

網膜電図

網膜電図

網膜電図（electroretinogram：ERG）は，光刺激によって網膜全体から発生する電位を記録する検査である．この検査によって，光に対する網膜全体の反応（機能）をみることができる．もし良好なERGが得られれば，網膜全体の機能はおおよそ保たれていると考えてよい．逆にERGが強い減弱を示していた場合，網膜に広範囲な機能障害があると考えなければいけない．

どのような場合に小児からERGを記録するとよいか

- 眼底が透見できないほどの中間透光体の混濁がある場合
- 遺伝性網膜疾患（網膜色素変性，先天停在性夜盲など）が疑われる場合
- 小児の視機能を他覚的に知りたい場合
- 視力低下の原因がわからない場合

角膜電極によるERG

もしも患児が小学校の高学年以上，あるいは聞き分けのよい子であれば，成人と同じ方法，つまりコンタクトレンズ電極を角膜上に接触させてERGを記録することができる．現在市販されているERG装置のLE-4000（図3-48）では，光刺激装置とコンタクトレンズが一体化している[6]．

具体的には，散瞳して20分間暗室で暗順応する．この時間に患児は家族と一緒で構わない．その後に小児を仰臥位で寝かせ，接地電極（アース）を耳に，不関電極（−）を額に設置する．その後に点眼麻酔し，コンタクトレンズ電極を眼に挿入して順番にボタンを押していく．これで後述する標準的なERG反応[7]をすべて記録することができる．暗室で電極を装着する際には，杆体を刺激しないように暗い赤色光のもとで行うことが重要である．また，診断のみが目的であれば，電極の挿入は片眼のみとして，他眼は正面の固視の確認に使うとよい（図3-49）．

皮膚電極によるERGの重要性

小児ではコンタクトレンズ電極を挿入しようとするだけでこわがって泣いてしまい，ERG記録の準備ができないことが多い．そこで小児の専門病院などでは，下眼瞼の皮膚に電極を貼ってERGを記録する，いわゆる皮膚電極ERGが好んで使用されてきた[8]．皮膚電極ERGは角膜電極によるERGと比較すると，振幅が小さくノイズも混入しやすい．しかし，適切に使用すれば小児

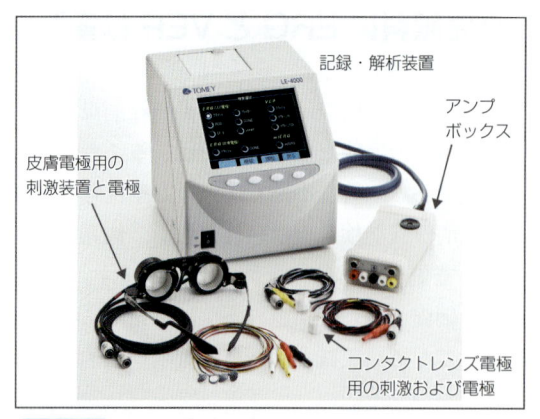

図3-48 ERG記録装置（LE-4000）
この装置では，コンタクトレンズ電極と皮膚電極のどちらでも記録することも可能である．刺激装置を取り替えるだけでよい．

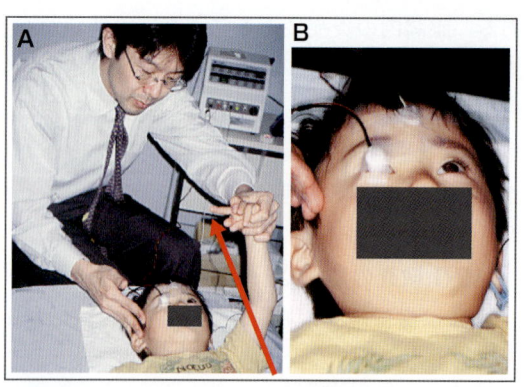

図3-49 コンタクトレンズ電極を使用して小児からERGを記録している様子
診断が目的であれば電極の挿入は片眼のみとして，反対の眼は固視（A：→）に使うとよい．

に対して侵襲の低いERG検査が可能である．以下に，現在わが国で認可されている2つの皮膚電極ERG装置について簡単に解説する．

● LE-4000の皮膚電極ERG

LE-4000では，電極の切り替えによって皮膚電極でERGを記録することができる（図3-48）．この場合，刺激には円筒状のケースに白色LEDを組み込んだものを使用しており，これを視力検査用の眼鏡枠に取り付けて使用する．電極については，皿状の銀電極を両眼の下眼瞼部にテープで貼り，これを両眼の記録電極としている．

実際のERG記録では，まず患児を仰臥位に寝かせ，皮膚電極をテープで装着した後に20分の暗順応を行う．その後，眼鏡枠型の刺激装置を取り付けてボタンを押し，記録を開始する[9]（図3-50）．皮膚電極によるERGの振幅は低く，角膜電極によるERGの1/4～1/5程度であるが，後述するすべての標準的な反応を記録することができる．

● 新しい皮膚電極ERG装置「RETeval」

最近，米国で新しい小型の皮膚ERG装置，RETeval（レチバル）が発売された．この装置では電極の装着が非常に簡単で，下眼瞼の皮膚に1枚の粘着シールを貼るのみである（図3-51A）．このシールの皮膚面には，関電極（＋），不関電極（－），接地電極に相当する3つの電極が内蔵されている．このシールを貼ったら，シールと装置をコードで接続し，患者の眼の前に小型ドームの部分を軽く押しあてて，記録を開始する（図3-51B）．座位でも仰臥位でも記録可能である．

図3-52に正常児と網膜色素変性の小児からRETevalで記録したERGの例を示す．皮膚電極

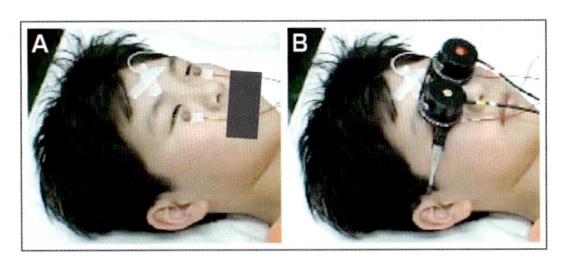

図3-50 皮膚電極ERG装置の記録の様子
A：皿状の銀電極を両眼の下眼瞼の皮膚上にテープで貼った状態．B：20分の暗順応後にLED刺激を組み込んだ眼鏡枠をのせた状態．

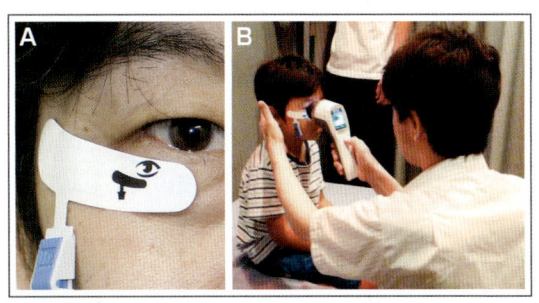

図3-51 RETevalによる皮膚電極ERG記録の様子
A：電極は1枚のシールを下眼瞼の皮膚に貼るだけである．B：装置の小型ドーム部分を眼に軽くあてて刺激を開始する．

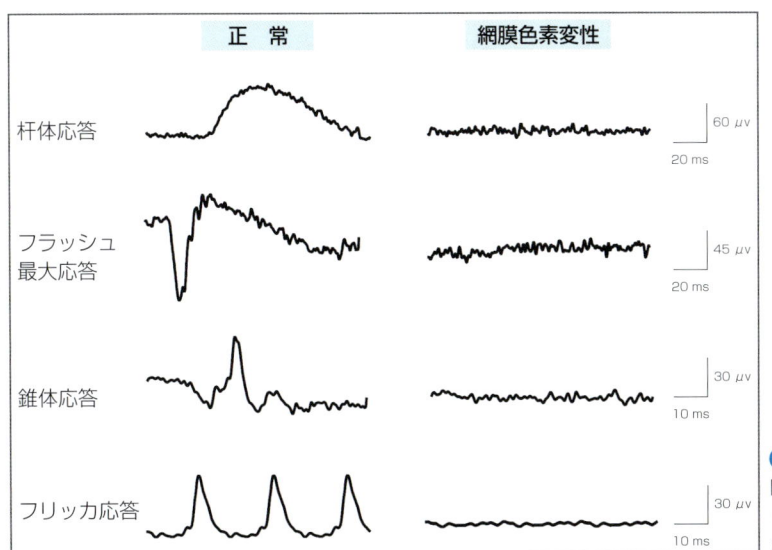

図3-52
RETevalを使用して正常な小児（左）と網膜色素変性の患児（右）から記録したERGの波形

網膜電図（ERG），視覚誘発電位（VEP） | 063

ERGを使用しているのでやはり振幅は小さくノイズの混入は多いが，診断に使用できるレベルのERGが記録できていることがわかる．

暗室に入っただけで泣いてしまう子は

特に3歳以下の小児では，皮膚電極でもERGを記録させてくれず，医師や検査員を見ただけで大泣きしてしまうことがある．そのような場合は，家族と相談して以下のいずれかに方針を決定する．①今すぐ診断を急がずに，2～3年後に検査をやりなおす．②麻酔科に依頼して短い全身麻酔をかけてもらい，角膜電極を用いて正確なERGを記録する．③タオルを巻くなどして押さえつけてERGを記録する．③は慣れたスタッフの協力が必要である．

ERGの正常波形と解釈

図3-53に国際臨床視覚電気生理学会（ISCEV）が推奨する標準的な5つのERG波形を示す．

● 杆体応答

20分以上の暗順応後に，弱い光刺激で記録する応答である．通常4～8回程度の反応を加算平均する．暗順応後にこのような弱い光を網膜に照射しても錐体は反応せず，杆体系細胞のみが反応する．緩やかな陽性波（杆体b波）のみがみられる．このb波の起源は主に杆体ON型双極細胞である．

● フラッシュ最大応答

やはり20分以上の暗順応後に，強い光刺激で記録する応答である．この条件では錐体系細胞と杆体系細胞の両方が反応する．この方法で記録されるERGは，最初の陰性波のa波，それに続く陽性波のb波，さらにb波の上行脚にみられる3～4個の律動様小波（OPs）の3つの成分からなる．a波の起源は視細胞，b波の起源は主に双極細胞である．

● 律動様小波（OPs）

上に述べたフラッシュ最大応答を記録する際に，周波数の高い律動様小波のみを観察できるようにしたものである．75～300 Hzの間の周波数の反応のみを抽出する設定にすると，律動様小波のみがきれいに記録できる．律動様小波の起源は網膜内網状層付近（アマクリン細胞など）である．

● 錐体応答

錐体の応答だけを記録するために背景光をつけて杆体を抑制し，その状態で光刺激して記録したERGである．通常4～8回程度の反応を加算平均する．錐体応答のa波の起源は錐体視細胞と錐体OFF型双極細胞，b波の起源は主に錐体ON型双極細胞と考えられている．

● 30 Hzフリッカ応答

錐体の応答だけを記録するために，杆体が追従できないような速い点滅光刺激を使って記録した応答である．30 Hz付近の刺激周波数が推奨されている．この刺激で記録される応答はサイン波のような波形となるが，この応答の起源は主に錐体双極細胞と考えられている．

● PhNRとON-OFF応答

この2つの成分は，ISCEVが推奨するERGには含まれていない．しかし臨床的には重要な情報になることがあるのでここで述べておく．

PhNR（photopic negative response）とは，錐体ERGの波形のなかでb波の後にみられる陰性

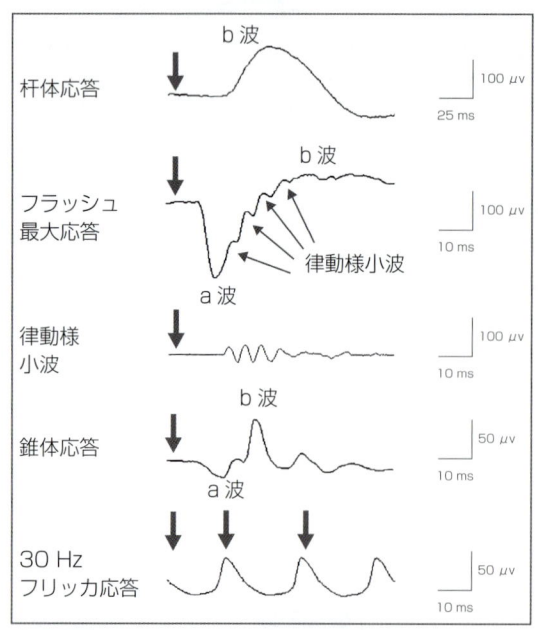

図3-53 国際臨床視覚電気生理学会（ISCEV）によって推奨されている標準的な5つのERG波形

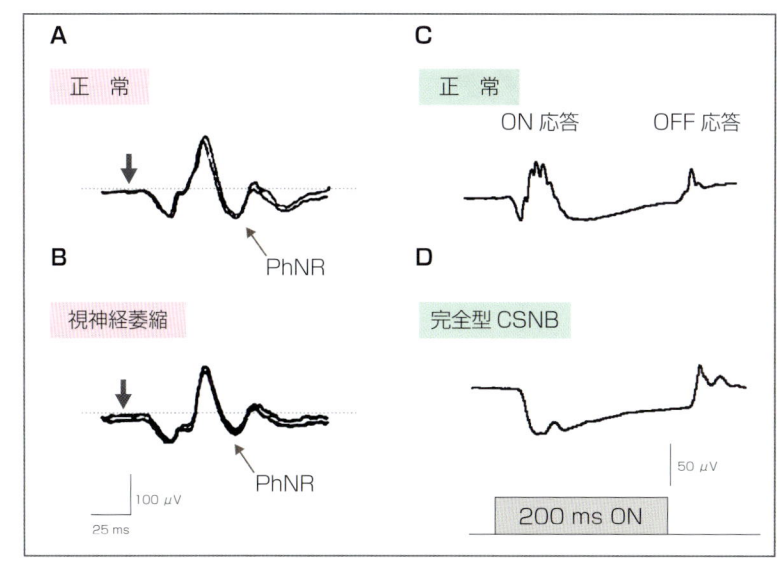

図 3-54 PhNR と ON-OFF 応答
A・B：正常者および視神経萎縮の患者から記録した PhNR を示す．視神経萎縮の患者では PhNR が減弱し，PhNR の底が上昇している．
C・D：正常者および先天停在性夜盲（CSNB）の完全型から記録した ON-OFF 応答を示す．完全型 CSNB では OFF 応答は正常だが ON 応答のみ低下している．

波のことである（図 3-54A）．最近になり，この PhNR のなかに網膜神経節細胞や網膜神経線維由来の電位が含まれていることがわかってきた．例えば，視神経萎縮の症例ではこの PhNR が減弱し，PhNR の底が上昇したような波形となる（図 3-54B）．

ON-OFF 応答は，100～200 ms 程度の長時間の光刺激を使って記録する錐体 ERG である．刺激の開始時にみられる ON 応答の起源は主に錐体 ON 型双極細胞で，刺激の終了時にみられる OFF 応答の起源は主に錐体 OFF 型双極細胞である（図 3-54C）．先天停在性夜盲（congenital stationary night blindness：CSNB）の完全型では，OFF 応答は正常だが ON 応答のみ低下する（図 3-54D）．

特殊な ERG

黄斑局所 ERG

黄斑の一部の網膜だけをねらって光刺激し，それによって得られる電気反応を記録する検査が黄斑局所 ERG である．Miyake によって開発され，現在は ER-80 という装置が市販されている（図 3-55A）．

実際の記録は，まず被検者の検眼を散瞳し，点眼麻酔後に専用の双極型コンタクトレンズ電極を挿入する．その後，被検者の頭部を眼底カメラの顎台に固定し，中央の小さな固視灯を見るように指示する．検者は赤外線眼底カメラのピントを合わせ，モニターに被検者の眼底がきれいに写し出

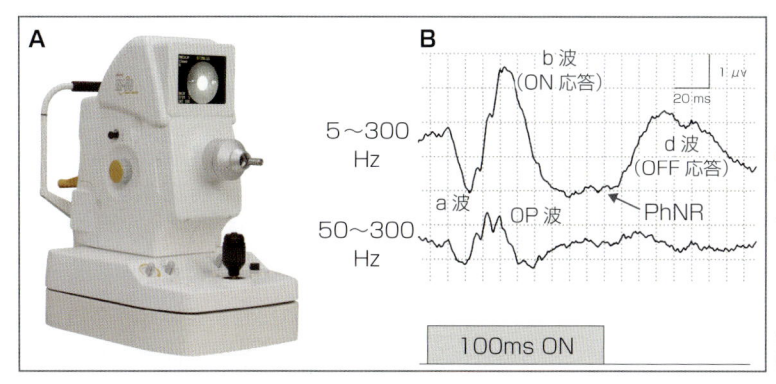

図 3-55 黄斑局所 ERG の記録装置と正常波形
A：黄斑局所 ERG を記録する装置の外観（ER-80）．B：15 度の大きさの刺激で正常者から得られた黄斑局所 ERG 波形．この装置では 100 ms の長い刺激を使っているので前述した ON-OFF 応答が記録できる．b 波の後の陰性成分である PhNR を評価することも可能である．

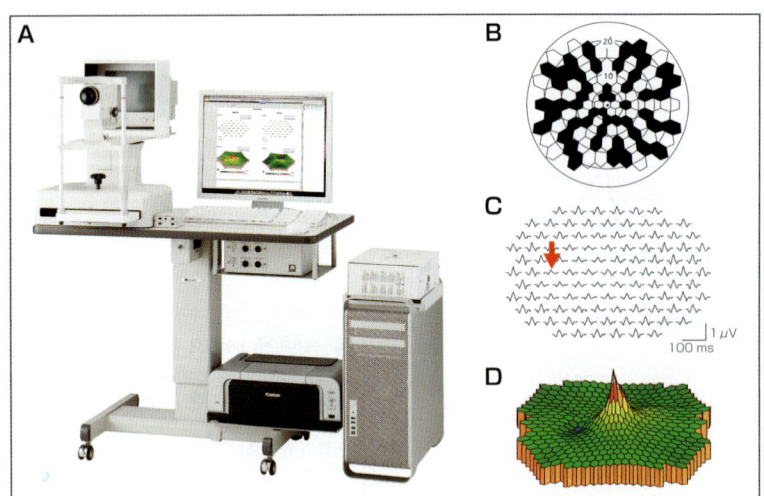

図3-56 多数局所ERGの記録装置と正常者から得られる応答
A：多局所ERGを記録する装置（VERIS）．B：刺激に使われる六角形模様．C：局所のERG応答．D：局所応答の振幅で作った3D．Cの→は視神経乳頭の位置．

されていることを確認して検査開始ボタンを押す．1回の検査で300～500回程度の反応を加算平均するので，記録時間は1分程度である．検査には頭部の固定と固視が必要であり，小学校低学年以下の小児では全身麻酔下でなければ難しい．

正常者から15度の刺激スポットを用いて黄斑中心部から記録した局所ERG波形を図3-55Bに示す．5～300 Hzの帯域で記録した波形は主にa波とb波の解析に用い，50～300 Hzの帯域で記録した波形は主に律動様小波の解析に用いる．この装置では100 msの長い刺激を使っているので，前述したON-OFF応答が記録できる．b波の後の陰性成分であるPhNRを評価することも可能である．

多局所ERG

多局所ERG（multifocal ERG）とは，米国のSutterによって開発された特殊な局所ERGの記録法であり，その記録装置はVERIS（図3-56A）という名称で市販されている．この装置では，一度の検査で多数の網膜部位から局所ERGを一度に記録することができる．この装置が特にその威力を発揮するのは，患者の視力低下や視野欠損の原因が不明な場合である．多局所ERGの記録方法や表示方法に関しては，国際的なガイドラインも作成されている[10]．

多局所ERGの刺激には，TVモニターの多数の六角形（図3-56B）が使われる．この六角形は検査が始まると白や黒に変化する．この六角形の刺激パターンと実際に得られたERG反応の相関から局所ERGを短時間に計算するという高度な数学的手法が使われている．

実際の記録では，まず散瞳し，点眼麻酔後に専用の双極型コンタクトレンズ電極を挿入する．その後に専用のノブで屈折矯正を行い，テレビモニターの中心を見てもらう．検査時間は合計で約4分か8分だが，30秒ごとに短い休憩を入れる．数分間の固視が必要なので，小学校の高学年以上でなければこの検査を行うことは難しい．網膜機能が正常であれば，どの部位でも局所応答の振幅はおおよそ等しくなる（図3-56C）．この装置では，各局所反応の振幅を用いて立体的な3Dを作成することができる（図3-56D）．

視覚誘発電位

視覚誘発電位

光や模様などの刺激を眼に与えて，頭皮上から電位を記録する検査が視覚誘発電位（visual evoked potential：VEP）である．この反応には，眼球から大脳皮質に至るすべての視路が関係するが，臨床的には視神経の機能異常の有無を知りたい場合に使用されることが多い．刺激の方法とし

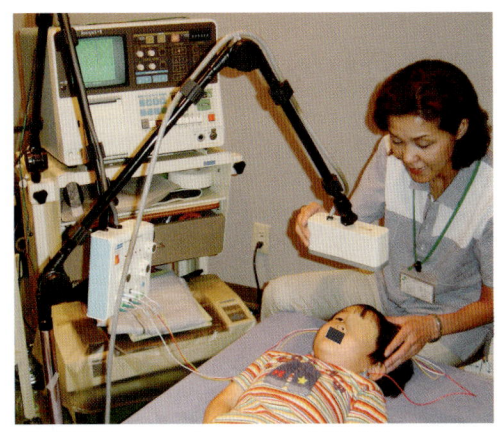

図 3-57 フラッシュVEP の記録風景
仰臥位で記録しているが，座位で記録してもよい．

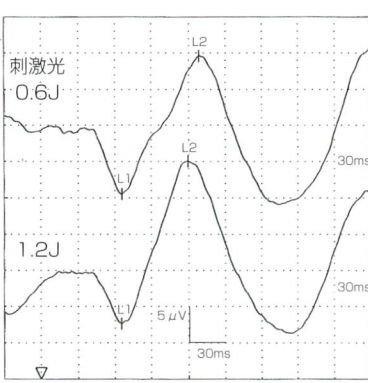

図 3-58 正常な小児から記録したフラッシュVEPの波形
0.6 J と 1.2 J の 2 つの刺激強度で記録した VEP 波形が示されている．
(写真提供：国立成育医療研究センター 東　範行 氏)

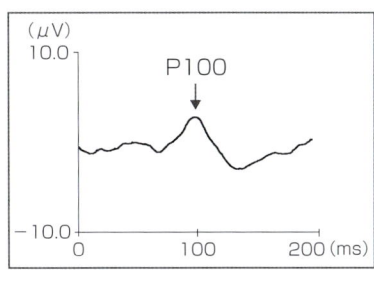

図 3-59 パターン VEP の正常波形
100 ms 付近にみられる陽性波が特に重要で，この成分は P100 と呼ばれている．

ては，フラッシュ光を用いる方法（フラッシュVEP）と白黒の市松パターン刺激を用いる方法（パターン VEP）の 2 つがある．

どのような場合に小児から VEP を記録するとよいか

特に以下のような場合に，小児から VEP を記録することが多い．

- 視神経や視覚中枢の障害が疑われる場合
- 視力低下の原因が不明である場合（特に ERG が正常な場合）
- 視力や視野の検査ができない小児の視機能を調べたい場合
- 詐病や心因性視覚障害が疑われる場合

実際の VEP の記録法

VEP では，検査の前に暗順応や散瞳をする必要はない．関電極（＋）を頭皮上に装着するが，この位置は小児では後頭結節（後頭部の骨の出っ張った場所）から 2 ～ 3 cm 上方がよい．この電極をつける前に，頭皮の上をアルコールでよく拭いて，皿電極に電極糊を十分につけてから頭皮に装着し，テープで固定するとよい．また，不関電極（－）は耳か額に，接地電極は耳につける．ベッドで寝た姿勢で記録しても，成人のように座位で記録してもよい（図 3-57）．

VEP の刺激方法には，2 種類ある．一つはフラッシュ刺激で，強い光刺激を使う方法である

（図 3-58）．この方法であれば固視が不安定な小児でも VEP が記録できるが，定量的な視機能評価までは難しい．もう一つの方法はパターン刺激で，テレビモニターで白と黒の市松模様を交互に変える刺激を使う．パターン刺激を使う場合には，小児がテレビモニターをある程度固視できることが必要である．パターン刺激による VEP のほうが個人差が少なく，より視力に近い視機能を評価することができる．フラッシュVEP もパターン VEP も，反応を 50 ～ 200 回程度平均加算した波形を評価に用いる．

VEP の正常波形

図 3-59 に正常な小児から記録したパターン VEP の波形の例を示す．刺激がフラッシュでもパターンでも，100 ms あたりに上向きの陽性波がみられるのが通常で，この成分は P100 と呼ばれている．P100 の振幅は正常児の間でもばらつきがみられるが，P100 の潜時は比較的安定している．病気の診断や評価には，この P100 の潜時を用いるとよい．これが 130 ms を超えるようなら視路に何らかの異常があると考えてよい．

網膜電図（ERG），視覚誘発電位（VEP）

睡眠・全身麻酔下検査

小児の診察では，検査中の安静を必要とするために，鎮静を要することがある．侵襲の強い検査，痛みを生じる検査だけでなく，比較的長時間の不動状態が求められる検査についても，鎮静が必要となる．ここでは鎮静が必要となる検査，鎮静の種類，その合併症，鎮静を行わない工夫などについて述べる．

鎮静が必要となる検査

成人にとって鎮静を必要としない検査でも，年齢によっては鎮静が必要もしくは望ましいとなる場合がある．以下に，その一例を示す（図3-60）．

眼圧検査はiCareの登場により，0歳でも鎮静を必要とせずに施行できるようになった．しかし，Perkins眼圧計などの圧平式眼圧計は，測定時の啼泣により眼圧が上昇するため，鎮静が必要である．眼底検査・細隙灯顕微鏡検査も，一瞬の観察は鎮静なしでも施行できるが，疾患によっては詳細な所見を得るために鎮静を行う．また，精神発達遅滞がみられる場合には，図3-60から年齢が外れていても，鎮静が望ましい場合がある．

いずれも，疾患の重症度，年齢，精神発達，必要となる観察の精度，検査方法などによって，検者が必要と判断した場合にのみ鎮静を行う．後述する合併症の観点から，できるだけ鎮静を行わない検査法・診察法を試し，安易に鎮静を行うことは慎むべきである．

鎮静を行わないための工夫

まず，患児を泣かせないように診察することが重要である（表3-2）．

白衣やマスクは患児の緊張を強めるため，必要により診察前に外しておく．手際よい診察のために，必要な器具をすべて準備してから診察室に呼び入れる．初対面で怯えさせないように，本人にも「こんにちは」などと呼びかけてコミュニケーションをとっておく．顔が動くからといって，頭に触ると非常に嫌がられるので，集中して見続けるような視標を用意し，保護者にも無理に頭を保持しないよう声をかける．診察の際には，その検査の侵襲度を考え，弱い光から強い光の検査，遠くからできる検査から近くに寄る検査，圧迫感のない検査から圧迫感の強い検査へと，検査の順番を工夫する．2歳で比較的協力的な患児への検査順の一例を示す（表3-3）．

自然睡眠での検査

鎮静薬を投与せずに，自然睡眠でも検査は可能である．外来受診時に自然睡眠を誘発しやすいよう，前日は遅く就寝し，早起きして昼寝をさせずに受診させる．診察室への移動だけで覚醒してしまう場合があるため，待合室で診察したり，母親の腕の中で診察したり工夫する．診察中に暴れまわって診察できなかった場合でも，一度診察を終了して待合室に戻すと，疲れから眠ってしまう場合がある．眼球が上転して観察しにくくなった

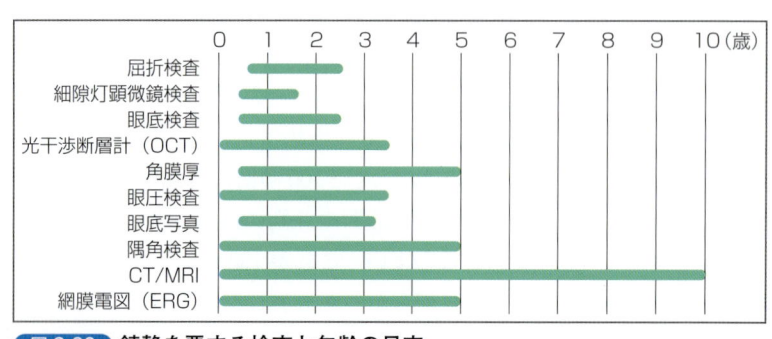

図3-60 鎮静を要する検査と年齢の目安

検査	年齢範囲
屈折検査	1-3歳
細隙灯顕微鏡検査	0-3歳
眼底検査	0-3歳
光干渉断層計（OCT）	0-5歳
角膜厚	0-5歳
眼圧検査	0-5歳
眼底写真	0-5歳
隅角検査	0-5歳
CT/MRI	0-10歳
網膜電図（ERG）	0-5歳

表3-2 鎮静を行わないための工夫

- 白衣を脱ぐ・マスクを外す
- 一瞬で診察できるよう準備
- 患児とコミュニケーションをとる
- 顔や頭を触らない
- キャラクターの視標を使う
- 侵襲の低い検査から行う

● 表 3-3　2 歳での検査順の一例

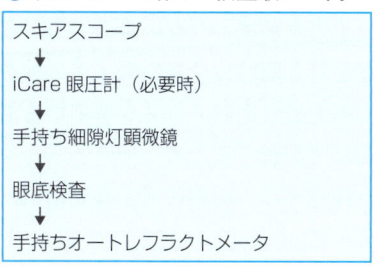

スキアスコープ
↓
iCare 眼圧計（必要時）
↓
手持ち細隙灯顕微鏡
↓
眼底検査
↓
手持ちオートレフラクトメータ

手持ちオートレフラクトメータは圧迫感が強く嫌がられやすいため，最後に行う．

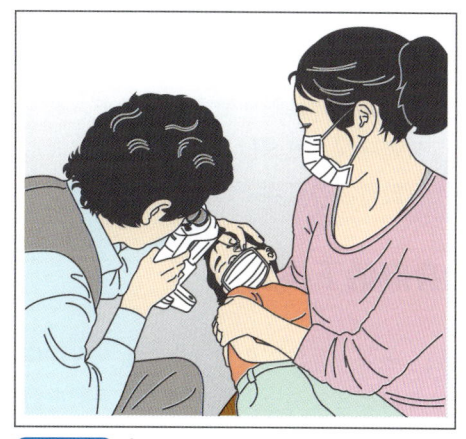

図 3-61　自然睡眠下での検査

り，眠りが浅いとまぶたを触る程度で覚醒してしまったりするのが難点であるが，自然睡眠での検査も一度は検討すべきである（図 3-61）．

鎮静の種類

外来で行うことのできる鎮静法に，内服・座薬・静注がある．

トリクロホスナトリウムシロップ（10%）は，内服鎮静薬である（トリクロリール®シロップ）．体重あたり 20〜80 mg/kg（シロップとして 0.2〜0.8 mL/kg）を標準とし，総量 2 g（シロップとして 20 mL）を超えないようにする．

抱水クロラールは座薬として製剤化されており（エスクレ®坐剤），通常小児では 30〜50 mg/kg を標準とし，総量 1.5 g を超えないようにして，直腸内に挿入する．製剤として 250 mg と 500 mg があり，部分的に切断して量を調整することも可能である．トリクロホスナトリウム同様，肝臓において加水分解され，トリクロロエタノールとなって生体活性を有し，腎臓より排泄される．フェノチアジン誘導体・バルビツール酸誘導体・モノアミン酸化酵素阻害薬などの中枢神経抑制薬との併用や，クマリン系抗凝血剤との併用は，作用を増強するおそれがあるため，慎重投与が求められる．精神発達遅滞やてんかんを合併する場合には，これらの内服を行っていることがあるため，事前の問診でのチェックが必要である．

ミダゾラムは，ベンゾジアゼピン系の麻酔薬であり，静注または筋注で用いられる（ドルミカム®）．作用発現までの時間が比較的長く，消失までの時間も長い．鎮痛作用がなく，むしろ興奮を引き起こすこともあるため，長時間の不動が必要な MRI などの検査には向かない．

チオペンタールは，バルビタール系麻酔薬の一つであり，静注により短時間で作用を発現する（ラボナール®）．確実な鎮静効果が期待でき，作用消失までの時間が短いことが利点である．MRI や CT などの鎮静に用いられることがあるが，呼吸抑制が強いため，麻酔科医や小児科医の管理のもとで投与することが望ましい．

プロポフォールも短時間で強い催眠作用をきたす（ディプリバン®）．鎮痛作用がないため，ほかの麻酔薬と併用するなど，全身麻酔の維持管理に用いられる．呼吸抑制が強いため，気管挿管が望ましい．

鎮静の問題点

内服や座薬では，吐き戻して投与量が不十分となったり，吸収前に便と一緒に排泄されてしまったりすることがよくある．追加投与に関しては添付文書に明記されておらず，医師の裁量で行うことになるが，初回投与がどれだけ体内に吸収されているのかをよく考慮したうえで追加量を決める．静注薬に比べて安全と思われがちであるが，作用持続時間が長く，投与量に対する作用発現が不安定であることから，十分なモニタリングを行う．また，帰宅後の管理についても保護者によく

説明しておく．

静注を必要とする薬剤では，強い呼吸抑制が起きることがある．動脈血酸素飽和度モニターを装着し，気道確保と酸素投与ができる状態で，小児科医・麻酔科医の管理下に行うべきである．

全身麻酔下検査

内服・座薬・静注での検査よりも，入院枠・手術枠などの都合でハードルが高く，手術を前提とした状態で行われることが多い（図3-62，表3-4）．

先天白内障では，術前の検査はもちろん，水晶体の除去後にあらためて眼底を確認することも必要である．発達緑内障の眼圧検査は，麻酔深度が深くなると眼圧が下がる傾向にあるため，導入後すぐ測定する必要がある．また，眼圧計の種類を変えて測定することが望ましい．網膜芽細胞腫では僚眼と思われていても小病変が隠れていることがあるため，必ず両眼とも精査する．術後の経過観察のために蛍光眼底造影を行うこともある．未熟児網膜症や家族性滲出性硝子体網膜症では，蛍光眼底造影検査を行って，光凝固の範囲を確認することが望ましい．小児の網膜剥離では最周辺部の鋸状縁裂孔が原因となっていることもあるため，全身麻酔下での術前精査が必要である．

また，手術を前提としない場合でも，侵襲度の高い検査を行う際には全身麻酔下での検査が必要となる．据え置き型眼底カメラを用いる場合，顔を横に向けて撮影するため，挿管チューブが抜けないよう注意する．同様に光干渉断層計（optical coherence tomograph：OCT）検査も可能である．手持ち広角眼底カメラであるRetCam®を用いると，仰臥位でも眼底写真や隅角写真を撮影することが可能である．手持ちOCTも発売されているが，保定が難しいため，アームを用いるほうが安定した検査結果が得られる．網膜変性などの診断のため，網膜電図（electroretino gram：ERG）を測定する場合にも全身麻酔を行うことがある．ただしERGを手術室で測定する場合には，麻酔機器や隣室の検査機器などから交流ハムノイズが影響しやすい．アースを確実に取り，シールドマットを用いる．検査単独での全身麻酔は，コスト面を考慮すると全症例に行うことは難しいが，覚醒下での検査が可能になるまで待つリスクと，早期診断で得られる有益性をよく比較したうえで，症例を選んで行うべきである．

おわりに

鎮静に関しては，院内のポリシーが設けられている施設も多い．また，MRIの鎮静については，日本小児科学会・日本小児麻酔学会・日本小児放射線学会が合同で「MRI検査時の鎮静に関する共同提言」を2013年に発表しており，放射線科医と別に鎮静担当医を設けることを強く推奨している．そのため，小児科医または麻酔科医が随伴しないと鎮静でのMRI撮影を行わない施設もみ

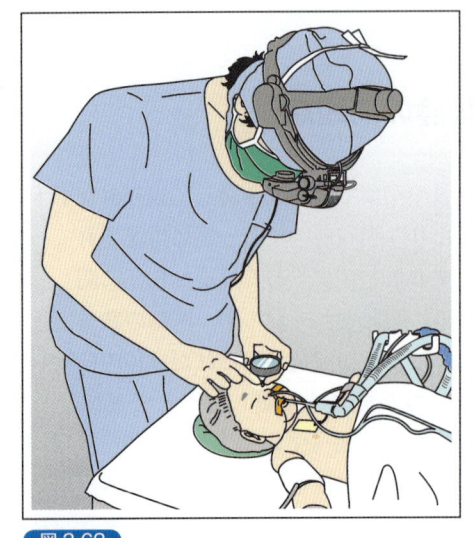

図 3-62
双眼倒像鏡による全身麻酔下眼底検査

表 3-4　疾患と全身麻酔下検査の例

先天白内障	眼軸長・眼底検査
発達緑内障	眼圧検査・角膜径・隅角検査
網膜芽細胞腫	超音波検査・眼底検査・経過観察
未熟児網膜症	蛍光眼底造影・網膜光凝固
家族性滲出性硝子体網膜症	蛍光眼底造影・網膜光凝固
網膜剥離	最周辺部眼底検査

られる．また，外来では静脈麻酔薬での鎮静を行わない施設もある．いずれにしても，モニタリングと気道確保および酸素投与の準備は必要である．安全性と，検査で得られる利益とのバランスをよく検討して，検査計画を行う必要がある．

文　献

1) Pavlin CJ, Harasiewicz K, Sherar MD, et al. : Clinical use of ultrasound biomicroscopy. Ophthalmology 98 : 287-295, 1991
2) Okamoto F, Nakano S, Okamoto C, et al. : Ultrasound biomicroscopic findings in aniridia. Am J Ophthalmol 137 : 858-862, 2004
3) 八子恵子，鈴木美佐子，佐々木聡，他：眼窩内木片異物のCT所見．日本眼科紀要 41：400-406, 1990
4) 仁科幸子，中山百合，横井 匡，他：小眼球症に伴う眼窩発育異常の画像評価．眼科臨床紀要 5：387-391, 2012
5) 井上真規，西田保裕，高島みすず，他：頭蓋咽頭腫に続発した下垂体性小人症の1例．眼科臨床医報 91：612-615, 1997
6) Kondo M, Piao CH, Tanikawa A, et al. : A contact lens electrode with built-in high intensity white light-emitting diodes. A contact lens electrode with built-in white LEDs. Doc Ophthalmol 102 : 1-9, 2001
7) Marmor MF, Fulton AB, Holder GE, et al. : International Society for Clinical Electrophysiology of Vision : ISCEV Standard for full-field clinical electroretinography (2008 update). Doc Ophthalmol 118 : 69-77, 2009
8) ISCEV Committee for Pediatric Clinical Electrophysiology Guidelines, Fulton AB, Brecelj J, Lorenz B, et al. : Pediatric clinical visual electrophysiology : a survey of actual practice. Doc Ophthalmol 113 : 193-204, 2006
9) 貝田智子，松永美絵，花谷淳子，他：サブトラクション法を用いた皮膚電極による網膜電図とLED内蔵コンタクトレンズ電極を用いた網膜電図の比較．日本眼科学会雑誌 117：5-11, 2013
10) Hood DC, Bach M, Brigell M, et al. : International Society For Clinical Electrophysiology of Vision. ISCEV standard for clinical multifocal electroretinography (mfERG) (2011 edition). Doc Ophthalmol 124 : 1-13, 2012

第4章 疾患の早期発見のために

疑わしいサイン（主訴, 視診）

　自ら症状を訴えない小児では，保護者が児と接していて気づく顔つきや目つき，しぐさの異常が主訴となり，眼科を受診するきっかけとなる．問診では，保護者からできるだけ多くの情報を聞き出すとともに，年長児では具体的な症状の有無をこちらから問いかける姿勢が必要である．また，診察室へ呼び入れるときから患児の様子を観察し，視診では機嫌を損ねないように留意し，外見上と視反応の左右差に着目して，すばやく所見をとらえることを心がける．

視覚異常の訴え

乳児・両眼性

　視機能の異常は，乳児では両眼性の場合には「視線が合わない」（固視不良），「目が揺れる」（感覚欠陥型眼振），「目でものを追わない」，「おもちゃに反応しない」などで気づかれる．また，重度の視覚障害児では，指や手の甲で眼窩部を持続的に圧迫する指眼現象がみられる．したがって，習慣的に「目を押している」児では視機能障害を疑う必要がある．これらの視力不良のサインがあれば，器質的眼疾患のみならず，中枢神経系疾患を鑑別しなければならない．

乳児・片眼性

　乳児で視機能障害が片眼性の場合には，外見上に表出するほかの所見が伴わなければ気づかれにくいが，「片目が寄る」または「両目の視線が合っていない」（感覚性斜視）ことで見つかることが多い．その原因には，網膜芽細胞腫など早期診断が重要となる疾患が含まれるため，視力不良のサインとして見逃してはならない．

　乳児期の感覚性斜視は内斜視となることが多いが，東洋人の顔貌では特に乳幼児期には鼻側球結膜の露出が少なく，偽内斜視と内斜視との鑑別が難しいことがある．したがって，角膜反射から偽内斜視を疑った場合にも，必ず片眼ずつ遮閉し機嫌を損ねること（嫌悪反応）がないかを確認し，視反応は片眼ずつ評価する必要がある．これに対して，幼児期以降の感覚性斜視は，乳児期とは異なり外斜視となることが多い．片眼の視機能障害では，器質的眼疾患と弱視を念頭に鑑別診断を進める．

幼児・年長児

　幼児の両眼性の視機能異常は，行動の変化として観察される．いつもやっていた遊びが難しそうであったり，すぐにやめてしまったり，あるいは取り組む姿に「目を細める」，「目にすごく近づける」，「近づいて見ようとする」などの変化を認めることから，保護者は児が見えにくそうであると察する．また，年長児では自ら見えにくさを訴えることができるが，「字がノートのマス目からはみ出す」，「なぞり書きがずれる」など学習への影響が保護者からの訴えとして多く聞かれる．さらに，視力には異常がなくても，羞明や夜盲が網膜変性疾患の受診のきっかけとなることがある．

眼位異常・眼球運動異常の訴え

斜視・眼球運動異常

　「両目の視線が合っていない」あるいは「目つ

きがおかしい」との訴えでは斜視や眼球運動異常を疑い，具体的な状況を聴取する．症状は"いつも"（恒常性）なのかそれとも"たまに"（間欠性）みられるのか，何をしているときに目立つのか，内側に寄るのか，外側にはずれるのか，それとも上下にずれるのか，見ている方向と関連するのか，まぶたの動きや姿勢の異常はないのかなど保護者の訴えをもとに，視診や眼位・眼球運動の評価を行う．また，非共同性斜視を疑った場合には，脳腫瘍などの生命予後にかかわる疾患を早急に鑑別しなければならないため，ただちに頭部ＣＴなどで原因検索を開始する．そして，斜視が眼底の器質的疾患や弱視により続発性に生じている可能性があるため，細隙灯顕微鏡検査と眼底検査は必須である．

眼振

「目が揺れる」のは，眼振の訴えである．斜視の場合と同様に，症状がみられる状況やきっかけについて，眼振と注視や頭位との関連について問診する．乳児眼振症候群では緩徐相と急速相をもつ律動眼振が多く，方向性をもち"とんとん"と揺れる．これに対して，振子様眼振では"ゆらゆら"と，回旋性眼振を伴う眼振では"ぐるぐる"と，眼球沈下運動では"弾むように"と眼の揺れは表現されることが多いが，このような場合には，中枢神経系に眼振の原因がある可能性が高いことから，小児科の受診歴がなければ診察を依頼し，発達や全身の理学的所見の評価，画像診断などをうける．また，先天白内障や眼底の器質的疾患による感覚欠陥型眼振では，まだ確固としたリズムをもつ眼振の前段階として，不規則な動きをする眼振様運動で来院することがある．

眼球偏位・眼球運動失行

「よく天井を見ている」，「うつむいていることが多い」との訴えでは眼球偏位が疑われる．視診では，眼球が上転位または下転位となったときの表情や身体の動きを観察し，視反応による眼球運動であるのかを確認する必要がある．また，「首を横に振る」との訴えでは眼球運動失行が鑑別疾患の一つとなる．水平方向の異常眼球運動に注目して観察する．

したがって，眼位・眼球運動の異常を疑った際には，最近の体調の変化や，全身疾患の既往，周産期異常の有無，発達遅滞の有無などをあわせて問診し，眼症状が本態性のものか，中枢神経系疾患に由来した症状なのかの予想をたてて，診断や小児科との連携を進める必要がある．

眼刺激症状の訴え

原因と随伴症状

「まぶしがる」（羞明）と「涙が出る」（流涙）は視覚入力が刺激となって生じる症状で，小児診療では頻度が高いが，時に発達緑内障などの重大な疾患が原因となるので注意を要する．角結膜炎など眼表層の炎症では「目ヤニがでる」（眼脂）と「目が赤い」（充血）を認め，瘙痒感があれば「目をこする」，疼痛があれば「目を開けたがらない」などの訴えが伴う．また，睫毛内反や眼瞼結膜の異物，乳頭増殖，閉瞼不全（兎眼）などが角膜上皮障害の原因となることがあるので，視診では眼瞼の形態的異常や開瞼・閉瞼の状態にも留意する．

羞 明

羞明は，角膜疾患のほか，白皮症，虹彩・瞳孔異常，白内障，発達緑内障，ぶどう膜炎，網膜色素変性などさまざまな疾患で生じる．また，間欠性外斜視では，明所でまぶしそうに片眼をつぶる．

流 涙

流涙は，涙道閉塞による涙液排出障害にも伴う症状であるが，小児期にみられる涙道閉塞のほとんどは先天鼻涙管閉塞である．後天的には眼表面の炎症性疾患に付随して涙道閉塞をきたすことがあるが小児期にはまれである．したがって，流涙の訴えでは，眼刺激症状による涙液分泌亢進を念頭に置いて眼所見を把握し鑑別診断を進める．

眼性頭位異常の訴え

原因

姿勢の異常は，保護者が「顔を斜めにして見る癖がある」ととらえており，病的であるとは考えていないことがあるため，健康診査での指摘を受けてはじめて眼科を受診することが多い．麻痺性斜視やA型・V型斜視では，両眼単一視野を得るために眼位ずれが起きにくい代償頭位をとり，眼振では最も揺れの軽減する注視方向（静止位）を正面に持ち込むように顔をまわす．また，眼位・眼球運動に異常がなくても，眼瞼下垂では下方視での両眼視を得るために顎上げとなり，下眼瞼睫毛内反では，睫毛の角膜への接触を軽減するために顎下げの頭位となっていることが多い．

頭位異常の方向

「姿勢が悪い」あるいは「頭を傾けている」との訴えでは，頭位異常の回転方向が水平面の顔まわしなのか，冠状面の頭部傾斜なのか，矢状面の顎上げ・顎下げなのかを観察し，視診や眼球運動の評価を進める．また，頭位異常は胸鎖乳突筋の拘縮や片側の聴力障害との鑑別を要する．したがって視診では，代償頭位を打ち消したときの眼位や顔貌の変化を把握することが，眼性頭位異常か否かを判断するために重要である．

眼瞼異常の訴え

形態的異常

外見から保護者の主訴となる小児の眼瞼の異常には，先天異常（形態および機能異常），腫瘍，炎症に伴う腫脹や発赤などがある．視診は，顔面の非対称性に留意して注意深く行う必要がある．

眼瞼縁に瞳孔領が隠れるものは，瞼裂狭小あるいは眼瞼下垂であり，逆に，瞼裂に角膜輪部が露出するものは，瞼裂拡大あるいは眼瞼後退である．

眼瞼下垂では，「まぶたが下がっている」のほか，「目が細い」（瞼裂狭小），「眉を上げている」（眉毛挙上），「顎を上げている」（顎上げ）などの訴えが聴取される．先天眼瞼下垂では，出生後から日を追って瞼裂高は増していくことが多い．これに対して，いつまでたっても「目を開けない」児では，無眼球が疑わしい．また，「哺乳時には目を開けている」のは，Marcus Gunn下顎眼瞼連合運動症候群の特徴である．後天眼瞼下垂は，重症筋無力症の初発症状として多く，その他に動眼神経麻痺やHorner症候群，眼窩内病変などとの鑑別を要するため，早急に小児科との連携をはかり，原因検索を進める必要がある．

視診では，ほかの顔貌異常や眼位・眼球運動異常，瞳孔異常を合併していないかを確認する．特に，片側の眼瞼下垂を疑う場合は，上下斜視による偽眼瞼下垂との鑑別を要する．また，片側性眼瞼下垂で開瞼する努力がみられないのは，下垂側の斜視や器質的眼疾患による視機能障害の合併を疑うサインである．

「目が大きくなってきた」との主訴では，眼球突出に伴う瞼裂の拡大か，牛眼に伴う角膜の拡大かを疑って視診にのぞむ．いずれにしても，早急に精密検査を進めるべき訴えである．

眼瞼欠損と睫毛内反は視診により診断が可能である．眼刺激症状の有無を聴取し，細隙灯顕微鏡検査にて眼表面への影響を把握する．

腫瘍病変

眼瞼に「いぼができた」，「しこりがある」は腫瘍病変の訴えである．眼瞼縁は外側に凸の緩やかな曲線である．視診にて眼瞼縁が瞼裂に向かって凸となっている所見，または眼瞼縁がS状に弯曲する所見を確認した場合には，眼瞼または眼窩浅部に局在する占拠病変や炎症による腫脹を疑う．小児の眼瞼腫瘤では霰粒腫が最も多く，眼瞼皮疹や腫瘍病変では出生時から存在する母斑と過誤腫の頻度が高い．しかし，急激な眼瞼腫脹では，横紋筋肉腫などの悪性腫瘍や，副鼻腔炎などからの感染の波及，リンパ管腫などの血管奇形の病巣内出血が疑われるため，速やかな対応が必要であ

る．また，新生児の眼瞼腫瘤では，皮膚に表出していない毛細血管腫が病変の増大によって視機能障害をきたしたり，涙嚢ヘルニアが鼻腔内で拡張して呼吸障害をきたしたりすることがあるため，早急な精密検査が必要となることがある．そして，皮膚筋炎に伴うヘリオトロープ疹やウイルス感染に伴う涙腺腫脹など，眼瞼の異常が全身疾患の一症状である可能性も忘れてはならない．

したがって，眼瞼異常の診断を進めていくうえでは，視機能への影響と周辺臓器や全身疾患との関連についての配慮をしなければならない．

前眼部異常の訴え

乳児の前眼部異常には，授乳時にアイコンタクトを交わす母親が気づきやすく，角膜と結膜，虹彩，瞳孔の形状や色調の変化，腫瘤の存在がその訴えとなり来院する．

結　膜

「白目が腫れている」（結膜浮腫）と「白目が赤い」（結膜充血）は，眼をこすりがちな小児ではよくみられる所見であるが，先天的な腫脹には類皮腫（デルモイド）がある．また，Sturge-Weber症候群では，結膜，上強膜の血管拡張により赤色を呈する．これに対して，太田母斑では，三叉神経領域の色素沈着をきたすため，健常側に比べ強膜は青灰色，虹彩は黒褐色を呈する．また，青色強膜は骨形成不全症など全身の結合組織異常を疑う所見である．

角膜・虹彩・瞳孔

「黒目が白っぽくなっている」との訴えでは，角膜混濁か前房内細胞浮遊，虹彩異色，白色瞳孔などが疑われる．肉眼での視診のみでは白く観察される部位の深度はわからないため，まず，病変が角膜全体にあるのか，部分的に存在するものか，局在性があれば輪部か中央か，混濁の形状が円盤状か帯状か，角膜径の拡大や虹彩・瞳孔の変形などの付随する所見がないかをおおまかにとらえて，鑑別診断を予想し細隙灯顕微鏡検査にのぞむ．

例えば，生下時から存在する角膜混濁で，角膜径の拡大を伴うものは牛眼を疑う．Axenfeld-Rieger異常では後部胎生環がみられ，Peters異常では角膜中央部の混濁と瞳孔の不正円がみられる．強膜化角膜は角膜輪部が不明瞭な程度から，角膜全体が強膜様に白色のものまである．耳下側角膜輪部に存在する黄白色半球状隆起病変は輪部デルモイドが疑わしいが，軽度のものでは角膜の変形が訴えとなることがある．また，小児の帯状角膜変性は，若年性特発性関節炎などの慢性ぶどう膜炎を疑う所見である．極小角膜や重度の小眼球の診断は外見から容易であるが，軽度の小眼球では瞼裂は健常側に比較して小さいが，角膜の露出の程度は左右同等となり気づかれにくい．

虹彩の色調に左右差があり"青白い"ものは虹彩異色症，両側ともに"赤白い"ものは白皮症が考えられる．瞳孔形状の異常も訴えとなりうる．瞳孔膜遺残では，虹彩・瞳孔の変形，白色の膜があれば色調の異常を訴えて来院する．虹彩欠損では，瞳孔領が下方に延びて西洋ナシ状となり，無虹彩では角膜全体が"真っ黒"に見える．

白色瞳孔には，網膜芽細胞腫などの網膜病変からの反射が瞳孔を通して見える猫眼反射と，白内障による瞳孔領の白濁とがある．

合併症

このような視診で確認できる前眼部異常の多くは発達緑内障の原因となるとともに，先天無虹彩のWAGR症候群（Wilms腫瘍，生殖器泌尿器異常，発達障害）や脈絡膜欠損症のCHARGE症候群（心疾患，後鼻孔閉鎖，発達障害，生殖器泌尿器異常，耳介異常），虹彩異色症のWaardenburg症候群（感音性難聴など）のように症候群の症状の一つであることが多い[1,2]．

したがって，前眼部異常の訴えで受診した児にこれらの所見を認めた際は，器質的眼疾患のみならず，全身状態を含めた精密検査が必要である．

気がつきにくい所見（患者，医師の視診）

小児期は，視機能発達にとって重要な時期である．そのため，発達に悪影響を与える要因があれば早期に発見し，早期に治療することが大切である．治療法がない疾患であっても，児の視機能が通常と異なることを理解することで必要な配慮やケアを受けることができる．

本項では，気がつきにくく診断が遅れがちな所見に関して述べる．

片眼性の視力障害

両眼性の視力障害であれば，「見えにくそう」「テレビに近づいて見る」などから早期に気がつきやすい．しかし，片眼性の視力障害は発見されにくい．成人の片眼視力低下に比べ，小児で発見されにくい理由としては，小児は自覚を訴えることが少ない，視力低下ではなく幼少時からの視力障害なので気づかない，片眼性の視力障害では保護者が気づきにくい，などが考えられる．保護者にしてみれば，日常生活は支障なく行っているし，眼球が両眼とも動くので，見ていないとは疑わない．片眼性の視力障害や，両眼性で左右で視力差が大きい場合は，片眼性の斜視を主訴に受診することが多い．小児が受診すれば，視力障害を訴えていなくても少なくともペンライトで眼位をみること，片眼ずつ隠して嫌悪反射がないかを確認することが重要である．これらを行い斜視や嫌悪反射の疑いがあれば，躊躇せずに視力検査や散瞳検査を行う必要がある．また，眼底に異常がなければ，CTやMRI検査なども検討する．

なかなか見つかりにくい片眼性の視力障害であるが，わが国では3歳時と就学前，就学以降に健診の視力検査があるので，そこで発見することが重要である．特に早期治療が必要な片眼性の弱視は，視覚感受性期に見つけなければ治療が困難となる．片眼視力障害の小児は，視力検査時に隙間から覗こうとすることがあるので，片眼遮閉を確認して視力検査を行う（図 4-1）．小児に多い片眼性の視力障害を起こす疾患を表 4-1 にまとめた．

視野障害

視野障害の原因としては，網脈絡膜疾患，緑内障，視神経・視路疾患，中枢神経系疾患，心因性視覚障害が考えられる．成人でも視野障害がかなり進行しないと自覚しにくいが，小児では自覚を訴えることは少なく発見しにくい．発見のきっかけと

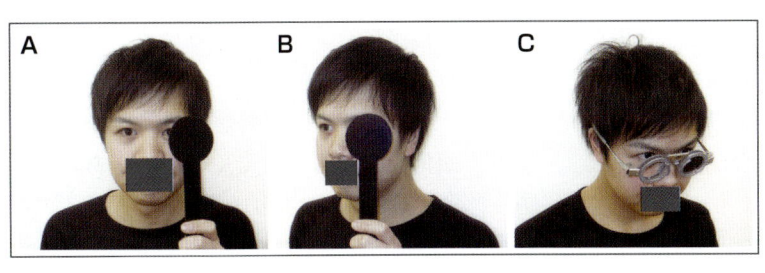

図 4-1 視力検査時に隙間から覗いている例
片眼性の視力障害では，視力検査時に注意が必要．
A：左眼の遮眼子をずらして両眼で見ているが，B：検者の角度からは気づかない．C：検眼枠をずらしたり頭位を変化させたりして両眼で見ている場合がある．

表 4-1 小児に多い片眼性の視力障害を起こす疾患

角膜疾患	角膜混濁，円錐角膜
水晶体疾患	白内障，水晶体偏位
視神経疾患	視神経低形成，視神経乳頭形成異常，視神経炎，外傷性視神経症
網脈絡膜疾患	有髄神経線維，網膜芽細胞腫，Coats病，未熟児網膜症，家族性滲出性硝子体網膜症，胎生血管系遺残，網膜剥離，コロボーマ，ぶどう膜炎
緑内障	発達緑内障，続発緑内障
弱視	不同視弱視，斜視弱視，形態覚遮断弱視

しては，「人や物にぶつかりやすい」「足元が危ない」「右側にあるものを見つけにくい」「顔を左にまわして見ようとする」などと保護者が気づくことが多い．視野検査を行う際は，患児の年齢や検査時の協力度が視野検査法の選択基準になる．問診や眼底所見，既往などから視野異常の存在が疑われる乳幼児は，対座法で定性的な視野検査を行う．半盲の検査は，首が座る3ヵ月以降で簡単な検査は可能になる．ペンライトを半盲のある側に呈示したとき，半盲のない側に呈示したときの反応の違いで判定する．精密な視野検査であるGoldmann視野検査は，6～8歳頃から測定可能になる．

夜 盲

明所から暗所に変わったとき，通常は暗順応が起こって徐々に見やすくなる．しかし暗所で見えにくい状態が続くことを夜盲という．先天性（遺伝性）のものと後天性のものがある（表4-2）．夜盲の原因の多くは，杆体細胞が障害される遺伝性網膜疾患で有効な治療法がない．しかし，正確な診断を下し，進行性か非進行性か，どのように進行するかなどを予測することは，就学，就職などの進路決定のうえで重要である．先天性の場合，対応できるのは，視力低下に対するロービジョンケアと合併症に対する治療である．後天性としてビタミンA欠乏症があるが，小児ではほとんどみられない．夜盲は，小児自身では症状を訴えないことが多い．保護者が夜盲の状態や視力低下に気づく場合や，家系内にほかの罹患者がいることから眼科受診して発見される場合が多い．保護者の訴えとしては，「暗いところでものを見つけにくい」「明所から暗所に移動したときしばらく動かない」「晴れた日に戸外から室内に入るとしばらくじっとしている」「暗所を手さぐりで歩いていた」などがある．屋外の照明がない場所，月や星あかりの神社や海岸で足がすくむ，電気を消した室内や夜トイレに行くときにこわがる，始まってしまった映画やプラネタリウムで動けない，なども夜盲の症状である．

視覚感受性期にある小児では，弱視の予防と治療という観点から視機能発達を見守る必要がある．結膜炎などのほかの疾患で受診したとしても，視機能障害にかかわる疾患を合併していることがある．何かおかしい素振りがあるなら疑うことが必要である．

まぎらわしく見逃しやすい所見（医師の検査）

まぎらわしい斜視，眼球運動

眼 振

乳児眼振症候群（先天眼振）と，両眼の視力不良よる感覚欠陥型眼振は，区別しにくいことがある．鑑別するには，眼球の異常の有無を確認するが，眼底疾患には異常がわかりにくいもの（後述）があるので，注意する．一般に，先天眼振は律動様で，成長とともに軽減するもの，静止位をもち，頭位異常が目立ってくるものがある．他方，感覚欠陥型眼振は振り子様眼振を呈することが多く，静止位がみられない．

斜 視

斜視は，その大半が先天性のものであるが，脳腫瘍や重症筋無力症，Fisher症候群でもみられることがある．複視の訴えがあるもの，斜視角に変動があるもの，外眼筋麻痺や眼球運動障害を伴うものは，先天性の斜視とは区別して頭蓋内精査や血液検査を行う必要がある．

● 表4-2　夜盲をきたす疾患

先天性（遺伝性）進行性	網膜色素変性 白点状網膜炎
先天性（遺伝性）非進行性	白点状眼底 小口病 完全型先天停在性夜盲 不完全型先天停在性夜盲
後天性	ビタミンA欠乏症

片眼の視力が悪いことに起因する感覚性斜視は，成人では外斜視を呈することが多いが，両眼視機能の完成以前の発症では，内斜視を呈することが多い[3]．

先天上斜筋麻痺として紹介されてくる症例のなかには，時に，患眼と思われている眼と反対側の下斜筋遅動や上直筋の遅動が含まれていることがある（図4-2）．

まぎらわしい前眼部の異常

小角膜や小眼球は，先天無虹彩やコロボーマ，白内障，胎生血管系遺残（persistent of fetal vasculature，旧名称は第1次硝子体過形成遺残/persistent hyperplasic primary vitreous：PFV/PHPV）などを伴っていることもあるが，軽度で，随伴する所見がないものは見逃していることがある．前眼部の形成異常をもつ小児は，しばしば緑内障を合併していることがある（図4-3）．

先天白内障とPFVは，視軸の混濁という点では共通しているが，白内障は水晶体そのものの混濁である（図4-4A）のに対して，PFVは水晶体周囲の混濁をきたしている（図4-4B）．手術では，硬い線維性組織を除去することに難渋することがある．

まぎらわしい眼底疾患

眼振があり，明らかに視反応が悪くても，検眼鏡ではその原因が見つからないことがある．また，すでに弱視治療を始められた症例のなかにも，片眼あるいは両眼の眼疾患をもつものがまぎれていることがある．静止位がない眼振や，屈折矯正・健眼遮閉に反応しないものは，もう一度眼球に形態学的な異常がないかどうかを見直して，必要があれば，網膜電図（electroretinogram：EGR）の記録などを考える．

黄斑の異常がわかりにくい眼底疾患[4]

黄斑の異常は，光干渉断層計（optical coherence tomography：OCT）が普及したことによって異常所見をとらえやすくなったが，乳児や眼振がある場合には撮影が困難である．検眼鏡での黄斑の異常がわかりにくい疾患として，黄斑低形成と若年性網膜分離症がある．

● 黄斑低形成

黄斑低形成（図4-5）は眼振を伴うことが多く，先天無虹彩と白皮症に合併することが知られ

図4-2 左眼の上直筋遅動例
右眼の上斜筋麻痺とまぎらわしい．

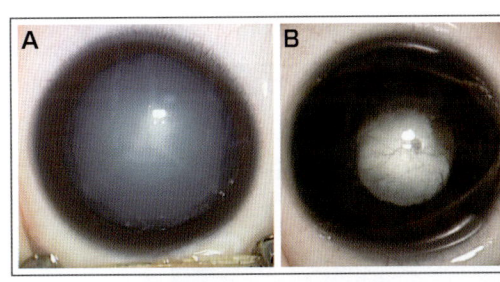

図4-4 白内障と胎生血管系遺残（PFV）
A：小児の白内障．B：PFVによる視軸混濁．
（Bの写真提供：国立成育医療研究センター 東 範行 氏）

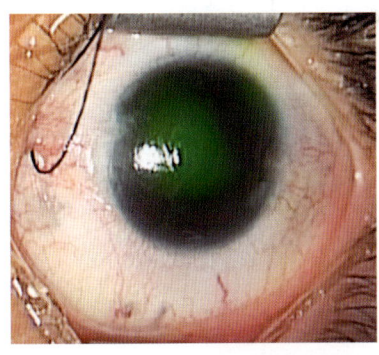

図4-3 小角膜
緑内障を伴っている．

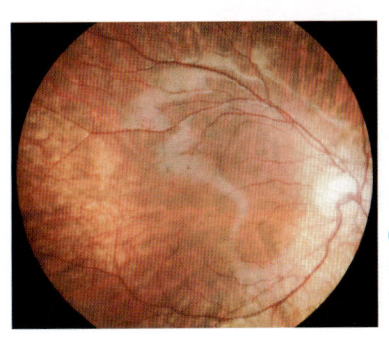

図4-5 黄斑低形成
中心窩反射がみられない．

ている．白皮症には皮膚・毛髪・虹彩の色素異常を伴う眼皮膚白皮症と，皮膚・毛髪所見を伴わず，虹彩色素の異常がない，あるいは，あっても軽い眼白皮症があり，どちらも黄斑低形成を伴う．前眼部に形成異常があるものや，眼底の色調が明るく，赤く，脈絡膜血管も透けてよく見えるような場合には，黄斑低形成がないかどうか，注意して眼底を見る．

● 若年性網膜分離症

若年性網膜分離症（図 4-6）は，重症から軽症まで，多彩な眼底所見を呈する．軽症例では，黄斑の反射が消失して濁ったように見え，よく観察すると，車軸状の皺襞が見えることがある．重症化すると網膜内層が大きく剥離したところに内層孔ができ，裂孔原性網膜剥離と見誤ることがあるが，網膜外層にも裂孔ができて，実際に裂孔原性網膜剥離になるものもあるので，注意深く経過をみていく必要がある．通常，若年性網膜分離症では，神経線維層がその他の層から分離するが，中心窩付近では内顆粒層と外網状層に分離がみられる[5]．ERG が陰性型を示すのも大きな特徴である．遺伝形式は X 染色体劣性遺伝が多いので男児に多く発病する．

眼底に異常がみられない眼底疾患[4]

検眼鏡では全く異常所見がとらえられない眼底疾患がある．その代表が網膜機能不全であり，これらは OCT によっても網膜の形態には異常がみられず，機能だけが障害される先天性の疾患である．通常，視力は大きく低下しない．杆体 1 色覚（図 4-7）は錐体細胞の全機能不全であるが，OCT を含めて，眼底所見には全く異常がみられない．また，先天停在性夜盲（図 4-8）は，ERG で杆体系の b 波が消失する完全型と，杆体系と錐体系の b 波が両者とも中程度に障害される不完全型がある[6]．完全型は近視眼底を示すが，それ以外には明らかな異常所見がみられない．また，錐体ジストロフィのなかにも，検眼鏡では全く異常を示さないもの（図 4-9）もある[7]．

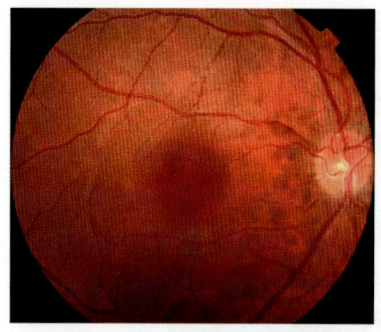

図 4-6 若年性網膜分離症
黄斑には車軸状，あるいは嚢胞状の分離を形成する．
（写真提供：獨協医科大学越谷病院　町田繁樹 氏）

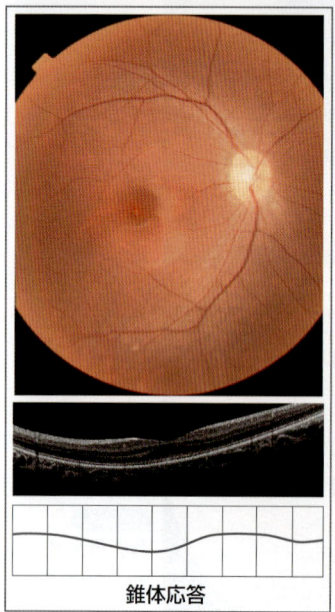

図 4-7 杆体 1 色覚
眼底に明らかな異常はみられず，ERG では錐体応答が消失している．
（写真提供：国立成育医療研究センター　東　範行 氏）

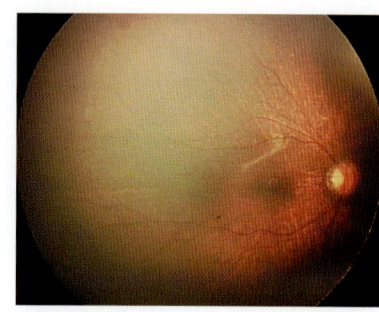

図 4-8 先天停在性夜盲（完全型）
近視眼底であるが，ほかに明らかな異常は見つからない．

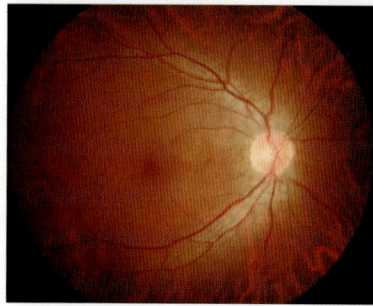

図 4-9 錐体ジストロフィ
検眼鏡では異常がわからないタイプ．
（写真提供：獨協医科大学越谷病院　町田繁樹 氏）

ほかの疾患とまぎらわしい眼底疾患

Coats病（図4-10A）は，時として，網膜芽細胞腫（図4-10B）と区別しにくいことがある．網膜芽細胞腫はCTで石灰化病変を呈することが重要な所見であるが，まれに石灰化を呈さないものがあり，このような場合のCoats病と網膜芽細胞腫の鑑別は，硝子体播種の有無，周辺の血管異常，病像の変化などから総合的に判断することになる．

トキソプラズマ感染症（図4-11A）と小さな網膜腫瘍（網膜芽細胞腫，網膜過誤腫：図4-11B）は，よく似た所見を呈することがある．過誤腫は，視神経近傍や後極部に発生する境界明瞭な良性腫瘍で，結節性硬化症に多くみられる．

被虐待児（虐待性頭部外傷）の眼底出血は，網膜の多層にわたる出血を呈することが特徴（図4-12A）であるが，基礎疾患に血液疾患（図4-12B）がないかどうかを確認しておく．

牽引乳頭・網膜ひだは，未熟児網膜症，胎生血管系遺残（PFV），家族性滲出性硝子体網膜症（familial exudative vitreoretinopathy：FEVR）などに共通の病像としてみられる（図4-13）．一般に，PFVは遺伝性がなく，病変は片眼性で，小角膜・小眼球を伴うことがあり，他眼には異常所見がない．増殖・牽引は硝子体血管にそって起こり，ひだは後極にできる．FEVRでは，耳側の増殖組織による牽引が多く，ひだも耳側にでき

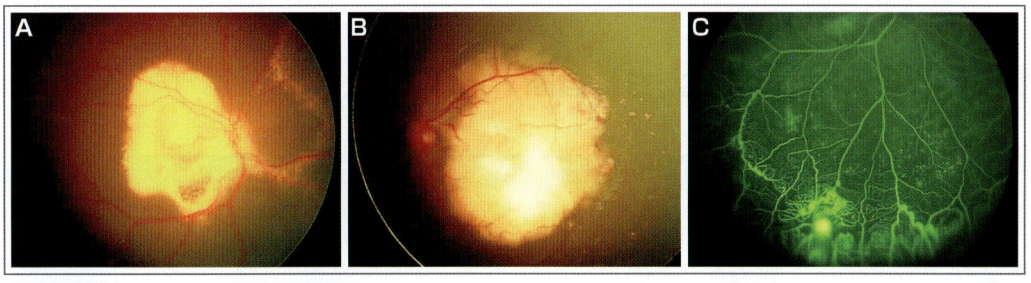

図4-10 Coats病と網膜芽細胞腫
A：後極に沈着物のあるCoats病．中心窩を含む黄斑が隆起している．B：網膜芽細胞腫．C：Aの蛍光眼底造影写真．周辺部にこぶ状の血管異常がある．

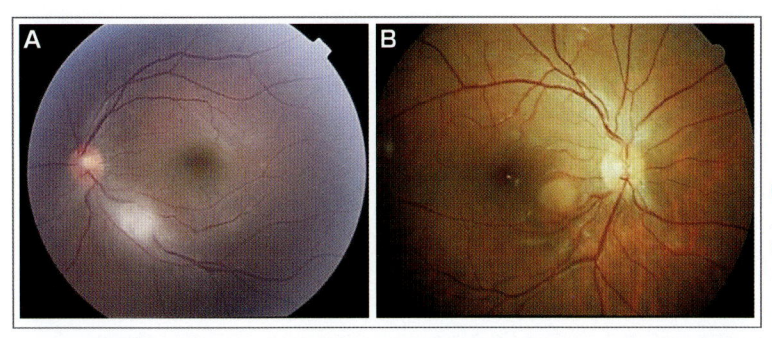

図4-11 小円形病変
A：トキソプラズマ感染症による滲出性，境界不明瞭で，不定形である．B：網膜過誤腫．境界明瞭の，円形腫瘍である．
（写真提供：国立成育医療研究センター 東 範行 氏）

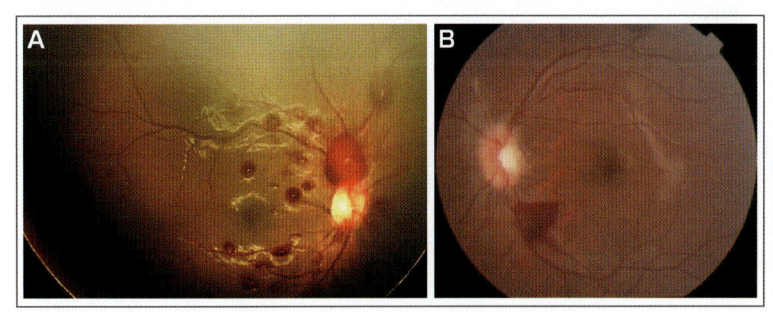

図4-12 眼底出血
A：後極の網膜内出血と，視神経乳頭付近に網膜前出血がみられる．B：再生不良性貧血が原因の網膜前出血．
（Bの写真提供：国立成育医療研究センター 東 範行 氏）

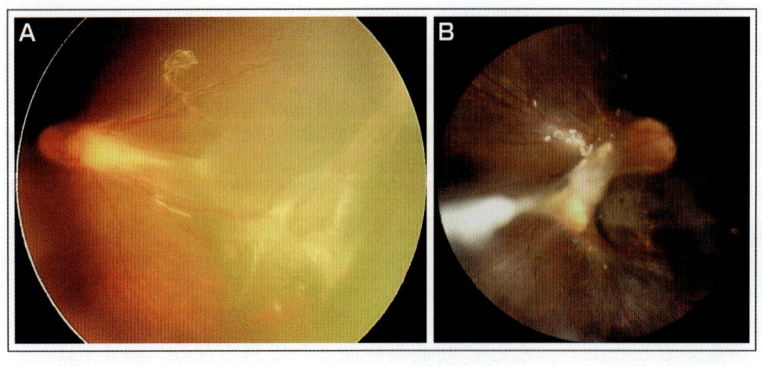

図4-13 網膜ひだ
A：FEVRの牽引乳頭．B：PFVによる網膜ひだ．
（Bの写真提供：国立成育医療研究センター 東 範行 氏）

ることが多い．両眼の周辺部に血管の異常（無血管領域）がみられる．未熟児網膜症を除けば，網膜ひだの原因は，FEVRであることが多い[8]．

診断・治療の緊急度一覧

緊急（時間的猶予がなくただちに診断・治療）

疾　患	症　状	検査所見
角膜の化学損傷	強い眼痛，液体飛入	角膜上皮剝離，偽膜性結膜炎，角膜穿孔，瞼球癒着
開放性眼外傷	強い眼痛，異物飛入	穿孔創
眼内異物	強い眼痛，異物飛入	穿孔創
眼窩壁骨折（特に絞扼型）	複視，疼痛，嘔吐	眼球運動障害，CTで眼窩下壁（内壁）骨折
被虐待児症候群	家族からの訴えと合わない他覚的所見	眼底に多層の出血，白内障，網膜剝離，新旧混在する多発外傷
眼窩蜂窩織炎	眼瞼腫脹，発赤，疼痛	副鼻腔炎または皮膚外傷痕
眼窩内血管異常（リンパ管腫など）の出血	急激な眼痛，眼球突出	画像検査で病変内のニボー形成
角膜潰瘍	強い眼痛	角膜実質に及ぶ局所欠損
角膜異物	強い眼痛	角膜異物
角結膜感染症（角膜ヘルペスなど）	眼脂，充血	角結膜びらん，角膜潰瘍
結膜異物	異物感，流涙	角膜びらん，眼瞼結膜異物
Stevens-Johnson症候群	眼脂，結膜充血，発熱，咽頭痛，多発性滲出性紅斑，口内炎	偽膜性結膜炎，角膜穿孔，瞼球癒着
急性ぶどう膜炎（発作時）	視力低下，眼痛，羞明	前房炎症細胞，硝子体混濁，視神経乳頭発赤
網膜動脈閉塞症	視力低下	網膜の乳白色混濁
視神経炎（症）	視力低下，視野異常	視神経乳頭浮腫，中心暗点

早急（可及的速やかに診断・治療）

疾患	症状	検査所見
春季カタル	眼瘙痒感，充血，流涙，眼脂	瞼結膜乳頭増殖，シールド潰瘍，輪部結膜腫脹
麻痺性斜視（眼瞼下垂を含む外眼筋麻痺）	複視，眼位異常，頭位異常	眼球運動制限，頭蓋内病変
うっ血乳頭	初期には症状なし	視神経乳頭浮腫，頭蓋内圧亢進
中枢性視野障害	視反応の異常，ぶつかる，傍らにあるものに気づかない	眼球・視神経に器質的異常がない，頭蓋内病変
重症筋無力症	変動のある眼瞼下垂，斜視	抗アセチルコリン受容体抗体陽性，テンシロン試験陽性
眼瞼毛細血管腫の増大	乳児の開瞼障害，眼球偏位	イチゴ状血管腫または青紫皮下腫瘤
涙嚢ヘルニア・涙嚢炎	新生児涙嚢部腫脹	CTで涙嚢と連続する鼻腔内粘液嚢腫
網膜芽細胞腫	白色瞳孔，斜視	眼底に黄白色腫瘤，CTで石灰化
網膜剥離	視力低下，視野障害，斜視	網膜剥離
未熟児網膜症	低出生体重児	網膜無血管領域，網膜外線維血管性増殖，網膜剥離．APROPはただちに治療
Bloch-Sulzberger症候群	皮膚の色素失調（水疱，色素沈着と消失），歯牙異常	血管形成異常，無血管野，網膜剥離．幼少で虚血，増殖が強いものはただちに治療
Coats病	白色瞳孔，視力低下	網膜下黄色沈着物，網膜剥離，網膜の末梢血管拡張
網脈絡膜感染症	視力低下，充血	網脈絡膜炎，虹彩炎，トキソプラズマ
眼窩腫瘍	眼球突出，眼球偏位	画像検査で眼窩内占拠病変
発達緑内障	流涙，羞明，角膜拡大	高眼圧，角膜混濁，角膜拡大
先天白内障	白色瞳孔，眼振，斜視	瞳孔領の白濁，水晶体混濁
形態覚遮断弱視	視力不良	先天白内障や先天眼瞼下垂など器質的病変，眼帯装用の既往

多少様子をみてもよい

疾患	症状	検査所見
先天眼瞼下垂	眼瞼下垂	弱視
乳児内斜視	内斜視	大角度の内斜視
Sturge-Weber症候群	顔面血管腫	脈絡膜血管腫，緑内障
小眼球症	程度にバリエーション	白内障・緑内障の合併
角膜輪部デルモイド	角膜輪部の黄白色隆起	時に乱視による弱視
強膜化角膜	角膜混濁	角膜と強膜の区別が困難
角膜ジストロフィ	角膜混濁	実質あるいは内皮に病変
Axenfeld-Rieger症候群	瞳孔異常	歯芽異常，後部胎生環，緑内障
Peters異常	角膜混濁	前眼部形成異常，緑内障
先天無虹彩	羞明	白内障，緑内障，黄斑低形成
層間白内障	視力不良	層間の混濁

● 多少様子をみてもよい（つづき）

疾　患	症　状	検査所見
水晶体偏位	乱視，視力不良，無症状	Marfan 症候群（高身長，クモ状指など）
家族性滲出性硝子体網膜症	斜視	網膜周辺に無血管帯，牽引乳頭．活動性がある場合は緊急．裂孔原性網膜剥離に注意
胎生血管系遺残	白色瞳孔・小眼球	小眼球，白内障，牽引乳頭
閉鎖性眼外傷	さまざま	前房出血が遷延するものは洗浄
共同性斜視	眼位異常	視方向で変わらない眼位ずれ
斜視弱視	視力不良	斜視以外に原因がない弱視
屈折異常弱視	視力不良	乱視，遠視
不同視弱視	視力不良	主に遠視性不同視
アレルギー性結膜炎	瘙痒感，羞明	アトピー性皮膚炎は白内障・網膜剥離，感染症に注意
霰粒腫・麦粒腫	眼脂，眼瞼発赤腫脹，疼痛	圧痛，眼瞼腫瘤，発赤

急ぐ必要はない

疾　患	症　状	検査所見
先天鼻涙管閉塞症	流涙，眼脂	涙管通水検査：不通
睫毛内反症	流涙，羞明	睫毛内反，角膜炎
先天眼振	視力不良，眼振	眼球異常なし
色覚異常	色の間違い	色覚検査異常
近視	遠見裸眼視力の低下	近視
心因性視覚障害	視力低下，複視，近見障害，色覚異常など	器質的異常なし，らせん状視野，非定型的色覚異常
視覚発達遅延	視反応の遅れ	発達遅滞が多い
Leber 先天盲	視力不良，眼振，眼球陥入	ERG 消失型
網膜色素変性	夜盲，視力低下，視野異常	ERG 減弱，消失
白点状網膜炎	夜盲，視力低下，視野異常	白点状眼底，ERG 減弱，消失
白点状眼底	夜盲	白点状眼底，ERG 陰性型
小口病	夜盲	金屏風様眼底，長時間暗順応後に眼底色調正常化，ERG 改善
先天停在性夜盲	夜盲，視力不良	ERG 陰性型
卵黄状黄斑ジストロフィ	変視症，中心暗点	黄斑病変，EOG の L/D 比低下
Stargardt 病	視力低下	黄斑萎縮性病変
錐体ジストロフィ	視力低下，羞明，色覚異常	錐体系 ERG 異常
遺伝性視神経症	視力低下，視野障害	視神経乳頭発赤や蒼白
視神経萎縮	視力不良，視野障害	視神経乳頭蒼白
視神経乳頭部先天異常	視力不良，眼振，斜視	視神経乳頭部異常
眼皮膚白皮症	視力不良，眼振，羞明	虹彩や眼底の低色素，黄斑低形成
虹彩，脈絡膜コロボーマ	瞳孔異常，症状なし〜視力不良	虹彩，脈絡膜の欠損
黄斑低形成	視力不良，眼振	黄斑低形成
X 染色体若年性網膜分離症	視力不良	網膜分離，ERG 陰性型．大きく分離したもの，網膜剥離のものは緊急

文　献

1) 相原　一, 阿部春樹, 北澤克明, 他：緑内障の分類. "緑内障ガイドライン 第3版" 日本緑内障学会緑内障診療ガイドライン作成委員会 編. 日本緑内障学会, 2011, pp11-21
2) 伊藤大蔵：全身異常を伴う症候群. "眼科学大系6B 小児と眼" 増田次郎, 他 編. 中山書店, 1994, pp233-242
3) 丸尾敏夫, 久保田伸枝：斜視と眼球運動異常. 文光堂, 2002, p48
4) 田中三知子：異常所見がわかりにくい小児の眼底疾患. 日本の眼科 85：921-927, 2014
5) 岸　章治：OCT眼底診断学. エルゼビア・ジャパン, 2006, pp302-306
6) Miyake Y, Yagasaki K, Horiguchi M, et al.：Congenital stationary night blindness with electroretinogram. Anewclassification. Arch Ophthalmol 104：1013-1020, 1986
7) Miyake Y, Ichikawa K, Shiose Y, et al.：Hereditary macular dystrophy without visible fundus abnormality. Am J Ophthalmol 108：292-299, 1989
8) NishinaS, SuzukiY, YokoiT, et al.：Clinical features of congenital retinal folds. Am J Ophthalmol 153：81-87, 2012

第5章 眼の発生

眼球の初期発生 (図5-1, 図5-2)

　最も初期の視覚器の原基は，胎生第3週に中枢神経原基である神経溝の両側に出現する眼溝である．この溝が深まって両外側に向かって陥凹し，眼小窩となる．胎生第4週の初めに神経溝は閉鎖して神経管となり，さらに前脳となるが，この時期に眼小窩は外方に突出して第1次眼胞となる．眼胞と前脳の間はくびれて視茎（眼胞茎）となる．眼胞は膨大して表層外胚葉と接するようになる．胎生第4週終わりに，第1次眼胞の外側は中枢側に向かって陥凹し，眼杯（第2次眼胞）となる．眼杯では眼胞壁が2枚背合わせで接しており，表層外胚葉側が眼杯内板（将来の神経網膜），中枢側が眼杯外板（将来の網膜色素上皮）である．

　眼杯の内板の陥入は腹側と背側で発育差があるので，眼杯腹側では胎生第5週までに深い切れ込みが形成され（眼杯裂），視茎までに及ぶ（眼胞茎裂）．これをあわせて胎生裂と呼ぶ．

　表層外胚葉は胎生第4週に第1次眼胞と接すると，そこが肥厚して水晶体原基である水晶体板となる．眼杯の形成とともに，水晶体板は眼杯に向かって陥入して水晶体窩となり，さらに胞状となって水晶体胞となる．水晶体胞は水晶体茎によって表層外胚葉とつながっているが，水晶体茎が萎縮して分離する．

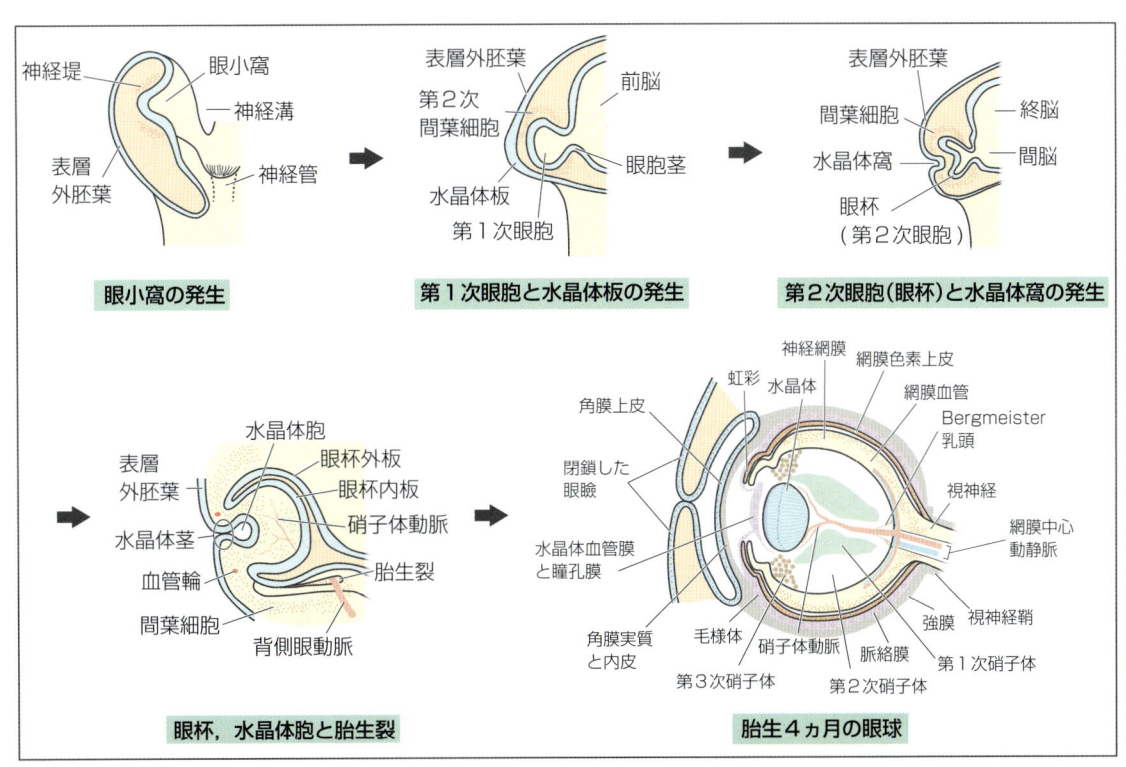

図5-1 眼球の初期発生

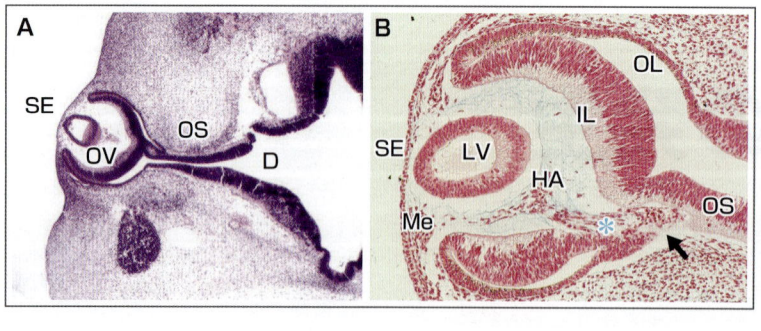

図5-2 第2次眼胞（眼杯）の発生（胎生第5週）
A：中枢と眼杯．B：眼杯の構造．
SE：表層外胚葉，OV：眼杯，OS：視茎，D：間脳，Me：前方から進入する間葉，LV：水晶体胞，HA：発生しつつある硝子体動脈，IL：眼杯内板，OL：眼杯外板，→：胎生裂後部，＊：胎生裂から進入する血管と間葉細胞．
（文献1より許可を得て転載）

　一方，頭頸部では真の中胚葉を形成する体節がなく，中胚葉（第1次間葉細胞）に相当する組織は，大部分が神経堤細胞から発生する．神経堤は，神経溝が発生する時期に，背側の境となる神経溝細胞が表層外胚葉側に向かって分離することにより発生し，神経溝にそって移動・増殖する．この細胞はやがて眼胞を覆い，中胚葉の性格を帯びるようになる．これらを中外胚葉あるいは外間葉組織といい，眼杯が形成されると，この間葉細胞（第2次間葉細胞）は眼杯裂あるいは眼杯前縁から眼杯内や水晶体胞周囲に進入する．胎生裂は胎生第6週までに閉鎖し，以後各眼組織は急速に分化する．

各眼組織の胚葉由来

　眼組織の胚葉による由来は，以下のごとくである．

神経外胚葉

　感覚網膜と神経線維，グリア，網膜色素上皮，毛様体色素上皮および無色素上皮，虹彩上皮，瞳孔括約筋および瞳孔散大筋．

表層外胚葉

　眼瞼上皮，角膜および結膜上皮，水晶体，涙腺，涙道上皮，瞼板腺，Zeis腺，Moll腺，睫毛．

中胚葉

　眼組織ではきわめて少なく，外眼筋（横紋筋）と血管内皮と考えられる．

神経堤（第2次間葉細胞）

　角膜実質および内皮，隅角線維柱帯，虹彩実質，脈絡膜，強膜，毛様体筋，視神経鞘，硝子体血管，眼瞼皮下および結膜下の脂肪組織と結合組織，眼窩内の脂肪組織と結合組織，血管周囲細胞，Schwann細胞，軟骨および骨組織．

Column
発生の週数の覚え方

発生の週数を覚えるのは難しい．しかし，先天異常の発症機転を考えるうえで，これにかかわる発生のイベントはさほど多くない．おおまかであるが，5週単位にすると覚えやすい（94頁参照）．なお，週数の記載はまぎらわしく，胎生0週＝胎生第1週＝妊娠齢2週である．

胎生 第5週：胎生裂閉鎖　その少し前（胎生第4週）に眼杯形成と水晶体胞分離
胎生第10週：水晶体胎生核完成・二次線維形成開始，硝子体血管最盛（以後退縮），視神経線維伸長開始，Bergmeister乳頭形成開始
胎生第15週：Schlemm管形成，網膜血管の乳頭より成長開始
胎生第20週：Bergmeister乳頭最盛（以後退縮）
胎生第30週：網膜血管（浅層）成長完了
胎生第35週：網膜層構造完成
胎生第40週：網膜血管（深層）成長完了

硝子体の由来にはさまざまな説があるが，第2次間葉細胞と網膜が産生に関与していると考えられる．

各眼組織の分化

角膜（図5-3）

初期の表層外胚葉から水晶体胞が分離する時期に，両者の間に第2次間葉細胞が進入する．表層外胚葉は後に上皮に分化するが，実質と内皮は神経堤細胞由来の間葉細胞起源である．間葉細胞の進入は，内皮を形成する第1次波と実質を形成する第2次波があるが，ヒトではこの2期がほかの動物と比べさほど明瞭ではない．

上皮は，初期は立方上皮で，胎生第8週頃より3～4層の重層扁平上皮となる．実質のコラーゲンは，胎生第7～8週より太い線維になる．実質細胞とコラーゲン線維は，胎生第10～12週頃までは深層のほうが浅層より密で，発達が早い．内皮は胎生第8～10週頃では1～2層で，以後は1層となる．Bowman膜およびDescemet膜は，初期は基底膜であり，胎生第15～20週にはある程度の厚さをもつようになる．

強膜

強膜は，眼杯周囲の間葉細胞から発生する．胎生第7週には角膜に連続する前方の部位に太いコラーゲン線維が出現し，次第に増加する．強膜の発達は前方から後方に向かい，後部や視神経鞘との接続部がほぼ完成するのは胎生5ヵ月終わりである．

虹彩（図5-4）

虹彩は水晶体と角膜に進入する間葉細胞と，眼杯前縁の神経外胚葉から形成される．胎生第9～10週頃，間葉細胞が眼杯前縁にそって水晶体前面を覆うように発達し，後に虹彩実質と瞳孔膜になる．ほぼ同じ時期に硝子体血管系より水晶体を囲む血管膜も形成される．一方，胎生第12週頃より眼杯前縁も前方にのびて2層の虹彩上皮層となり，間葉細胞から分化した虹彩実質の裏面を覆うようになる．実質は次第に増大し，色素細胞が増加し，胎生第20週頃から長後毛様体血管が進入する．虹彩上皮前層から瞳孔括約筋と瞳孔散大筋が発生する．瞳孔膜は周産期に至って消失する．

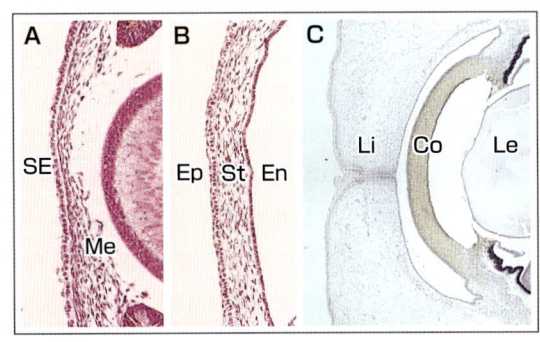

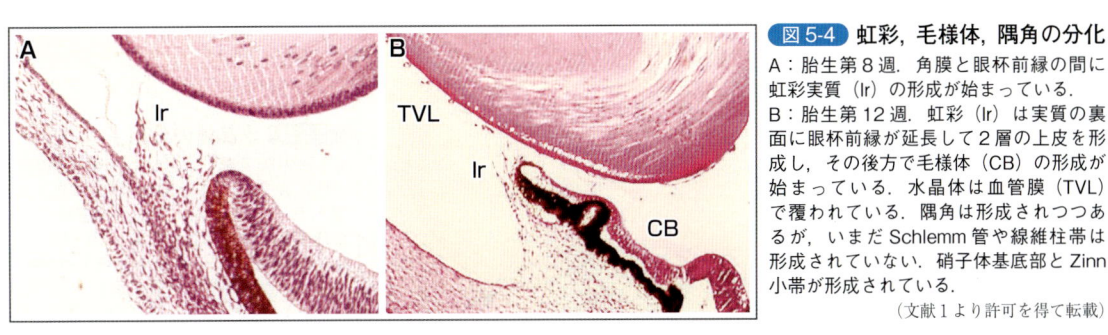

図5-3　角膜の分化
A：胎生第6週．表層外胚葉（SE）の後方に間葉細胞（Me）が進入している．B：胎生第8週．上皮（Ep），実質（St），内皮（En）の分化が認められる．C：胎生第9週．実質は密となっている（ケラタン硫酸免疫染色）．上下の眼瞼（Li）は表皮を介して癒合閉鎖している．Co：角膜　Le：水晶体．
（A・B：文献1より許可を得て転載）

図5-4　虹彩，毛様体，隅角の分化
A：胎生第8週．角膜と眼杯前縁の間に虹彩実質（Ir）の形成が始まっている．
B：胎生第12週．虹彩（Ir）は実質の裏面に眼杯前縁が延長して2層の上皮を形成し，その後方で毛様体（CB）の形成が始まっている．水晶体は血管膜（TVL）で覆われている．隅角は形成されつつあるが，いまだSchlemm管や線維柱帯は形成されていない．硝子体基底部とZinn小帯が形成されている．
（文献1より許可を得て転載）

隅　角 (図5-4)

　初期では，水晶体の前方は間葉細胞が占めているが，胎生第10～12週頃より角膜や虹彩の発生が始まると，前房が形成される．隅角の形成もこの時期より開始するが，間葉細胞が角膜と虹彩の2方向に増殖する一方で，充填した間葉細胞の一部がアポトーシスによって消失する．胎生第16週頃より，Schlemm管は血管内皮とコラーゲンの集塊として出現し，胎生第20週では管腔となる．引き続いて，隅角線維柱帯が完成する．

毛様体 (図5-4)

　毛様体は胎生第12週頃より発生が始まり，虹彩の後方に皺襞がみられる．無色素上皮は眼杯内板より，色素上皮は眼杯外板より発生し，皺襞部は胎生第20週にほぼ完成されるが，扁平部は遅く胎生第20週以降である．Zinn小帯は毛様体側より形成され，光学顕微鏡では胎生第14週より認められる．

水晶体 (図5-5)

　水晶体は胎生第3～4週に表層外胚葉で発生を開始する．はじめに表層外胚葉が肥厚して水晶板が形成され，眼杯に向かって陥凹して水晶体窩となり，さらに球状の水晶体胞となる．水晶体胞を表層外胚葉とつないでいる水晶体茎は退縮して，水晶体胞は胎生第5～6週に完全に分離する．初期の水晶体胞は1層の上皮で構成されているが，後方の上皮が線維形となって前方にのび（第1次水晶体線維），胎生第6～7週には腔を埋めて胎生核となる．水晶体線維の細胞核は前方に移動し，弓状に配列する（lens bow）．以後は赤道部で細胞が分裂し，胎生核を囲んで，第2次水晶体線維を形成する．この第2次水晶体線維の分裂は出生後も続き，20歳頃に停止する．水晶体嚢は，水晶体胞の時期は基底膜にすぎないが，胎生第6週頃より肥厚し，胎生第8週では嚢となる．発生期の水晶体は，硝子体血管系の水晶体血管膜で覆われ酸素と栄養を受けるが，血管膜は胎生第20週頃までに退縮し，房水から供給を受ける．

硝子体血管系 (図5-2, 図5-5, 図5-7)

　発生期の眼球内は，硝子体血管系によって栄養される．胎生第5週頃に胎生裂から内頸動脈由来の背側眼動脈の分枝が間葉細胞とともに眼杯内に進入する．胎生裂の閉鎖以後，この動脈は硝子体腔内で発達し，視神経乳頭から水晶体後部に向かう本幹と硝子体内の周辺部にまで至る分枝（硝子体固有血管）が形成される．さらにこの血管系は，前方で水晶体血管膜に続く．一方で，眼杯外でこれにそってのびた背側および腹側眼動脈は眼杯前縁で血管輪を形成し，水晶体血管膜と吻合する．硝子体血管系は胎生第10～12週に最も発達し，以後は末梢より退縮する．硝子体固有血管の退縮が最も早く，胎生第15～20週であり，次いで水晶体血管膜は胎生第20週頃までに消失する．硝子体血管本幹は最も遅く，周産期に至って消失する．

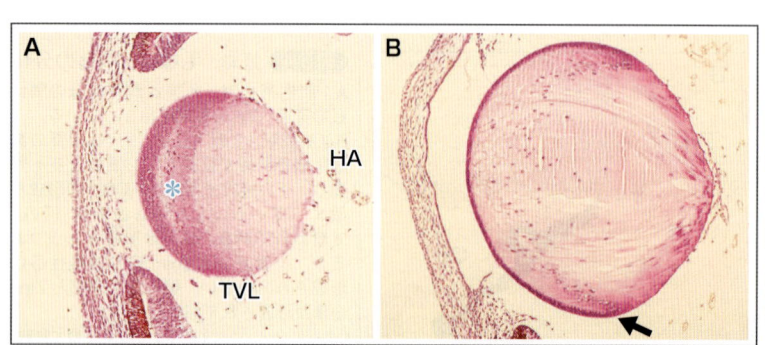

図5-5　水晶体の分化
A：胎生第7週．水晶体は，硝子体動脈（HA）から続く水晶体血管膜（TVL）に覆われている．第1次水晶体線維（＊）が成長し，核は弓状に配列している．
B：胎生第8週．lens bowがみられ（➡），第2次水晶体線維の形成が始まっている．
（文献1より許可を得て転載）

硝子体

硝子体の発生は，従来3期に分かれると考えられてきた．眼杯が形成される初期は，胎生裂あるいは眼杯前縁と水晶体胞の間隙から硝子体腔内に間葉細胞と血管が進入し，初期の第1次硝子体が発生する．次いで第1次硝子体を囲むように，血管を含まない第2次硝子体が網膜側より発達する．これによって第1次硝子体は漸次中央へ向かって萎縮し，周産期に至って消失する．両者はintravitreal limiting membraneによって隔てられており，これは第1次硝子体の萎縮消失に伴って，Cloquet管になる．最後に，前方周辺部で硝子体基底部やZinn小帯の原基である第3次硝子体が発生する．硝子体の再生部位としては，水晶体，毛様体，網膜を含めて，ほとんどすべての眼組織が候補に挙げられ，本来は外胚葉由来か，間葉（神経堤）細胞由来かでも論議されてきた．

近年の研究では，同時期の硝子体腔内で第1次硝子体と第2次硝子体と呼ばれていた部位は線維の形態に差はなく均一で，一過性に出現し退縮する硝子体血管を含むか否かの違いにすぎないことが判明した．そのためintravitreal limiting membraneなる構造も存在しない．初期の硝子体線維は太く，角膜や強膜の初期コラーゲン線維と同一で，胎生第8週より細い硝子体固有の線維が出現する．その産生部位は，主に硝子体血管と網膜である．毛様体における産生は特に著しく，胎生第9週より硝子体基底部線維とZinn小帯の形成が始まる．

網膜（図5-6）

網膜は神経外胚葉由来であり，胎生第3週より発生を開始する．眼杯の外板からは色素上皮層，内板からは神経（感覚）網膜が発生する．

感覚網膜

感覚網膜は，胎生第3～5週の眼杯内板が原始神経上皮として分裂を始める．その細胞核は外側に存在して原始神経上皮層（primitive neuroblastic

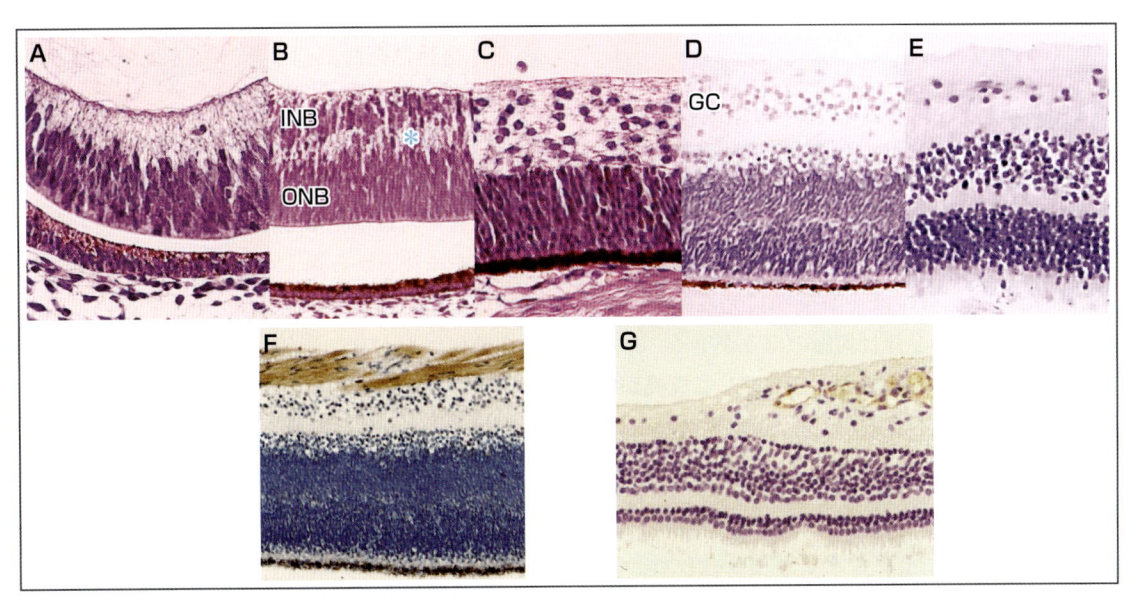

図5-6 網膜の分化
A：胎生第5週の原始神経上皮．B：胎生第8週．内神経母細胞層（INB）と外神経母細胞層（ONB）の間にはChievitz層（*）がみられる．色素上皮層はいまだ多層である．C：胎生第12週．Chievitz層は消失し，内神経母細胞層と外神経母細胞層は再度融合している．色素上皮層は1層となっている．D：胎生第17週．神経節細胞層（GC）が形成されている．内顆粒層と外顆粒層も一部分離しつつある．視細胞はいまだ外節が認められない．E：胎生第28週．層構造はほぼ完成し，視細胞外節もみられる．F：胎生第17週．神経線維層の形成（neurofilament免疫染色）．G：胎生第28週．網膜血管の成長先端部（第Ⅷ因子免疫染色）．

(A・B：文献1より許可を得て転載)

layer）あるいは核層（nuclear zone）と呼ばれ，内側の核のない細胞質は辺縁層（marginal zone）と呼ばれる．原始神経上皮細胞は分裂を繰り返し，胎生第6週から内神経母細胞層（inner neuroblastic layer）と外神経母細胞層（outer neuroblastic layer）の2層に分かれる．その間に一過性にChievitzの透明層が出現する．胎生第10～12週に内神経母細胞層と外神経母細胞層が再度融合し，胎生第15週頃より神経節細胞層が形成され始め，その核層が内神経母細胞層より内方へ分離し，その間に内網状層が形成される．しかし，神経節細胞の分化はずっと早く始まっており，その神経線維は胎生第7～8週に視神経原基に向かって投射を開始している．神経節細胞層が形成された後，網膜外層の核層は内顆粒層と外顆粒層に分かれ，その間に外網状層が形成される．視細胞外節は胎生第10週に網膜再外側に繊毛様に発生し，胎生第20週頃より形態が明瞭となる．網膜細胞の分化は，部位にもよるが，後方では神経節細胞，水平細胞，錐体細胞，アマクリン細胞，杆体細胞，Müller細胞と双極細胞の順に進む．以上の網膜各層の発達は，後極部側では早く，周辺側では遅い．胎生9ヵ月で層構造はほぼ完成する．

網膜血管

網膜血管は胎生第14週より，網膜中心動静脈が乳頭部から成長を開始し，周産期に至って最周辺部まで達するが，伸展すべき距離は耳側のほうが長いため，鼻側のほうが早期に完成する．また，毛細血管網の発達は内層のほうが早く，外層では遅い．網膜血管が最周辺部に達して成長が完了するのは，浅層血管第30週，深層血管第38～40週である．

黄　斑

黄斑の形成は胎生7ヵ月から開始するが，この部位における網膜細胞の密度亢進はすでに胎生第5週頃にみられる．中心窩は成長に伴う網膜内層細胞の移動によって形成されるが，出生時には明瞭でなく，完成するのは生後4ヵ月頃である．

網膜色素上皮層は眼杯外板から発生する．胎生第5週にはすでに外板の細胞内に幼若な色素顆粒がみられる．初期には細胞は2～3層であるが，胎生第7～8週で1層となる．細胞の発達とともに色素顆粒も成熟型となり，貪食にかかわるリソソーム顆粒は視細胞外節の発達とともに出現する．

脈絡膜

脈絡膜の発生は早く，毛細血管網から形成される点が網膜血管の発生と異なる．胎生第4～5週に眼杯外板周囲にまず1層の毛細血管網が形成され，胎生第6週にはその周囲にコラーゲンを含む間充組織がみられるようになる．胎生2ヵ月にはこれらの毛細血管網は眼動脈由来の長短毛様体動脈，渦静脈原基と吻合する．胎生4ヵ月には，毛細血管網の外側にやや太い血管網が形成され，また脈絡膜色素細胞も出現する．

視神経（図5-7）

視神経の原基は視茎で，神経線維は胎生第7～8週に網膜神経節細胞からのびて視茎内へ進入し，中枢へ投射する．胎生第8週に視交叉が形成され，最初はすべて交叉線維であるが，後に非交叉線維が出現する．胎生裂後部から進入していた血管と間葉細胞はその閉鎖によって，視神経入口部やや後方から進入する形となって，後の網膜中心血管となる．一部は視神経を貫いて硝子体血管につながり，一部は視神経内へ分枝する．一方，視茎を形成していた細胞は一部消失し，一部はastrocyteに分化して，胎生第20週頃までに神経線維束にそうグリアカラムを形成する．oligodendrocyteは胎生中期に中枢より移動してくるが，神経線維を囲むミエリン鞘の形成は遅く，周産期以降である．

視神経乳頭では，胎生第7週頃に，神経節細胞からのびる神経線維が視茎内に進入すると，視茎の硝子体に面する組織（原始上皮性乳頭）はこれによって分離される．これをBergmeister乳頭

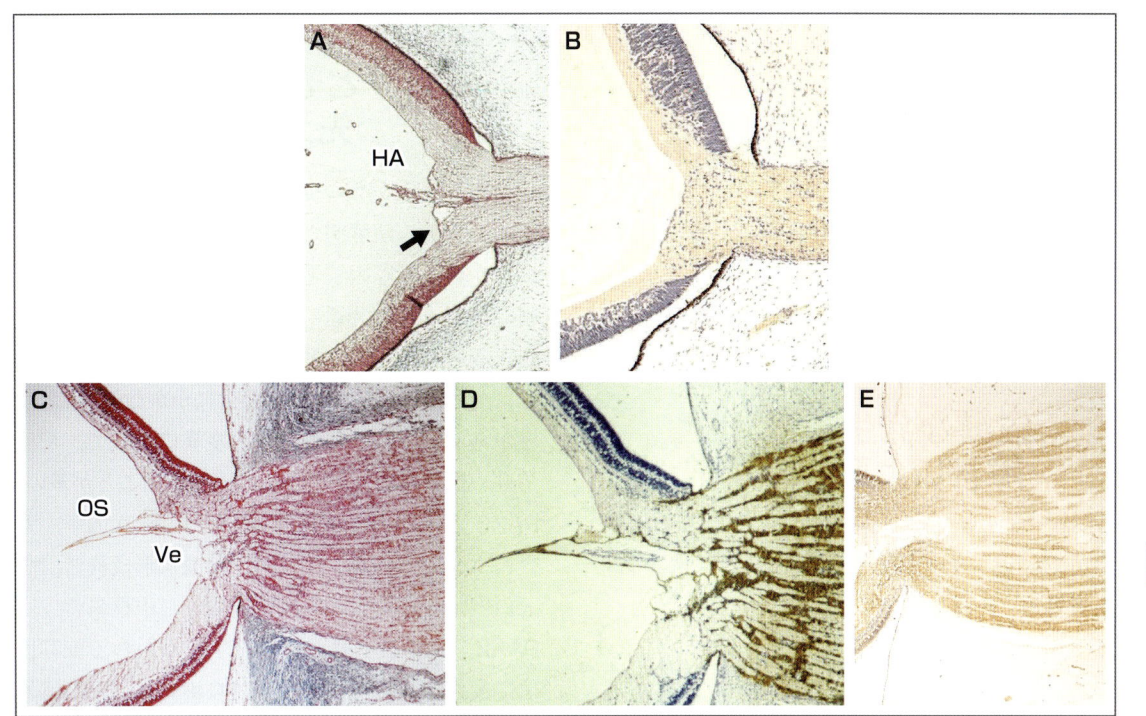

図5-7 視神経の分化

A：胎生第9週の視神経入口部．神経線維によって原始上皮性乳頭は分離されている（➡）．中央より硝子体動脈本幹とその分枝（HA）がのびている．
B：胎生第9週の神経線維（neurofilament 免疫染色）．
C：胎生第20週の Bergmeister 乳頭．硝子体血管本幹（Ve）の周囲にグリアの外鞘（OS）が形成され，硝子体腔内中央近くまで達している．
D：胎生第20週の Bergmeister 乳頭．外鞘は，視神経内のグリアカラムから連続する astrocyte で構成されている（glial fibrillary acidic protein 免疫染色）．
E：胎生第20週の視神経．神経線維束が形成され，グリアカラムと明瞭に分離されている（neurofilament 免疫染色）．

（A：文献1より許可を得て転載）

と呼ぶ．原始上皮性乳頭は一部が退縮するが，ほかは astrocyte となって胎生第12週頃より硝子体血管を囲んで増殖し，外鞘を形成する．この外鞘は胎生第20週頃まで水晶体に向かって成長し，時には硝子体腔中央まで及ぶ．以後は硝子体血管本幹とともに退縮し，周産期に至って消失し，乳頭に生理的陥凹を残す．

眼瞼・結膜

眼瞼は胎生第5～6週に，間葉細胞の増殖による突出とその先端部における表層外胚葉の増殖によって発生する．胎生第8週になると，上下眼瞼はその上皮が癒合して閉鎖する（図5-3C）．この時期から角膜および結膜上皮は急速に発達する．睫毛は胎生第9週よりみられ，胎生第13～15週には瞼板腺，Zeis 腺，Moll 腺も出現する．瞼裂閉鎖は胎生4～6ヵ月に解離する．一過性の瞼裂閉鎖の意義は，角膜，結膜の角化防止，眼球の保護である．

涙器

涙腺は，胎生第7週に上外側の結膜上皮より発生する．胎生3ヵ月頃より分泌腺がみられるが，発達は出生後も続き，乳幼児期に終了する．

涙道は胎生第7週頃に鼻側の表層外胚葉由来の上皮から発生し，まず溝を形成し，胎生後期までに次第に管となる．胎生第9週頃に一部が膨隆して，将来の涙嚢となる．

外眼筋

外眼筋は，胎生第4週より眼杯周囲で間葉細胞の集塊として発生する．胎生第5週には筋紡錘が認められ，この時期までに各脳神経が筋に到達する．上眼瞼挙筋は胎生第7週に上直筋より分離し，滑車は胎生第8～9週から形成される．

主要な発生イベントと障害による先天異常

胎生第4週：第1次眼胞，眼杯（第2次眼胞）．先天異常：無眼球症．

胎生第5週：胎生裂閉鎖．先天異常：コロボーマ．

胎生第5～6週：水晶体胞の表層外胚葉からの分離．先天異常：Peters異常．

胎生第10週～出生前：硝子体血管系の最盛期と退縮，Bergmeister乳頭の形成と退縮．先天異常：胎生血管系遺残（旧：第1次硝子体過形成遺残），硝子体血管遺残，先天乳頭上膜．

胎生第14週～出生前：網膜血管の成長．先天異常：家族性滲出性硝子体網膜症．先天異常ではないが，未熟児網膜症．

視覚器の形成にかかわる遺伝子とその変異による先天異常

複雑な構造をもつ視覚器の形成にかかわる遺伝子のシステムが解明されてきている．多くは発生にかかわる転写因子遺伝子であり，ほかの動物の視覚器形成でも共通に働いている．眼の初期形成を司る *PAX6*，胎生裂にかかわる *PAX2*，網膜発生にかかわる *RX*，視細胞発生にかかわる *CRX* などがある．これらの遺伝子の変異によって，形態形成や機能の異常が起こる．両眼性のことが多い．

PAX6：眼と中枢の発生にかかわる転写因子．変異による先天異常：無虹彩，前眼部形成異常，先天白内障，網膜・視神経形成異常，中枢異常．

PAX2：眼の胎生裂と腎の発生にかかわる転写因子．変異による先天異常：コロボーマ，腎形成異常．

CRX：網膜視細胞の発生にかかわる転写因子．変異による先天異常：Leber先天黒内障．

クリスタリン：水晶体構造タンパク．変異による先天異常：先天白内障．

オプシン：網膜視細胞の視物質．変異による先天異常：先天色覚異常．

XRL：網膜内の接着物質．変異による先天異常：先天網膜分離症．

文献

1) 東　範行：13章　視覚器の発生と先天異常．"標準眼科学　第12版" 木下　茂，中澤　満，天野史郎　編．医学書院，2013, pp216-230
2) Mann I : The development of the human eye 3rd ed. New York, Grune & Stratton, 1964
3) Mann I : Developmental abnormalities of the eye 2nd ed. Philadelphia, Lippincott, 1957
4) Jakobiec FA ed : Ocular anatomy, embryology, and teratology. New York, Harper & Row, 1982
5) Barishak YR : Embryology of the Eye and Its Adnexa 2nd ed. Basel, Karger, 2001
6) Traboulsi EI : Genetic Diseases of the Eye 2nd ed. New York, Oxford University Press USA, 2012

第6章 屈折異常と眼鏡・コンタクトレンズの管理

屈折異常の考え方

小児屈折異常のとらえ方

　小児における屈折異常は，自覚的屈折検査法（Donders法）を確実に行うことが難しいことから，他覚的検査に頼らざるを得ない．また，自覚的屈折検査法における視力測定も小児に適した検査法を用いざるを得ない．

　これらの特殊性から，いくつかの留意すべき点があるのでここに紹介する．

屈折異常の検出

　乳幼児では，屈折異常による視力低下を自覚して訴えることはまずない．目を細めて見るとか羞明や内斜視がある場合は屈折異常の存在を疑うことはあるが，通常多くの場合，3歳時（3歳6ヵ月時）の視覚健診に頼ることになる．この視覚健診では視力が0.5未満の場合にのみ精密検査の対象になるので，軽度の片眼弱視や屈折異常は見逃されてしまうのが欠点である．理想的にはこの健診時に，調節麻痺下の他覚的屈折値を求めることである．

　学童期に入ると学校健診が行われ，視力が0.9以下の場合は眼科受診の対象となるので，軽度の遠視以外はこの段階で検出されることになる．ただし低学年の場合は，検査時の集中力に問題があることがあり，正常児でも0.9以下の視力を呈することがある．

幼小児の屈折検査の特殊性：調節麻痺薬の必要性

　幼小児では，遠方に正しく焦点を維持する集中力に欠けるため，たとえ調節視標を遠方に置いて固視させたとしても，屈折検査時に固視標までの空間（図6-1）のどこにピントを合わせているのか全く保証できない．このため，他覚的屈折検査には調節麻痺薬の点眼が欠かせない．第一次選択は1％サイクロジール点眼であるが[1]，意外と近視眼に効きが弱い．サイクロジールを点眼しても，オートレフを行うとしっかり器械近視が混入する例が少なくない．後述するレチノスコピーの必要性の一つがここにもある．アトロピンは年齢を問わず1％液を用い，1日2回×7日間の点眼が必要である[2]．筆者は，あまりに副作用をおそれて0.5％液を点眼したり，エビデンス（学問的

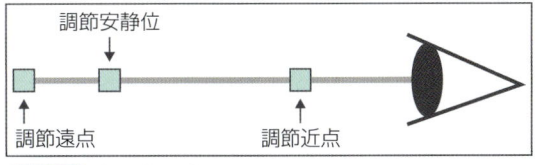

図6-1 各調節の位置
調節遠点・調節安静位・調節近点．

> **Column**
>
> ### 調節安静位
>
> 調節安静位は，固視標のない状態のときの調節の位置，無視標のときの焦点の位置，あるいは暗黒状態におかれたときの調節の位置をいうが，遠点よりも近方にあり，明状態では無視標下近視（empty field myopia）あるいは暗黒下では暗黒近視（dark myopia）とも理解されている．調節安静位は，通常は遠点から平均0.5～1.7D手前にあり，眼前60～150cmにある．

証明）のない 0.25％液を指示する立場にはない．

幼小児における他覚的屈折検査の必要性

　幼小児では，自覚的屈折検査法（Donders法）は非常に困難であるうえに，できたとしても信頼性が乏しい．屈折値を得るためには他覚的屈折検査がただ一つの信頼おける手段となる．

幼小児の屈折検査法とその注意点

1）検影法〔レチノスコピー（retinoscopy），スキアスコピー（skiascopy）〕

　最も簡便な方法で，レチノスコープと球面レンズ（板付きレンズ）さえあればできる．オートレフラクトメータができない乳幼児でも測定できる．オートレフラクトメータができない場合としては，一般に，第一に顎台に顎を乗せたり，じっと固視標を見つめることのできない乳幼児（発達障害児を含む）の場合があり，第二に測定する眼の中間透光体に混濁がある場合があり，また，年長者の例であるが，第三に円錐角膜の場合が挙げられる．乳幼児では，子どもの顔に正面から向かうことによってレチノスコピーを行うことが十分可能である（発達障害児を含む）．さらに応用として，眼鏡を装用した状態のまま普通にレチノスコピーを行うこともでき，眼鏡度数が低矯正でないか，過矯正でないか，適正なのかを他覚的に判定することができて非常に有用である．レチノスコピーは，眼科専門医であればマスターしておかねばならない熟練の技の一つである[3]．

2）オートレフラクトメータ・自動レフラクトメータ（automatic refractometer）

　オートレフラクトメータ（オートレフ）は2歳以上でしっかりしていれば測定そのものはできるものの，安定した測定は3歳6ヵ月になるのを待たねばならない．器械を覗いて測定することから宿命的に器械近視を発生させ，屈折値が近視側にシフトするのが第一の欠点である．アトロピン点眼調節麻痺下でも，オートレフは全く同じ値を繰り返して打ち出してはくれず，注意を要する．

小児における自覚的屈折検査の特殊性[4]

2歳から3歳6ヵ月頃まで

　幼小児では，自覚的屈折検査を精密に行うことは困難である．例えば，森実式ドットカード（図6-2）を用い，大体の屈折矯正の適否を知ることくらいしかできない．

3歳6ヵ月以降6歳頃まで

　3歳6ヵ月以降6歳頃までの小児では，ランドルト環単独視標を用いた視力測定がほぼ全例で可能となる．しかし，それでも，検査側のスタッフ（CO：視能訓練士）との信頼関係ができていないと，なかなか正確な視力値は得られない．常に声をかけながら，そして手早く測らねばならない．視力測定がこのような特徴をもつので，レンズ交換法による自覚的屈折検査法はなおさら難しい．他覚的屈折検査をまず行って，試すレンズ度数をある程度範囲を絞ってから自覚的屈折値を得るのがコツである．したがって，屈折値を求めるためには，上述の他覚的屈折検査が決め手となる．

得られた屈折値の取り扱い

自覚的屈折検査が信頼おけない〜不可能な場合

　3歳6ヵ月までは全例が自覚的屈折検査が不可能〜信頼おけないし，3歳6ヵ月を超えても子どもによっては自覚的屈折検査が不確実なことが多い．この場合，他覚的屈折値だけで眼鏡処方の要否を判断することになる．

遠視例

何D以上なら眼鏡が必要かが問題となる．表

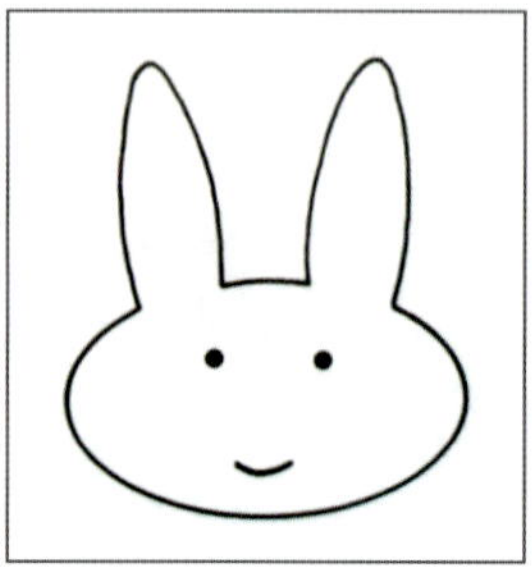

図6-2
森実式ドットカード（うさぎ）
大きさが横5cm×縦8cmと小さく，子どもの手にも入る．うさちゃんの絵が可愛い．

6-1 の正常値よりも 2D 以上強い場合に，眼鏡装用の判断をする．

処方度数としては，他覚的屈折値−1.50D を第一次選択とし，試用させて決定するが，嫌がる場合は−2.00D まで度数を減じ試用してみる．遠視度数が強くて眼鏡が必要であるのに拒否反応が強いときは，例外的に 1％サイクロジールを眼鏡購入当日の朝から 1 日 2 回×3 日間点眼するとよい．

上記屈折値よりも 3D 以上遠視度数が強い場合は，まず弱視が考えられるので，両眼性の場合は 1％アトロピン調節麻痺下の屈折値の完全矯正を行うのが一般的である．この場合，調節力も育っていないので，遠視度数を減じなくても子どもは嫌がらない．片眼性弱視（不同視弱視）の場合は，健眼の度数は裸眼視力を下回らない矯正視力が得られる度数にしないと，子どもは眼鏡をかけてくれない．

● 近視例

近視は必ず焦点の合う世界があるので，幼小児でも弱視のおそれはない．中等度までの近視の場合は眼鏡装用は急がないし，無理をしない．

しかし，中等度以上（−3D よりも強度）の近視例では，眼鏡装用は子どもなりの世界を広げるので，眼鏡装用のメリットを保護者に諭すことも欠かせない．保護者は子どもに眼鏡装用が始まることを嫌がるのが通例であり，中学生くらいになったらかけさせようと思っているなどとよく聞かされるが，眼鏡は保護者主体で選ぶものではない．特に中等度以上の近視例では，積極的に眼鏡処方に向けて説得とトライアルを行うのがよい．

強度近視の場合は，度数の強い凹レンズのための網膜像縮小のため，完全矯正は好ましくなく，子どもに嫌がられる．実際の処方度数は，他覚値の 1/2〜1/3 程度でよい．試用を繰り返して嫌がられない度数を求める．

● 乱視例

3D 以上と強い場合は弱視（経線弱視）の存在が考えられるので，乱視度数の完全矯正を試すのが一般的であり，成人よりもはるかに強い度数まで子どもは平気でかけてくれるが，弱視でない場合は，5 歳程度まで待たないと子どもが眼鏡矯正のメリットを感じないことが多い．軸角度はケラトメトリーで確認しておく．

自覚的屈折検査が可能な〜信頼おける場合

● 遠視例

遠方視力が良好であっても近距離視力が低下していたり，近方調節に調節努力を強いられて無意識に調節性眼精疲労を生じていることが多く，表面的には勉強嫌い〜書字読書に対して飽きやすい性格の一因になっていることがある．この現象は，学習能率に敏感な保護者に眼鏡の必要性を説くのに非常に都合がよく，筆者もよく説明に用いる．

なお，最も留意すべきは，非調節麻痺下の通常の状態で，裸眼視力を下回る矯正視力になるレンズ度数を決して選ばないということである．眼鏡を装用したら遠くが見えにくくなるような設定をすると，子どもは眼鏡をかけてくれない．調節麻痺下の屈折値はこの場合あくまで参考程度にする．また，近距離視力は必ず測定して処方の参考とする．眼鏡は常用が原則である．

● 近視例

軽度近視の場合はまず眼鏡処方に至ることはない．3〜6 歳の子どもでは眼鏡処方度数の下限は S−3.00D 以上と考えてよい．眼を細めたりしかめつらをよくするようになれば，子どもが遠方の小さな物象に興味をもつようになったことを表すので，横で見ている保護者も納得しての眼鏡処方のタイミングである．

● 乱視例

2D を超えると完全矯正の常用が理想であり，完全矯正を試すのが一般的である．成人よりもはるかに強い度数まで子どもは平気でかけてくれる

● 表 6-1　幼小児の正常屈折値（1％サイクロジール調節麻痺下）

年　齢	正　常屈折値	眼鏡処方を要する屈折値
3 ヵ月	S＋4D	S＋6D 以上
1　歳	S＋2D	S＋4D 以上
2　歳	S＋1D	S＋3D 以上
3　歳	S＋1D	S＋3D 以上

が，2～3D 程度の乱視では，小学校高学年以上まで待たないと子どもが眼鏡矯正のメリットを感じないことが多い．

幼小児の眼鏡処方時の問題点とコツ

● 幼小児の眼鏡処方時の問題点

いわゆる近視の眼のトレーニングや訓練をすると視力が上がったり，近視が治ったりするという宣伝がある．保護者は簡単にその弁に惑わされ，そういった保護者から本当に効くのでしょうか，という質問を受けることが多い．ゆっくり保護者を説得するように努めるのが，われわれの仕事である．

● 幼小児の眼鏡処方時のコツと秘訣

一般的に，遠視の場合は上述の学習能率をもとにした説明が有効であり，しかめつらは近視の場合の保護者への説得力ある表情である．しかし，保護者への説明では下記のように多岐にわたる繊細な注意が必要である．

1）子どもが初めて眼鏡をかける保護者への説得の秘訣

子どもが眼鏡をかけるということは，保護者にとっても子どもにとっても大きな出来事である．若干の例外はあっても，一般的には楽しみなことではない．子どもがルンルンで眼鏡をかけ始めるためのコツは，保護者がまずそれを楽しいことだとプラス思考で認めることにある．子どもにとってよく見えることの大きなメリットを，保護者としても好ましいことと前向きに理解するように説得するのが大切である．筆者は子どもは診察室の外に出して，保護者の説得にひとしきり時間をかけている．保護者が眼鏡装用を理解せずに嫌がったままでほっておくと，子どもに以心伝心で，子どもは眼鏡をかけたがらない．

2）子どもが初めて眼鏡をかける場合の周囲への説得の秘訣

子どもが初めて眼鏡をかけるときには，周囲の人間を味方につけるのがコツである．保護者はもちろん，家族，祖父母，クラスメート，担任の先生，近所の友人とその母親などに，子どもが初めて眼鏡を装用した顔を見たときに，けなしたりかわいそうなどと言わず，一口に「かわいい！」と言って褒めるよう，前向きな言葉と態度をとるように十分根回ししておく必要がある．初めて眼鏡をかける子どもの不安はとても大きなもので，それがこのひと言でなくなることを，次に会ったときの子どもの表情から読みとることができる．

3）眼鏡そのものに対する拒否反応が強いときの秘訣

眼鏡そのものに対する拒否反応が強いと判断したときは，無理強いはしない．あまり脅かしたり無理強いすると，円形脱毛を起こしたり性器いじりなどのストレス症状を呈する危険性がある．この場合は機が熟するのを待ち，子どもが眼鏡をかけるメリットを強く体感し，納得して装用しはじめるのを待つ．

おわりに

幼小児の屈折異常の取り扱いにおいては，度数決定やレンズなど成人とは違って独特の基礎知識が必要である．本稿をその参考資料として手もとに置いていただき，不安なく子どもの日常臨床に接していただけることを期待する．

眼鏡の管理

眼鏡は何がよいか

フレーム

小児の眼鏡にまず求められるのは，堅牢性と安全性である[5～7]．これを忘れてファッショナブルに走ると，もろくて危うい眼鏡が選択されてしまう．最も避けるべきは，外見は良いがひ弱なメタルフレームである．成人のフレームを，ただ大きさを小さくすればよいというコンセプトで作られた小児用フレームは，設計の段階から小児眼鏡フレームを理解していない．この反面教師例を図6-3 に示す．いわゆる完全なフィッティング不良例である．

小児の眼鏡の第一次選択は，安全で丈夫なセルフレームである．小児の顔は，特徴として第一に瞳孔間距離が狭いわりに顔が広いため，眼鏡の智部を広く設定する必要がある．第二に鼻根部が低く平らなため，鼻パッドを高く盛り上げなければならないが，シリコーン製のものは夏に暑苦しい（図6-4）．第三に耳が低く位置するのでテンプル（眼鏡の蔓）を２段曲げのものにしなければならない（図6-5）．これらの意味から，コーキ・プ
リティ・シリーズやフェイスフォント・シリーズが勧められる（図6-6）．典型的な最良のフィッティング例を図6-7に示す．

　小児が外見を気にしはじめる年齢になったら，すなわち女児では小学校高学年頃から，男児では中学校に入学した頃から，眼鏡を大切に取り扱いできるようになったことを確認して，メタルフレームを処方するが，そのなかでも比較的良心的で丈夫なものとしてスポーツフレックスジュニアやアンファンシリーズを挙げておく（図6-8）．

　悪い見本として，テンプルストッパー（図6-9A）があるが，使うとすぐに弾性を失い，テンプルの伸びを"ストップ"できなくなる．ゴム製のテンプル（図6-9B）も同じくすぐに弾力性がなくなり，耳にひっかからなくなる．テンプ

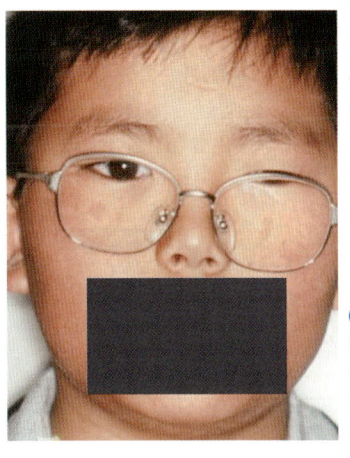

図6-3 ひ弱なメタルフレームを装用されたフィッティング不良の典型例

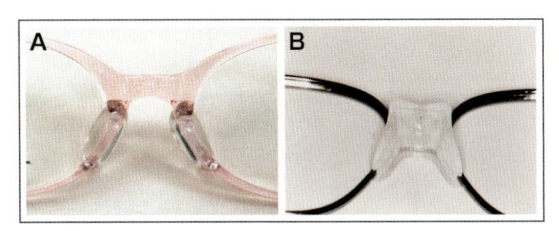

図6-4 鼻パッドの例
A：小児に適した分厚い鼻パッド．B：鼻パッドは分厚いが，シリコーン製のために夏は暑苦しい．

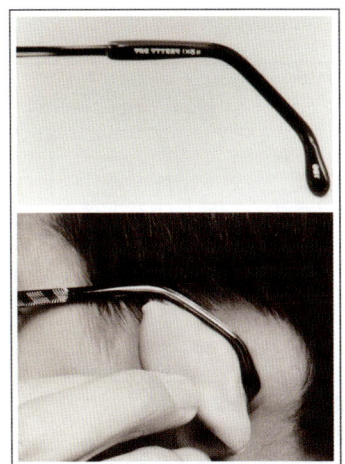

図6-5 小児用眼鏡に必須の２段曲げテンプル

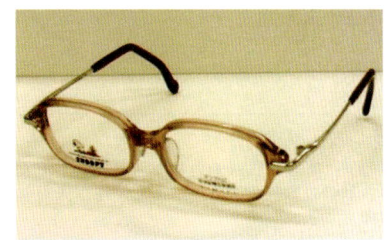

図6-6 小児に適したセルフレーム

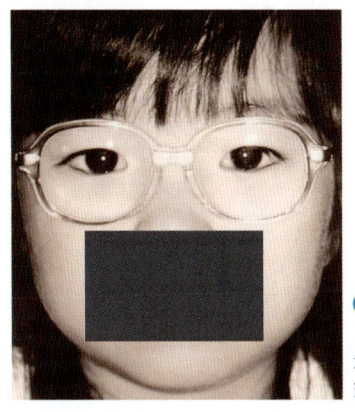

図6-7 フィッティングが最適状態の小児眼鏡装用

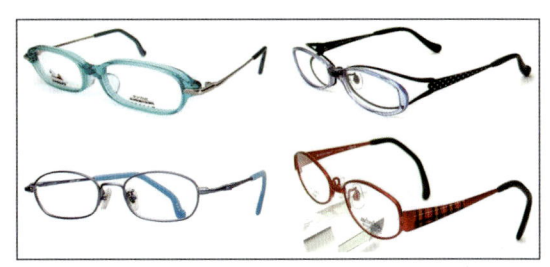

図6-8 小児に適したメタルフレーム

眼鏡の管理

全体を後ろからゴムバンドで引っ張るものもあるが（図 6-10），使うとやがてゴムバンドが弾性を失う．

特殊例に，鼻が低い場合が挙げられる．Down 症候群や超肥満例である（図 6-11）．このような場合は，図 6-12 のような下から挟んで支える鼻パッドが適していて，筆者にはその開発経験がある[8]．

レンズ

フレームと同じく丈夫で安全という条件に加え，軽いものが素材として求められる．安全，軽量という意味ではプラスチックレンズが，丈夫（耐久性）という意味ではハードコートが，さらに同時に薄いという意味では屈折率の高いレンズが適応となり，総合的にはハードコートを施した中屈折のプラスチックレンズが適応となる．

同じ度数でも，レンズ直径に配慮しなければならない．処方時には度数だけでなくレンズ直径にも配慮し，できるだけ小さなレンズ直径のものを用いる．図 6-13 に示すように，5D の球面レンズの場合，直径 65 mm と 50 mm とでは，図 6-13

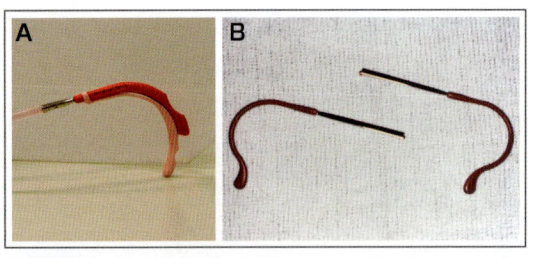

図 6-9 不適なテンプルの例
A：テンプルストッパー．すぐ弾性が失われてストップしてくれなくなる．B：バネ状のゴム製テンプル．すぐ弾性が失われて耳にかからなくなる．

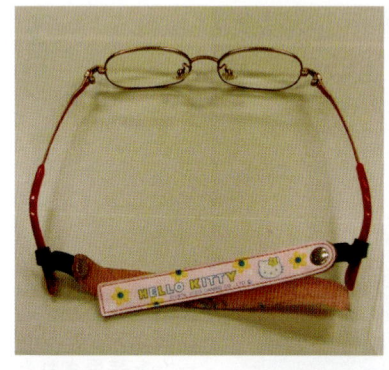

図 6-10 ゴム（バンド）止めテンプル
すぐに伸びて締まりがなくなる．

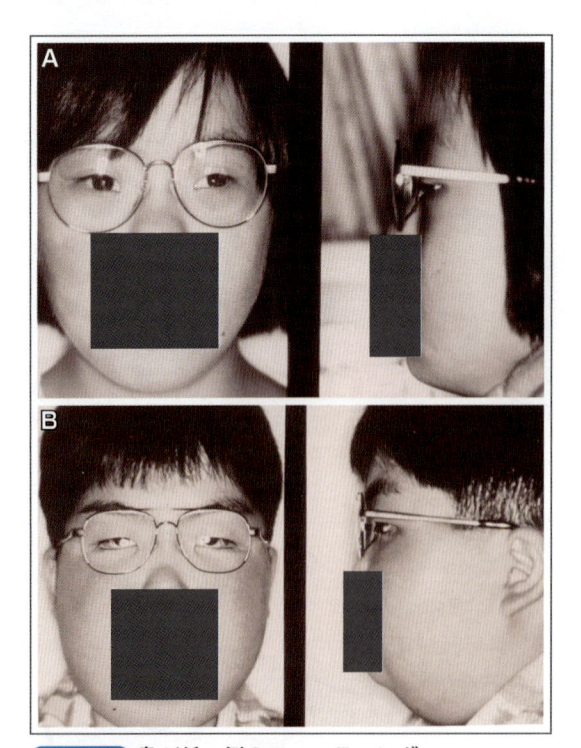

図 6-11 鼻が低い例のフィッティング
A：Down 症候群例，B：超肥満例．

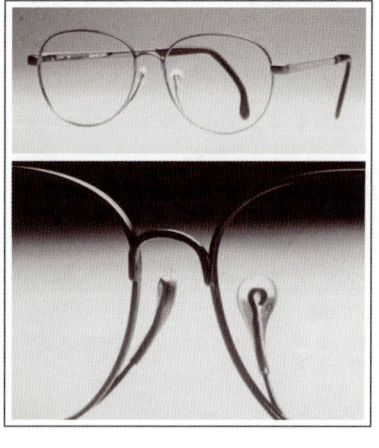

図 6-12 筆者特製，鼻が低い例用の特殊クリングス

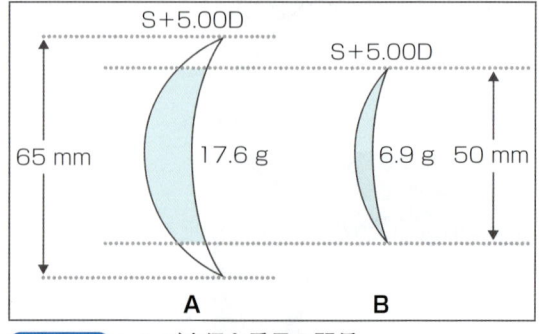

図 6-13 レンズ直径と重量の関係
直径が大きいレンズを切ってフレームに入れると（A），直径が小さいレンズを切って入れた場合（B）よりも重くなる．

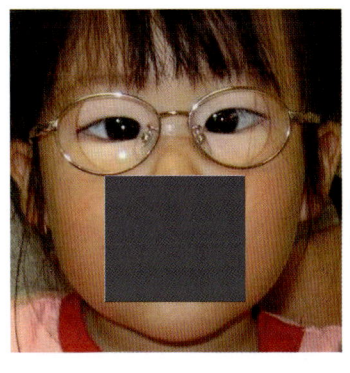

図 6-14
乳幼児無水晶体眼の眼鏡装用例
レンチキュラータイプのレンズが装用されている.

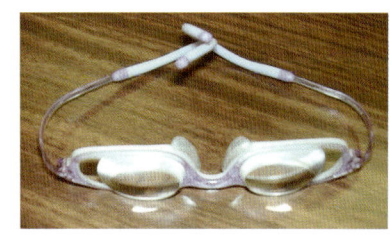

図 6-15
超強度の凸レンズの例
レンチキュラータイプにして重量の軽減がはかられている.

の□部分を眼鏡に入れるとすれば，10.6 g もの重量差がある[4,5]．フレームが通常 18 g 程度であることを考えると，この差は大きい．このことからわかるように，処方箋に"外径指定"をする．さらにこの理解を眼鏡店に求めることも，非常に大切である．

無水晶体眼では，レンズ重量軽減のために，レンチキュラータイプの凸レンズを装用する（図6-14，図 6-15）．

眼鏡店に対して

基本的在庫に上述の条件を満たした小児用のフレームを常時備えることを求め，各タイプ各色のフレームのパーツの在庫と交換用のテンプルを全サイズ常備しておくことを指示する．小児は取り扱いが乱暴なので，平均月 1 回以上の調整にも快く応じるようにも指導する．

処方後のフォローアップの計画

処方後いつ再診すべきか

眼鏡処方後の 1 回目は，遠視例では 2〜4 週間後，近視例では 3〜4 ヵ月後とし，視力のみならず眼鏡もチェックする．眼鏡の扱い方としてかけ方，外し方，置き方，レンズの拭き方を指導する．両手でかけ外しすること，置くときには絶対にレンズ前面を下にしないようにすることなどである．レンズの汚れは小児では激しいので，拭き取りばかりを行うと，レンズ表面のコーティングが剥離してしまう（拭きキズという）．保護者には，薄めた石鹸で洗うことを勧めてほしい．

以後のフォローアップ

6 ヵ月あるいは学校の休みごととし，通常 1 年ごとにフレームのサイズを大きくしていく．特に遠視例では，成長とともに遠視度数が減じるのでこれを追跡する．

おわりに

小児の眼鏡において，フレーム・レンズは成人とは違って独特の基礎知識・常識が必要である．本稿をその参考資料として手もとに置いてくだされば，何ら不安なく小児眼鏡の日常臨床に接していただけることを期待する．

コンタクトレンズの管理

コンタクトレンズ（以下，CL）が 1951 年にわが国で初めて使用されて半世紀以上が経つ[9]．その間，レンズデザインや材質の進歩に伴い，レンズの種類も豊富になった．そのため診療全体からみれば小児 CL 処方の頻度は少ないが，適応は拡大する傾向にある．片眼の先天白内障術後無水晶体眼の場合は，特に有効な治療法である．症例によっては，眼鏡よりも有効な屈折矯正デバイスへと発展してきている．小児の CL 装用の適応を表6-2 に示す[10]．

しかし，CL は眼にとっては異物であるうえに小児の眼は軟らかいので，常に角結膜障害のリスクを伴う．また診療に人手や時間がかかり，正確な検査も困難で，成長に伴う変化が早い．乳幼児の CL 装用が成人と比べて困難な点は，訴えがないので異常の発見が遅れやすく，コンプライアン

● 表6-2 小児のCLの適応

屈折異常	
無水晶体眼	白内障術後 水晶体偏位　など
角膜不正乱視	円錐角膜 外傷，手術後　など
瞳孔異常	無虹彩 白皮症　など
美容的	眼球癆 角膜混濁
治療的	角膜切除術後　など

スの危惧がある．紛失破損または度数変更に伴う保護者の経済的負担，特注レンズが必要となることなどもある．学童期のCL装用についても，自身で適切にCLを扱うには未熟である．

処方前に小児とCL双方の特性を熟知し，メリットとデメリットをさまざまな観点で考量し判断しなければならない．「コンタクトレンズ診療ガイドライン」を遵守し，処方後もトラブルを回避するため，眼科医は正しく管理できるよう保護者と患児の指導を継続する必要がある[9]．

さまざまなタイプのCL作成上の注意

CLのメリットを最大限発揮させるために，正しく処方し作成する必要がある．手持ちのオートケラトメータやオートレフラクトメータの値は常に目安と考え，CLを装用した状態で検影法でも確認する．レンズが出来上がったら必ず現物を装用させ，フィッティングとパワーを確認したうえで引き渡す．その後の定期検査では成長発達に応じて，最適な時期にサイズやパワーを変更する．

ハードCL

乳幼児の場合は，脱着が容易でトラブルに敏感なハードコンタクトレンズ（以下，HCL）の酸素透過性コンタクトレンズ（rigid gas-permeable contact lens：RGPCL）を第一選択とする[11, 12]．

フィッティングはフルオレセイン染色し細隙灯顕微鏡を用いる（図6-16A，B）．患児の動きが激しく細隙灯顕微鏡での確認が困難な場合は，直接視診にて確認する．無水晶体眼の乳幼児においては日常的な活動を考慮し，パワーは－2.0D前後の近視になるよう手持ちのオートケラトメータ・オートレフラクトメータおよび検影法で決定する（図6-16C）．

レンチクラールHCL

レンチクラールHCLとは，プラスレンズで度数が強くなった場合レンズの中央部が厚くなりすぎることと，厚いためレンズの重量が重くなりすぎるのを防ぐ目的で設計されたレンズである（図6-17）．凸レンズで度数が強くなると厚くて重く

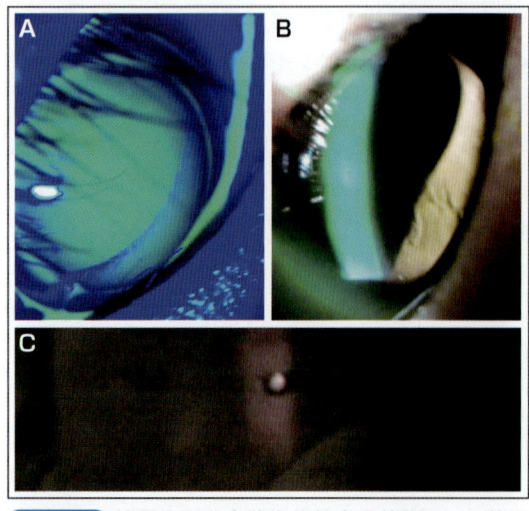

図6-16　片眼先天白内障術後無水晶体眼のCL装用例（同一症例）
A：フルオレセイン染色によるフィッティングの確認．B：無水晶体眼．C：CL装用下検影法によるパワーの確認．

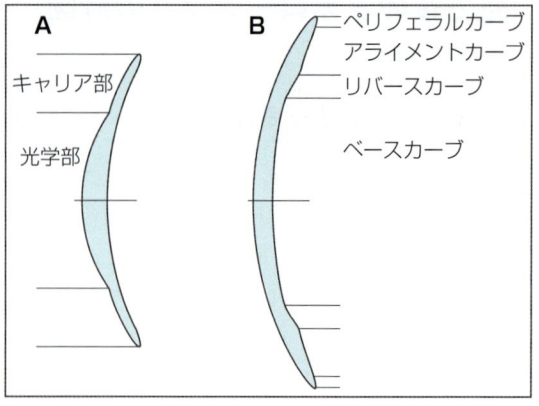

図6-17　レンチクラールレンズ断面とオルソケラトロジー用レンズ断面
A：レンチクラールレンズ（8.2 mm）．B：オルソK（10.6 mm）．

なるので，瞬目時の過動や異物感が強くなる．レンチクラールレンズはこのプラスレンズを相似形に直径を小さくすることで厚さと重量を低減し，平面のレンズに乗せたものである．通常レンチクラールにするのは＋10.00D以上の場合といわれている．レンチクラールにするかしないかの判断は，実際にテスト用のトライアルレンズを入れて判断する．

ソフトCL

ソフトCL（以下，SCL）の種類は大別して"通常SCL"のほか，1日使い捨て（終日装用）SCL・1週間使い捨て（1週間連続装用）SCL・2週間頻回交換SCL・消毒して1～6ヵ月使用する定期交換SCLの総称"使い捨てSCL"などがある．

保護者や患児からのSCL作成の希望が出たら，まず装用目的をよく聴取する．眼鏡とSCLのメリット・デメリットをよく説明し，眼鏡で十分目的を達せられる場合であればCLは作成しない．例えば通常の近視であれば，習い事やスポーツのときなど，CLのメリットのほうが明らかに上回る場合のみ，必要時だけ装用することを条件にCLを作成する．この場合はCLトラブル時のため，先に眼鏡を作成しておく．

トーリックCL

乱視矯正のためのトーリックCLは，前面あるいは後面または両面ともラグビーボールやドーナツの側面のように，任意の経線の曲率半径とそれに直交する経線の曲率半径が異なっている．HCLとSCLがあるが，小児に対する処方は現状では少ない．

多焦点CL

遠近両用の多焦点CLには同時視型と交代視型があり，こちらもHCLとSCLがある．交代視型はCL中央の遠用部と周囲の近用部を，正面視と下方視で使い分ける．また同時視型は遠用部と近用部の両方がCL中央にあり，この場合視線の移動は必要ない．遠近のバイフォーカルと，中心から周辺へ徐々に度が変化するマルチフォーカルがある．小児に対する処方は現状では少ないが，近視進行抑制のため，近業時（調節ラグ）や網膜周辺部の後方へのデフォーカスを多焦点CLにより軽減させる報告があり，今後の研究が待たれる[13]．

虹彩付SCL

角膜白斑や強膜化角膜など整容を目的とした虹彩付SCLがある．虹彩付SCLには瞳孔部分が透明なものと黒く着色したものがあり，虹彩の色調も各種ある．ただし現状では成人用サイズのみで，そもそも乳幼児へのSCL装着操作が困難であるため処方が難しい．小眼球を伴う場合などは，CLより義眼を考慮する．

小児における管理と注意点

CLの有用性を最大化し，有害事象は最小化することこそ，健全な視機能発達の達成に重要である．そのためまず眼科医が保護者に対し，正しい取り扱いや定期検査を行えるよう指導する．装用練習は保護者がCL未経験者や希望する場合に着脱体験，練習を行う．手洗いを行わせ，必要に応じて清潔不潔を指導する．慣れない場合は頭部を支えてくれる人に介助してもらいながら装用する（図6-18～図6-20）[11]．

装用スケジュールは2～3時間からスタートし，患児と保護者のペースにあわせ徐々に時間を延ばす．装用時間は目安としては最長12時間（4～8時間が多い）までにする．特に，開始直後は保護者の習熟度に応じて早めに外来受診させ，トラブルを未然に防ぐ．また弱視治療を行う時間に合わせ，夜間睡眠時は必ず外す．

学校現場での使用状況調査において，小学生のSCLの60％以上が1日使い捨てSCLであった[14]．頻回交換や定期交換SCLの消毒には過酸化水素消毒，ポビドンヨード消毒，多目的用剤（multi-purpose solution：MPS）の3種類があり，「コンタクトレンズ診療ガイドライン」および，各CL製造・輸入販売業者の取り扱い説明にそった方法で行う[9,15]．頻回交換や定期交換SCL

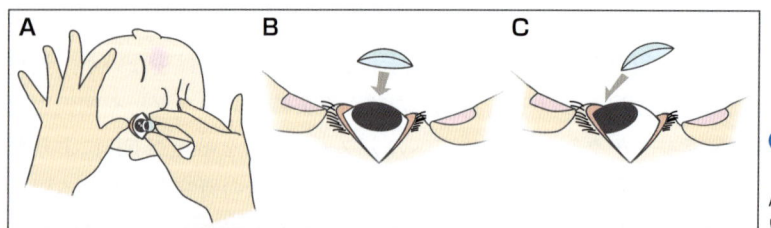

図6-18 頭部を支えてくれる人がいる場合の装用法
A：上下眼瞼を広げ装用．B：正面視している場合．C：眼球が上転している場合．

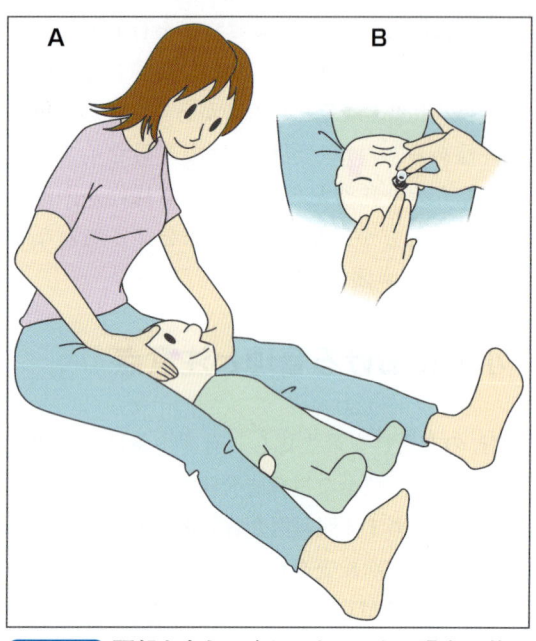

図6-19 頭部を支えてくれる人がいない場合の装用法
A：両脚の間に頭部を固定する．B：上下眼瞼を広げ装用．

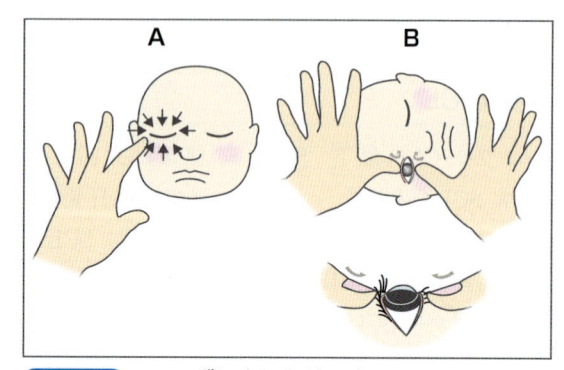

図6-20 CLのずれ直しと外し方
A：ずれた方向を確認後，眼瞼皮膚上からレンズを押しつつ，角膜中央に向けずれを直す．B：両方の母指で上下眼瞼縁を開き，眼瞼縁でレンズ縁をひっかけるように挟んで外す．

は，毎日レンズを外すたびにレンズケア（レンズの洗浄・擦り洗い・すすぎ・消毒，レンズケースの手入れ）を必ず行わなければならず，小児には困難である．

CLの破損や，ゴミや異物の飛入などによるCL外傷が疑われる場合は，ただちにCLを除去する．破片残留の確認や感染症予防のため，緊急受診先を保護者にあらかじめ指導しておく．CL装用に影響を与える程度のアレルギー疾患があるときは禁忌となる[9]．

オルソケラトロジーの問題点

オルソケラトロジー（以下，オルソK）とは，就寝中のみ内面のカーブが緩やかなHCLを装用し，角膜中央を平坦化させることで近視を矯正する方法である．内面はリバースジオメトリーと呼ばれる4種の同心円領域からデザインされている（図6-17）．効果は一時的なので，矯正を継続するには毎日夜間の装用を必要とする．

「オルソケラトロジー・ガイドライン」では，適応年齢20歳以上と明記されている[16]．しかし小学生のCL使用率は0.2％と低いにもかかわらず，オルソKは小学生CL使用者中19.2％と年々増加し，問題となっている[14]．つまり夜間視力の低下，角膜高次収差の増加，アカントアメーバ角膜炎などの重篤な角膜感染症リスクが増加，就寝時装用による角膜酸素不足，角膜内皮細胞減少などの影響などが危惧される．

オルソKレンズは，酸素透過性が高く汚れやすい．特にベースカーブとリバースカーブの境界は，涙液が貯留するtear reservoir zoneとなっておりケアが難しい．近年，小児において眼軸長延長抑制効果が報告されているが[17]，現時点では長期予後が不明なので，慎重な対応が必要である．

文献

1) 野邊由美子, 中村桂子, 菅澤 淳, 他：1％サイクロジール点眼による調節麻痺作用の再検討―アコモドグラムを用いて―. 神経眼科 6：217-221, 1989
2) 濱村美恵子, 野邊由美子, 澤ふみ子, 他：小児に対するアトロピンの調節麻痺作用の検討―調節の準静的特性から (第2報)―. 日本眼科紀要 40：1546-1550, 1989
3) 内海 隆：レチノスコピーの基本と応用. "眼科の診断と治療シリーズ" 日本眼科学会・日本眼科医会 監修. 万有ビデオライブラリー, 2008
4) 内海 隆：小児屈折異常の取り扱い. 眼科臨床医報 88：207-213, 1994
5) 内海 隆：小児の眼鏡. 日本の眼科 79：1377-1381, 2008
6) 内海 隆：幼小児の眼鏡. "眼鏡処方の実際" 所 敬, 梶田雅義 編. 金原出版, 2010, pp10-22
7) 内海 隆：小児に対する眼鏡処方. 眼科 53：993-999, 2011
8) 澤ふみ子, 内海 隆, 中村桂子, 他：特殊クリングスを持つ新型メタルフレームの肥満顔およびダウン症の小児への試用経験. 眼科臨床医報 89：1273-1275, 1995
9) 糸井素純, 稲葉昌丸, 植田喜一, 他：コンタクトレンズ診療ガイドライン (第2版). 日本眼科学会雑誌 118：557-591, 2014
10) 横山利幸：乳幼児のコンタクトレンズの処方とその注意. 日本の眼科 71：170, 2000
11) 高橋康造, 植田喜一：乳幼児に対するコンタクトレンズ. 日本コンタクトレンズ学会誌 53：18-26, 2011
12) 土至田宏, 由井あかり：無水晶体眼へのコンタクトレンズ処方. 眼科プラクティス 27：179-183, 2009
13) 長谷部聡：小児の近視予防―光学的治療法と視覚環境のインタラクション. 眼科 56：965-972, 2014
14) 宇津見義一, 宮浦 徹, 柏井真理子, 他：平成24年度学校現場でのコンタクトレンズ使用状況調査. 日本の眼科 85：346-366, 2014
15) 日本コンタクトレンズ学会　http://www.clgakkai.jp/index.html
16) 金井 淳, 糸井素純, 大橋裕一, 他：オルソケラトロジー・ガイドライン. 日本眼科学会雑誌 113：676-679, 2009
17) 大鹿哲郎, 平岡孝浩：オルソケラトロジーが小児期の眼軸伸長に及ぼす影響に関する研究. 日本の眼科 84：42-50, 2013

第7章 弱 視

視機能の発達

視機能は，眼球，視路の成長に伴い，視刺激を受けて発達する．つまり，眼球から大脳皮質までの視路を形成する要素はそれぞれ互いに影響を及ぼし，発達していく．視機能の発達の一部分は先天性であるが，ほかの部分は生後外界から受ける視刺激からコントロールされるものである．全く正常な眼球や視路で生まれても生後適切な視刺激が与えられなかった場合には，視機能の発達は不十分なものとなり，また，反対に先天的に眼球，視路に異常があると生後適切な視刺激を得てもその発達は不十分なものとなる．つまり，視機能は形態学的発達と機能的発達が重要である．

形態学的発達

眼 球

新生児の眼軸長は約17 mm（成人の約70%）で，生後1年間に約21 mmとなり，それ以降徐々に発育し，成人では平均24 mmとなる（図7-1）[1]．新生児の角膜の表面積は，正視の成人の3/4である．水晶体は，出生後も成長を続けるが，直径の増大が厚さの増大を上まわるので，成人では球状より円盤状に近くなる．成長に伴う眼球の容積の増加は，ほとんどが後眼部の成長によるものである．

網 膜

正常乳児では，生後2～3ヵ月以内に明順応網膜電図の振幅が著しく増大する．黄斑中心窩は，出生時には未熟であり，生後15ヵ月でほぼ成熟するが，5歳頃までさらに成熟化を続ける．錐体が中間周辺部網膜から中心窩へ移動し，杆体が中心部網膜から周辺部に移動するのは，生後1年以上，遅い場合は45ヵ月まで続く正常な変化である．

視神経と視路

出生時，前部視路には多くの神経細胞が存在するが，大部分は細胞死（apoptosis）が起こる．視神経の有髄化が完成するのは，2歳頃である．この有髄化は脳から眼球への方向に行われ，篩状板のところで止まる．網膜内の神経まで有髄化されることがあるが，これは通常は良性である．しかし，まれに視機能障害を起こすことがある．

屈折の変化

出生時約17 mmの眼軸長が成人で平均24 mmとなることは，ほかの屈折要素が一定であれば，15 diopter（D）以上近視化すると考えられる．しかし，実際はこのような強度近視になることはまれで，角膜などに代償されることにより，正視化される．山本は，シクロペントラートとトロピカミドを併用して調節麻痺を行った後の屈折値

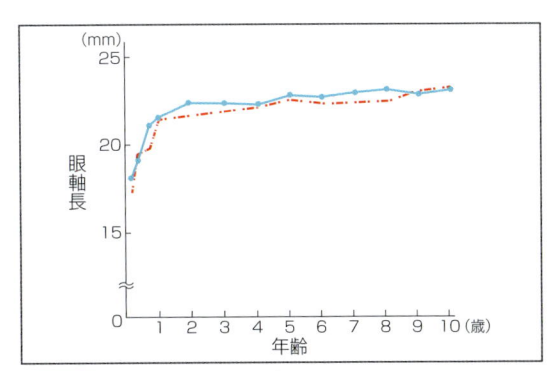

図7-1 眼軸長の成長曲線
出生直後の眼軸長は約17 mmで，1歳児になると約21 mmとなる．
（文献1より引用）

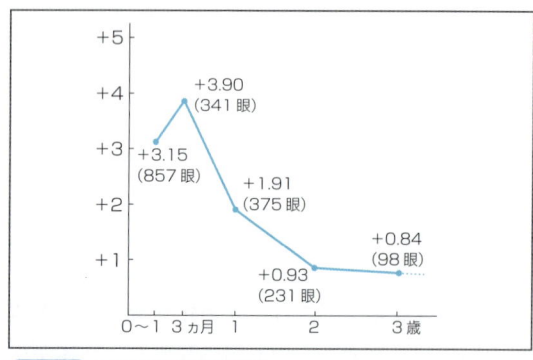

図7-2 屈折値の経年変化
3ヵ月児の+3.9 Dの遠視を頂点に正視化の傾向を示す．
(文献1より引用)

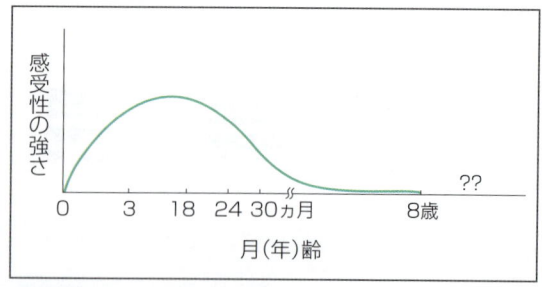

図7-3 視覚の感受性期間
出生直後の1ヵ月間は低く，その後次第に高くなり1歳6ヵ月頃を頂点に次第に減衰する．8歳頃まで続くと考えられている．
(文献2より引用)

として，生後1ヵ月児の平均は+3.2 D，3ヵ月児は+3.9 D，1歳児は+1.9 Dと報告している（図7-2）[1]．

機能的発達

視機能は，出生直後から"鮮明な像"を両眼同時に見ることによって発達する．視覚の発達期に黄斑中心窩に鮮明な像を結ぶことができなかった場合，弱視となる．粟屋は，ヒトの視覚の感受性は出生直後の1ヵ月は低く，生後3ヵ月頃から上昇し，1歳6ヵ月頃が最も高く，その後は徐々に減衰して8歳までは残存すると報告した（図7-3）[2]．近年，8歳以降でも視覚感受性は存在し，治療による視力の改善が報告されている[3]．視力の発達と視力検査については，後に詳しく述べる．

両眼視機能とは左右それぞれの網膜に映った像を単一視させる機能で，出生後両眼で"同時にものを見る"という刺激によって両眼視細胞が発達して両眼視機能を獲得していく．両眼視には同時視，融像，立体視がある．正常両眼視は出生時には備わっていないが，生後2～6ヵ月でほぼ完成すると考えられている．乳児では，立体視の有無をrandom dot stereogramと視覚誘発電位（visual evoked potential：VEP）を併用して調べる．立体視は，24ヵ月頃まで発達を続け，融像も立体視とほぼ並行して発達する．

Thornらは，出生4週以内の新生児は大半が正位で，その他のすべての児は小角度の外斜視であったと報告している[4]．生後3ヵ月未満に，一時的な眼位異常を呈することがあってもそれだけでは異常であるとはいえない．生後6週未満では正確な輻湊はみられないが，4ヵ月までには眼位は正位となり輻湊も良好となる．

色覚については，生後4週では少数，12週ではすべての児において色覚を認める．波長によってその感度の発達時期は異なる．

乳児の両眼視野は，出生直後から7週までは緩徐に発達し，生後2ヵ月から6～8ヵ月までは急速に広がり，その後，ゆっくりと視野の拡大がみられる．3歳未満の乳幼児の視野検査は不可能なことが多く，正確かどうかは何度も同じ検査を繰り返し再現性があるかどうかをみてみないと判断できない．

弱視とは

社会的・教育的弱視：low vision

一般の人々は，"弱視"という語から，視力を矯正しても日常生活が不自由で回復しない状態を想像することが多い．このように，さまざまな原因で生じた回復困難な視力障害を"ロービジョン（low vision）"といい，"医学的弱視（amblyopia）"とは区別している．WHOのロービジョンの基準は視力が0.05～0.3未満としている．しかし，ロー

ビジョンの定義は定まっておらず，わが国でも，梁島は"眼前手動弁以上の視力を有するもので何らかの視覚的補助具を利用すれば読み・書きが可能なもの"[5]とし，守本らは"成長・発達あるいは日常生活および社会生活に何らかの支障をきたす視機能または視覚"[6]としている．

医学的弱視：amblyopia

出生直後の正常新生児の視力は0.02程度であるが，その後鮮明な像を両眼同時に中心窩に結像させて"見る"ことにより，視機能が発達していく．医学的弱視（amblyopia）は，視器に器質的病変がなく視覚感受性期間内に適切な視刺激を受けて見ることが妨げられることによって起こるが，早期に発見し，視機能発達の感受性期間内に原因となる疾患や眼異常の治療を速やかに行い，視能訓練を行うことにより視力が改善する．つまり，医学的弱視は，治すことのできる弱視である．筆者が，滋賀県立小児保健医療センターでの10年間の三歳児健診で弱視頻度を調査した結果は，弱視の頻度は1.4%であった．

弱視治療において，弱視を起こす原因の除去は，具体的には，屈折異常であれば眼鏡などで屈折矯正し，白内障であれば水晶体混濁を除去し屈折矯正を行うことである．視能訓練は視性刺激を強く与えることであり，細かい形（形態覚）を見せることが重要で，光では刺激にならない．一般に，片眼性弱視のほうが両眼性より重篤である．

これは，健眼のほうが視力発達が進みやすいとともに，弱視眼には抑制がかかって発達が妨げられるためである．したがって，片眼性弱視では一定時間健眼を遮閉して，弱視眼に強制的に形態覚刺激を与える．

機能弱視と器質弱視：functional amblyopia and organic amblyopia

機能弱視（functional amblyopia）は，斜視や屈折異常などが原因の弱視で，治療により視機能が改善するものをいう．これに対して，何らかの器質病変が原因で起こり治療しても視機能の改善がないものを器質弱視（organic amblyopia）という．視神経先天異常などがその例である．しかし，先天白内障や先天角膜混濁のように器質弱視に機能弱視が合併していることも多く，器質病変が原因の弱視であってもある程度の視機能改善をみることがある．ロービジョンとの混同を避けるために，器質弱視という用語は最近ではあまり用いられない．

病態の研究

弱視は器質病変が認められないが，異常や障害の本態はどの部位か．Wieselは，正常なサルと生後2週～18ヵ月まで片眼を閉鎖していたサルの視覚皮質4C層の神経終末を観察したところ，正常サルでは左右眼からの入力に差はないが，右眼閉鎖サルは左眼からの入力が拡大し，右眼からの入力は狭くなり左眼と連合していたと報告した[7]．Mikiらは，ヒトでfunctional magnetic resonance imaging（fMRI）における機能評価から，弱視眼を刺激したときの外側膝状体の反応低下を報告した[8]．弱視の病態は，主として視覚皮質，外側膝状体などの異常が考えられるが，まだ解明されていない．

Column

何歳からでもまずは治療開始

"視覚の感受性には臨界期があり，弱視治療は臨界期内に行うことが重要でタイムリミットがある"ということは，眼科医なら誰でも知っている．しかし，弱視の発見が遅れ，8歳以降に初診した児はもう"手遅れ"なのだろうか？　実際は，10歳以上で初診した弱視児であっても治療に反応することが多い．まずは，治療を開始することが重要である．

弱視の原因と治療[9]

屈折異常弱視：ametropic amblyopia

両眼同程度の屈折異常が原因で起こる両眼性の弱視である．例えば，両眼に同じ度数の強い遠視があると，調節機能を駆使しても両眼ともに鮮明な像を網膜上に結ぶことができず，常に両眼同時に同程度の不鮮明な像を見ることとなるために両眼の弱視となる．また，両眼に同程度のある程度以上の乱視が存在する場合は，調節では乱視は減じることができないので弱視となる．

治療は視覚の感受性期間内に網膜中心窩に鮮明な像を与えることであり，サイプレジン®調節麻痺下での他覚的屈折検査に基づき屈折矯正を行う．筆者らの経験では，三歳児健診で発見された屈折異常弱視は，全例5歳代で1.0の視力を得た[10]．屈折異常弱視は，弱視のなかでは最も速やかに視力の向上が得られる予後良好なものである．強度近視の両眼性弱視では，網膜の器質性疾患を伴う場合は屈折異常弱視とは異なり難治性であるので，眼底検査，可能なら光干渉断層法（optical coherence tomography：OCT）により，鑑別することが重要である．

不同視弱視：anisometropic amblyopia

左右眼の屈折値に差がある屈折異常が原因で起こる片眼性弱視である．例えば，両眼に程度の異なる遠視がある場合，鮮明な像を網膜中心窩に結ぶために調節機能を働かせるが，調節は両眼等量に加えられるので遠視の強い眼は常に不鮮明な像しか得ることができず不同視弱視となる．また，左右眼の乱視度が異なる場合，乱視が強い眼は他眼に比べ常に不鮮明な像しか見ることができないので弱視となる．

治療は，視覚の感受性期間内に網膜中心窩に鮮明な像を与えることであり，サイプレジン®調節麻痺下での他覚的屈折検査を行い，基本的には得られた値で屈折矯正を行う．もし，眼鏡での視力不良のため装用不可であった場合は遠視度数を減じた値で処方し，まずは眼鏡を常に装用するようにする．視力改善が不良であればアトロピン調節麻痺下での屈折検査を行い，遠視度数を増やし，アトロピンの効果が残っている間に新しい眼鏡装用を開始している．特に年少児では，遠視度数の値を減じて眼鏡処方すると視力改善が不良であるばかりではなく内斜視が発症することがあるので，十分に注意が必要である．

American Academy Ophthalmology（AAO）の年齢別眼鏡処方基準を表7-1に示す．しかし，実際は基準未満の不同視であっても弱視となることはあり，個々に対応することが重要である．たとえ0.5 Dの不同視であっても，不同視弱視となることもある．筆者らは，三歳児健診で見つかった不同視弱視に対しては，2.0 D未満の不同視は眼鏡処方せずに視力発達の経過観察をし，経過不良であれば眼鏡処方することにし，4.0 D以上の不同視であれば眼鏡処方に加え早期から健眼遮閉を併用している．

Pediartic Eye Diesease Investigator Group（PEDIG）は，視力20/40～20/100である3～7歳の未治療の不同視弱視において，77％は屈折矯正のみで2 line以上視力改善し，27％は屈折矯正のみで完治したと報告している[11]．筆者らは，眼鏡と健眼遮閉を同時には開始せずに，まず，眼鏡処方して最低1～2ヵ月経過をみたうえで視力の改善が不良であれば，健眼遮閉を併用することにしている．乱視性の不同視は，1.5 D以上の左右差があれば早期から健眼遮閉を併用している[10]．屈折矯正だけでは弱視眼の視力発達が不十分な場合は，健眼遮閉も併用する．Bangerter遮閉膜，健眼のアトロピン点眼によるペナリゼーションを

● 表7-1　American Academy Ophthalmologyの不同視に対する年齢別眼鏡処方基準

	0～1歳	1～2歳	2～3歳
近視性不同視	≧−2.50 D	≧−2.50 D	≧−2.00 D
遠視性不同視	≧＋2.50 D	≧＋2.00 D	≧＋1.50 D
乱視性不同視	≧2.50 D	≧2.00 D	≧2.00 D

行うこともある．

斜視弱視：strabismic amblyopia

　常に固視眼が決まっていて交代視しない斜視や，交代視可能な斜視であっても左右差があれば，斜視弱視となる可能性がある．斜視眼と固視眼の中心窩に結ぶ像は異なり混乱するので，混乱を避けるために斜視眼の情報を脳に伝えないようにして複視を防いでいる（抑制）が，その状態が続くと斜視眼は弱視となる．したがって，片眼性に起こる．

　治療は，健眼遮閉にて中心固視の獲得と視力発達を行う．健眼遮閉は，一般的には1日3～6時間程度の部分時間遮閉から始めるが，終日遮閉を行うこともある．また，屈折異常がある場合は必要であれば屈折矯正も行う．内斜視の場合は，アトロピン調節麻痺下での屈折検査を行い，完全屈折矯正を行う．内斜視以外の斜視であれば，まずはサイプレジン®調節麻痺下での屈折検査を行い，必要があれば屈折矯正する．健眼遮閉の治療中は，特に健眼視力や眼位，両眼視機能の評価が必要である．形態覚遮断弱視よりは予後はよいが，屈折異常のみが原因の弱視よりは治療が困難で，長い期間を要し，最終的に1.0の視力を得られないこともある．

微小斜視弱視：microtropic amblyopia

　斜視角が10 prism diopter（Δ）以下の軽度の斜視に伴う片眼性の弱視である．斜視眼では中心窩からわずかにはずれた所に結像するので，軽度の弱視が起こるとともに，固視眼の中心窩と斜視眼（＝弱視眼）の道づれ領を偏心固視点とする調和性異常対応を示すことが多い．逆に中心窩に結像すると抑制を示し，周辺融像でのおおまかな融像と立体視がある．

　微小斜視は通常の遮閉試験では斜視が検出されないため，4プリズム基底外方試験を用いて検出する．これは，固視目標である光視標を固視させ4Δの角プリズムを基底外方に置き両眼の眼球運動を観察し，複視を感じたかを尋ねる方法である．正常では複視を自覚し融像運動がみられる．微小斜視弱視では複視を自覚せず，斜視眼にプリズムを置いたときは眼球が動かず，固視眼にプリズムを置いたときには両眼が同じ方向に動き輻湊はみられない．不同視を伴うことが多い．

　治療はまず，不同視に対して屈折矯正と健眼遮閉を併用するが，難治性であることが多い．

形態覚遮断弱視：form vision deprivation amblyopia

　中心窩の前に，視覚刺激を実際に遮断するものが存在することによって起こる．先天眼瞼下垂，大きな眼瞼腫瘍，長期の眼帯，角膜混濁，白内障，重篤な硝子体混濁などが原因であり，両眼でも片眼でも起こる．

　治療は，まず，原疾患の治療を行った後，屈折矯正，健眼遮閉を行う．片眼性のほうが両眼性より重篤であり，原因除去とともに，長時間の健眼遮閉による訓練を要する．例えば，片眼の先天眼瞼下垂や先天白内障が原因であれば，手術で眼瞼を挙上あるいは水晶体混濁除去によって瞳孔に光が入るようにした後，屈折矯正と健眼遮閉を速やかに開始する．また，年少児に片眼眼帯を装着すると医原性の形態覚遮断弱視となることがある[1]ので，医療従事者は注意しなければならない．斜視の合併も多く，ほかの弱視より治療に抵抗性で予後不良である．特に片眼性，早期発症のものは難治性で，早期発見に努めなければならない．

　なお，日本眼科学会ホームページでも，弱視についてわかりやすい説明が掲載されている[12]．

弱視診療における視力の評価方法

　新生児は，0.02～0.05程度の視力がある．図7-4に，種々の報告者による乳幼児の正常視力の発達を示す[13]．

　乳幼児の視機能検査では，児の年齢によって検査方法が異なること，年齢によって正常値が変化

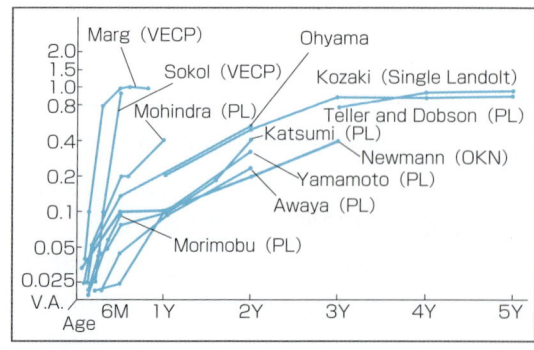

図 7-4 種々の報告者による乳幼児の正常視力の発達
（文献 13 より引用）

検査方法を挙げるが，詳細は第 2 章に譲る．

3 歳未満の乳幼児に対する視力検査法

対光反応・瞬目反射

未熟児や新生児が対象である．

嫌悪反射

検者が児の片眼を覆ったときと他眼を覆ったときの態度に違いがあれば，視力の左右差があることがわかる．

固視・追視

生後 3 ヵ月には，固視・追視の状態をみることにより視力の評価が可能となる．

視覚誘発電位：visual evoked potential（VEP）

光あるいは格子縞のような視覚刺激を与え，大脳皮質における電気的反応を測定する．電極を後頭部において脳波の変化を記録するが，非常に微細な電位変化なので加算増幅して平均化する．フラッシュ VEP とパターン VEP がある（図 7-5）．

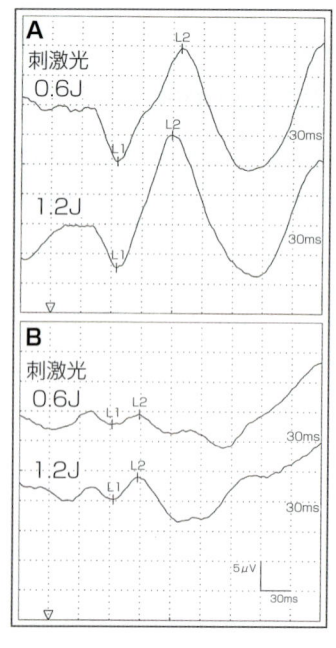

することなどがポイントとなる．乳幼児の視力評価は低年齢であるほど他覚的検査が中心となり，左右差の検出が重要となる．新生児では反射や他覚的な検査しかできないが，成長に伴って自覚的な検査も可能となってくる．しかし，自覚的検査の可能率や正常値も年齢によって変化する．また，個人差も大きいので，結果の数値だけでは，正常，異常を判断するのは難しいことも多い．検査時の児の態度や反応速度なども十分に観察しなければならない．つまり，視機能検査と診察を完全に分けてしまうのは危険で，全くの分業にて得た検査結果の記載のみを見て判断すると，見落としが生じることがある．

また，乳幼児は意義や重要性を理解して検査を受けるわけではなく，検査に対する興味もないので非協力的であり，長時間集中できない．検査は時間制限があり，検査の優先順位を児によって変え，要領よく検査を進める工夫が必要となる．

乳幼児の視力検査は，被検者である児が安心して，落ち着いて集中できる環境づくりが，検査の可能率を高めるために重要である．成人の視力検査のように隣接して他児が検査していたり，室内に多くの検査機器が置いてあったり，検査室の中をスタッフが行き来したりすると，検査に集中することが困難となり検査の可能率や信頼度が低くなる．年齢によって検査方法が異なり検査方法によってその値が異なるので，おおよそ何歳でどの検査方法を選択すればよいかを理解しておかなければならない．

以下に，それぞれの年齢の乳幼児に対する視力

図 7-5
片眼先天白内障による形態覚遮断弱視の VEP
A：健眼（右眼），B：患眼（左眼）．弱視により VEP の振幅が低下している．

視運動性眼振：optokinetic nystagmus（OKN）

白黒のドラムを眼前で回転することによって誘発される眼振である（図7-6）．回転方向には緩徐相，反対方向には急速相の衝動性眼振を示す．

選択視法：preferential looking（PL）

乳児に均一な画面と縞模様を見せたときに，縞模様のほうを見る傾向があることを利用したものである．

縞視力カード：grating acuity card

原理はPLと同じである．場所をとらず，簡便に検査できる．検査時間が短くPLより低年齢の新生児にも適用可能である（図7-7）．

ドットカード：dot visual acuity card

身体の部分の名称がわかり，絵本や人形の目を指させる程度に精神発達した幼児が対象となる．個人差はあるが，2歳前後で検査が可能となる．2～3歳で0.6以上，4～5歳で0.8以上が標準的な視力値である．

絵視標，図形視標による視力検査

動物などの絵視標を呈示して答えさせる方法や，○，△，□の視標を呈示し，児が同じ形の図形を指差して答える方法である（図7-8）．2～3歳6ヵ月児が対象となる．

3歳以上の幼児に対する視力検査法

ランドルト環（Landolt環）による視力検査

3歳前後から成人と同じランドルト環による視力検査が可能となるが，年少児は，読みわけ困難があり，視標がつまっていると見づらい．湖崎ら[14]は，この読みわけ困難は8～10歳まで

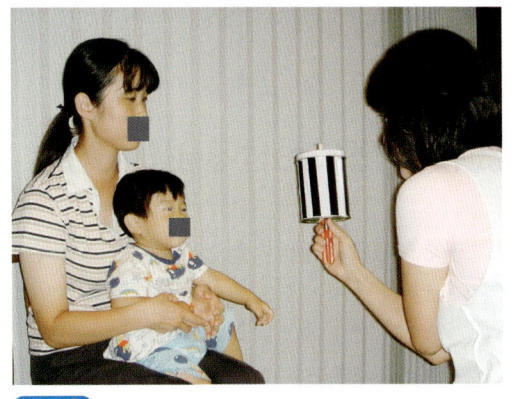

図7-6 視運動性眼振（OKN）による他覚的視力検査

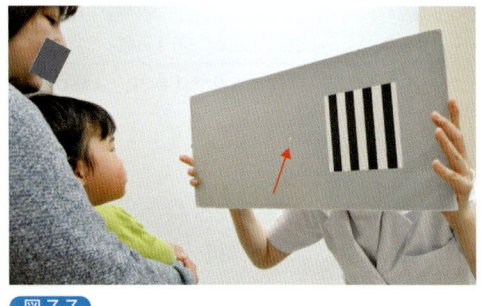

図7-7 Teller acuity cards®（TAC）による視力検査
乳児に均一な画面と縞模様を見せたときに，縞模様のほうを見る傾向があることを利用した方法．検者は中央の小さい穴（→）から児の眼の動きを観察し，判定する．児は縞のほうを見る．

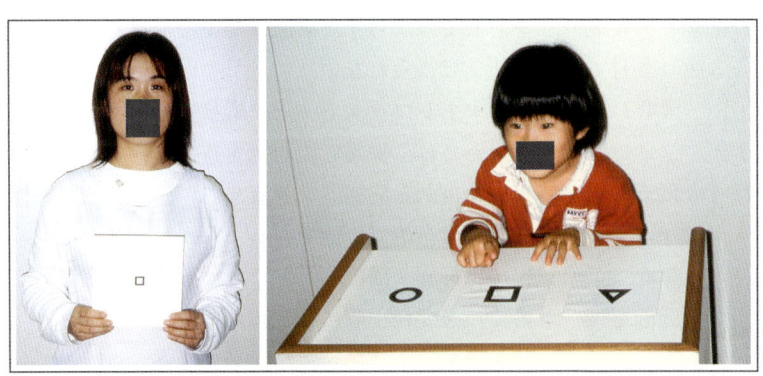

図7-8 ○，△，□の図形視標による視力検査

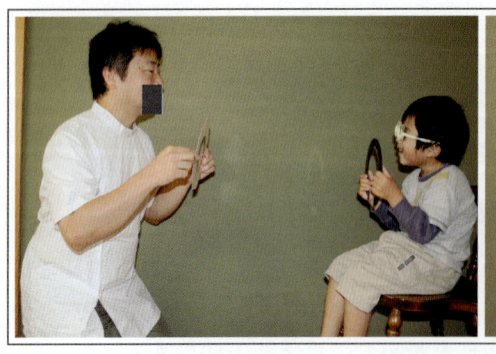

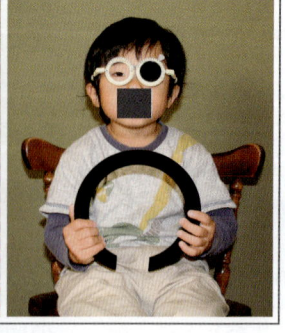

図7-9 ランドルト環字ひとつ視力検査ハンドル合わせ法
児はランドルト環と同形のプラスチックをハンドルのようにまわして答える．

表7-2 3～4歳児の月齢ごとの平均視力

年齢	平均視力	年齢	平均視力
3歳0ヵ月	0.55	4歳0ヵ月	0.88
1ヵ月	0.66	1ヵ月	0.87
2ヵ月	0.82	2ヵ月	0.90
3ヵ月	0.79	3ヵ月	0.89
4ヵ月	0.79	4ヵ月	0.99
5ヵ月	0.78	5ヵ月	0.96
6ヵ月	0.82	6ヵ月	0.97
7ヵ月	0.82	7ヵ月	0.93
8ヵ月	0.82	8ヵ月	1.00
9ヵ月	0.86	9ヵ月	1.08
10ヵ月	0.87	10ヵ月	1.15
11ヵ月	0.88	11ヵ月	—

3歳0ヵ月では0.55, 3歳6ヵ月では0.82, 4歳0ヵ月では0.88である．

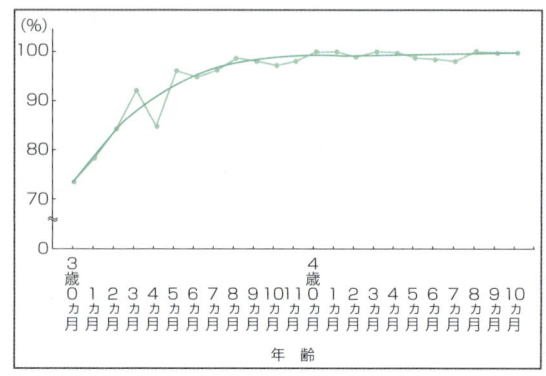

図7-10 ランドルト環字ひとつ視力検査の可能率
3歳0ヵ月では73.3%, 3歳6ヵ月ではほぼ95%が検査可能となる．

続くと報告している．このため，3～5歳ではランドルト環字ひとつ視標による検査が適している．児はハンドル合わせ法で答える（図7-9）．可能となれば，指差しで答えてもらう．神田ら[15]は，3～4歳児の月齢ごとのランドルト環字ひとつ視標を用いた5mでの視力検査の可能率を，3歳0ヵ月では73.3%，3歳6ヵ月ではほぼ95%と報告している（図7-10）．また，正常3～4歳児の月齢ごとの平均視力を調査し，3歳0ヵ月では0.55であるが，3歳6ヵ月では0.82，4歳0ヵ月では0.88と報告している[15]（表7-2）．

ランドルト環字づまり視力検査は6歳以上の学童に適している．

視力検査の施行順番，児の回答速度・態度，正答率なども十分に観察したうえで視機能評価を行うことが重要である．

弱視診療における屈折検査

乳幼児では他覚的屈折検査を行う．3歳未満では手持ちオートレフラクトメータや検影法を主に行う．3歳以上になると据え置き型オートレフラクトメータでの検査が可能となる．学童では自覚的屈折検査も可能となるが，他覚的屈折検査は必須である．小児の屈折検査では，常に調節の介入を忘れてはならず，調節麻痺下でなければ正確な屈折値は得られない．

オートレフラクトメータも検影法もできない児に対しては，保護者の同意を得たうえで，布などで児を抑制し開瞼器を装着すれば，他覚的屈折検査はほぼ全例で可能である．しかし，2歳以上の児では抑制・開瞼器がトラウマとなることがあるので，必要最小限にとどめたい．

屈折検査機器の選択

オートレフラクトメータ

手持ちオートレフラクトメータ（図7-11）を用いると，仰臥位，立位，座位いずれでも検査可能で，クイックモードがついているものもある．座って顎台に顎をのせてくれる児には，成人と同じ据え置き型オートレフラクトメータでの検査が可能となる．いずれも自動雲霧機能が内蔵されているが，小児では，この雲霧機能のみでは調節の介入を取り去ることはできない（図7-12）．

検影法

レチノスコープ（検影器）と凹凸の板付きレンズを用いて行う（図7-13）．場所や児の体位を選ばずに施行できる．眼振のある児でも検査可能である．片眼で器械の中の視標を覗くのではなく，両眼開放した状態で検査が可能である．調節の状態をみながら検査できる．検者は熟練が必要となる．詳細な乱視の軸などは把握できない．

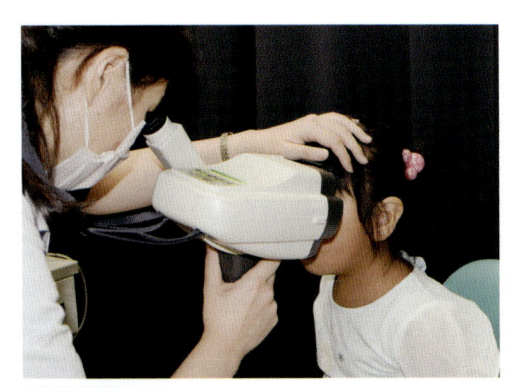

図7-11　手持ちオートレフラクトメータ

調節麻痺薬

小児の屈折検査においては，調節機能を一時的に麻痺させる点眼薬である硫酸アトロピンやシクロペントラートを用いる．表7-3に，アトロピンとサイプレジン®の比較を示す．ともに副交感神経遮断薬であり，点眼後は散瞳する．散瞳薬であるミドリン®Pは，さらに交感神経刺激薬も含有しているため，散瞳効果は強いが調節麻痺効果は不安定で不完全であるため，乳幼児の調節麻痺薬としては適さない．

硫酸アトロピン（点眼）

調節麻痺の基本はアトロピン点眼である．1％

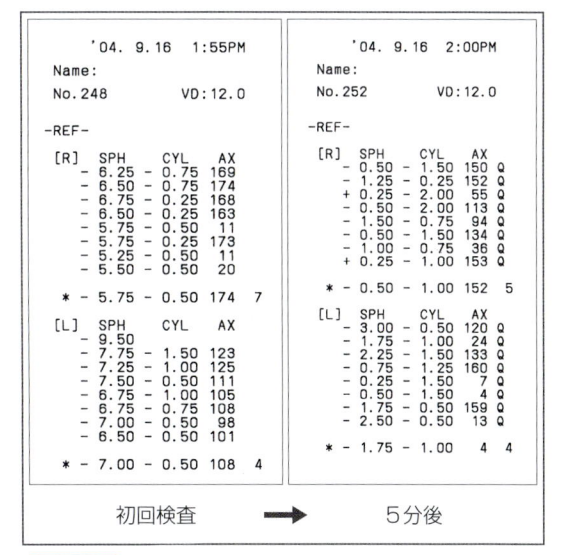

図7-12　調節非麻痺下でのオートレフラクトメータ結果
オートレフラクトメータには自動雲霧機能が内蔵されているが，乳幼児ではこの雲霧機能のみでは調節の介入を取り去ることはできない．初回検査のデータと5分後の結果は大きく異なる．

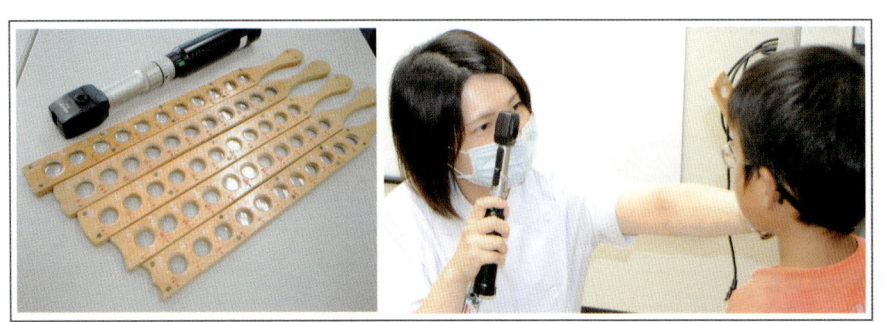

図7-13　検影法による屈折検査

第7章　弱視診療における屈折検査

アトロピン点眼を，1日2回（朝夕）両眼にそれぞれ1滴ずつ7日間点眼する．6ヵ月未満の乳児などには0.5％に希釈したものを用いることもある．劇薬なので，必ず注意事項や点眼方法を外来で保護者に説明し，副作用が生じた際に受診できるように点眼は平日の朝から開始する．効果は点眼中止後も続き，2～3週間かけて徐々に消失する．副作用が出たときは，点眼を中止し速やかに連絡をしてもらう．外来での口頭説明のみとせず，注意書きを手渡す（図7-14）．内斜視の児には，アトロピン調節麻痺下での屈折検査は必須である．

シクロペントラート（点眼）

サイプレジン®は，アトロピンに比べると，調節麻痺効果は不十分であるが，外来で点眼し90分後に検査が可能である．効果は2～3日で消失するなどの利点もある．眼位異常がない児，保護者がアトロピン点眼に抵抗があり希望しない場合，年長児などに使用している．副作用として，一過性運動失調や幻覚があるので点眼後は転倒のリスクがあり，保護者は目を離さないようにしなければならない．

● 表7-3　調節麻痺薬

	麻痺効果	効果最大効果持続	副作用
アトロピン	完全	7日 2～3週間	発熱 顔面紅潮
サイプレジン® （1.0％シクロペントラート）	不完全 0～+1.5 D （アトロピン値と比べて）	60～120分 2日	幻覚 一過性運動失調

アトロピンは調節麻痺効果が強いが劇薬なので，処方時には保護者にしっかり説明し注意書を手渡す．注意書には，緊急連絡先を記載する．サイプレジン®は外来で点眼し検査可能だが，一過性運動失調で転倒することがあるので点眼後は眼を離さないように注意が必要である．

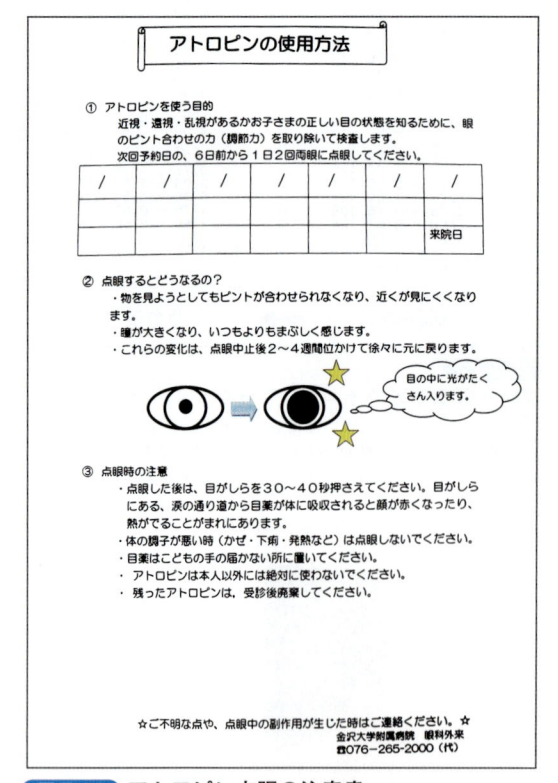

図7-14　アトロピン点眼の注意書
外来でこの注意書を用いて説明し，保護者に持ち帰ってもらう．

弱視治療用眼鏡

処方のコツ

調節麻痺薬の選択と眼鏡度数の決定

乳幼児の内斜視は，基本的にはアトロピン調節麻痺下の屈折値で眼鏡処方する．アトロピンは点眼中止2～3週後まで効果が残るので，眼鏡装用はできるだけ迅速にアトロピンの効果が残存している間に開始すると，スムースに装用できることが多い．治療中に眼鏡装用ができなくなった場合，視力の改善が不良である場合や内斜視の増悪が認められた場合は，再度アトロピン調節麻痺下での屈折検査を行い，眼鏡度数を再考する．

眼位異常がない場合や内斜視以外の斜視の場合は，まずは，サイプレジン®調節麻痺下での屈折値にて眼鏡処方する．視力改善が不良である場合，アトロピン調節麻痺下での屈折検査を行い，眼鏡度数を再考する．乳幼児の弱視治療用眼鏡度数においては，5D程度の乱視はその値を減じずに処方しても装用可能である．また，大半は軸性の不同視であるため，Knappの法則より6D程度までの不同視なら装用可能である．

小児用眼鏡フレームと羞明に対する眼鏡処方

乳幼児の眼鏡フレームは，児の顔立ちにフィットするものを選択しなければならない．乳幼児は鼻根部が低く扁平なので，フレーム一体型の鼻パッドやシリコンツインパッドなどを用いる．年少児では，耳介のカーブに巻き付いてフィットしやすいつるまき型モダンや二段曲げモダンを用いることが多い．乳児では，寝返りに対応するため特殊軟型プラスチック製のバンド固定型を選択することもあるが，成長とともにプラスチックバンドが痛くて不快となることがある．小児は活発で眼鏡の取り扱いが乱暴なので，レンズを把持するリムが全周あるものを選択する．フィッティング不良のフレームをバンドで無理に固定すると，鼻梁部が腫れたり，頂間距離が狭くなったり，転倒時に眼鏡が外れず危険であったりする．また，幼児であってもファッションにはこだわりが強いことが多く，最終的には児本人が選んで決定したというかたちをとることで，アドヒアランスが上がる．

羞明に対しては，細かいスリットの集合体である偏光膜で反射光を抑える偏光レンズや，400〜500 nmの青色波長光を抑えることによりまぶしさを緩和させる遮光眼鏡を用いている．サングラスは照度自体を低下させるので，視機能発達段階の乳幼児にはリスクがある．

療養費の給付

小児弱視などの治療用眼鏡等に係る療養費の支給については，平成18年3月15日に「小児弱視等の治療用眼鏡等に係る療養費の支給について」（保発第0315001号）により通知され，平成18年4月1日から適用となった．9歳未満の治療用眼鏡などが給付対象で，一般的な近視などに用いる眼鏡やアイパッチ，フレネル膜プリズムは対象外である．給付額は，眼鏡（掛け式眼鏡に限る）36,700円，コンタクトレンズ（1枚につき）15,400円のそれぞれ100分の104.8を支給の上限とし，購入金額の7割が保険給付される（平成26年4月1日改正）．更新された眼鏡，コンタクトレンズなどが支給対象となる条件は，5歳未満は，前回の給付申請から1年以上後，5歳以上は2年以上後である[16]．

> **Column**
>
> ### 治療経過が不良なとき
>
> 弱視治療用眼鏡の常時装用も健眼遮閉もしっかりできているのに，視力改善が不良なときは，ほかに原因がないか再度調べてみる必要がある．
> 鑑別が必要な疾患には，全色盲，網膜色素変性，網膜分離症，常染色体視神経萎縮，黄斑低形成，脳腫瘍，網膜芽細胞腫などさまざまな疾患がある．鑑別には，眼底検査，OCT，ERG，家族歴を聴取するなどが有用である．OCTは神経線維層の厚さは十分か，視細胞内節外節接合部（ellipsoid zone）に乱れはないか，網膜分離はないか，黄斑の凹みはどうかなど，水平断が1枚撮れれば多くの情報が得られる．近年，皮膚電極で検査可能なERG（RETeval®）により年少児でも外来で検査可能となった．また，脳疾患が疑われる場合にはMRIで脳病変がないかを調べる．これらを組み合わせることにより，弱視とまぎらわしい疾患の鑑別が，より正確に行われるようになってきた．

健眼遮閉

一般的には，アイパッチ（図7-15）などを健眼に貼って遮閉し，強制的に弱視眼で見るようにすることにより，視力改善をはかる治療である．遮閉時間については，2〜3時間／日の部分遮閉から睡眠時以外は遮閉を行う終日遮閉までさまざまである．

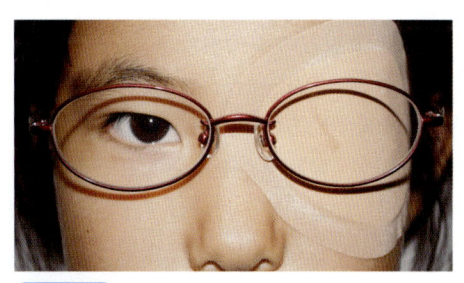

図7-15 アイパッチによる健眼遮閉

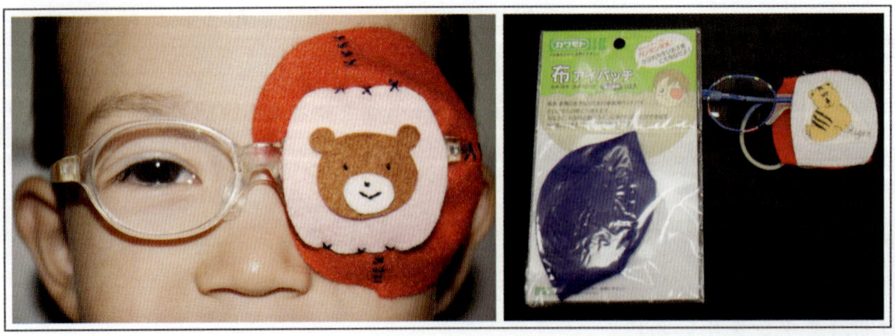

図7-16 布アイパッチによる健眼遮閉
眼鏡レンズを覆い，レンズの上下やサイドから覗かないようにする．

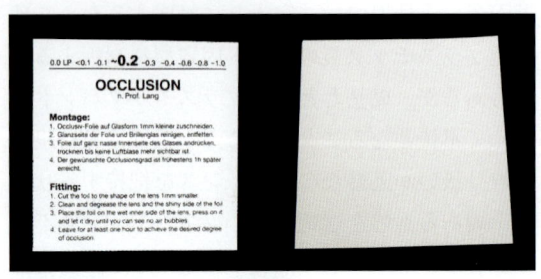

筆者らは不同視弱視，斜視弱視における健眼遮閉は，通常2〜6時間/日の部分遮閉を行うが，終日遮閉を行うこともある．健眼遮閉の時間を十分にとることができない場合は，短時間遮閉を1日数回行う，遮閉中に細かい作業を行うなど工夫する．また，皮膚に直接貼るアイパッチなどが使用できない児には，眼鏡にかぶせるタイプの布アイパッチ（図7-16）を用いている．潜伏眼振がある症例には，行わない．視力がランドルト環字づまり視力検査でも左右差なく十分な値となったら，さらに3〜6ヵ月間同じ長さの時間で健眼遮閉を続け，視力が安定して出ることを確認する．その後，遮閉時間を漸減していく．8歳未満で治療を終了した不同視弱視と斜視弱視児のうち，1年間追跡できた145名中約1/4が視力低下を認め，良好な視力が得られたために健眼遮閉6〜8時間で中止した児は42%に視力低下がみられた[17]との報告もある．遮閉終了後，最低2年間は経過をみる必要がある．

図7-17 Bangerter遮閉膜
健眼の眼鏡レンズに貼って見えにくくする．

ペナリゼーション

健眼の視力を低下させ，弱視眼を使わせることによって弱視眼の視力改善を行う方法である．アトロピン点眼などの調節麻痺薬を点眼する方法と，凸レンズ，Bangerter遮閉膜（図7-17）などを用いる光学的方法がある．軽度〜中等度の片眼弱視に行う．健眼を完全遮閉しないので両眼視機能を重視した方法で，以前はアイパッチなどでの健眼遮閉ができない児に第二選択として用いていた．

しかし，PEDIGは7歳未満の視力が20/40〜20/100の中等度弱視児419名において，健眼遮閉群とアトロピンによるペナリゼーションの治療

Column
視力検査ができない3歳児

三歳児健診において，保健師による視力検査（二次健診）が成立せずに，精密健診として眼科受診した精神発達正常な児のうち視能訓練士による視力検査が成立しなかった児に対して，オートレフラクトメータによる屈折検査・細隙灯顕微鏡による前眼部検査，倒像鏡による眼底検査を行ったところ，検査可能率はそれぞれ91.2%，88.6%，84.2%であった．視力検査ができない児を視力検査ができるまで何度も再検査に通わせているうちに，治療開始が遅れる．視力検査時にぐずったり，やる気をなくしたりする場合は，児からの「見えない」「見えにくい」というサインであることが多い．がんばっても答えることのできないことを繰り返されると，児のプライドは傷つき，以降の通院や治療が困難になることもある．視力検査不可能な児には，早い段階で他覚的検査を行い，異常や弱視の疑いがあれば，治療を開始することが重要である．

を比較した結果，治療初期では健眼遮閉群の反応がよかったが，6ヵ月後には両群の治療成績にほとんど差はなかったと報告している[18].

また，PEDIGは，3～7歳未満の視力が20/40～20/80の中等度弱視児186名において，Bangerter群と健眼遮閉群の無作為前向きスタディを行った結果，視力改善に有意差はなく，Bangerter群のほうが保護者の負担，ストレスは少なかった[19]と報告している.

ペナリゼーションは，重度の片眼弱視の治療には用いない.

乳幼児健診

わが国では，弱視を含む眼疾患の早期発見・治療のために乳幼児健診を行っている.

乳児健診

各市町村が実施しており，4ヵ月児，10ヵ月児に行っていることが多い．アンケートで問診を行い眼疾患が疑われた場合は眼科受診を勧めている.

一歳六ヵ月児健診

一般健診は満1歳6ヵ月を超え満2歳に達しない児を対象とし，各市町村では，保護者に眼に関するアンケートを実施するなどの工夫を凝らし，眼科疾患の早期発見に努めている．一般健診で眼疾患が疑われる児は，精密健診として公費で眼科を受診する.

三歳児健診

三歳児視覚健診は，①家庭で保護者が行う一次健診，②保健所などで医師・保健師・看護師・視能訓練士などが行う二次健診，③受託医療機関（眼科）で行う精密健診の3段階になっている（図7-18）.

なお，日本視能訓練士協会のホームページでも，三歳児健診についての詳細が掲載されている.

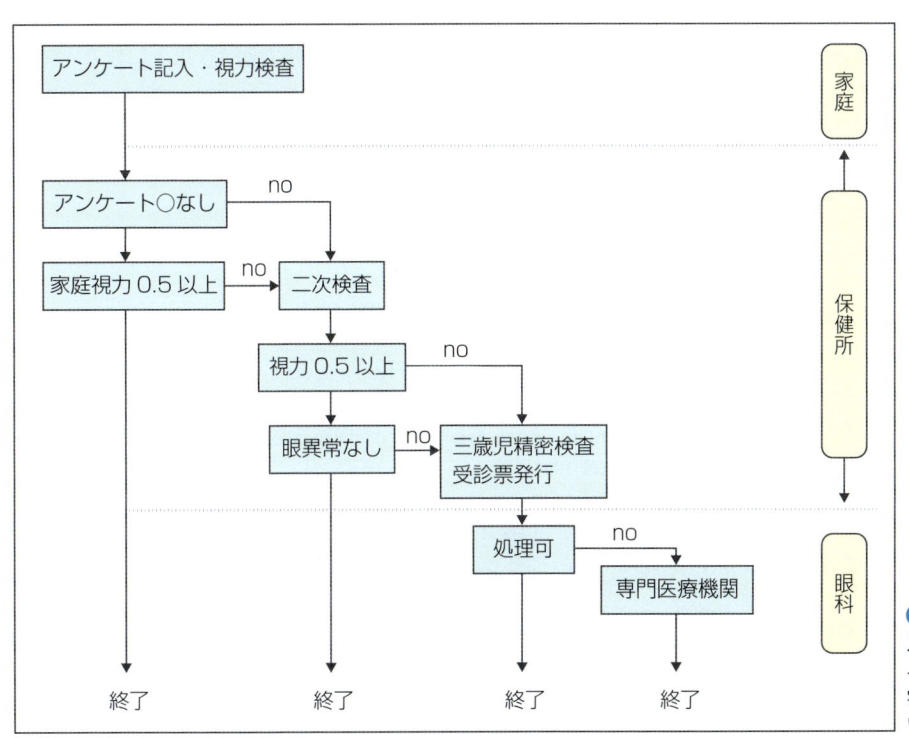

図7-18
三歳児健診の流れ
一次健診，二次健診，精密健診の3段階になっている.

弱視治療での留意点

眼疾患の除外

視神経や網膜中心窩の異常が原因の視力不良ではないかを眼底検査，必要なら光干渉断層計（optic coherence tomography：OCT），網膜電位図（electroretinogram：ERG）などを用いて調べる．

脳疾患の除外

必要があれば，磁気共鳴画像法（magnetic resonance imaging：MRI）などで調べる．

斜視と弱視の治療優先順位

基本的には，弱視治療を斜視手術より優先する．

視力検査が不可能である場合

屈折検査などの他覚的検査を行って，弱視の疑いがあれば治療を開始する．

弱視治療のトピックス

遠視性弱視に対する眼鏡処方

3〜7歳の斜視のない遠視性弱視児の完全屈折矯正93名と低矯正81名を6年後に評価した結果，5歳以上は完全矯正すると11名が眼鏡装用不可で3ヵ月後に度数を下げた．5歳未満の低矯正10名は，3ヵ月後に内斜視が出現し眼鏡度数を強めた[20]．

弱視治療終了後の経過観察

弱視治療を終了した7〜13歳児282名を平均3.9年追跡したら，2.1％が1段階，27％が2段階の視力低下をきたしていた．視力低下は95％が2年以内に起こっていたが，健眼遮閉など治療再開で速やかに視力改善し，維持できた[21]．

10歳以上の弱視治療

10〜16歳の弱視患者47名に，3ヵ月間，6日／週の終日遮閉を行い，視力が1.0以上になると4〜6時間／日の遮閉，1.0に達しない場合は終日遮閉をさらに3ヵ月という治療を行った結果，81％に視力改善がみられた[3]．

文　献

1) 山本　節：小児遠視の経年変化と眼鏡矯正．日本眼科紀要 35：1707-1710, 1984
2) 粟屋　忍：形態覚遮断弱視．日本眼科学会雑誌 91：519-544, 1987
3) Erdem E, Cinar GY, Somer D, et al.：Eye patching as a treatment for amblyopia in children aged 10-16 years. Jpn J Ophthalmol 55：389-395, 2011
4) Thorn F, Gwiazda J, Cruz AA, et al.：The development of eye alignment, convergence, and sensory binocularity in young infants. Invest Ophthalmol Vis Sci 35：544-553, 1994
5) 梁島謙次：ロービジョンクリニック．"コンパクト眼科18 ロービジョンケア"金原出版，2004, pp47-64
6) 守本典子，大月　洋：「ロービジョン」の定義確立に向けての提言．日本眼科紀要 51：1115-1120, 2000
7) Wiesel TN：Postnatal development of the visual cortex and the influence of environment. Nature 299：583-591, 1982
8) Miki A, Liu GT, Goldsmith ZG, et al.：Decreased activation of the lateral geniculate nucleus in a patient with anisometropic amblyopia demonstrated by functional magnetic resonance imaging. Ophthalmologica 217：365-369, 2003

9) 富田　香：弱視の分類・診断・治療．"眼科診療クオリファイ9　子どもの眼と疾患"仁科幸子　編．中山書店，2012，pp56-61
10) 瀧畑能子，向所真規，可児一孝：三歳児健診で見つかった弱視の治療成績（第107回日本眼科学会総会にて口演）
11) Pediatric Eye Disease Investigator Group : Treatment of anisometropic amblyopia in children with refractive correction. Ophthalmology 113：895-903, 2006
12) 日本眼科学会：目の病気　http：//www.nichigan.or.jp/public/disease.jsp
13) 粟屋　忍：乳幼児の視力発達と弱視．眼科臨床医報 79：1821-1826, 1985
14) 湖崎　克，吉原正道：小児の視力の特性．日本眼科紀要 15：117-124, 1964
15) 神田孝子，山口直子，川瀬芳克：保育園における3, 4歳児の視力検査．眼科臨床医報 87：288-295, 1993
16) 山田美樹，杉山能子：治療用眼鏡の療養費給付の対象と方法．OCULISTA 23：71-74, 2015
17) The Pediatric Eye Disease Investigator Group: Risk of amblyopia recurrence after cessation of treatment. J AAPOS 8：420-428, 2004
18) The Pediatric Eye Disease Investigator Group：A randomized trial of atropine vs patching for treatment of moderate amblyopia in children. Arch Ophthalmol 120：268-278, 2002
19) The Pediatric Eye Disease Investigator Group：A randomized trial comparing bangerter filters and patching for the treatment of moderate amblyopia in children. Ophthalmolgy 117：998-1004, 2010
20) Li CH, Chen PL, Chen JT, et al. : Different corrections of hypermetropic errors in the successful treatment of hypermetropic amblyopia in children 3 to 7 years of age. Am J Ophthalmol 147：357-363, 2009
21) De Weger C, Van Den Brom HJ, Lindeboom R：Termination of amblyopia treatment：when to stop follow-up visits and risk factors for recurrence. J Pediatr Ophthalmol Strabismus 47：338-346, 2010

第8章 斜視

斜視と両眼視の管理

斜視と両眼視

斜視とは

斜視とは両眼の視線が正しく目標に合致していない状態，すなわち"眼位ずれ"であり，感覚異常（抑制，弱視，対応異常など）および運動異常（抑制，攣縮など）を伴う[1]．斜位とは潜伏性の眼位ずれであり，種々の異常をきたさない．

視覚刺激に対する感受性の高い乳幼児期に斜視が起こると，斜視眼の抑制，弱視，対応異常をきたし，正常な両眼視機能が発達しない．一方，学童期以降に斜視が起こると複視を自覚する．

分類（表8-1）

眼位ずれの方向によって水平斜視（内・外斜視），上下斜視，回旋斜視（内・外回旋）に分類する．単独でなく合併することが多い．

共同性と非共同性斜視（外眼筋の麻痺や運動制限のため，固視眼やむき眼位によって斜視角が異なるタイプ），斜視特殊型に大別される．

また，間欠性・恒常性・周期性，片眼性・交代性，先天性・乳児（早期発症）・後天性，原発性・続発性に分けられる．

頻度

斜視の頻度は，2〜4％で人種差がある．欧米の白人には内斜視，アジア人や黒人には外斜視が多い．非共同性斜視は，斜視全体の約5％である．

斜視の原因

斜視にはさまざまな種類があり，先天素因，解剖学的異常，筋・神経麻痺，屈折・調節異常などが発症に関与する．時に緊急性のある眼疾患や全身疾患に起因して斜視を生じることがあり，鑑別に注意が必要である．

両眼視とは

両眼視は，左右眼の視覚（単眼視）が大脳の視覚中枢で同時に認識される感覚（両眼単一視）であり[2]，両眼視機能の種類には同時視，融像，立体視がある．同時視が困難な場合，一眼の像が抑制されて他眼の感覚のみが認知され，交代視，混乱視，視野闘争をきたす．

融像は，感覚性融像と運動性融像に分けられる．感覚性融像は左右眼の視野をまとめて知覚する能力（両眼単一視）で，周辺融像と中心窩融像が行われると，左右眼の視差によって立体視を生

● 表8-1　斜視の分類

眼位ずれの方向	水平斜視―内斜視，外斜視 上下斜視―上斜視，下斜視 回旋斜視―内回旋斜視，外回旋斜視
患側	片眼性斜視：斜視が片眼に固定 交代性斜視：斜視が左右眼に交代でみられる
恒常性	恒常性斜視：常に斜視になっている 間欠性斜視：時々斜視になる 周期性斜視：周期をもって斜視になる
共同性	共同性斜視：どちらの眼で固視しても，あらゆるむき眼位で，眼位ずれが同方向，同量であるもの 非共同性斜視：固視眼，むき眼位によって眼位ずれの方向や量が異なるもの
発症時期	先天性，乳児（早期発症）斜視 後天性斜視
原発性	原発性斜視 続発性斜視

斜視と両眼視の管理　123

じる．運動性融像は感覚性融像が可能となるように眼位を整える能力である．

両眼の網膜対応点に結像する外界点群の描く曲線をホロプタ（horopter）という．ホロプタ上の物はすべて同時視，融像される．ホロプタの前後で，非対応点に結像しても複視を起こすことなく単一視される範囲を，Panumの融像圏（Panum's fusional area）という．

両眼視の発達

両眼視が発達するためには，顕性の斜視がなく正常網膜対応であること，視力の左右差や不等像視がないこと，視覚中枢に両眼視細胞が存在することが条件であり，視力，屈折・調節，輻湊運動，網膜中心窩，視路・視覚中枢の発達が必要である．

仔ネコやサルの実験的研究によって，生後早期に人工的に斜視を起こすと視覚中枢の両眼視細胞や外側膝状体に障害をきたし，両眼視機能の発達が阻害されることが示された．

ヒトの両眼視機能は生後2ヵ月〜5歳頃までに発達する．しかし生後早期に発症する乳児内斜視において，立体視発達の感受性期間は生後2ヵ月〜2歳，生後3〜4ヵ月でピークに達することが示され，精密な立体視の獲得には超早期（生後6ヵ月）までの眼位矯正が必要と考えられるようになった[3]．

両眼視にかかわる外側膝状体・視中枢の発達経路は，形態覚（形・色）に関与する小細胞系—背側経路（parvocellular visual pathway）と，動態覚（位置・方向・動き）に関与する大細胞系—腹側経路（magnocellular visual pathway）に大別され，中心窩融像による精密な立体視（60″以下）にはP細胞系，周辺融像によるおおまかな立体視にはM細胞系が関与する[4]．M細胞系はP細胞系に先行して発達すると考えられているが[5]，ヒトの両眼視を制御する機能の発達や順応の過程は十分に解明されていない．

斜視・両眼視異常の診断

問診のポイント

乳幼児期に家族が眼の位置や動きの異常に気づいたり，健診や保育園で異常を指摘されて受診することが多い．"視線がずれる""目の動きがおかしい"という訴え以外に，"頭をかしげている""片目をつぶる""まぶしがる"などの症状に気づいて受診することもある．いつから，どんなときに，どちらの眼に，どのような症状が起こったか，急に起こったか，何かきっかけはあったか，症状は変化しているか，ポイントをおさえて問診する．年長児には，「ママが二人に見えることがあるかな？」「疲れたり見えにくくなることがないかな？」と話しかけ，複視や自覚症状の有無を聞き取る．後天性で急性発症の場合は，頭蓋内疾患を念頭に早急な原因検索が必要である．

発症時期は，斜視のタイプや両眼視の予後を推測するうえで重要である．問診だけでなく，生後

Column

斜視と遺伝

非共同性斜視のうち外眼筋線維症（congenital fibrosis of the extraocular muscles：CFEOM），Duane症候群はメンデル遺伝形式（常染色体優性：AD，常染色体劣性：AR）をとる代表的な斜視である．CFEOMの原因遺伝子として1型（AD）は*KIF21A*（12q12），2型（AR）は*PHOX2A*（11q13）が同定された．Duane症候群2型の原因遺伝子*CHN1*は，大家系（AD）の連鎖解析によって2q31にマップされた．1型は8q12-8q13が候補である．共同性斜視の病態にも双生児研究や家系集積性から遺伝的要因の関与が示唆され，浸透率の低いメンデル遺伝もしくは多因子遺伝と考えられている．原因遺伝子は同定されていないが，遺伝子座7p22.1，4q28.3，7q31.2，16p13.12-p12.3が候補に挙げられている．

早期から現在までの患児の眼の位置がわかる写真やビデオを持参してもらうと，診断に役立つ．

斜視が常に起こっているか，間欠的であるか，変動や周期があるか，随伴症状があるかを聴取することも診断に重要なポイントである．

出生時の状況，全身の発達，眼および全身疾患の既往・治療歴，家族歴についても初診時に詳しく聴取する．

斜視をみたら器質疾患を疑う

斜視を主訴として受診した小児に対し，初診時に必ず鑑別すべき疾患は器質疾患である（図8-1）．片眼の斜視，非共同性斜視，眼振や眼球運動異常，随伴症状があれば器質疾患に起因する可能性が高い．問診しながら患児の行動や外観，全身所見をよく観察する．患児の嫌がる検査であるが，最後に必ず散瞳して眼底検査を行うことが大切である．また，全身疾患に伴う斜視の鑑別と治療のため，小児科と連携する必要がある（図8-2）．

はじめに両眼視機能検査

年齢や発達状況に応じて検査の方法や手順は異なるが，2～3歳以降の小児に対しては，眼位検査を行う前に，両眼開放下で自然頭位にてLang

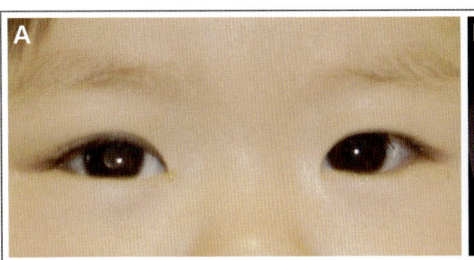

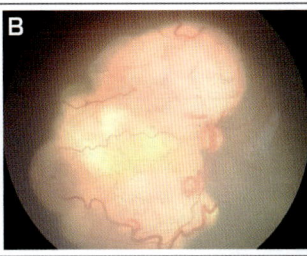

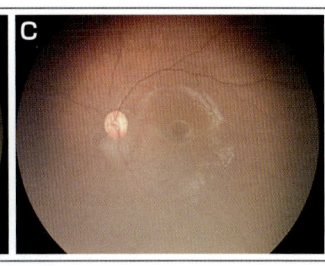

図8-1 器質疾患による斜視
A：右外斜視を主訴に来院した7ヵ月児．B・C：眼底所見で両眼性網膜芽細胞腫と診断（国際分類：右眼 Group C，左眼 Group B）．

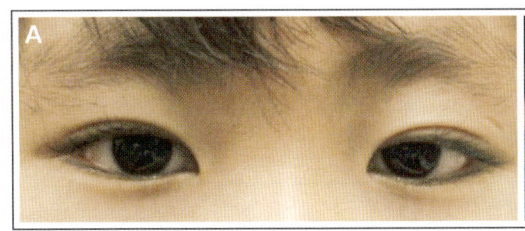

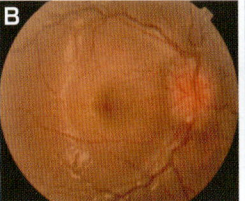

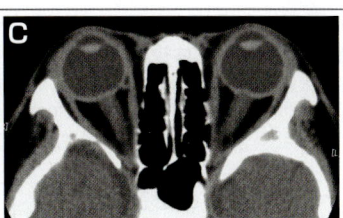

図8-2 全身疾患に伴う斜視
A：複視と片目つぶりを主訴に来院した7歳児．B：両眼底にうっ血乳頭．C：頭部CTで両視神経肥厚とくも膜下腔拡大，白血病細胞の浸潤・中枢神経再発と診断された．

> ### Column
> ## 両眼視機能障害と小児のQOL
>
> 両眼視は，小児の発達や日常生活・学習にとって重要な機能であり，QOLに影響を及ぼす．視覚の制御する運動技能の発達，なかでも眼と手の協応や微細な運動技能（ピンを穴に留める，ビーズを針に通す，水を正確に注ぐなど）には両眼視機能が寄与することが知られている[6]．両眼視機能障害によって読み書きに支障をきたすこともあり，就学時に注意すべき点である．獲得した両眼視を日常生活に十分に活用するまでに年齢による変化があり，11歳頃まで発達が続く．この間に両眼視機能障害をもつ小児には順応が生じ，技能の向上がみられる．近年，映画やゲーム機など小児の日常にも3D映像が普及し，3Dを立体的に，快適に視聴できるか関心や不安を抱く保護者が多い．小児の近未来のQOLに，両眼視機能障害の程度がさらに問題となる可能性がある[7]．

stereotest などの簡便な近見立体視検査を行う（図 8-3）．立体視が検出できれば弱視や斜視による両眼視機能障害が確立していないと考えられ，慌てずに適切な診断と管理を行えば予後は良い．

遮閉試験を行うと，斜位に保っていた眼位が崩れて斜視となり，保有している両眼視が検出できなくなることがある．

弱視はないか

乳幼児では機嫌をとって，まず近見に興味を引く固視目標を置いて，固視・追視が両眼とも良好かどうか，片眼ずつ遮閉して観察する．片眼の視力が不良な場合には，健眼を手やアイパッチで遮閉すると非常に嫌がる（嫌悪反応）．次に，ペンライトを用いて固視眼の角膜反射が瞳孔中央にあることを確認し，斜視があっても両眼開放下で自然に固視交代していれば弱視はないことがわかる．固視交代がみられず片眼が常に斜視となっている場合には，固視眼を遮閉したときに斜視眼で中心固視するか，遮閉を除去しても固視が持続するかで弱視の程度を評価する．斜視眼で中心固視がみられない高度の弱視であれば，器質疾患を念頭に置く必要がある（図 8-4）．

微小斜視弱視は，乳幼児では検出しにくい．診断には，4Δ base out test による中心窩抑制の検出，visuscope による偏心固視の検出が必要である．

眼位と眼球運動を観察して斜視のタイプを診断

まず，自然な状態で頭位異常の有無を観察し，眼位・眼球運動検査を行う．乳幼児では，まず近見でペンライトを用いて固視眼（優位眼）を確認し，遮閉試験，遮閉－遮閉除去試験，交代遮閉試験を行い，斜視・斜位を検出する．続いて遠方に固視目標を置いて眼位検査を行い，遠見と近見で斜視の程度や頻度に差がないか判断する．一般に小児の外斜視は遠見，内斜視は近見で斜視が増悪しやすい．早期発症斜視に合併する交代性上斜位

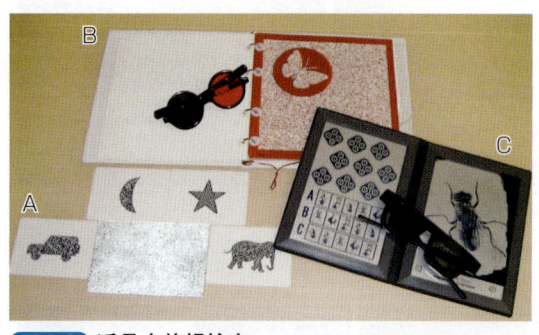

図 8-3 近見立体視検査
A：眼鏡を使わない Lang stereotest，B：赤緑眼鏡を使う TNO，C：偏光眼鏡を使う Titmus stereo test．

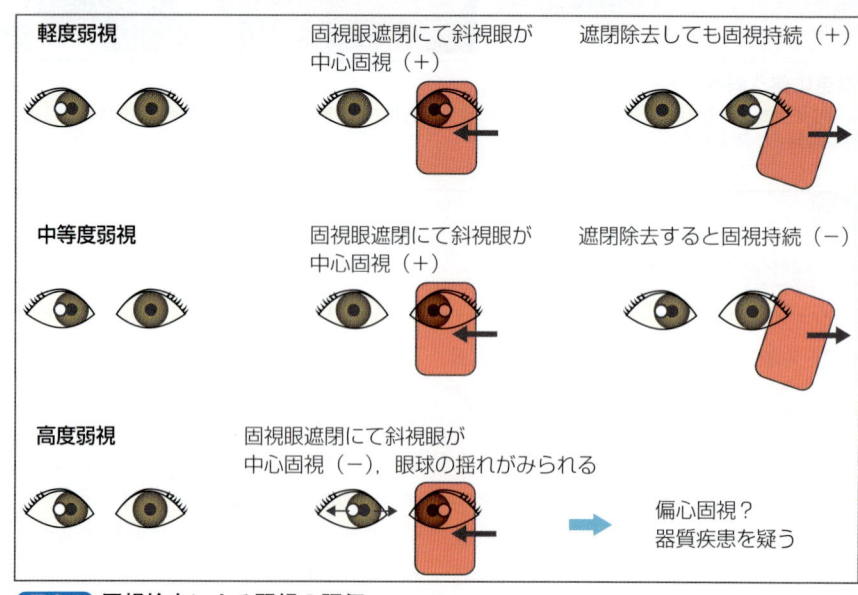

図 8-4 固視検査による弱視の評価

を検出するには，ゆっくり遮閉を除去して回旋しながら戻ってくる眼の動きを横から観察するとよい．半透明の遮閉板も有用である（図 8-5）．固視眼を代えて眼位（第 1 偏位と第 2 偏位）を比較できれば，共同性斜視と非共同性斜視に大別することができる．また，遠視の完全矯正眼鏡を装用している場合には，眼鏡装用下と非装用下の眼位を比較すると調節性要因の関与がわかる（図 8-6）．

次に，興味を引く視標を用いて 9 方向の眼位を観察する．A-V 型や斜筋の過動・遅動の有無に注目する（図 8-7）．下斜筋過動と交代性上斜位の鑑別のため，第 2 眼位（側方視）で遮閉 - 遮閉除去試験を行う．

眼球運動は両眼のむき運動だけでなく，必ず片眼ずつ遮閉して単眼のひき運動を検査する．早期発症内斜視の場合には，外転抑制と外転制限を区別することで乳児内斜視と Duane 症候群や外転神経麻痺を鑑別することができる（図 8-8）．眼振を伴う場合には，その種類を鑑別することで，斜視の発症時期・タイプ・器質疾患の検出に役立つ．

斜視に起因する頭位異常を見逃さない

斜頸，顔まわし，顎の上下をとって注視する小児に対しては，斜視や眼振を代償するための眼性頭位異常を念頭に置く．頭位異常をとって両眼視を保持しているかどうか検査し，次に頭位を矯正して眼位・眼球運動検査を行う．小児に最も頻度の高い眼性頭位異常は先天上斜筋麻痺による

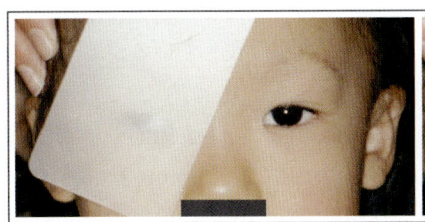

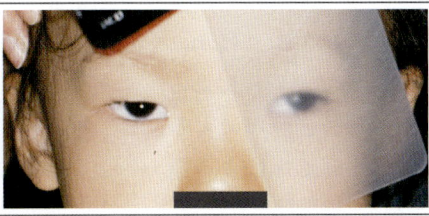

図 8-5 交代性上斜位の検出

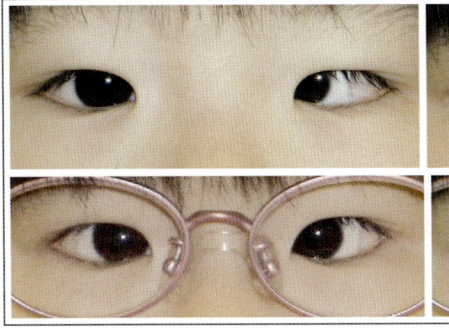

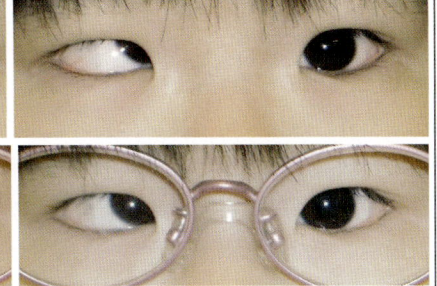

図 8-6 眼位検査による斜視のタイプの診断
非共同性：右固視（第 1 偏位）より左固視（第 2 偏位）の内斜視角が大きい．
調節性要因：眼鏡装用下で眼位が改善．

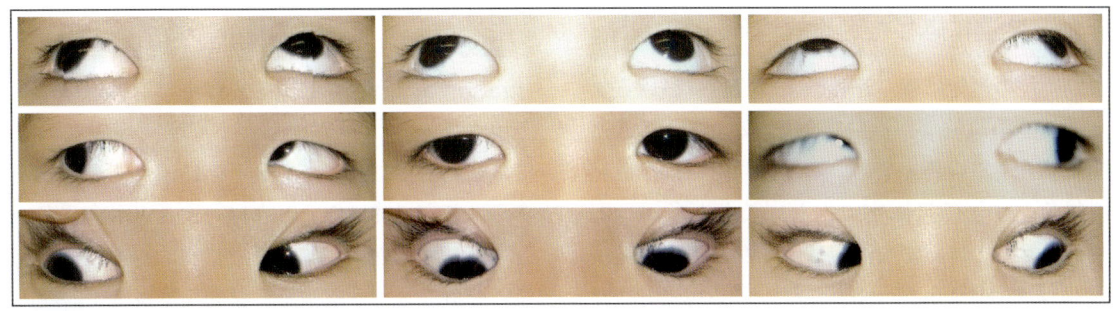

図 8-7 9 方向眼位による斜視のタイプの診断
第 1 眼位で右外斜視，第 2 眼位（側方視）で両眼下斜筋過動，第 2 眼位（上下方視）で V 型外斜視，第 3 眼位（下側方視）で両眼上斜筋遅動が検出される．

斜視と両眼視の管理 | 127

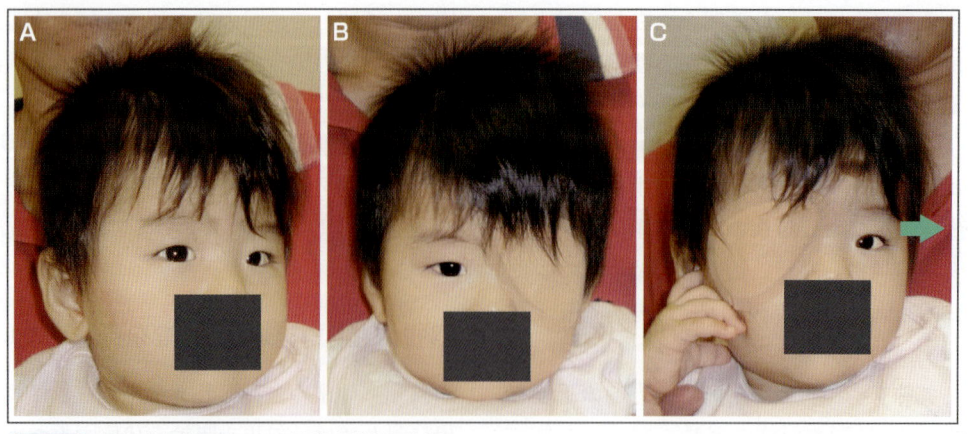

図8-8 左眼外転制限による頭位異常の診断
A：両眼開放下で左への顔まわし．B：左眼を遮閉すると頭位異常が消失．C：右眼を遮閉すると左への顔まわし，ひき運動（→）をみると外転制限がある．

斜頸（顔の傾け）であり，Parks 3段階法で診断がつく．患側に頭を傾けたときの患眼の上斜視（Bielschowsky head tilt test）を家族に示して説明すると理解を得やすい（図8-9A・B）．ほかに代表的な眼性頭位異常としてA-V型斜視による顎の上下，Duane症候群や外転神経麻痺による顔まわし（図8-8），先天外眼筋線維症による顎上げ，先天眼振による顔まわしや斜頸が挙げられる．頭位異常は先天眼瞼下垂や屈折異常でもみられ，筋性斜頸，聴覚障害，横目づかい症候群などと鑑別を要する．

両眼視を保持するための頭位異常の場合には，片眼ずつアイパッチで遮閉したり，眼位異常をフレネル膜プリズムで矯正すると改善するのが特徴である（図8-9C〜E）．固視眼または患眼に起因する頭位異常の場合には，固視眼または患眼を遮閉しないと改善がみられない（図8-8）．

年齢・発達に応じた定量的検査

斜視角の測定には，遠見および近見におけるプリズム遮閉試験（顕性斜視角），交代プリズム遮閉試験（全斜視角）を用いる．乳幼児では，近見斜視角しか正確に測定できないことが多い．弱視眼に対しては精密な測定は困難なため，角膜反射によるHirschberg法，プリズムを用いたKrimsky法によって近見斜視角を測定する．

年長児に対しては，手術適応の判断や手術量の決定のためプリズム順応試験を用いる．屈折矯正眼鏡装用下でフレネル膜プリズムを加入して中和する最大斜視角を検出し，同時に複視や融像の有無を確認して，両眼視が潜在しているかどうか判断する（図8-10）．

種々の両眼視機能検査は，治療適応や予後を判定するために不可欠である．Titmus stereo testなどの近見立体視検査が小児には最も簡便であるが，Bagolini線条レンズ検査，Worth4灯試験などを用いた同時視・融像，網膜対応検査，年長児には遠見立体視検査も可能である．大型弱視鏡は両眼分離した検査法で，近接性および調節性輻湊の介入はあるが，3歳以降の斜視患児に対し，潜在的な両眼視機能（同時視・融像・立体視），融像幅の測定が可能である．また水平・上下・回旋の自覚的斜視角測定，9方向の他覚的斜視角測定が可能であり，網膜対応の異常やガンマ角異常も検出できる（図8-11）．

視力検査法として乳幼児は縞視力カード（grating acuity card）法が簡便で有用である．1オクターブ（視力比2：1，空間周波数の2倍）を超える左右差があるときには，弱視と判定する．2歳以降になると点視力検査（森実式ドットカード），3歳以降になると自覚的視力検査が可能となる．3〜8歳頃までは幼年型視覚で，読み分け困難があるため並列視標は単独視標より視力が低く，遠見視力は近見視力より低い．また，両

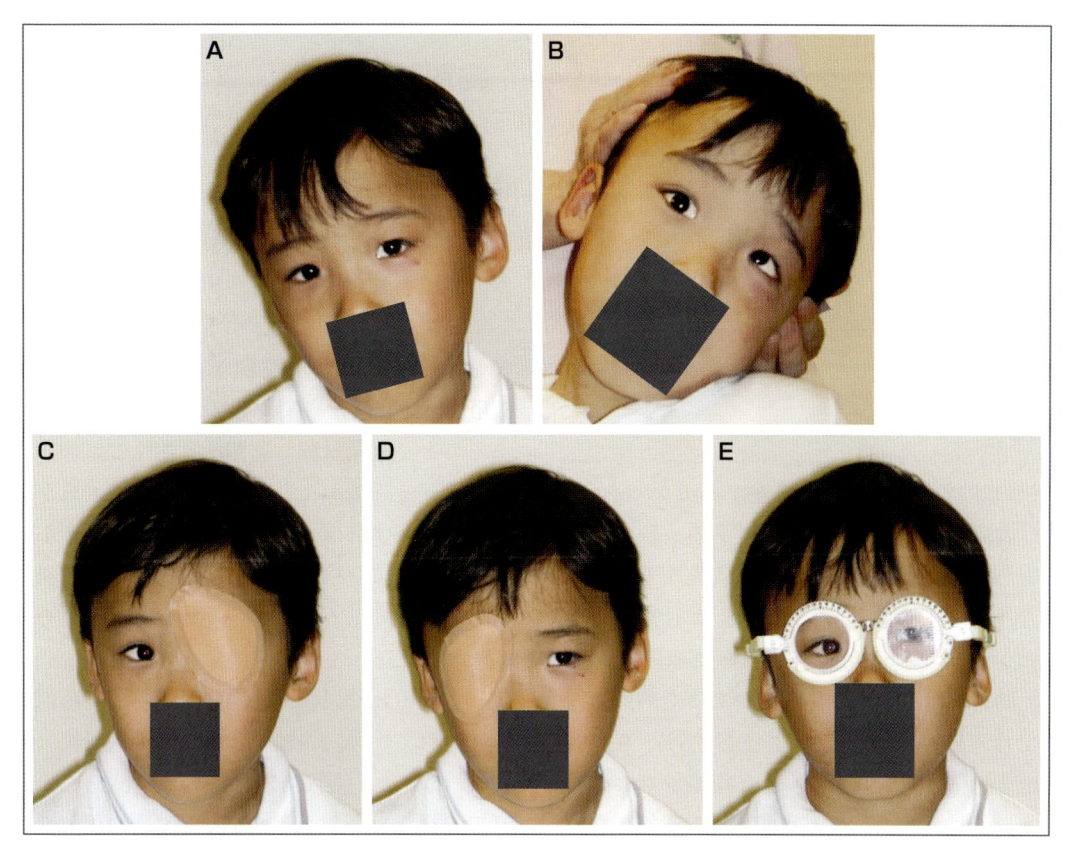

図 8-9 眼性斜頸の診断（左先天上斜筋麻痺）
A：右への顔の傾けによって正位を保持．B：左へ頭部傾斜すると左上斜視がみられる（Bielschowsky head tilt test 陽性）．
C・D：片眼ずつ遮閉すると斜頸が改善．E：フレネル膜プリズムで上下偏位を中和すると斜頸が改善．

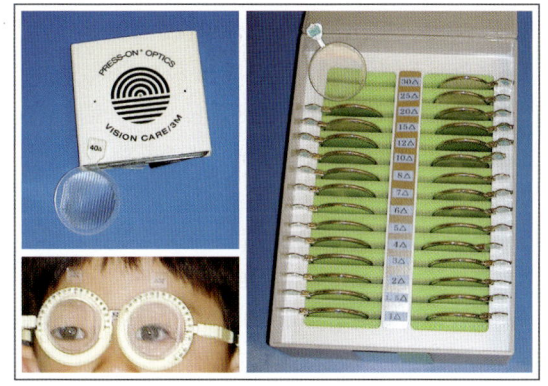

図 8-10 プリズム順応試験に用いるフレネル膜プリズムセット

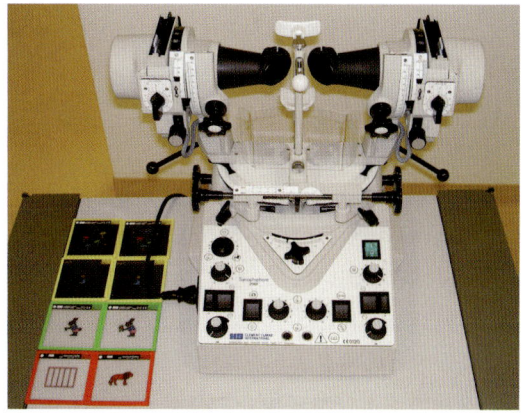

図 8-11 大型弱視鏡

眼開放視力は片眼視力より良好である．3歳児では月齢や検査状況によって視力値が異なるため，1回の検査だけで弱視と判定してはいけない．はじめに両眼開放下で 2.5 m の距離で字ひとつ視力（angular vision：AV）を測定，次に片眼ずつ測定して左右差をみる．斜視や眼振をもつ患児の場合は特に，両眼開放下と片眼ずつの視力検査の際に，顕著な差や頭位異常がみられないかよく観察する．

外眼部・前眼部・中間透光体・眼底検査

器質疾患の存在は，常に念頭に置かなければ

ならない．顔面の対称性，眼球の大きさ，眼窩，眼瞼，瞳孔，虹彩の形態に異常がないかよく観察する．前眼部の形成異常の有無について，まず非散瞳下で細隙灯顕微鏡で検査し，最後にミドリン®P点眼による散瞳下で前眼部〜眼底周辺部まで観察する．

小児では回旋斜視を自覚的に検出しにくいため，眼底検査の際に他覚的に回旋偏位の有無を観察すると有用である．

屈折検査

斜視の診断には精密屈折検査が不可欠であり，小児は調節麻痺薬の点眼が必須である．散瞳効果もあるため，眼底検査をあわせて実施すると児の負担が少ない．内斜視がある場合は1％硫酸アトロピン点眼による完全調節麻痺が原則であるが，乳幼児では副作用のリスクがあるため，初回検査では年齢や全身疾患によって0.5％，0.25％に濃度を調整して処方する．1％塩酸シクロペントラート（サイプレジン®）点眼は，内斜視のない例，呼吸・循環器疾患など全身的リスクのある例，年長児（就学後）の初回検査に使用する．初回検査で十分な調節麻痺効果が得られないことがあるため，残余内斜視がある場合には再検査を検討する．

就学前の小児に対しては，他覚的屈折値測定が主体となる．3歳以降になると，顎台に顔をのせてオートレフラクトメータで測定可能となるが，非協力的な小児や乳幼児では，手持ちオートレフラクトメータを用いる．しかし体動が多く固視不良の小児，角膜混濁などの器質疾患のある例では，検影法が唯一の検査法となる．検影法はスクリーニング検査および精密検査に有用で，調節異常，中間透光体の異常・視性刺激遮断の程度，不正乱視についても簡便に判定できる利点がある．

特殊検査

非共同性斜視や後天性斜視の診断のために，視覚誘発電位（VEP），網膜電図（ERG）による機能検査，頭部および眼窩MRI，CTによる画像検査，神経学的検査など全身検索が必要となる．

鑑別診断

偽斜視（仮性斜視）：pseudostrabismus

偽斜視とは，外見上は斜視があるようにみえるが，眼位ずれがない状態を指す．家族や乳幼児健診で斜視を疑われて受診する小児では，まず偽斜視と真の斜視との鑑別を要する．角膜反射（Hirschberg法）にて両眼の瞳孔中心に反射光があること，遮閉試験，遮閉・遮閉除去試験，交代遮閉試験を近見および遠見で行い眼位ずれがないことを確認すれば，診断がつく．ただし微小斜視は，乳児期には検出が難しい．外転抑制や斜筋異常は偽斜視ではみられないため，眼球運動をよく観察する．

日本人の乳幼児には，内眼角贅皮のため内側強膜が隠れて一見内斜視にみえる仮性内斜視（偽内斜視）が多い（図8-12）．児の鼻根部をつまむと真の斜視でないことがわかり，家族の理解を得やすい．また，眼瞼下垂など瞼裂の異常によって偽上下斜視となることがある．

Hirschberg法で角膜反射光が瞳孔中心からずれているが，遮閉試験で眼位ずれがない場合は，ガンマ角（カッパ角）異常，すなわち光線（瞳孔中心線）と視線のなす角度が通常（±5度）より大きいための偽斜視である．黄斑が耳側に偏位して角膜反射が鼻側にずれていると，ガンマ角陽性で偽外斜視となる（図8-13）．角膜反射が耳側にずれていると，ガンマ角陰性の偽内斜視となる．

偽斜視に対しても，初診時に必ず散瞳下眼底検査，精密屈折検査を行う必要がある．

また，初診時に偽斜視と診断しても，間欠性の斜視や微小斜視の可能性が潜んでいる．特に仮性

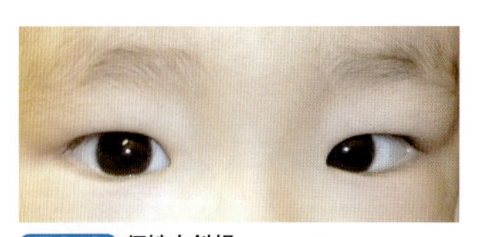

図8-12　仮性内斜視

内斜視と診断したなかには、真の斜視を生じるリスクが高いため、眼位の変化を生じた場合には必ず再診するよう指示する．

廃用性斜視（感覚性斜視）：
sensory strabismus

片眼または両眼の視力障害が原因で両眼視機能を喪失し，二次的に斜視となった状態を指す．原因として，先天白内障，角膜混濁，網膜・視神経疾患などさまざまあり，生後早期に視力障害が起こると廃用性内斜視に，年長になると廃用性外斜視になりやすい（図8-14）．原疾患の診断と治療が第一であるが，整容目的で斜視手術の適応となる．

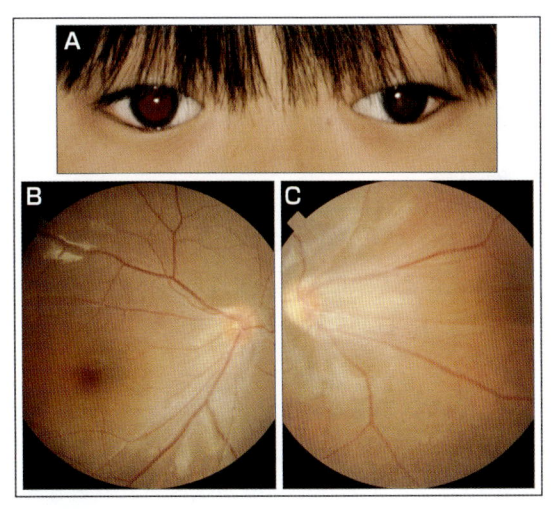

図8-13 偽外斜視
A：外斜視を主訴に来院した3歳児．遮閉試験にて偽外斜視と診断．B・C：両眼黄斑の耳側偏位があり家族性滲出性硝子体網膜症と診断．

斜視の治療

小児における治療目標と方法

斜視はさまざまな原因や病態によって生じる多因子疾患であるが，乳幼児に起こる斜視の治療目標はいずれも正常両眼視機能の獲得である．年長児では両眼視機能の発達・保持・回復や頭位異常の解消が目標となる．就学前になると斜視が小児に及ぼす心理社会的影響が増すため整容目的に，学童期以降は眼精疲労や複視などの自覚症状の解消を目的に治療を行うケースが増える．

斜視の基本的な治療方法は，屈折矯正，弱視訓練，プリズム療法，視能訓練，薬物療法（ボツリヌスA型毒素など），手術に大別される．より良い両眼視機能の獲得をめざし，多様性をもつ斜視患児に対する種々の早期治療介入が行われている．

屈折矯正と弱視訓練[8]

斜視に伴う弱視を治療し両眼視を獲得するために，精密屈折検査にて矯正すべき屈折異常が検出されれば，眼鏡の常用が不可欠である．内斜視に対しては，たとえ早期発症であっても遠視による

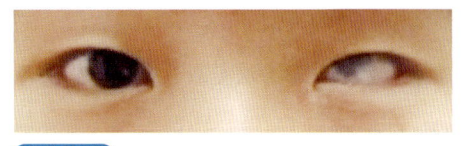

図8-14
Peters異常による廃用性内上斜視

Column

小児の斜視と偏見

乳幼児の斜視に対し，保護者が外見を気にして早く治したいと希望して来院することがある．幼稚園や学校でいじめの対象になるのではないかと心配する保護者も多い．子どもにとって，斜視が心理社会的に問題となるのはいつ頃からか．3～12歳の子ども118人に，眼位だけ正位と外斜視もしくは内斜視に加工した子どものペア写真を見せて，どちらの子どもをお誕生パーティに呼びたいかアンケート調査を行ったスイスの研究によると，4～6歳の子どもの約半数が斜視に気づき，6歳以上になると斜視の子どもをパーティに呼ばないと偏見をもつことが示された[9]．これにより整容治療の時期は，6歳が一つの基準ではないかと考えられる．

調節性輻湊の影響を除去するため，アトロピン点眼による完全矯正眼鏡の常用が必要である．調節性内斜視では，完全矯正眼鏡のみで斜視を治療することができる．部分調節性内斜視では，完全矯正眼鏡の常用が十分行われていないと，手術の適応や手術量を決定できず，術後外斜視を起こす可能性がある．3～6ヵ月は眼鏡を常用させ，残余調節が疑われる場合は，アトロピン点眼による屈折の再検査を行うべきである．外斜視に対しては，シクロペントラート点眼による精密屈折検査を行う．外斜視では，適切な近視矯正が調節性輻湊による眼位保持に有利である．遠視や不同視に対しても，眼鏡装用により視力が向上して両眼視しやすくなることが多いため眼鏡を常用させるが，時に外斜視の頻度や斜視角が増す症例があり，眼位矯正のためほかの治療が必要となる．

斜視に伴う弱視の予防・治療には屈折矯正眼鏡の常用が第一であるが[10]，視力の左右差が残存する場合には，加えて健眼遮閉による弱視訓練を行う．乳児では交代遮閉や健眼遮閉1時間/日，幼児では2時間/日の健眼遮閉から開始する．治療効果が上がらない年長児や微小斜視弱視の例では，4～6時間/日まで遮閉時間を増やす．アイパッチによる完全遮閉が基本であるが，皮膚過敏の例には眼鏡につける布製アイパッチを使う．潜伏眼振があり完全遮閉が困難な場合は，アトロピン点眼を用いる．また，不完全遮閉として，眼鏡に遮閉膜を装着する方法もある．

プリズム療法

斜視角に一致した度のプリズムを眼鏡に装着することによって，光学的に光線の方向を変え，中心窩領域での両眼視を刺激する治療法であり，眼鏡に装着するフレネル膜プリズムの導入によって適応が拡大した．眼位矯正手術を行う前に，両眼視機能や網膜対応を正常に保つため，完全矯正眼鏡装用下で斜視角を中和する度数のプリズムを装着するが，12Δ（prism diopter）を超える膜プリズムは視力低下をきたすため注意を要する．両眼視を保持して徐々にプリズム度を減らすプリズム漸減療法のみで治療可能な例もあるが，大角度

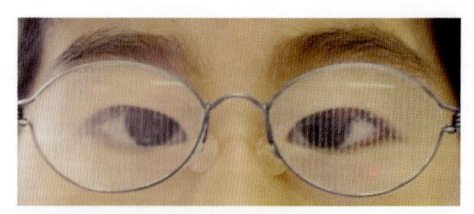

図8-15 部分調節性内斜視に対する手術前のプリズム療法
完全矯正眼鏡に右眼15Δ基底外方，左眼12Δ基底外方のフレネル膜プリズムを装着して立体視を保持．

の斜視に対しては手術を前提として試みるべきである（図8-15）．手術後の残余斜視に対しても，プリズム療法が有用である．

視能訓練

視能訓練は，感覚面と運動面の訓練と連携によって良好な眼位と両眼視を獲得させる治療であるが，年少児では困難である．学童期以降の小児の間欠性外斜視に対し，手術治療前後の抑制除去，輻湊訓練，融像訓練が試みられている．

薬物治療

ボツリヌスA型毒素を外眼筋に注入して筋力を弱めることで眼位を矯正する方法で，成人の麻痺性斜視の拮抗筋に対する注入などがよい適応となる．

わが国では小児の斜視に適応が認められていないが，諸外国では乳児内斜視に対してもボツリヌスA型毒素による早期治療が試みられ良好な矯正効果を得ている[11]．一過性の過矯正や眼瞼下垂のリスクを伴うが，内直筋の拘縮や輻湊過多の進行を防ぎ，発達途上の内直筋を切腱することなく1回の投与で正位化できることが大きなメリットである．

手術

非観血的治療の施行後に一定の残余斜視がある場合には，手術による眼位矯正を行う．間欠性や周期性斜視，頭位異常をとって両眼視を保っている斜視の場合には，斜視や頭位異常の頻度や程度，自覚症状，整容的な問題を考えて手術適応を決める．手術方針（手術眼および術式・術量）は

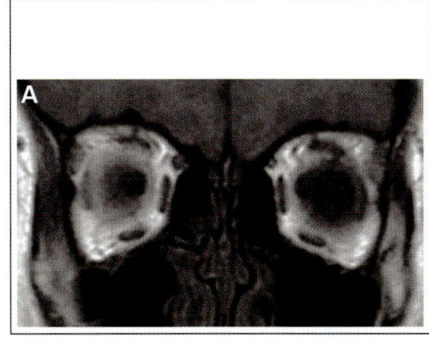

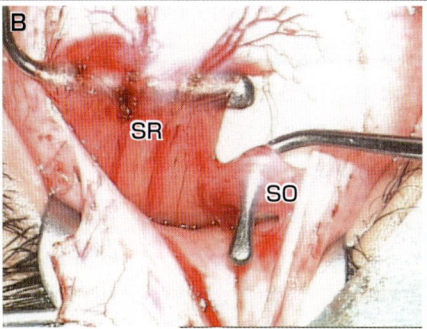

図8-16 左上斜視
A：眼窩MRI所見．左上斜筋の萎縮（低形成）がみられ先天上斜筋麻痺と確定．
B：術中所見．左上斜筋腱に異常な緩みを認める（Floppy tendon）．
SR：上直筋，SO：上斜筋．

斜視や眼球運動異常のタイプによって決定し，外眼筋に対する弱化・強化術や筋移動術を施行する．乳児内斜視，部分調節性内斜視，間欠性外斜視，先天上斜筋麻痺，A-V型斜視は小児期に手術適応となる代表的斜視である．

上下斜視や特殊型に対しては，先天的な外眼筋異常の検出のため術前に眼窩MRIやCTによる画像検査を行う（図8-16）．非共同性斜視は患眼手術が原則であり，手術筋と術式の決定のために牽引試験が不可欠であるが，小児では全身麻酔下で術直前に施行する．回旋偏位の検出も術式決定に必要であるが，小児では回旋複視を自覚しにくいため，眼底検査や眼底写真撮影にて他覚的に回旋偏位を測定する．

年長児には，感覚面の評価および手術術式の決定と定量のため，術前にプリズム順応試験を行うと精度の高い手術を行うことができる．

小児の斜視は良好に治癒しても長期的に眼位が変化する可能性があり，再手術が容易に計画できるように初回術式を選択することも大切なポイントである．

斜視治療の目標と計画

両眼視の獲得には早期眼位矯正

正常両眼視機能の獲得のためには，恒常性斜視に対する早期治療介入が必要である．斜視のタイプによって，屈折矯正，弱視訓練，プリズム療法，手術の単独または併用治療を計画する．斜視の発症時期が早いほど，早期の眼位矯正が必要である．乳児期に発症する恒常性斜視に対しては，眼位未矯正期間が3ヵ月以内，1～2歳以降に発症する斜視でも6ヵ月以内が望ましい．

生後6ヵ月までに発症する乳児内斜視は両眼視機能の予後が不良であるが，早期手術（2歳以内）が周辺融像の獲得，1歳以内の手術がおおまかな立体視の獲得に寄与することが示された．さらに精密な立体視の獲得をめざした超早期手術（生後6ヵ月以内）が試みられている．早期手術後も良好な眼位（±8Δ以内）を保持するため，継続した治療介入が必要である．

間欠性斜視の手術適応

間欠性外斜視では両眼視を保っているため，早期手術は不要である．屈折矯正，弱視訓練を行って経過観察し，恒常性外斜視に移行する場合には手術を行う．間欠性であっても斜視角が大きく斜視の頻度が高い場合，整容的に問題となる場合には就学前に手術治療を計画する．手術適応の基準として，病院と家庭，遠見と近見における斜視・片目つぶりの起こりやすさをスコア化したNewcastle Control Score[12]などが用いられている．学童期以降，複視や眼精疲労などの自覚症状が増悪する場合，斜位近視を生じた場合には手術を計画する．斜視角が20Δ未満であれば，手術適応とせずに光学的治療や視能訓練を試みる．

頭位異常は遅くとも就学前までに治療

先天上斜筋麻痺，Duane症候群，A-V型斜視など頭位異常をとって両眼視を保っている斜視の場合，斜視角が小さければ早期手術は不要である

が，屈折矯正やプリズム療法を行いながら経過観察し，遅くとも就学前までに手術治療を計画する．斜視角が大きい場合には頭位によって代償しにくくなり，顕著な頭位異常が小児の発達にも影響を及ぼすため，3歳頃には手術を計画する．

整容的治療の判断

器質疾患による視力障害があれば，眼位矯正による両眼視の獲得は困難である．しかし整容的に斜視が問題となる場合には，6歳頃に手術治療を計画する．一般に斜視角が15Δを超えると整容面に影響が出るが，術後眼位が変化しやすいことを十分説明し，20Δ以上の斜視に対し本人と家族の希望があれば手術を検討する．小児期の内斜視は術後外斜視に移行しやすいため，低矯正手術とする．

斜視の治療判定

斜視の治癒基準

日本弱視斜視学会が創成期に作成した斜視の治癒基準を表8-2に示す[13]．5段階に治癒度を分類し，判定時期は治療後4年目，内斜視は10歳時と定めている．

小児の斜視は，良好に治癒しても成長・加齢および環境要因の関与によって変化する可能性があり，長期的に眼位・両眼視の管理を行うことが大切である．

共同性斜視

左右の眼の視線がずれて正しく目標に向かわない状態の眼位を斜視という．斜視は共同性斜視（comitant or concomitant strabismus）と非共同性斜視〔noncomitant or incomitant strabismus，別名：麻痺性斜視（paralytic strabismus）〕に分けられるが，共同性斜視では基本的には眼球運動に異常はなく，視方向に関係なく斜視の程度はほぼ一定である．

眼球はX軸，Y軸，Z軸の3軸からなるFick座標系内で運動しており，眼球運動は垂直軸（Z軸）まわりの動きである水平運動，水平軸（X軸）まわりの動きである垂直運動，前後軸（Y軸）まわりの動きである回旋運動から成り立っている．この3つの眼球運動方向の眼位ずれをそれぞれ水平斜視（horizontal strabismus），垂直（上下）斜視（vertical strabismus），回旋斜視（torsional strabismus）と呼ぶ．水平斜視は眼位ずれの方向によって，内方偏位の場合は内斜視（esotropia），外方偏位の場合は外斜視（exotropia）と呼ぶ．垂直斜視も眼位ずれの方向によって，上方偏位の場合は上斜視（hypertropia），下方偏位の場合は下斜視（hypotropia）と呼ぶ．上方（または下方）へ偏位している眼が固視眼である場合は，非固視眼は下斜視（または上斜視）となっており，非固視眼の眼位ずれの方向で表現することが多い．回旋斜視も眼位ずれの方向によって，外方まわしずれの

● 表8-2　斜視の治癒基準

治癒度	偏位度・自覚症状	両眼視の程度
Ⅳ：治癒（exellent）	10度以内9方向眼位（遠見・近見）にて自覚症状のない斜位	立体視60″未満 NRC
Ⅲ：ほぼ治癒（good）	少なくとも第1眼位にて斜位 自覚症状の強い斜位	立体視60″以上 NRC
Ⅱ：部分治癒（fair）	第1眼位で斜位－斜視 微小斜視	立体視60″以上または実用的立体視 NRC-ARCまたはARC
Ⅰ：整容治癒（cosmetically satisfactory）	第1眼位で±15Δ以内，上下10Δ以内の斜視 頭位異常の軽減または消失	
0：無効（not improved）		

NRC：正常網膜対応，ARC：異常網膜対応．　　　　　　　　　　　　　　　　　　　（文献13を参照して作成）

場合は外回旋斜視（excyclotropia），内方まわしずれの場合は内回旋斜視（incyclotropia）と呼ぶ．

内斜視：esotropia[14, 15]

内斜視とは，片眼が固視目標を注視しているときに，他眼が内側（鼻側）へ偏位している状態をいい，発症の時期，調節性の有無，斜視角の変動，斜視角の程度などによって分類される．

生後6ヵ月までに発症した内斜視は乳児内斜視に分類され，先天内斜視とも呼ばれる．生後6ヵ月以降に発症した内斜視は後天内斜視に分類され，調節（accommodation）が関与して発症する調節内斜視，眼位の良い日と悪い日がほぼ48時間周期で繰り返す周期内斜視（隔日内斜視とも呼ばれる），突然発症する急性内斜視などがある．後天内斜視で最も多いのは調節内斜視であるが，調節が関与せず徐々に斜視角が増えていく共同性内斜視は基礎型内斜視に分類される．

乳児内斜視：infantile esotropia（図8-17）

新生児の約70～75％は外斜位または外斜視で生まれてくる．視力が発達しはじめる生後2～3ヵ月頃から眼位は良化しはじめ，生後6ヵ月にはほぼ正位となる．乳児内斜視も出生時に内斜視となっていることはなく，生後6ヵ月までに発症してくる．出生時に内斜視は発症していなくても，先天性の異常に起因して発症するとの考えもあるため，先天内斜視（congenital esotropia）とも呼ばれるが，現在では乳児内斜視と呼ばれることがほとんどである．また，von Noordenが1歳以内に発症した358症例の内斜視を検討し，生後6ヵ月未満発症の内斜視を一つの疾患単位（clinical entity）にまとめ，本態性乳児内斜視（essential infantile esotropia：EIE）と命名してその特徴を報告したため，乳児内斜視は本態性乳児内斜視と同義語として使用されている[14]．

● 発症頻度

わが国での乳児内斜視の発症頻度についての明らかな報告はないが，海外では10,000出生に約25例と考えられている[15]．性差はない．

● 病　因

乳児内斜視の病因としては，20世紀の中頃までは遺伝に基づく中枢神経系の融像力欠損によって発症するという感覚異常説と，輻湊機能の過剰

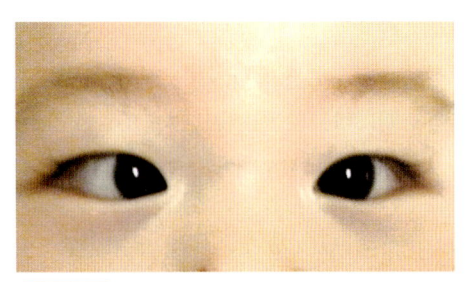

図8-17　乳児内斜視

Column

Ciancia症候群（Ciancia syndrome）[15]

乳児期の内斜視のうち，①斜視角は60Δを超える大角度であり，②外直筋の衝動性眼球運動（saccades）は障害されていないのに外転制限を示し，③固視は内転位で行い，④衝動性眼振が内転位では認められないが外転とともに現れ，⑤内転位で固視をするために同側へ顔を回転（face turn）する内斜視をCiancia症候群と呼ぶ．Ciancia症候群に対する手術では，低矯正となることが多いため，通常の乳児内斜視の手術より多く量定したほうがよい．内斜視に眼振が合併しているため，眼振阻止症候群（nystagmus blockage syndrome）との鑑別が大切である．Ciancia症候群の眼振の特徴は，通常波形は小さく，外転位で認められる．そのため，終末眼振（endo-point nystagmus）と全く同じものと考えられている．内斜視に眼振が合併しているとすぐに眼振阻止症候群と診断してしまいがちであるが，眼振阻止症候群では，元来の眼位は正位であり，視力を向上させるために調節性輻湊を利用して眼振を代償している．この際に眼位は調節性輻湊のために内斜視になっているが，同時に調節性輻湊のために縮瞳（miosis）が生じていることが鑑別点となる[16]．

反応による交差固視から発症するとの運動異常説が主流であったが，現在に至ってもこれらの仮説は証明されていない．その他，遺伝，解剖学的要因，外眼筋，特に内直筋の異常，神経系の異常などの諸説あるが，乳児内斜視の病因は現在になっても不明である．

● 特　徴

乳児内斜視の特徴を主症状と随伴症状に分けると，表8-3[14]のようになる．

1）発症時期と斜視角の変動

生後20週までの乳児期の内斜視は不安定で，間欠性（intermittent）であったり，斜視角が小さい場合には内斜視が消失する場合もある．しかし，生後2.5ヵ月（10週）までに40Δ以上の大角度を示した症例で自然治癒したものはほとんどない．初診時より2.5ヵ月間の経過観察中に斜視角の変動が認められる症例もあるが，多くは内斜視角の増大であり，内斜視角の減少を示したものは約10％にすぎない．眼位の不安定な場合でも斜視角が増えるときは，乳児内斜視の自然治癒を期待できない．

2）交差固視（cross fixation）と弱視（amblyopia）

発症初期には，交差固視によって交代視が可能であり，斜視弱視（strabismic amblyopia）にはなりにくいと考えられている．しかし，乳幼児は通常の視力検査ができないため，固視（fixation），追視（follow）および維持（maintained）の3要素で左右眼を比較するbinocular fixation preference testで弱視を判定すると，1歳時には13〜42％の症例に弱視が合併していると判定される．

3）中枢神経系の異常

乳児内斜視の診断基準に，"中枢神経系の異常は認められないこと"がある．しかし，18歳未満の内斜視の頻度では，乳児内斜視は約8％であるのに対し，中枢神経系異常に起因する内斜視は約11％とむしろ中枢神経系異常に起因する内斜視のほうが多い[15]．

中枢神経系の異常には，脳性麻痺，脳梁欠損，小頭症，種々の脳症やDown症候群などの染色体異常などがあるが，新生児期や乳児期に診断が確定しにくいものもある．乳児内斜視の早期診断には，小児神経科医に相談したほうがよい．

4）乳児内斜視の鑑別診断

鑑別診断には，外転神経麻痺，Duane症候群，Möbius症候群，先天性外眼筋線維症（congenital fibrosis of the extraocular muscles, congenital fibrosis syndrome）などがある．これらの疾患は外ひき運動（abduction）に制限があることが鑑別点になる．乳児内斜視でも交差固視のために一見して外転制限があるようにみえる．しかし，乳児内斜視では眼球頭位反射（oculocephalic reflex）を応用とした人形の目現象（doll's eye phenomenon：頭を急速に上下左右に他動的に動かすと眼球はその運動方向と反対方向に動く眼球運動）を行うと外転制限がないことが確認できる．また，調節内斜視でも生後6ヵ月以内の早期に発症するものもあり[15]，必ず調節麻痺下屈折検査を行い，遠視度の測定と同時に調節麻痺下での斜視角の変化を観察する．

5）乳児内斜視の屈折

調節力も，生後6ヵ月までにかなり発達する．＋3D以内の遠視，乱視でも調節性輻湊の関与

● 表8-3　乳児内斜視の臨床的特徴

主所見	随伴所見
・生後6ヵ月未満の発症 ・斜視角は30Δ以上の大角度 ・斜視角の変動はほとんどないが，時間とともに増加することもある ・初期は交差固視による交代固視可 ・中枢神経系の異常は認められない ・正常であれば対称的である視運動性眼振と追従運動の非対称性の残存	・弱視の合併 ・外転制限を伴うこともある ・過度の内転 ・斜筋異常が高頻度に合併 ・交代性上斜位（DVD）が高頻度に合併 ・眼振の合併 ・異常頭位の合併 ・遺伝性をまれに認める

（文献14を参照して作成）

によって8～10Δを超える内方偏位を生じる可能性もあるため，+3D以上の遠視は硫酸アトロピン点眼液による調節麻痺下屈折検査を行って完全屈折矯正したうえで眼位を測定して手術量を決める．調節性輻湊／調節比（accommodative convergence/accommodation比：AC/A比）の正常値は4±2Δ/Dであるが，+1.50 D以上の遠視や1.50 D以上の乱視でも8～10Δを超える内方偏位を生じる可能性もあるため，筆者は+1.50 D以上の遠視や1.50 D以上の乱視でも屈折矯正を行って，再度眼位検査を行っている．また，乳児内斜視の手術後にも，約60％の症例で調節内斜視が合併してくる．術後の眼位の良化のためにも，術前の調節麻痺下屈折検査は重要である．

● **両眼視と手術時期**

斜視治療の目的は，眼位の正位化と良好な両眼視機能の獲得である．立体視は，生後2～4ヵ月頃から発達しはじめ，2歳までに正常成人の80％のレベルに達し，5歳までにほぼ完成する[18]．この時期に眼位異常があると立体視は発達できず，乳児内斜視では正常両眼視の獲得は難しい．しかし，立体視にも可塑性が残っている時期があり，この期間内に内斜視を矯正すればその後も立体視は発達しうる．

1）**早期手術と両眼視**

20世紀半ばまでの手術のほとんどは，2歳以後に行われており，手術成績も不良で両眼視の獲得は期待できないと考えられていた．1983年，Zakら[19]は生後5～24ヵ月の間の早期手術を行い，5年以上経過観察を行った105症例の結果報告した（表8-4）．Bagolini線条レンズ検査による融像，Worth 4灯試験による近見融像，Titmus Stereo Tests（TST）による立体視，すべてで10Δ以内の術後眼位と両眼視機能の獲得に統計学的に有意な関連が認められている．立体視と融像の獲得には，2歳までの早期手術と10Δ以内の術後眼位が必要条件であることが証明された．

> **Column**
>
> ## binocular fixation preference test
>
> 1962年，KnappとMooreが斜視に弱視が合併しているか判定する方法としてbinocular fixation preference testを提唱した．その後，Procianoyら[17]は固視状態を4段階に分類し，Early Treatment Diabetic Retinopathy Study（ETDRS）チャートによるLogMAR視力と比較して，その有用性を報告している．
>
> 程度の判定は，自然に交代視ができて追視しても両眼とも固視を維持できる場合をGrade 4とする．次に自然に交代視ができなければ，まず非斜視眼で視指標を固視させる．次に非斜視眼を遮眼子で遮閉して固視眼を斜視眼に交代させる．そして遮眼子を除去しても斜視眼が固視を維持できるか，観察する．もし維持ができず固視が非斜視眼に戻る場合には斜視眼が固視できた時間を測定する．斜視眼の固視が5秒以上維持できればGrade 3，斜視眼の固視の維持が5秒未満であればGrade 2とする．また，瞬目の際に固視に変化なければGrade 3，固視の交代が起これば Grade 2とする．斜視眼で固視が全くできなければGrade 1である．
>
> Grade 1では，すべての症例が4段階以上のLogMAR視力の視力差を示し，強く弱視を示唆する程度分類であった．それに対しGrade 4では，すべての症例が2段階以内の視力差であり，弱視はないか，あっても軽度の弱視を示唆する程度分類であった．全症例での感度（sensitivity）・特異度（specificity）は78.4%，74.0%であり，binocular fixation preference testは比較的信頼できる検査ともいえる．
>
> 内斜視術後には，binocular fixation preference testでの弱視眼の判定が難しくなる．このような場合には，10Δのプリズムレンズを一眼の眼前に置いて人為的に上下斜視状態にしてbinocular fixation preference testを行う10 diopter fixation test（vertical prim test, induced tropia test）[15]によって弱視の有無，状態を判定する．また，わが国では内斜視手術は遮閉治療によって交代固視が可能になってから行うことが推奨されている．しかし，手術時期が遅れると両眼視の獲得が難しくなる欠点がある．10 diopter fixation testを用いることによって術後も容易に固視状態を観察できるため，米国では交代固視が可能になるまで手術を控えることはほとんどない．

● 表 8-4 術後眼位と両眼視機能

		最終眼位≦10Δ (61例)	10Δ<最終眼位 (44例)	有意差 (カイ二乗検定)
融像	Bagolini 線条レンズ検査	57例 (93%)	31例 (70%)	p<0.001
融像	Worth 4灯試験	37例 (61%)	6例 (14%)	p<0.001
立体視	Titmus Stereo Tests	23例 (38%)	3例 (7%)	p<0.001

(文献19を参照して作成)

2) 超早期手術と両眼視

2歳までの早期手術による立体視と融像の獲得の可能性は有意に高まったが、立体視については数%～20%の周辺立体視の獲得にすぎなかった。1990年代から、生後6ヵ月以内の超早期手術によって正常立体視を獲得が可能であることがわかり、21世紀になって生後超早期手術の術後成績が数多く報告されている。60″未満の正常立体視の獲得にはいまだ問題点は残されているものの、60″～3,000″の周辺立体視の獲得は60～80％で可能と進歩している[15]。

Birchらの報告

2000年Birchら[20]は、2歳以内に手術を行い8Δ以内の安定眼位を得た129例の内斜視発症時期、眼位矯正時期、眼位未矯正期間と立体視の予後との関係について報告した。生後6ヵ月未満の超早期手術では100％の例にRandot Stereo Tests（RST）による立体視力が獲得されていたが、生後1歳半以降の早期手術では8％にまで低下した（図8-18）。8Δ以内の安定眼位を得るまでの眼位未矯正期間が3ヵ月未満群の立体視獲得率は、眼位未矯正期間が3ヵ月以上遅れた症例より有意に良好であり、手術が遅れても眼位未矯正期間は内斜視発症から3ヵ月までにすべきである、と結論づけている。乳児内斜視の発症時期は生後6ヵ月までであることから、生後6～8ヵ月以内の超早期手術による眼位矯正は、立体視獲得率の向上および正常立体視力獲得を可能とする必須条件であると考えられる。

筆者の報告

筆者も、融像の獲得には2歳までの早期手術、立体視の獲得には生後6～8ヵ月までの超早期手術が有用であることを2013年に報告した。融像は、超早期手術によって90％以上、早期手術でも近見融像は約80％、遠見融像でも約60％で獲得できている。それに対して、2歳以降の晩期手術では約25～35％でしか獲得できていない（表8-5）。立体視では、超早期手術によって75％で獲得できていたが、早期手術、晩期手術では約10～20％でしか獲得できていない。さらには、立体視力値も超早期手術のほうが早期手術、晩期手術より有意に良好である（表8-6）。

● 手術方法

手術方法は、両内直筋後転術（bilateral medial rectus recession）が基本である[21,22]。手術量定は、乳幼児では先に述べた完全屈折矯正下で調節の影響がない状態で行った斜視角によって決定する。乳幼児期では遠見斜視角はほとんど測定できないので、非調節視標で行う近見斜視角で決定してよい。

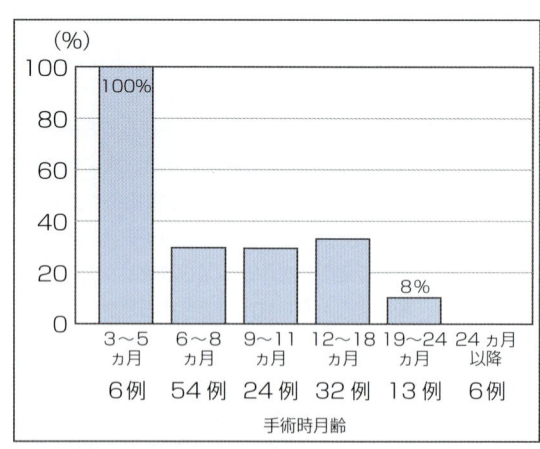

図8-18 手術時期と立体視

術後≦±8Δの129症例。立体視はRSTで測定。
p<0.05：Dunnの多重比較検定。
生後6ヵ月未満の超早期手術では100％の例に立体視が獲得されていたが、生後1歳6ヵ月以降の早期手術では8％にまで低下している。

(文献20を参照して作成)

○ 表 8-5　手術時期と融像

	超早期手術群 （≦8ヵ月）	早期手術群 （9〜24ヵ月）	晩期手術群 （24ヵ月＜）	P値
融像陽性	16	21	18	
近　見	15 (93.8%)	17 (81.0%)	7 (38.9%)	p<0.001*
遠　見	15 (93.8%)	12 (57.0%)	5 (27.8%)	p<0.001*

近見融像獲得には超早期手術，早期手術が有用である．
＊カイ二乗検定

○ 表 8-6　手術時期と立体視

	超早期手術群 （≦8ヵ月）	早期手術群 （9〜24ヵ月）	晩期手術群 （24ヵ月＜）	P値
立体視（＋） 　200" 以上 　3000" 以上	12 (75.0%) 3 (18.8%) 9 (56.3%)	4 (19.1%) 0 (00.0%) 4 (19.1%)	2 (11.1%) 0 (00.0%) 2 (11.1%)	p<0.001*
立体視（－）	4 (25.0%)	17 (81.0%)	16 (88.9%)	

立体視獲得には超早期手術，早期手術が有用である．
＊G検定

○ 表 8-7　内斜視角と両内直筋の後転量（筋付着部からの計測）

内斜視角（Δ）	後転量（mm）
15	3.0
25	4.0
35	5.0
50	6.0
70	7.0

（文献21を参照して作成）

○ 表 8-8　内斜視角と両内直筋の後転量（角膜輪部からの計測）

内斜視角（Δ）	後転量（mm）
25	8.5
35	9.5
45	10.5
55 +	11.5

生後6ヵ月未満は10.0 mmまで，生後1年未満は10.5 mmまでを上限とする．

（文献22を参照して作成）

後転量は，筋付着部から計測する方法（表8-7）[21]と角膜輪部から計測する方法（表8-8）[22]がある．通常，内直筋のまつわり量を超えた後転では，術後の運動制限が出ないように，5.0 mmの後転量が限界と考えられていた．しかし，5.0 mmの後転量では術後低矯正となる症例が少なくなく，現在では数多くの臨床的経験から7.0 mmまでの後転でも術後の運動制限が生じることはまずないと考えられている．その理由の一つに，内直筋付着部と角膜輪部の距離が，通常5.5 mmであるのに対し，乳児内斜視ではこの距離が有意に短いことと，一定値ではないことがかかわっている．そのため，筆者はこの影響を受けない角膜輪部から計測する方法で手術を行っている．

● 両眼視獲得のための術後眼位

両眼視機能は，悪くても異常網膜対応（abnormal retinal correspondence：ARC）が成立しなければ発達できない．ARCが成立するための眼位は，8Δ以内の微小斜視（microtropia）や10Δ以内の単眼固視症候群（monofixation syndrome）に持ち込むことが最低条件である[15]．先にも述べたように，いくら超早期手術を行っても術後の眼位8〜10Δ以内にならなければ，立体視や融像などの両眼視を獲得することは困難である．

● 合併症とその対策

乳児内斜視の随伴症状として，交代性上斜位（dissociated vertical deviation：DVD），下斜筋過動（inferior oblique over-action：IOOA），潜伏眼振（latent nystagmus：LN）がそれぞれ46〜90％，33〜78％，30〜50％に認められる[14]．これらの合併症は，両眼視の発達が不良であった結果として発症する．DVDに対しては上直筋後転術，

共同性斜視　139

● 表8-9　手術時期による交代性上斜位（DVD）の程度の比較

	超早期手術群 （≦8ヵ月）	早期手術群 （9〜24ヵ月）	晩期手術群 （24ヵ月＜）	P値
近見				
顕性 DVD	0 (0.0%)	2 (8.7%)	7 (38.9%)	
潜伏性 DVD	8 (57.1%)	10 (43.5%)	5 (27.8%)	$p < 0.05$*
DVD（−）	6 (42.9%)	11 (47.8%)	6 (33.3%)	
遠見				
顕性 DVD	0 (0.0%)	2 (8.7%)	7 (38.9%)	
潜伏性 DVD	8 (57.1%)	11 (47.8%)	4 (22.2%)	$p < 0.05$*
DVD（−）	6 (42.9%)	10 (43.5%)	7 (38.9%)	

超早期手術，早期手術は交代性上斜位程度を晩期手術より有意に改善し，交代性上斜位に対する追加手術が軽減される．
＊G検定
（文献23を参照して作成）

IOOAには下斜筋減弱術を行う．これらの合併症，特にDVDでは，内斜視手術後に両眼視が発達すると手術適応となる症例が減少することがわかってきた[23]．DVDの発症頻度は，内斜視の手術時期にかかわらず現在までの報告と同様に50〜60％に発症している．しかし，DVDの程度を，顕性，潜伏性，未発症の3段階に分類すると，晩期手術の40％が顕性であったのに対し，超早期手術例では顕性症例はほとんど認められない（表8-9）．DVDの手術適応は，顕性DVDの消失，または潜伏化であることから，内斜視の手術時期によってDVDの追加手術を減少することができる．

後天内斜視：acquired esotropia[15]

後天内斜視は，生後6ヵ月以降に発症した内斜視を総称するものであり，屈折性，調節性などの原因別に分類される（表8-10）．ここでは，共同性後天内斜視の代表的斜視について解説する．

● 調節内斜視：

accommodative esotropia（図8-19）

明視努力する際には，遠視や乱視に対して調節によって網膜上に焦点を合わせている．中等度から高度の遠視があると，明視のためには強い調節が必要となる．同時に調節性輻湊が惹起されて眼球が内方へ偏位して調節内斜視が発症する．

調節内斜視は，①遠視の完全矯正眼鏡の装用によって近見も遠見ともに正位あるいは内斜位に矯正される屈折性調節内斜視，②遠視の完全矯正眼鏡の装用によって遠見は正位あるいは内斜位となって眼位をコントロールできるものの，高いAC/A比のために近見時に内斜視が残存する非屈折性調節内斜視，③遠視を完全に矯正しても

● 表8-10　共同性後天内斜視

調節内斜視
● 屈折性調節内斜視（正常 AC/A 比） ● 非屈折性調節内斜視（高 AC/A 比） ● 部分調節内斜視
非調節性後天内斜視
● 周期内斜視 ● 急性内斜視 ● 基礎型内斜視 ● 感覚性内斜視 ● 開散不全（麻痺） ● 近見共同運動反射けいれん ● 術後内斜視

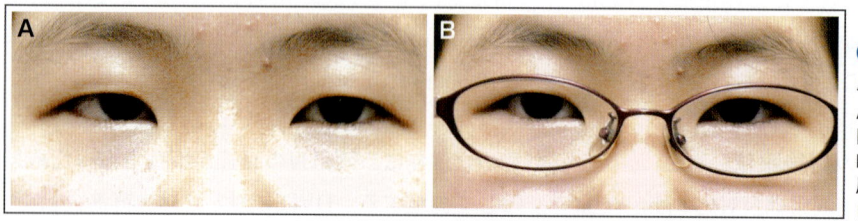

図8-19
屈折性調節内斜視
A：非屈折矯正時の眼位．右眼が内斜視となっている．
B：屈折性調節内斜視の完全屈折矯正眼鏡時の眼位．眼位は正位となっている．

10Δ以上の内斜視が残る部分調節内斜視の3つのタイプに分類される.

1）屈折性調節内斜視：
refractive accommodative esotropia

遠視度は＋2〜＋8D程度で平均値は約5.40Dである．AC/A比は正常なため，完全矯正眼鏡の装用によって近見，遠見ともに正位あるいは内斜位となって眼位のコントロールが可能である（図8-19）．発症が最も多い時期は，視力が発達しはじめ明視努力を盛んに行う1歳半〜3歳頃である．まれに生後6ヵ月以内に発症することがあるが[14]，乳児内斜視との鑑別が必要である．純調節内斜視の名称も同義語である．

屈折検査

治療の第1ステップは，調節麻痺薬を使用して行う調節麻痺下屈折検査から始める．通常の遠視性乱視の矯正と異なり，遠視も乱視も完全矯正することを原則とする．臨床で入手可能な調節麻痺薬には1％硫酸アトロピン点眼，シクロペントラート塩酸塩（サイプレジン®1％）点眼がある．サイプレジン®1％は，外来で使用しやすいが十分な調節麻痺効果を得られないため，調節内斜視の屈折検査には，より強い調節麻痺効果が期待できる1％硫酸アトロピン点眼を使用したほうがよい．1％硫酸アトロピン点眼は，点眼中止後も効果が約2週間持続し，発熱などの副作用もあるため，1％を希釈して使用するとことをすすめるむきもあるが，点眼後に涙嚢部の圧迫を行って全身への吸収を予防すれば，1％の濃度で副作用が増加することもない．

経　過

発症年齢は生後6ヵ月から7歳頃までであり，平均2歳から2歳6ヵ月くらいの発症が最も多い．まれに生後6ヵ月以内の早期発症もあり，乳児内斜視との鑑別が必要となる．発症早期は斜視角に変動を伴う間欠性であるが，徐々に30Δ程度の恒常性へと悪化する．

調節麻痺下屈折検査で測定した屈折値で完全矯正眼鏡を装用して，眼位は矯正されるため手術の必要はない．しかし，すぐには内斜視の正位化が得られず，安定した眼位となるまで1〜3ヵ月の観察期間が必要な場合も少なくない．

長期の経過観察中に眼鏡を装用していても内斜視がコントロールできず，斜視角が増加して一見部分調節内斜視に悪化したようになることもある．しかし，調節内斜視の場合の遠視は，6〜7歳をピークに増加するため，再度1％硫酸アトロピン点眼を用いて調節麻痺下屈折検査を行い，所持眼鏡が低矯正になっていないかチェックする．

両眼視（表8-11）

眼鏡装用によって眼位が矯正されても，屈折性調節内斜視の両眼視は決して芳しいものではなく，約75〜80％に両眼視の異常が認められる．その原因として，AC/A比，遠視度，不同視，発症時期，眼位不良の期間などがあるが，最も両眼視の予後に関連している因子がAC/A比と眼位不良の期間と考えられている．特に，眼位が悪化してから眼鏡装用によって眼位が改善するまでの期間が4ヵ月を超えると両眼視の予後は不良となる．早期発症例でも速やかに診断，治療が行われれば決して両眼視の予後は不良ではない．偏位眼には抑制が生じるため，5〜6歳頃の晩期発症例を除き複視などの自覚症状はまれである．

視力は，遠視性屈折異常弱視の要素と内斜視による斜視弱視の要素が混在し，発症時期が早いほど弱視の程度は強い．

表8-11　調節内斜視の両眼視

	屈折性調節内斜視（35例）	部分調節内斜視（30例）
中心立体視（＜60"）	6例（17.1％）	2例（6.6％）
周辺立体視（60"≦） 　中心抑制暗点（－） 　中心抑制暗点（＋）	23例（65.8％） （14例） （9例）	14例（46.7％） （4例） （10例）
融像（－）	6例（17.1％）	14例（46.7％）

p＜0.01, Mann-Whitney U 検定

（文献24より引用）

2）非屈折性調節内斜視：
non-refractive accommodative esotropia

屈折異常は正視，遠視，近視のいずれも認められるが，+1.5〜+5.0 Dの中等度遠視が最も多い．調節麻痺下屈折値を完全矯正した眼鏡よって遠見は正位あるいは内斜位となって眼位をコントロールできるものの，AC/A比が高いために近見時の斜視角が遠見時より10Δ以上大きい．AC/A比の増加に伴って徐々に近見斜視角が大きくなって発症するため，発症時期は比較的遅い．

治療方法

治療には，遠見屈折度に+2.5〜+3.0 Dを近用部に負荷した二重焦点眼鏡を処方する．AC/A比は成長とともにも正常化が認められることもあり，8〜12歳頃には二重焦点眼鏡から単焦点眼鏡への変更，または眼鏡装用が不必要となることが37〜62.5％に認められる[15]．その他，コリンエステラーゼ阻害作用によってAC/A比が減少するジスチグミン臭化物の点眼薬による薬物療法がある．現在わが国では，ウブレチド®点眼液1％として入手できる．

二重焦点眼鏡を処方しても内斜視が残存する場合や，青年期になっても二重焦点眼鏡が中止できない場合が手術適応となる．両内直筋後転術が基本であるが，同時にAC/A比の改善も得られる術式を考慮する．現在，非屈折性調節内斜視に対する術式は，①遠見眼位に基づく量定より1〜2 mm多く，または近見眼位に基づく量定で行う縫着両内直筋後転術（augmented recession），②遠見眼位の量定に基づく両内直筋後転術と後部縫着術（posterior fixation, Faden手術）の併施，③後転する内直筋の上断端部は遠見眼位に基づく量定で行い，下断端部は上断端部より2 mm多く，または近見眼位に基づく量定で両内直筋を後転するslanted recessionがある．いずれの術式もAC/A比の減少によって，術前の近見眼位－遠見眼位差は有意に改善する．

3）部分調節内斜視：
partially accommodative esotropia

3ヵ月以上の完全矯正眼鏡の装用によっても近見，遠見ともに10Δ以上の内斜視が残存する調節内斜視が，部分調節内斜視である（図8-20）．遠視度は+1.5〜+9Dであり，平均値は約3.90 Dと屈折性調節内斜視の平均値約+5.40 Dよりやや小さい[24]．また，屈折性調節内斜視より比較的高いAC/A比を有するものが多い．

病　因

部分調節内斜視の病因論には2つの考えがある．一つは，完全矯正眼鏡の装用によって良好な眼位が得られていた屈折性調節内斜視が悪化（deterioration）して非屈折性内斜視が合併したものである．屈折性調節内斜視の10〜30％に認められる．悪化要因として，発症時期，眼鏡装用の遅れ，不同視，微小斜視，弱視の合併，遮閉治療の既往，強度遠視などが考えられている．もう一つは，乳幼児の屈折はほとんどが遠視であるために乳児内斜視に調節要素が加わり部分調節内斜視になったものである．先にも述べたように，乳児内斜視術後に約70％の症例で調節要素が関与するため，眼鏡装用が必要となる．

両眼視

完全屈折矯正眼鏡を装用しても10Δ以上の斜視角が残るため，部分調節内斜視の両眼視は屈折性調節内斜視より不良である（表8-11）．10年以上経過観察を行った屈折性調節内斜視（35症例）では約83％に立体視が認められたのに対し，部分調節内斜視（30例）では約53％と有意に低い[24]．

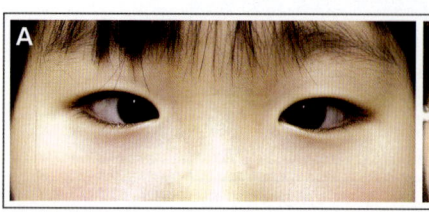

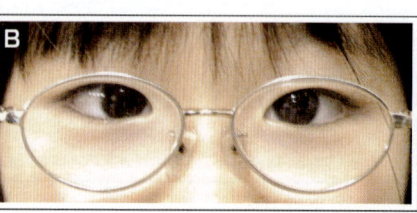

図8-20
部分調節性内斜視
A：非屈折矯正時の眼位．B：部分調節性内斜視の完全屈折矯正眼鏡時の眼位．10Δ以上の内斜視が残っている．

治療方法

　残存する遠見斜視角に対して，両眼視が成立する微小斜視（≦8Δ）や単眼固視症候群（≦10Δ）の状態に持ち込むために，膜プリズムを用いる光学的治療や内直筋後転術などの手術治療を追加する．手術方法は，遠見眼位に基づいた量定の両眼または片眼の内直筋後転術である．手術によって得られる立体視は周辺立体視がほとんどであるものの75％に獲得することができ，手術をしなかった場合より有意に良好である．屈折性調節内斜視と比較しても，手術による立体視の予後に有意差はない[24]．

　しかし，調節内斜視の遠視度数は7歳頃まで増加するため，装用眼鏡の低矯正よって一見部分調節内斜視となっていないか，手術前には必ず調節麻痺下屈折検査を行って再度屈折値を確認する．

● **周期内斜視：cyclic esotropia**[15]

　斜視の日と斜視でない日が24〜48時間の周期で交互に出現する斜視である．通常48時間周期のものがほとんどで，隔日内斜視（alternate day esotropia）とも呼ばれる．3〜4歳頃から発症することが多い．斜視でない日の両眼視は良好である．内斜視の日には抑制がかかり両眼視は不良であるが，複視を自覚することはまれである．しかし，抑制が生じにくい年長児期に発症すると複視を自覚する．診断には，斜視の日と斜視でない日をカレンダーに記録してもらい，周期性を確認する．経過とともに周期性は徐々に失われていき，恒常性内斜視に移行する．治療は，斜視の日の全斜視角を量定とした内直筋後転術が奏功し，予後は良好である．

● **急性内斜視：acute esotropia**[14, 25]

　突然内方偏位が発症する内斜視で，成人期に発症することが多い．小児でも同側性複視を自覚して訴えることが多い．しかし，2〜3歳未満では抑制がかかり，複視を訴えることは少ない．急性内斜視では，眼位は比較的大角度にもかかわらず，調節の関与はほとんどなく，神経学的異常は認められず，眼球運動は正常である．両眼視は正常であり，プリズム中和法によって両眼視を維持するが，自然軽快するものはまれである．内直筋後転術を基本とする手術が必要となるが，手術予後は良好である．

　急性内斜視は，臨床的特徴と成因によって3つに分類される．

1）1型

　遮閉治療のアイパッチや眼外傷の眼帯などの片眼遮閉，急激な片眼視力の低下などによって，正常融像が障害されて発症するもので，Swan型と呼ばれる．

2）2型

　発熱などの衰弱状態や精神的・心理的ストレスが誘因となって発症するもので，間欠性から急速に恒常性に悪化する．Burian-Franceschetti型と呼ばれる．

3）3型

　5D以下の軽度から中等度近視を伴って発症するもので，元来10Δ以内の軽度の内斜位であったものが急激に内斜視化して発症する．Bielschowsky型と呼ばれる．

　近年，3D映画鑑賞中に急性内斜視になるリスクが指摘されている．暗所で長時間の両眼分離を行う3D映画鑑賞は，両眼視が不十分な成人ばかりでなく，両眼視の発達過程にある幼小児に対しても急性内斜視発症の誘因の一つと留意する必要がある．

　中枢神経系異常によって急性に発症する内斜視と鑑別が必要であり，神経学的検査やMRIなどの画像診断は必須である．

● **基礎型内斜視：basic esotropia**[14]

　生後6ヵ月以降に発症する内斜視で，海外ではacquired nonaccommodative esotropiaと呼ばれることが多い．遠視や遠視性乱視などの屈折異常は軽度である．調節の眼位への影響はほとんどなく，完全矯正眼鏡を装用しても眼位はほとんど変化しない．斜視角は，遠見でも近見でもほぼ同じである．最初は間欠性であるが，徐々に恒常性となる．

　経過とともに斜視角が増大するため，膜プリズムレンズによるプリズム中和を行って斜視角の増大（eat up）がなくなる光学的治療を行い，その

後両内直筋後転術を基本とする手術治療へ変更する．発症から3～6ヵ月以内に手術を行った症例の予後は，比較的良好である．

● 感覚性内斜視：
sensory deprivation esotropia[14]

第一次硝子体過形成遺残や視神経萎縮などの器質的疾患，小児白内障，角膜混濁などに起因する形態覚遮断によって片眼の網膜像が長期にわたって不鮮明となり発症する内斜視である．原疾患に対する治療を行い，両眼とも鮮明な網膜像刺激が得られるよう眼鏡を装用した後，残余した内斜視に対して手術を行う．

● 開散不全（divergence insufficiency）と開散麻痺（divergence paralysis）[14, 15]

近見時には融像可能であるが，遠見時に開散が障害され内斜視となって同側複視を自覚する．眼球運動には異常がなく，融像性開散幅は近見時も遠見時も狭くなっている．神経学的検査でも異常は認められないものが開散不全であり，脳幹部の腫瘍，血管障害，多発性硬化症などの神経疾患や頭部外傷後に発症する開散麻痺である．両疾患ともほとんどが成人に発症し，小児ではまれである．開散不全の予後は比較的良好で，約40%は自然治癒するが，複視が持続する場合にプリズム治療や内直筋後転術などの手術治療を考慮する．開散麻痺でも複視の治療方針は同じであるが，同時に原疾患の治療も必要である．

● 近見共同運動反射けいれん：
spasms of the near synkinetic reflex[15]

近見反応が異常に亢進し，①輻湊けいれん（convergence spasm），②近視化をきたす調節けいれん（accommodation spasm），③縮瞳の三主徴がさまざまな程度で出現する内斜視である．単眼性のひき運動時では外転障害がないのに対して，両眼性のとも向き運動時の外転障害は著しいのが特徴である．原疾患は，神経症などの機能的疾患やまれに中枢性神経疾患である．薬物療法，心理療法などを基本治療とし，アトロピンなどの調節麻痺薬の点眼や遠視に対する眼鏡装用を追加する．

● 術後内斜視：
surgical or consecutive esotropia[15]

外斜視手術後に過矯正となった内斜視である．ほとんどが一過性であり，術後1～2ヵ月で消失する．3ヵ月以上経っても改善しない場合は手術を考慮する．非共同性が認められる場合は"slipped muscle"や"lost muscle"を疑う．

外斜視：exotropia[26]

外斜視とは，片眼が固視目標を注視しているときに，他眼が外側（耳側）へ偏位している状態をいい，上下斜視や回旋斜視を伴っていない外斜視のほとんどが共同性外斜視である．小児期の外斜視のうち，最も多く認められるのは間欠性外斜視である．経過とともに間欠性を失うと恒常性外斜視（constant exotropia）に悪化するものが多い．

新生児の約70～75%の眼位は，外斜位または外斜視であるが，生後2～3ヵ月頃から眼位は良化しはじめ，生後6ヵ月にはほぼ正位となる[14]．しかし，眼科的異常や神経学的異常がないにもかかわらず，1歳までに眼位の正位化が起きずに外斜視のままである外斜視は，乳児外斜視である．その他，片眼または両眼の弱視，特に形態覚遮断弱視（from visio deprivation amblyopia）や黒内障（amaurosis）によって発症する感覚性外斜視，内斜視術後に発症する術後性外斜視，まれなものに輻湊不全（convergence insufficiency）と輻湊麻痺（convergence paralysis）による外斜視がある．

欧米では，1.8：1と内斜視のほうが外斜視より多いのに対し，わが国では1：1.2～2.8と外斜視のほうが多い．この傾向は東南アジアでも同様であるのが特徴である．

間欠性外斜視：intermittent exotropia[26]

間欠性外斜視は，顕性の外斜視と潜伏性の外斜位の状態が合併している斜視である（図8-21）．多くの症例では，融像性輻湊（fusional convergence）によって近見時では比較的斜位の状態を維持しやすいものの，遠見時に外斜視とな

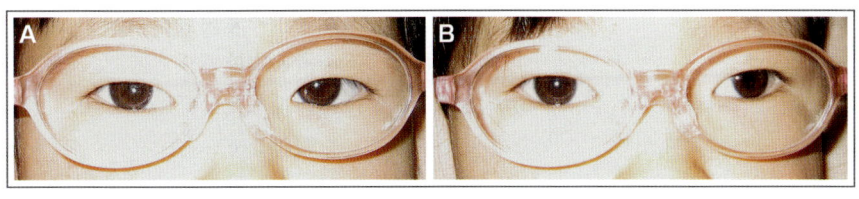

図8-21
間欠性外斜視の眼位
A：斜位時．B：斜視時．

りやすい．

● 臨床的特徴

　わが国では，小児に最も多い斜視であり，小学生の約0.14％に認められる．それに対し，米国での頻度は約0.06％とわが国より少ない．発症時期は幼児期から8歳くらいまでであり，3～4歳頃の発症が最も多い．初期には融像性輻湊によって斜位の状態で維持できるが，疲労時，体調が悪いときや起床直後には外斜視になりやすい．また，戸外や強い光に曝露すると融像が障害されるため，片眼をつぶってしまう"片目つぶり（monocular eye closure）"が誘発される．外斜視になっているときには，10歳までの小児では感覚適応（sensory adaptation）によって抑制（suppression）が生じるため，複視は自覚されない．片目つぶりも複視を避けるための現象ではないと考えられている．しかし，青少年期に発症すると，感覚適応が起こらず複視を自覚することも少なくない．

● 両眼視

　間欠性外斜視は，斜位のときには眼位は良好なため，両眼視の発達は良好な斜視の代表例と考えられている．網膜対応も正常網膜対応（normal retinal correspondence：NRC）であり，立体視も60″未満の正常値を示す場合がほとんどである．しかし，潜在的に良好な両眼視であっても，斜視のときには抑制が生じているため，両眼視は発揮できない．乳幼児期に発症した症例では，偏心固視（eccentric fixation）となり，異常網膜対応を基盤とする単眼固視症候群となり，軽度の弱視も約5％の症例に認められる．

　Goldmann視野計とBagolini線条レンズを用いて間欠性外斜視の両眼視野（binocular visual field：BVF）を測定すると，斜視時には偏位眼の耳側半視野抑制または中心窩と偏位領域の網膜視野抑制が生じており，正常ではない．斜位のときのBVFも20～30度と，正常者のBVFの40度より狭い．

● 自然経過

　おおまかには，約10％で自然治癒，約40％には変化がなく，残り約50％は近見でも顕性斜視となって恒常性斜視に悪化する．138例を20年間観察した北米での報告では，間欠性外斜視が消失したものは5症例（3.6％）であったのに対し，初診時より10Δ以上斜視角が増加したものは5年後で23.1％，20年後で52.8％に増加し，最終的には74.0％に手術が必要となっている[26]．東洋人を対象とした長期経過でも，約65％では眼位に変化はなかったが，約20％が恒常性外斜視に悪化する．遠見眼位の改善が認められたものは約15％のみで，最終的には半数以上で手術が必要となる．

● 間欠性外斜視の分類

　一般に間欠性外斜視は，遠見眼位と近見眼位の差（distance-near disparity）によって3タイプに分類される[26]．この差が10Δ以下の場合を基礎型（basic type），遠見眼位のほうが近見眼位に比べて10Δより小さい場合を輻湊不全型（convergence insufficiency type），遠見眼位が近見時眼位に比べて10Δより大きい場合を開散過多型（divergence excess type）と呼ぶ．開散過多型のなかには，調節性輻湊と融像性輻湊が近見時の斜位化に強く関与して，本来は基礎型なのに見かけ上開散過多型（pseudo-divergence excess type）にみえるものがある．真性開散過多型（true divergence excess type）と明確に区別するために，30～60分間の片眼遮閉による融像の除去，30分～1時間の両眼開放下でのプリズム順応試験，+3Dのレンズの装用による調節性輻湊除去などの方法を用いて，正しく鑑別することが重要である．

共同性斜視 | 145

● 治療方法

1）光学的治療

プリズムを用いた光学的治療は，斜視角が小さく，眼精疲労や複視を訴える場合や間欠性から恒常性に悪化したときに両眼視を維持する場合などが対象となる．年長児や学童ではフレネル膜プリズムが使用しやすいが，中高生では装用継続が難しいことが多い．その他に，調節麻痺下屈折値に2～3Dの－レンズを加えた過矯正眼鏡を装用させ，調節性輻湊を誘発して眼位を斜位に維持する治療が奏功することもある[26]．しかし，両治療法とも長期に応用することは難しく，手術療法への一時的療法である．

2）視能訓練

斜位に維持した眼位での機能改善と，両眼視の維持を目的として，感覚機能と運動機能の視能訓練が有効なことがある．視能訓練には適応条件があり，矯正視力は左右眼同等であること，斜視角は25Δ未満であること，眼位は恒常性ではなく間欠性であること，微小斜視[25]や単眼固視症候群[26]などの顕性斜視が合併しないこと，近見立体視があること，などがある．訓練には，家庭訓練も含めて本人に意欲が必須であり，8～12歳が最もよい適応である．

抑制があれば抑制除去訓練，次に融像訓練，並行して輻湊不全に対して輻湊訓練を行う．また，固視眼を遮閉して抑制の除去を目的とする遮閉治療（occlusion therapy）もある．遮閉治療のみでは有効なことは少ないため，遮閉治療はすべきではないとの意見もある．しかし，Figueiraら[27]は，150症例の間欠性外斜視（5.19±2.71歳）を，1群（48例）：手術＋視能矯正／遮閉治療，2群（15例）：手術単独，3群（67例）：視能矯正／遮閉治療，4群（20例）：経過観察に分けて5年間の経過観察を行い，遠見眼位と近見眼位がともに正位，または単眼固視症候群であり，良好な近見立体視を示したものを経過良好群として比較している．1群では5年の間80～85％の症例が経過良好であったが，2群では経過良好な症例は術後6ヵ月の約45％から5年後の約25％まで低下している．3群では5年の間約10％の症例しか経過良好でなく，視能矯正／遮閉治療単独では有効ではないものの，手術と視能矯正／遮閉治療の併用療法は，間欠性外斜視の長期経過に有意に良好な効果を示すことを報告している．

3）手術療法

間欠性外斜視の手術は，遠見斜視角に対して外直筋後転術，内直筋短縮術の組み合わせで行う．基礎型と開散過多型には両外直筋後転術を行う．以前は基礎型に対して片眼の前後転術が適応となることが多かったが[28]．近年は，両外直筋後転術のほうが術後の"もどり"が少ないため，両外直筋後転術が第一選択となっており，北米での術式は80％以上で両外直筋後転術である[26]．

輻湊不全型には，従来両内直筋短縮術が適応といわれていたが，術後の結果は一定していない．輻湊不全型には片眼の前後転術が多く行われている．しかし，基礎型と輻湊不全型の両外直筋後転術の手術効果を比較しても，術後眼位は遠見，近見とも基礎型と輻湊不全型の間に有意差はなく，AC/A比も基礎型でも輻湊不全型でも有意に改善し，両外直筋後転術は輻湊不全型でも基礎型と同様の手術効果を得ることができる．

術後の"もどり"

先にも述べたが，間欠性外斜視の術後には"もどり"が少なからず必発する．成人の"もどり"は少ないが，小児期の手術では，術直後と比較すると観察期間に差はあるものの10～25Δの"もどり"量が認められる．±10Δ以内の術後眼位を手術成功例の基準とすると，術直後の眼位を10Δ以内の内斜視にする意図的過矯正にすることが理想である[26, 28]．表8-12に北米での基準になっている間欠性外斜視の手術量を示す[29]．この手術量は術直後の10Δ以内の意図的過矯正を理想として算出されている．

手術時期

小児期の"もどり"は大きく，成人の"もどり"のほうが少ないため，整容面からみた治癒基準を術後眼位が10度（≒20Δ）以内の外斜視とすると，手術時期は局所麻酔下での手術が可能な14歳まで待っても十分とする意見もある．しかし，両眼視の維持の点から手術時期を検討す

と，5～10歳頃までに手術を行う意見が多い[26, 28]．Abromsら[30]の報告によると，間欠性外斜視45例と恒常性外斜視へと悪化した31例，合計76例の術後立体視を測定し，術後に60"以下の正常立体視（bifixation）を獲得するために は，①7歳までの手術，②斜視発症から5年以内の手術が必要であり，その比率は，間欠性外斜視では93％が正常立体視であったのに対し，恒常性外斜視へと悪化してからの手術では39％しか正常立体視が獲得できず，手術時期の遅れが術後の単眼固視症候群のリスクを高くすると警告している．

乳児外斜視：infantile exotropia

乳児外斜視とは，1歳までに眼位の正位化が起きずに外斜視のままであるものを呼ぶ（図8-22）[26, 31]．神経学的異常はないものの，発症時期が早いため両眼視の発達は強く障害される．恒常性外斜視を示すものが多いが，間欠性外斜視を示すものも少なくない．なるべく早く手術を行うが，術後早期から再発することも少なくない．難

● 表 8-12 間欠性外斜視の手術量

斜視角（Δ）	両外直筋後転量（mm）	外直筋後転量／内直筋短縮量（mm）
15	4.0	4.0/3.0
20	5.0	5.0/4.0
25	6.0	6.0/4.5
30	7.0	6.5/5.0
35	7.5	7.0/5.5
40	8.0	7.5/6.0
50	9.0	8.5/6.5

（文献29を参照して作成）

Column

間欠性外斜視のコントロールスコア

眼位コントロールの悪化は，手術時期の決定に影響する．おおまかには斜視の状態が50％を超えると手術適応とすることが多い．しかし，この決定には主治医の主観が大きく関与する．近年は，間欠性外斜視の眼位コントロール状態を点数化して，客観的に手術時期を決定する試みがなされている．表8-13はNewcastle Control Score[32]であるが，診察時の斜視状態を近見時と遠見時でおのおの0～3点，自宅での家族がコントロール状態を0～3点に評価する．合計点の最高値は9点であるが，点数が高いほど間欠性外斜視のコントロール状態は不良となる．表8-14はMohneyとHolmesが作成したMayo Clinic Office Control Scale[33]である．診察時の斜視状態を近見時と遠見時でおのおの0～5点に評価し，家庭での状態は加味しない．合計点の最高値は10点であるが，点数が高いほど間欠性外斜視のコントロール状態は不良となる．どちらの評価法も検者間の点数にほとんど差がなく，客観的に手術時期を決定することが可能となる．

● 表 8-13 Newcastle Control Score

点数	家庭での評価	診察での評価（遠見と近見）
3	50％以上遠見，近見ともに斜視や片目つぶり	遮閉をしなくても外斜視になる
2	50％以上遠見で斜視や片目つぶり	遮閉後外斜視になり，斜閉を除去しても斜位にはならない
1	50％未満遠見で斜視や片目つぶり	遮閉後外斜視になるが，斜閉除去後は瞬目で斜位に戻る
0	斜視や片目つぶりは全くない	遮閉後外斜視になるが，遮閉除去後はすぐに斜位になる

（文献32を参照して作成）

● 表 8-14 Mayo Clinic Office Control Scale

点数	診療での評価（遠見・近見）
5	30秒以上恒常性外斜視
4	30秒間の観察中，50％以上外斜視
3	30秒間の観察中，50％未満外斜視
2	遮閉しなければ外斜視にはならない，外斜視から回復する時間：＞5秒
1	遮閉しなければ外斜視にはならない，外斜視から回復する時間：1～5秒
0	遮閉しなければ外斜視にはならない，外斜視から回復する時間：＜1秒（斜位）

（文献33を参照して作成）

共同性斜視

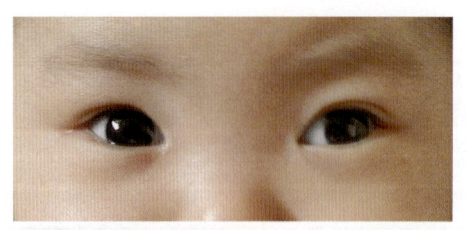

図 8-22 乳児外斜視
斜視角は大きいものが多い．

治性の外斜視である．また，乳児期に発症する外斜視の 60％に全身疾患や中枢神経系の異常を伴っている．鑑別には CT や MRI を加えた神経学的検査を必ず行う．

感覚性外斜視：sensory exotropia

第一次硝子体過形成遺残や視神経萎縮などの器質的疾患，小児白内障，角膜混濁などに起因する形態覚遮断によって片眼の網膜像が長期にわたって不鮮明となり発症する外斜視である．原疾患が 4 歳までに発症すると内斜視，4 歳以降に発症すると外斜視になりやすいといわれている．治療としては，原疾患に対する治療とともに，両眼とも鮮明な網膜像刺激が得られるよう眼鏡を装用した後，残余した外斜視に対して手術を行う．

術後性外斜視：consecutive exotropia

以前に行われた内斜視術後に現れる外斜視である．その頻度は 2〜29％であるが[26]，術後の期間が長くなるほどその発症頻度も高くなる．発症の危険因子として，弱視，不同視や強度遠視の合併，複数回の内斜視手術，大きい内斜視角，内直筋の大きな内転量，術後早期の内転制限などが報告されている．また，両眼視が不良であると眼位を制御できなくなり，徐々に外斜視化してくる．内斜視術後すぐに発症する場合には，"slipped muscle" や "lost muscle" に起因していることが疑われるが，このような場合の斜視は非共同性斜視となる．

特殊な斜視

A−V 型斜視：A−V pattern strabismus

水平斜視のうち，上方視と下方視で斜視角が大きく異なるものを，その形からアルファベットを用いて分類したものである．最も頻度の高いものは A 型と V 型で，その他，X 型，Y 型，λ 型などがある．外斜視でも内斜視でもみられる．外斜視で説明すると，A 型は水平斜視角が上方視の際に小さく下方視の際に大きい．V 型はその逆で水平斜視角が上方視で大きく，下方視で小さくなる．X 型は第 1 眼位で斜視角が最も小さく，上下方向で斜視角が大きくなる．Y 型は第 1 眼位と下方視で斜視角が小さく，上方視でのみ外斜視が大きくなる．λ 型はその逆で，第 1 眼位と上方視では斜視角が小さく下方視で大きくなる．内斜視はすべてその逆となり，V 型は上方視で斜視角が小さく，下方視で大きくなる（図 8-23）．

A−V 型斜視を認識・理解することは，正確な斜視角測定や治療方針決定に重要である．

A−V 型斜視の原因

● 内転時の上転・下転の異常

"下斜筋過動"，"上斜筋過動"，あるいは "下斜筋不全" という言葉が一般的に臨床で用いられるが，これらは下斜筋や上斜筋が異常に収縮したり収縮不全だということを確認しているわけではなく，見た目の異常眼球運動を指しているにすぎない．したがって "下斜筋過動" は "内転時の上転過剰"，"上斜筋過動" は "内転時の上転不全" と表現するのが正しい．両眼の内転時の上転過剰は V 型斜視に，内転時の下転過剰は A 型斜視にみられる．実際には，乳児内斜視に内転時の上転過剰と V 型斜視の合併を経験することが多い．乳児期には内斜視が顕著であるが，2〜3 歳を過ぎる頃から内転時の上転過剰と V 型斜視がはっきりするようになってくる．

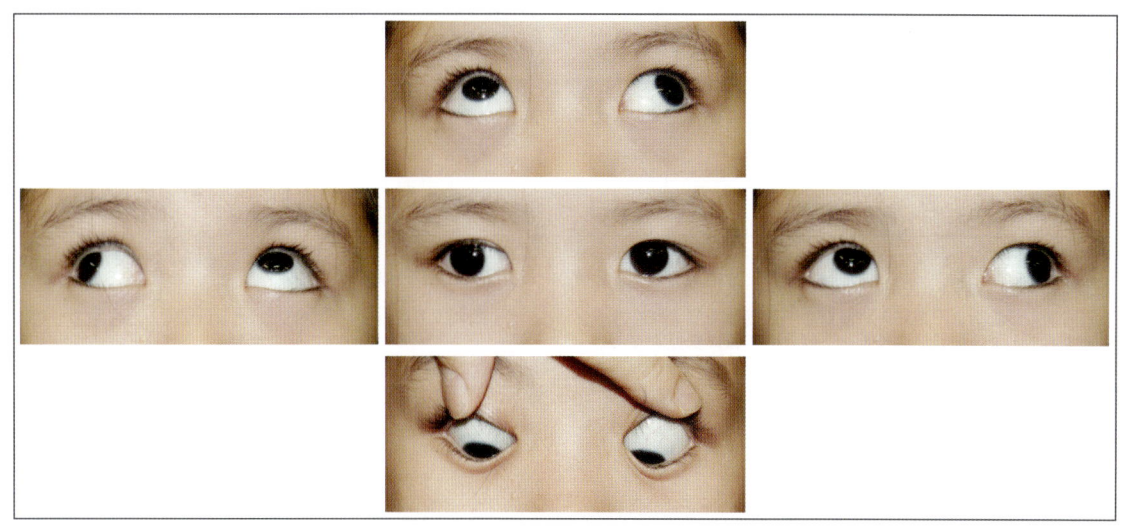

図 8-23　V 型内斜視，内転時の上転過剰
上を見たときに内斜視が軽快し，下を見たときに悪化する．両眼の内転時の上転過剰を伴っている．

眼窩の異常

　Crouzon 病に代表される頭蓋骨早期癒合症は，しばしば V 型斜視と内転時の上転過剰を合併する．眼窩画像診断で，すべての外眼筋が外方へ回旋しているのがしばしば認められる．眼窩内のすべての筋が外方に回旋すると，上直筋が耳側に位置するため，上方視時に外斜視になるので V 型斜視となる．これらの症例では，内直筋の作用方向が水平ではなく内上方，外直筋の作用方向が外下方となることから内転時の上転過剰を引き起こすと考えられている．また外転眼で固視する際には，外直筋が眼球を下方へ引くため，バランスをとるために上直筋に過剰な収縮が起こり，それが Hering の法則でともむき筋である他眼（内転眼）の下斜筋に作用して，よりいっそうの内転時の上転過剰になると考えられる．さらに，Crouzon 病などの頭蓋骨早期癒合症では，しばしば上斜筋が先天的に欠損していることもある（図 8-24）．このため真の上斜筋麻痺となり，下斜筋の相対的な過動から内転時の上転過剰を伴う V 型斜視となることもある．斜頭症では，頭蓋骨の変形のために上斜筋腱の滑車部の位置が正常と異なり，上斜筋と下斜筋の位置関係から上斜筋機能が低下してみえることがある．

　治療方針決定のためには画像診断を行い，外眼筋の位置と形状を判断することが重要である．

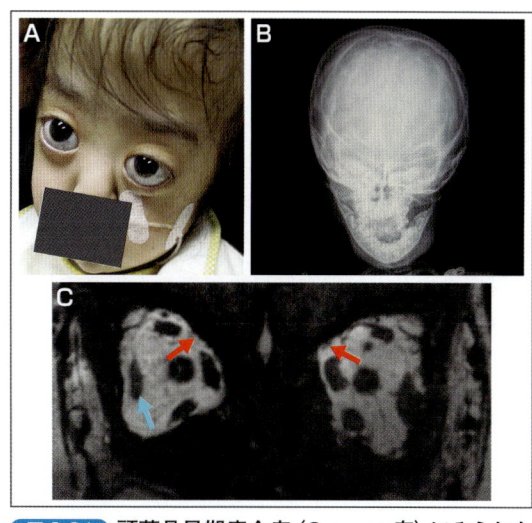

図 8-24　頭蓋骨早期癒合症（Crouzon 病）にみられた上斜筋欠損と外眼筋の位置異常
A：Crouzon 病では眼球突出がみられる．B：頭蓋骨縫合の早期癒合のために単純 X 線写真では頭蓋内圧亢進による指圧痕がみられる．C：MRI で両眼の上斜筋欠損を示す．さらに内直筋が上方（→）に外直筋が下方（→）に位置しているのがわかる．

上斜筋腱の異常

■上斜筋腱

　外傷性の両側の上斜筋麻痺を例に考えると，上斜筋は外転筋であることから，上斜筋が麻痺するとその作用方向である下方視では内斜視となる（V 型斜視）．また，上斜筋が麻痺することで拮抗筋である下斜筋が相対的に過動となり，内転時の上転過剰を引き起こす．こうして V 型

特殊な斜視　149

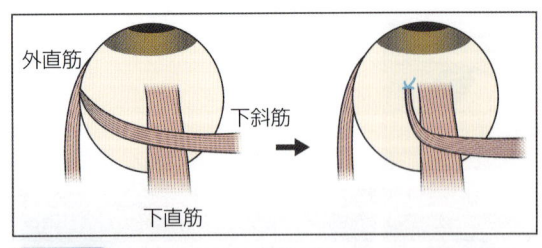

図 8-25
下斜筋前方移動術（右眼を下からみたところ）
下斜筋前方移動術は下斜筋の付着部を下直筋付着部より前方へ移動することで，下斜筋の作用を上転から下転に変更することが可能となる．

斜視と内転時の上転過剰が合併する．
　Brown 症候群は先天性あるいは後天性に上斜筋腱が滑車内をうまく通過できないことで起きる内転時の上転不全である．Brown 症候群では，上方視で外斜視となる V 型斜視となることが多い〔「Brown 症候群」（155 頁）参照〕

● 大角度の外斜視

　大角度の外斜視で A–V 型を示すことが多い．第 1 眼位で融像できている場合には X 型斜視を示す．過去に内直筋手術を受けて slipped muscle になると Pulley と呼ばれる筋間膜が筋の位置を制御できず，内転努力時に下斜筋や上斜筋の作用が増して上転過剰や下転過剰になると考えられる．水平斜視を手術で矯正することで A–V 型を減少させることができる．

A–V 型斜視の治療

　A–V 型斜視の治療方法は，内転時の上転過剰や下転過剰がある場合には，斜筋手術，そうでない場合には水平筋の上下移動で対応する．

● 斜筋手術

　内転時の上転過剰や下転過剰が合併する場合には，下斜筋手術や上斜筋手術単独，またはと水平筋手術を組み合わせることで対応する．通常，下斜筋手術や上斜筋手術を行っても水平眼位に与える影響はわずかである．両側の斜筋手術を行うことで上方視と下方視の差 20〜25Δ に対応することが可能である．

1）V 型内斜視
　両眼下斜筋減弱術と水平筋手術を行う．交代性上斜位を合併することが多く，その場合には下斜筋を下直筋付着部に縫いつける下斜筋前方移動術が勧められる（図 8-25）．

2）V 型外斜視
　下方視で両眼視機能が良好なことが多い．両眼下斜筋減弱術と水平筋手術で対応できることが多い．

3）A 型内斜視
　内転時の下転過剰が強く下方視での眼位が良好な内斜視の場合，上斜筋減弱術と水平筋手術を行う．しかし，下方視で両眼視機能のある症例では術後に回旋性複視を訴えることがあるので両上斜筋減弱術は避けたほうがよい．その場合は上斜筋後部のみの切腱にする．

4）A 型外斜視
　A 型外斜視，内転時の下転過剰，交代性上斜位の三徴候は乳児内斜視の続発性外斜視によくみられる．治療は A 型内斜視と同様に考えてよいが，交代性上斜位が強い場合には上直筋後転術も行う．

● 水平筋で治療する場合

　内転時の上転過剰や下転過剰がない場合には，水平筋を上下に移動させることで対応する．後転術や短縮術と同時に V 型では内直筋を下方へ，外直筋を上方へ半筋腹から 1 筋腹分移動する．両眼対称に行うか，片眼で行うことも可能である．水平筋を上下に移動することによって上方視と下方視での水平筋の緊張が変わることで，A–V 型を矯正することになる（図 8-26）．第 1 眼位での水平斜視角に与える影響はわずかなので，水平筋の後転および前転量は考慮しなくてよい．

交代性斜視複合：dissociated strabismus complex（DSC）

　片眼を遮閉したときに遮閉されたほうの眼（非固視眼）が上斜位になり，Hering の法則で説明できないような異常眼球運動を交代性上斜位（dissociated vertical deviation：DVD）と呼ぶ（図 8-27）．さらに，固視眼によって内斜視と外斜視のどちらにもなるような異常眼球運動の存在も認識され，交代性水平斜位（dissociated horizontal deviation：DHD）と呼ばれる．さら

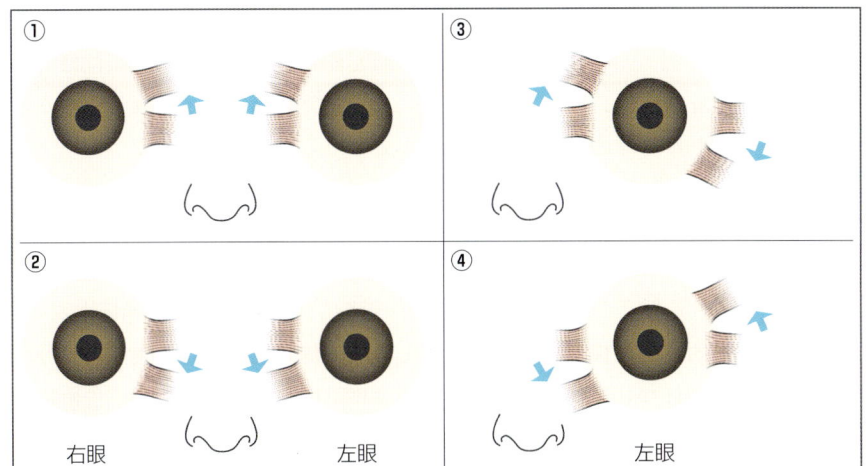

図 8-26 水平筋移動術
①A 型斜視に対しては，内直筋を上方へ，②V 型斜視に対しては内直筋を下方へ移動させる．③左眼で治療する場合には A 型斜視では内直筋を上方に，外直筋を下方へ，④V 型斜視に対してはその逆に内直筋を下方へ，外直筋を上方へ移動させることで，パターンを改善させる．

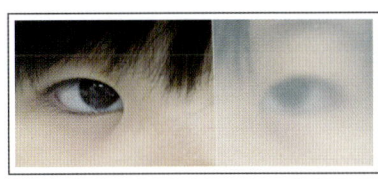

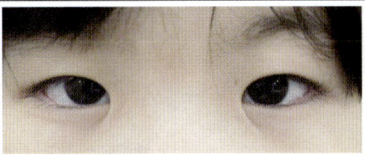

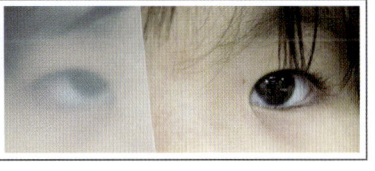

図 8-27 交代性上斜位（DVD）
半透明の遮眼子を用いると，被検者は目標物を明視できないが，検査者からは眼の動きを見ることができる．交代性上斜位は非固視眼がどちらも上斜視となる．交代遮閉試験では斜視角の測定ができない．

に，これらの異常眼球運動が回旋や潜伏眼振をしばしば合併すること，また立体視が不良なことが多いことから，すべてをあわせて交代性斜視複合（DSC）と呼ばれるようになった．典型的な DSC は，非固視眼が遮閉されると，ゆっくりと上転し，外方回旋するとともに外転する．戻るときはその逆の動きをする．

DSC の原因

DSC の眼球運動メカニズムについては決定的なものはない．Guyton は潜伏眼振を減らすために固視眼が内転，下転，内方回旋する方向に眼球が動くことを確認し，これに伴って非固視眼は外転，上転，外方回旋という Hering の法則に従った動きをすることから DVD の動きを説明している．Brodsky は，両眼視機能がないことによって起こる原始的な反射であるとしている．

DSC は乳児内斜視に合併することが多いが，それ以外の斜視や片眼を失明した場合でもみられる．Helveston は内斜視患者の 14％，外斜視患者の 8.7％，上斜視患者の 7.2％に DVD が合併すると報告している．内転時の上転過剰（下斜筋過動）と DVD が同時に存在することも多く，その場合，両者の区別が困難なことがある．

DSC の診断

DSC は多くの場合，左右差はあっても両眼性である．両眼を開けているときにも DSC が検出される場合を顕性，片眼を隠したときは出現するが両眼を開けると消失する場合を不顕性という．短時間の遮閉では DVD や DHD の程度は小さく，また見るものへの注意力によっても斜視角は変動する．斜視角を測るときには，左右それぞれ測定する必要がある．DVD と真の上下斜視を区別して測定するために，まずすばやく交代遮閉を行って真の上下斜視を測定する．次に，DVD の測定のためには測定したいほうの眼前にプリズムを置き，長い時間遮閉をしてから外したときに眼球が動かなくなる度数を求める．しかし，DVD も DHD も日によって斜視角が変わるため，正確な度数を求めるのは容易ではない．

DSCの治療

DSCで治療を必要とするのは，頻繁に顕性になって整容上問題となる場合，首のかしげの原因となっている場合などである．DSCが不顕性であったり，顕性になっても角度が小さい場合は治療を必要としない．

DSCは両眼性のことが多いが，左右差が著しく片眼だけ目立つ場合には，光学的に固視眼の視力を低下させるといった非観血的治療が行われることがある．

手術治療の適応になるのはDVDとDHDである．DVDに対しては，両眼の上直筋後転術（5～9 mm），上直筋後転（3～5 mm）と後部縫着術，下直筋短縮術などが行われる．内転時の上転過剰（下斜筋過動）が著しい場合には，下斜筋前方移動術を行う．下斜筋前方移動術は，下斜筋腱を下直筋の付着部の耳側にJ型になるように縫いつける方法である（図8-25）．このとき，下斜筋への神経線維束が新しい筋の起始部となって上方視の際に，前方へ走行する下斜筋が収縮する際に上転制限という合併症を引き起こすので周囲組織からの剥離を十分行うなどの注意が必要である．

DHDに対しては，片眼あるいは両眼の外直筋後転術で対応する．DHDと内斜視，DHDと外斜視が同時に存在している場合には，内直筋後転を同時に行ったり，外直筋後転の量を増やしたりして対応する．

非共同性斜視（先天麻痺性斜視）：incomitant strabismus(congenital paralytic strabismus)

小児の先天斜視は生後すぐには気づかれないことがあり，先天性か後天性かの判断に苦慮する．滑車神経麻痺以外の先天脳神経麻痺では，頭蓋内異常が存在するかどうかの検討が必要となる．

先天動眼神経麻痺：congenital third cranial nerve palsy

● 診 断

先天動眼神経麻痺はまれな疾患で，眼瞼下垂と，外転を除くすべての方向への眼球運動制限，瞳孔不同（散瞳）を伴う．そのため，眼位は外斜視と下斜視になる．完全麻痺と不全麻痺があるが眼瞼下垂のみということはまれである．

● 治 療

弱視治療が重要であるが，著しい眼瞼下垂があると治療は困難である．術後の兎眼が問題なため，眼瞼下垂治療にはつり上げ術が適応となる．外斜視に対しては，健眼遮閉と屈折矯正を行うが完全麻痺の場合には固視が困難である．手術による斜視治療は，不全麻痺では内直筋と外直筋の後転短縮術が適応である．完全麻痺に対しては，さまざまな方法が試みられている．例えば，上斜筋移動術，外直筋切除術，外直筋眼窩骨膜固定術，強膜骨膜固定術，外直筋分割移動術などがある．

先天外転神経麻痺：congenital sixth cranial nerve palsy

● 診 断

生後すぐから内斜視となる．乳児内斜視，早期発症調節性内斜視，眼振阻止症候群との鑑別が必要である．完全麻痺と不全麻痺がある．鑑別のためには片眼を遮閉したときに，顔をまわして内転位で見ようとする，人形の目現象がみられることである．また，調節麻痺下屈折検査を行い遠視があれば眼鏡を装用させると，調節性内斜視では眼位が改善し外転が可能となる．

● 治 療

弱視予防および弱視治療が必要で，屈折矯正および健眼遮閉を行う．不全麻痺であれば，斜視は内直筋と外直筋の後転短縮術を行う．完全麻痺であれば上下直筋移動術が必要である（例：Jensen法，稲富法，西田法など）．

先天滑車神経麻痺：congenital fourth cranial nerve palsy

先天滑車神経麻痺は，小児にみられる上下斜視の原因として最も頻度の高いものである．

● 診 断

上斜筋や上斜筋腱が低形成なことが多く，完全に欠損していることもある．最近の画像研究で

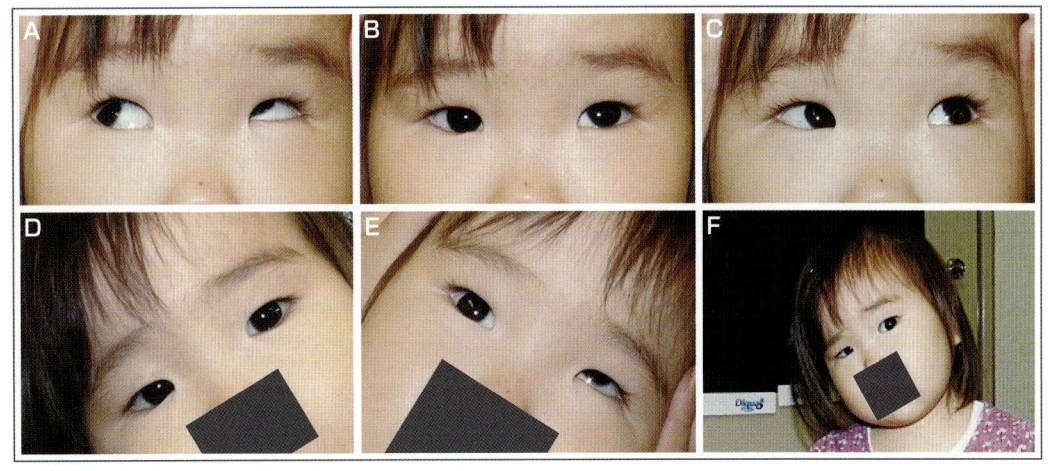

図 8-28 左先天性上斜筋麻痺
A～C：右方視では左眼の内転時の上転過剰がみられる．D・E：左への首のかしげで左上斜視が著明になる（Bielschowsky 頭部傾斜試験）．F：代償頭位として右への首のかしげがみられる．

は，滑車神経の欠損がしばしば合併することもわかってきた．

主な症状は健側への首のかしげであることが多く，首をかしげているときは斜視がみられない．そのため斜視に気づかれず，整形外科を受診することもある．眼位は，第1眼位で上斜視，内転時の上転過剰である．診断のためにはBielschowsky頭部傾斜試験が有用である（図8-28）．

先天滑車神経麻痺は広い融像域をもつこと，回旋性複視を伴わないのが特徴で，後天滑車神経麻痺との鑑別根拠となる．麻痺眼固視だと斜視が下斜視のために外見上目立たず，斜視と気づかれないことがある．眼底検査を行うと，眼球が外方に回旋しているのが認められる．通常は，視神経乳頭中心から引いた水平線と視神経乳頭下端から引いた水平線の間に黄斑が存在するが，それより下に黄斑が存在する．しかし回旋性複視を自覚することはまれで，後天滑車神経麻痺との鑑別に有用である．臨床的にはParksの3ステップテストを利用して診断することが多いが，斜視が長期に続いていると通常の上斜筋麻痺のパターンが崩れてきて（spread of comitance），診断に苦慮することがある．

確定診断のために，眼窩画像診断が有用である．画像では上斜筋筋腹の萎縮（低形成）が特

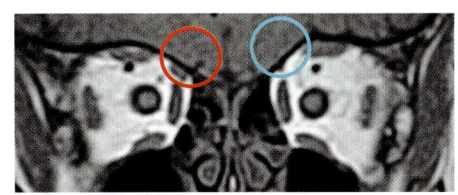

図 8-29 左先天上斜筋麻痺のMRI所見
MRIの冠状断撮影を行うと上斜筋が痕跡的にしかみられず低形成なのがわかる．
○：健側，○：患側．

徴的である（図8-29）．左右差をみるために冠状断で判断する．水平断では，滑車部から上斜筋腱をみることができる．臨床的には滑車神経麻痺であっても，画像診断を行うと上斜筋が正常に収縮していることもある．

首をかしげることによって融像が可能なため，視力や立体視は良好なことが多い．

治 療

異常頭位をとることによって両眼視しているため，弱視の頻度は少ない．しかし，屈折異常や不同視による弱視のリスクがあるときは，屈折矯正を含んだ弱視治療を行う．斜視は手術で治療する．手術適応は，両眼視を妨げる上下斜視がある場合および異常頭位がある場合である．手術方法は，拮抗筋である下斜筋減弱術，上斜筋強化術，上直筋後転術，健側の下直筋後転術などを単独あるいは同時に行う．ただし上直筋

特殊な斜視 | 153

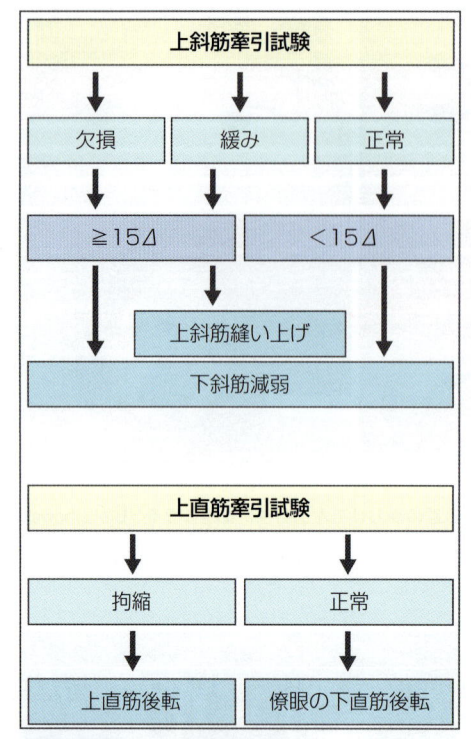

図 8-30 上斜筋麻痺手術方針
先天上斜筋麻痺の手術計画の立て方.

後転術と下斜筋減弱術を同時に行うと，上転制限がでるために避けるのがよい．第1眼位での上斜視角が15Δ未満の場合には，下斜筋手術単独で対応できることが多い．15Δ以上だと，下斜筋手術に上斜筋縫い上げ術や健眼下直筋後転術を併用する必要がある．

両眼性の上斜筋麻痺では，程度の軽いほうの麻痺が見逃され，片眼性として治療を受けることがある．その場合，術後，反対眼の上斜筋麻痺が明らかになる（仮面両側上斜筋麻痺）．術前に注意深い検査を行うことで予測することが必要である（図 8-30）．

● 合併症

上斜筋麻痺に対する手術の合併症として，内転時の上転制限である．医原性 Brown 症候群が挙げられる．上斜筋縫い上げ術を行った直後にみられることが多いが，時間経過で改善する．術中上斜筋牽引試験を行い，縫い上げ量を決定することによって予防することができる．しばらくたっても改善がみられない場合には，上斜筋縫い上げ量を緩める必要がある．下斜筋手術後に上転障害がみられることがある．下斜筋操作時に眼窩脂肪が露出して癒着したり，下斜筋を後転する際に前方に移動しすぎると起こりやすいので注意が必要である．

Duane 症候群：
Duane retraction syndrome（図 8-31）

● 診 断

外直筋の異常神経支配が主体で，外転制限がみられ内転時に瞼裂狭小および眼球後退を伴うものを指す．多くの場合，10歳までに診断される．男女比は4：6で女児に多く，約80％が片眼性で左眼に多い．内転時に眼球の上下偏位（upshoot, downshoot）がみられることが多い．外転神経麻痺と動眼神経の異常神経支配が原因とされている．多くの場合，患者は罹患眼のほうへ顔をまわすことで両眼視を維持している．

Duane 症候群の分類は，水平方向の眼球運動障害に基づいて行われることが多い．外転障害が主で内転時に瞼裂狭小および眼球後退を認めるものをⅠ型，内転制限が主のものをⅡ型，外転および内転に障害があるものをⅢ型と分類する．Ⅰ型が全体の85％を示し，眼位は内斜視が多い．Ⅱ型，Ⅲ型では外斜視も内斜視もある．頭部および眼窩 MRI によって外転神経を観察すると，Ⅰ型の80％では外転神経が欠損しているのに対して，Ⅱ型のほとんどで外転神経が存在している．

眼症状だけみられる Duane 症候群は Duane 眼球後退症候群とも呼ばれるが，まれに全身合併症をもつものがある．

● 治 療

多くの Duane 症候群では顔のまわしによって両眼視をしているため，斜視弱視のリスクは高くない．しかし屈折異常を合併することが多いので，屈折異常や不同視弱視の治療を行う．

第1眼位での内斜視や異常頭位が強い場合には，手術適応となる．Ⅰ型 Duane 症候群で内斜視や異常頭位が強い場合には，片眼あるいは両眼の内直筋後転術が有効である．15Δ未満の内斜視なら片眼内直筋後転6mmで対応できる．それ以上の内斜視では，両眼内直筋後転を行う．内転時

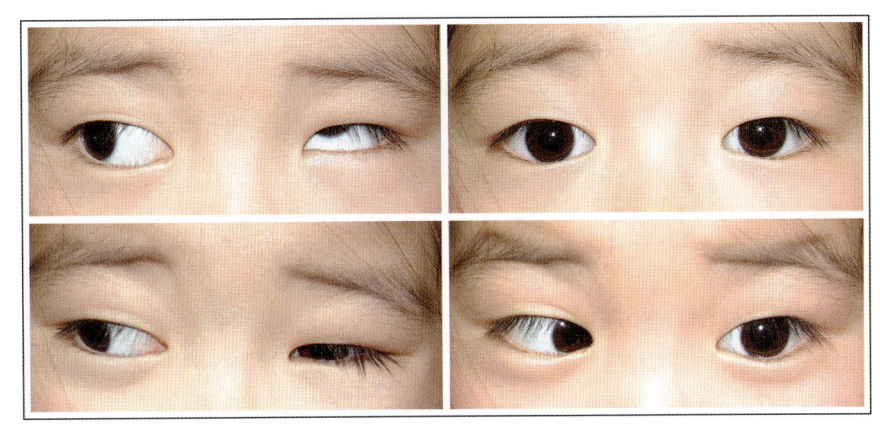

図8-31
Duane 症候群
左外転制限，内転時の瞼裂狭小，眼球陥凹，また内転時の upshoot がみられる．

の upshoot や downshoot は外直筋の同時収縮が原因なので，外直筋後転か外直筋の Y 字分割法（Y-Splitting）を行う．また内転時の眼球後退が著しい場合には，内直筋と外直筋の後転術が有効なことがある．外転制限が強い場合には筋移動術が検討されることがあるが，術後の眼球後退が強くなることがあるので，慎重に症例を選択する必要がある．

いずれにしても完治は得られないので慎重に適応を決める．

Brown 症候群（上斜筋腱鞘症候群）：Brown syndrome (superior oblique tendon sheath syndrome)

● 診　断

Brown 症候群は，上斜筋腱が滑車部内をスムースに滑ることができないことが原因で起きる内転時の上転制限である．診断には，全身麻酔下での上斜筋牽引試験が陽性であることが必要であるが，抵抗の度合いは症例により異なる．多くの場合，先天性であるが，ほかに炎症，外傷，感染，あるいは上斜筋腱縫い上げ術後（医原性）にみられる．

上転制限が強い場合には，顎上げ頭位をとることが多い．

● 治　療

先天性 Brown 症候群は自然治癒傾向があるが，第１眼位で下斜視になったり，著しい頭位異常，また内転時の下転が著しく整容的に問題になる場合に手術対象となる．一方，炎症が原因のときには副腎皮質ステロイドの局所注射で改善する．

手術方法としては，上斜筋腱の延長術で，上斜筋腱切腱術，シリコンバンドや非吸収糸を利用した延長術などがある．しかし，手術の合併症として長期予後における上斜筋麻痺があるため，上斜筋腱減弱術にはさまざまな工夫がなされている．

Moebius 症候群：Moebius syndrome

● 診　断

Moebius 症候群は，水平方向への眼球運動異常に顔面神経麻痺を伴うものである．通常は両眼性の外転神経麻痺であるが，片眼性のこともある．散発性のことが多いが，常染色体優性遺伝の報告もある．顔面神経麻痺以外の脳神経麻痺や手足の奇形，精神発達遅滞，口－顔面の奇形を伴うこともある．

多くの場合，乳児期のうちに哺乳不良，閉瞼不全，仮面様顔貌，舌の低形成などから診断される．

● 治　療

顔面神経麻痺による閉瞼不全による角膜障害の予防を行う．さらに内斜視に対しては，両眼内直筋後転術を第一選択とする．さらに，外直筋短縮術や筋移動術を必要に応じて行う．

先天性外眼筋線維症：congenital fibrosis of the extraocular muscles (CFEOM)

● 診　断（図8-32）

先天性の神経の異常によって，二次的に外眼筋

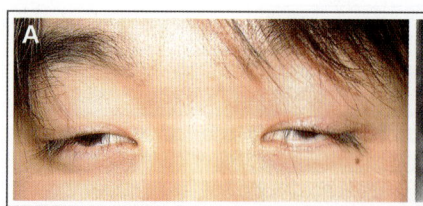

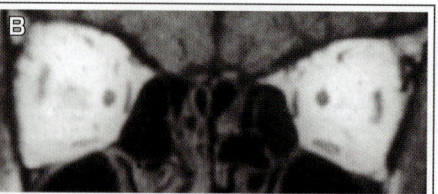

図 8-32 先天性外眼筋線維症
A：先天性外眼筋線維症のために両眼眼瞼つり上げ術，下直筋後転術を受けている．
B：MRIではすべての外眼筋の高度の萎縮と視神経低形成がみられる．

が線維性組織に置き換わり著しい眼球運動障害を示す疾患群である．CFEOM 1型は最も頻度の高いもので，常染色体優性遺伝を示す．両眼の眼瞼下垂，眼球は下転位で固定しており，水平方向にも制限がみられる．CFEOM 2型は常染色体劣性遺伝で両眼の眼瞼下垂，上下方向の運動制限を伴った大角度の外斜視である．CFEOM 3型は常染色体優性遺伝で，さまざまなタイプの運動制限を認め，片眼のこともある．

● 治 療

完全に治療することは不可能で，瞳孔が出て視軸が保たれること，弱視を予防すること，著しい顎上げ頭位を改善することである．通常，眼瞼下垂手術が必要であるが，角膜露出による角膜障害のリスクがある．斜視手術を行っても眼球運動がよくなるわけではない．

眼窩内異常組織：accessory muscle

まれな眼球運動異常で，眼窩内に外眼筋以外の筋組織がみられることがある．画像診断をして初めて認識される．通常の眼球運動制限ではないような先天性眼球運動障害では画像診断を試みるとよい．

両上転筋麻痺：monocular elevation deficiency, double elevator palsy

先天性の異常で，片眼が上転できない状態を指すが，原因はさまざまである．一般的には，上直筋と下斜筋の両者が麻痺しているという意味から両上転筋麻痺（double elevator palsy）と呼ばれるが，下斜筋は通常それほど上転に影響を与えないことと，片眼の下線症でも同様の症状が出るため，片眼の上転不全（monocular elevation deficiency）という用語が推奨される．

● 診 断

上直筋麻痺の場合は50％で眼瞼下垂を伴い，先天性動眼神経核の先天異常である．下直筋の硬縮が合併していることが多いが，牽引試験が強く陽性になることはないことと通常片眼性であることから，外眼筋線維症とは区別できる．原因が核上性のとき（いわゆるdouble elevator palsy）には，Bell現象は保たれることから区別できる（図8-33）．

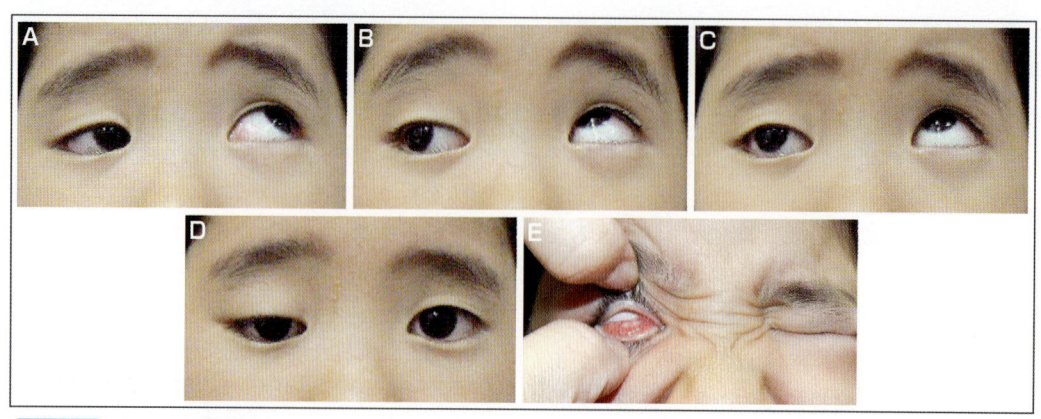

図 8-33 右両上転筋麻痺
A〜C：右眼は内転，外転時ともに上転不全がみられる．D：第1眼位では右偽眼瞼下垂がみられる．E：Bell現象があることから右下直筋線維症が否定される．

● 治　療

多くの場合，第一選択は下直筋の後転である．下直筋を大量に後転すると下眼瞼下垂が起きることがあるので，注意が必要である．その後，追加手術が必要であれば内直筋と下直筋の移動術や，他眼の上直筋の後転術を行う．

―――――― 文　献 ――――――

1) 植村恭夫：斜視の定義，概念，病態，原因，分類．"視能矯正の実際"植村恭夫 編．医学書院，1992, pp11-20
2) 田淵昭雄：両眼視機能の発達．"すぐに役立つ眼科診療の知識 両眼視"大月 洋 編．金原出版，2007, pp3-7
3) Fawcett SL, Wang YZ, Birch EE : The critical period for susceptibility of human stereopsis. Invest Ophthalmol Vis Sci 46 : 521-525, 2005
4) Kontsevich LL, Tyler CW : Relative contributions of sustained and transient pathways to human stereoprocessing. Vision Res 40 : 3245-3255, 2000
5) Hammarrenger B, Leporé F, Lippé S, et al. : Magnocellular and parvocellular developmental course in infants during the first year of life. Doc Ophthalmol 107 : 225-233, 2003
6) O'Connor AR, Birch EE, Anderson S, et al. : The functional significance of stereopsis. Invest Ophthalmol Vis Sci 51 : 2019-2023, 2010
7) 仁科幸子，若山曉美，三木淳司，他：3D立体映像の視聴に関する実態調査：多施設共同研究．日本眼科学会雑誌 117 : 971-982, 2013
8) 三宅三平：I．斜視 ④治療．"視能矯正の実際"植村恭夫 編．医学書院，1992, pp36-39
9) Mojon-Azzi SM, Kunz A, Mojon DS : Strabismus and discrimination in children : are children with strabismus invited to fewer birthday parties? Br J Ophthalmol 95 : 473-476, 2011
10) Writing Committee for the Pediatric Eye Disease Investigator Group : Optical treatment of strabismic and combined strabismic-anisometropic amblyopia. Ophthalmology 119 : 150-158, 2012
11) Campos EC, Schiavi C, Bellusci C : Critical age of botulinum toxin treatment in essential infantile esotropia. J Pediatr Ophthalmol Strabismus 37 : 328-332, 2000
12) Haggerty H, Richardson S, Hrisos S, et al. : The Newcastle Control Score : a new method of grading the severity of intermittent distance exotropia. Br J Ophthalmol 88 : 233-235, 2004
13) 植村恭夫：斜視・弱視の診断および治療基準．"眼科MOOK 10 斜視・弱視"丸尾敏夫 編．金原出版，1979, pp1-11
14) von Noorden GK, Campos EC : Esodeviations. In "Binocular Vision and Ocular Motility: Theory and Management of Strabismus, 6th ed" St Louis, Mosby, 2002, pp311-355
15) Wright KW, Macon MC : Esotropia. In "Pediatric Ophthalmology and Strabismus, 3rd ed" Wright KW, Strube YNJ eds. New York, Oxford University Press, 2012, pp281-305
16) Hertle RW, Dell'osso LF : Other type of nystagmus in infancy : Nystagmus blockage syndrome. In "Nystagmus In Infancy and Childhood : Current Concepts in Mechanisms, Diagnoses, and Management" New York, Oxford University Press, 2013, pp122-129
17) Procianoy L, Procianoy E: The accuracy of binocular fixation preference for the diagnosis of strabismic amblyopia. J AAPOS 14 : 205-210, 2010
18) Birch EE : Stereopsis and its developmental relationship to visual acuity. In "Early visual development : normal and abnormal" Simons K ed. New York, Oxford University Press, 1993, pp 224-236
19) Zak TA, Morin JD : Early surgery for infantile esotropia : results and influence of age upon results. Can J Ophthalmol 17 : 213-218, 1982
20) Birch EE, Fawcett S, Stager DR : Why does early surgical alignment improve stereoacuity outcomes in infantile esotropia? J AAPOS 4 : 10-14, 2000
21) Coats DK, Olitsky SE : Recession of the rectus muscles and other weakening procedures. In "Strabismus surgery and its complications" Berlin, Springer, 2007, pp87-97.
22) Helveston EM : Workup of the strabismus patient : Horizontal rectus surgery for esotropia. In "Surgical Management of Strabismus, 5th ed" Oostende, Belgium, Wayenborgh Publications, 2005, pp108-111
23) Yagasaki T, Yokoyama YO, Maeda M : Influence of timing of initial surgery for infantile esotropia on the severity of dissociated vertical deviation. Jpn J Ophthalmol 55 : 383-388, 2011
24) 矢ヶ﨑悌司：内斜視の長期予後．眼科臨床医報 93 : 734-741, 1999
25) Hoyt CS, Fredrick DR : Serious neurologic disease presenting as comitant esotropia. In "Clinical Strabismus Management : Principles and Surgical Techniques" Rosenbaun AL, Santiago AP ed. Philadelphia, W. B. Saunders, 1999,

26) Wright KW, Macon MC : Exotropia. In "Pediatric Ophthalmology and Strabismus, 3rd ed" Wright KW, Strube YNJ eds. New York, Oxford University Press, 2012, pp306-316
27) Figueira EC, Hing S : Intermittent exotropia : comparison of treatments. Clin Experiment Ophthalmol 34 : 245-251, 2006
28) 初川嘉一, 仁科幸子, 菅澤 淳, 他：小児の間欠性外斜視に対する後転短縮術の治療成績：多施設共同研究. 日本眼科学会雑誌 115：440-446, 2011
29) Wright KW : Appendix Ⅰ : Surgical numbers. In "Color atlas of strabismus surgery : strategies and techniques, 3rd ed" New York, Springer, 2007, pp219-221
30) Abroms AD, Mohney BG, Rush DP, et al. : Timely surgery in intermittent and constant exotropia for superior sensory outcome. Am J Ophthalmol 131 : 111-116, 2001
31) Kraft SP : Infantile exotropia. In "Clinical Strabismus management : Principles and Surgical Techniques" Rosenbaum AL, Santiago AP eds. Philadelphia, WB Saunders, 1993, pp176-181
32) Haggerty H, Richardson S, Hrisos S, et al. : The Newcastle Control Score : a new method of grading the severity of intermittent distance exotropia. Br J Ophthalmol 88 : 233-235, 2004
33) Mohney BG, Holmes JM : An office-based scale for assessing control in intermittent exotropia. Strabismus 14 : 147-150, 2006

第9章 外眼部疾患

小児の外眼部の特徴

乳幼児の瞼裂

乳幼児は，眼瞼の内方が半月状のひだとなって内眼部を覆う状態，つまり内眼角贅皮が比較的，顕著である．特に黄色人種では，蒙古ひだといわれる上眼瞼から下方に向かって内眼角を覆う形が特徴的である．主に内眼角周囲の皮膚や鼻根部の未発達が原因であり，個人差はあるものの成長とともに内眼角贅皮は軽減する傾向にある．小児の可愛らしい顔貌の要素の一つである眼（瞼裂）が離れて見えるのは，内眼角贅皮のためである．左右内眼角の距離と瞳孔間距離の比は1：2が成人の基準とされるが，小児は内眼角間距離が基準より広いのが通常である．当然，眼角開離や眼瞼縮小などの病的異常とは区別される（図9-1）．

また，内眼角贅皮は眼位に問題はないが外見上，内斜視の印象を与える仮性内斜視の要因でもある（図9-2）．

乳幼児の眼瞼

乳幼児の眼瞼は，皮下組織や眼輪筋，瞼板，瞼板筋（眼瞼挙筋）などが未発達であり，また，眼瞼前葉と眼瞼後葉の接合が弱いことが特徴の一つである．瞼板が眼瞼鼻側縁のかなり手前で終わっていることもまれではなく，このため瞼板による支持が弱い主に眼瞼の内側部で睫毛が内方に向かい球結膜に接していることが多い．結膜の刺激に加え，生後しばらくは機能的な涙道閉塞の傾向もあって流涙の原因になる．眼瞼の発達に伴い，睫毛の向きも外方に矯正されるのが通例であるが，眼瞼内反症として症状が遷延する例もある．2歳以降も羞明や流涙などが続く場合は，治療を検討する必要がある．

乳幼児は上眼瞼挙筋も未発達の傾向にあり，開瞼の際に前頭筋も使用するため眉毛がやや挙上した表情となる場合がある（図9-3）．3歳以降も眉毛を挙上して見るようであれば，先天眼瞼下垂

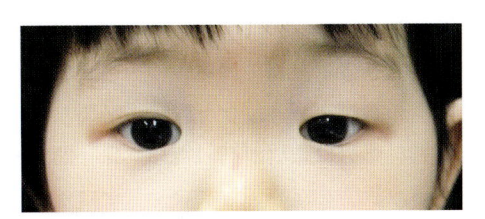

図9-1 内眼角贅皮
内眼角贅皮により，瞳孔間距離と内眼角間距離の比は0.7：1．

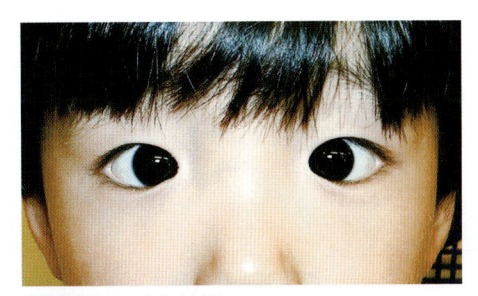

図9-2 仮性内斜視
内眼角贅皮は年長児でもみられる．

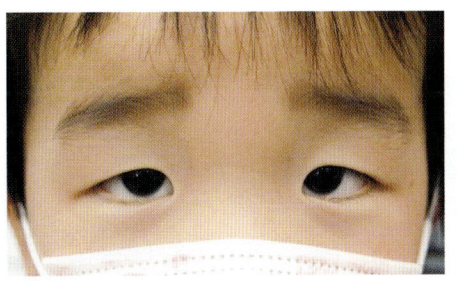

図9-3 上眼瞼挙筋の未発達
開瞼に眉毛の挙上を伴う．

小児の外眼部の特徴 | 159

を疑い，視覚障害の評価を行うとともに眼瞼下垂の治療を検討する．

疾　患

感染症など炎症性疾患

麦粒腫：hordeolum

● **疾患概念**

眼瞼の脂腺や汗腺に細菌が感染して発症する急性化膿性の炎症である．瞼縁の皮膚側，結膜側のいずれにも発症するが，睫毛包およびツァイス腺，モル腺に感染，化膿する外麦粒腫が多く，マイボーム腺に感染する内麦粒腫はまれである．主な起炎菌は，黄色ブドウ球菌，表皮ブドウ球菌である．

● **所　見**

初期には眼瞼が腫脹，発赤し瞼縁に圧痛がある（図9-4A）．腫脹が軽減するとともに，小豆から大豆大の硬結（膿瘍）が触知される（図9-4B）．

● **鑑別すべき疾患**

初期の病変は霰粒腫の急性期（急性霰粒腫）と症状が類似しているため，鑑別が容易ではない．内麦粒腫の場合，疼痛が持続し病巣は瞼縁に限局する．

● **治　療**

数日で自壊，排膿する例が多いが，囊点が出現した時点で切開してもよい．治癒促進を目的にセフェム系またはキノロン系の抗菌点眼薬を4回/日程度で使用する．腫脹，発赤が高度の例では，抗菌薬（セフェム系）の内服を併用する．

〔処方例〕ベストロン®点眼用0.5％（セフメノキシム）1日4回，またはクラビット®点眼液0.5％（レボフロキサシン）1日4回点眼．

● **経過観察の注意点**

内麦粒腫では瞼縁の結膜表面に膿瘍を形成する場合があり，自壊することが少ないため切開排膿を行う．

● **患者への説明**

自壊，排膿して治癒することが多いが，痛みが強い場合は切開の適応があることを伝えておく．

霰粒腫：chalazion

● **疾患概念**

非感染性のマイボーム腺梗塞をもとに眼瞼に生じる局所性の炎症反応である．

● **所　見**

急性期には眼瞼の浮腫，腫脹，発赤，脂質の漏出がみられ，疼痛を伴う．自然吸収がない例では，腫脹，発赤などが軽減する一方，眼瞼中央に無痛性の結節（慢性肉芽腫）を生じる（図9-5，図9-6）．

● **鑑別すべき疾患**

眼瞼血管腫（深在性），涙嚢炎，眼瞼蜂巣炎（図9-7）．

● **治　療**

急性期を過ぎて，慢性肉芽腫性炎症となった場合は腫瘤の摘出を行う．全身麻酔が必要など，小児では外科処置は敷居が高いため，保存的治療として抗菌点眼薬を試みてもよい．ステロイドの点眼も有効だが，眼圧上昇に注意しながら低濃度のものを使用する．

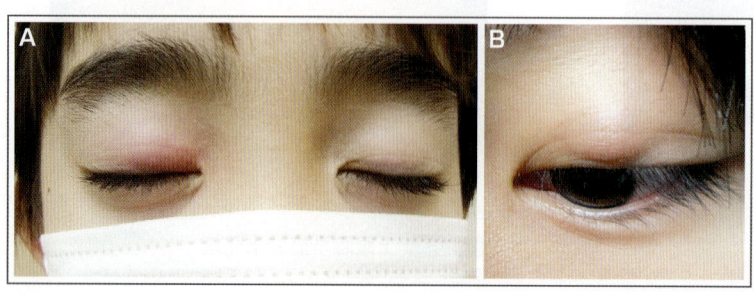

図9-4　麦粒腫
A：初期．B：硬結．
（写真提供：京都府立医科大学　山中行人 氏）

図9-5 霰粒腫にみられる慢性肉芽腫による結節
（写真提供：京都府立医科大学　山中行人 氏）

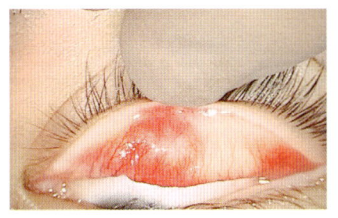

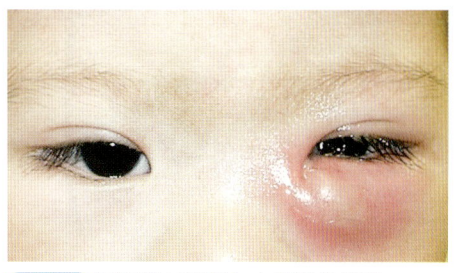

図9-7 涙嚢炎に併発した眼瞼蜂巣炎

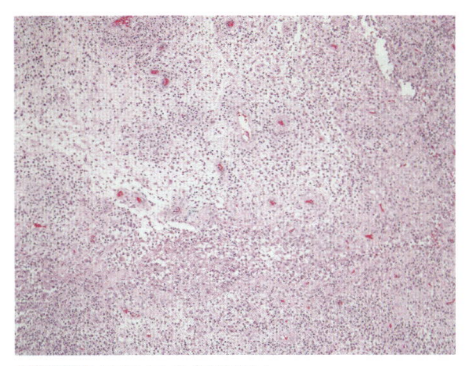

図9-6 霰粒腫の組織標本
好中球やリンパ球，形質細胞の浸潤と毛細血管の増生よりなる肉芽組織が主体で，一部に泡沫状マクロファージや類上皮が認められる（肉芽組織を縁取るように膠原組織からなる結合組織がみられる）．

■ 摘出術

腫瘤が瞼結膜側に隆起している場合は，結膜側からのアプローチで腫瘤を摘出する．眼瞼を反転させた状態で挟瞼器を装着し，病巣の中央で結膜を縦に切開する．瞼縁付近の切開は，動脈性の出血を起こさないように弓状動脈を避けて浅めに行う．

皮膚側への隆起が顕著で病巣皮膚の壊死を伴う例や，すでに皮膚側に自壊している例については，皮膚側からのアプローチになる．病巣の中央で瞼縁に平行に切開すると排膿がある．曲剪刀にて，肉芽組織を周囲組織から分離しながら切除していく．肉芽組織が残ると術後に瘢痕拘縮の原因となるため，鋭匙を用いて，軟部組織や瞼板に浸潤した肉芽皮膜を削ぎ落とす要領で除去する．術創の閉鎖はナイロン糸を使用し，単縫合を並べるより連続縫合で行うほうが縫合の牽引が分散するため，手術痕が整いやすい（図9-8）．

● 経過観察の注意点

小児は眼瞼の皮膚，特に前葉組織が脆弱なため，肉芽腫性炎症による病巣が皮膚側に浸潤，拡大する傾向が強い．このため，腫瘤摘出を躊躇している間に眼瞼皮膚の壊死が進行する（図9-9）．形成された肉芽腫が大きいほど摘出後，瞼板や眼輪筋などの組織欠損も広範囲となり，牽引性の瘢痕や眼瞼外反などを後遺するリスクが大きくなる．保存的治療が奏功しない場合は，早めに腫瘤摘出の判断を行う必要がある．

霰粒腫が多発する例や繰り返し発症する例については，急性期から抗菌点眼薬を使用するとともに抗菌薬（セフェム系）の内服を併用する．

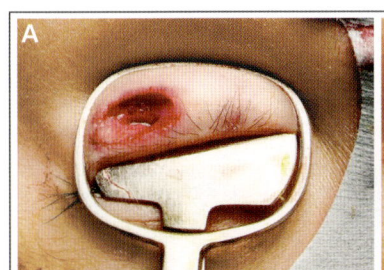

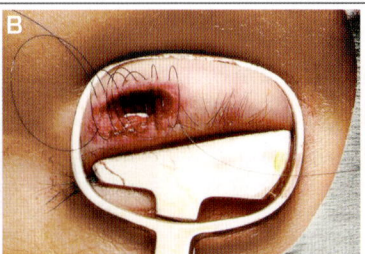

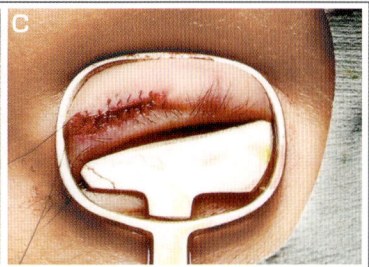

図9-8 霰粒腫切除（皮膚側からアプローチした皮膚壊死例）
A：軟部組織や瞼板に浸潤した肉芽皮膜を十分に除去する．B・C：術創の閉鎖はナイロン糸を使用し連続縫合で行う．

第9章

疾患　161

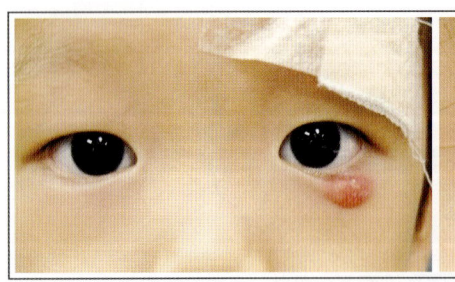

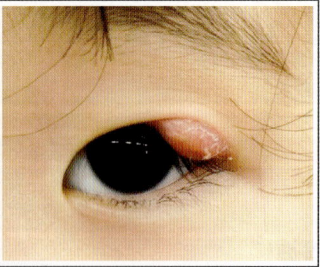

図9-9 霰粒腫における眼瞼皮膚の壊死と肉芽腫内の膿貯留

● 患者への説明
眼瞼皮膚の腫れがいったん引いた後に，再び皮膚の隆起や発赤が顕著になった場合は，早めに受診するように伝えておく．

伝染性軟属腫：molluscum contagiosum

● 疾患概念
ポックスウイルスに属する伝染性軟属腫ウイルスの感染により丘疹，疣贅が生じる．自家接種で病巣は拡大する．手掌および足底を除いて全身に発症するが，小児では四肢とともに眼瞼，特に瞼縁は好発部位である．

● 所見
直径1～5mmの丘疹が集簇し，疣贅を形成する．臍窩を伴う場合もある．時に周囲に水疱を形成し，水疱が潰れることで病巣が周囲に拡大する．

● 鑑別すべき疾患
特徴的な臨床像のため診断は容易である．

● 治療
通常，半年程度の経過で自然消退するが，年単位で持続することもある．薬物治療として四肢や体幹の病巣に対してはカンタリジン，イミキモドクリームの塗布が有効であるが，瞼縁の軟属腫は適応外である．カンタリジンが角膜に移行すれば，角膜瘢痕のリスクがあるためである．

自然治癒がなく，美容上の問題がある場合は疣贅の単純切除を行う．摂子で疣贅を牽引しながら根元をメスで切断する．切断面が瞼縁側にやや陥凹する程度に切除することで，傷の治りも良好であり再発も少ない．

● 経過観察の注意点
自然吸収がなく，水疱形成を認める例に対しては早めに切除を検討する．

● 患者への説明
自然消退する可能性があることを伝える．水疱が生じた場合，患児に触らせないように，また，仮に水疱が潰れた場合は清潔な水で洗浄するように指導しておく．

眼瞼の形態異常

眼瞼内反症：palpebral entropion

● 疾患概念
乳幼児にみられる眼瞼内反症の大半が，皮性内反症や睫毛内反症と呼ばれるものである．これらは眼瞼の未発達や内眥角贅皮のために睫毛が内方に向き，角膜や結膜に接触する病態である（図9-10，図9-11）．

● 所見
角膜びらんや角結膜の刺激による羞明や流涙，眼脂などである．程度はさまざまで成長に伴い自然治癒する例がある一方，症状が遷延し視覚発達の障害要因となったり，情緒面に悪影響を及ぼしたりする場合は手術適応となる．

● 鑑別すべき疾患
まれに真の先天性眼瞼内反症といえる瞼板や瞼板筋の形成不全，眼輪筋の肥厚などにより瞼縁自体が眼球側に内反する病態がある．なお，通常の

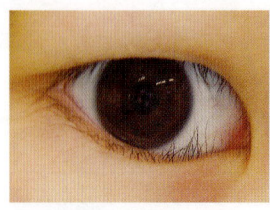

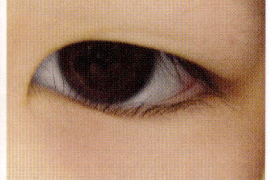

図9-10 下眼瞼内反症　図9-11 上眼瞼内反症

162　第9章　外眼部疾患

眼瞼内反症でも瞼板の鼻側は発達不良のことが多く，内側で内反症が顕著となる要因の一つとなっている．

まれな病態として，先天性の眼瞼欠損症がある．これは瞼板の一部が全くの未形成であり，その部位は一定せず，内方，外方，中央とさまざまである．瞼板の欠損部では睫毛や瞼縁の構造も消失していて，瞼縁は不整で強く弯入している．通常，眼瞼内反を伴い，また，眼瞼機能の不良のため眼表面の涙液分布が不均一となり，角膜障害の原因となる（図 9-12）．

● 治 療

2歳頃までは睫毛が細く柔軟なため，角膜保護を目的に角結膜上皮障害治療用薬（ヒアルロン酸ナトリウム）の点眼で保存的に経過観察してよい．自然治癒がない例や，症状が遷延する例，角膜上皮障害や乱視による弱視の可能性がある例については，手術による内反症の矯正が必要となる．皮性内反症の場合，手術法としては，①切開法（Hotz法）と，②通糸法（埋没法，ビーズ法）が一般的である．ともに術後，通糸範囲に形成される肉芽性瘢痕により眼瞼前葉と眼瞼後葉の接着が強化されることが手術の目的である．手技は種々あるが，本項では筆者が通常，それぞれ下眼瞼内反症と上眼瞼内反症に対して行っているHotz法と埋没法について解説する．

1）Hotz法（図 9-13，図 9-14）

皮膚切除

余剰皮膚の除去が必要な老人性内反症と異なり，小児の場合，皮膚切除はあくまで瞼板を露出させることが目的であって，切除する上下幅は最小限，1〜2mm程度でよい．左右方向は涙点を避けて眼瞼の鼻側2/3程度の範囲で皮膚切除を行う．切除の深さは浅く，眼輪筋は残す程度でよい．切開線をマーキングした後，縫合するまでは挟瞼器を使用する．

瞼板の露出

瞼縁側の皮膚切開創から睫毛根を傷つけないように瞼板の表面まで剪刀で切り込んでいく．その後，鈍的に下方へ皮下組織を押しやるように剥離すると瞼板が露出する．

通 糸

6-0ナイロン糸を使用する．下方の皮膚，瞼板の半層，瞼縁側の皮膚の順に通糸を行う．瞼板に通糸する際，有鉤摂子にて瞼縁を縦に把持し，瞼板を手前にせり出させる要領で行うと確実に通糸できる．

縫 合

内方から順に縫合する．結紮は，下方の皮膚上に置く．術後，1〜2週間で抜糸を行う．

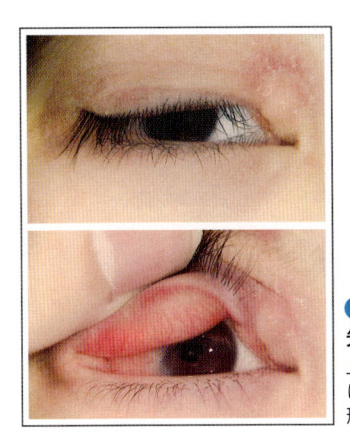

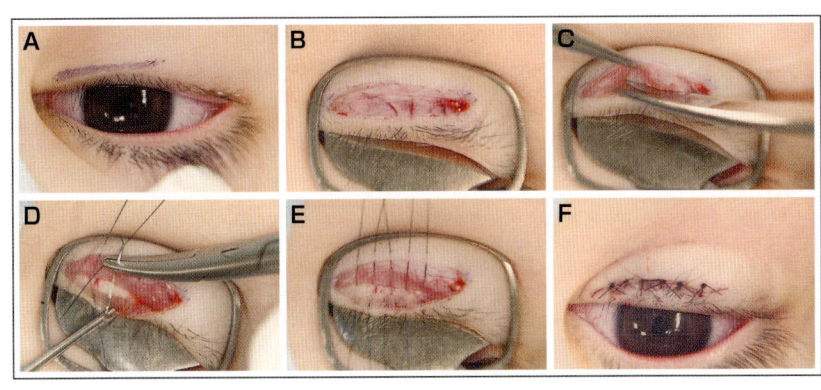

図 9-12
先天性の上眼瞼欠損
上眼瞼内側の欠損部位では，睫毛および瞼板が未形成である．

図 9-13
Hotz法（図 9-10 の症例）
A：皮膚切開のマーキング．睫毛の接触部位を参考に涙点を避けて眼瞼の鼻側2/3程度の範囲．B：皮膚切除は浅く，眼輪筋は残す程度でよい．C：瞼縁側の皮膚切開創から睫毛根を傷つけないように皮下組織を切離，瞼板を露出させる．D：瞼板への通糸は瞼縁を有鉤摂子で縦に把持し，瞼板を手前にせり出させる要領で行う．E：等間隔に通糸を行う．F：縫合は挟瞼器を外して行う．適正縫合となるよう，創を整えて手術を終える．

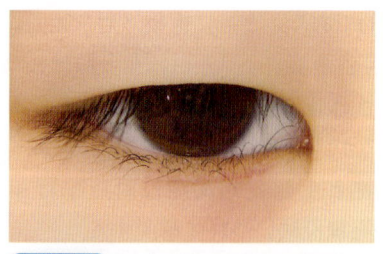

図9-14
Hotz法の術後（図9-10の症例）
外反とならない程度に睫毛の向きが矯正されている．

2）埋没法（図9-15〜図9-17）

マーキング

通糸部位をピオクタニンでマーキングする．上眼瞼の場合は内反症の範囲に関係なく3ヵ所，下眼瞼の場合は内反症の範囲により2〜3ヵ所で通糸を行う．瞼縁からの距離は，上眼瞼の場合は術後，皮膚の通糸部位が二重瞼の皮膚溝となるように睫毛より3mm程度の部位に，下眼瞼の場合は睫毛より1mm程度の部位になる．

皮膚切開

尖刃刀を皮膚面に垂直かつ瞼縁に対し平行に刺入する要領で行う．この際，結紮の結び目を埋没する側はやや深く刺入，切開も長めに行う．

通糸

使用する糸は7-0ナイロン糸で，0の角針の針穴にフリーの状態で通しておく．眼瞼を翻転し，瞼板の際で円蓋結膜に刺入し，瞼縁に垂直に，瞼板の直前を皮膚の切開創に向かって針を進める．皮膚の切開創から針先を確認し，糸に余裕をもたせて引き出す．同部より再度，刺入し，結紮箇所となる他方の皮膚切開創に向け皮下を通糸する．針を糸の他端に付け替え，同様に円蓋結膜から刺入し，結紮箇所となる皮膚切開創に向けて通糸する．

結紮

結紮に加える力が手術効果を左右するため，睫毛の向きや皮膚溝の形成具合をみながら行う．上眼瞼の場合は結び目が皮下に埋没されればよく，

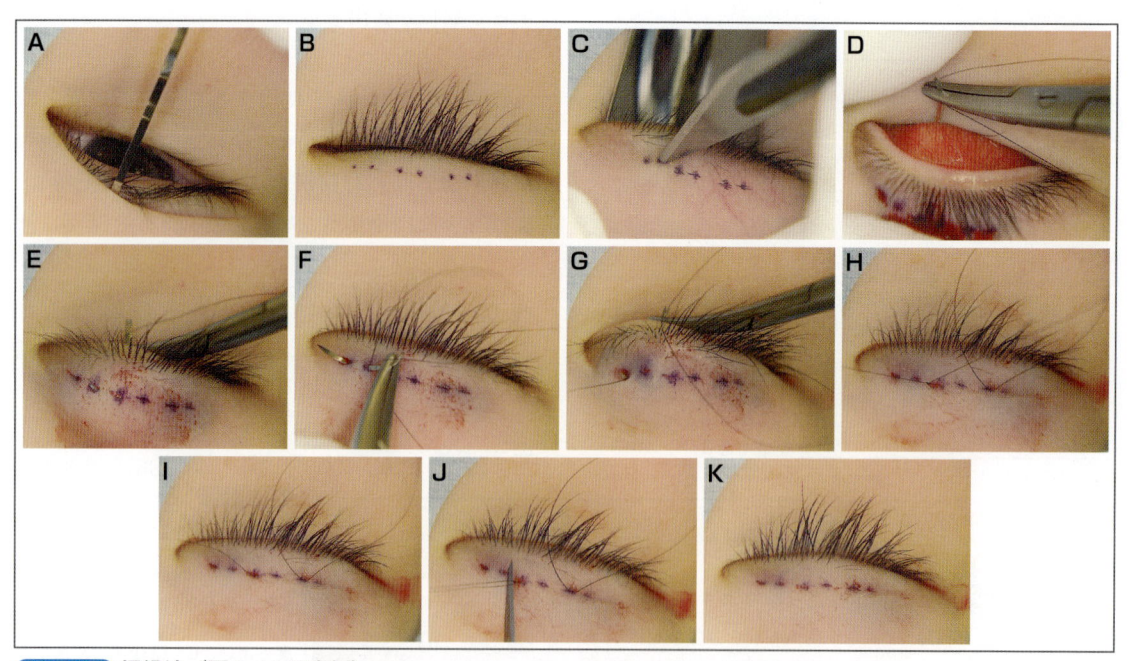

図9-15 埋没法（図9-11の症例）
A：術後に二重瞼の皮膚溝となる通糸する部位を決める．B：通糸部位それぞれについて3〜4mmの間隔で2ヵ所マーキングする．通糸は上眼瞼の場合は内反症の範囲に関係なく3ヵ所，下眼瞼の場合は内反症の範囲により2〜3ヵ所で行う．C：瞼縁に平行に小さく切開する．この際，結紮の結び目を埋没する側はやや深く，尖刃刀の先が瞼板に当たる程度に刺入，切開も長めに行う．D・E：眼瞼を翻転し，瞼板の際で円蓋結膜に刺入し，瞼縁に垂直に，瞼板の直前を皮膚の切開創に向かって針を進める．F：皮膚の切開創から再度，針を刺入し，結紮箇所となる他方の皮膚切開創に向け皮下を通糸する．G：針を糸の他端に付け替え，円蓋結膜から結紮箇所となる皮膚切開創に向けて通糸する．H・I：結紮は，結び目が糸の緊張により皮下に埋没される程度，絞めすぎて皮膚にしわができない程度に行う．J・K：余剰の糸は，尖刃刀を用いて結び目のごく近くで切断する．

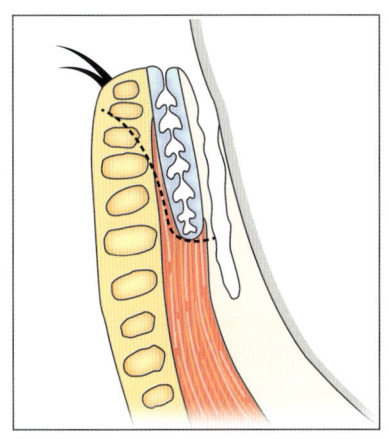

図9-16 埋没法における通糸部位
通糸部位（·····）にそって，術後瘢痕が形成される．

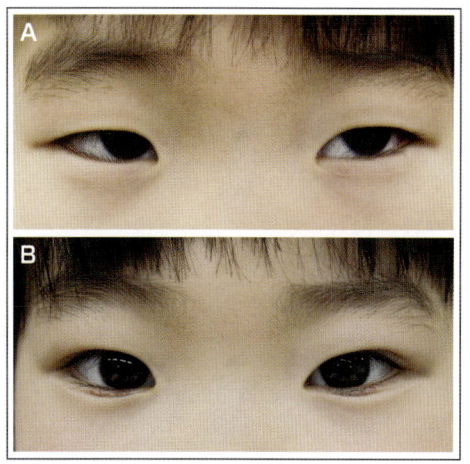

図9-17 埋没法の術前と術後
A：術前．B：術後．下眼瞼のHotz法も同時施行．

術後，開瞼時に皮膚溝が形成され二重瞼となるとともに睫毛の向きが改善する．下眼瞼の場合は術後，瞬目などで埋没した糸が組織内に引き込まれ緩みが生じるため，眼瞼外反にならない程度に若干，強めに結紮を行う．

<u>結び目の処理</u>

余剰糸の切断は，糸を牽引した状態で尖刃刀にて結び目の近位で行う．結び目は糸の張力により皮下に埋没するが，埋没が不十分の場合は結膜側から糸を回すようにして牽引する．皮膚切開の縫合は不要である．抜糸も不要であるが，まれに糸が皮膚表面に露出してくる場合がある．その時点で糸の抜去を行っても，通糸範囲に形成された肉芽性瘢痕により手術の効果は維持される．

3）手術の範囲

上眼瞼，下眼瞼のいずれの場合も，内反症は鼻側で顕著な例が多い．これは瞼板内方の未発達または形成不全を合併していることが原因と考えられる（図9-18）．このため，手術範囲を睫毛の接触している部位に限定した場合，十分な治療効果が得られない可能性がある．皮膚切除や通糸の範囲は十分に取り，眼瞼の全体で眼瞼前葉と後葉の接着強化をはかることがポイントといえる．

● 経過観察の注意点

手術後に再発する場合がある．通常，内眼部に限局した部分的な戻りであり，保存的に経過観察してよいが，角膜の刺激をはじめ症状が強い例については，再手術が必要である．

● 患者への説明

手術後に，しわ状の皮膚溝が残る場合があることを伝えておく．

上眼瞼内反症の場合，手術により皮膚溝が形成される結果，二重瞼になる例が多い．いわゆる奥二重になる可能性もあるが，美容上も満足されることが通例である．

先天眼瞼下垂：congenital blepharoptosis

● 疾患概念

眼瞼挙筋の形成不全により発現するものが大半で90％を占め，このうち，片眼性の頻度が高く70％以上とされる．眼瞼下垂以外に異常のない単純性とほかに異常を伴う複合性がある．複合性には眼瞼縮小症候群，Marcus Gunn現象の合併例，先天性外眼筋線維症（congenital fibrosis of the extraocular muscles：CFEOM）などがある．神経原性では，先天性動眼神経麻痺に合併する．

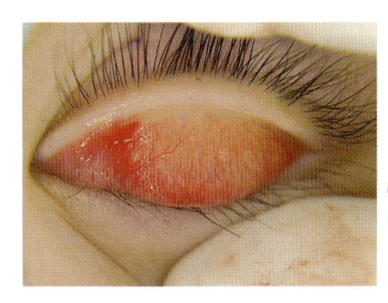

図9-18 眼瞼内反症における瞼板鼻側の形成不全

● **所　見**

　眼瞼挙筋の形成不全の程度は，軽度から重度な例までさまざまである．単純性の場合，出生直後は完全に閉瞼している例でも1～2ヵ月で急速に改善するが，その後の変化は小さい．眼位による下垂の程度にも差があり，上方視で顕著となり，下方視ではむしろ瞼裂が開大し，時に閉瞼不全を呈する．また，しばしば上直筋の遅動ならびに上下斜視を合併する．

　動眼神経麻痺の場合は自発的には眼瞼の動きがみられないが，攣縮が起こると短時間（数十秒）眼瞼の挙上がみられる．

● **鑑別すべき疾患**

　先天性Horner症候群，動眼神経麻痺，Marcus Gunn現象，先天性外眼筋線維症など．

● **治　療**

　整容ならびに視覚発達への影響を考慮して手術適応を判断する．弱視予防の観点から，片眼性で下垂が高度の例では1歳以降の比較的早期に手術をすることも考えられるが，弱視管理自体は保存的にも十分可能である．自然発達も考慮し，通常，2歳以降から就学までの間に手術を検討する．

　手術方法については，①前頭筋吊り上げ術が一般的な術式であるが，ほかに②上横走靱帯吊り上げ術（Whitnall's sling），③眼瞼挙筋短縮術なども行われる．①は自家大腿筋膜やナイロン糸などを用い，瞼板を前頭筋に縫着して吊り上げる方法である．比較的，手技が容易で手術効果も高い．また，術後，下方視での瞼裂開大の助長も少ない．②・③ともにやや手技が複雑であり，①に比して過矯正，低矯正の可能性も高い．②は眼瞼挙筋の発育程度に関係なく1歳代から実施可能なため，重度の下垂や保存的な弱視管理が困難な例に対し，早期手術として選択される．術後，下方視での瞼裂開大が顕著な傾向にある．③は手技の習熟程度にもよるが，①・②に比べて手術効果が低い傾向にあり軽症例に適合すると考える．本項では手術の適応範囲を考え，①・②の術式について解説する．

1）前頭筋吊り上げ術（図9-19，図9-20）

　自家大腿筋膜の移植による吊り上げ術．眉毛上に1ヵ所，瞼縁に2ヵ所の小切開を加えて，2本のトンネルを作成し，2本の大腿筋膜（幅2 mm，長さ40 mm）を移植．大腿筋膜は，瞼板および眉毛上の皮下にナイロン糸で固定する．

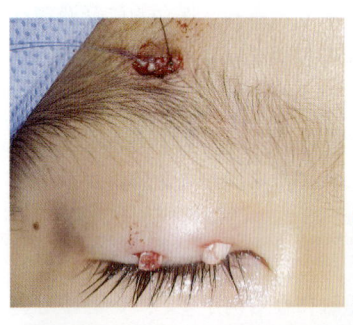

図9-19 前頭筋吊り上げ術
（写真提供：神戸大学　一瀬晃洋 氏）

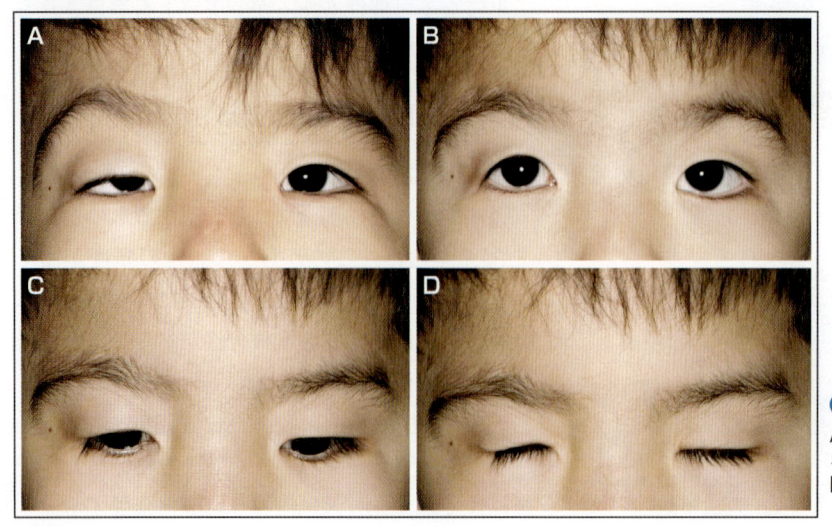

図9-20 前頭筋吊り上げ術
A：術前．B：術後．C：下方視において上眼瞼の追従は良好．D：閉瞼時．
（写真提供：神戸大学　一瀬晃洋 氏）

2）上横走靭帯吊り上げ術(Whitnall's sling)(図9-21)

皮膚切開と牽引糸の通糸

挟瞼器にて上眼瞼を固定し，瞼縁から3〜4mmの位置で皮膚および眼輪筋を切開する．上下の皮膚創縁の中央に牽引糸を通し，上下に創口を広げて固定する．

眼瞼挙筋と瞼板の分離

瞼板前面に付着した挙筋腱膜を切離した後，瞼板の上端からMüller筋を切断，遊離させる．挙筋腱膜とMüller筋の切断端をひとくくりに3ヵ所で牽引糸を通し結紮する．牽引糸をまとめて上方に引くと，瞼板の上縁から瞼結膜が露出することで眼瞼挙筋が瞼板から分離したことが確認される．

Müller筋と瞼結膜の分離

牽引糸を手前に引き上げながら瞼結膜とMüller筋の間に剪刀を挿入し，剪刀を開く要領で鈍的にMüller筋を瞼結膜から分離していき，瞼結膜を十分に露出させる．

上横走靭帯の露出

この段階で挟瞼器は外し，角板を挿入する．デマル鉤で眼窩隔膜を押さえながら，さらに挙筋腱膜を剥離していくと上横走靭帯が露出する．小児は眼窩隔膜が薄いため，操作中に隔膜が破れて眼窩脂肪が脱出することがある．この場合は，デマル鉤で脱出した脂肪を眼窩内に押し戻しながら操作を続ける必要がある．

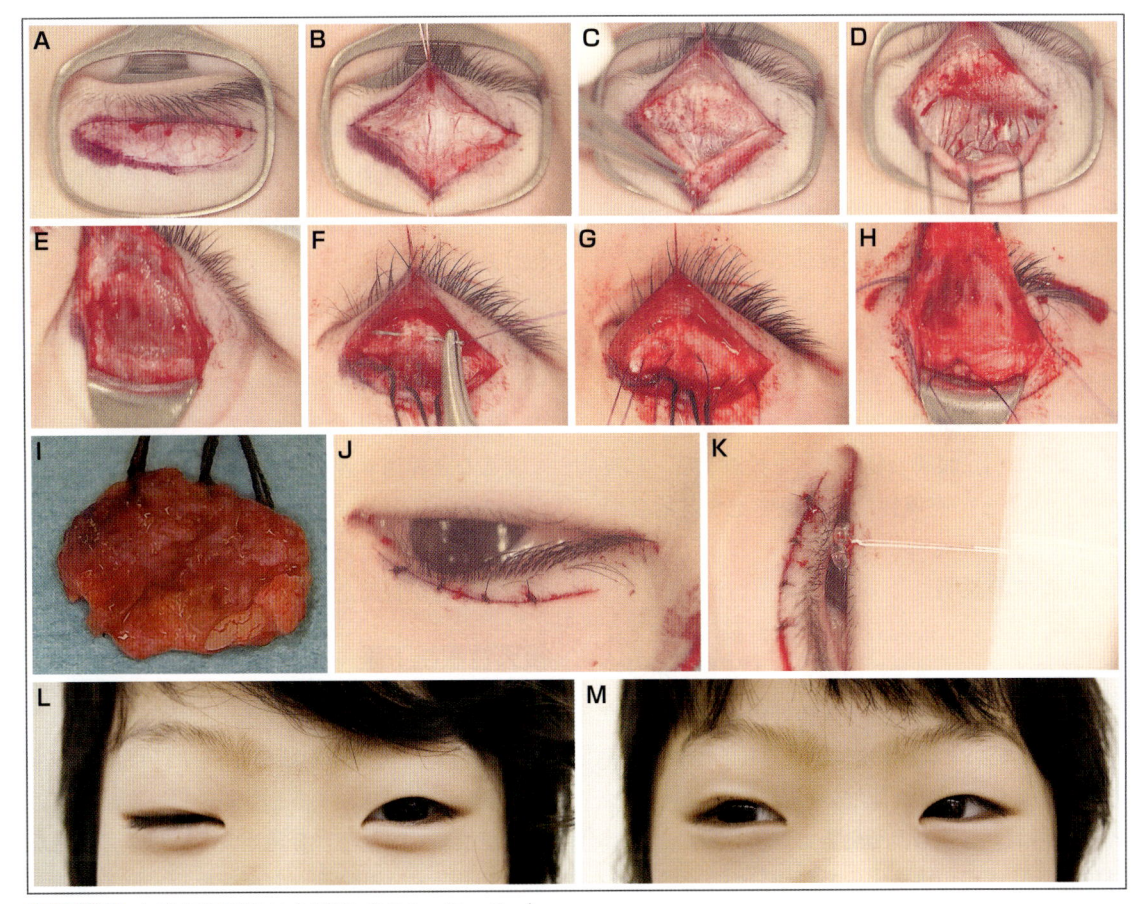

図9-21 上横走靭帯吊り上げ術（Whitnall's sling）
A：皮膚切開．B：上下の皮膚創縁の中央に牽引糸を通し，上下に創口を広げて固定．瞼板前面に付着した挙筋腱膜を切離していく．C：瞼板の上端からMüller筋を切断，遊離させる．D：挙筋腱膜とMüller筋の切断端をひとくくりに3ヵ所で牽引糸を通し結紮する．Müller筋を瞼結膜から分離し十分に瞼結膜を露出させる．E：デマル鉤で眼窩隔膜を押さえながら挙筋腱膜を剥離していくと上横走靭帯が露出する．F：両端針付きの合成吸収糸を瞼板の中央，瞼板上縁から1/3の位置で横に通糸する．G：同様に瞼板の左右2ヵ所でも通糸する．H：牽引糸（挙筋腱膜とMüller筋に結紮済み）を手前に引きながら眼瞼挙筋を返す要領で裏側から上横走靭帯に通糸，結紮する．I：余剰の眼瞼挙筋とMüller筋を切除する（脱出した眼窩脂肪も含まれている）．J：皮膚縫合．K：瞼縁にかけた牽引糸にて上眼瞼を下方に引き，閉瞼した状態で頬部の皮膚に牽引糸を固定．L：上横走靭帯吊り上げ術の術前．M：同術後．

瞼板と上横走靭帯の縫着

両端針付きの合成吸収糸（筆者の場合，6-0 PDS）を瞼板の中央，瞼板上縁から1/3の位置で横に通した後，牽引糸（挙筋腱膜とMüller筋に結紮済み）を手前に引きながら眼瞼挙筋を返す要領で裏側から上横走靭帯にも通糸する．同様に瞼板と上横走靭帯の左右2ヵ所でも通糸を行った後，3ヵ所の結紮を行う．余剰の眼瞼挙筋とMüller筋を切除する．

皮膚縫合と牽引糸の固定

U字縫合で皮膚の縫合を行う．皮膚にかけた牽引糸で上眼瞼をやや強めに下方に引き，閉瞼した状態で頬部の皮膚に牽引糸を固定する．牽引糸は，翌日の診察時に除去する．これは，瞼板と上横走靭帯の結紮部位での瘢痕癒着による過矯正を防止する意味がある．

● 経過観察の注意

両眼性の場合は上眼瞼が瞳孔領を大きく覆う重度の例でも，顎上げ頭位により眼球を下方に下げて見るため，視機能の発達が障害される可能性は低い．ただし，合併する角膜乱視の程度によっては眼鏡装用が望ましい場合もある．一方，片眼性または下垂の左右差が大きい例では，形態覚遮断弱視のリスクが高い．手術をするまでの期間，予防的に優位眼の時間遮閉や下垂した上眼瞼のテープによる牽引，眼鏡の装用などを検討する．弱視が進行すると，廃用性に外斜視を呈する場合が多い．

● 患者への説明

眼が開かないと心配して，出生直後に眼科を受診する例も多い．単純性の場合，1ヵ月でかなりの改善があることと，その後の経過には個人差があることを説明する．手術は早くても2歳まで待ったほうがよいこと，両眼性の場合は首のすわりとともに顎上げしてものを見るようになるが，代償頭位であり無理に矯正する必要がないことを伝える．片眼性の場合は視機能の発達に影響する可能性があるため，手術までの間，弱視管理が必要であることを説明する．

Marcus Gunn現象：Marcus Gunn phenomenon

● 疾患概念

先天性に動眼神経の眼瞼挙筋運動枝と外側翼突筋を支配する三叉神経第3枝の運動枝との異常連合が存在する．このため，顎の動きにより上眼瞼が瞬目反射様に挙上する．

● 所 見

しばしば眼瞼下垂を合併するが，程度はさまざまで変動も多い．物を噛む，口の開閉，顎を動かす，嚥下などにより眼瞼が挙上するとともに下垂が目立たなくなる．成長に伴い眼瞼下垂が進行する場合もある．また，上直筋ならびに下斜筋の麻痺の合併もみられる．

● 鑑別すべき疾患

先天眼瞼下垂（単純性）．

● 治 療

神経ブロックという治療理論は存在するが，小児の場合は手技的に現実的ではない．眼瞼下垂が進行した場合は，先天眼瞼下垂に準じて手術を行う．

● 経過観察の注意点

眼瞼下垂を合併している場合は，健眼遮閉や乱視の矯正など弱視管理が必要である．

● 患者への説明

友人など周囲の者から奇異の目で見られる場合がある．対応として，姑息的ではあるが水を飲むなどの際に上方を見ながら，上目遣いで行うと上眼瞼の動きが目立たないことを教える．

後天性眼瞼下垂：acquired blepharoptosis

● 疾患概念

後天的要因により上眼瞼挙筋，Müller筋の麻痺ならびに支配神経である動眼神経，交感神経の麻痺が生じて眼瞼下垂を発症する．以下に，主な原疾患を示す（重症筋無力症は次項で解説する）．

1）動眼神経麻痺：oculomotor merue palsy

外傷や髄膜炎などの感染性疾患，脳幹部神経膠腫，頭蓋咽頭腫などの腫瘍浸潤および第三脳室拡大が原因となる．いずれの場合も，動眼神経単独麻痺で発症する例がある．

2）Horner 症候群：Horner syndrome

視床下部から眼球に至る頸部交感神経の障害により，患側の眼瞼下垂，縮瞳，散瞳不良，頸部から上の発汗障害などをきたす．先天性では鉗子分娩など出生時の頸部外傷で起こるが，原因不明の場合も多い．後天性の原因としては，中枢神経系の障害，頸部および頭蓋部の外傷など種々あるが，小児では特に神経芽細胞腫の検索が必要になる．

3）慢性進行性外眼筋麻痺：
chronic progressive external ophthalmoplegia

眼筋ミオパチーに代表される慢性進行性の外眼筋麻痺である．眼瞼下垂とともに眼球運動障害をきたす．

● 所　見

動眼神経麻痺の場合は眼瞼下垂に加えて，眼球の内転，上転および下転障害ならびに散瞳と調節の障害を合併する．Horner 症候群では，先天性または生後 1 年以内に発症した場合に虹彩の色素低形成（虹彩異色）を合併する．また，Müller 筋（上眼瞼瞼板筋）の麻痺による眼瞼下垂は比較的軽度であるが，下眼瞼の挙上を伴うため瞼裂の上下幅は狭く眼が小さく見える．慢性進行性外眼筋麻痺の場合，症状は進行性で短期間での動揺はみられない．

● 鑑別すべき疾患

先天眼瞼下垂，重症筋無力症など．

● 治　療

原疾患の診断，治療が優先されるが，眼瞼下垂や斜視などに改善がみられない場合は症状の固定を待って手術を検討する．

● 経過観察の注意点

後天性 Horner 症候群で眼科を初診する場合の受診動機は眼瞼下垂ではなく，片眼が小さいとの訴えであることも多い．経過観察においては，瞳孔反応や片側の発汗障害の有無などの症状にも注意する．

● 患者への説明

眼瞼下垂などの麻痺症状に改善がない場合は手術による矯正が可能であるが，完全な機能回復は難しいことを伝えておく．

重症筋無力症：myasthenia gravis

● 疾患概念

運動ニューロンの神経終末とその支配筋線維とで形成される神経筋接合部の筋線維膜に存在するアセチルコリン受容体に対する自己免疫性神経疾患である．自己抗体の発現により，筋の脱力，易疲労性が出現する．有病率は，人口 10 万人あたり 5 人である．発症年齢は，10 歳以下の小児と

Column

つぶらなひとみ

子どもの愛らしい表情の要が目にあることは，論をまたないであろう．それでは，その愛らしさはどこからくるのか．"つぶらなひとみ"という表現は，"黒目がち"とか"パッチリした目"といった意味で使われることが多いが，"つぶらな"の意味は"小さくて丸いこと"であるから，小さな瞼裂のなかで角膜の占める割合が多い目が子どもの愛らしさのポイントの一つである．また，両目が少し離れていることも愛らしさの重要な要素の一つである．ハローキティ®しかり，ディック・ブルーナの絵本に登場するミッフィーしかり，これらキャラクターでもデフォルメされた小さく離れた目が愛らしさの要である．ブルーナはオランダの抽象美術運動"デ・ステイル"の影響を色濃く受け，単純明快な色とデザインによる書籍装丁などを手がけるデザイナーであった（Wikipedia より）．その鋭い審美眼をもって子どもの可愛らしさをミニマリスティックなデザインで表現してみせたのである．

子どもの眼瞼の手術をする際には，この愛らしい表情を維持できるように心がけたい．例えば，内眼角贅皮では内眼部を露出し過ぎないように，眼瞼内反症では皮膚や皮下組織の切除は最低限にとどめ，ぷっくりした眼瞼の表情を残すように注意を払いたいものである．

30〜50歳代に初発のピークがある．

通常，抗体価の増減と症状の悪化，改善は呼応する．自己抗体は多種存在し，アセチルコリン受容体における結合阻害抗体や受容体の崩壊に関与する抗体，受容体以外の筋線維に対する抗体などがある．

● 所　見

眼筋型と全身型に分類されるが，両型ともに小児期発症例が存在する．特に5歳以下で発症した場合に全身型でありながら，当初，外眼筋症状のみが顕性化する潜在性全身型が多いとされ，眼瞼下垂や眼球運動障害，眼位異常などの外眼筋障害が初発症状となる．午前中は症状がなく，筋の疲労が蓄積する夕方以降に顕性化することが特徴である．

診断方法としては，エドロホニウム（テンシロン）試験（図9-22），筋無力症状の易疲労性（waning現象），誘発筋電図などがある．症状の変動性を補足する診断法として，睡眠試験，上方注視負荷試験などが有用である．

● 鑑別すべき疾患

後天性眼瞼下垂の全般．

● 治　療

1）抗コリンエステラーゼ薬

眼筋型および軽症全身型に適応がある．小児では，タイプに関係なく第一選択薬である．眼筋型では抗コリンエステラーゼ薬治療中に自然寛解が得られる場合があるため，本薬の使用をまず試みる．臭化ピリドスチグミン（メスチノン）の点眼，マイテラーゼの内服が挙げられる．

2）ステロイド

抗コリンエステラーゼ薬無効例や副作用のため使用継続が困難な例に対しては，アセチルコリン受容体の不可逆的障害を予防する目的からステロイド療法への早期転換が望ましいとされる．小児については，ステロイド大量療法にみられる初期増悪や副作用を回避する必要から，少量長期維持投与法が選択されることが多い．ステロイドパルス療法は小児でも適応がある．

3）免疫抑制薬

眼圧が上昇するなど，ステロイドの使用が難しい例に投与される．タクロリムス（プログラフ®）は主にT細胞依存性の免疫反応を抑制するとされ，免疫抑制薬のなかでは重症筋無力症の治療薬として唯一保険適用がされている．アザチオプリン（イムラン®）は特に，胸腺腫症例で効果があるとされる．

4）胸腺摘出

小児でもステロイド治療に抵抗する例や10歳以上の全身型で胸腺肥大の認められる例では，胸腺摘出が検討される．術後も抗アセチルコリン受容体抗体が陰性になることはないが，抗体値が半減すれば，症状の改善につながる．

5）外眼筋症状に対する手術

内科治療の経過で症状の変動がみられず，眼瞼下垂や斜視などの麻痺症状が固定したと考えられる場合，手術を検討することになる．眼瞼下垂の手術法は先天眼瞼下垂に準ずる．麻痺性斜視に対しては，はりあい筋（拮抗筋）の後転を第一選択に実施する．

● 経過観察の注意点

抗コリンエステラーゼ薬の点眼，内服までは眼科医で対応してよいと考えられるが，症状のコントロールが不良の場合は，早めに神経内科専門医との連携治療に移行する必要がある．

● 患者への説明

自己免疫疾患である病気自体の特性として，症

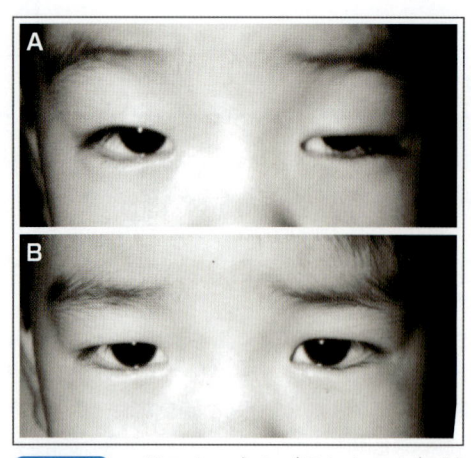

図9-22　エドロホニウム（テンシロン）試験前と試験後
A：試験前．B：試験後．眼瞼下垂の改善と前頭筋による眉毛の挙上が消失している．

状の増悪，寛解の繰り返しが一般的であることを伝える．かぜなどによる体調不良やストレスで症状が悪化する場合があり，また，各自の生活習慣のなかで症状の増悪因子が明らかになることもあり，予防策を講じることも可能である．長期の経過で経験的に薬の量を自己管理することもできるようになるが，一方，呼吸困難など症状が急速に悪化する可能性があり，その場合は救急対応が必要であることを説明する．

先天性眼瞼縮小症候群：congenital blephanophimosis syndrome

疾患概念

眼瞼縮小（瞼裂狭小）は，瞼裂が水平方向，上下幅ともに病的に狭い状態で，先天性眼瞼縮小症候群は，両眼性に眼瞼縮小，眼瞼下垂，逆内眼角贅皮，眼角開離を合併する常染色体優性遺伝の先天異常である．

所　見

内眼角贅皮と眼瞼下垂により，高度の眼瞼縮小を呈する．乳幼児にみられる軽度の内眼角贅皮（蒙古ひだ）は，上眼瞼から連続して内眼部を覆う．対して，眼瞼縮小症候群では下眼瞼に始まる逆内眼角贅皮を呈する．蒙古ひだは成長に伴い自然消退するが，逆内眼角贅皮は皮膚の形成異常であり自然治癒はない．また，正常では左右内眼角間の幅は瞳孔間距離の半分であるが，本症候群では逆内眼角贅皮により内眼部が覆われるため，瞳孔間距離の65％以上の眼角開離を呈する（図9-23）．

鑑別すべき疾患

■両眼隔離症：ocular hypertelorism

Crouzon症候群やApert症候群など，頭蓋骨縫合の早期癒合と顔面骨の発育不良（上顎骨の低形成）である頭蓋顔面異骨症（craniofacial dysostosis）では，顔面中部の発育不全による眼球突出とともに拡大した鼻橋により両眼の開離を呈する．眼瞼縮小は合併しない．ほかにオウムのくちばし様の鼻，耳介低位，下顎前突，開咬など特有の顔面容貌がある．

治　療

眼角開離と眼瞼下垂の手術により，眼瞼縮小を改善することが治療の目標である．眼角開離は逆内眼角贅皮に隠れた真の内眼角を露出させる手術になる．眼瞼下垂の手術は先天眼瞼下垂に準じる（図9-24）．

経過観察の注意点

眼瞼下垂は両眼性であるが，乱視の程度に左右眼で差があるなど弱視の可能性がある．視力発達の評価，眼鏡による乱視の矯正など，視覚管理を行う．

患者への説明

人より眼が小さいといった単なる容貌の問題ではなく，眼瞼構造の病的な異常であることを説明する．特に，合併する眼瞼下垂は視力障害や顎上げ頭位などの原因になること，治療については，

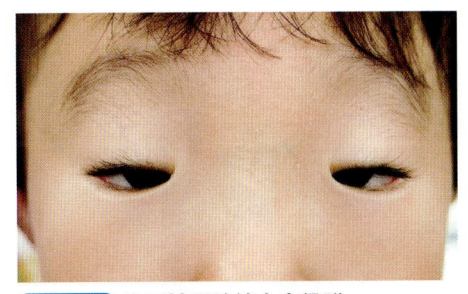

図9-23　先天性眼瞼縮小症候群
瞳孔間距離と内眼角間距離の比率は1：0.81，つまり瞳孔間距離の80％以上の眼角開離ならびに逆内眼角贅皮を呈する．

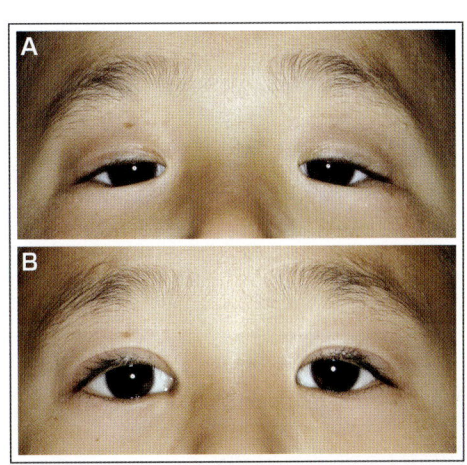

図9-24　内眼角形成術
A：術前，下顎挙上がみられる．B：両眼の内眼角形成術および前頭筋吊り上げ術の術後6ヶ月．内眼角の瘢痕は目立たない．　　（写真提供：神戸大学　一瀬晃洋 氏）

手術に過度の期待をもたせることなく，容貌および本人の見え方に改善があることを説明する．

眼瞼腫瘍：eyelid tumor

眼瞼血管腫：palpebral hemangioma

● 疾患概念

過誤腫の一種で，眼瞼皮下に発現する単純性血管腫である．通常，生後2週頃から増殖が始まり，1～2ヵ月で増殖のピークがあった後，1歳前後で増殖が止まる．70％は就学前後までに自然消退するが，まれに急激に増大し眼瞼全体に浸潤，開瞼困難となる例もある．

● 所見

眼瞼皮下の表層に発生する典型例はイチゴ状血管腫と呼ばれ，濃赤色の境界鮮明な腫瘤が半球状に隆起する（図9-25，図9-26）．非典型例として，色調変化が小さく隆起も軽度のタイプがある（図9-27）．皮下の深層に発生する静脈性の血管腫は海綿状血管腫と呼ばれ，皮膚表面の色調は青紫色で境界不鮮明である．通常，自然消退はない．

● 鑑別すべき疾患

1）眼瞼リンパ管腫：palpebral lymphangioma

単純性血管腫と異なり自然寛解はない．眼瞼表層，眼窩深部（眼球突出）に発生，眼部に限局する場合は通常，非進行性である（図9-28）．

2）母斑症：phakomatosis

急激な増大はなく，初期より一定の病変範囲を呈する．

3）霰粒腫：chalazion

皮下表層の血管腫でも非典型例では当初，色調が薄いものがあり鑑別が困難な場合がある．血管腫では，皮膚表面および結膜に網状の血管走行がみられる．

● 治療

自然退縮の傾向が高いため，通常は経過観察する．開瞼困難など形態覚遮断弱視の要因となる大

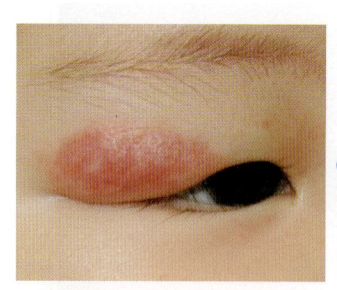

図9-25 乳児血管腫（イチゴ状血管腫）
（写真提供：神戸大学　山田裕子 氏）

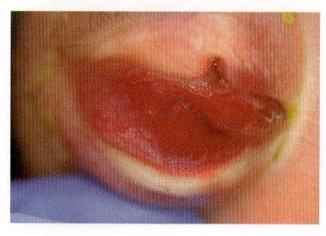

図9-26 下眼瞼の瞼結膜血管腫

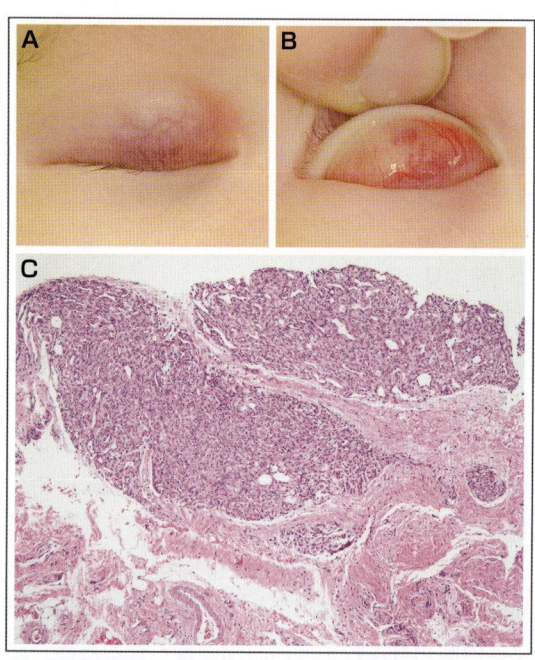

図9-27 乳児血管腫（イチゴ状血管腫）の非典型例と組織標本

A・B：色調変化が小さく隆起も軽度．Cの上半分にみられる分葉状の病変は毛細血管の増生よりなる．扁平な空隙がそれぞれ毛細血管にあたり，平滑筋を伴わず腫大した内皮細胞に被覆されている．

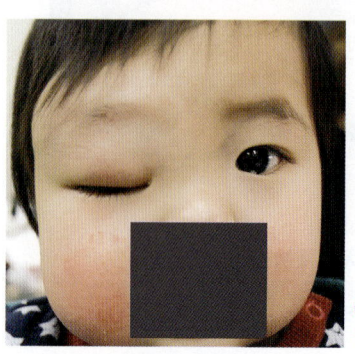

図9-28 眼瞼リンパ管腫

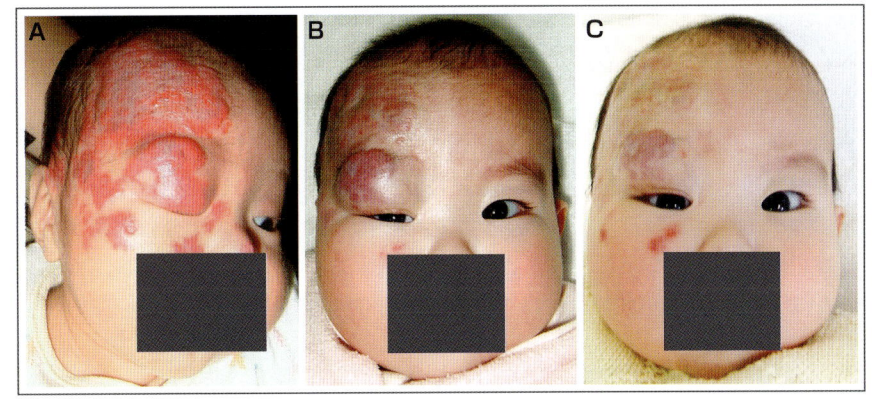

図9-29
単純性の乳児血管腫で眼瞼を含む顔面右側の皮下表層の血管腫
A：治療前，生後1ヵ月．右眼は自発開瞼が難しい状態．色素レーザー照射を計6回，4ヵ月後にステロイド局部注射（ケナコルト-A®＋デカドロン®）を2回施行．B：治療後，生後7ヵ月．C：同8ヵ月．
（写真提供：兵庫県立こども病院 大山知樹 氏）

きな病変は，弱視管理および整容を目的に治療を行う．また，退縮後の病変や瘢痕が目立つ例も治療の適応となる．

1）色素レーザー治療

単純性血管腫に対しては色素レーザー治療が有効とされ，わが国では形成外科を中心に積極的に行われている．腫瘍が拡大する前に照射することで早期の退縮，隆起性変化の抑制が得られる（図9-29）．

2）薬剤治療：プロプラノロール

従来，隆起性病変に対してはステロイドの局部注射や内服が行われてきたが，現在，β受容体遮断薬であるプロプラノロールが第一選択薬になっている．肥大型心筋症の治療のために本薬を使用した患者において合併した血管腫の縮小がみられたことから，serendipitous discovery（思いがけない発見）と呼ばれる．作用機序は，血管内皮細胞における血管内皮細胞増殖因子（vascular endothelial growth factor：VEGF）の抑制作用によると推測されている．プロプラノロールについては副作用の問題もあり，小児科，内科の専門医の指導のもと使用する必要がある．外用療法として，β受容体遮断薬のチモロール点眼薬も有効とされる．

3）手 術

退縮後も大きな腫瘤に留まる例や皮膚のたるみやしわ，瘢痕などが顕著な例，および，海綿状血管腫を伴ったものについては，手術療法が行われる．

● 経過観察の注意点

角膜乱視に起因する弱視に注意が必要である．屈折矯正，健眼遮閉などの弱視管理を行う．

● 患者への説明

通常，自然消退するが，時に急速に増大する例があること，開瞼に影響がない程度の病変でも弱視の可能性があるため経過観察が必要であることを伝える．

眼瞼皮様嚢腫：palpebral dermoid cyst

● 疾患概念

脂肪，毛髪，皮脂腺を伴う過誤腫で，主に角質で満たされた嚢胞を形成する．上眼瞼耳側の皮下が好発部位であるが，鼻側にも発生する．出生時よりみられ通常，非進行性であるが，成長に伴い皮膚の隆起が目立ってくる例もある．しばしば腫瘍下の眼窩骨非薄，欠損を伴う．

● 所 見

皮様嚢腫の大きさにより皮膚の隆起はさまざまであるが，いずれの場合も皮下に弾性軟〜やや硬の可動性不良な腫瘤として触知される．MRIや超音波検査により単房性の嚢胞が描出される．

● 鑑別すべき疾患

霰粒腫，深在性の血管腫やリンパ管腫，眼瞼神経線維腫（von Recklinghausen病）など．

● 治 療

皮膚隆起が目立つ例，および，ぶつけるなどして破嚢するリスクがある児については，予防的に摘出手術を行う．

上眼瞼の場合，眉毛の下縁にそって皮膚を切開

後，皮膚の創縁に牽引糸をかけて術野を確保する．皮下組織の切開を進めると，黄白色でなめらかな囊胞表面が露出される．周囲組織からの分離は比較的容易であるが，囊胞の深い部位，眼窩骨壁と接触している部分では骨膜との癒着が強いため（触知した際の可動性不良の原因），曲剪刀で慎重に囊胞皮膜の外側の線維組織を切除しながら分離していく．全摘ができればよいが，皮膚切開の大きさとのかねあいもあり，途中で破囊することもやむを得ない．破囊によりマーガリン様の角質が流出するとともに，囊胞がしぼむため病巣全体の把握がしづらくなる．囊胞皮膜を取り残さないように注意する．また，角質が残った場合，術後炎症反応の原因となるため，十分に洗浄，除去したうえで閉創する．摘出した組織は病理検査を行う（図9-30，図9-31）．

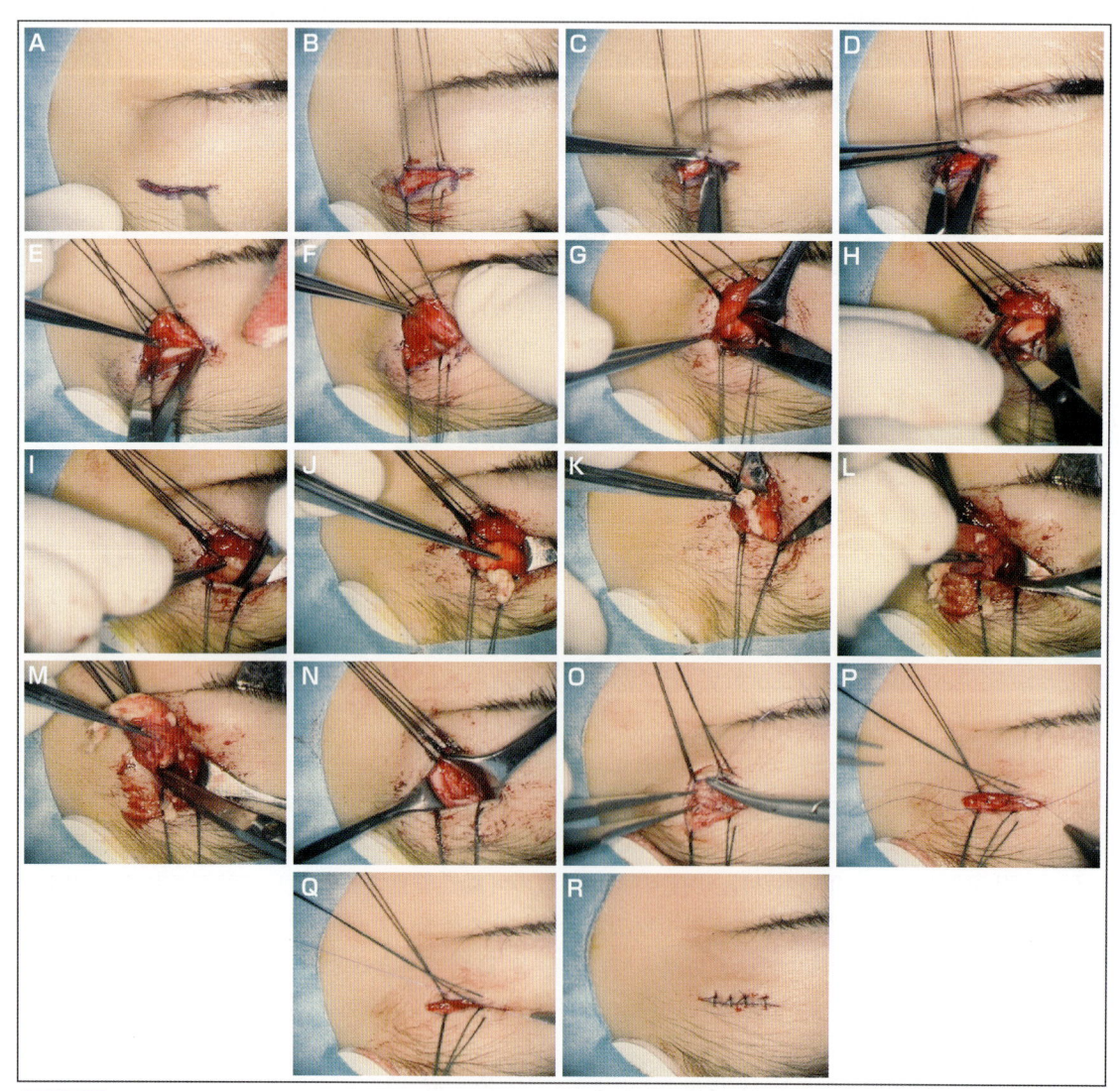

図9-30 皮様囊腫の摘出術

A：上眼瞼の場合，眉毛の下縁にそって皮膚を切開．B：皮膚の創縁に牽引糸をかけて術野を確保．C・D：病巣上部の皮下組織の切開を進める．E：黄白色でなめらかな囊胞表面が露出される．F：触診により適宜，病巣の範囲を確認しながら，G～I：周囲組織からの分離を進める．J・K：破囊により角質が流出する場合もある．角質とともに毛も確認される．L・M：病巣の深い部位，眼窩骨壁と接触している部分では骨膜との癒着が強いため，曲剪刀で徐々に周囲の線維組織を切除していく．N：しばしば，眼窩骨の欠損がみられる．O：眼輪筋などの縫合．P・Q：表皮下の真皮を埋没縫合．この段階で皮膚創は牽引なく閉じた状態にする．R：皮膚切開創の縫合．

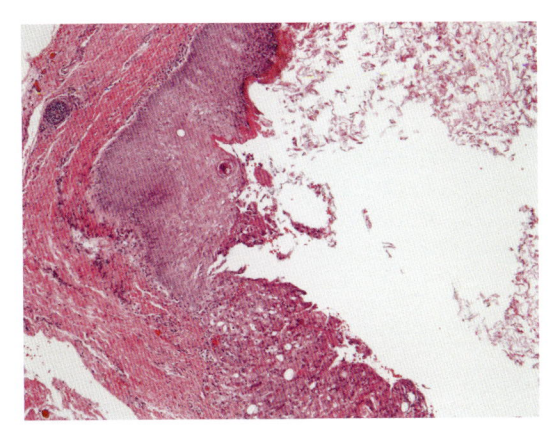

図 9-31　皮様嚢腫の組織標本
図の左側が嚢胞の外側にあたる．本来の皮膚とは逆に毛包や脂腺，汗腺への分化がみられる真皮層の内側に重層扁平上皮がみられる．図の右半分は嚢胞腔内で，層板状の角化物を認めるほか，脂肪組織など標本化の際に抜けた後が空隙となっている．

● **経過観察の注意点**
　眼球の圧迫による角膜乱視を合併する例がある．

● **患者への説明**
　通常，腫瘤自体に増大はなく，視機能に影響することもないが，皮膚の隆起が目立つ場合やぶつけて破嚢するリスクがある場合には，摘出手術の適応があることを伝える．

文　献

1) 久保田伸枝　編：眼科手術書　第7巻　眼瞼・眼筋．金原出版，1995
2) Tyers AG, Collin JRO : Colour Atlas of Ophthalmic Plastic Surgery, 3rd ed. Oxford, Reed Educational and Professional Publishing, 2001

第10章 前眼部疾患

小児の前眼部疾患の特徴

小児の前眼部疾患の特徴

　小児の前眼部疾患のうち，主な先天性疾患として先天角膜混濁，腫瘍性疾患がある．後天性疾患は感染症とアレルギーに大別され，乳児期から幼児期は感染症，学童期から思春期はアレルギー疾患が主体となる．思春期以降には円錐角膜，角膜ジストロフィやコンタクトレンズ関連角膜感染症がみられる．

　先天角膜混濁では，早期治療が必要となる早発型発達緑内障を鑑別することが大切である．後天性の角膜混濁の多くは片眼性であり，角膜ヘルペス，外傷のほか，さまざまな疾患が角膜混濁の原因となる．角膜混濁はたとえ軽度でも視機能発達に影響し，弱視や廃用性斜視の要因となる．ただし小児期の全層角膜移植は，成人とは異なり拒絶反応と高眼圧を合併しやすく，予後不良となりやすい．

　前眼部疾患の治療薬としてステロイドを使用する場合も多いが，小児はステロイドによる眼圧上昇を生じやすいことに注意が必要である．

前眼部の発生過程

　先天角膜混濁を理解するには，胎生期の前眼部形成過程を知っておきたい．

　胎生第5週頃，表層外胚葉から水晶体が分離し，胎生第6～7週頃その間に神経堤細胞が入り込むことによって角膜内皮や角膜実質が形成され，水晶体から分離される．胎生5ヵ月頃までに神経堤細胞からさらに虹彩実質が形成され，前房および隅角が形成されていく．出生前後に角膜内皮の最終分化が起こり，角膜は完成する．隅角については出生後も角膜径の増大とともに，虹彩細胞の移動，線維柱帯の形成が生じて1歳前後までに完成すると考えられている（図10-1）．

　前眼部の形成不全により，角膜混濁，水晶体癒着，虹彩異常，隅角異常などさまざまな病態が生じる．角膜構造自体の形成不全は胎生初期の異常が，水晶体異常を伴う角膜混濁の場合は水晶体の分離不全が，虹彩や隅角の異常は胎生後期～末期の異常，角膜内皮のみの異常については胎生末期での異常が考えられる．

　生直後の前眼部異常の場合は臨床所見が明らかであるが，隅角や角膜内皮の軽度の異常では，生後時間の経過とともに徐々に眼圧上昇や角膜浮腫を生じる場合もある．

問診

　一般的な問診に加えて，前眼部疾患の問診ではアトピーの有無，アレルギーの既往を確認する．アトピー性皮膚炎の眼合併症として，アレルギー性結膜炎，アトピー性角結膜炎，円錐角膜がある．アトピー患者の眼表面からメチシリン耐性黄色ブドウ球菌（methicillin-resistant *Staphylococcus aureus*：MRSA）がしばしば検出されることにも留意したい．

前眼部の検査

細隙灯顕微鏡検査

　細隙灯顕微鏡に顔を固定できず観察が難しい場

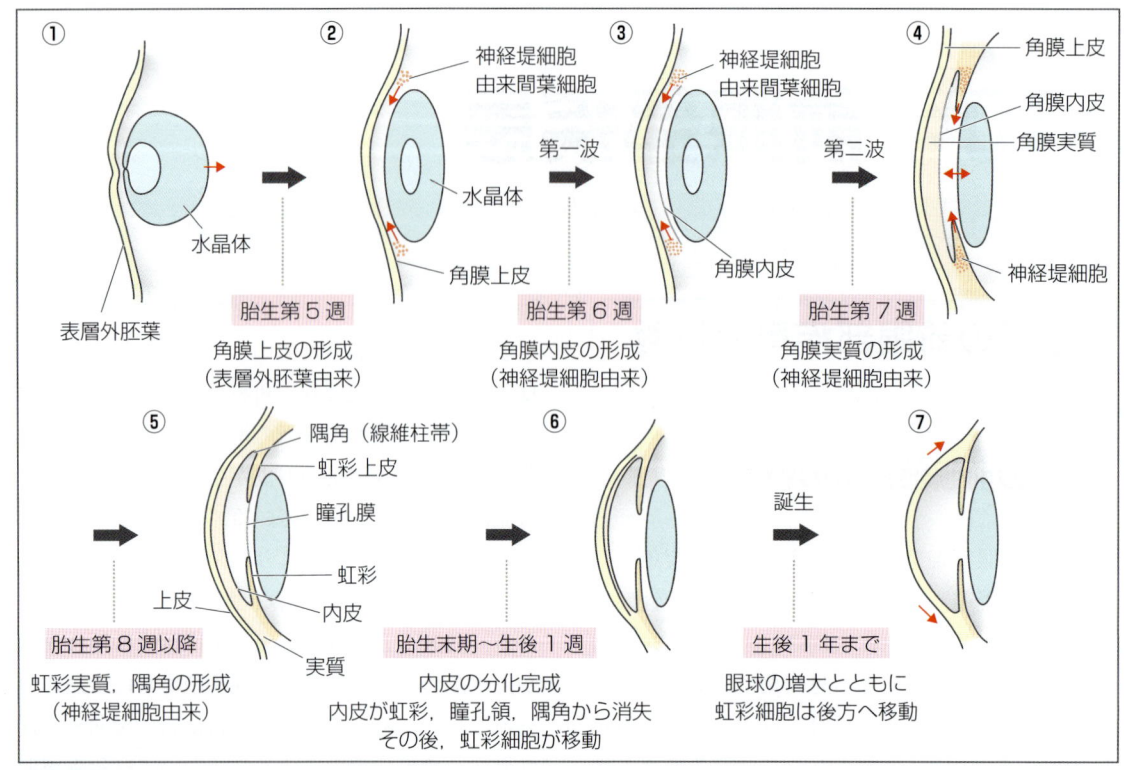

図 10-1　前眼部の発生

合には，手持ちの細隙灯顕微鏡を用いる．泣いてしまうと，結膜炎や角膜炎の原因となる内反症を捉えにくくなる．できれば詳細な診察の前，泣かないうちに眼瞼の状態を観察する．

角膜炎に伴う羞明や，外傷時の眼痛は，診察を難しくする．安静位を保てない患児において前眼部写真を撮影すると，静止画による所見の検討ができて有用である．記録を残せる点でも意義がある．穿孔が疑われるなどで，安静位での詳細な検査を必要とする場合には，トリクロホスナトリウム（トリクロリール®）などの鎮静催眠薬を用いる．

角膜潰瘍あるいは外傷などでフルオレセイン染色を行うときに，反射性流涙が激しい場合や患児が泣いてしまう場合は，フルオレセイン液が涙液で希釈されて十分な染色を行えない．そのような場合には，重ねたフルオレセイン紙に生理食塩水などを滴下し，濃いフルオレセイン液により染色するとよい．

眼圧測定

先天角膜混濁は隅角発生異常（goniodysgenesis）を伴う頻度が高く，眼圧測定が必須である．

乳幼児では Goldmann 圧平眼圧計を使えないため，Perkins 圧平眼圧計を用いるが，動くために測定が困難である．角膜の変形や菲薄化を伴う症例では，正確な眼圧の把握が難しい．

Tono-pen® あるいは iCare を用いた測定は簡便であり，幼児や角膜変形眼でも測定できるという利点がある．ただし圧平眼圧計よりは精度が低く，先天角膜混濁では iCare と Goldmann 圧平眼圧計の値が大きく異なる場合がある．角膜の菲薄部で眼圧を測定すると，本来よりも値が低くなることにも注意が必要である．

眼圧値が 20 mmHg 以下であっても眼球が拡大傾向を示す場合は，緑内障を疑って経過観察を行う．

超音波生体顕微鏡：
ultrasound biomicroscope（UBM）

　角膜混濁のために，隅角，虹彩や眼底の詳細な所見を得られない場合に，UBMは隅角，毛様体，網膜周辺部の構造を詳細に把握できて大変に有用である．トリクロリール®などの鎮静催眠薬を用いて眠らせたうえで，UBMを用いて前眼部の形態的異常を検索する．必要があれば眼圧測定をかねて，全身麻酔下でUBMを施行する．

　先天角膜混濁に伴う所見として，角膜の菲薄化，角膜中央部を中心とした部分的Descemet膜欠損，浅前房，虹彩から角膜内皮面に向けての索状物の立ち上がり，部分的隅角閉塞，虹彩角膜癒着，無虹彩，無水晶体などがある．

前眼部光干渉断層法：
optical coherence tomography（OCT）

　5～6歳以上になれば，前眼部OCTを用いて，角膜厚，角膜形状，前房，隅角，虹彩などを観察することが可能である．

超音波Bモード

　眼軸長，前房深度，網膜硝子体異常の有無を検討する．

その他

　小児科と協力して全身疾患の合併の有無を検討する．
- 輪部デルモイド：副耳，耳漏孔，脊椎異常
- Axenfeld-Rieger症候群：歯牙異常，顔面異常
- Peters異常：中枢神経系異常，口蓋・口唇奇形，心奇形，肺低形成，泌尿生殖器異常，脊髄披裂，仙骨低形成，13トリソミーや15トリソミーなど
- 先天無虹彩：Wilms腫瘍
- 代謝異常による角膜混濁：ムコ多糖症，Fabry病（図10-2）など

前眼部疾患の治療

点眼，軟膏

　保存的治療として，抗菌薬，抗アレルギー薬，ステロイドが用いられる．

　局所治療を確実に行いたいが，点眼時に泣くなどで確実な点眼効果を期待できない場合には，点眼よりも滞留性のよい眼軟膏を併用したり，睡眠時の局所投与（例：ぐっすりと寝てから点眼，起こす前に点眼）を考慮する．

　小学校高学年以上になると点眼の自己管理が可能となるが，処方通りに点眼しているとは限らない．"いつ""誰が""1日何回"点眼しているか，を本人に聞いて確認する．

　小児では，低濃度であってもステロイド点眼による眼圧上昇をきたしやすい．角膜ヘルペスなどで長期にステロイドを点眼する場合には，眼圧上昇に注意する．

手術

● 全層角膜移植

　小児，特に乳幼児では，①拒絶反応の発症が高頻度，②ステロイド緑内障を高率に発症，③正確な所見をとりにくく術後管理が困難，などの点が挙げられる．①と②は，表層角膜移植ではあまり問題とならないが，全層角膜移植では予後を左右する．

　小児の眼球は硬性（rigidity）が低く，全層角膜移植でオープンスカイとなったときに水晶体脱出を生じることがある．術中の高い硝子体圧，術後の炎症により周辺部虹彩前癒着を生じやすい．拒絶反応発症率が成人に比して高く，5～6歳以

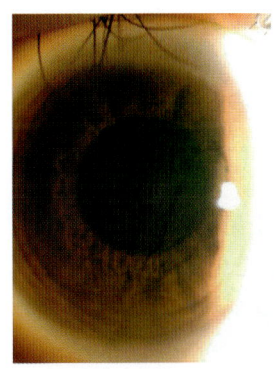

図10-2　Fabry病
徹照法でようやく観察される淡い車軸状混濁を認める（20代前半）．

下ではほぼ必発である．ステロイド投与量を多くすると緑内障を生じる可能性が高くなる．

手術手技，術後管理ともに，小児のほうが成人よりもはるかに難しい[1]．

● 表層角膜移植

輪部デルモイドやメラノーシスなど，輪部から角膜周辺に腫瘍が存在する場合，腫瘍切除に併用して表層角膜移植を行う．この場合のドナーは凍結保存角膜でもよい．

感染予防を目的に抗菌薬，術後の消炎目的でステロイドを点眼する．縫合糸の緩みによる感染，ステロイドによる眼圧上昇に注意する．

● 羊膜移植

広範囲の結膜腫瘍において，腫瘍切除に併用して羊膜移植を行う．感染予防を目的に抗菌薬，消炎を目的としてステロイドを短期間，点眼する．

視性刺激遮断弱視への配慮

乳児期に角膜混濁をきたした場合には，たとえ混濁が軽微であっても弱視を招く．視力測定が可能となる3歳頃まで経過観察を行い，弱視が疑われたら健眼遮閉を行い，必要があれば眼鏡装用やハードコンタクトレンズ装用を行う．

疾　患

結膜炎：conjunctivitis

細菌性結膜炎の多くは黄白色，粘液膿性の眼脂を生じ，淋菌性結膜炎では多量の膿性眼脂を呈する．ウイルス性結膜炎は，涙液が混ざったような白っぽい眼脂（漿液性眼脂）であることが多い．アレルギー性結膜炎は"痒み"が主体であり，眼脂は少量である．小児は手で眼をこするため，ウイルス性結膜炎，アレルギー性結膜炎であっても細菌感染を併発する可能性がある．

細菌性結膜炎：bacterial conjunctivitis

● 疾患概念

細菌性結膜炎は10歳未満，特に3歳未満に多い．出生時，母体から受け継いだ免疫が生後徐々に減少するとともに自己免疫能が発達していくが，自己の免疫能がまだ不十分な時期に感染症が発症しやすいと考えられる[2]．

新生児から乳幼児ではインフルエンザ菌などのグラム陰性桿菌が，5〜10歳頃は肺炎球菌も起炎菌となりやすい．いずれも結膜の常在菌であるとともに上気道の常在菌でもあり，小児の感冒症状とともにみられることが多い．

新生児に特有な感染経路として，母体の性感染症（sexually transmitted disease：STD）に由来する産道感染があり，淋菌性結膜炎やクラミジア結膜炎（新生児封入体結膜炎）を発症する．また，これらはSTDの低年齢化に伴って未成年でも発症しうる．

● 所　見

細菌性結膜炎では，膿性の眼脂が特徴的である．なかでも髄膜炎菌，黄色ブドウ球菌，淋菌によるものは急性化膿性結膜炎と呼ばれ，淋菌では際立って多量の膿性クリーム状眼脂が認められる．

細菌性結膜炎での眼脂の本体は多核白血球である．インフルエンザ菌や肺炎レンサ球菌，黄色ブドウ球菌を起炎菌とした急性カタル性結膜炎やクラミジア結膜炎でみられる眼脂は，粘液と膿が混ざった性状で，食菌により死滅変性した白血球のためにやや黄緑色を帯びる．リンパ組織や免疫能が未発達であることから，炎症が強く出た場合に強い球結膜充血と溢血斑がみられ，いわゆるpinky eyeと表現される状態となることがある．

起炎菌同定のために眼脂の塗抹検鏡，細菌分離培養を行い，耐性菌が疑われる場合には薬剤感受性試験を実施する．

淋菌性結膜炎は，新生児結膜炎，若年者のSTD感染のほか，幼児の発症例があることに注意が必要である．近年はフルオロキノロン耐性の淋菌感染が蔓延している．

クラミジア結膜炎は，新生児と成人で臨床像が異なる．成人型封入体結膜炎の多くは片眼性で，耳前および顎下リンパ節腫脹を伴うことが多く，下方結膜円蓋部に強い充血と大型の充実性の濾胞を多数認める．一方，新生児封入体結膜炎は生後7日前後に発症し，濾胞を認めない．診断は，結膜擦過物をギムザ染色し，細胞内封入体（Prowazek小体）を検出すれば確定する．その他クラミジアトラコマチス抗原の検出キット，PCR法も診断に有用であり，血中クラミジア抗体値（IgAおよびIgG）の上昇も参考となる．

● 鑑別すべき疾患

ウイルス性結膜炎，アレルギー性結膜炎．

● 治　療

細菌性結膜炎に対しては，一般にフルオロキノロン系あるいはセフェム系抗菌点眼薬が有効である．

ただし新生児涙嚢炎の遷延例や，NICU入院歴のある乳児，アトピー性皮膚炎患者などで，小児でもMRSAによる結膜炎がみられる．MRSAが結膜炎の眼脂から検出された場合は，鼻涙管閉塞など器質的疾患の有無を鑑別し，薬剤感受性試験の結果を参考に，感受性のある抗菌薬の点眼を用いる．クロラムフェニコールが有効であることが多い．重症あるいは難治例では，バンコマイシン眼軟膏（1日4回）を用いる．

淋菌性結膜炎に対してはフルオロキノロン系抗菌薬を使用すべきでなく，淋菌への第一選択薬であるセフトリアキソン（ロセフィン®）を全身投与し，0.5％濃度に希釈したセフトリアキソンを点眼投与する．セフメノキシム（ベストロン®）が，ある程度の効果が期待できる点眼薬である．

クラミジア結膜炎は，エリスロマイシン眼軟膏の1日5回8週間の点入が基本的な治療であり，フルオロキノロン系抗菌薬の眼軟膏1日5回でもよい．

● 経過観察の注意点

感冒に伴う結膜炎は，全身状態の改善とともに自然治癒することがほとんどである．

ただし難治な場合には，MRSAなどの薬剤耐性菌が関与する可能性がある．

慢性の経過をたどる場合は，鼻涙管閉塞，内反症など，器質的疾患の存在を鑑別する．

淋菌性結膜炎はまれな疾患であるが，急速に進行して角膜穿孔に至りうるため，速やかな診断と治療の開始が望ましい．

● 患者への説明

結膜嚢内での有効濃度を維持するため，点眼を確実に行う必要がある．保護者に点眼方法を指導する．

ウイルス性結膜炎：viral conjunctivitis

● 疾患概念

代表的なウイルス性結膜炎として，アデノウイルスによる流行性角結膜炎（epidemic keratoconjunctivitis：EKC）と咽頭結膜熱（pharyngoconjunctival fever：PCF），エンテロウイルスやコクサッキーA24変異株で起こる急性出血性結膜炎（acute hemorrhagic conjunctivitis：AHC）がある．また，単純ヘルペスウイルスによる初感染は大部分が乳幼児に起こり，そのほとんどは不顕性感染であるが，約1～10％が顕性感染となり単純ヘルペス結膜炎を呈する．

いずれも急性濾胞性結膜炎を呈して，しばしば圧痛を伴う耳前リンパ節腫脹を伴う．問診により，感染経路，潜伏期間などを聴取するとともに，角結膜以外の臨床所見も参考に原因ウイルスを推測する．

● 所　見

ウイルス性結膜炎の眼脂は漿液性であるが，小児では細菌感染を合併して，粘度の高い眼脂を伴うことも多い．強い結膜充血と眼瞼結膜に濾胞が生じ，リンパ節腫脹を伴う．リンパ組織が未成熟な乳児では，過剰反応により偽膜を生じやすい（図10-3）．

潜伏期間が流行性角結膜炎は約1週間であるのに対して，急性出血性結膜炎は24時間と短く，結膜下出血を伴う．咽頭結膜熱は夏季に発症しやすく，発熱，咽頭痛を伴う．

ヘルペス性結膜炎には流行性はなく，多くは片眼性である．発症初期に，眼瞼に臍窩を伴った水

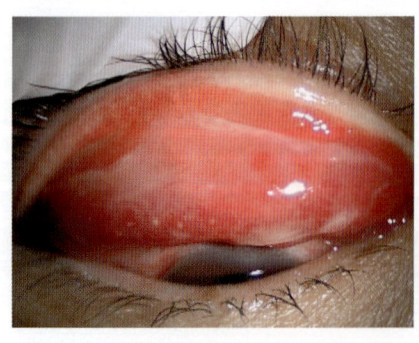

図10-3 流行性角結膜炎の偽膜

疱や痂皮などの皮疹が認められる．角結膜をフルオレセインで生体染色すると，典型的な樹枝状潰瘍は少ないものの，角膜周辺や輪部結膜，球結膜にしばしば星芒状病巣や地図状病変が認められる．

臨床所見から原因ウイルスを鑑別するが，まず頻度の高い流行性角結膜炎を疑う場合は，免疫クロマトグラフィー法（アデノウイルス抗原検出迅速キット・アデノチェック）を用いて診断を試みる．ヘルペス性結膜炎を疑う場合は，眼脂の塗抹標本でほかのウイルス性結膜炎に比べ，好中球の割合が50％近くで高いことが参考になり，PCR法やウイルス分離で確定診断できる．ペア血清での中和抗体の有意の上昇も診断に有用である．皮疹や上皮病変があれば，擦過物を採取して免疫クロマトグラフィー法（チェックメイト®ヘルペスアイ）による単純ヘルペスウイルス抗原の検出を試みる．

免疫クロマトグラフィー法ではウイルス型を同定できないのに対して，ウイルス分離またはPCR法ではウイルス型を判別できる．

Column

眼脂の塗抹検鏡

眼脂の採取は小児でも容易に実施でき，眼脂の塗抹検鏡は診断に役立つ．細菌性結膜炎は多数の好中球浸潤とグラム染色で染まる菌体を認める．アレルギー性結膜炎は好酸球が主体，ウイルス性結膜炎はリンパ球が主体となるが，ヘルペス性結膜炎はほかのウイルス性結膜炎に比べ，好中球の割合が50％近くと高い[3]．

● 鑑別すべき疾患

細菌性結膜炎，アレルギー性結膜炎，クラミジア結膜炎．

結膜濾胞症（小児期はリンパ組織の増殖が活発であり，正常な状態でもリンパ濾胞が多数存在する．リンパ濾胞が目立つものは結膜濾胞症と呼ばれ，治療は不要である）．

● 治療

アデノウイルス結膜炎や，急性出血性結膜炎に対しては適切な抗ウイルス薬がないことから，混合感染の予防を目的に抗菌薬を点眼する．重症例や角膜炎を伴う症例では，低濃度のステロイド点眼を使用する．

単純ヘルペス結膜炎に対しては，アシクロビル眼軟膏を1日5回点入し，感染予防のために抗菌薬を点眼する．鑑別診断を確実に行い，ステロイドの使用を控えるよう注意する．

● 経過観察の注意点

角膜炎が強い場合は混合感染に留意し，消炎目的でステロイド点眼を行う．角膜上皮下混濁を残した場合には，わずかな混濁であっても弱視の原因となるため，治癒後の視力を確認する（乳幼児では視力発達の経過を観察する）．

● 患者への説明

流行性角結膜炎，咽頭結膜熱は2～3週間で，急性出血性結膜炎は約1週間で自然軽快し，治療は対症療法となる．

伝染力が強いので，眼を触らない，家族とタオルを共有しない，手洗いを励行するなどの指導を行い，感染予防に留意する．

学校保健安全法において咽頭結膜熱は第二種に，流行性角結膜炎，急性出血性結膜炎は第三種に分類されている．すなわち，第二種では主要症状が消退したのち2日を経過するまで，第三種では，病状により学校医その他の医師が感染のおそれがないと認めるまでが，出席停止期間とされており（表10-1），その旨を保護者に説明する．

アレルギー性結膜炎：allergic conjunctivitis

● 疾患概念

アレルギー性結膜炎は結膜におけるⅠ型アレル

表 10-1　ウイルス性結膜炎の比較

	潜伏期	特徴	出席停止
咽頭結膜熱	1〜2週間	角膜上皮下浸潤	主要症状が消退したのち2日を経過するまで
流行性角結膜炎	5日〜2週間	発熱・咽頭炎	医師により感染のおそれがないとみられるまで
急性出血性結膜炎	1〜2日	結膜下出血	医師により感染のおそれがないとみられるまで

ギー反応であり，原因抗原が結膜嚢に入ることで発症する．抗原は涙液に溶出して結膜組織内に侵入し，免疫グロブリン（IgE）と結合することで，その受容体を介して肥満細胞を刺激し，ヒスタミンをはじめとするケミカルメディエーターが遊離される．ケミカルメディエーターは血管や知覚神経終末に作用し，瘙痒感，結膜充血，浮腫などの症状を誘発する．小児の有病率は約20％といわれているが，近年，増加および低年齢化の傾向がある．

分類

日本眼科学会のアレルギー性結膜疾患診療ガイドライン（第2版）[4]により，以下のように分類される．結膜の増殖性変化とは，眼瞼結膜の乳頭増殖・増大あるいは輪部結膜の腫脹や堤防状隆起を指す．

1）アレルギー性結膜炎（季節性，通年性）

結膜に増殖性変化のみられないアレルギー性結膜疾患．花粉症に代表される"季節性アレルギー性結膜炎"と，ハウスダストなどを原因抗原とする"通年性アレルギー性結膜炎（狭義のアレルギー性結膜炎）"がある．

2）春季カタル

学童期の男児に多く，結膜に増殖性変化がみられる．アトピー性皮膚炎を伴う症例も多い．角膜病変を伴うこともある．

3）アトピー性角結膜炎

アトピー性皮膚炎とともに増殖性変化のある結膜炎を生じる．

4）巨大乳頭結膜炎

コンタクトレンズ，義眼，手術用縫合糸などの機械的刺激による上眼瞼結膜に増殖性変化を伴う結膜炎．

所見

アレルギー性結膜炎は，瘙痒感が特徴的な症状である．その他に，異物感，眼脂，流涙などがあり，眼所見として結膜充血，濾胞形成，結膜乳頭や結膜浮腫などがみられる．眼脂は少量で，しばしば糸状であり，感染性と異なり白血球が浸潤しないため白色を保つ．

1）アレルギー性結膜炎

季節性，通年性アレルギー性結膜炎は，増殖性変化を伴わず，角膜障害を認めない（図10-4）．

2）春季カタル

春季カタルは10歳前後の男児に好発する．増殖性のアレルギー性結膜炎で，増悪期には上眼瞼結膜に石垣状の巨大乳頭増殖を認める（図10-5A）

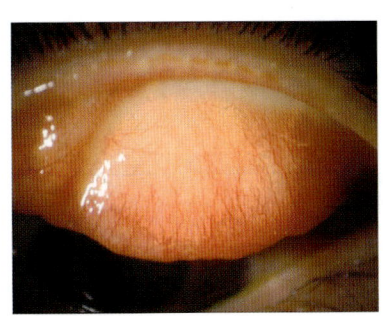

図10-4　季節性アレルギー性結膜炎

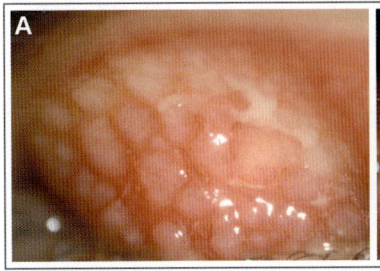

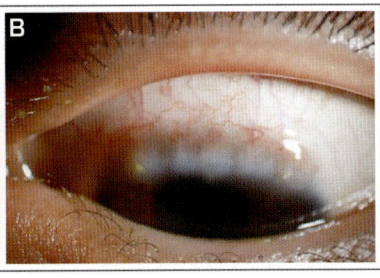

図10-5　春季カタル
A：石垣状乳頭増殖．B：輪部の堤防状増殖．

図 10-6 シールド潰瘍

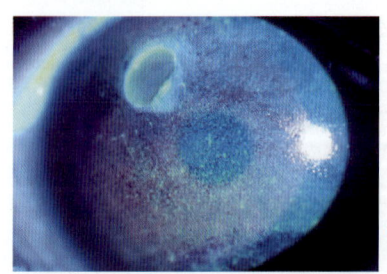

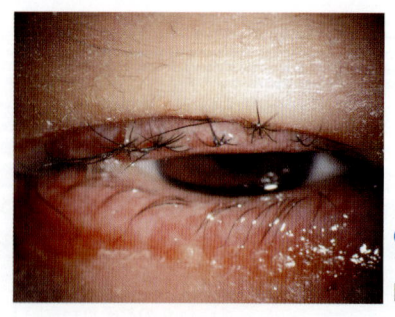

図 10-7 アトピー性眼瞼炎

眼瞼型，角膜輪部に堤防状増殖や斑状隆起（トランタス斑）を認める（図10-5B）輪部型，両者の混在する混合型がある．結膜から遊離される細胞障害性物質により，角膜が障害され，点状表層角膜症，瘙痒感や疼痛，流涙，眼脂，羞明などから，開瞼困難，視力低下をきたす．角膜潰瘍はしばしば角膜プラークを伴ったシールド潰瘍と呼ばれる所見を呈し（図10-6），難治で長期の治療を要する．

3）アトピー性角結膜炎

アトピー性角結膜炎でも，同様の症状が生じる．春季カタルとの鑑別が難しいが，アトピー性皮膚炎を合併し，眼瞼炎を生じやすい傾向がある（図10-7）．

4）巨大乳頭結膜炎

コンタクトレンズに伴う巨大乳頭結膜炎は，アレルギー素因がなくてもコンタクトレンズ装用により上眼瞼に巨大乳頭増殖が認められるもので，コンタクトレンズ装用の低年齢化により小児でも認められることがある．

自他覚症状や問診により，アレルギー性疾患の合併や家族歴を聴取することで診断は比較的容易であるが，確定診断には結膜擦過塗抹標本により好酸球の存在を証明する．血清抗原特異的IgE抗体の検査で，原因抗原を検索する．

● **鑑別すべき疾患**

細菌性結膜炎，ウイルス性結膜炎，薬剤起因性結膜炎．

● **治　療**

問診や血清抗原特異的IgE抗体の検査などから原因となる抗原を検索し，抗原回避に努めることが最も重要である．症状を軽快させる目的で，抗アレルギー点眼薬を投与する．季節性アレルギー性結膜炎は，季節前から抗アレルギー薬の点眼を開始する初期治療を行うと有効である．

小さな保冷剤による眼瞼皮膚のクーリング（冷湿布）や，人工涙液点眼による抗原の希釈は，即効性はないが安全性が高く有用である[5]．

春季カタルに対しては，増悪期には抗アレルギー点眼薬では不十分で，免疫抑制剤点眼薬，あるいはステロイド点眼や内服を追加する必要のある症例もある．近年は免疫抑制薬の点眼を寛解期にもある程度維持することで，増悪期の重症化を予防できるようになり，ステロイドの使用量が劇的に減った．

アトピー性角結膜炎にも同様に免疫抑制剤点眼薬は有効で，眼瞼炎に対しては，皮膚科と連携しながら，顔面の保湿と皮膚炎のコントロールに努めるとともに，増悪時には免疫抑制薬の小児用軟膏，重症時にはステロイドの軟膏を塗布する．

シールド潰瘍のような角膜病変を伴う重症アレ

> **Column**
> ## ステロイド局所使用の落とし穴
>
> ベタメタゾンなどの高力価のステロイドを点眼で用いると，速やかな効果を得られる反面，軽快すると投薬を自己中止して悪化するといった悪循環に陥るリスクがある．特に点眼が自己管理となる10歳以降が要注意である．悪循環の結果としてステロイドの長期使用に陥り，眼圧上昇を招く．重症アレルギー性結膜炎は，症状が軽微なときも含めた長期の管理が大切である．

> **Column**
> ### 薬剤毒性を疑う
>
> ステロイド製剤のうち，リンデロン®A軟膏，リンデロン®A液はフラジオマイシンを含有しており，薬剤毒性による眼瞼炎や角膜上皮障害を招くことがある．難治な眼瞼炎，難治な角膜上皮障害ではフラジオマイシンや薬剤基剤の影響も考慮して，いったん休薬して経過をみるのも一つの方法である．

ルギー性結膜疾患では，ステロイドやシクロスポリンの内服（アトピー性皮膚炎の場合）を併用し，まず炎症を鎮静化させて，ステロイド点眼から免疫抑制剤点眼薬および抗アレルギー点眼薬を主体とする治療へとつなげる．感染症の併発に留意し，眼脂からMRSAなど細菌を検出した場合は，薬剤感受性を考慮して抗菌薬を選択する．

コンタクトレンズによる巨大乳頭結膜炎に対しては，コンタクトレンズの装用中止と，抗アレルギー点眼薬により治療するとともに，コンタクトレンズの使用・管理方法の指導を十分に行い，必要によっては，コンタクトレンズの種類の変更などの対応も考慮する．

● 経過観察の注意点

春季カタルは，学童期の間は増悪寛解を繰り返すので，必要に応じた点眼薬の継続，増減の調整を行う．

アトピー性皮膚炎や春季カタルで角膜病変を合併するような重症例では，自己管理とコンプライアンスの維持が重要である．特に投薬が保護者から本人に移行する小学校高学年以降は，症状が改善すると自己判断で投薬を止めることがあり注意を要する．

小児はステロイドにより眼圧が上昇しやすく，急な高眼圧をきたすことがある．

ステロイドや免疫抑制薬を併用する場合には，特にアトピー性皮膚炎患者の眼表面におけるMRSAの保菌，感染の合併，ヘルペスの誘発に留意する．

● 患者への説明

アレルギー性結膜炎は抗原刺激がなくなると自然治癒し，抗原回避により予防できるため，原因抗原の検索と対策が重要であることを指導する．

春季カタルは増悪・寛解する疾患ではあるが，点眼加療などでコントロールでき，多くは思春期を迎える頃に自然軽快するので，一定期間，増悪をなるべく抑える治療をすることが目標であることを伝える．

痒みのために眼瞼をこする行為により，強い結膜浮腫を生じたり，アトピー性角結膜炎では眼瞼炎を誘発し皮膚炎を悪化させることがあるので，なるべくこすらないよう指導する．

コンタクトレンズに伴う結膜炎は，コンタクトレンズの管理や装用時間，装用方法に対する指導を十分に行う．

マイボーム腺炎角膜上皮症：meibomitis-related keratopathy

● 疾患概念

マイボーム腺炎（後部眼瞼炎）に関連して角膜に炎症を伴った特徴的病変を生じる病態を，マイボーム腺炎角膜上皮症と呼ぶ．角膜表層に結節性細胞浸潤と，その部位に向かう表層性血管侵入を認める"フリクテン型"（角膜フリクテン）と，角結膜に結節性病変を生じず，点状表層角膜症が主体である"非フリクテン型"に大別される[6]．細菌の菌体抗原に対するⅣ型の遅発型過敏反応と考えられており，古くは結核菌，黄色ブドウ球菌，近年はアクネ菌の関与が指摘されている．

性ホルモンの分泌が活発となる小学校高学年以降から40歳代までの女性に多いが，幼児や男性にも発症する．左右差はあっても，ほとんどが両眼性である．幼少時より麦粒腫や霰粒腫の既往歴があり，遺伝的素因が推測されている．角膜病変が軽快しても，マイボーム腺炎が持続すると再発を繰り返す．

● 所見

マイボーム腺開口部付近の充血，浮腫，開口部の閉塞など，マイボーム腺炎を認め（図10-8），その部位と接触する角膜の結節性炎症細胞浸潤と

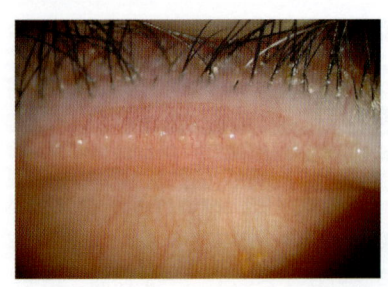

図 10-8 マイボーム腺炎

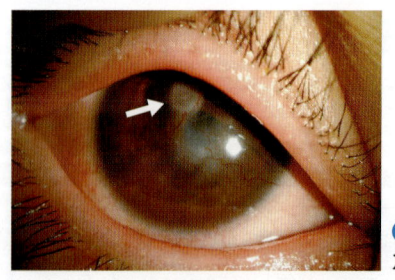

図 10-9 角膜フリクテン

結節に向かう血管侵入，球結膜の充血などを生じる（図 10-9）．

自覚的には，流涙，羞明，疼痛，異物感を訴える．再発を繰り返すうちに角膜混濁，血管侵入が進行，悪化して視力低下を生じる．

● **鑑別すべき疾患**

結膜フリクテン，角膜ヘルペス（壊死性角膜炎）．

● **治 療**

アクネ菌をターゲットとしてセフェム系抗菌点眼薬，免疫反応を抑える目的で低濃度ステロイド点眼を行うと，数日で充血や疼痛が軽快する．ただしステロイドは使わないか，炎症が高度なときのみの最小限の使用にとどめるほうが，再発しにくい．

マイボーム腺炎が遷延化すると再発を繰り返すため，原因病巣であるマイボーム腺炎の治療が重要である．セフェム系抗菌薬やクラリスロマイシンを内服することがマイボーム腺炎を鎮静化する根治療法となり，特に小児では効果的である．

所見が安定した後も，抗菌点眼薬を数ヵ月以上継続することで再発を生じなくなる．

● **経過観察の注意点**

角膜炎が軽快しても，マイボーム腺が十分に除菌されていないと再発しやすい．角膜病変とともにマイボーム腺開口部も同時に観察する．

● **患者への説明**

再発を繰り返すうちに角膜病変が進行し，高度の視力障害をもたらす．重症例では鎮静化までに数ヵ月を要し，根気よく治療を続ける必要があることを説明する．

若年者が多く，受診が途絶えがちになることもあるが，自己判断での治療中断や，安易なステロイド点眼は再発を繰り返す原因となる．悪化時には眼科を受診し，医師の指示に従うことを指導する．

腫瘍性疾患：neoplastic disease

結膜母斑：conjunctival nevus

● **疾患概念**

結膜母斑は，小児の結膜腫瘍のなかで最も多い腫瘍で，結膜上皮基底層の母斑細胞の増殖による先天性腫瘍である．母斑細胞は神経堤由来で，メラニン細胞にもシュワン細胞にも分化しなかった未分化な細胞である．

腫瘤は先天性で，幼児期に気づき 10〜20 歳代に受診することが多い．典型的には，瞼裂間の輪部に接した球結膜に生じ，濃淡のある茶色い色調のやや隆起した境界明瞭な腫瘤で，腫瘤内にいくつかの囊胞を伴う（図 10-10）．球結膜以外には，涙丘，半月ひだなどにもみられる．結膜囊，眼瞼縁にも生じうるが非常にまれである．

色素沈着は，炎症などの刺激によって後天性に現れるとされ，幼少期には色素沈着が弱い傾向にあり，成長の過程で結膜炎などを契機に色素沈着が増加する．メラニン系腫瘍であるが，色素沈着のない腫瘍もあり（無色素性結膜母斑）（図 10-11），無色の囊胞性病変を呈する．結膜母斑は，あまり拡大することなく経過することが多いが，結膜炎罹患後や思春期，妊娠期に病変が拡大する場合もある（図 10-12）．病変が拡大する機序として，結膜母斑内の炎症による反応性の腫瘤拡大や囊胞の拡大，無色素性腫瘍への色素沈着などが考えられ，本質的な腫瘍の増大とは異なる．

結膜母斑が増大しても角膜には侵入しないこと

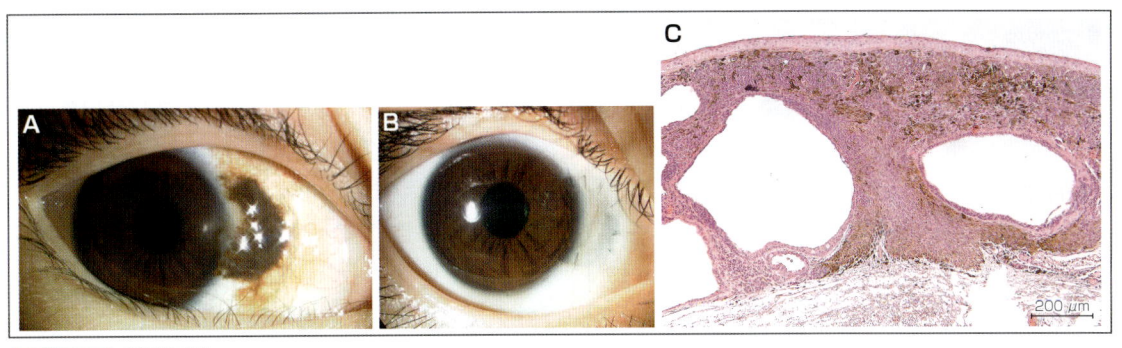

図 10-10 結膜母斑

13歳女児．A：鼻側角膜輪部近傍に強い色素沈着を伴う境界明瞭な腫瘤を形成．B：腫瘤切除および表層角膜移植の術後．C：病理組織像．メラニン色素を有する母斑細胞の増殖を認める．表面は平滑で正常な結膜上皮で覆われている．腫瘤内部に多数の囊胞が認められる．

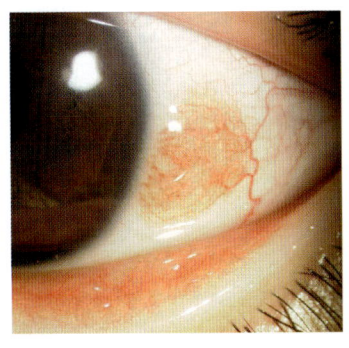

図 10-11 無色素性結膜母斑

11歳女児．血管豊富な隆起性病変で，色素沈着に乏しい．腫瘤に向かう栄養血管を伴う．

が，ほかのメラニン細胞系腫瘍と異なる特徴である．悪性化の確率は1％以下で，幼少期に生じるものではさらに悪性化の確率は低いとされる．

まれな病型として，小児に好発するSpitz母斑があり，結膜上皮下に上皮様細胞と母斑細胞が混在し無色素性増殖を示すため，ピンク色の病変として認識される．この病型では，細胞異型を示し，無色素性の悪性黒色腫との鑑別が難しい．

太田母斑や青色母斑が眼周囲に生じている場合，眼球にも灰色～淡青色の色素沈着がみられる．この病変は，"母斑"ではなく，"眼球メラノサイトーシス"と呼ばれる．結膜母斑は結膜に母斑細胞が増殖した病変であるのに対し，眼球メラノサイトーシスは主に上強膜のメラニン細胞の増殖である．

病理組織学的特徴

メラニン色素を含む円形～紡錘形の母斑細胞が巣状にみられる．腫瘍内の囊胞は病理組織学的にも明らかとなる．細胞分裂像や異型細胞は通常みられない．80％以上の症例で炎症細胞の浸潤がみられる．皮膚の母斑にならい，母斑細胞の増殖部位によって，接合部母斑，複合母斑，上皮下母斑に分類される（図10-13）．複合母斑が最も多く，70～80％を占める．小児においては，接合部母斑の占める割合（20％）が成人での割合（3％）よ

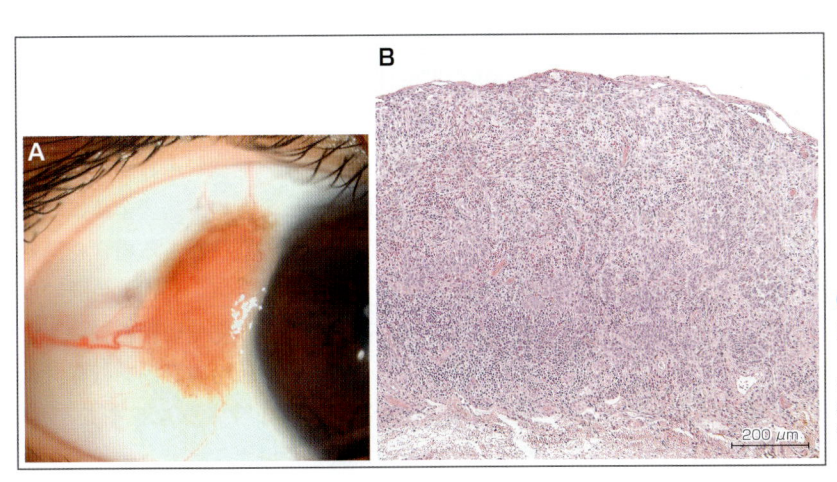

図 10-12 結膜母斑の反応性拡大

5歳男児．A：アレルギー性結膜炎を契機に腫瘤が隆起した．B：病理組織像では炎症細胞の浸潤が観察され，炎症性の母斑肥厚と考えられた．

疾患 187

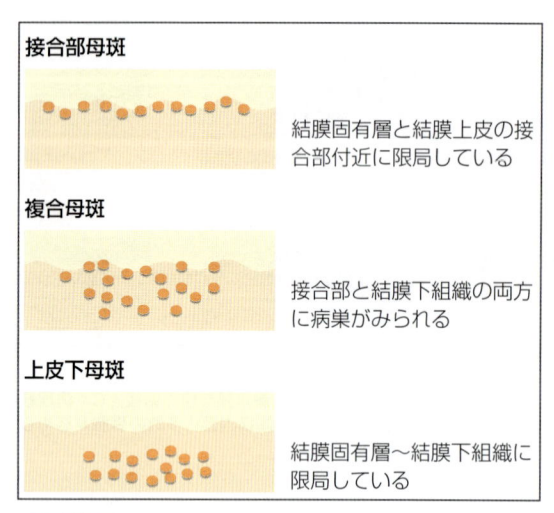

図10-13 母斑の組織学的分類

接合部母斑：結膜固有層と結膜上皮の接合部付近に限局している

複合母斑：接合部と結膜下組織の両方に病巣がみられる

上皮下母斑：結膜固有層～結膜下組織に限局している

りも高く，加齢に伴い上皮下母斑の割合が高くなることから，小児では母斑細胞が接合部で増殖し，加齢に伴い次第に結膜上皮下へ向かって増殖すると考えられる．複合母斑では，嚢胞が形成されている場合がほかより多い[7]．

● 治療と予後

悪性化しなければ大きな問題はないが，1％以下の確率で悪性転化することがある．

悪性化を疑う臨床所見の特徴として，増殖速度が速い，一般的な結膜母斑よりも大きく厚みがある，嚢胞形成がない，栄養血管を有する，などがある．これに加え，結膜母斑には少ない結膜円蓋部や角膜上にみられるもの，中年以降にみられるものは，悪性黒色腫である可能性を考え，病理診断の目的で完全切除を行う．

● 鑑別すべき疾患

結膜に生じる褐色の病変には，原発性後天性メラノーシス（primary acquired melanosis：PAM），racial melanosis（人種による結膜メラノーシス），雀卵斑，悪性黒色腫などがある．

PAMは40～50歳代頃，輪部付近に褐色の色素沈着を生じるものであるが嚢胞形成はなく，腫瘍というよりは色素がまだらに散布した様相を呈する．

racial melanosisは，主に黒色人種にみられる結膜の色素沈着であるが，多くの場合両眼性で全周性にみられる．

雀卵斑は，皮膚でいうそばかすで，瞼裂間の結膜に複数の斑状色素沈着を生じ増大傾向はない．

悪性黒色腫は結膜母斑と同様の隆起性褐色病変であり，高齢者に好発するので小児では考えにくい．しかし，まれではあるが，結膜母斑から悪性転化して悪性黒色腫となる場合があるので，結膜母斑と診断されている場合にも，悪性転化の可能性を念頭に置き，経過観察を行う．

結膜メラノーシス：conjunctival melanosis

● 疾患概念

メラノーシスは，メラニン色素が沈着し組織が褐色に変化した様子を示す．眼科領域においては，結膜に生じる"結膜メラノーシス"と，上強膜を中心に生じる"眼球メラノーシス"がある．

本項は"結膜メラノーシス"について解説する．

● 所 見

1）原発性後天性メラノーシス：
primary acquired melanosis（PAM）

PAMは，加齢に伴って生じる結膜の色素沈着で，中年以降の白人に多い．小児には生じにくい．臨床所見は，片眼の輪部から周辺結膜に生じる境界不明瞭な褐色の平坦な色素沈着で結膜円蓋部や眼瞼結膜に及ぶこともある．病理組織学的には，初期は上皮基底部のメラニン細胞過形成で，次第にメラニン細胞が異常増殖し，異型細胞がみられるようになる．異型細胞を含まない場合はあまり問題はないが，異型細胞を含むPAMからは悪性黒色腫を生じる確率が高く（30～50％），特に基底部に異型細胞がある場合には90％の確率で悪性黒色腫を生じることが報告されており，悪性転化の可能性を念頭に置いて経過を観察することが必要である．病変が1象限以上になれば，完全切除し病理診断を行う．病変がそれ以上にわたる場合は，数ヵ所の生検を行い，病変全体に冷凍凝固を行う．悪性黒色腫の既往がある場合や，結節病変や血管侵入を伴う場合は，悪性黒色腫に転化する可能性が高いと考え，完全切除を行い，色素沈着がない部分にも生検と冷凍凝固を行う．術後は再発予防のためマイトマイシンCや5-フルオロウラシルの点眼を使用する．

2）racial melanosis（人種による結膜メラノーシス）

主に黒色人種に生じる後天性のメラノーシスで，通常，両眼の輪部から周辺結膜に全周性に生じる．輪部の色素沈着が最も強く，周辺にいくに従って弱くなる．色素沈着が強い場合は，結膜嚢や眼瞼結膜に及ぶ．幼児期に発見され，その後目立ってくる．黒色人種で90％以上，日本人にも30〜40％の確率で認める．組織学的には，結膜上皮基底層にメラニン色素の沈着がみられる．

3）雀卵斑

先天性に生じる結膜メラノーシスで，瞼裂間の結膜に斑状に生じる．色素沈着は生下時からみられ，小児期から思春期に目立ってくる．結膜上皮基底層にメラニン色素の集積がみられる．皮膚ではそばかすにあたるもので，病変が拡大することはなく，病的意義は少ない．

4）続発性メラノーシス

眼局所の炎症や外傷，異物，点眼薬などの刺激により，続発性に生じたメラノーシスをいう．小児では考えにくいが，全身疾患（Addison病，アルカプトン尿症，Peutz-Jeghers症候群など），眼局所の炎症性疾患や外傷，点眼薬などにより生じる可能性はある．

● 鑑別すべき疾患

■眼球メラノーシス

眼球メラノーシスは，上強膜から強膜実質にかけてメラニン色素沈着が生じるものを指す．日本人では太田母斑で生じるものが多い．

太田母斑

太田母斑は，アジア人女性に多い疾患で，眼上顎褐青色母斑とも呼ばれるように，片側の上下眼瞼，頬部，上顎部など，三叉神経第1，第2領域にびまん性に淡青色または淡褐色の濃淡さまざまな斑点が集簇する．皮膚では，真皮層にメラニン色素沈着が起こり，色素沈着の位置が浅いと褐色，深いと青色がかってみえる．眼球では，主に上強膜，強膜浅層に色素沈着を生じ，結膜を通して見える灰色〜淡い褐色の可動性がない扁平な斑点として認められ，結膜自体には色素沈着を生じない．約半数で，虹彩，眼底にも色素沈着が生じ

> **Column**
>
> ### 母斑とメラノーシス（表10-2）
>
> 皮膚科領域の母斑には，母斑細胞の増殖による母斑細胞母斑（いわゆるほくろ）と真皮メラノサイトの増殖による真皮メラノサイト系母斑（太田母斑や青色母斑）がある．
> 眼科領域では，結膜に母斑細胞の増殖したものを結膜母斑といい，上強膜にメラノサイトが増殖したものを眼球メラノーシスという．皮膚科領域では両者とも母斑と称するのに対し，眼科では前者のみを母斑と称する．
>
> ● 表10-2 母斑とメラノーシス
>
> | | 皮膚 | 眼 |
> |---|---|---|
> | 母斑細胞の増殖 | 母斑細胞母斑（いわゆるほくろ） | 結膜母斑 |
> | 上皮下メラノサイトの増殖 | 真皮メラノサイト系母斑（太田母斑・青色母斑） | 眼球メラノーシス |

る．先天性と考えられているが，小児期に目立ってくるものと，思春期に目立ってくるものがある．組織学的には，上強膜から強膜浅層にかけてメラニン色素の集積がみられる．

眼球メラノーシスから結膜の悪性黒色腫に発展することはほぼないが，脈絡膜の悪性黒色腫に発展する可能性がわずかにあるため，眼底を含めて注意深く経過を観察する必要がある．

血管系腫瘍：vascular tumors

● 疾患概念

血管系腫瘍には，血管の拡張や増殖による"血管腫"，リンパ管の拡張や増殖による"リンパ管腫"があり，ほかに毛細血管拡張症とも鑑別を要する．

● 所　見

1）血管腫

"血管腫"には，主に乳児毛細血管腫と海綿状血管腫，まれな疾患としてSturge-Weber症候群で生じる血管腫がある．

乳児血管腫

乳児血管腫は，生後数週間以内に発見される結

膜の毛細血管性腫瘍で，血管系腫瘍のなかでは比較的多い．典型的には，眼球結膜内に腫瘍性の血管の増生を認める．結膜から眼瞼や眼窩にまで及ぶこともある．皮膚に生じる血管腫と同様，数ヵ月間は成長し，その後5歳頃までに自然に縮小し消退することが多い．大多数は経過観察のみで問題はないが，大きな腫瘍が眼球を圧迫し乱視を生じる，または眼瞼に生じた腫瘍が瞳孔領にかかることで，弱視を生じる可能性がある．その場合は腫瘍切除，または，視力矯正や片眼遮閉を行うことで，弱視を防ぐ必要がある．広範囲にわたる場合や多発性の場合は，全身ステロイド療法を行う．レーザー治療が奏功することが多いが，ドライアイや眼球運動制限などの合併症が考えられる．

海綿状血管腫

海綿状血管腫は非常にまれな良性腫瘍で，10～30歳代に発症し，通常は結膜下の赤色または青みがかった病変として発見される．

Sturge-Weber症候群で生じる血管腫

Sturge-Weber症候群は，脳髄膜の血管病変と三叉神経第1，2枝領域の血管腫（ポートワイン血管腫）を特徴とする疾患で，結膜にも血管腫を起こしうる．脈絡膜に血管腫を生じると，小児では緑内障により牛眼となる場合もある．

2）リンパ管腫

先天性のリンパ管形成異常によるリンパ管様脈管組織の異常増殖である．腫瘍の存在する部位により，表在性，深在性，複合性に分類される．

表在性のリンパ管腫は，リンパ管腫が結膜表面に限局しているものをいい，深在性のリンパ管腫は，眼窩，鼻腔，副鼻腔，頬部など深部に存在するものをいう．リンパ管腫のほとんどは結膜から深部へ連続した複合性のリンパ管腫で，結膜病変は深部から連続した病変の一部である場合が多い．

幼少期に結膜の透明な隆起として発見され，成長に伴い徐々に増大するが，思春期以降は目立たなくなることが多い．病変は多嚢胞性であることが多く，大小さまざまな拡張した嚢胞状のリンパ管で互いに連絡している．

リンパ管腫は出血しやすく，出血で赤色，その後暗赤色，陳旧性の出血では薄い黄色を呈する多嚢胞性の隆起となる．暗赤色のものは，チョコレート嚢胞と呼ばれることがある．眼窩内に存在するものでは，何らかの理由により腫瘍内血管が破綻すると，急激な眼球突出を呈することがある．リンパ管腫を完全に切除することは困難で，放射線治療でも消退させることは難しい．

● 鑑別すべき疾患

1）毛細血管拡張性運動失調症（Louis-Bar症候群）

進行性運動失調症，免疫不全症，腫瘍発生，内分泌異常症，放射線高感受性，毛細血管拡張などを特徴とする疾患で，歩行開始後の2～3歳頃に発見される．毛細血管拡張は日光に曝露する部位に生じやすく，結膜の毛細血管も拡張する．結膜所見は，血管腫とやや類似するが，腫瘤形成はなく，血管拡張を主な所見とする．全身所見などから鑑別する．

2）遺伝性出血性毛細血管拡張症（Rendu-Osler-Weber症候群）

常染色体優性遺伝する血管性疾患で，繰り返す鼻出血，粘膜や皮膚の毛細血管拡張症，臓器動静脈奇形を特徴とする．結膜血管も一部で拡張し，その部位に結膜下出血を繰り返す．結膜の血管拡張所見，ほかの部位の粘膜出血や血管拡張などより鑑別する．通常は40歳以上で発見される．

結膜乳頭腫：conjunctival papilloma

● 疾患概念

結膜乳頭腫は，結膜上皮の異常増殖を示す良性腫瘍で，20～30歳代の若年層に生じることが多く，小児にも生じる．発症機序として，ヒトパピローマウイルス（HPV）感染との関連が示唆されており，小児では子宮頸がん低リスク型の6,11型が多いとされる．出生時の産道感染の関与が推測されている．

● 臨床所見

典型的には，有茎性，カリフラワー状の表面平滑なピンク色の腫瘍で，腫瘍内に特徴的な無数の蛇行した血管が認められる（図10-14）．下方眼球結膜，下方結膜円蓋部，涙丘部に多い．小児では，下方結膜円蓋部に生じやすく，成人のものよ

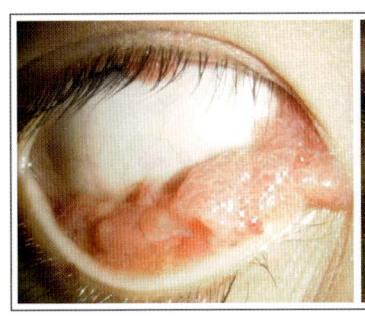

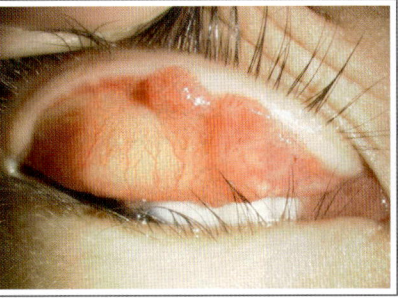

図10-14 結膜乳頭腫
12歳男児．下方結膜円蓋部から眼瞼結膜にかけて大きな腫瘤を形成し，上方眼瞼結膜にも多数の乳頭腫を認める．腫瘤は独特のカリフラワー状の様相を呈し，内部に無数の蛇行血管が認められる．

り多発する傾向にある．結膜上に広がってみえるものもあるが，細い茎で結膜につながっているものが多い．まれな病型として，内反性乳頭腫（inverted papilloma）があり，外方発育せず深部へ成長するようなものもある．

● 病理組織学的所見

血管豊富な線維性結合組織を芯とし，その上に分厚く重層化した結膜上皮がみられる．上皮細胞には異型性を認める場合もあるが，大半は軽度である．病理学的分類として，異型性の範囲により，mild, moderate, severe に分けられ，それぞれ上皮基底から1/3まで，3/2まで，全層を異型細胞で占める．HPV感染を示すものでは，空胞細胞（koilocytosis）がみられる．

● 治療と予後

小児の小さな結膜乳頭腫では，異物感などの症状に乏しく，定期的な経過観察で様子をみるが，低濃度ステロイド点眼に反応して縮小，消失する場合がある．大きなものや，隆起が強いものでは手術を希望することが多く，また，異物感や眼脂，血液の混じった涙が出る，瞼が閉じにくいなどの症状を訴える場合にも腫瘍切除を行う．手術では，HPV拡散予防を考慮し，周辺1～2 mmを含めてno-touch techniqueにより腫瘍を完全切除し，再発防止の目的で周囲に凍結凝固を行う．多発例など，再発が予想される症例では，インターフェロンα-2b点眼を行う場合もある．小児では再発率がやや高いが，適切に再発予防治療を行うことで，再発を抑えることができる．

● 鑑別すべき疾患

結膜に生じる血管豊富な隆起性病変としては，結膜異形成，結膜上皮内新生物，扁平上皮がん，化膿性肉芽腫などがある．結膜乳頭腫と，結膜異形成，結膜上皮内新生物，扁平上皮がんとの鑑別は難しいが，小児では結膜乳頭腫である場合が多い．また，結膜乳頭腫では，下方眼球結膜，下方結膜円蓋部，涙丘に好発するのに対し，結膜異形成，結膜上皮内新生物，扁平上皮がんでは，輪部付近に好発する．化膿性肉芽腫は，炎症，手術，外傷などの刺激により反応性に結合組織が増殖したもので，化膿性霰粒腫の自壊後などに眼瞼結膜に隆起性病変を生じ結膜乳頭腫に似る．血管が豊富であるため，より赤色が強く，表面は平滑で，乳頭腫にみられるカリフラワー状の凹凸や蛇行血管はみられない．

化膿性肉芽腫（血管拡張性肉芽腫）：pyogenic granuloma

● 疾患概念

いわゆる化膿性肉芽腫は，炎症や，手術，外傷などの刺激により，結膜下の線維性組織や血管組織などの結合組織が反応性に増殖し腫瘤を形成するものをさす．この病態は，細菌感染による化膿性病変ではなく，本来は異物や免疫反応に由来する真の肉芽腫でもないため，"化膿性肉芽腫"という疾患名は病態を示すものではない．このことから，近年は，"血管拡張性肉芽腫"と呼ばれる．

化膿性霰粒腫の自壊の後や，斜視手術や霰粒腫などの手術後に比較的急激に生じるのが最も一般的である．10歳前後の男児に多く，軽い異物感を主訴に眼科を受診する．典型的には，眼瞼結膜や眼球結膜に，大きく隆起した有茎性で小葉をもつ表面平滑な腫瘤が形成され，血管豊富である（図10-15）．易出血性で，涙に血液が混じるとの

疾　患 | 191

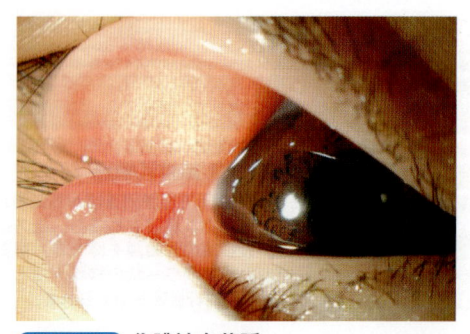

図 10-15 化膿性肉芽腫
10 歳男児．大きな腫瘤を形成しているが，上眼瞼結膜に細い茎でつながっている．

訴えがある場合もある．また，潰瘍を形成することもある．

病理組織学的には，血管腫の一種で，無数の小径の線維血管増殖組織に，慢性の炎症を示す炎症細胞が浸潤した肉芽反応組織である．

● 治療と予後

局所ステロイド治療に反応するものもあるが，単純切除で容易に治癒する．細い茎でつながっている有茎性の腫瘤であり，点眼麻酔下にモスキート鉗子で茎部を把持した後，茎部を切断する．

● 鑑別すべき疾患

結膜に生じる血管豊富な隆起性病変には，乳頭腫がある．乳頭腫は，結膜上皮が線維性血管組織を中心にして増殖し肥厚するため，独特の蛇行血管やカリフラワー状の凹凸が特徴的なのに対し，化膿性肉芽腫では，結合組織の増殖であり，より赤色が強く，表面にカリフラワー状の凹凸はみられない．また，化膿性肉芽腫では，前述のように，先行する炎症や手術または外傷の既往があるため，既往を患者や家族に確認する．発症部位は，乳頭腫では，下方結膜囊や下方球結膜，涙丘に多く，化膿性肉芽腫では，侵襲部位が起こった部位より生じる．

類皮腫（デルモイド）：dermoid

● 病因・病理

デルモイド（類皮腫）は，眼表面では輪部に好発する先天性の良性腫瘍で，胎生期の鰓弓の分化異常により皮膚組織が眼表面に迷入して異所性に皮膚様結合組織がみられる分離腫（choristoma）の一種である．腫瘍内には角化上皮，毛髪，脂腺，汗腺，神経，平滑筋，まれに歯などの外胚葉組織と，線維組織，脂肪組織，血管，軟骨などの中胚葉組織が混在し，表面は重層扁平上皮で覆われている．

発生部位により角膜デルモイド，輪部デルモイド，結膜デルモイドに分けられる．輪部デルモイドが最も多く，角膜デルモイドはまれである．いずれも生下時から存在するが，角膜デルモイドや輪部デルモイドは，瞼裂間に存在するため生後まもなく発見されることが多いのに対し，結膜デルモイドは，学童期以降に偶然に発見されることが多い．

Goldenhar 症候群は，輪部デルモイド，耳介奇形，脊椎骨奇形などを特徴とするもので，散発性が多いが家族性もみられる．Ring dermoid 症候群は輪部全周にわたる輪状のデルモイドを生じる常染色体優性遺伝の疾患である．ほかに，両眼に輪部デルモイドを生じる家系や角膜中央にデルモイドを生じる家系の報告もある．

● 所　見

典型的には，生下時より角膜輪部の耳下側にある，乳白色あるいは黄白色の半球状に大きく隆起した境界明瞭な充実性の腫瘤であり，表面に毛髪をみることもある．腫瘤と接する角膜実質には，脂質沈着により黄白色の三日月型の混濁を生じる

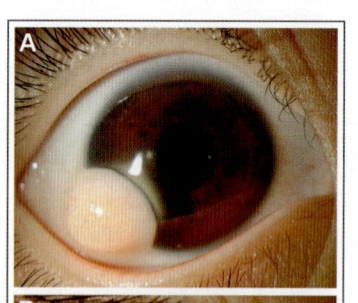

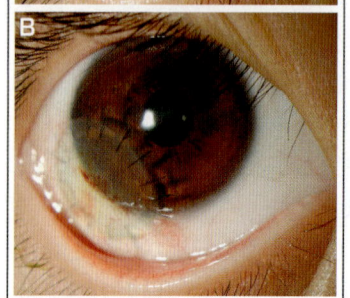

図 10-16
輪部デルモイド
6 歳男児．A：半球形の黄白色の腫瘤の表面に毛髪がみられる．角膜側には脂質沈着による三日月型の黄白色混濁が生じている．B：冷凍保存角膜を用いた角膜表層移植術後．

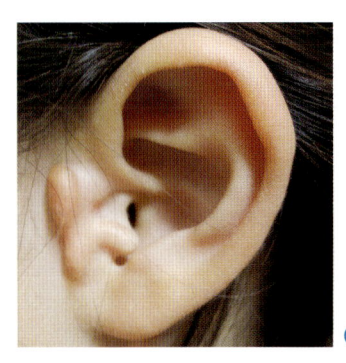

図10-17 副耳

ことがある（図10-16）．腫瘤が大きいと閉瞼不全となる場合もある．

Goldenhar症候群では2/3の症例で両眼の輪部デルモイドがみられ，眼瞼欠損，副耳（図10-17），小耳，難聴，唇顎口蓋裂，顔面非対称，下顎骨形成不全などを特徴とする．

輪部デルモイドでは約半数に2D以上の角膜乱視を合併し，不同視弱視を生じる．

腫瘤の病理組織では，表面は表皮様の重層扁平上皮で覆われ，毛包，汗腺を含む毛髪様組織，涙腺様組織，脂肪などが混在する（図10-18）．

● 治療と予後

良性腫瘍であり，角膜に対する腫瘤の相対的な大きさが増大することはない．腫瘤が小さく症状の訴えが少ない場合は経過観察とし，腫瘤が大きく目立つ場合には整容的な面から手術を考慮する．

輪部デルモイドの手術時期は，術後管理が容易となる5〜6歳頃が基本となり，就学前に全身麻酔下に手術を行うことが多い．デルモイドが小さく，外見上目立たなければ，高校生以降に局所麻酔下で手術を行ってもよい．

手術による乱視の軽減は期待できず，診断でき次第に弱視治療を開始する．調節麻痺薬点眼下に屈折値を測定し，眼鏡を処方，健眼遮閉を行う．

手術は，単純切除では術後に偽翼状片を生じる可能性があり，角膜の脆弱化を避けられない．このため腫瘤切除に加えて，表層角膜移植術を行う．表層角膜移植には冷凍保存角膜も有用であり，新鮮角膜と同等の良好な治療成績が得られる．

結膜デルモイドは単純切除となるが，外眼筋付着部や外眼角部に拡大しているものでは完全切除

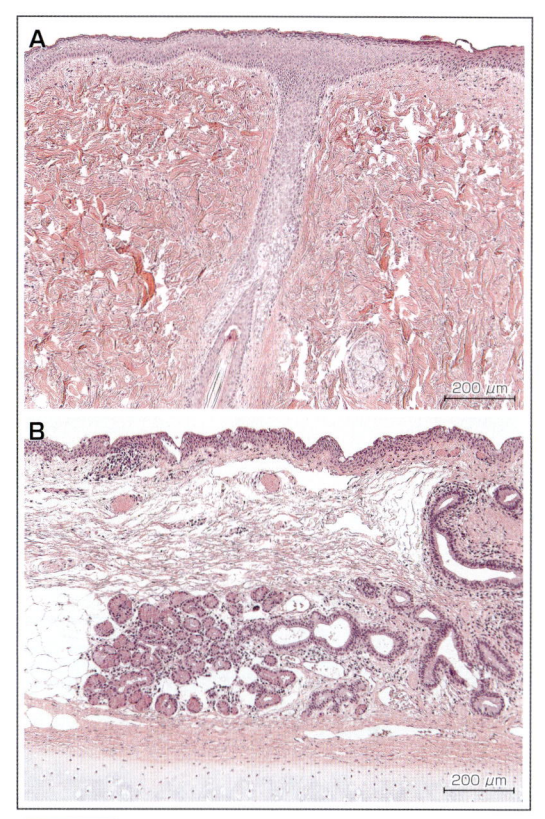

図10-18 輪部デルモイドの病理組織像

A：典型的な輪部デルモイド．組織は皮膚に類似し，表面は表皮様の重層扁平上皮で覆われ，毛包，汗腺を含む毛髪様組織もある．間質には真皮様の膠原線維がみられる．
B：別の輪部デルモイドの症例．表皮様の重層扁平上皮で覆われた腫瘤内部に涙腺様組織と脂肪組織が混在し，その下には軟骨様組織が認められる．

が難しく，切除範囲を慎重に決定し，広範囲の切除例では術後の眼表面再建（羊膜移植など）も必要となる．

先天角膜混濁：congenital corneal opacity

先天角膜混濁はまれな疾患であり，発症率は出生1万人に1人程度，約80％が両眼性，緑内障の合併率は50〜70％とされる．

先天角膜混濁をみたときに鑑別するべき疾患として，前眼部形成不全が最も多い（表10-3，表10-4，図10-19）．前眼部形成不全のなかではPeters異常が最も多く（約70％），最も重い視覚障害となるのは強膜化角膜である[8]．このなかで，早期の治療が必要である早発型発達緑内障を早期に診断することが重要である．

表 10-3 先天角膜混濁をきたす疾患

	主な疾患	診断のポイント
早発型発達緑内障		角膜径 12 mm 以上 催眠下眼圧 15 mmHg 以上
前眼部形成不全	強膜化角膜	両眼，角膜・強膜境界不明瞭な全体の混濁
	Peters 異常	角膜中央混濁，虹彩前癒着や水晶体混濁を合併
	後部円錐角膜	角膜中央部内皮面が菲薄化
	Axenfeld-Rieger 異常	角膜周辺部の混濁，虹彩前癒着
角膜ジストロフィ	先天遺伝性角膜内皮ジストロフィ（CHED）	両眼，スリガラス状の全面角膜浮腫
	先天遺伝性角膜実質ジストロフィ（CHSD）	両眼，薄片・羽毛状の混濁を含む全面の角膜混濁
代謝異常	ムコ多糖症	全層混濁，泌尿器系奇形
	ムコリピドーシス感染症	表層混濁
分娩時外傷		縦に走る Descemet 膜の皺
胎内感染症	風疹	前面の角膜混濁，白内障合併

表 10-4 前眼部形成不全

		後部胎生環	Axenfeld 異常	Rieger 異常	後部円錐角膜	Peters 異常 1型	Peters 異常 2型	Peters 異常 3型
所見	Schwalbe 線の前方移動	○	○	○				
	虹彩索		○	○				
	虹彩実質萎縮			○				
	角膜後面陥凹				○			
	角膜後面欠損・白斑					○	○	○
	角膜白斑への虹彩癒着						○	○
	水晶体混濁・前方偏位							○
診断時期		周辺部角膜混濁の程度によりさまざま	主として幼児期軽症例では成人以降に眼圧上昇とともに診断されることもある		視力不良の原因として診断	角膜混濁のため出生後早期に診断		
遺伝形式		常優	常優		孤発	孤発，常劣		
全身合併症			Rieger 症候群 （歯牙異常，顔面異常）			心疾患 口蓋裂 頭蓋顔面異形成		

角膜ジストロフィのうち小児期に軽度の角膜混濁や症状を呈するもの．

外傷は問診で鑑別可能であり，代謝疾患は小児科に精査を依頼して確定診断を得る．酵素補充療法が可能な場合は治療が可能となる．

高度の角膜混濁では，視力改善のために根本的には角膜移植を必要とする．しかし小児は成人と異なり，移植後拒絶反応の発生頻度が高く，慎重な適応が求められる．特に前眼部形成不全の場合は隅角形成不全を合併している率が高く，手術の有無にかかわらず長期にわたる眼圧のコントロールが必要となる．

早発型発達緑内障：primary congenital glaucoma（第12章253頁参照）

疾患概念

胎生末期に虹彩細胞が後方移動せずに線維柱帯を覆い，虹彩根部の高位付着を生じることが原因である（図10-1 ⑥）．線維柱帯やSchlemm管は正常だが，虹彩細胞の移動が不十分で膜様に残存するために房水流出障害を生じるためと考えられている．

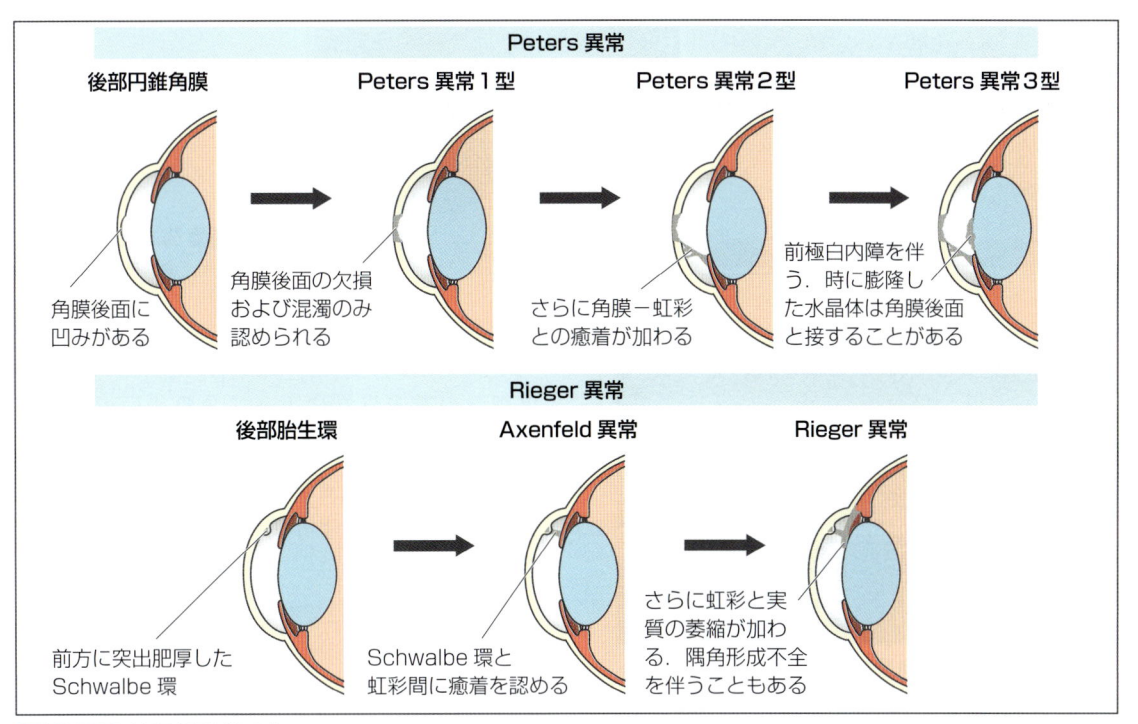

図10-19 前眼部形成不全

所見

出生時に混濁している場合もあるが，乳児期に徐々に角膜径が拡大するとともに混濁を生じることが多い．生後6ヵ月までに診断を受けるものが60％，1歳までに診断を受けるものが80％とされる．眼圧上昇により角膜径が12 mm以上に拡大し，Descemet膜が破裂するとスリガラス状の角膜浮腫を生じ，Descemet膜修復後に線状の混濁（Haab striae）として観察される．

UBMによる前房および隅角検査が有用であり，虹彩高位付着や虹彩突起を認める．

新生児～乳児における眼圧測定は催眠下で行う必要があり，15 mmHgを正常上限として計測を行う．

年齢が低いほど眼圧上昇が角膜径の増大で代償されるため，明らかな高眼圧がないままに角膜径が拡大する場合がある．

治療および予後

手術治療が原則となり，初回は線維柱帯切開術を実施する．手術部位を決めるうえでも，UBMが有用である．

眼圧が15～20 mmHg程度でも角膜径の増大が顕著な場合は，上述したように眼圧上昇を代償している可能性がある．慎重な経過観察を行ったうえで手術適応を決定する．

強膜化角膜：sclerocornea

疾患概念

胎生第7週頃の神経堤細胞から角膜実質への分化過程の異常が原因と考えられている（図10-1③・④）．出生時より角膜が強膜のように混濁し，角膜輪部が不明瞭になる．Bowman膜はなく，高頻度にDescemet膜欠損を伴う．角膜部分のコラーゲン線維が太く，層状配列が乱れているため混濁する．

孤発性がほとんどだが，遺伝性の報告もある．

所見

角膜周辺に混濁を認める周辺型と，角膜全体が混濁する全体型がある．いずれも両眼性であり，左右差はほとんどない．

全体型の場合は混濁が強いため，前房の観察は困難である（図10-20）．角膜周辺部から中央にのびる表層性血管侵入を伴う．隅角形成不全による虹彩前癒着，無虹彩などを合併しやすく，

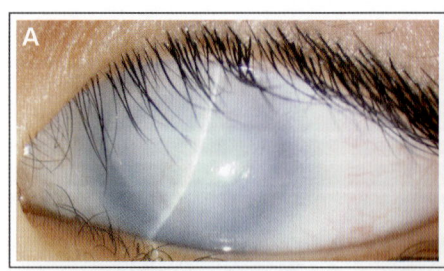

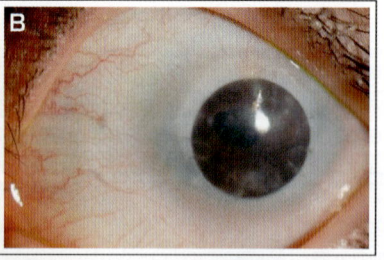

図 10-20 強膜化角膜
A：術前．B：全層角膜移植後．

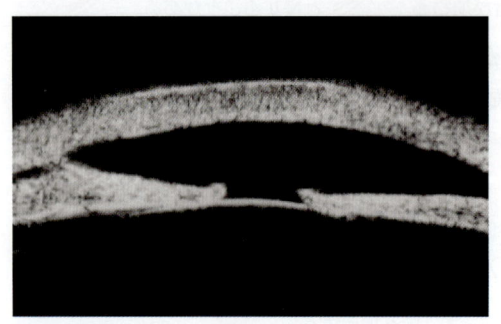

図 10-21 強膜化角膜の UBM 像
虹彩前癒着を認める．

UBMを用いて判断する（図 10-21）．眼球全体の発達不全による小眼球，無水晶体，黄斑低形成，コロボーマをしばしば合併する．発達緑内障を合併することもある．

周辺型では，眼鏡もしくはハードコンタクトレンズによる不正乱視の矯正により，比較的良好な視力を得られる場合がある．

● 治療および予後

高度の角膜混濁に対して全層角膜移植が治療法となるが，手術後の拒絶反応の発症頻度が高いこと，発達緑内障による眼圧上昇のみならずステロイドによる続発緑内障を生じやすいことなどがあり，手術後の管理はかなり困難である．

しかし本疾患は両眼性であり，手術を行わない場合には手動弁以下の高度視覚障害となる．予後不良であること，術後管理の困難さについて保護者に十分に説明し，角膜移植の可否を決定する．

Peters 異常：Peters anomaly

● 疾患概念

Peters 異常と総称されているなかに，さまざまな形態のものが含まれる．胎生第 6〜7 週の角膜内皮および角膜実質の形成不全によるものといいう考え方が理解しやすい（図 10-1 ②〜⑤）．神経堤細胞の遊走異常によって角膜後面の実質や Descemet 膜，内皮細胞の欠損による混濁を生じる．周辺虹彩の癒着を伴う場合もあれば，水晶体の混濁や膨隆により角膜後面と接する場合もある．

ほとんどが孤発性であるが，まれに常染色体優性遺伝や常染色体劣性遺伝の症例がある．角膜混濁のみの場合は PAX6 の変異が，虹彩癒着を合併した角膜混濁の場合は PITX2 や CYP1B1 の変異が関連することが報告されている．

● 所 見

生下時より角膜中央部が明らかに混濁しており，70％が両眼性である．虹彩癒着や水晶体混濁を伴う症例もある．50〜70％の症例で 6 歳までに早発型緑内障を合併する．緑内障発症機序については，隅角における虹彩根部の高位付着による房水流出障害によるものと考えられている．病型は 3 型に分類され，Peters 異常 1 型は角膜後面の欠損および角膜混濁，2 型はさらに虹彩癒着を合併するもの，3 型はさらに水晶体混濁や角膜後面への偏位を合併するものである（図 10-22）．

UBM により角膜中央の菲薄化の有無，前膜混濁のため通常の診察では観察困難である水晶体，虹彩や隅角の形状を把握することができる．Peters 異常と強膜化角膜の UBM 所見は類似している[9]．

Peters 異常では，Axenfeld-Rieger 異常や無虹彩症，胎生血管系遺残（旧名称は第 1 次硝子体過形成遺残）などを合併することもある．全身的な先天奇形の合併として，中枢神経系異常，口蓋・口唇奇形，心奇形，肺低形成，尿生殖器異常，脊髄披裂，仙骨低形成，13 トリソミーや 15 トリソ

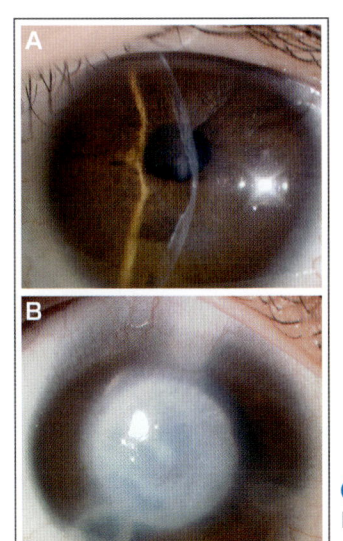

図 10-22
Peters 異常
A：後部円錐角膜（右眼）．
B：Peters 異常（左眼）．

ミーなどがあり，Peters 異常を診察したときには全身検索を行う．

● 治療および予後

角膜混濁は緩徐に軽減することが多く，眼圧に注意しながら経過観察を行う．高眼圧を認めた場合，あるいは角膜径が次第に増大する場合には，まず抗緑内障点眼薬を処方し，無効な場合に線維柱帯切開術などの観血的治療を行う．

角膜混濁に対する根本的な治療は角膜移植であるが予後不良であるため，本疾患に対しては移植をせず経過観察を行うことが多い．角膜混濁が軽減して不正乱視が高度な場合には，ハードコンタクトレンズによる矯正を試みる．最終視力は混濁の程度による．

後部円錐角膜：posterior keratoconus

● 疾患概念

Peters 異常の軽症であり，胎生第 7 週の角膜実質の形成期以降の異常により，Descemet 膜や角膜内皮細胞は存在するが角膜実質の菲薄化が生じている病態と考えられている（図 10-1 ④）．孤発性であることがほとんどであるが，遺伝性の報告もある．

● 所　見

角膜中央部の実質が菲薄化し，後面が前方に突出した形状となる．後面の不整な形状のために視力低下をきたす場合もあるが，正常視力の場合もある．通常，緑内障の合併の頻度は低く，全身疾患の合併もほとんどで生じない．

● 治療および予後

内皮細胞密度は正常に近いことが多く，非進行性である．不正乱視に対して，ハードコンタクトレンズによる矯正を試みることがある．

Axenfeld-Rieger 異常：Axenfeld-Rieger anomaly

● 疾患概念

胎生末期に起こる前房内を覆っている未分化な内皮細胞が虹彩や隅角から消失する過程に異常をきたすことによって生じると考えられている（図 10-1 ⑥）．残存した未分化内皮細胞が虹彩上に遺残するため，さまざまな虹彩異常をきたすとともに内皮との索状物を形成する．隅角において未分化内皮細胞の残存や虹彩細胞の移動の障害により，線維柱帯へ虹彩が付着する虹彩高位付着を生じる．

常染色体優性遺伝であり，*PITX2* 遺伝子や *FOXC1* 遺伝子の異常であることがわかっている．*PTIX2* 遺伝子の異常によって生じる一連の前眼部形成不全としては，Axenfeld-Rieger 異常，後部胎生環，虹彩隅角形成不全などがある．

● 所　見

後部胎生環は Schwalbe 線部に未分化細胞などが残存したため，輪部から 0.5～2.0 mm 中央よりで輪部にそって線状にみえるもので，多くは全周ではなく一部に存在している．この突出した Schwalbe 線と虹彩に癒着を認めるものを Axenfeld 異常（図 10-23），さらに虹彩や実質の萎縮を認めるものを Rieger 異常と呼ぶ．さらに，ほかの神経堤細胞由来組織の異常を合併し，骨発育異常や歯牙異常などを伴う場合を Rieger 症候群と呼んでいる．

角膜は一般に正常で内皮の構造も正常であるが，遺残物による物理的な接触によって二次的に混濁をきたすと考えられている．

乳児期より眼圧上昇の生じる場合もあるが，ほ

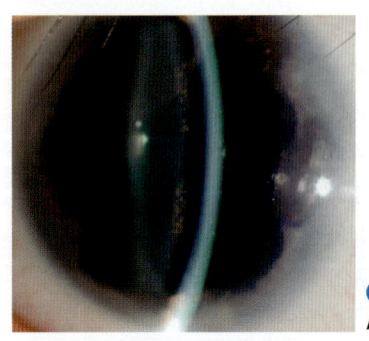

図 10-23 Axenfeld 異常

とんどが小児期〜若年期に発症し，頻度は 50〜60％と報告されている．

● 治療および予後

基本的には角膜混濁は周辺のみであり視力に影響しないが，角膜乱視や遠視が高度の場合があり，必要に応じて眼鏡などによる屈折矯正を行う．

眼圧のコントロールを要する場合，早発型発達緑内障に準じる．薬物治療として房水産生を抑制する β 遮断薬，炭酸脱水酵素阻害薬などを試みるが，無効であることも多い．薬物治療が無効である場合は，線維柱帯切開術を行う．

先天遺伝性角膜内皮ジストロフィ：congenital hereditary endothelial dystrophy（CHED）

● 疾患概念

胎生後期の内皮の分化異常と考えられている（図 10-1 ⑤・⑥）．内皮機能が未熟なため，生下時〜出生後数ヵ月以内に全面の角膜浮腫を生じる．Descemet 膜の後面のみに異常を認め，内皮細胞は欠損しているか変性した状態である．常染色体劣性遺伝形式であり，*SLC4A11* 遺伝子異常の報告がある．

かつて CHED 1 型と分類されていた常染色体優性遺伝形式のものは，後部多形性角膜ジストロフィ（PPCD）に分類したほうがよいということが最近報告されたため[10]，ここでは従来から 2 型と分類されている CHED 2 型について記載する．

● 所見

生下時より両眼性に，全体のスリガラス状角膜浮腫をきたす．生下時に軽度の混濁であった場合はごくわずか進行する場合もあるが，通常進行しない．緑内障の合併は通常起こらない．

● 治療および予後

軽度混濁の場合は角膜移植を必要としないこともあるが，視力向上には角膜移植が必要である．虹彩前癒着や隅角異常はなくとも，小児の角膜移植の術後経過は困難であるため慎重な適応判断が必要である．

先天遺伝性角膜実質ジストロフィ：congenital hereditary stromal dystrophy（CHSD）

● 疾患概念

正常な実質細胞で構成される角膜実質に，結晶化していない線維状の成分（デコリンタンパクの変性物質）が蓄積している状態．実質層構造が蓄積物質によって分断されるため実質の肥厚を伴うが，浮腫は認めない．上皮細胞，Bowman 膜，内皮細胞は正常であるが，Descemet 膜の前面は欠損している．常染色体優性遺伝であり DCN 遺伝子の異常によると報告されている．

● 所見

先天性，非進行性，両眼性の角膜全体の実質混濁．実質全層にスリガラス状，羽毛状の混濁を生じ，実質はやや肥厚する．中等度から高度の視力障害をきたす，非常にまれな疾患である．視力不良に伴い内斜視や眼球振盪を伴うことが多い．ときどき羞明感を自覚する．

● 治療および予後

治療としては角膜移植が選択される．

ジストロフィ：dystrophy

遺伝子異常に起因する角膜混濁を生じる疾患の総称であり，通常年齢が上がるとともに混濁が強くなり，成人以降に視力低下や羞明などの症状を生じる疾患が多い（先天遺伝性角膜実質ジストロフィ，先天遺伝性角膜内皮ジストロフィを除く）．小児期より軽度の角膜混濁や症状を呈する疾患について，表 10-5 にまとめた．障害される細胞層による分類となっている．

● 表10-5 小児期に発見される角膜ジストロフィ

障害部位	疾患名	遺伝形式	発症時期	主な所見	症状（20歳まで）	予後
上皮	Meesmann角膜上皮ジストロフィ	常優	2歳前後	上皮層に存在する空胞様変化	無症状	空胞様変化が増加し，中年期に異物感
上皮および上皮下	膠様滴状角膜ジストロフィ	常劣（常優）	幼少期	上皮下の乳白色のびまん性混濁→黄色の隆起病変	異物感，羞明感，視力低下	徐々に進行 重篤な視力障害
上皮および実質（TGFBI遺伝子異常）	格子状角膜ジストロフィ1型	常優	10歳まで	実質浅層の格子状，網目状混濁	学童期より異物感（再発性上皮びらん），羞明感	実質に白色混濁をきたすと視力低下
	顆粒状角膜ジストロフィ2型（Avellino）	常優　ホモ	3歳前後	実質浅層の多数の顆粒状白色混濁	青年期までに視力低下	重篤な視力障害，再発しやすい
		ヘテロ	8歳前後	実質浅層のわずかな白色混濁→顆粒状，線状混濁の増加	無症状	40歳以降視力低下
	Reis-Bücklers角膜ジストロフィ	常優	2歳前後	上皮下の線状混濁→地図状混濁	学童期より異物感（再発性上皮びらん），視力低下	徐々に進行
	Thiel-Behnke角膜ジストロフィ	常優	幼少期	上皮下の不規則な混濁→蜂の巣状混濁	学童期より異物感（再発性上皮びらん）	進行は緩徐で中年期以降に視力低下
実質	斑状角膜ジストロフィ	常劣	学童期	中央部実質浅層のスリガラス状混濁	羞明感，視力低下	20〜30歳で中等度視力低下
	先天遺伝性角膜実質ジストロフィ	常優	生下時	角膜全体の混濁	視力発達障害	角膜移植が必要だが，予後不良
内皮	先天遺伝性角膜内皮ジストロフィ	常劣	生下時	角膜全体の混濁，浮腫	視力発達障害	角膜移植が必要だが，予後不良
	後部多形性角膜ジストロフィ	常優（片眼性，非遺伝性のものも）	まれに生下時，通常幼少期	角膜内皮面の水疱様，帯状病変	無症状	通常非進行性 まれに，40〜50歳で角膜浮腫
	Fuchs角膜内皮ジストロフィ	早発型：常優 遅発型：孤発例が多い	早発型：学童期 遅発型：40代以降	角膜内皮面の滴状病変	無症状	緩徐に進行 進行すると角膜浮腫

幼少期から学童期にかけて異物感を伴う再発性角膜びらんをみたときには，微細な角膜混濁がないかについて観察を行う．家族歴の確認や近親婚の有無などが診断の補助となる．再発性角膜びらんを生じる疾患は，格子状角膜ジストロフィ，Reis-Bücklers角膜ジストロフィ，Thiel-Behnke角膜ジストロフィといった上皮から実質にかけての障害をもつTGFBI遺伝子異常による疾患である[11]．

角膜ジストロフィは，遺伝子解析によりこれまで混同して理解されてきた疾患がまとめられ，International Classification of Corneal Dystrophies（IC3D）による分類が用いられるようになった．IC3Dは2015年に第2版が発表された[10]．

Meesmann角膜上皮ジストロフィ：
Meesmann corneal dystrophy

● 疾患概念

ケラチン3，12遺伝子異常によって生じる常染色体優性遺伝の角膜上皮ジストロフィである．

Bowman膜より深層は正常である．角膜上皮内に微小空胞（直径10〜40μm）を多数形成し，上皮のターンオーバーに伴って表層へ移動し，脱落する．

● 所 見

細隙灯顕微鏡の間接法や徹照法によって，角膜上皮内に透明な微小空胞が認められる．85％の症例で全面に空胞がみられるが，残りの15％は角膜の上部や下部など一部に限局して存在する．小児期は通常，無症状である．空胞は年齢とともに増加し，上皮細胞のターンオーバーに従い上皮の基底層から表層に移動する．青年期以降，空胞の表層での脱落によって点状表層角膜症に類似のフルオレセイン染色像をきたし，異物感を訴えるようになる．

● 治療および予後

小児期に異物感を訴えることはないため，治療の必要はない．緩徐な進行に伴い青年期以降に異物感の訴えがある場合は，治療用コンタクトレンズ装用（治療目的でのソフトコンタクトレンズ装用）を行う．

膠様滴状角膜ジストロフィ：gelatinous drop-like corneal dystrophy（図10-24）

● 疾患概念

TACSTD2遺伝子異常によって，角膜上皮下にアミロイドが沈着する常染色体劣性遺伝性ジストロフィである．沈着部位では，上皮の菲薄化とともに上皮のバリア機能が低下している．涙液中のラクトフェリンがバリア機能の低下した上皮に浸透し，上皮下で不溶性のアミロイドに変化するものと考えられている．まれな疾患であるが，わが国における有病率は海外に比して高い．

● 所 見

"羞明"は，本疾患に特徴的な症状である．幼少時から両眼性に羞明感や異物感を自覚することが多い．初期には角膜混濁が目立たず，フルオレセイン透過性亢進のみが異常所見の場合もある．進行すると乳白色ないし黄色味を帯びた隆起物が角膜中心部に出現し，角膜周辺部に向かって広がっていく．成人以降さらに進行すると輪部を含めた角膜全体を隆起物が覆い，血管侵入を伴って高度の視力低下をきたす．

● 治療および予後

角膜上皮のバリア機能の低下が進行の原因と考えられ，ソフトコンタクトレンズの連続装用がアミロイド沈着を防止する効果があり推奨される．炎症抑制のための低濃度ステロイド，感染症予防のための抗菌薬を併用しながら，ソフトコンタクトレンズを定期的に交換し連続装用を行う．進行して高度の視力低下をきたした場合は，治療的レーザー角膜切除術（phototherapeutic keratectomy：PTK）により表面の隆起物および混濁を除去したうえでソフトコンタクトレンズ装用を行えば，長期的に比較的良好な視力を保つことができる．

表層角膜移植や深層表層角膜移植，全層角膜移植を施行しても，通常の術後管理では再発率がかなり高く，二次的にステロイド緑内障をきたして予後不良である．角膜移植後にもソフトコンタク

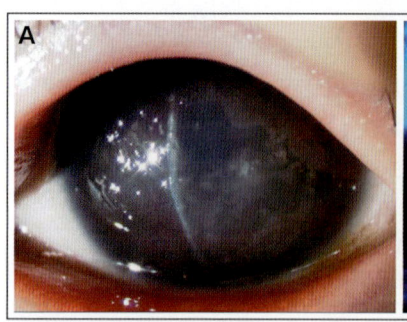

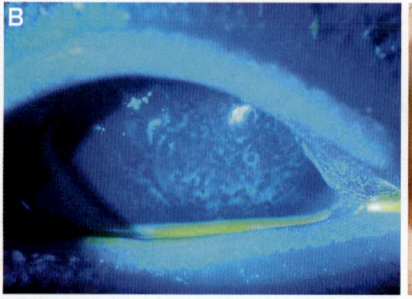

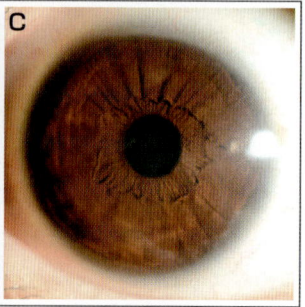

図10-24 膠様滴状角膜ジストロフィ
A：高度の羞明により眼を開けることができず受診．B：アミロイド沈着を認める．C：10代で治療的レーザー角膜切除術後10年．治療的レーザー角膜切除術によりアミロイドを除去して，症状が改善．ソフトコンタクトレンズ装用によりアミロイド沈着を防止，長期に視力を維持できている．

トレンズを連続装用し，再発を抑制することが重要である．

以下に述べる格子状角膜ジストロフィ1型，顆粒状角膜ジストロフィ，Reis-Bücklers角膜ジストロフィ，Thiel-Behnke角膜ジストロフィは"TGFBI関連ジストロフィ"として一連のものであり，*TGFBI*遺伝子（transforming growth factor beta-induced gene）の異常によって生じる．

TGFBIタンパクは角膜上皮が産生し角膜全層に分布するが，角膜実質においてもコラーゲン線維の構築に重要な役割を担う．遺伝子の変異部位や，同様の変異部位であってもコードするアミノ酸の種類によって沈着する物質や臨床所見が異なる．

小児期には細隙灯顕微鏡の間接法や徹照法を用いてかなり詳細な観察をしないと，異常所見を見つけにくい．無症状のことも多いが，再発性角膜びらんを生じている場合にはジストロフィを念頭に置いた診察を行う．

幼少期から学童期にかけて再発性角膜びらんをみたときには，*TGFBI*関連角膜ジストロフィを念頭に置いた診察が必要であり，微細な角膜混濁がないかを観察する．再発性角膜びらんを生じる疾患は，格子状角膜ジストロフィ，Reis-Bücklers角膜ジストロフィ，Thiel-Behnke角膜ジストロフィといった*TGFBI*遺伝子異常による疾患であり，上皮から実質にかけて病変を形成する．TGFBI関連角膜ジストロフィはいずれも常染色体優性遺伝であることから，家族歴，両親の角膜所見が参考となる．

格子状角膜ジストロフィ1型：
lattice corneal dystrophy type 1（図10-25）

● 疾患概念

*TGFBI*遺伝子異常によって，角膜の上皮下から実質にかけてアミロイドが沈着する常染色体優性遺伝疾患である．上皮基底細胞の変性，Bowman膜の欠損を伴った上皮層の変性が生じている．晩期発症の3a型や4型より頻度が高く，小児期より発症する．

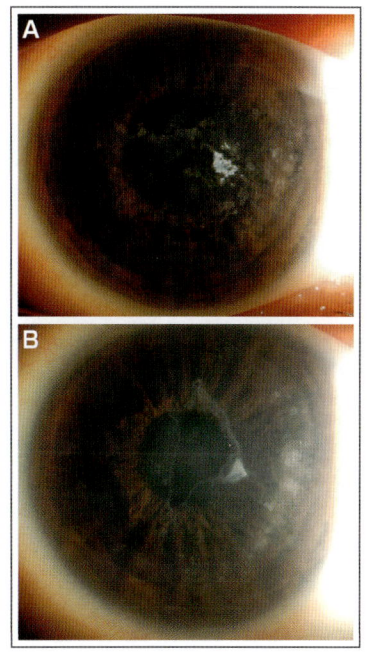

図10-25
格子状角膜ジストロフィ1型
A：初診時，細隙灯顕微鏡の徹照法にて淡い角膜混濁を認める（20歳代）．B：同症例の角膜びらん発症時．

● 所見

幼少期に角膜中央実質浅層に，細隙灯顕微鏡の徹照法によって観察される程度の細かい点状や線状の混濁を生じることから始まり，徐々に混濁が増加していく．再発性角膜びらんを繰り返すうちに，30歳代頃に角膜中央部の実質浅層に白色混濁を生じ，次第に混濁が実質深層に及んで視力低下が進行する．

● 治療および予後

小児期に生じた再発性角膜びらんに対しては，発作時に治療用コンタクトレンズや眼軟膏で対処する．眠前の眼軟膏投与は，再発性角膜びらんを抑制する効果がある．40歳代以降に顕著となる視力低下に対しては，全層角膜移植や深層表層角膜移植を行う．

顆粒状角膜ジストロフィ：
granular corneal dystrophy

● 疾患概念

顆粒状角膜ジストロフィは，*TGFBI*遺伝子の変異の形式が異なる1型と2型に分類される．いずれも常染色体優性遺伝で上皮深層〜実質内に沈着物が形成されるが，1型はヒアリンのみ，2型はヒアリンとアミロイド両方の沈着と考えられて

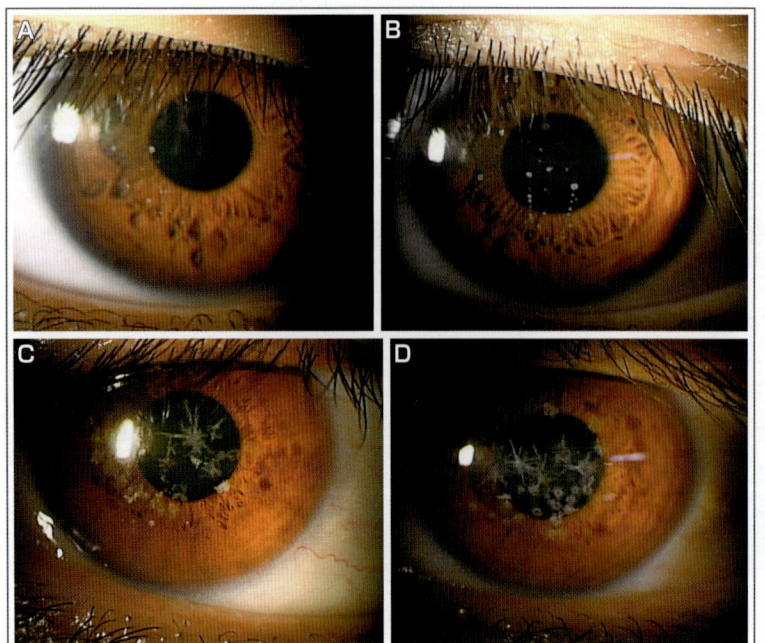

図10-26
顆粒状角膜ジストロフィ2型（Avellio角膜ジストロフィ）の小児と母親

A：小児（10代前半）．B：母親（40代前半，治療的レーザー角膜切除術後）．

いる．上皮のターンオーバーとともに上皮内の混濁はなくなることがあるが，再発とともに混濁が厚くなってくる．最終的には実質浅層に淡い混濁が生じてくる．2型が以前，Avellino角膜ジストロフィ（図10-26）と呼ばれていたものであり，頻度も高いため2型について述べる．

● 所 見

初期には，細隙灯顕微鏡の徹照法を用いて観察可能な上皮下のわずかな顆粒状の混濁を生じる．ヘテロ接合体の場合は学童期より混濁を生じるが，自覚症状はない．徐々に進行してくると顆粒状混濁とともに雪の結晶様混濁を生じ，上皮下混濁を伴うようになり，40～50歳代で視力低下を訴える．一方，ホモ接合体の場合は3歳前後から上皮下に顆粒状混濁を生じ，進行がかなり速く青年期には視力低下を訴えるようになる．

● 治療および予後

小児期に治療が必要になることは，ホモ接合体であっても少ない．視力低下が進行した場合は，治療的レーザー角膜切除術を施行する．ヘテロ接合体に比べてホモ接合体の場合は再発までの年数がかなり短く，最終的に表層角膜移植が必要となる場合も多い．

Reis-Bücklers角膜ジストロフィ：
Reis-Bücklers corneal dystrophy

● 疾患概念

*TGFBI*遺伝子異常によって，上皮下から実質浅層にかけてヒアリン様物質が沈着する常染色体優性遺伝性ジストロフィである．Bowman膜は沈着物で置き換えられ，沈着物が徐々に中央から周辺へ，上皮下から実質浅層へと広がっていく．沈着物の厚みは角膜中央部が最も厚く，周辺になるにつれ薄くなり，輪部にはみられない．

● 所 見

2歳前後から角膜中央部上皮下にわずかな線状混濁を生じ，徐々に増加するとともに地図状混濁になる．学童期より再発性角膜びらんを生じ，羞明感を訴えることが多い．20歳以下では，次のThiel-Behnke角膜ジストロフィとの鑑別が困難である．

● 治療および予後

再発性角膜びらんに対しては，治療用コンタクトレンズや眼軟膏で対処する（格子状角膜ジストロフィ1型参照）．混濁による視力低下が生じた場合や，羞明感の強い場合は治療的レーザー角膜切除術の適応となる．

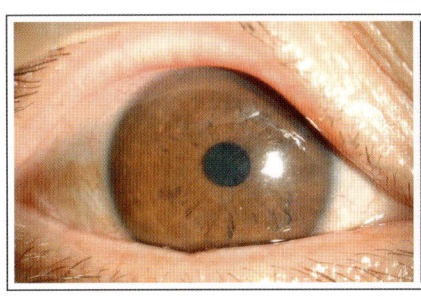

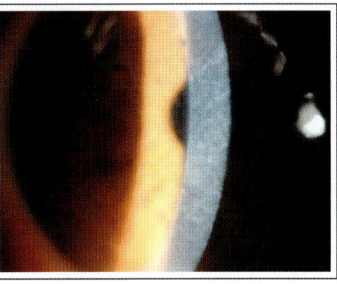

図10-27
Thiel-Behnke角膜ジストロフィ
角膜びらんを繰り返した4歳の子どもの父親．子どもには角膜混濁を認めないが，父親の両眼に淡い角膜混濁があり，遺伝子診断でThiel-Behnke角膜ジストロフィと確定した．

Thiel-Behnke角膜ジストロフィ：
Thiel-Behnke corneal dystrophy（図10-27）

● 疾患概念

*TGFBI*遺伝子異常によって，上皮下から実質浅層にかけてヒアリン様物質が沈着する常染色体優性遺伝性ジストロフィである．上皮下にヒアリン様物質の沈着とともに，コラーゲン線維がみられる．Bowman膜は線維質の成分に置き換わっており，沈着物質の量が部位によって異なるため上皮層の厚みは不均一になっている．進行すると，沈着による混濁は実質深層や角膜周辺部まで及ぶ．

● 所見

幼児期ないし学童期より，再発性角膜びらんを生じる．微細で不規則な上皮下混濁を生じ，徐々に増加するとともに蜂の巣様混濁となるが，Reis-Bücklers角膜ジストロフィよりは軽症で進行も遅い．20歳以下ではReis-Bücklers角膜ジストロフィとの鑑別が困難である．

● 治療および予後

Reis-Bücklers角膜ジストロフィと同様である．

斑状角膜ジストロフィ：
macular coreal dystrophy

● 疾患概念

*CHST6*遺伝子異常により，プロテオグリカンが実質全層にわたって沈着する常染色体劣性遺伝性ジストロフィである．プロテオグリカンが代謝異常により難溶性になるために沈着することがわかってきている．Bowman膜から実質，Descemet膜，内皮に至るすべての層で細胞内外に沈着物質がみられる．ムコ多糖症（Hurler症候群，Scheie症候群，Hurler-Scheie症候群：図10-28）と電子顕微鏡レベルでは同様の所見だが，光学顕微鏡レベルではムコ多糖症の混濁がびまん性であるのに対して，斑状角膜ジストロフィでは混濁が斑状である所見によって区別される．角膜のみに限局したムコ多糖症の表現型との考え方もある．

● 所見

学童期に両眼性に，角膜中央部実質浅層にスリガラス状のびまん性混濁を生じ，進行とともに斑状の混濁を呈するようになる．灰白色の斑状混濁は周辺部を含む角膜全体，全層性に不均一に生じる．角膜知覚は通常低下し，Descemet膜の混濁とともに滴状（guttata）を生じる場合もあるが，内皮機能は低下しないため浮腫は生じない．20～30歳頃には中等度の視力低下をきたす．

● 治療および予後

小児期には，特に治療を必要としないことが多い．30歳以降に視力低下が生じた場合は，全層角膜移植術や深層表層角膜移植術の適応となる．

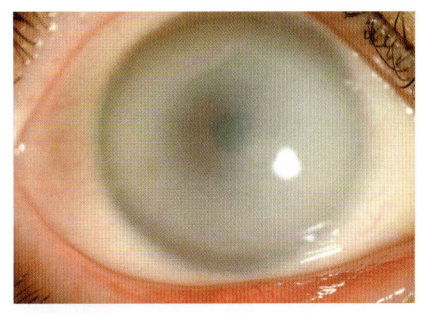

図10-28
ムコ多糖症（Hurler-Scheie症候群）
両眼ほぼ同様に，境界不明瞭な白い混濁を認める（30代）．

後部多形性角膜ジストロフィ：posterior polymorphous corneal dystrophy（PPCD）

● 疾患概念

以前から先天遺伝性角膜内皮ジストロフィ（CHED）1型として分類されてきたものがPPCD1と同様の遺伝子異常によることがわかってきており，まだ研究段階である．現在PPCDは遺伝形式から3つに分類されており，PPCD1（＝CHED1），PPCD2，PPCD3に分けられている．原因遺伝子がわかっているのはPPCD2のCOL8A2，PPCD3のZEB1である．PPCD1はVSX1遺伝子との関連が示唆されている．

組織ではDescemet膜の後部が薄くなり，後方に紡錘状や結節状のコラーゲン組織が認められる．内皮層に水疱状，裂隙様，重複した細胞層があり，そこには上皮細胞様に変化した内皮細胞が認められる．この細胞群は，おそらく胎生後期の内皮細胞の分化異常によるものと考えられている（図10-1 ⑤・⑥）．胎生期の異常と考えられている理由は，生下時より角膜浮腫を生じる症例がまれではあるが存在すること，未分化内皮細胞が隅角に残り隅角癒着を生じる症例のあること，Descemet膜の前面は正常であるが，後面のみ異常をきたすことなどが挙げられている．まだ不明な点も多く，今後の遺伝子解析や症例検討によって病態が解明されていくことを期待する．

Column：角膜内皮の異常所見をみたら

特に自覚症状なく偶然発見される場合が多いが，角膜内皮の水疱状や帯状の異常所見をみたときには，年に1回程度の経過観察を行うことが望ましい．片眼性で縦方向の帯状の場合は分娩時外傷の可能性が高く，内皮細胞数が次第に減少して水疱性角膜症に至ることもある．片眼性の横方向の帯状の場合は，非遺伝性の非進行性の場合が多い．両眼性の水疱状所見は典型的な後部多形性角膜ジストロフィの可能性が高く，内皮細胞数の減少に注意を要する．

Column：PPCD，PPD，PCV

角膜内皮面の一部に帯状の混濁あるいは水疱様所見を両眼に認め，遺伝性のものを後部多形性角膜ジストロフィ（posterior polymorphous corneal dystrophy：PPCD），またはposterior polymorphous dystrophy（PPD）と呼び，類似の所見を片眼のみに認め，非遺伝性のものをposterior corneal vesicle（PCV）と呼んできた．PCVと思われた症例が，よく見ると両眼性という場合もあり（図10-29），PPDとPCVの異同について長く論じられている．2015年のIC3D分類ではPPDに片眼性，非遺伝性のものがあると記載されている．

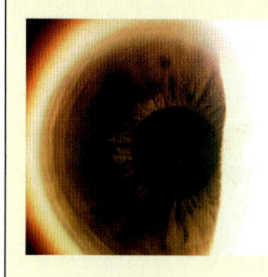

図10-29 片眼性に角膜内皮面の帯状混濁を認め，PCVが疑われた症例（10代）

● 所見

まれに，生下時より角膜浮腫を生じる症例があるが，通常は内皮面の変化のみである．鏡面法などを用いて観察すると，水疱状や帯状，時にびまん性の異常病変がみられる．スペキュラーマイクロスコープで変性部分は黒く抜けて観察される．

通常，幼児期以降に偶然に発見され，自覚症状は伴わず経過する．進行して角膜浮腫を生じ，角膜移植を必要とする症例がまれにある．25％の症例で隅角癒着を合併し，青年期以降のあらゆる年代にわたって検討すると15％の症例で眼圧上昇をきたす．

● 治療および予後

青年期まではほぼ無症状であるが，眼圧に注意する必要がある．成人以降，浮腫が高度になれば高張食塩水点眼やソフトコンタクトレンズ装用によって視力改善を試みる．水疱性角膜症に至れば角膜移植が必要となる．

Fuchs 角膜内皮ジストロフィ：Fuchs endothelial corneal dystrophy

● 疾患概念

原因として遺伝素因，加齢などとの関連が報告されている．早期発症型では，*COL8A2* が原因であることがわかっているが，通常の遅発型では遺伝子座のみがわかっているもの，遺伝性のないものなどもあり，原因因子の解明も含めて今後の研究が待たれる．

変性した内皮細胞により産生されるコラーゲン様物質が Descemet 膜の後面に隆起状，疣状に蓄積し肥厚する．初期はまばらに変性内皮細胞があるが，進行すると正常な内皮細胞数が減少するため内皮のポンプ機能が障害され角膜浮腫を生じる．

● 所　見

鏡面法や細隙灯顕微鏡徹照法などにより観察できる．角膜後面の滴状の隆起と小さな色素塊を認める．これらは角膜中央部に散在してみられ，徐々に拡大していく．10歳までに発症する早期発症型であっても，通常未成年では自覚症状を伴わないため経過観察のみを行う．スペキュラーマイクロスコープで，蓄積したコラーゲン様物質が黒く抜けて観察される．

● 治療および予後

進行は緩徐であり，10～20年かけて実質および上皮浮腫を生じるようになり，視力低下や上皮障害による眼痛を生じる．さらに進行すると上皮下に結合組織が出現し，表層に血管侵入を伴い高度の視力低下をきたす．初期の上皮浮腫に対しては，高張食塩水点眼により症状が軽快する．進行し，高度の視力障害をきたした場合は角膜移植を行う．

角膜形状異常

円錐角膜：keratoconus

● 疾患概念

円錐角膜は，角膜中央やや下方が菲薄化して前方へ突出する非炎症性，進行性の疾患である．角膜菲薄化の原因は明らかではないが，双生児の円錐角膜例や家族内発症例があることより，発症には遺伝子の関与も示唆されている．

● 疫　学

円錐角膜の発症頻度は，わが国では男性が6,500人に1人，女性が17,500人に1人[12]，性差は男性に多いとされる．諸外国では10万人あたりに50～200人で，人種差や性差はないとされる．近年の角膜形状解析の進歩により，より早期発見が可能となったため発症頻度は今後さらに増えると考えられている．

円錐角膜を合併する全身疾患に，アトピー性皮膚炎と Down 症候群がある．また，眼をこすることが本疾患の発症や進行に関係すると考えられ，わが国ではアレルギー性疾患の合併が正常角膜の12％に対し，円錐角膜患者で26％と高率にアレルギー素因があることが指摘されている[13]．一方，成人の Down 症候群の15.8％に円錐角膜を合併し，視力障害の原因となっている[14]．

● 診　断

若年者の進行する視力低下，強い角膜不正乱視を認める場合は，円錐角膜を疑って角膜形状解析を行う．先天性の直乱視も思春期頃にはじめて発見されることがあるため，角膜形状解析による鑑別が必要である．近年は，角膜形状解析の進歩と普及により診断は比較的容易になったが，若年者は水晶体の調節力が十分あるため，軽度の円錐角膜でも裸眼視力は良好で自覚症状に乏しいことも少なくない．裸眼視力や眼鏡矯正視力が比較的良好であっても，オートレフラクトメータで乱視度数が強い，あるいは，ケラト値が6.0 mm台など小さい，収差など視力が不安定であれば，円錐角膜を疑って検査を行うとよい．

● 所　見

円錐角膜では，細隙灯顕微鏡で角膜中央部の菲薄化と突出，Bowman 膜破裂による軽度の上皮下混濁や，角膜中央部に角膜の歪みによって生じるとされる keratoconus line（Vogt's striae）が角膜実質深層に数本の平行する線条で認められる（図10-30A）．進行例では突出部の周囲に Fleischr 輪（角膜上皮基底細胞へのヘモジデリンの沈着

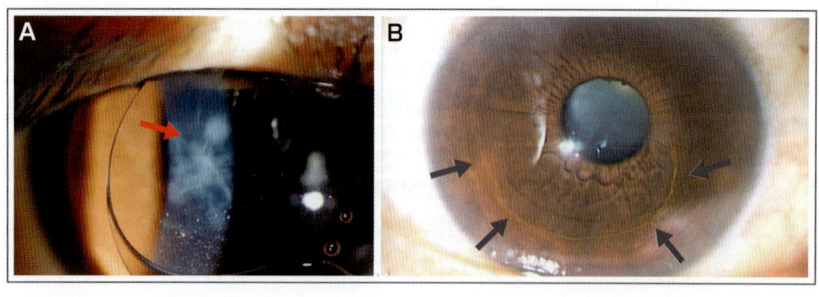

図 10-30 円錐角膜
A：上皮下混濁とともに Vogt's striae（→）を認める．
B：Fleischr 輪（→）．

で，ブルーフィルターで容易に観察される）を認める（図 10-30B）．ごく初期の円錐角膜では細隙灯顕微鏡では異常が認められないため，角膜形状解析〔フォトケラトスコープ（photokeratoscope：PKS），TMS（topographic modeling system），前眼部 OCT CASIA など〕が有用である．

ハードコンタクトレンズ（hard contact lens：HCL）の装用は本症の進行予防を期待できるが，小児（特に若年発症例）では HCL 装用でも進行を認めることがある．定期的に角膜形状解析を行って，経過を観察することが重要である．

TMS は初期の円錐角膜の診断に有用で，局所的な急峻化や上下の非対称性を検出する．しかし中等度以上になると TMS を行っても，プラチドリング像の digitization が困難となり解析エラーとなりやすい．一方，PKS は，初期円錐角膜で角膜中央のマイヤー像が耳下側を向いた卵形を呈し，進行すると中央のプラチドリングが小さく，角膜下方のリング間隔が狭く上下が非対称となり，さらに進行すると全体のリング間隔が狭くなる（図 10-31）．PKS は進行した円錐角膜でも記録が可能で，角膜全体の形状を把握しやすく，円錐角膜進行の経過観察やコンタクトレンズ処方を行うのに有用である．

円錐角膜が進行すると，Descemet 膜が破裂し角膜浮腫を起こすことがある（急性水腫）．一般に，急性水腫を生じても角膜内皮の移動および Descemet 膜の再生とともに角膜浮腫は 1〜3 ヵ月程度で消失する．角膜の混濁は長期に残存するが，角膜の瘢痕化により，かえって角膜が平坦化し HCL のフィッティングがよくなることがある．

角膜混濁が視軸にかかる場合や，Descemet 膜断裂の不正が高度で HCL 装用を行っても視力不良の場合には，角膜移植術を考慮する．

一般に，小児では水晶体の調節力が旺盛なため，本症発症による視力低下を自覚するのが遅くなりがちで，急性水腫発症が契機となって円錐角膜の診断に至ることがある（図 10-32）．また，小児で春季カタル（vernal catarrh）を合併する場合は激しく眼をこするために，急性水腫を伴って急激に発症することが指摘されている．

● 治 療

1）ハードコンタクトレンズ（HCL）

治療の基本は，HCL 処方である．HCL 装用により良好な視力が得られ，角膜前面形状も改善することがある．

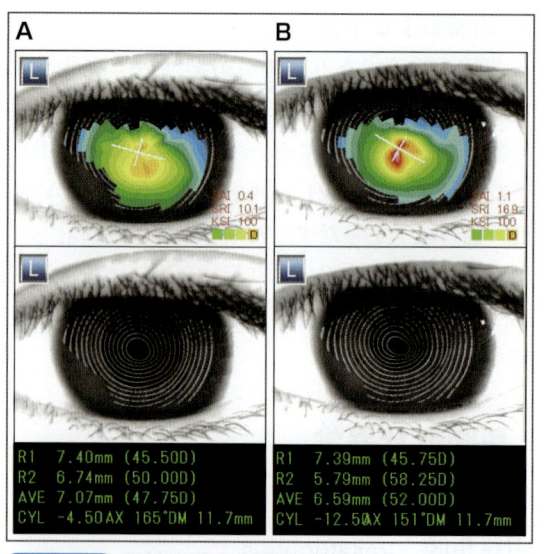

図 10-31 円錐角膜の角膜形状解析
13 歳男児，A: 初診時，B: 半年後．初診時にはプラチドリング像の中央が逆卵形を呈した軽度の円錐角膜である（A）．ハードコンタクトレンズを装用して半年後，中央部のマイヤー像の歪みが増強し円錐角膜は進行した（B）．若年者ほど円錐角膜は進行しやすい．

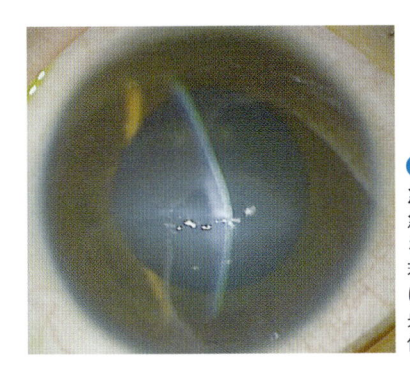

図 10-32 急性水腫
急性水腫が契機となって診断された若年症例．円錐状に突出した角膜中央に高度の浮腫を伴う．

　円錐角膜では角膜中央の曲率半径は小さくても，角膜周辺部（上方）の形状は正常角膜とほとんど変わらないか，むしろ大きいことが多い．HCL処方の際にケラト値のみを参考にするとスティープフィッティングになりやすいため，角膜周辺部の形状を考えてHCLを処方する．HCLフィッティングは多くの例で角膜中央部と上方が接触し，HCL下方が浮いた2点接触法になる．
　若年者では円錐角膜の進行により角膜形状が変化することも多く，適宜，HCLのベースカーブやサイズ，度数の交換を行う．球面レンズの装用が困難な進行例では，多段階カーブレンズの処方を行う．また，若年者では角膜知覚が鋭敏なため，HCL装用による異物感を強く訴える．短い時間から装用を開始し，慣れるまで時間を要することを説明する．
　HCL不耐症には，HCLをソフトCLの上に処方するpiggyback lens systemを行うか，角膜厚が十分にあれば3）で述べる角膜内リング挿入術を検討する．

2）角膜クロスリンキング

　近年，わが国でも若年者に角膜クロスリンキングを施行し，その有用性と安全性が報告されるようになってきた．本治療は，過去半年間に屈折度数および角膜曲率に進行を認めた場合に適応があるが，安全性から中心部角膜は450μm以上の厚みが必要とされる．方法は，局所麻酔下に角膜上皮を直径約8 mm剝離したのち，0.1％リボフラビン（ビタミンB$_2$）を2分ごとに30分間点眼し，365 nmの紫外線を30分間照射する．リボフラビンが光感受性物質として働き，紫外線照射によって発生する活性酸素群の影響で角膜実質のコラーゲン線維の架橋を高め，角膜実質の強度を高めると考えられている[15]．

3）角膜内リング挿入術：
intracorneal rings segments（ICRS）

　ICRSは2000年にColinらによって近視矯正のために開発された術式で，近年は円錐角膜に応用されるようになった．フェムトセカンドレーザーを用いることで，角膜トンネルを安全かつ精巧に作成することができる．角膜が透明で角膜厚が400μm以上あればICRSの適応となり，角膜乱視が軽減して裸眼や眼鏡装用での矯正視力の改善が得られる一方で，術後にもHCL装用を要する症例も多い．

4）角膜移植術

　円錐角膜が進行して，HCLの装用が困難になり十分な矯正視力が得られない場合や，急性水腫後の強い角膜混濁，あるいは，角膜後面の不正によりHCLでは矯正できない残余乱視がある場合には，全層角膜移植術（penetrating keratoplasty：PKP）が適応となる．
　一方，急性水腫の既往がなければ，内皮型拒絶反応やステロイドの副作用予防の観点から，深層表層角膜移植術（deep anterior lamellar keratoplasty：DALK）が選択されることもある．ただし，本疾患は角膜が非常に薄く軟らかいために，DALKは手技的に難易度が高く熟練を要する．円錐角膜に対するPKPとDALKの術後経過を比較した報告によると，術後視機能および移植片生存率はPKPのほうが良好とされている．

予　後

　円錐角膜は，若年者ほど進行しやすい．特に，目をこすることが本疾患の進行に影響するため，抗アレルギー点眼薬などによる眼および眼瞼皮膚のアレルギー性疾患の管理が重要である．
　円錐角膜に対する角膜移植の透明治癒率は90％以上と良好であるが，アトピー性角結膜炎を伴う症例では術後早期の縫合糸の緩み，遷延性上皮欠損，拒絶反応などの術後合併症を生じやすく予後不良となることが多い．顔面に重度のアトピー性皮膚炎を合併する場合には事前にアトピー性皮

膚炎の治療を行って鎮静化をはかり，術後に免疫抑制薬の内服などによる炎症の管理を行う．

若年者で角膜移植術を施行した場合には，ステロイド緑内障に注意する．通常，抗緑内障点眼にて治療するが，抵抗する場合には線維柱帯切開術が奏功する．

球状角膜：keratoglobus

● 疾患概念

球状角膜は両眼性に角膜全体が菲薄化し，前方へ球状に突出して強い近視と不正乱視を生じる先天性の角膜疾患である．原因は不明で，生後まもなく認められることが多い．頻度は非常にまれであるが，円錐角膜の家族例をもつ症例の報告もある．

● 診　断

先天性疾患であり，先天緑内障や巨大角膜との鑑別が重要である（表 10-6）．球状角膜は角膜実質が全体に薄くなるのに対し，巨大角膜は新生児で角膜径が 12 mm 以上となる先天異常で，胎生期の眼杯の前方への成長遅延が原因と考えられている．巨大角膜の角膜厚は正常で突出を認めず，時に虹彩振盪や水晶体振盪を伴う．一方，先天緑内障は角膜浮腫のため角膜は厚くなり，角膜径の増大，眼圧上昇や視神経乳頭の陥凹を認める．

● 所　見

角膜径は正常で，角膜実質が正常の 1/3～1/5 に菲薄化（特に周辺部の菲薄化が強い）し角膜全体が突出するため角膜曲率半径が小さくなり，高度の近視と不正乱視を生じる．角膜瘢痕を認めることはあるが，ヘモジデリンの沈着は認めない．進行は比較的少ないとされる．角膜の脆弱性からDescemet 膜破裂を生じやすく，軽い鈍的外傷や外傷の既往がなくても角膜穿孔を生じることがある．円錐角膜と異なり，アトピー性皮膚炎や Down 症候群との関連はないと考えられているが，青色強膜や感音性難聴などの合併がみられることがある．

● 治療とその予後

治療の基本は，眼鏡装用による視力矯正である．不正乱視には HCL が適応であるが，HCL 装脱時に角膜穿孔を起こすリスクがあり注意を要する．角膜穿孔を予防するため，患者（幼小児には保護者）に打撲などの外傷に注意するよう指導する．角膜厚を改善するために，表層角膜移植や角膜全層移植が行われることがあるが，成績は不良である．

角膜感染症

小児の角膜感染症は，感染性結膜炎に比べて発症頻度が少ない．しかし感染により生じた角膜混濁は，視力障害に直結する．

高齢者と異なり，若年者では角膜感染症に伴って反射性流涙を生じやすい．また，小児では点眼時に泣いてしまうなどで，病巣部に十分な薬剤濃度を維持できないリスクがある．眼軟膏を併用する，高濃度の抗菌点眼薬を用いるなど，患児の状況も配慮して治療法を選択する．

治癒後，低年齢ではわずかな瘢痕混濁であっても弱視を招いて，廃用性斜視の要因となる．治癒後に視力と眼位を確認し，角膜所見について定期的に経過を観察する．

角膜ヘルペス：herpetic keratitis

● 疾患概念

単純ヘルペスウイルス 1 型（herpes simplex virus type 1：HSV-1）の感染によって生じる．初感染は不顕性であることが多く，三叉神経節に潜伏した HSV-1 が再活性化して角膜に病変を形成する．初感染が顕性の場合は，結膜炎あるいは角結膜炎の臨床像を呈する（「ウイルス性結膜炎」（181 頁）参照．

● 表 10-6　球状角膜の鑑別診断

	球状角膜	巨大角膜	先天緑内障
角膜径	正常	大きい（12 mm 以上）	大きい
角膜厚	全体が薄い	正常	角膜浮腫
突　出	著明	なし	軽い
Descemet膜破裂	あり	なし	あり

上皮型ヘルペスは，HSV-1が角膜上皮細胞内で増殖することによって形成される上皮病変であり，ウイルスによって死滅した上皮細胞が脱落して上皮欠損となる．

実質型ヘルペスは円板状角膜炎または壊死性角膜炎の病型を呈し，円板状角膜炎は角膜実質内のウイルス関連抗原に対する宿主の免疫反応（Ⅳ型アレルギー），壊死性角膜炎は抗原抗体複合物に対するⅢ型アレルギー反応とされる．

● 診 断

上皮型ヘルペスでは，病変部位にHSV-1が存在する．上皮病変より擦過物を採取してウイルス分離，あるいは蛍光抗体法によりウイルスを証明すれば確定診断できる．涙液PCR法によるHSV-DNAの検出，または免疫クロマトグラフィー法（チェックメイト®ヘルペスアイ）による単純ヘルペスウイルス抗原の検出は補助診断ではあるが簡便であり，臨床所見とあわせて診断すれば有用である．

実質型ヘルペスは，臨床所見，治療への反応から診断する．

● 所 見

1）上皮型ヘルペス

樹枝状潰瘍，地図状潰瘍と呼ばれる特徴的形態を示す．地図状潰瘍にも一部に樹枝状病変（dendritic tail）があり，樹枝状の潰瘍先端部がこぶ状に膨らんだ形（terminal bulb）を呈する．潰瘍辺縁の上皮はやや盛り上がり，顕著な細胞浸潤を伴う．

通常片眼性であるが，アトピー性皮膚炎では両眼性に上皮型ヘルペスを生じることがある．また，アトピー性皮膚炎や角膜移植後，膠原病などでステロイドを局所使用している眼では，細胞浸潤がわかりにくい非典型的な形状の上皮型ヘルペスをきたすことがある．

2）実質型ヘルペス

円板状角膜炎

片眼性に同心円形の実質浮腫と混濁をきたし，病巣と健常部の境界に免疫輪（輪状の細胞浸潤）を認める．実質浮腫に一致した角膜後面沈着を認めるが，前房炎症はないか軽微である．

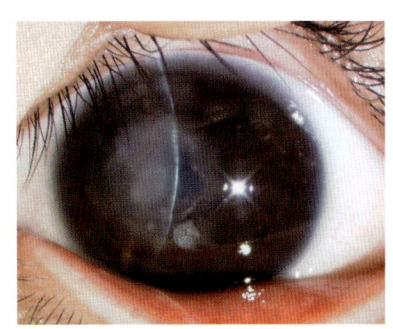

図10-33 壊死性角膜炎

壊死性角膜炎

上皮型ヘルペスが長引いた場合や，円板状角膜炎の再発を繰り返すと，実質内への血管侵入を伴った壊死性角膜炎になり高度の角膜混濁と視力低下をきたす（図10-33）．

● 鑑別すべき疾患

アカントアメーバ角膜炎は，初期には上皮型ヘルペス，進行すると類円形の混濁を呈して実質型ヘルペスと見誤られやすい．アカントアメーバ角膜炎にステロイドを点眼すると臨床所見が軽減するが，実際には感染が進行，悪化して予後不良となる．アカントアメーバ角膜炎では，初期に樹枝状病変を呈してもterminal bulbを伴わず，中期以降の実質混濁は瞼裂の形状にそった類円形ないし楕円形の混濁を呈する．

● 治 療

1）上皮型ヘルペス

アシクロビル眼軟膏1日5回，混合感染予防のために抗菌薬点眼1日3～4回を併用する．

2）実質型ヘルペス

円板状角膜炎

バラシクロビル内服，アシクロビル眼軟膏1日3～4回，低濃度ステロイド点眼（0.1%フルオロメトロンなど）1日2回程度を用いる．比較的速やかに軽快するが，再発を生じるリスクがあるため，軽快後もアシクロビル眼軟膏1日1回（眠前）を継続して慎重な経過観察を行う．

壊死性角膜炎

炎症が高度の場合には，円板状角膜炎に準じた治療を行う．軽快すれば，アシクロビル眼軟膏1日1回（眠前）と低濃度ステロイド点眼（0.02%ないし0.1%フルオロメトロン）1日1～2回を

眼圧上昇に注意して長期に用いることで，再発予防と混濁の軽減をはかる．

細菌性角膜炎：bacterial keratitis

● 疾患概念

小児の細菌性角膜炎は頻度が少なく，外傷，内反症やシールド潰瘍に合併して生ずることがある．コンタクトレンズ装用に伴う角膜感染症については，次項に記載する．

● 診　断

角膜擦過物の鏡検および培養検査を行い，薬剤感受性を確認することが基本である．

角膜擦過の困難な小児では眼脂で代用してよいが，眼脂培養で検出した菌は単なる常在細菌を検出している場合があり，必ずしも原因菌とはいえない．臨床所見などから総合的に判断する[16]．

● 所　見

角膜実質内に細胞浸潤ないし膿瘍を認め，一致する部位の上皮欠損を伴う．小児や若年者では高度の炎症反応を生じやすく，眼痛，羞明，反射性流涙を伴いやすい．重症では，前房内フィブリン析出，前房蓄膿を認める．

● 鑑別すべき疾患

カタル性角膜潰瘍，角膜フリクテン．

● 治　療

一般的に，広域スペクトルのキノロン系抗菌点眼薬の頻回点眼が有用である．アトピー性皮膚炎患者や抗菌薬を長期に用いた小児では，MRSAなどの薬剤耐性菌が原因となることがある．

保護者が上手に点眼できない，あるいは患児が泣くために点眼薬が希釈されるなどの理由で，十分な治療効果を得られないことがあり，投与法を指導する（上述）．重症では入院とし，確実に治療を行って治癒させる．

● 治癒後の経過

6，7歳未満に発症した角膜感染症は，わずかな混濁でも弱視になりうる．治癒後の角膜混濁の部位と程度を確認し，視力の推移に注意した経過観察を行う．

角膜感染症を生じるほどの強い内反症は，しばしば角膜乱視を合併している．治癒後に屈折値，視力を確認する．

なお，淋菌性結膜炎は急速に角膜潰瘍をきたし，角膜穿孔に至りうることに注意が必要である（上述）．

コンタクトレンズ装用に伴う角膜感染症：contact lens related corneal infection

頻回交換型コンタクトレンズの普及とコンタクトレンズ装用の低年齢化に伴い，中高生における重篤なコンタクトレンズ関連角膜感染症はまれではなくなった[17]．

病原体ごとの特徴的所見と治療の概略を示す．

● ブドウ球菌性角膜炎

黄色ブドウ球菌は，眼表面の常在細菌の一つであり，コンタクトレンズの長時間装用などがきっかけとなり角膜炎を生じる．瞳孔付近の角膜表層に円形の感染巣を形成する（図10-34）．治療は，コンタクトレンズの使用中止と，キノロン系もしくはベータラクタム系抗菌薬の頻回点眼である．

● 緑膿菌性角膜炎

緑膿菌性角膜炎は実質内膿瘍を呈し，重篤な場合は角膜穿孔をきたす（図10-35）．進行が速く，

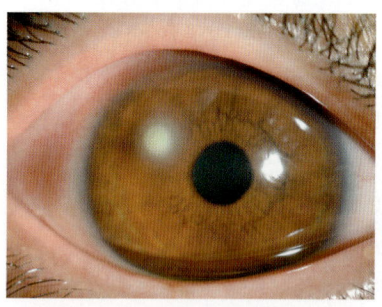

図10-34
ブドウ球菌性角膜炎

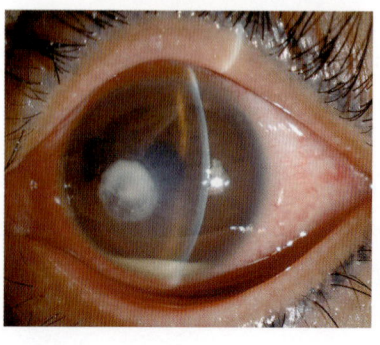

図10-35
緑膿菌性角膜炎

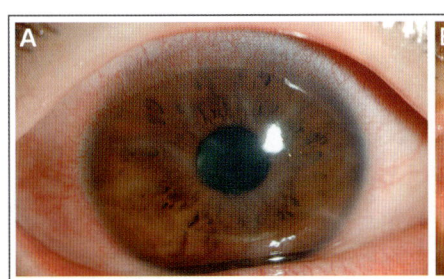

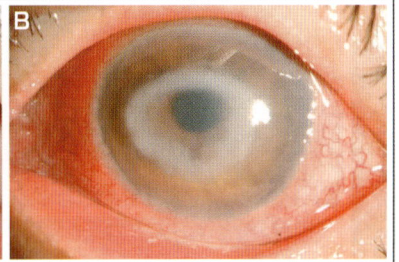

図 10-36
アカントアメーバ角膜炎
A：初期．B：進行期．

発症から1〜2日のうちに眼痛や流涙といった症状が急速に悪化して受診する．キノロン系抗菌薬の頻回点眼およびアミノグリコシド系抗菌薬の点眼を行う．

● アカントアメーバ角膜炎

アカントアメーバ角膜炎は，初期には偽樹枝状角膜炎あるいは放射状角膜神経炎を呈し[18]，進行すると角膜中央に円形ないし楕円形の白濁をきたす（図 10-36）．いずれの時期の病変も，角膜ヘルペスとの鑑別が重要である（上述）．抗真菌薬の点眼および消毒薬であるクロルヘキシジンなどの頻回点眼を行い，進行例では病巣擦過を併用する[16]．

免疫反応が関連する疾患

下記疾患は免疫反応が関連して角膜混濁をきたすもので，小児に高度の視力障害をもたらす原因となりうる．いずれも数ヵ月から年余にわたる治療が必要であり，重ねて記載する．

角膜フリクテン：corneal phlyctenule

両眼性の難治な角膜炎として長く治療され，次第に悪化する疾患として角膜フリクテンがある．小学校高学年以降の女性に多く，特徴的な角膜所見として細胞浸潤を伴う結節と，結節に向かう血管侵入を認める（上述）．病変に一致する眼瞼縁に充血やマイボーム腺開口部の閉塞を伴っており，マイボーム腺炎角結膜上皮症とも呼ばれる．感染そのものではなく，細菌に対するアレルギー反応と考えられている．抗菌薬の点眼，内服を主体とした治療によりマイボーム腺炎の鎮静化をはかり，根治させる．

流行性角結膜炎後の上皮下混濁

流行性角結膜炎の軽快後に，上皮下混濁を生じることがある．低濃度ステロイドの点眼を1日1〜2回，次第に角膜が透明化する．治療には数ヵ月以上を要し，症例によっては数年かかることもある．ステロイド副作用としての眼圧上昇に注意する．

壊死性角膜炎：necrotizing keratitis

小児期に発症し，後天性に高度角膜混濁をきたす原因となる．片眼性であることから，弱視の要因ともなる．治療を止めてしまうと，高度の実質混濁と深部血管侵入をきたし，角膜炎を繰り返す．アシクロビル眼軟膏の点入，低濃度ステロイド点眼を長期に行うことで再燃を防ぎ，角膜混濁の軽減をはかる．

全身疾患と関連する角膜異常

Stevens-Johnson 症候群：Stevens-Johnson syndrome

● 疾患概念

突然の高熱とともに，皮膚・粘膜にびらんと水疱を生じる全身性の皮膚粘膜疾患であり，急性期の表皮剝離の程度により Stevens-Johnson 症候群（SJS）（表皮剝離 10％未満）と中毒性表皮壊死症（toxic epidermal necrolysis：TEN）（表皮剝離 10％以上）に分類される[19]．眼所見は両疾患とも同様であることから，眼科ではこれらを区

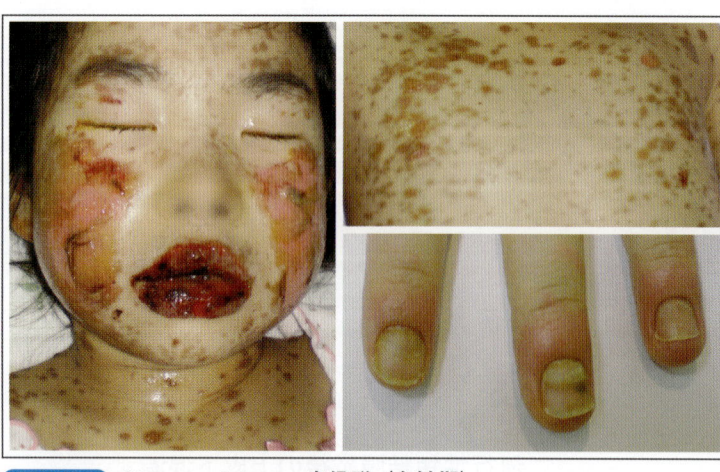

図10-37 Stevens-Johnson症候群（急性期）

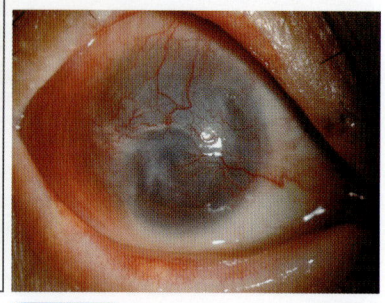

図10-38 Stevens-Johnson症候群（慢性期）

別せずにSJSと呼ぶことが多い．

何らかの薬剤服用後に発症することがほとんどであるが，小児ではマイコプラズマ感染がSJS/TENの発症に関与することが示唆されている．発症率は1年あたり人口百万人に数人とまれであるが，急性期に約40％が眼表面上皮欠損と偽膜を伴う重篤な眼障害を合併し，高度ドライアイと視力障害を後遺症とする．眼後遺症をきたしたSJS/TENの約1/3は20歳未満で発症しており，小児が後天性に視覚障害に陥る疾患の一つとして位置づけられる．

● 病因・病理

眼障害を伴う患者は約80％が，最初に全身倦怠感や微熱，喉の痛みといった感冒様症状を自覚し，それに対する薬剤（総合感冒薬や解熱鎮痛薬など）を服用後に発症している．

重篤な眼合併症を伴う日本人SJS/TEN患者を対象にした遺伝子多型解析において，ウイルス認識に関与するTLR3の遺伝子多型が発症に相関することから，SJS/TENの病態に患者の自然免疫応答の異常が関与する可能性が推測されている[20]．

● 診断

臨床所見から診断される．厚生労働省研究班が2005年に作成したSTSの診断基準では，38℃以上の発熱，皮膚粘膜移行部の重篤な粘膜病変（出血性あるいは充血性）を必須の主要所見とする．病理組織学的に，表皮の壊死性変化を認めることも診断の補助となる[19]．

● 所見

皮疹とほぼ同時に，あるいは数日先行して，両眼性に結膜充血を生じる．発疹の前に"結膜炎"と診断されていることもある．発疹の出現とほぼ同時に，40℃近い高熱をきたし，発疹が急速に全身に拡大する．

眼所見は，偽膜形成と角結膜の上皮欠損があれば典型的であり，発症後数日以降に睫毛の脱落がみられる．眼粘膜障害を伴う患者では，高率に口腔周囲および口腔内の水疱・びらん，爪囲炎を伴う（図10-37）[21]．

● 治療とその予後

急性期の治療が，視力予後に大きく影響すると考えられる．全身のステロイドパルス療法，ならびに眼局所のステロイド点眼により急性期の著しい眼表面炎症を抑制し，角膜上皮幹細胞の疲弊を回避する．感染予防のために同時に抗菌薬の点眼を行う．

慢性期の眼後遺症として重篤なドライアイを生じ，睫毛乱生や瞼球癒着，眼瞼の瘢痕化を認めることも多い．慢性期に結膜組織が角膜表面を覆うと，著しい視力障害をきたす（図10-38）．

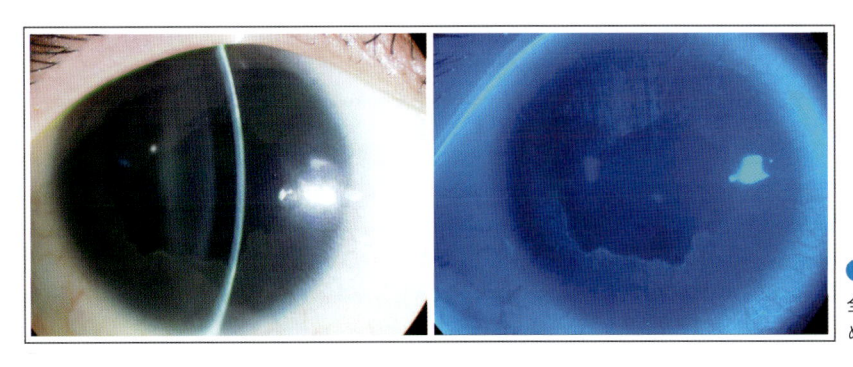

図 10-39 先天無虹彩
全周性に角膜周辺の結膜侵入を認める.

先天性外胚葉形成不全（先天性外胚葉異形成症）：congenital ectodermal dysplasia

先天性外胚葉形成不全とは，胎生期の外胚葉に由来する皮膚，毛，爪，汗腺，歯など，外胚葉由来組織の少なくとも2つに先天異常があるものをいう．成長とともに症状が出現する．眼科的には乳幼児期に角膜びらん，角膜上皮障害を生じるが原因不明とされることが多い．ヒアルロン酸の点眼，眼軟膏の点入による眼表面の管理，感染予防を行う．

KID 症候群：KID syndrome

魚鱗癬症候群の一つである．①角膜炎（keratitis），②魚鱗癬（ichthyosis），③聴覚障害（deafness）を三主徴とする．皮膚に細菌，真菌，ウイルスなどの二次感染を繰り返す傾向があり，角膜炎，羞明，視力低下などが出現する．眼科的治療は，先天性外胚葉形成不全と同様である．

先天無虹彩：congenital aniridia

無虹彩，白内障に加えて，先天性に角膜上皮幹細胞の障害を伴う．小児期には角膜は透明であるが，フルオレセインで染色すると輪部を含む角膜周辺が結膜上皮に置換されていることがわかる（図 10-39）．年齢が上がるとともに次第に結膜侵入が進行し，視力障害の要因となる．

代謝異常：dysbolism

ムコ多糖症，ムコリピドーシス，高ガンマグロブリン血症，高コレステロール血症で角膜混濁をきたすことがある．

このうち，ムコ多糖症（Hurler 症候群，Scheie 症候群など），ムコリピドーシスは，特異な顔貌や精神発達遅滞などにより先に小児科で診断されることが多い．一方，高ガンマグロブリン血症（多発性骨髄腫），高コレステロール血症は，眼症状が初発の場合がある．

Fabry 病はα-ガラクトシダーゼの欠損もしくは機能低下により発症する遺伝性疾患で，糖脂質代謝異常を呈して致死的な臓器障害をきたす．近年，酵素補充療法により予後改善を見込めるようになった．特徴的な症状の一つに角膜混濁があり，両眼の渦巻状ないし車軸状の淡い角膜混濁が，比較的高い頻度で早い時期（小児期）に出現する[22]．Fabry 病の早期発見で，眼科医が果たす役割は大きい．

文 献

1) 外園千恵，木下 茂：角膜移植．"小児眼科手術" 山本 節，中川 喬 編．中山書店，1998，pp141-145
2) 秦野 寛：細菌性結膜炎．"身につく結膜疾患の診断と治療" 金原出版，2012，pp53-66
3) 中川 尚：単純ヘルペス結膜炎．"専門医のための眼科診療クオリファイ2 結膜炎オールラウンド" 大橋裕一 編．中山書店，2010，pp56-59
4) 高村悦子，内尾英一，海老原伸行，他：アレルギー性結膜疾患診療ガイドライン（第2版）．日本眼科学会雑誌 114：831-870，2010

5）アレルギー性結膜炎．日本眼科学会専門医制度委員会：MOCK EXAM STUDY GUIDE ―角膜／外眼部疾患― （CORNEA/EXTERNAL DISEASE 日本語版）2005-2007. 2012, pp111-112
6）鈴木　智，横井則彦，佐野洋一郎，他：マイボーム腺炎に関連した角膜上皮障害（マイボーム腺炎角膜上皮症）の検討．あたらしい眼科 17：423-427, 2000
7）Shields CL, Fasiuddin AF, Mashayekhi A, et al. : Conjunctival nevi : clinical features and natural course in 410 consecutive patients. Arch Ophthalmol 122 : 167-175, 2004
8）Shigeyasu C, Yamada M, Mizuno Y, et al. : Clinical features of anterior segment dysgenesis associated with congenital corneal opacities. Cornea 31 : 293-298, 2012
9）吉川晴菜，池田陽子，外園千恵，他：先天角膜混濁の超音波生体顕微鏡所見と臨床診断および眼圧の関係．日本眼科学会雑誌 119：16-21, 2015
10）Weiss JS, Møller HU, Aldave AJ, et al. : IC3D classification of corneal dystrophies ― edition 2. Cornea 34 : 117-159, 2015
11）稲富　勉：TGFBI関連ジストロフィ．"角膜疾患―外来で診てこう治せ 第2版" 木下　茂 編．メジカルビュー社, 2015, pp164-167
12）金井　淳，藤木慶子，中島　章，他：円錐角膜の発症頻度．あたらしい眼科 2：855-858, 1985
13）森本厚子，金井　淳，中島　章：円すい角膜とアトピー性疾患および血中IgEに関する検索．日本眼科紀要 37：469-472, 1986
14）van Allen MI, Fung J, Jurenka SB : Health care concerns and guidelines for adults with Down syndrome. Am J Med Genet 89 : 100-110, 1999
15）Wollensak G, Spoerl E, Seiler T : Riboflavin/ultraviolet-a-induced collagen crosslinking for the treatment of keratoconus. Am J Ophthalmol 135 : 620-627, 2003
16）井上幸次，大橋裕一，浅利誠志，他：感染性角膜炎診療ガイドライン第2版．日本眼科学会雑誌 117：467-509, 2013
17）宇野敏彦，福田昌彦，大橋裕一，他：重症コンタクトレンズ関連角膜感染症全国調査．日本眼科学会雑誌 115：107-115, 2011
18）佐々木美帆，外園千恵，千原秀美，他：初期アカントアメーバ角膜炎の臨床所見に関する検討．日本眼科学会雑誌 114：1030-1035, 2010
19）相原道子，狩野葉子，飯島正文，他：Stevens-Johnson症候群および中毒性表皮壊死症（TEN）の治療指針―平成20年度厚生労働科学研究費補助金（難治性疾患克服研究事業）重症多型滲出性紅斑に関する調査研究班による治療指針2009の解説―．日本皮膚科学会雑誌 119：2157-2163, 2009
20）上田真由美：眼科におけるStevens-Johnson症候群の病型ならびに遺伝素因．あたらしい眼科 32：59-67, 2015
21）Sotozono C, Ueta M, Koizumi N, et al. : Diagnosis and treatment of Stevens-Johnson syndrome and toxic epidermal necrolysis with ocular complications. Ophthalmology 116 : 685-690, 2009
22）Pitz S, Kalkum G, Arash L, et al. : Ocular signs correlate well with disease severity and genotype in Fabry disease. PLoS One 10 : e0120814, 2015

第11章 白内障・水晶体疾患

小児の白内障・水晶体疾患の特徴

正常水晶体

Y字縫合が幼児核（fetal nucleus）の境目

　胎生第5週までに表層外胚葉から分かれ，胎生第7週には後囊（網膜）側の細胞が進展し前囊側の細胞と接着し，胎生核（embryonic nucleus）が形成される．その後，前囊周辺部の細胞が赤道部より回りY字縫合を形成し，出生時には幼児核（fetal nucleus）となる．したがって，生下時にある核混濁は，Y字縫合内に認められる．

　胎生期に水晶体は一時期血管に覆われるが，硝子体血管とも出生前に退縮する．退縮せず遺残すると，胎生血管系遺残（persistent fetal vasculature, 旧名称は第1次硝子体過形成遺残/persistent hyperplastic primary vitreous：PFV/PHPV）や瞳孔膜遺残となる．Mittendorf斑は，中心よりやや鼻側の後囊の硝子体側に認められる白色組織で，硝子体血管退縮の遺残物である．

　また，水晶体後囊は，前部硝子体膜と接着しておりWieger靭帯と呼ばれる．

生後2歳までは，眼球や水晶体が著しく大きくなる

　眼軸長は，特に乳幼児期に著しく長くなる．欧米の乳幼児（男児）の眼軸長は，生下時から6ヵ月目までは，17.01 mm，1歳時には20.32 mm，2～5歳で22.15 mm，5～16歳で22.71 mmであり，女児はやや短い[1]．わが国のデータもほぼ同じである[2]．

　水晶体は，生涯にわたり大きくなるが，特に乳幼児期に著しく大きくなる．水晶体直径は，生下時6.00 mm，2ヵ月時6.80 mm，3ヵ月時7.1 mm，6～9ヵ月時7.66 mm，1歳9ヵ月時8.4 mm，2～5歳時8.5 mm，16歳時9.3 mmである．年齢とともに大きくなるが，眼軸長と最もよく相関する[3]．

　またこの乳幼児期は，水晶体が大きくなるのに伴い水晶体上皮細胞の活性が高く，増殖や皮質形成が盛んに行われるとともに，水晶体囊・強膜の進展性が高い．

小児期の眼球全体の屈折力の変化が穏やかなのは，相互に打ち消すためである

　小児期，特に乳幼児期に，眼軸長は伸び眼球全体の屈折を近視化させ，角膜曲率半径・水晶体の屈折力は減弱し遠視化させる．これらのバランスにより，眼球全体の屈折の年齢による変化はある程度中和され，穏やかに近視化する．

白内障

片眼性の小児白内障の原因の多くは特発性である（表11-1）

　特発性の多くは片眼性と考えらえているが，両眼性のものもある．遺伝性のものは両眼性で，全身疾患に伴わないものの頻度は30%程度である．全身疾患を伴うもののうち，代謝性異常のガラクトース血症は常染色体性劣性遺伝疾患であり，新生児マス・スクリーニングの対象疾患である．I～III型があり，このうちII型はガラクトキナーゼ欠損症であり，白内障が唯一の臨床症状である．

表 11-1　小児白内障の主要原因

- 遺伝性
  常染色体優性遺伝，常染色体劣性遺伝，伴性劣性遺伝
- 全身疾患に伴うもの
  代謝異常：ガラクトース血症，低カルシウム血症，低血糖症，糖尿病，Fabry 病，Wilson 病など
  染色体異常：Down 症候群，13，15，18 トリソミー症候群：Lowe 症候群，Alport 症候群，筋緊張性ジストロフィ
  その他：アトピー性皮膚炎
- 子宮内感染
  先天風疹症候群，サイトメガロウイルス，トキソプラズマ症
- 薬剤性
  ステロイド
- ほかの眼疾患に伴うもの
  胎生血管系遺残（PFV），先天無虹彩，網膜色素変性，コロボーマ，未熟児網膜症など
- 外傷
- 特発性

表 11-2　小児白内障の検査項目

- 固視反射・追従反射・視力検査
- 眼位検査
- 角膜曲率半径・角膜径測定
- 細隙灯顕微鏡検査・レチノスコープ
- 眼圧検査
- 眼底検査
- 眼軸長検査
- 屈折検査
- 全身検査

小児白内障の診察の進め方

　診察項目を表 11-2 に示す．覚醒状態でないと検査できないものを除き，乳幼児の場合，睡眠導入薬を投与し眠らせてからや手術室で全身麻酔下に行われることも多い．

● 固視反射・追従反射・視力検査

　固視反射・追従反射は，弱視評価としても重要である．視力検査は通常のランドルト環による検査が難しい場合には，選択視法（preferential looking：PL），視運動性眼振（optokinetic nystagmus：OKN），視覚誘発電位（visual evoked potential：VEP）を行う．

● 眼位検査

　斜視，交代固視が可能か，眼振の有無を調べる．

● 角膜曲率半径，角膜径

　角膜曲率半径は，眼内レンズ（intraocular lens：IOL）のパワー計算や術後のコンタクトレンズ処方に必要である．乳幼児では，手持ちオートケラトメータを用いて検査する．角膜径に左右差があるときには，特に注意が必要で，巨大角膜は緑内障を疑わせる．小角膜で眼軸長も短い場合には，小眼球で後眼部の形成不全を伴うことが多いが，一方，眼軸長は正常で，小角膜のみ認める場合には，前眼部の形成不全を疑わせ，白内障術後緑内障のリスクを考える．

● 細隙灯顕微鏡検査・レチノスコープ

　無散瞳状態でまず検査を行い，角膜などに異常がないかどうか，次いで白内障と瞳孔領との関係を観察する．続いて散瞳させ，白内障の状態をさらに詳しく検査する．白内障の混濁形式，混濁程度（密度と大きさ），混濁部位，血管侵入の有無，前部硝子体の状態を可能な限り検査する．このとき散瞳状態の確認を行い，不良の場合には，虹彩形成不全の合併を疑う．

　おおまかな白内障の有無を調べるには，レチノスコープの網膜反射像を用いるのが簡便である．赤い徹照像に白内障が黒く写る．欧米では，小児科医がペンライトで行うスクリーニング法として赤い徹照像を観察し，白内障の早期発見に役立っている[4]．また，後部円錐水晶体などの水晶体の形態異常があるときには，その部位だけ不整な反射がみられるので細隙灯顕微鏡検査よりわかりやすい．

● 眼圧検査

　iCare，iCare pro，Tono-pen®，手持ちアプラネーショントノメータを用いて計測する．号泣す

Column

先天白内障，発達白内障，後天性白内障，小児白内障とは

　先天白内障は，狭義には生下時より認められる水晶体の混濁を意味し，一方，生下時に混濁がなくその後に外傷などの要因がなく発生する混濁を発達白内障とする．しかしながら，乳幼児期で外傷などの要因がない白内障を総称して先天白内障と呼ぶことも多い．また，狭義の先天白内障に対する用語として，生後に生じる白内障を後天性白内障と呼ぶ場合がある．これらに加え，外傷例も含めて小児期に生じるすべてをまとめて小児白内障とも呼ぶ．

ると眼圧は上昇し，また，全身麻酔などでは，麻酔の深さ・薬剤により眼圧が変化する．開瞼器による過度の開瞼にても眼圧は上昇する．

● **眼底検査**

眼底の透見度から，白内障の混濁度がある程度判別できる．眼底が透見しにくい場合には，超音波Bモード検査による評価が必要である．

● **眼軸長検査**

眼軸長は，IOL度数決定に必要であるが，それ以外でも，術前には水晶体の大きさを予測させ，さらに左右差は弱視形成を疑わせる．術後の眼軸長の著しい伸展は緑内障を疑わせる．

● **屈折検査**

手持ちオートレフラクトメータやレチノスコープを用いて検査を行う．

● **全身検査**

全身疾患を伴うこともあり，小児科での検査が必要である．

白内障は混濁形式によって視機能への影響が異なる

● **全白内障**：total cataract（図 11-1）

水晶体全体が混濁したもので，小児白内障を無治療で経過した場合や時に急速に進行して生じる．さらに経過し，液化変性した水晶体皮質・核が吸収されると，前後嚢と吸収されずにわずかに残った残留物からなる膜白内障となる．

● **前極白内障**：anterior polar cataract（図 11-2）

前嚢中央部に認められる点状の混濁の場合と，前方に突出した円錐状の混濁を呈するものがある．前者の場合には，進行はまれで治療を要しないことが多い．

● **層状白内障**：lamellar (zonular) cataract（図 11-3）

Y字縫合より周辺部が層状に混濁したもの（胎生核には混濁がない）で，発達白内障と考えられる．赤道部にスパイク状の混濁が認められることがある．両眼性が基本だが，混濁程度には左右差があることがある．年長者では細隙灯顕微鏡検査で混濁が著しくとも，視力が得られることがある．著しい左右差がない場合には，学童期まで待って不便を生じてから手術を行っても予後は良好なことが多い．一部は，常染色体優性遺伝である．

● **核白内障**：nuclear cataract（図 11-4）

Y縫合の内側に混濁がまとまって認められるもので，先天性である．片眼性・両眼性ともにある．視機能発達の妨げになりやすく，特に片眼性では視力予後が悪い．

● **縫合線白内障**：sutural cataract

Y字縫合にそって混濁が認められるもの．視機能発達の妨げになりにくい．

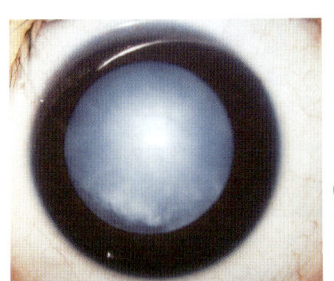

図 11-1
全白内障
水晶体全体にわたる混濁を認める．

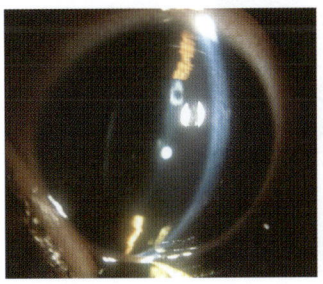

図 11-2
前極白内障
前嚢中央部に1mm程度の混濁を認める．このようなタイプは基本的に視力障害をきたさず，進行しない．

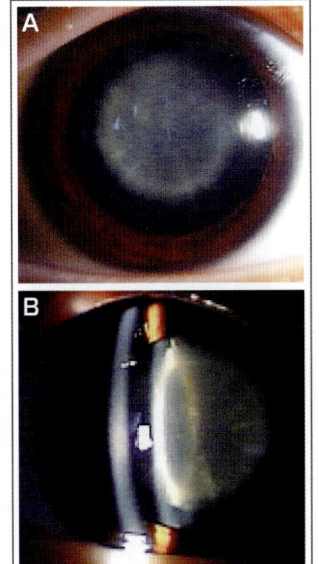

図 11-3
層状白内障
円形の混濁を認めるが（A），細隙灯顕微鏡検査所見よりその中心部は混濁していないことがわかる（B）．

- **青色白内障**：cerulean cataract（図 11-5）
  水晶体皮質部に青色の点状の混濁が認められるもの．視機能障害をきさない．
- **後部円錐水晶体**：posterior lenticonus（図 11-6）
  後嚢の一部が硝子体側に突出し，その部分に濁りを生じたもの．基本的に片眼性で，時に後嚢が自然に破裂し，水晶体全体が混濁することがある．生直後には異常が軽微で，成長とともに拡大すると考えられており，比較的予後は良好である．
- **後嚢下白内障**：posterior subcapsular cataract（図 11-7）
  アトピー性皮膚炎やステロイド使用に伴って生じる，後天性の白内障が多い．

視機能に影響する白内障とは

白内障混濁の形態に加え，一般に，前嚢側より後嚢側，周辺部より中心部，混濁の淡いものよりも濃いものが，視機能に影響を与えると考えられている．大きさでは，片眼性では3mm以上の混濁が視機能に影響を与えると判断する[5]．

小児白内障は形態覚遮断弱視との闘い

小児期は，視機能獲得時期であり，この時期の白内障は，形態覚遮断弱視のリスクをもっている．この形態覚遮断弱視が深く成立すると治療が困難なため，その形成状態が視機能予後に大きく影響する．したがって，形態覚遮断弱視の成立の判断が治療方針に大きくかかわる．このためには患児の状況が，形態覚遮断弱視の形成に影響する状況であるのかと，すでに形態覚遮断弱視が成立しているのかの2つの側面から判断していく．

- **形態覚遮断弱視の形成に影響する要因**

白内障で形態覚遮断弱視の形成に影響するのは，患児の年齢（先天白内障か発達白内障か），混濁状態，片眼性か両眼性かである．

1）年齢（先天白内障か発達白内障か）

視機能獲得は臨界期からスタートし，10歳前後で完成する．したがって臨界期以前の白内障の状態は，視機能発達に影響を与えず，臨界期以前

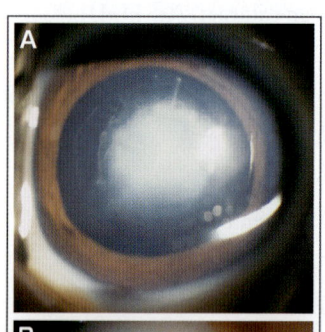

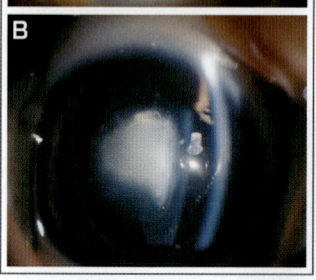

図 11-4 核白内障
3mm以上の径の混濁を認め（A），細隙灯顕微鏡検査でも胎生核の混濁を認める（B）．

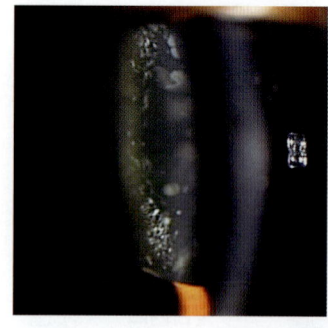

図 11-5 青色白内障
皮質部に青色白色の淡い密度の混濁を認める．

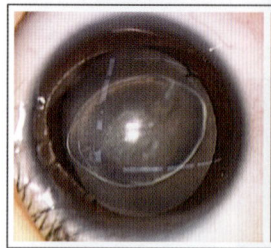

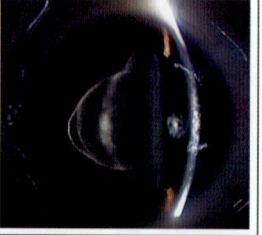

図 11-6 後部円錐水晶体
水晶体後嚢が突出し，一部に混濁を伴っている．この突出度では，白内障がなくても水晶体の不正乱視を呈し，視力は不良である．

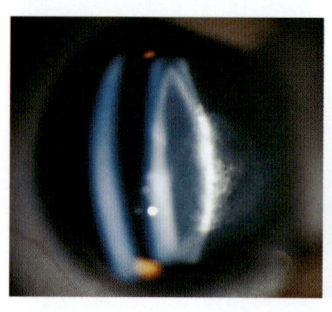

図 11-7 後嚢下白内障
1歳男児．後嚢にそって混濁を認める．

に白内障が手術治療されていれば，白内障はその後の視機能発達に影響を残さない（眼合併症や術後経過により予後が変わる）．この臨界期が片眼性では生後6週，両眼性では生後10〜12週である．一方，臨界期に視機能に影響する白内障があると，片眼性では特に，急速に形態覚遮断弱視が成立する．

一方，視機能獲得が終了してから白内障が形成され視機能に影響を与えるようになった場合には，成人と同じように年齢は影響せず形態覚遮断弱視のおそれはない．

臨界期から視機能獲得が終了するまでの間に，視機能に影響する白内障が形成された場合には，臨界期からその形成までの時間と形成されてから現在までの時間が影響し，前者が長ければ長いほど，後者は短ければ短いほど形態覚遮断弱視は形成されにくい．

2）混濁状態

Y字縫合内の核混濁は，基本的に先天白内障であり，3mm以上の混濁は形態覚遮断弱視を形成しやすい[6]．層状白内障は，Y字縫合より周辺にある発達白内障であり，混濁が徐々に増強するが形態覚遮断弱視は形成されにくい．後部円錐水晶体は，水晶体の成長に伴って徐々に進行するので，形態覚遮断弱視は形成されにくい．

3）片眼性か両眼性か

形態覚遮断弱視は，左右差があると混濁の強いほうに早期に成立する．一方，左右差のない両眼性や，両眼性でも混濁に左右差があり軽いほうの眼では，形態覚遮断弱視の形成が遅れる．

● 形態覚遮断弱視の成立を示唆する所見

すでに白内障眼に形態覚遮断弱視の形成を示唆する所見は，白内障の程度と合わない視力低下・固視不良・斜視（片眼性）・眼振・眼軸長の左右差（0.5 mm以上[7]）である．

乳幼児の視力評価では，PL，VEPが用いられるが，前者では，正常値の40％以下では視機能低下があると判断する．後者は，網膜から中枢までに異常がない場合には，flash VEPではおおまかではあるが片眼性や左右差のある両眼性での弱視形成を評価できる．しかしながら，これらの所見は絶対的なものではなく，上記の形態覚遮断弱視の形成に影響する要因などとあわせて総合的な判断が必要となる．例えば斜視は，形態覚遮断弱視がなくても，小児白内障と合併する場合がある．重度の弱視は，眼軸長を延長すると考えられるが，一方，小児白内障眼では小眼球を合併することがあり，この場合も視力予後は悪い．両眼性で，ある程度成長してからの眼振の出現は，形態覚遮断弱視形成のサインであるが，出現早期に手術をすると消失する場合が多い[8]．

白内障の視力予後には，術後ケアも大事

白内障の視力予後は，上記の形態覚遮断弱視の形成に加え，眼合併症・全身合併症の有無，屈折矯正と弱視訓練，保護者の理解と協力，手術をした場合には，術中ならびに後発白内障を主体とした術後合併症が影響する．

角膜疾患・網膜疾患などの眼合併症や全身合併症は，それ自体が視力予後に影響を与える．さらに小角膜や小眼球の合併は，視力予後不良のサインであることが多い．視機能が獲得される前の年齢では，例えば臨界期以前に手術を行い，白内障自体が視機能獲得に影響を与えない場合でも，術後の適正な屈折矯正，弱視治療とこれを可能にする保護者の理解と協力，さらには重篤な眼合併症がないことなどのいくつものハードルを越えないと良好な視力は得られない．

白内障の手術適応の考え方

患児の年齢，実際の不便さ，視力，白内障の程度，形態覚遮断弱視の状態，眼合併症・全身合併症の有無，保護者の理解と協力・希望などを総合的に判断して手術適応を決める．術後合併症である後発白内障や続発緑内障，さらに屈折変化は，手術時年齢が低いほど発症しやすく予後に影響する．したがって，経過をみて後に手術を行っても予後に影響が少ない場合には，ある程度眼球形態の変化が落ち着き視力測定が可能になり，実生活でもある程度以上の視力が必要となる学童期以降まで，手術を行わずに経過観察を行うのが基本である．

● 積極的に手術適応となる場合
1）形態覚遮断弱視を形成する可能性が高い白内障で，重度の形態覚遮断弱視がまだ成立していない場合

<u>混濁の強い片眼性白内障で生後6週未満，両眼性で生後12週未満の場合</u>

　形態覚遮断弱視の形成を阻止する目的で，片眼性では生後6週，両眼性では生後12週以内に手術を行う．両眼性例では，12週以内でも早期に手術を行ったほうが視力予後は良好なことが報告されている[9]．ただし，生後数ヵ月以内は眼球が急速に大きくなる時期であり，数週間でも待ったほうが手術は行いやすくなる．さらに手術時年齢が低いほど，炎症も強く，術後の緑内障のリスクが高まる．実際には，小眼球などの眼合併症の有無などを考慮に入れ，片眼性例では生後1ヵ月程度，両眼性例では生後2ヵ月程度を目途に手術を行う．

<u>学童期以前の白内障で，混濁が進行して形態覚遮断弱視をきたすリスクが上昇した場合</u>

　片眼性例では，経過観察中の後部円錐水晶体の進行例など，両眼性では，眼振が出現して間もない例など．

2）学童期以降で強い形態覚遮断弱視を形成していない白内障で，混濁が進行して視力が低下してきた場合

　形態覚遮断弱視を形成しておらず，学童期以降で混濁が進行してきた場合には，成人例と同様に，学業などの不自由さを考慮して，手術適応を判断する．例えば，層状白内障で経過観察中，黒板の見えにくさを訴えた場合などがあたる．ただし，経過観察している症例では，手術によりある程度の視機能回復が得られることを十分に患児ならびに保護者に説明がなされていないと，患児・家族とも改善する可能性に気がつかず経過してしまうことがあるので注意が必要である．

● 相対的に手術適応となる場合
1）形態覚遮断弱視となっている乳幼児期の両眼性例

　眼振を伴う強い混濁例で生後半年に受診した場合など，すでに形態覚遮断弱視を形成していると考えられるが，少しでも改善させるべく早期に手術を行う．

2）形態覚遮断弱視となっている片眼性例

<u>視力予後が不良であることを十分に説明後も，保護者からの強い要望があった場合</u>

　片眼性の強い混濁例で，固視不良で斜視を形成している生後12ヵ月の症例などでは，すでに形態覚遮断弱視を形成していると考えられ，術後の視能訓練でも視力向上は限定的であり，健眼との比較や術後の屈折矯正・弱視治療の困難さを考慮すると，早期に手術を行う意義は少ない．両眼視機能は，一般に生後まもなく発達を開始し4歳で完成するが，0.3以上の視力が必要で，0.1未満の場合，視力向上が得られたとしても，両眼視は得られず，通常は健眼のみで見ていることになる．

　したがって，この場合は，IOLが比較的安全に挿入できる2歳まで待って手術をするのが望ましいが，術後の予後，手術のリスクなどを説明しても，保護者の強い希望がある場合には，乳幼児期でも手術が行われることが多い．

<u>経過観察中に白内障が進行し，周辺視野の狭窄や整容上の改善を望んだ場合</u>

　全白内障になった場合などでは，待てるのであればIOLが比較的安全に挿入できる2歳以降に手術を行う．

● 手術を行わない場合
1）形態覚遮断弱視を形成するリスクが低いと考えられる場合

　混濁が軽度な白内障でも進行する可能性があるため，定期的な経過観察を行う．視力検査などが十分にできない場合には3ヵ月間隔で，ある程度の検査ができ保護者が異常に気がつきやすくなった場合には6ヵ月間隔で診察を行う．両眼性では，眼振が出現した場合はすぐに受診し手術を考慮するように，保護者に説明をしておくことが重要である．

2）片眼性例（両眼性例で左右差がある場合）で軽度の形態覚遮断弱視を形成しているおそれがあるが健眼遮閉で改善が見込める場合

　屈折矯正を行った後，健眼遮閉を3時間/日を目途に開始し，数ヵ月間経過を観察する．健眼遮

閉のアドヒアランス状況によっては，アトロピン点眼などのペナリゼーションを考慮する．視力の経過をみて，手術に向かうべきか経過観察を続けるべきか判断する．

手術治療

手術治療の目的は，視軸部の混濁を除去することと，透明な状態を維持することである．小児では，水晶体上皮細胞の活性が高く，水晶体囊を完全に除去しないので，ほぼ100％に前（後）囊切開縁の収縮やElschnig pearls型の後発白内障が生じる．この後発白内障は，低年齢ほど早期に強く生じやすく，視軸部にまで及ぶと対処が困難で，また，形態覚遮断弱視の原因となるので，乳幼児では可能な限り予防すべきである．

手術法

基本的に3つの手術方法がある．術式にバリエーションがあるのは，後発白内障への対応とIOLを挿入する場合としない場合があるためである．6歳未満では，後発白内障は細隙灯顕微鏡下でのNd：YAGレーザーの施行が難しく，さらに施行しても前部硝子体の混濁をきたし十分な効果が期待できない場合がある．さらに，患児が自発的に視力低下を訴えず治療が遅れがちになり，しかもこの年齢では形態覚遮断弱視に比較的早期に陥りやすい点から，後囊切除と前部硝子体切除を施行し，後発白内障をできる限り予防することが基本となる．

1）水晶体（乳化）吸引術＋後囊切除＋前部硝子体切除

連続円形切囊術（continuous curvilinear capsulorrhexis：CCC）後，水晶体皮質・核を（乳化）吸引し除去する．その後，後囊にもCCCを行い，角膜輪部のサイドポートより小切開用硝子体カッターと灌流ポートを挿入し，前部硝子体切除を行う．将来のIOL二次挿入の可能性がある場合には，周辺部の前囊をある程度残しておく．ただし，前後囊を残しすぎると術後に収縮し視機能障害の原因となり，乳幼児では形態覚遮断弱視の原因となるので注意が必要である．

2）水晶体（乳化）吸引術＋後囊切除＋前部硝子体切除＋IOL挿入術（図11-8）

上記の水晶体（乳化）吸引術＋後囊切除＋前部硝子体切除後に，囊内にIOLを挿入するものである．IOLを挿入するため，前後囊の切開窓は5mm程度が理想である．

3）水晶体（乳化）吸引術＋IOL挿入術

成人の場合と同じように，前囊のCCC後，水晶体皮質・核を（乳化）吸引除去し，囊内にIOLを挿入するもの．

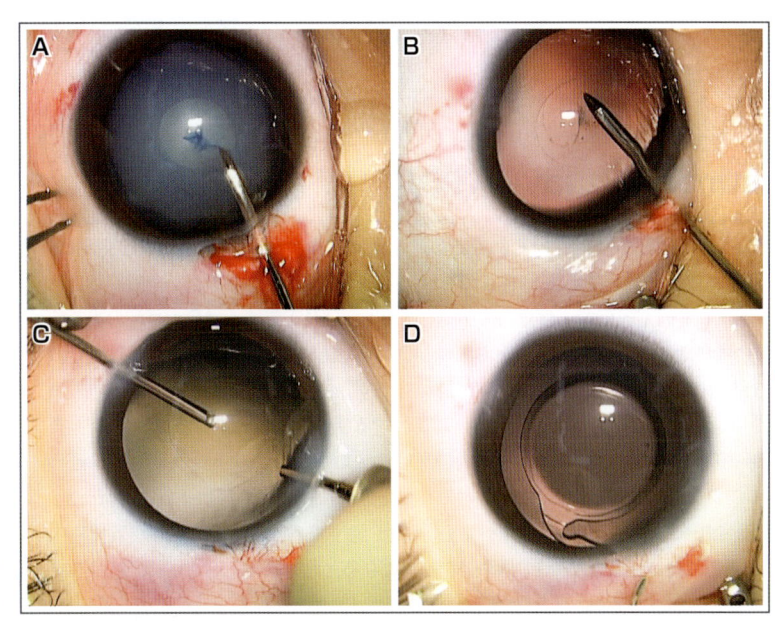

図11-8 **小児白内障手術**
1歳男児．A：トリパンブルーで前囊染色後，CCCを行っている．B：水晶体皮質・核除去後，後囊のCCCを行っているところ．皮質・核の除去によりCCCが軽度拡大している．C：硝子体カッターで，前部硝子体切除を行い，さらに適正な大きさになるようにCCCを行い，PCCCを広げている．D：前後囊に粘弾性物質を入れ，囊内へIOL挿入したところ．

4）散瞳不良例や小角膜例への対応

散瞳不良例では，必要に応じて虹彩リトラクターを用いて瞳孔を広げて手術を行う．前囊切開窓が小さくなりやすく，術後の後発白内障（前囊収縮・Elschnig pearls型）に注意が必要である．小角膜例も相対的に瞳孔径が小さい場合が多く，その場合には散瞳不良例に準じる．

● 手術法の選択—IOLの適応

乳幼児の白内障手術を成功させるためには，術後の屈折管理が重要なポイントである．白内障術後の無水晶体の屈折矯正法としては，IOL，コンタクトレンズ，眼鏡があり，それぞれの特徴を表11-3に示す．

● 表11-3 屈折矯正法とその特徴

	眼鏡	コンタクトレンズ	眼内レンズ
像の拡大	大	小	なし
視野制限	大	小	なし
屈折変化への対応	容易	容易	不可
片眼例への適応	不可	可	可
眼合併症	まれ	角膜障害	一部視軸混濁[*1]
追加矯正の必要性	なし	なし	時に
装用管理の負担	小さい	大きい	なし
費用[*2]	中等度	大きい	なし
整容上の問題	ややあり	なし	なし
長期予後	安定	安定	不明
手術時の困難さ	なし	なし	一部困難

[*1] 生後6ヵ月（1歳以下）での手術例．
[*2] 一部に公費助成あり．

小児のコンタクトレンズ管理は，患児・保護者ともに時間的経済的心理的ストレスが大きなものであり，また，角膜障害などのコンタクトレンズトラブルも生じる．実際の臨床では，このコンタクトレンズ管理が十分にできず，良好な視機能が得られないケースも少なくない．両眼手術例では，眼鏡での管理が可能であり，整容上や視機能上の問題点はあるものの，管理が容易で屈折変化にも対応が可能でありしばしば選択される．一方，片眼手術例では屈折の左右差が大きく眼鏡装用は困難であり，片眼手術例での屈折管理の大きな壁となっている．

IOLは，これらコンタクトレンズ管理にかかわる負担を大きく軽減させ，屈折矯正のアドヒアランスを向上させ，良好な視機能獲得が期待される．しかし，IATS（Infant Aphakia Treatment Study）の結果，生後6ヵ月以内の片眼手術症例のIOL例とコンタクトレンズ管理例では，視力予後は変わらず，後発白内障に対する追加手術がIOL挿入眼例で有意に多く必要になり，生後6ヵ月以内のIOL挿入は，コンタクトレンズ管理が難しい場合を除き，推奨されないことが報告された[10]．したがって通常の場合，IOLは，2歳以上が標準的な適応になると考えられる．

● IOL種類・度数の選択

IOL挿入にあたっては，術後の狙い（術後屈折値），IOL度数計算，IOL種類を選択する必要

Column

Infant Aphakia Treatment Study (IATS)[10,13,17,18]

乳幼児のIOL挿入は，術後のコンタクトレンズ管理の負担を軽減し，屈折矯正のコンプライアンスを向上させ，良好な視機能獲得が期待される．特に，コンタクトレンズ以外矯正方法のない片眼性例では，その効果が期待される．一方，乳幼児のIOL挿入は，技術的な問題に加え合併症を増加させるリスクが報告されていた．

そこで生後6ヵ月以内の片眼性白内障手術例に対するIOL挿入の効果を調べるため，コンタクトレンズによる管理症例とを比較する無作為前向き試験が計画され，欧米12ヵ所で行われた．対象は2004～2006年までに登録された114例である．1歳時，4歳6ヵ月時の視力を測定し，IOL挿入の視機能に対する優位性があるかを検討することが最大の目的であった．2014年に4歳6ヵ月時の視力結果が報告され，IOL挿入眼とコンタクトレンズ管理眼での視力の差は認められず，むしろIOL挿入眼では1歳未満に再手術を必要とする視軸混濁が有意に多く生じ，生後6ヵ月以内のIOL挿入は，コンタクトレンズ管理が難しい場合など限られた症例に行うべきとする報告を行った．これ以外にも20近い報告を行っており，今後の乳児白内障の標準的な基準になると思われる．

がある．

1）術後の狙い（術後屈折値）

術後屈折値で考慮すべき点は，患児の年齢である．小児期では低年齢ほど，眼軸長が伸長し，特に乳幼児期では著しい．それに伴い，IOL挿入眼は術後近視化する．屈折変化は，対数年齢に比例することが報告されているが[11]，挿入されたIOL度数が大きいほど，同じ眼軸長変化でも近視化の程度が強くなる[12]．また術後屈折値（狙い）は，乳幼児期であれば，視能訓練には近視眼のほうが有利と考えられるが，術後の狙いの違いによって，視力予後に影響があるかの明確なデータは報告されていない．実際には20歳頃に軽度の近視になるように，IOL度数を選択することが多い（1歳時で+5D，2歳時で+4D）[12]．ただしこの場合術後には，遠視の程度，左右差によっては，コンタクトレンズや眼鏡での追加矯正を行う必要がある．

2）IOL度数計算

IOL度数計算で考慮すべき点は，眼軸長・角膜曲率半径の計測誤差とIOL度数計算式の選択である．乳幼児期には，検査に協力が得られず，また，全身麻酔下の検査では，開瞼器，角膜の状態，手持ち機器などに影響を受け誤差が生じやすい点に注意が必要である．計算式は，普及しているSRK/T式でほぼ良好な結果が得られることが報告されている[13]．

3）IOLの種類

IOLの種類では，水晶体径を考慮する必要がある．水晶体径は，眼軸長とよく相関し，生下時相当の眼軸では6mm程度，水晶体核・皮質を除去しても7mm程度であり，光学部直径6mmのIOLの挿入は難しい．さらに，1歳時相当の眼軸でも直径8mm，除去後は9mm程度であり，直径6mmの支持部が硬い素材のIOLを挿入すると，水晶体嚢が支持部により引かれ大きく歪むことが報告されている[14]．低年齢であればあるほど，支持部・光学部ともアクリル素材のIOLが選択される．光学部径は，6mm以下が望ましい．また，小眼球例の水晶体径は，学童期以前では年齢は高くとも眼軸長を参考に検討する必要がある．

● 術後早期合併症

1）創口閉鎖不全

小児では，低年齢ほど強角膜が伸展性に富み創口が自己閉鎖しにくい．創口閉鎖時にオキシグルタチオン液（BSS PLUS®）の漏れが確認されば，縫合するのが基本であるが，不十分であると術後低眼圧や浅前房をきたす．フィブリンが析出し炎症が強い場合などは，低年齢ほど早期に外科的処置を行う．縫合では，術後の縫合糸によるトラブルを予防する目的で，吸収糸を使う．

2）フィブリン析出

小児では炎症反応が強く，フィブリンの析出を伴う炎症が生じることがある．創口閉鎖不全などの問題があれば外科的処置を行い，基礎疾患がある場合にはステロイドの点眼，散瞳薬による瞳孔管理とともに乳幼児期ではアトロピンによる消炎を行う．ぶどう膜炎などの基礎疾患がある場合には，術前に十分な消炎を行い術後も治療を継続しないと，時に瞳孔閉鎖をきたし予後不良である．

3）網膜出血

硝子体切除に伴い，網膜出血を認めることがある．自然消退することが多い．

4）眼内炎

成人例と同様に，術後に眼内炎を生じる可能性がある．

術後管理―生涯続く経過観察

術後の屈折管理・弱視治療は，小児白内障手術で良好な術後成績を得るために欠かせない過程である．

● 屈折管理

乳幼児の（特に片眼性）白内障術後では，術後炎症が落ち着いた時点で早めに屈折矯正を行う．乳幼児では，睡眠下に手持ちオートレフラクトメータやレチノスコープを用いて屈折度を測定する．

片眼性術後では，コンタクトレンズ矯正が基本であり，レフラクトメータの値をコンタクトレンズに換算し作成する．ソフトコンタクトレンズ，ハードコンタクトレンズがあるが，前者では，適応度数が+25D程度に制限されることが多い．コンタクトレンズでは，可能であれば保護者にコ

ンタクトレンズケアを習得させ，管理させることが望ましい．コンタクトレンズトラブルや管理の問題からコンタクトレンズ装用が十分に行えない場合には，IOL 二次挿入を検討する．

両眼性術後では，眼鏡での管理が可能である（図 11-9）．乳幼児期は鼻が低く，頭部で固定する専用の眼鏡フレームが市販されている．成長したら状況に合わせコンタクトレンズを併用する．

IOL 挿入眼でもコンタクトレンズ挿入眼（度数が足りない場合）でも，遠視が残存するようであれば眼鏡装用を行う必要がある．乳幼児では，近見にあわせ，その後徐々に中間距離に移動していく．学童期になって，遠見と近見が必要になれば，二重焦点眼鏡を作成する．

● 弱視治療

片眼性例（さらに両眼性でも術後視力に左右差がある場合）では，健眼（両眼性では視力の良好な側）の遮閉が必要である．しかしながら，乳幼児の形態覚遮断弱視に対する遮閉プログラムは明確には実証されておらず[15]，術後早期ほど長い遮閉を行う方法と，両眼視の発達を考慮して，成長に合わせ徐々に遮閉時間を長くしていく方法が報告されている[16]．IATS では，月齢 8 ヵ月までは，月齢数と同じ時間（例えば 4 ヵ月であれば 4 時間），8 ヵ月以降は起床時間の半分を目途に検眼遮閉を行うことになっている[17]．この結果，術後の健眼遮閉に対するアドヒアランスと 1 歳時の視力はある程度相関することが報告されたが，術後 2, 3, 6 ヵ月間の調査でいずれの時点でも予定の 75％以上の時間遮閉が実行できているのは全体の 1/3 程度で，1/5 では，いずれの時点でも 75％未満しか実行できていなかった[18]．さらに，その後も年齢を重ねるにつれ，実行できている割合は低下した[10]．このように弱視治療の実施は難しく，術後の継続的な保護者への励ましなどの支援が大切である．

術後晩期合併症

● 視軸の混濁

術後の視軸の混濁は，Elschnig pearls 型のものと前後嚢切開窓の収縮に伴うものがある．前者は，後嚢や前部硝子体膜を足場として術後に水晶体上皮細胞が増殖し，Elschnig pearls 型の混濁をきたすものである．1 歳以上であれば，後嚢切除と前部硝子体切除を行うことによって IOL 挿入にかかわらずほぼ予防できるが，1 歳未満（特に生後 6 ヵ月以内）では，IOL を挿入すると後嚢切除と前部硝子体切除を行っても，術後に高率に再手術を必要とする視軸の混濁を生じる[10]．

6 歳以上で，後嚢切除を行っていない場合，Elschnig pearls 型の混濁を生じたときは，Nd：YAG レーザーによる後嚢切開を行い対応するが，レーザー治療が難しい場合や再発した場合には，観血的に硝子体カッターを用いて後嚢切除および前部硝子体切除を行う（図 11-10）．

IOL 挿入が低年齢化するとともに，初回手術で IOL 挿入を行わない場合にも将来の IOL 二次挿入を前提に，水晶体嚢を残存させるようになってい

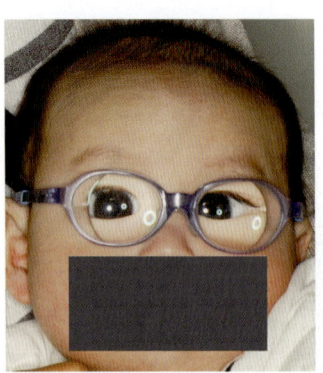

図 11-9
眼鏡による矯正
乳幼児期でも両眼性の場合，眼鏡による屈折矯正が可能である．

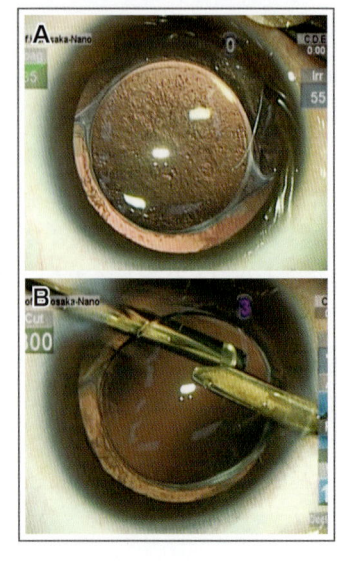

図 11-10
後発白内障
A：IOL 後面に Elschnig pearls 型の混濁を認める．B：角膜輪部より，IOL 後面と後嚢の間に硝子体カッターを入れ，後嚢切除を行う．

る．前後嚢の残り方によっては，術後に前後嚢切開縁が収縮し前嚢切開窓が縮小する場合がある．成人例でも，前嚢切開窓が収縮すると視機能に影響を及ぼすが[19]，小児でも視機能に影響を与え，視機能獲得の障害になる．無散瞳状態で，前嚢切開縁がみられる場合には，観血的またはNd：YAGレーザーによって切開窓を広げる必要がある．

● 緑内障

小児白内障術後に，緑内障が高率に生じることが報告されている[20]．多くは開放隅角緑内障で，隅角部を含めての前眼部の形成不良がその背景にあるとする考えもあるが，一方，手術を行わずに経過観察された小児白内障例では，緑内障の発生が少ないことから，手術侵襲に伴うものと考えられている[21]．緑内障を起こしやすい危険因子としては，手術時の低年齢，小眼球などの眼合併症であり，特に乳児期では，リスクが高い[22]．手術時期を待てる範囲で待つ理由の一つになっている．緑内障は，術後10年以上経過してからも発症し，長期にわたり経過観察を行う必要がある．経過観察中の高眼圧や眼軸長の異常な伸長などで疑う．点眼治療ではコントロールが得られず，観血的な治療が必要になることが多い．

IATSでは，術後5年でIOL挿入の緑内障発症への影響は認められなかったが，さらに長期的な観察が必要である[10]．

● その他の合併症

IOLが嚢外固定された場合には，術後の後発白内障（Soemmering ring）の形成に伴っての偏位や，長期的には，網膜剥離などを生じる可能性がある．

IOL二次挿入

● 適 応

小児白内障術後の無水晶体眼に対し，IOL二次挿入を行うもので，海外では，1歳未満ではIOL挿入を行わずIOL二次挿入を前提とする場合や，コンタクトレンズトラブルに伴って行われる場合がある．残存水晶体嚢が十分にIOLを支えられない場合，成人では毛様溝縫着が行われるが，小児期は，眼球が年齢とともに大きくなるこ

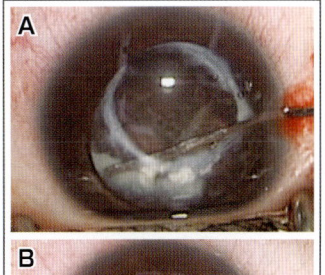

図 11-11 IOL 二次挿入
A：前後嚢癒着部よりマイクロスパーテルを挿入して，前後嚢の癒着を解除しているところ．後嚢はNd：YAG切開されている．
B：Soemmering ringを除去後，嚢内にIOLを挿入したところ．

と，縫合糸が長期的には劣化することから，偏位や硝子体腔へ落下などの合併症の報告[23]があり一般的ではない．したがって，IOLを支持できる残存水晶体嚢があり（前後嚢切開窓がIOL光学部よりやや小さいこと），緑内障・ぶどう膜炎などの重篤な眼合併症がないときに行われる．2歳以上であれば，年齢制限はない．

● 方 法（図11-11）

嚢内固定を第一選択とし，手術を行う．前後嚢癒着部を開裂させ，難しければ，前後嚢癒着部より周辺部で前嚢切開を行い，再生したSoemmering ringを除去する．嚢内固定できるスペースがあれば，IOLを嚢内に固定し，残存した水晶体嚢の直径が小さくIOL嚢内固定が難しい場合には，嚢外固定とする．Soemmering ringを厚く残したまま毛様溝固定しようとしても，支持部が持ち上げられ毛様溝に挿入できないので，できるだけSoemmering ringを除去してから嚢外固定を行う．

疾 患

先天・発達白内障

「小児の白内障・水晶体疾患の特徴」（215～225頁）を参照．

続発性あるいは併発白内障

アトピー性白内障：atopic cataract

● 疾患概念

アトピー性皮膚炎が落ち着かない症例の10～20%程度に，白内障を生じるといわれている．その原因としては，眼瞼周囲の瘙痒感に起因する殴打による外傷説，水晶体上皮細胞への攻撃因子であるMBPなどの関与，ステロイドの影響などが挙げられているものの定説はない．

● 所見

前囊下・後囊下白内障が多く，羞明や明所での見えにくさを訴える（図11-12）．男性に多く，時に急速に混濁が進行する．前房内の炎症所見（フレア，細胞），前部硝子体膜への色素散布，水晶体の偏位は，網膜裂孔や網膜剥離の存在を示唆する．アトピー性皮膚炎患者では，網膜裂孔が鋸状縁付近にできやすく，特に毛様体皺襞部の裂孔の場合，Zinn小帯は弛緩し，水晶体が偏位する．白内障が強く眼底が透見できない場合には，超音波Bモードや超音波生体顕微鏡（UBM）を用いて毛様体の観察を行うことが必要となる．

眼瞼皮膚の状態，眉毛部の状態（瘙痒感が強く眼瞼皮膚を擦過し，すれて薄くなっていることがある）をよく観察し，必要に応じ皮膚科と連携して瘙痒感のコントロールを行う．

● 治療

前囊下白内障が強い症例や乳化した症例では，前囊染色や粘弾性物質により前房内圧を上げて連続円形切囊術（CCC）を完全に行う．白内障除去後に眼底検査を行い，圧迫して鋸状縁付近をよく観察する．網膜裂孔などが見つかれば，網膜冷凍凝固など適切な処置を行う．眼底に異常がなく，水晶体偏位がなければ，多焦点IOL挿入が可能である．

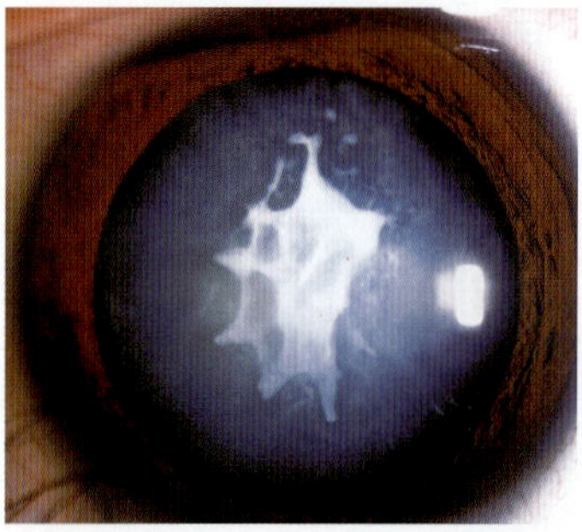

● 経過観察の注意点

網膜剥離を起こすことがあるので，定期的に眼底検査を行う．後発白内障を生じた場合には，Nd：YAGレーザーによる後囊切開術を行う．

● 患者への説明

手術を行う場合，術後調節力がなくなり老視となる．多焦点IOLを挿入しても，中間距離の見えにくさやコントラストの低下を訴えることがあり，見えにくさと老視になる不便さをよく説明する必要がある．

ステロイド白内障：steroid cataract

● 疾患概念

ステロイドの副作用として生じる白内障であるが，ステロイドの投与量・投与期間とは相関しない．

● 所見

後囊下白内障が多い．ステロイドの副作用では，緑内障があるのであわせて注意を要する．

● 治療

通常の白内障に応じた治療を行う．白内障のみであれば予後良好なことが多い．

● 患者への説明

原疾患でのステロイドの必要性を主治医と話すとともに，白内障単独であれば，手術によって調節力を失うデメリットはあるものの，視力予後は良好であること，緑内障のリスク管理があわせて必要なことを説明する．

外傷性白内障：traumatic cataract

● 疾患概念

穿孔性眼外傷に伴うものと鈍的外傷に伴う白内障がある．

● 所見

穿孔性眼外傷に伴うものは角膜や強膜裂傷を伴い，水晶体前囊が破損し，時間経過とともに急速

図11-12 アトピー性白内障
前囊に前囊下白内障を認める．

に変化し水晶体が膨化し，皮質が前房内へ脱出してくることがある．

鈍的外傷に伴うものでは，時間経過による変化は緩やかである．時に後嚢破裂をきたすが，その場合でも前部硝子体膜が保たれている状況では，進行が緩やかなことが多い．

● 治　療

穿孔性眼外傷に伴うものは，早急に水晶体を除去し，可能であればIOLを挿入する．鈍的外傷に伴うものは，白内障の進行状況をみて手術を行う．

● 患者への説明

穿孔性眼外傷に伴うものは，強角膜の穿孔創の処置とともに行う必要があること，鈍的外傷に伴うものでは，経過を追い，視機能低下が進めば手術になることを説明する．

前眼部胎生血管系遺残：auterior persistent fetal vasculature（PFV）

● 疾患概念

胎生期は，水晶体周囲や硝子体腔は一時期血管に覆われるが，出生前に退縮する．退縮せず遺残すると胎生血管系遺残（PFV）となる．水晶体後嚢側に強い前眼部型，網膜に強い後眼部型，両方の混合型がある．

● 前眼部型の所見

後嚢の後面に，線維性膜が癒着し時に血管を伴う．重症例ではこの線維膜の収縮により毛様体突起が牽引され水晶体後面に観察されることがある．白内障を伴う場合と伴わない場合がある（図11-13，図11-14）．

● 治　療

後眼部に異常がない場合には，先天白内障に準じた治療を行う．後嚢切除・前部硝子体切除の際に，遺残した血管より出血することがあり，眼内ジアテルミーで止血する．術後の炎症が通常に比べて強いことが多い．混濁が強くない場合は，経過観察を行い必要に応じて健眼遮閉を行う．

● 経過観察の注意点

先天白内障に準じた経過観察を行う．視軸の混濁や緑内障の発生に注意が必要である．

● 患者への説明

通常の先天白内障の説明に加え，消退するはずの血管が遺残した疾患であること，網膜病変を伴う可能性があることなどを説明する．

水晶体形態異常：morphological lens abnormalities

● 疾患概念

Zinn小帯の一部欠損によって，水晶体が球状に形成されなかったものである（Zinn小帯欠損部の水晶体が小さい）．

● 所　見（図11-15）

散瞳下に，水晶体の変型と一部にZinn小帯の欠損や伸展を認める．水晶体乱視（不正乱視であることが多い）を認めることがある．

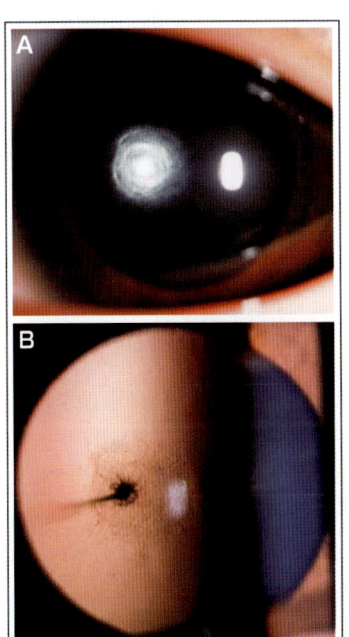

図11-13
PFV軽症例
後嚢中央部硝子体側に白い混濁（A）と同部から遺残した硝子体動脈が乳頭に向かっているのがみえる（B）．

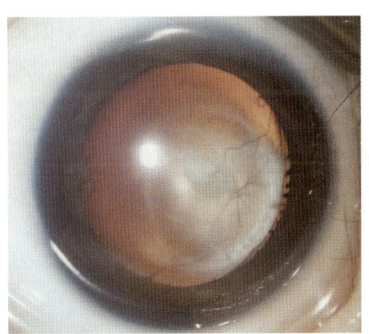

図11-14
PFV重症例
後嚢中央部硝子体側に白い混濁には，血管を認め，さらに耳側側の毛様突起が延長している．

疾　患　227

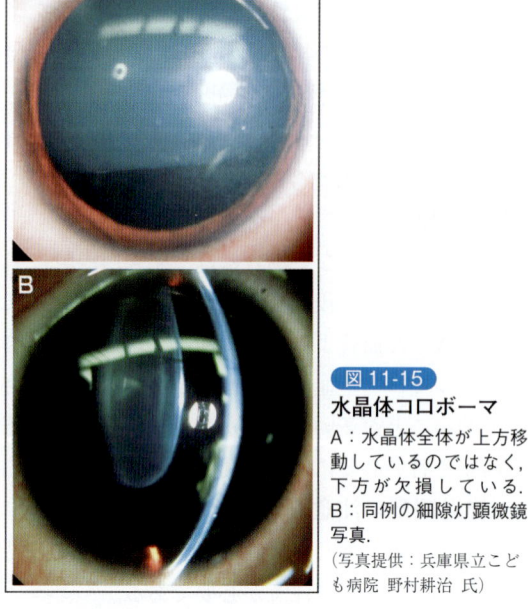

図 11-15　水晶体コロボーマ
A：水晶体全体が上方移動しているのではなく，下方が欠損している．
B：同例の細隙灯顕微鏡写真．
（写真提供：兵庫県立こども病院　野村耕治 氏）

● 表 11-4　水晶体偏位を伴う症候群
- Marfan 症候群
- Weill-Marchesani 症候群
- Ehlers-Danlos 症候群
- ホモシスチン尿症

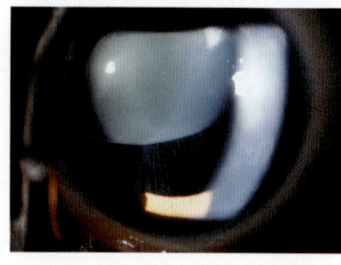

図 11-16　水晶体偏位
水晶体全体が上方に偏位している．

治療

不正乱視が強くなるか，白内障を伴い矯正視力が不良な場合には，白内障手術を行う．水晶体振盪を呈さず，残存している Zinn 小帯によって水晶体が支えられていることが多く，この場合には，欠損範囲が 120 度を超えなければ水晶体嚢拡張リングの適応となる場合がある．

経過観察の注意点

不正乱視によって矯正視力が不良になる．

患者への説明

不正乱視によって矯正視力が不良になる可能性があり，手術を検討すべきことを伝える．

水晶体偏位：lens dislocation

疾患概念

Zinn 小帯の先天的異常により，水晶体が偏位する（表 11-4）．白内障を呈する場合もあるが，進行すると水晶体乱視（不正乱視であることが多い）によって矯正視力が不良となり，弱視の原因となる．進行し，瞳孔領に赤道部が位置すると瞳孔領で水晶体を通る像と通らない像が認められ，複視を訴えることがある．

所見（図 11-16）

細隙灯顕微鏡所見で，散瞳下に水晶体の偏位が観察される．Marfan 症候群は外上方に，ホモシスチン尿症は内下方に偏位するのが特徴とされている．

治療

眼鏡，コンタクトレンズで矯正ができる間は，経過観察を行い，視力に左右差がある場合には，健眼遮閉などの弱視治療を行う．また，瞳孔領に水晶体辺縁が位置するまで偏位すると，時に無水晶体症としての矯正（水晶体を通過しない像を矯正する）を行ったほうが，視力が得られる場合がある．

矯正効果が不十分な場合は，小児白内障に応じた手術を行うが，水晶体嚢は切除し，術後矯正はコンタクトレンズか眼鏡で行う．

経過観察の注意点

徐々に進行するものの，小児期に水晶体振盪や硝子体落下，前房内脱臼を起こすことはまれである．左右差が強い場合や学業などに十分な視力が得られない場合には，手術を考える．

患者への説明

進行に伴い，乱視が増えること，時に虚像を伴った複視（瞳孔領で水晶体を通る像と通らない像が認められること）が出ることを説明する．偏位が少ない場合でも，成人以降に浅前房をきたし急性隅角閉塞を生じる可能性があることを伝えておく．

文　献

1) Trivedi RH, Wilson ME : Biometry data from caucasian and african-american cataractous pediatric eyes. Invest Ophthalmol Vis Sci 48 : 4671-4678, 2007
2) 安部修助：日本人小児の眼軸長に関する研究．第2報 小児の眼軸長の成長について．日本眼科学会雑誌 83：1666-1678, 1979
3) Bluestein EC, Wilson ME, Wang XH, et al. : Dimensions of the pediatric crystalline lens : implications for intraocular lenses in children. J Pediatr Ophthalmol Strabismus 33 : 18-20, 1996
4) American Academy of Pediatrics ; Section on Ophthalmology ; American Association for Pediatric Ophthalmology And Strabismus ; American Academy of Ophthalmology, et al. : Red reflex examination in neonates, infants, and children. Pediatrics 122 : 1401-1404, 2008
5) Trivedi RH, Wilson ME : Preoperative issues. In "Pediatric cataract surgery, 2nd ed" Wilson ME, Trivedi RH eds. Philadelphia, Lippincott W&W, 2014, pp31-47
6) Forster JE, Abadi RV, Muldoon M, et al. : Grading infantile cataracts. Ophthalmic Physiol Opt 26 : 372-379, 2006
7) Gochnauer AC, Trivedi RH, Hill EG, et al. : Interocular axial length difference as a predictor of postoperative visual acuity after unilateral pediatric cataract extraction with primary IOL implantation. J AAPOS 14 : 20-24, 2010
8) Rabiah PK, Smith SD, Awad AH, et al. : Results of surgery for bilateral cataract associated with sensory nystagmus in children. Am J Ophthalmol 134 : 586-591, 2002
9) Birch EE, O'Connor AR : Critical Periods for Visual Development and the Timing of Congenital Cataract Surgery. In "Pediatric cataract surgery 2nd ed" Wilson ME, Trivedi RH eds. Philadelphia, Lippincott W&W, 2014, pp48-54
10) Infant Aphakia Treatment Study Group, Lambert SR, Lynn MJ, et al. : Comparison of contact lens and intraocular lens correction of monocular aphakia during infancy : a randomized clinical trial of HOTV optotype acuity at age 4.5 years and clinical findings at age 5 years. JAMA Ophthalmol 132 : 676-682, 2014
11) McClatchey SK, Parks MM : Myopic shift after cataract removal in childhood. J Pediatr Ophthalmol Strabismus 34 : 88-95, 1997
12) McClatchey SK, Hofmeister EM : Calculation and Selection of Intraocular Lens Power for Children. In "Pediatric cataract surgery, 2nd ed" Wilson ME, Trivedi RH ed. Philadelphia, Lippincott W&W, 2014, pp55-60
13) Vanderveen DK, Trivedi RH, Nizam A, et al. : Predictability of intraocular lens power calculation formulae in infantile eyes with unilateral congenital cataract : results from the Infant Aphakia Treatment Study. Am J Ophthalmol 156 : 1252-1260, 2013
14) Pandey SK, Werner L, Wilson ME Jr, et al. : Capsulorhexis ovaling and capsular bag stretch after rigid and foldable intraocular lens implantation : experimental study in pediatric human eyes. J Cataract Refract Surg 30 : 2183-2191, 2004
15) Hatt S, Antonio-Santos A, Powell C, et al. : Interventions for stimulus deprivation amblyopia. Cochrane Database Syst Rev 3 : CD005136, 2006
16) Teed RGW, Wallace DK : Amblyopia Management in the Pediatric Cataract Patient. In "Pediatric cataract surgery 2nd ed" Wilson ME, Trivedi RH eds. Philadelphia, Lippincott W&W, 2014, pp320-326
17) Infant Aphakia Treatment Study Group, Lambert SR, Buckley EG, et al. : A randomized clinical trial comparing contact lens with intraocular lens correction of monocular aphakia during infancy : grating acuity and adverse events at age 1 year. Arch Ophthalmol 128 : 810-818, 2010
18) Drews-Botsch CD, Celano M, Kruger S, et al. : Adherence to occlusion therapy in the first six months of follow-up and visual acuity among participants in the Infant Aphakia Treatment Study (IATS). Invest Ophthalmol Vis Sci 53 : 3368-3375, 2012
19) Hayashi K, Hayashi H : Effect of anterior capsule contraction on visual function after cataract surgery. J Cataract Refract Surg 33 : 1936-1940, 2007
20) 吉野真未，中村邦彦，黒坂大次郎，他：先天白内障術後の長期経過．臨床眼科 57：1229-1232, 2003
21) Walton DS : Pediatric aphakic glaucoma : a study of 65 patients. Trans Am Ophthalmol Soc 93 : 403-413, 1995
22) Beck AD, Freedman SF, Lynn MJ, et al. : Glaucoma-related adverse events in the Infant Aphakia Treatment Study : 1-year results. Arch Ophthalmol 130 : 300-305, 2012
23) Buckley EG : Safety of transscleral-sutured intraocular lenses in children. J AAPOS 12 : 431-439, 2008

第12章 緑内障

小児の緑内障の特徴

疾患の概念と原因

小児の緑内障は，さまざまな隅角異常による眼圧上昇を原因として発生する．隅角だけに異常を伴うものから眼の先天異常，全身の異常を伴うものまでを含むため，その病態は多彩である．

診　断

小児の緑内障は成人の緑内障と異なり，その診断に眼圧が大きく関与する．視神経乳頭や視野の障害はもちろんであるが，高眼圧に伴う眼球の構造変化も診断の参考にする[1]．

● **小児緑内障の診断基準**

以下の4つのうち，少なくとも一つの所見が存在すること．

① 22 mmHg以上の眼圧が2回以上の機会で測定されること
② 陥凹と乳頭の比率（陥凹乳頭比）が大きいこと
③ 緑内障を疑わせる視野障害があること
④ 角膜径や眼軸長が大きくなること

● **診断に関する注意点**[2〜4]

1）眼　圧

患児の視機能障害を最小限にとどめるために，小児緑内障においても早期発見，早期治療が大切である．しかし，検査に非協力的な子どもも多く，全身麻酔下の検査，催眠下の検査が必要になることが多い．診断に重要な眼圧は，全身麻酔や角膜形状の影響を受けやすい．可能ならば複数の眼圧計を使って測定したい．ケタミンやトリクロホスナトリウムは眼圧に対する影響が少ない．一方，吸入麻酔薬であるセボフルレンは眼圧を下げる．セボフルレン麻酔下で20 mmHgの眼圧であれば，覚醒時には30 mmHgを超える眼圧を示す．セボフルレン麻酔下では，15 mmHgあるいは12 mmHgを正常上限とする意見がある．できることなら同じ麻酔方法，鎮静の方法で経過をみることが望ましい．中心角膜厚は眼圧の補正に有効かどうか議論が分かれるところである．しかし，現時点では角膜厚で眼圧を補正することは推奨されていない．

2）眼底の所見

陥凹乳頭比（C/D比）が経時的に大きくなるときやC/D比に左右差が0.2以上あるときは，緑内障を疑う．健常な小児のC/D比は小さく，C/D比が0.3を超えるときは強く緑内障を疑う．また，陥凹の拡大も同心円状に広がることが多く，眼圧下降とともに可逆的に陥凹が小さくなる．視神経乳頭の所見は診断と進行判定に重要かつ鋭敏なパラメータであるため，できるだけ散瞳して細隙灯顕微鏡下で立体的に評価すべきである．

3）視野障害

視神経乳頭と所見が一致する視野障害が検出できると診断は容易であるが，小児では視野検査自体が困難である．測定時間が短いプログラム24-2，SITA fastが有用なときもある．ただし，複数回検査をして視野異常の再現性を確認する必要がある．さらに，Humphrey視野計の測定には小児の正常値データベースがない．pattern standard deviation, glaucoma hemifield test, glaucoma change probabilityなどのパラメータは，概ね年齢の影響を受けないと考えられている．

4）眼球の構造変化

乳幼児期に眼圧が高いと角膜径は拡大し，眼軸

長が伸びる．新生児で角膜径が 11 mm 以上，乳児で 12 mm 以上，あるいはすべての時期を含めて 13 mm 以上あれば緑内障を疑う．3 歳までの児ならば，眼圧上昇の証拠として眼球の形態変化，角膜径の増大，眼軸長の延長，近視の進行を治療効果の判定に使うこともできる．

急速に角膜径が大きくなると，Descemet 膜の伸展性が追いつかずに裂け目ができる．その断裂部から房水が角膜に侵入し角膜は浮腫，混濁をきたす．この Descemet 膜の裂け目はハーブ線（Haab striae）と呼ばれ，角膜乱視を生じて視力の発達を妨げる要因の一つになる．隅角鏡検査は病型診断に重要である．

小児緑内障の分類

わが国の緑内障診療ガイドライン第 3 版（2012 年）では，小児の緑内障を早発型，遅発型，その他の先天異常を伴う発達緑内障の 3 つに分類している．

● 早発型発達緑内障
発達異常が隅角に限局する病型である．虹彩の発育異常を伴うこともある．

● 遅発型発達緑内障
隅角の発達異常に起因する緑内障ではあるが，その異常の程度が軽度であるために発症が遅れる病型と考えられている．隅角鏡検査で異常を見つけることは困難で，角膜径の拡大や Haab striae もない．

● その他の先天異常を伴う発達緑内障
わが国の定義では，小児の続発緑内障はすべてこのカテゴリーに含まれる．無虹彩症，Sturge-Weber 症候群，Axenfeld-Rieger 症候群などに続発する緑内障が含まれる．World Glaucoma Association が 2013 年に発行した「Childhood Glaucoma」では，この小児の続発緑内障はさらに細かく 4 つに分類されている[1]（表 12-1）．

診察時の一般的な注意点

小児の緑内障はすばやい診断と適切な治療が必要であるが，緑内障であることが確実になるまで治療（手術）をしないという大原則がある．4～5 歳になると，成人と同様の検査ができるようになる．しかし，十分な検査を診察室で行うことは困難で，全身麻酔あるいは鎮静下での検査が必要になる場合が多い．小児緑内障の特徴は，高眼圧と特徴的な視神経乳頭の陥凹にある．最初にすべきことは，緑内障であるか否かの判定と病型診断である．緑内障の疑いを捨てきれないときは全身麻酔下，鎮静下での検査に踏み切る．乳児の場合は授乳中，あるいは自然睡眠中に診察可能なことが多い．病型によっては遺伝的な背景を伴うため，両親を診察することも重要である．

問診のポイント

家族歴，発症時期，出産の状況を詳しく聞き取る．眼脂を伴わない流涙，羞明はよく見かける症状である．角膜の混濁を生じると，多くの両親が子どもに異常を感じる．眼瞼けいれんを含めた症状は，眼圧上昇に伴う角膜の変化に起因する症状である．角膜の変化を昔の写真と比較することも有用である．結膜充血を伴うこともあるため結膜炎と誤診されることもあるが，小児の緑内障では眼脂は出ない．先天鼻涙管閉塞では流涙と眼脂があるが，羞明をきたさない．角膜上皮障害では先天緑内障類似の症状をきたすが，多くの場合，症状の発現状況，前眼部の診察で鑑別できる．多くの類似症状をきたす病態は，角膜径の増大をきたさない．

妊娠分娩中の異常の有無をチェックし，妊娠中の感染症や鉗子分娩の有無を聞き取る．多くの発達緑内障は遺伝的な背景を伴うために，家族歴と

● 表 12-1　World Glaucoma Association による小児続発緑内障の分類

1．先天的な眼の異常を伴う緑内障 　　Axenfeld-Rieger 異常，Peters 異常，先天無虹彩などに続発した緑内障
2．先天性の全身異常を伴う緑内障 　　Down 症候群，Sturge-Weber 症候群，Klippel-Trenaunay-Weber 症候群，神経線維腫症などに続発した緑内障
3．後天性の疾患や薬物に続発した緑内障 　　ぶどう膜炎，外傷，ステロイド緑内障，腫瘍に続発した緑内障
4．先天白内障術後の緑内障

して小児緑内障があるか，近親婚であるのかどうかのチェックは重要になる．

ホモシスチン尿症などの代謝異常があれば，全身麻酔や鎮静に注意を要する．診察は全身的な観察から始まる．正常な発育をしているのか，神経学的な異常があるのか，アトピー性皮膚病変の有無，感染症の既往も大切である．年齢相当に視力が発達しているか調べる．

前眼部の診察

多くの場合，手持ち細隙灯顕微鏡で検査する．眼圧下降薬を使うと角膜混濁が軽減して，前眼部の状態がよく見えるようになることもある．角膜では混濁の有無，後部胎生環，角膜径の拡大とDescemet膜の裂け目（Haab striae）を観察する．Haab striaeは通常，角膜中央部では水平に，周辺部では輪部と同心円状になることが多い．鉗子分娩でもDescemet膜の皺襞をきたすことがあるが，通常角膜の中央部に垂直にできることが多い．また，外傷による角膜の異常では角膜径が正常である．角膜径が増大すると，角膜と睫毛が接触するようになる．角膜上皮障害の有無も観察する．

先天性の角膜疾患を除外することが大切である[5]．先天遺伝性角膜内皮ジストロフィ（congenital hereditary endothelial dystrophy：CHED）は常染色体優性遺伝の形式をとるもの（CHED 1）と常染色体劣性遺伝の形式をとるもの（CHED 2）がある．さまざまな程度の両側性の角膜肥厚と混濁をきたす．常染色体優性遺伝のCHED 1では，生後2～3年で発症する．CHED 2は，びまん性の角膜混濁が生下時から存在する．角膜が厚くなるため眼圧が高く評価される．しかし，角膜径と視神経乳頭所見が正常であることが鑑別点になる．

後部多形性角膜ジストロフィ（posterior polymorphous corneal dystrophy：PPCD）は，常染色体優性遺伝の角膜障害である．角膜内皮の変化は，生下時から生じることもある．非進行性であり，進行してもその速度は遅い．角膜後面に水疱状の円形病変が集合する．角膜後面のどこにでも発症する．通常は無症状であるが，病変がHaab striae様に見えることもある．

先天性の代謝異常も小児の角膜混濁をきたす．ムコリピドーシス（mucolipidosis：MLS，あるいはoligosaccharidosisとも呼ばれる）は糖タンパク，糖脂質など炭水化物の代謝酵素に異常がある疾患群である．障害を受ける酵素によってMLS Ⅰ，MLS Ⅱ，MLS Ⅲ，MLS Ⅳ，Goldberg症候群，マンノシドーシス，フコシドーシスなどに分けられる．MLS Ⅰでは，角膜混濁に加えて黄斑にcherry-red spotを伴っている．常染色体劣性遺伝である．

ムコ多糖症（mucopolysaccharidosis：MPS）はムコ多糖類の代謝異常があり，細胞内のリソソームにムコ多糖類が蓄積する病態である．7つの病型に分類されるが，いずれも常染色体劣性遺伝である．角膜の混濁は幼児期に始まることが多い．glycosaminoglycanが前眼部に沈着すると，眼圧が上昇して緑内障になることもある．角膜厚が厚くなり角膜の剛性も高くなると，眼圧測定値が高く表示される（表12-2）．

● 表12-2 角膜ジストロフィ，先天代謝異常と発達緑内障の比較

	CHED	PPCD	発達緑内障	MLS	MPS
遺伝形式	常染色体劣性・優性	常染色体優性	常染色体劣性	Ⅱ型以外は常染色体劣性	常染色体劣性
両眼性	両眼性	両眼性	70%が両眼性	両眼性	両眼性
角膜混濁発生時期	生下時	生後1年以内	眼圧上昇時	乳幼児期	乳幼児期
角膜径	正常	正常	大きい	MLS Ⅱでは巨大角膜	正常
角膜厚	非常に厚い	正常	Descemet膜破裂時は厚い	正常	次第に厚くなる

CHED：先天遺伝性角膜内皮ジストロフィ（congenital hereditary endothelial dystrophy），PPCD：後部多形性角膜ジストロフィ（posterior polymorphous corneal dystrophy），MLS：ムコリピドーシス（mucolipidosis），MPS：ムコ多糖症（mucopolysaccharidosis）．

小児緑内障の検査

眼 圧

　緑内障診療において眼圧測定は重要な項目であり，それは小児においても同様である．むしろ小児では視野検査などが困難なことを考えると，成人よりも眼圧の測定の重要性が高いともいえる．4〜6歳くらいになれば覚醒下で検査が可能なことがあるが，乳幼児の眼圧を正確に測定することはしばしば難しい．小児，特に乳幼児における眼圧測定のポイントを以下に述べる．

● 睡眠下での測定

　覚醒下での眼圧測定が困難な場合，トリクロホスナトリウムのシロップを内服させ睡眠下で眼圧を測定する手法が以前から行われている．年齢などに応じて，0.2〜0.8 mL/kgを標準的に用いる．総量が2 g（シロップとして20 mL）を超えないようにする．シロップの内服が難しい場合は，抱水クロラールの座薬を用いる．検査前に昼寝をしないように保護者に指導し，暗室で待機させておくと比較的入眠しやすい．

● 全身麻酔下での測定

　覚醒時やトリクロホスナトリウムを内服させても眼圧測定が難しいときは，全身麻酔下で眼圧を測定する．全身麻酔下では，覚醒時よりも眼圧が下降することが知られている．セボフルレンで麻酔した場合，麻酔導入直後に測定した眼圧と比較すると，2分後には12％，6分後には19％下降したと報告されている．一方，ケタミンの場合は導入直後の眼圧と導入6分後までの眼圧には差がなかったが，8分後に7％低下したとの報告がある．麻酔薬の違いで眼圧下降の差があることを知っておく必要があり，眼圧を測定する場合には麻酔導入後に速やかに測定するのがよい．

● 成人の眼圧との比較

　日本緑内障学会多治見緑内障疫学調査（通称：多治見スタディ）によれば，成人の平均眼圧は14.5 mmHgと報告されている[6]．一方で，生後1日目〜1週間の乳幼児の眼圧を覚醒時にPerkins圧平眼圧計で測定した場合，その平均眼圧は11.4 mmHgであった．0〜12歳（平均6.7歳）の健常な小児の眼圧を測定した研究では，平均眼圧は12.0 mmHgであった．また，その眼圧は年齢とともに上昇し，12歳までに成人の眼圧レベルに達したと報告されている．つまり，乳幼児は成人よりも眼圧が低い．

● 起座位と仰臥位での測定

　成人においては，仰臥位での眼圧は起座位に比べると高値になることが知られている．正常被検者で1.8〜4.4 mmHg，正常眼圧緑内障患者で1.7〜6.0 mmHg，原発開放隅角緑内障患者で2.7〜4.0 mmHg高くなると報告されている．

　一方で小児の報告は少ないが，iCare PRO眼圧計で0.9 mmHg，Tono-pen®眼圧計で0.7 mmHg高値になると報告があり，小児でも仰臥位で眼圧は高くはなるが成人よりも上昇幅が小さい可能性がある．

● 眼圧計

　Goldmann圧平眼圧計で測定できれば問題ないが，その測定が困難であれば測定原理が同じPerkins圧平眼圧計（図 12-1A）が一般的によいと考えられる．しかし測定には，睡眠下か全身麻酔下で行う必要がある．睡眠時に行う場合は，患児の顔の向きなどで測定が難しい場合がある．

　Schiötz眼圧計（図 12-1B）は圧入式の眼圧計で，乳幼児の場合覚醒時には測定困難であるので，仰臥位で睡眠時か全身麻酔下で行う．

　Tono-pen®眼圧計（図 12-1C）は操作性がよく，座位でも仰臥位でも測定できる．しかし点眼麻酔が必要であるので，そのときに覚醒して啼泣することがある．

　iCare眼圧計（図 12-1D）は患児の眼に接触するプローブが小さいため，痛みを感じず点眼麻酔がなくても測定できる．わずかな開瞼でも測定が可能である．覚醒時でも測定できることが多い．操作性もよく，乳幼児の眼圧測定には最も適しているといえる．しかし，仰臥位のときは眼圧測定ができない．

　iCare眼圧計では仰臥位における眼圧測定ができなかったが，iCare PRO（図 12-1E）はそれを可

能にした．しかし仰臥位で測定した場合，座位での測定と比べて再現性に劣ると報告されている．

● iCare眼圧計について

現在iCareは，乳幼児の眼圧測定に最も適している眼圧計と考えられている．iCare眼圧計は，DekkingとCosterが1967年に考案したコイル駆動の反跳性原理に基づいて測定を行う．先端から飛び出したプローブが角膜に接触し跳ね返る．その速度を換算して眼圧値としている．角膜中央に4～8mmの距離で垂直に測定する．しかし乳幼児の測定においては，理想的な条件で測定できないこともしばしばある．角膜からの距離が4mm，6mm，8mmでは測定値は変わらないこと，また角膜周辺でも角膜に垂直にプローブが接触するように測定すれば角膜中央の値と変わらないことが報告されている．しかし角膜中央でも周辺でも，プローブが角膜に垂直に当たらないと測定値は低くなる．

● 角膜の性状と測定値

小児の緑内障では，角膜の異常を伴っているものも多い．角膜の性状が異なる場合，角膜中央だけでなく角膜周辺部で眼圧を測定するとよいこともある．また，角膜の性状による影響が眼圧計により異なるため，可能であれば複数の眼圧計で眼圧を測定することが経過観察に有用である．

乳 頭

乳幼児では，視野検査ができないことが多い．そのようなときは，視神経乳頭の評価が緑内障診断の重要な所見になる．視神経乳頭の所見は治療効果の判定にも役立つ．発達緑内障が疑わしい症例に対しては，散瞳下でなるべく立体的に視神経乳頭を観察する．

● 乳幼児の視神経乳頭所見の特徴

乳幼児の視神経乳頭には，成人緑内障患者とは異なる特徴がある（表12-3）．成人症例と比較して小児から発症する発達緑内障患者では，より早期から視神経乳頭陥凹が生じる．初期に中央部の深い陥凹が起こり，その後乳頭と同心円状に拡大しより深い陥凹になる．後期になると，乳頭陥凹は乳頭のほぼ全体を占めるようになり，視神経乳頭辺縁（リム）は蒼白になる．また，小児の視神経乳頭はその陥凹に可逆性をもつ．成人の緑内障では眼圧の正常化により視神経乳頭陥凹が小さくなることはまれであるが，小児では視神経乳頭陥凹面積の縮小はしばしばみられる．これは，成人に比べ小児では，視神経乳頭の結合組織や強膜の弾性が高いためといわれている．

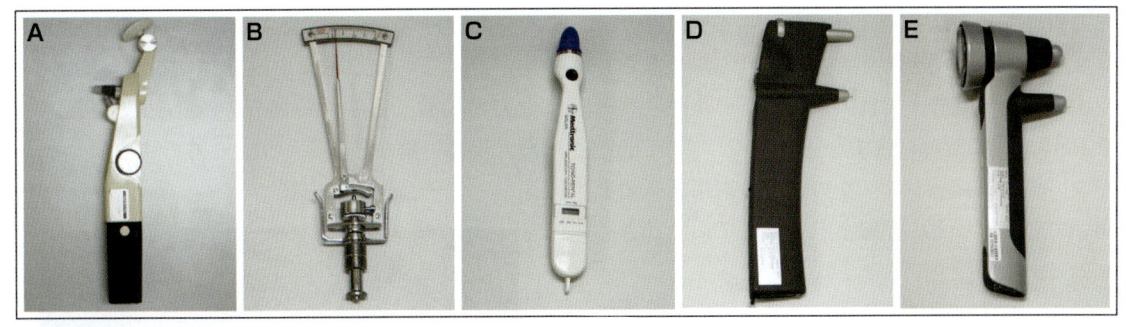

図12-1 手持ち眼圧計
A：Perkins圧平眼圧計，B：Schiötz眼圧計，C：Tono-pen®眼圧計，D：iCare眼圧計，E：iCare PRO眼圧計．

表12-3 小児と成人における緑内障性視神経乳頭の比較

	小 児	成 人
緑内障と診断する陥凹乳頭比の基準	0.3，左右差0.2以上	0.7，左右差0.2以上
形 状	乳頭陥凹の同心円状に拡大	乳頭陥凹の上下への拡大，リムの萎縮
網膜神経線維の萎縮	びまん性	リムの萎縮部位に一致
眼圧正常化による可逆性	しばしばみられる	まれ

● 小児緑内障の C/D 比

　眼底カメラを用いて小児緑内障の治療前後を比較した研究によると，視神経乳頭陥凹が縮小した症例では高眼圧でいったん拡大した強膜リングが，眼圧が正常化するに伴い縮小していた．特に1歳未満の緑内障では，外科的治療により良好な眼圧コントロールが得られた症例のうち約50％の症例でC/D比が0.2以上減少したが，1歳以上の症例では1例もなかった．

　新生児〜3歳児でみると，正常児では約80％の症例でC/D比が0.2以下にとどまる一方，緑内障眼の約90％はC/D比が0.3以上である．したがってC/D比0.3以上の例では，緑内障を疑う．また，片眼性の発達緑内障の場合，C/D比の左右差は顕著になる．C/D比に明らかな左右差がある正常新生児の場合は，その0.6％しかない．一方，片眼性の発達緑内障では89％がC/D比の明らかな左右差を示すため，C/D比が0.2以上の差がある場合は緑内障を疑う．

● 乳頭所見の記録

　眼圧が正常化するとC/D比も縮小するため，角膜径や眼軸長の変化などとともに緑内障の定期フォローのための重要な客観的な情報になる．眼底写真として定期的に視神経乳頭を記録することは，発達緑内障のフォローには有用である．乳幼児で眼底写真を撮る場合は，散瞳して無散瞳カメラを用いると羞明を防ぐことができるため撮影しやすい．全身麻酔下では広画角デジタル眼底カメラ RetCam®で記録に残すか（図12-2），RetCam®がない場合は接触レンズをのせて手術用顕微鏡を用いてビデオなどに記録として残しておくことも有効である．

　近年，座位が保持できない乳幼児でも仰臥位で測定できる手持ち OCT もあり，生後間もない時期から視神経乳頭を立体的に記録しておくことができるようになってきた．

小児緑内障の視野

　乳幼児期は，固視を保つことが難しいため再現性や信頼性に欠けるという理由で，視野検査が積極的に行われないこともある．しかし，緑内障の患者においては，治療方針を決めるうえで，視野検査の結果は非常に重要な意味をもつ．

● 視野検査法の選択

　一般に，5歳以上になれば，Goldmann 動的視野検査や Humphrey 静的視野検査が，成人と同様にできるといわれている．しかし，3歳未満の小児や，知的障害があるようなケースでは測定困難である．

　乳幼児期における視野検査の評価方法としては，発光ダイオードの視標を視野内に呈示し，定位反射により固視移動が起きる位置を測定する方法や，ネオンフリッカー刺激装置を使用して固視移動をみる方法などが，過去に報告されている．ただし，いずれも製品化されたものはなく，実際の臨床の場ですぐに行えるのは対座法のみである．対座法は，半盲や大きな視野欠損の有無の判定に有用である．

● 小児の Goldmann 視野検査

　まず，屈折異常がある場合は，矯正したうえで視野測定を行う．小児は調節の関与が大きく，視野検査の際に近見性調節が過剰に作用し，実際より狭い視野結果となる[7]と考えられている．検査の際は，不安が強いようであれば保護者と一緒に検査室に入ってもらい，検査の準備をしながら，検査方法を説明したり話をしたりして，緊張をやわらげるように配慮する．また検査中も，注意がそれないよう絶えず声をかけるようにする．小児の場合，応答するまでの反応速度が遅いため，視標の動かし方をややゆっくりするほうがよ

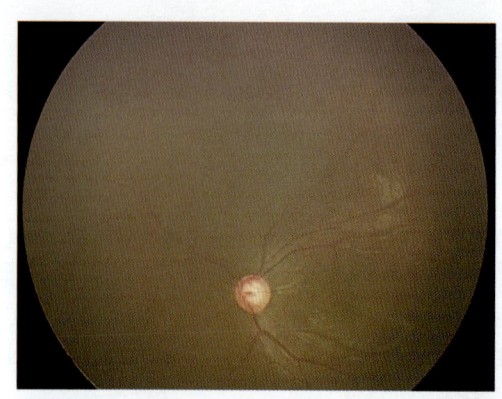

図12-2　広画角デジタル眼底カメラ RetCam®で撮影した小児緑内障患者の視神経乳頭

い．また，幼児の場合，ずっと固視点を見ることができず，周辺から視標が出てくると光が見えた時点でその視標を見るため，固視監視鏡を覗きながら視標に対する患児の眼の動きを観察して，視標を見た時点をプロットする方法（固視移動点による視野測定）[8]も有用と考えられている．中心から周辺に向かって視標を動かし，見えなくなった時点でボタンを押してもらう方法も，被検者が最初から視標が見えている安心感からか固視が安定しやすいという報告もある．いずれの方法においても，検査時間が長くなると注意力散漫となるため，注意が必要である．

● 小児の静的視野検査

Humphrey視野検査，Octopus視野検査は，5～7歳頃から可能と考えられている．小児では，検査時間が長くなると信頼性が低下してくるため，プログラムの選択が大切になる．Humphrey視野計ではまずはSITA-Fastを行い，十分検査できるようになればSITA-Standardを，Octopus視野計ではTOP strategyを選択するとよい．またFDT（frequency doubling technology）スクリーナーは，初期の緑内障性視野変化を検出するのに有用な機械であるが，5歳以上になると信頼性のある結果を得られるようになるといわれている．

● 小児緑内障患者における視野検査の評価

小児においても成人と同様，視野検査にはlearning curveが存在し，繰り返し検査を行うことでより良い結果が得られる[1]ため，1回目の検査は参考とし，2回目以降の結果で評価を行う．なお，自動視野計のパラメータの正常データベースには，小児を対象としたものは存在しない．しかし，平均偏差（mean deviation：MD）や標準偏差（pattern standard deviation：PSD）の値などは，あまり年齢に影響されないと考えられている．臨床的には，小児で信頼性・再現性の高い結果が得られた場合は，これらのパラメータも視野進行のモニタリングに有用であるとされている[1]．

視力不良，眼振，弱視，ほかの眼病変や全身疾患の合併などのため，小児緑内障患者に対する視野検査の結果や経過に関する過去の報告は多くはない．小児緑内障の患者に対してGoldmann視野検査を行ったところ，鼻側階段や弓状暗点が検出され，視野狭窄や進行のパターンは，成人の緑内障患者と類似している．また，C/D比の拡大とともに，視野欠損も拡大する．よって，小児緑内障患者においても視野検査は，成人と同様，緑内障進行の評価に有用な検査である．そのため，5歳頃から積極的に視野検査を試みて，再現性・信頼性の高い結果が得られるようになれば，進行の指標として考えてよい．ただし，小児緑内障患者においては，Sturge-Weber症候群や神経線維腫症のように頭蓋内病変を伴うケースもあり，再現性のある視野欠損がみられた場合には，成人と同様に，視神経乳頭の所見と一致するかを確認し，一致しない場合は頭蓋内病変の影響も考慮する必要がある．

隅　角

● 隅角の発生

隅角は，胎生3～5ヵ月頃から形成される．胎生7ヵ月頃にはSchwalbe線の近くまで隅角は形成されているが，中胚葉由来の組織が隅角底を覆っている．胎生8ヵ月になると遠位部へと向かって前房隅角は形成され，生下時にはさらに隅角は拡大し，中胚葉由来組織は薄い層となる．生後も隅角底の形成は進み，4～5歳で完成する．発達緑内障においては，この中胚葉由来組織の残遺が発症に関与しているとされる（図12-3）[9]．

● 隅角検査の方法

レンズの種類により，直接法と間接法がある．細隙灯顕微鏡で診察ができるようになるまでは，全身麻酔下での直接法での検査が主になる．

外来でのトリクロホスナトリウム（トリクロリール®シロップ），抱水クロラール（エスクレ®坐剤）やフェノバルビタールナトリウム（ワコビタール®坐剤）などの催眠鎮静薬で隅角検査を行うのは，困難である．

> **Column**
> 隅角検査はいつも両眼検査をすること．先天緑内障は70%が両眼性であることを忘れてはいけない．

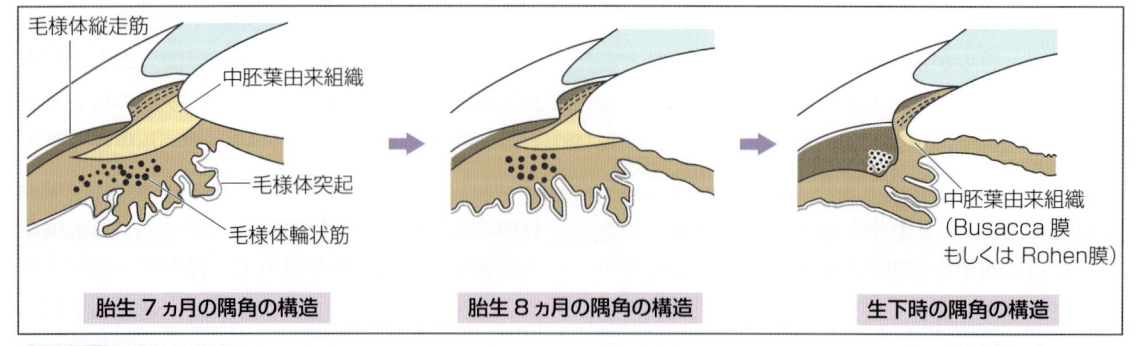

図12-3 隅角の発生
■が中胚葉由来組織で，タイトな編目から徐々にゆるやかな編目へと変化し，最終的に薄い膜となる（Busacca 膜もしくは Rohen 膜と呼ばれる）．

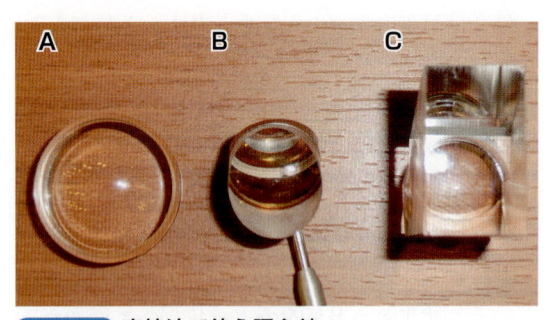

図12-4 直接法で使う隅角鏡
Koeppe レンズ（A），Swan-Jacob レンズ（B），森ゴニオレンズ（C）．

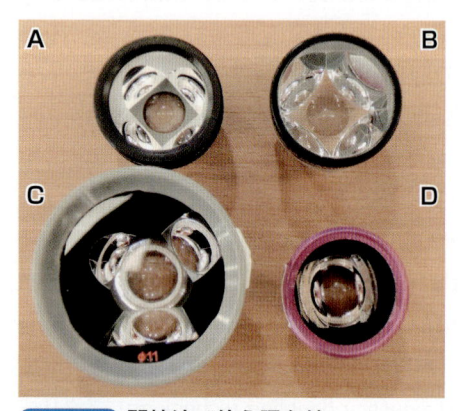

図12-5 間接法で使う隅角鏡
Ocular Four Mirror Mini Gonio（A），Sussmann 型 4 面鏡（B），Goldmann 型 3 面鏡（C），Goldmann 型 2 面鏡（D）．

1）直接法

　Koeppe レンズや Swan-Jacob レンズなどを用いる検査がこれに相当する．森式直立型手術用ゴニオレンズ（森ゴニオレンズ）も 2 枚のミラーを使用しており直接的に見える．Koeppe レンズは，メチルセルロースを滴下してから手持ち細隙灯顕微鏡用いて仰臥位の状態で横から覗き込むように観察する．間接法と比べて観察できる範囲が広く，オリエンテーションをつけるのが容易である．小児の隅角切開術や成人の隅角癒着解離術を行うときに有用である（図 12-4）．

2）間接法

　細隙灯顕微鏡下（座位）で用いる隅角検査である．Goldmann 型 1 面，2 面，3 面鏡や Zeiss 型 3 面鏡が一般的である．Sussmann 型 4 面鏡はエチルセルロースの滴下が不要である．レンズによって鏡の角度が違うため，隅角開大度の評価には注意を要する（図 12-5）．

● 成人の隅角の解剖（正常成人）（図 12-6）

1）Schwalbe 線：Schwalbe line

　隅角の前縁で白く少し突出した線として観察される．若年者では色素はほとんどないが，年齢とともに特に下方の隅角で色素沈着が増えてくる．

Column
成人の隅角を普段から見慣れておかないと，小児の隅角はわかりにくい．

Column
Schlemm 管は色素帯の奥にある．

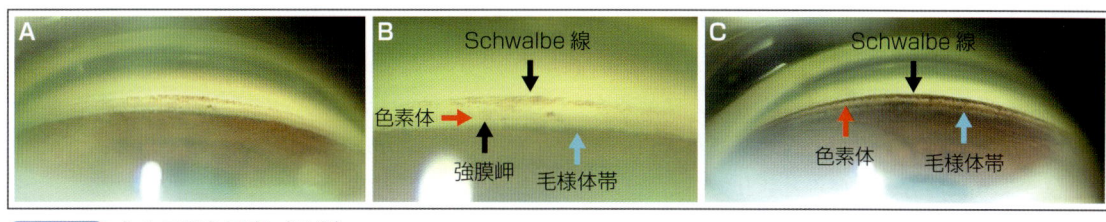

図 12-6 成人の隅角写真（正常）
A・B：Schwalbe 線に軽度の色素沈着がある．色素体は少し幅広く軽度の色素が沈着している．C：落屑症候群患者．正常成人に比べて多量の色素が Schwalbe 線と色素帯に付着しており，隅角構造を判別しやすい．

2）線維柱帯：trabecular meshwork

Schwalbe 線から強膜岬までの層状構造であり房水の流出路である．Schlemm 管は強膜岬の前方にあり，色素体の奥に位置する．その前には3層（傍 Schlemm 管結合組織，角強膜網，ぶどう膜網）が存在し，年齢とともに色素を帯びて隅角検査における目印となる．傍 Schlemm 管結合組織は内皮網ともいわれ，ほかの2つの組織とは明らかに異なる構造を呈している．房水流出抵抗の最大の部位とされる．

3）強膜岬：scleral spur

名前の通り，強膜が Schlemm 管のほうにのびていく最先端部である．線維柱帯切開術の際は，強膜弁を作成していると強膜床の線維が横方向に走行する部位が見えてくる．この部が強膜岬であり，Schlemm 管を同定する際に役に立つ．

4）毛様体帯：ciliary band

隅角底部に位置し，強膜岬と虹彩根部の間のやや暗い色調（青～灰褐色）の組織であり，毛様体筋である．成人で全くみられない場合は，隅角発育不全の疑いがある．

5）虹彩突起：iris process

正常人でもみられ鼻側に多いが，数も高さも個人差が大きい．通常は強膜岬までの高さが多いが，隅角底を覆い隠すような多数の樹枝状の虹彩突起は発達緑内障などの隅角形成異常を疑う．この場合の樹枝状の虹彩突起は虹彩ではなく，残存する中胚葉性残遺組織と呼ぶべきかもしれない．

正常小児と成人の隅角の違い

①小児では通常，隅角検査の指標となる線維柱帯にほとんど色素沈着がない．その表面はセロハン様に光ってみえることがある（Barkan 膜と呼ばれるが，組織学的には認められていない）．
②Schwalbe 線や強膜岬が，成人のように白くない．
③隅角底が浅い．
④周辺部虹彩実質は薄く，虹彩色素上皮が透けてみえる（black triangle）などが特徴である[10]．

1）小児の隅角評価

小児の隅角評価には，RetCam®が有効である．RetCam®広画角デジタルカメラは，小児の眼科診療において非常に有用な機器である．眼底写真や隅角写真，フルオレセイン蛍光眼底撮影も可能である．RetCam®のほうが通常の隅角鏡（2面鏡）で撮影した写真よりもより鮮明に，高倍率で先天緑内障の隅角をとらえることができると報告されている．撮影できた隅角写真は，緑内障の病型診断や線維柱帯切開術などの治療効果判定に有用である（図 12-7）．

2）小児緑内障の隅角分類

わが国においては，これまで1981年にHoskinsらによって報告された虹彩の付着型による分類が有名である．これは，小児緑内障（生直後～16歳）のうち隅角形成不全のみの症例108例を分類したものである．虹彩異常や全身疾患に関連したものは含まれていない．そのほかに，Sampaolesiらの2分類がある．

Hoskins らの小児緑内障の隅角分類

これは虹彩根部の付着型により，① flat iris insertion，② concave（wraparound）iris insertion に分類したものである．

flat iris insertion はさらに，強膜岬に対する付着部位から anterior iris insertion（虹彩が平坦に隅角に向かい線維柱帯あるいは強膜岬の高さに付

着する）と posterior iris insertion（平坦な虹彩が強膜岬の後方で付着する）に分類される（図12-8）.

concave（wraparound）iris insertion は虹彩が強膜岬の後方で付着するが，周辺部虹彩実質が隅角を覆うように前方へのびるとされている.

各型の年齢分布や眼圧ならびにその予後は不明であるが，Anterior 型 40人（37％），Posterior 型 38人（35％），Anterior＋Posterior 型 8人（7％），Concave 型 5人（5％），分類不能 17人（16％）であったと報告されている．ほとんどが Flat 型（72％）である．

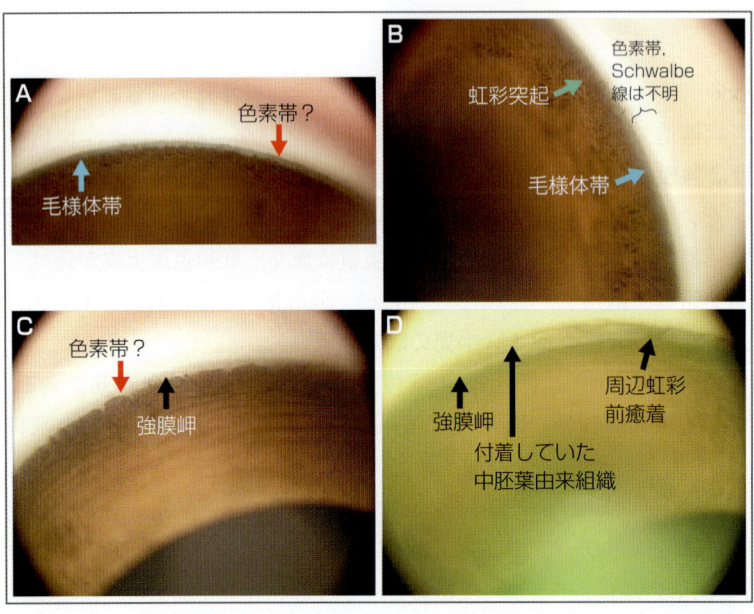

図12-7 線維柱帯切開術前後の隅角所見

A：隅角写真（RetCam®で撮影）．毛様体帯（灰白色の部位）は確認できるが，色素帯や Schwalbe 線は色素がなくはっきりしない．B：隅角写真（RetCam®で撮影）．毛様体帯（灰白色の部位）は確認できるが，色素帯や Schwalbe 線は色素がなくはっきりしない．虹彩突起を軽度認める．C：隅角写真．線維柱帯切開術前の所見（RetCam®で撮影）．虹彩は高位付着しており，毛様体帯は見えない．強膜岬は一部見える．色素帯はかろうじて見えるが Schwalbe 線は見えない．D：線維柱帯切開術後の所見（C の症例）．付着していた中胚葉由来組織の痕跡と，一部切開部への虹彩前癒着がある．隅角は開放されている．画面全体の黄色はフルオレセイン染色のため．

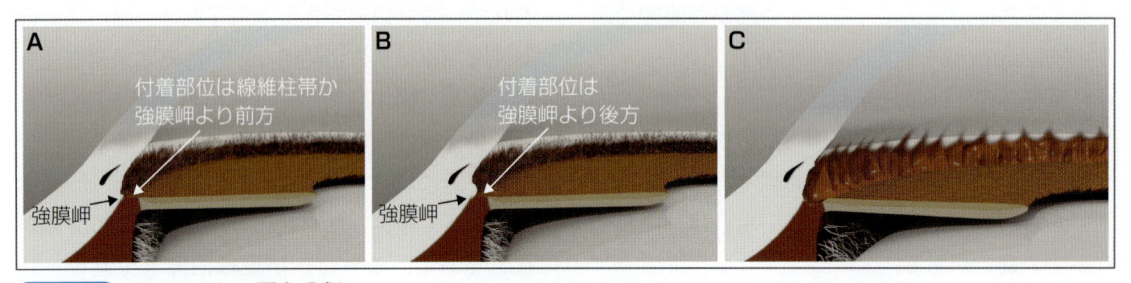

図12-8 Hoskins らの隅角分類

A：anterior iris insertion, B：posterior iris insertion, C：Concurve（wraparound）iris insertion.

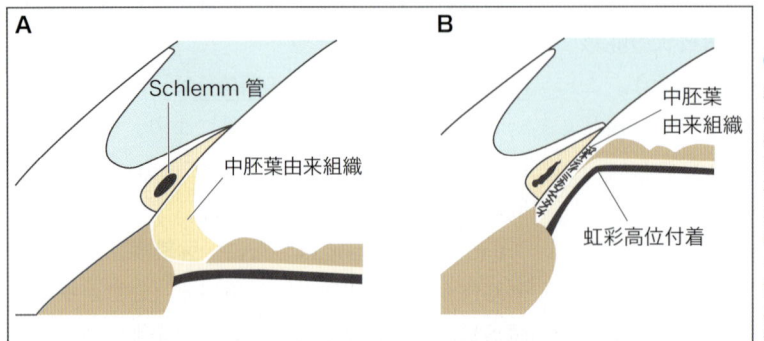

図12-9 隅角の Sampaolesi 分類

A：1型．薄い病的中胚葉性残遺組織が毛様体帯を覆い，しばしば細長く Schwalbe 線までのびる（一般的に虹彩突起といわれるもの）．眼軸長は 23 mm まで，角膜径 13 mm まで，第一選択は線維柱帯切開術．
B：2型．明白な高位付着(high insertion)を認め，black triangle や pillars を伴う．眼軸長は 23 mm 以上，角膜径は 13 mm 以上，手術は初回から線維柱帯切開術と線維柱帯切除術の混合手術を勧めている．

Sampaolesiらの先天緑内障の隅角分類（図12-9）

Sampaolesiらは2009年に，彼らの多数の症例と経験から病的な隅角を1型と2型に分けて詳細な報告している[9]．彼らによると，以前はすべて先天緑内障に対し線維柱帯切開術を施行していたが，30％は1～3年以内に再紹介されそのほとんどが2型であったと報告している．したがって2型の場合，彼らは初回から線維柱帯切開と切除の混合手術を勧めている．

超音波生体顕微鏡：
ultrasound biomicroscope（UBM）

UBMは，詳細な隅角構造を他覚的に評価できる機器である．

● 小児検査でのメリット
①前眼部OCTでは映し出せない虹彩の裏面や毛様体の形態を確認できる．
②仰臥位で撮影できる．
③角膜混濁や白斑を伴う場合には，鑑別診断や術前の前眼部構造を把握することができる．

● UBMの撮影方法
従来の方法は，水浸法（immersion method）と呼ばれる（図12-10）．眼球にアイカップを装着し，その上から生理食塩液やエチルセルロースを満たして検査する．基本的に仰臥位状態でしか検査することがでない．水がまわりにこぼれないように注意が必要である．また，瞼裂が狭い小児の場合，アイカップの大きさで撮影範囲が限られる．

● 60MHz UBMプローブ UD-8060
水浸法の欠点を改善するために最初からプローブの先にビニールを装着し，その中に蒸留水をあらかじめ入れておくタイプのUBMが発売された．このタイプでは座位や伏臥位でも撮影可能であり，検査の利便性が増えた（図12-11）．

前眼部光干渉断層計：
anterior segment optical coherence tomograph（ASOCT）

● 前眼部光干渉断層計（ASOCT）とは
ASOCTは，発光ダイオードや高速スキャニングレーザー光源による，近赤外光の干渉現象を利用した生体イメージング装置である．組織侵達度が高く，結膜，角膜，強膜，虹彩，瞳孔領の水晶体，毛様体皺襞部の断層像を非接触で撮影でき

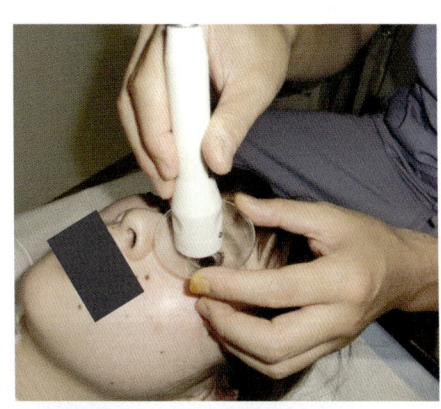

図12-10 超音波生体顕微鏡 水浸法
点眼麻酔後にスコピゾールをアイカップに入れ，さらに蒸留水や生理食塩水を追加する．

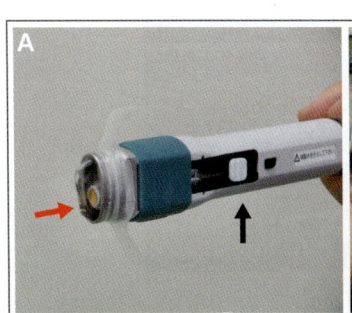

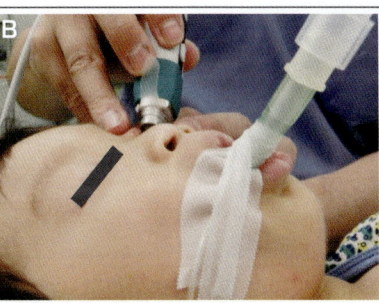

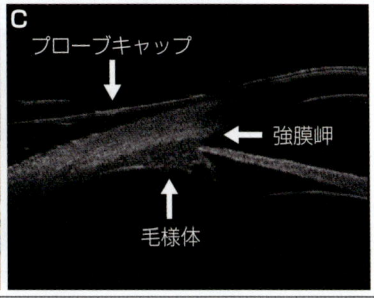

図12-11 アイカップが不要な超音波生体顕微鏡による前眼部画像
A：先端のディスポーザブルキャップ（→）の中にあらかじめ蒸留水を注入しておく．➡は蒸留水注入部である．
B：水がアイカップから漏出する心配がなく，開瞼器をかけなくても毛様体扁平部付近まで撮影可能である．
C：正常児のUBM画像（UD-8060による撮影）．毛様体が鮮明に映し出され，強膜との境界を隅角側へ追うと強膜岬を同定できる．強膜岬と虹彩の間が毛様体帯であり隅角底の形成を判断できる．この児の場合，十分に隅角底は形成されている．

小児の緑内障の特徴

る．前眼部専用装置と眼底用 OCT にアタッチメントをつけて撮影する装置が市販されており，撮影波長と撮影方式の違いにより速度や範囲，侵達度，解像度などが異なる（表 12-4）．

● 得られるデータ

虹彩の形態異常，前房隅角形成異常や周辺虹彩前癒着が定性的に評価できる．深さ方向の解像度は 5〜18 μm と高い．内蔵ソフトウェアを用いて角膜厚，角膜形状，前房深度，隅角，線維柱帯切除後の濾過胞などを定量的に解析できる．高速化により 1 スキャンで得られる画像が増加し，前眼部三次元解析も可能となっている（図 12-12）．

● 表 12-4　前眼部撮影可能な OCT と UBM の比較

種類	OCT			UBM
測定方式	スウェプトソース	タイムドメイン	スペクトラルドメイン	超音波 B モード
機種	CASIA SS-1000	VISANTE®	RTVue XR Avanti®	UBM-8000
用途	前眼部専用	前眼部専用	眼底用，アタッチメント使用で前眼部も測定可	前眼部用 60 MHz プローブ
光源	波長走査式レーザー	スーパールミネッセントダイオード	ダイオード	超音波
走査範囲（横）	16×6 mm	16 mm	2〜12 mm	9 mm
走査範囲（深さ方向）	6 mm	6 mm	〜3 mm	7 mm
中心波長	1,310 nm	1,310 nm	840±10 nm	60 KHz 超音波
分解能（縦方向）	10 μm	18 μm	5 μm	50 μm
分解能（横方向）	30 μm	60 μm	表記なし	50 μm
速度	30,000 A スキャン/秒	2,000 A スキャン/秒	70,000 A スキャン/秒	10 枚/秒
隅角描出	優れる	優れる	可能	優れる
毛様体描出	扁平部は可能	扁平部は可能	不可	皺襞部，扁平部とも可能
その他	高速で動きに強い		解像度が良い	ソフトメンブレンの使用でアイカップが不要になるモデルがある

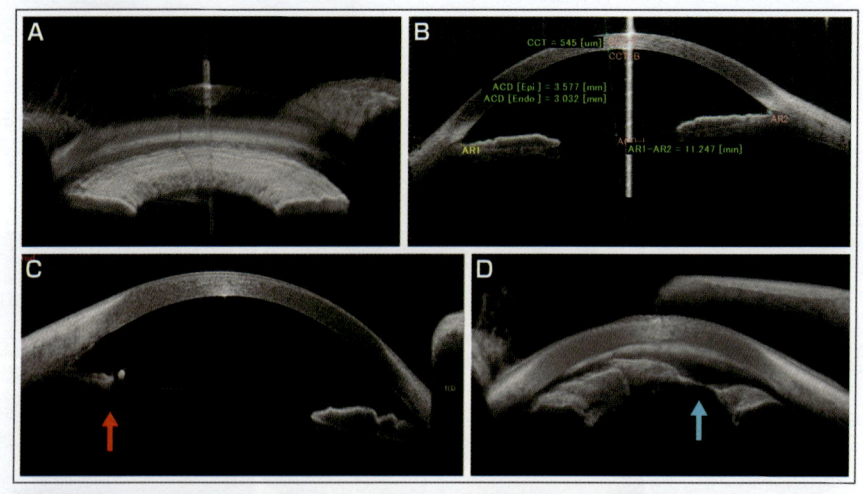

図 12-12　前眼部 OCT の画像―正常症例と虹彩コロボーマ症例

A：正常症例．スウェプトソース ASOCT の三次元解析で得られた隅角イメージ．B：正常症例，二次元断層像．C：虹彩コロボーマ症例，断層像．コロボーマの部の隅角形成異常．対側と比べて虹彩断面は短く付着部は低い（→）．D：虹彩コロボーマ症例，三次元イメージ．虹彩根部の低形成と索状の瞳孔縁が描出されている（→）．
CCT：中心角膜厚，ACD［Epi.］：角膜上皮から水晶体前面までの距離，ACD［Endo.］：角膜内皮から水晶体前面までの距離，AR：隅角底．

● 隅角パラメータ

前眼部の画像解析では，強膜岬を基準点としてさまざまなパラメータが決定される．強膜岬は強膜内面が毛様体と接する部位であり，断層像では高輝度を示す強膜の境界線が変曲する点である．スウェプトソースASOCT（SS-ASOCT：CASIA）では高い解像度をもつため，成人の98.2％（タイムドメインOCTでは66.8％）で強膜岬の同定が可能であるとされる[11]．SS-ASOCTを用いた16歳以下（7.1±3.3歳）50例の自験例でも，94％で強膜岬が正しく自動認識され，残り6％はマニュアル補正により強膜岬を同定できた．UBMで提唱された隅角パラメータ[12]が，ASOCTの内蔵解析ソフトに組み込まれている（図12-13）．自動解析で得られる数値および狭隅角の検出精度は，UBMと同等と報告されている．

1）AOD（angle opening distance）500

強膜岬から500μm前方の角膜内面から引いた垂線が，虹彩に達するまでの距離として定義される．強膜岬から前方500μm以内に線維柱帯が含まれるため，隅角開大度の視標とされる．

2）ARA（angle recess area）500

AOD500を表す線および虹彩表面，強角膜内面でつくられる三角形の面積として定義される．AODと同様に隅角開大度の視標であるが，面積で表すためにより正確であるとする文献もある．

3）TISA（trabecular-iris space area）500

強膜岬およびその500μm前方の点の強角膜内面から引いた2本の垂線と，虹彩表面，強角膜内面に囲まれる台形の面積と定義される．これはARAから強膜岬後方の毛様体部を除くことにより，房水濾過にかかわる部位のみを評価しようとするものである．

4）TIA（trabecular-iris angle）500

隅角底の先端と強膜岬から500μm前方の点を結んだ線と，その点からの垂線が虹彩と交わる点と隅角底を結んだ2本の線がなす角度と定義される．

● 小児検査でのメリット，デメリット

1）メリット

まぶしくない

近赤外光のため羞明が少ない．暗所の自然散瞳状態における隅角評価が可能である．明所での測定も可能である．

非接触でこわくない

隅角鏡検査やUBMで必要となる点眼麻酔や，器具による開瞼，仰臥位の準備などが不要である．

短時間

検査時間は高速のもので2.4秒と短く，走査範囲が広い．一度に相対する隅角が撮影可能である．三次元解析では隅角イメージが表示可能で，撮影後に任意の断面を表示することができる．細隙灯顕微鏡では観察困難な角膜混濁でも前房の描出が可能な場合が多く，解像度も高い（図12-14）．

2）デメリット

顎台での安定が必要

介助による新生児の検査例も報告されているが，一般に顎台と額当てで頭を安定させる必要がある．乳児や全身麻酔下では検査が困難である．低視力や理解不足による固視不良では，鮮明な画像が得られないことがある．

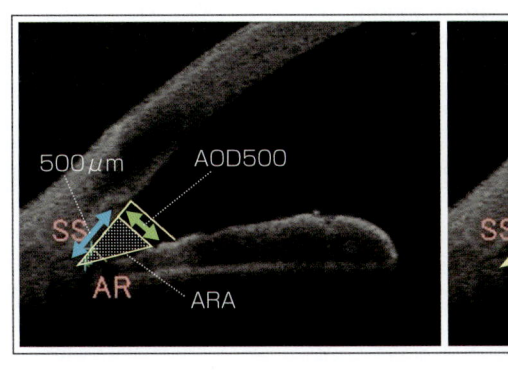

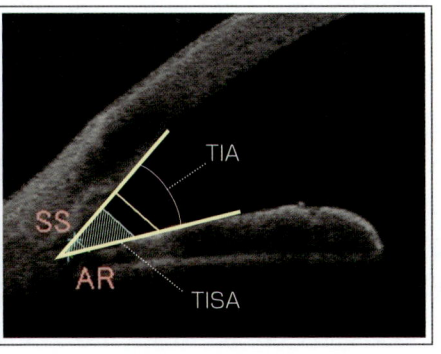

図12-13
OCTやUBM検査の隅角パラメータ
SS：scleral spur（強膜岬），
AR：angle recess（隅角底）．

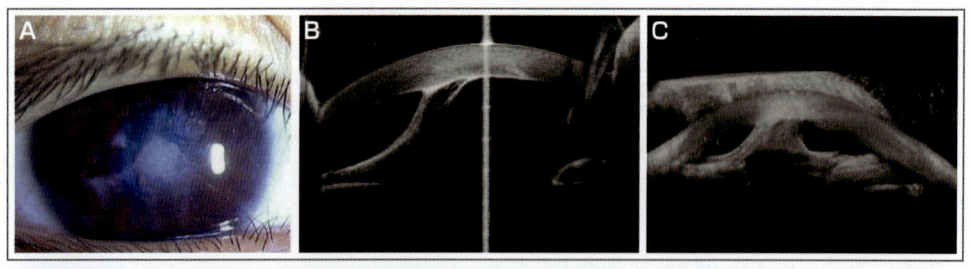

図 12-14 Peters 異常の前眼部 OCT 画像
A：前眼部写真．瞳孔領に角膜内皮側の混濁がある．B：二次元断層像．混濁部の角膜内皮面に高輝度部位があり，そこへの虹彩癒着がある．C：三次元イメージ．癒着の範囲，虹彩形状が立体的に示されている．

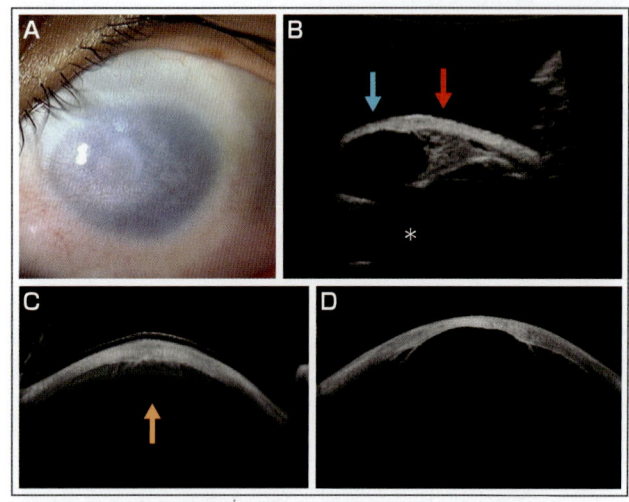

図 12-15 角膜混濁例における UBM との比較
ASOCT と UBM で得られた画像から前房不分離症候群（Peters 異常）と考えられた．角膜混濁の強い例でも角膜後面から前房の浅い部までは撮像可能であった．しかし，混濁による光線の減衰により虹彩と水晶体の描出は不十分であった．
A：細隙灯顕微鏡による前眼部写真．混濁のために前房は透見不良である．B：UBM による断層像．角膜中央部のの菲薄化（➡）と虹彩の癒着（➡）が観察できる．水晶体（＊）偏位はない．C：三次元イメージ．角膜への虹彩前癒着は薄く映っている（➡）．D：二次元断層像．UBM と同様の所見がみられるが水晶体はみえない．

上下方向は撮影が困難である

　瞼裂が狭く眼瞼が角膜にかかる場合に，上下方向は描出不良となりやすい．本体は大型でベッドサイドや手術室への移動は困難である．UBM と比較すると侵達度が劣り，角膜混濁が強い症例では虹彩の観察が難しくなる．角膜混濁がなくても毛様体皺襞部の描出はできない（図 12-15）．

● 小児と成人の前房隅角所見の違い

　小児の ASOCT 検査結果については，まだ報告が少ない．眼軸長が同程度の小児（平均±標準偏差：8.3±3.1 歳）と成人（平均：72.2±7.2 歳）各 31 眼を比較した自験例と，過去の文献から小児の解剖学的特徴を解説する．

1）中心角膜厚が厚い

　自験例でも成人 517±34 μm，小児 559±35 μm（ASOCT）と，小児は成人より角膜が厚い．

2）角膜曲率半径が大きい

　小児は角膜が平坦である．平均 72.5 歳の日本人 7.56 mm（44.6 D），自験例成人 7.55 mm であったが，小児は東アジア人（わが国を含む東アジア人の両親をもつオーストラリア在住）の 6 歳児 7.80 mm，自験例 7.73 mm であった（すべてオートレフケラトメータ）．

3）前房が深い

　シンガポールの成人 3.1 mm（ASOCT），東アジアの 6 歳児 3.43 mm（光学式生体計測装置，IOL マスター®），自験例成人 2.58±0.41 mm，小児 3.10±0.33 mm（ASOCT）であった．

4）AOD500 が大きい

　鼻側 AOD500 は，シンガポールの成人 0.274 mm，自験例成人 0.34±0.15 mm，自験例小児 0.66±0.22 mm（すべて ASOCT）であった（図 12-16）．

　ASOCT は短時間に非接触で高解像度の情報が多く得られる．隅角形成異常，Haab striae や

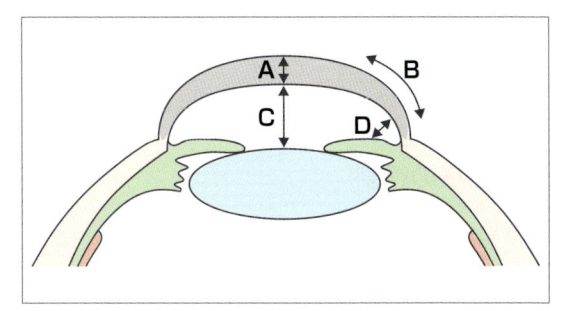

図12-16 成人と比較した小児の前房隅角所見
A：中心角膜厚が厚い，B：角膜曲率半径が大きい，C：前房が深い，D：AOD500が大きい．

角膜形状，水晶体形状などの定性的観察と，角膜厚，隅角開大度などの変化量の評価に有用である．

得られた所見は眼圧，隅角鏡やUBMなどとあわせて総合的に判断することで，小児の緑内障診療において役立つ．

定期検査

小児緑内障の定期検査では，低年齢であるとさまざまな検査や診察が十分に行えないことも多い．眼圧測定も正確に行えないことがあり，進行の評価には，眼圧値のみならず，視神経乳頭所見や角膜径などを総合的に判断する必要がある．患児を褒めながら少しずつ検査に慣れてもらう．視機能の発達時期にある場合は，眼圧のコントロールはもちろんだが，早期からの屈折矯正などの視機能管理が非常に重要となる．小児緑内障の定期検査を行ううえで注意すべきポイントなどについて，以下に述べる．

全身麻酔

小児の全身麻酔は，必ずしも死に至るような危険なものではない．しかし，低酸素状態になる可能性は常にある．頻繁な全身麻酔は，小児の脳の発育に悪影響を及ぼすことが次第にわかってきた．なるべく全身麻酔の頻度を減らすように心がけ，全身麻酔下ではできるだけの検査を行う．そして手術の適応と思われたら，そのときに手術も行うべきである．

眼圧

小児緑内障に関しては，目標眼圧に関する統一された見解はないが，19～20 mmHg以下をめざすことが望ましいとされる．眼圧測定にはさまざまな方法がある．3～4歳になれば，iCare眼圧計を用いて，覚醒下に座位で測定できるようになる．小児緑内障患者において，iCare眼圧計で測定した値とGoldmann圧平眼圧計で測定した値は，概ね一致しているが，2～3 mmHg程度iCare眼圧計のほうが高値に出る傾向がある．5歳以上になり，iCare眼圧計の測定に十分慣れてくれば，Goldmann圧平眼圧計を試みる．iCare眼圧計の測定も困難な場合には，催眠下または全身麻酔下での眼圧測定が必要である．催眠下・全身麻酔下であれば，Perkins圧平眼圧計，Tono-pen®眼圧計，Schiötz眼圧計を用いて測定する．ただし，催眠下や全身麻酔下での小児の眼圧値は，成人の覚醒下・座位での眼圧値よりも低くなるため，15 mmHgを正常上限と考えたほうがよい．

角膜所見

3歳頃までは，眼圧上昇によって角膜径が拡大する．3歳以下の小児緑内障患者では，緑内障悪化の指標として，角膜径を定期的に測定する．角膜径は，新生児では10 mm程度，1歳で11 mm程度であり，1歳以下で12 mm以上は注意が必要である．また，高眼圧による角膜径の拡大に伴いHaab striaeが出現することがあるが，Haab striaeの存在は弱視の原因となる可能性が高い．

眼底所見

発達緑内障でのC/D比は，成人の緑内障よりも小さな値を示すといわれており，また陥凹は，成人と異なり同心円状に均等に拡大し，眼圧が下降するとともに大きさや深さが減少することが特徴的である．緑内障の定期検査を行うにあたっては，可能な限り眼底写真を撮影し，視神経乳頭所見の経時的な変化を追うことが望ましい．OCTによる評価は，小児の正常データベースがないことが欠点である．

眼軸長

通常眼軸長は，生後1年の間に急激に大きくなり，その後は徐々に伸長速度が緩やかになり，6～7歳頃にプラトーに達するといわれる．この期間に，眼圧が高値になれば眼軸長が正常範囲を超えて伸びる．

視野検査

小児では，正確な検査が困難なケースも多い．短時間で可能な検査から徐々に試みて，再現性のある結果が得られれば，経過を追う．

屈折検査

小児緑内障患者では，定期的に塩酸シクロペントラート点眼下での屈折検査を行い，急激な屈折値の変化の有無をチェックし，また必要に応じて眼鏡やコンタクトレンズの装用を開始する．オートレフラクトメータでの測定が困難な場合は，検影法を用いる．新生児や乳幼児において，急激な近視化は緑内障の進行の可能性を示唆する．また，Haab striae が存在する症例では，斜乱視や不正乱視がみられることが多く，屈折矯正の必要性を早めに判断する．

視　力

小児緑内障患者の視機能の長期経過は，発症年齢・原因・緑内障の病型・眼病変の合併の有無・治療経過などによって異なるが，視力予後は一般に不良である．0.5以上の視力が得られたのは，30～40％程度という報告もある．視力不良の原因としては，弱視・緑内障性視神経萎縮・網膜・角膜病変の合併などがあるが，弱視が原因のケースが最も多い．また，早発型発達緑内障の弱視化要因として，高度の屈折異常，固視状態，Haab striae の存在が報告されている．弱視を防ぐために，早期からの適切な屈折矯正や視能訓練を行う．

薬物治療

薬物治療の役割

早発型の発達緑内障の眼圧は高く，薬物治療で眼圧を十分下げることができる確率は低い．小児では，良好なアドヒアランスは全く期待できない．発達緑内障では，隅角手術が病因を解決する根本的な治療法であり，良い効果が期待できる．以上のことから，手術治療が第一選択になる．しかし，薬物治療にも役割がある．薬物で眼圧を下げることで角膜浮腫を軽減させて診察や病型診断を容易にし，手術方法の選択肢も増える．また，手術で眼圧が十分下がらないときの補助療法としても有効である．隅角異常が軽度であり学童期以降に発症する遅発型には，まずは薬物治療を試みる．ほかの先天異常を伴う開放隅角の発達緑内障の場合も，同様の考え方でよい．隅角が閉塞した続発緑内障では，薬物治療で効果が得られることはまれである．

薬物の選択

隅角に先天的な異常を伴うためと思われるが，一般的に小児では眼圧下降薬の効果は成人より弱い．わが国において，小児に対する効果および安全性が保証された治療薬はない．欧米では，小児緑内障に対するプロスタグランジン関連薬や炭酸脱水酵素阻害薬の点眼薬の効果，安全性を検討する前向き研究が行われ，その安全性が確認されている．治療薬の副作用は眼局所から全身性のものまで多岐にわたり（表12-5），小児特有のものや症状の発現が非典型的なこともある．小児は自覚症状を表現できないことが多いので，保護者にも副作用について十分伝えることが大切である．

新生児の眼球容量は成人の半分だが，2歳で成人とほぼ同等になる．しかしながら，2歳児の体重や循環血液量は成人よりずっと少ない．小児用の眼圧下降点眼薬は存在しない．内服薬の服用量は体重で調整するが，点眼薬では投与量の調整は難しい．多くの点眼薬の眼内移行性は良くないの

表 12-5　緑内障治療薬の主な副作用

	眼局所	全身
プロスタグランジン関連薬	睫毛伸長，眼瞼・虹彩色素沈着，眼瞼炎，結膜充血	小児に対する安全性試験で大きな合併症はなかった
炭酸脱水酵素阻害薬	眼瞼炎，刺激・瘙痒感，霧視，一過性近視	内服では代謝性アシドーシス，発育不全がある．点眼薬による小児に対する安全性試験で大きな合併症はなかった
交感神経β受容体遮断薬	ドライアイ，角膜上皮障害，刺激・瘙痒感	喘息，低血圧，徐脈，無呼吸，めまい，抑うつ
交感神経α₂受容体刺激薬	充血，刺激・瘙痒感，霧視	嗜眠，傾眠，呼吸抑制．2歳未満の乳幼児には禁忌である
副交感神経刺激薬	近視化，縮瞳，虹彩後癒着，刺激感，暗黒感	頭痛，発汗，下痢

で，点眼薬は濃度が高いという特徴がある．内服薬は，いったん肝臓で代謝を受けてから全身循環に移行する．涙嚢あるいは鼻腔の粘膜から吸収された点眼薬は，そのまま直接全身循環に入る．また，薬物代謝が成人に比べて遅い[13]こともあいまって，1滴の点眼薬でも小児には重篤な副作用をきたしやすい．点眼薬による全身性副作用を抑えるには，血液中への吸収を抑えることが重要になるため，点眼後の涙嚢部圧迫を指導する．

また，確実な眼圧下降効果を得るにはアドヒアランスの向上が必要である．小児緑内障においては，治療薬の管理は保護者に依存しているため，保護者に対して十分な説明を行っておく．また成人の緑内障治療と同様，可能な限り点眼回数を少なくすることも重要である．

治療薬の種類

プロスタグランジン関連薬：
prostaglandin (PL) 関連薬

主にぶどう膜強膜流出路からの房水排出を増加させることで，眼圧を下げる．点眼回数が少なく，全身の副作用が少ないことから，第一選択薬とされることが多い．成人の眼圧下降率は25～35%と報告されている．小児にも有効な薬剤であるが，小児ではぶどう膜強膜流出路が未発達であるため，成人と比べてノンレスポンダーが多く，特に早発型発達緑内障ではその傾向が強い．それでも発達緑内障における有効率・眼圧下降は，ラタノプロストのほうがチモロールよりもやや優れている．眼局所の副作用として，睫毛が長く太くなる可能性と永続的な虹彩色素沈着の可能性を保護者に伝えておく．欧州では，ラタノプロストは臨床研究が実施済みであり，小児への使用が容認されている．同じく欧州で臨床研究が進行中であるトラボプロストの安全性は，ラタノプロストと同等との報告がある．ビマトプロストは充血を生じやすく，治療からの脱落率が高い．タフルプロストの小児でのデータは少ない．

炭酸脱水酵素阻害薬：
carbonate dehydratase inhibitor (CAI)

重炭酸イオンと二酸化炭素の相互変換を阻害して，房水産生を抑制する．点眼薬と内服薬がある．ドルゾラミドは，長期使用による効果減弱はない．チモロール点眼使用例に追加した場合でもさらに15%程度の眼圧下降効果がある．合剤の使用は，アドヒアランスの向上につながる．ブリンゾラミドはドルゾラミドよりも刺激感が少ないのでさしやすく，ドルゾラミドと眼圧下降効果は同等である．CAI点眼による全身性副作用は少ないが，乳児期ではアシドーシスを起こしうる．また，炭酸脱水酵素は角膜内皮細胞に多く存在するため，角膜内皮機能の脆弱例では注意を要する．アセタゾラミド内服の眼圧下降率は25～30%と大きい．通常，5～15 mg/kg/日を2～3分服するが，長期使用では代謝性アシドーシスに伴う発育不全などの副作用が出現することがあるので，定期的な全身検査が必要である．CAI点眼に内服を追加するとさらなる眼圧下降効果が得られるが，これは小児では炭酸脱水酵素の活性が高いためとされる．

わが国では，CAI点眼はPGの無効例やPGに追加して使用されることが多く，さし心地の面か

らブリンゾラミドが好まれる．アセタゾラミド内服は長期に使用することのリスクから，手術までの一時的な使用とされることが多い．

● **交感神経β受容体遮断薬（β遮断薬）**

主に毛様体上皮細胞に作用して，房水産生を抑制する．点眼を開始後まもなくは40%以上の眼圧下降効果があるが，代償性に毛様体突起のβ受容体が増加することにより数週間で効果は減弱する．小児での有効率・眼圧下降効果は成人に劣る．10～20%の症例で，年月とともに耐性を生じる．他剤との併用効果は良好だが，房水産生抑制薬との併用ではいつしか効果の減弱がみられる．

チモロールは$β_1$受容体および$β_2$受容体を遮断する．ベタキソロールは$β_1$受容体の選択性が高く，呼吸器への影響が少ない．2007年に米国食品医薬品局は，チモロールとベタキソロールの6歳未満の小児への安全性を認めている．ゲル化剤のほうが全身への移行性が低いと報告されているので，小児においてはゲル化剤を使うのも一考である．カルテオロールは，小児での効果や安全性の評価がされていない．β遮断薬の全身性副作用は喘息や心疾患を中心に数多くあり，わが国では敬遠されやすい．わが国の小児気管支喘息は増加傾向にあり，発症の低年齢化も問題となっている．学童の罹患率は5.7%との報告がある．小児では，喘息の症状が一般的な喘鳴ではなく，夜間の咳であったりすることもある．チモロールについて小児では，0.25%の点眼でも成人の0.5%よりも血中濃度が高くなる．使用する際には，成人以上に心疾患・呼吸器疾患への配慮が必要である．

● **交感神経$α_2$受容体刺激薬（$α_2$刺激薬）**

ぶどう膜強膜流出路からの房水排出を増やし，房水産生を抑制する．ブリモニジンは，小児への使用は控えるべきである．脂肪親和性が高い薬剤であり，小児では比較的たやすく血液脳関門を通過する．脳は$α_2$受容体の密度が高く，嗜眠・傾眠・呼吸抑制などを生じやすい[14]．6歳未満，体重20kg未満は中枢神経系副作用のリスクが高いとされる．添付文書にも"低出生体重児，新生児，乳児または2歳未満の幼児"には禁忌とされている．

● **副交感神経刺激薬**

毛様体筋を刺激し線維柱帯からの房水流出を促進して眼圧を下降させるが，一般的な使用頻度は少ない．発達緑内障では，線維柱帯への毛様体筋の異常付着のために眼圧下降効果が出にくい．縮瞳作用があるが，眼底検査が困難になるようでは緑内障の管理や眼底疾患の発見に支障をきたす．線維柱帯切開後には，周辺虹彩前癒着を抑えるために使用される．

線維柱帯切開術後に短期間，ピロカルピン1～2%を1日3回使用する．

● **その他**

炎症性疾患による続発緑内障に対してはステロイド点眼薬を使用するが，小児ではステロイドレスポンダーが比較的多く，治療によりさらなる眼圧上昇を招く可能性があることを念頭に置く．また，非ステロイド系抗炎症点眼薬の使用にあたっては，アスピリン感受性症例においては点眼薬であっても高率に気道閉塞を起こすため，問診をしっかり行う必要がある[15]．

病型別の薬物治療

● **早発型発達緑内障**

手術治療が第一選択である．薬物治療の目的は2つある．1つ目は術前に角膜浮腫を軽減させ手術を容易にすること，2つ目は術後の追加治療としてである．小児では，隅角を含めてぶどう膜強膜流出路が未発達であるため，PG関連薬に対するノンレスポンダーが多いが，PG関連薬は安全面と点眼回数の点で有利である．CAIの内服薬は眼圧下降効果が大きいが，長期になると代謝性アシドーシスやそれに伴う発育不全を生じることがある．CAIの点眼薬は，副作用が少ないが効果も小さい．β遮断薬を使用する場合はできるだけ低濃度のものを用い，呼吸器疾患や循環器疾患の発症・増悪に注意する．$α_2$刺激薬のブリモニジンは，重篤な中枢神経系の副作用があるので原則として用いない．毛様体筋の異常付着を生じていることがあるため，副交感神経刺激薬の効果は小さい．

第一選択薬としてPG関連薬が選択されること

が多い．追加治療としてCAIの内服（アセタゾラミド5 mg/kg/日を3分服）を行うが，効果が不十分なら早期の緑内障手術を考慮する．また，手術後には周辺虹彩前癒着を防ぐために，副交感神経刺激薬（ピロカルピン1～2％を1日2～3回）を数週間使用する．

- **遅発型発達緑内障**

学童期以降であれば，まずは薬物治療を試みる．早発型に比べ，隅角異常が軽度である分，治療効果は高い．

やはりPG関連薬を第一選択薬とし，第二選択薬としてCAIの点眼または（副作用の自覚症状を的確に表現できる小児であれば）β遮断薬を使用する．成人同様の体格が備われば$α_2$刺激薬であるブリモニジンの使用も許容されるが，万が一のリスクを考えるとブリモニジンに頼るよりも手術を検討したほうがよい場合もある．

- **ほかの先天異常を伴う発達緑内障**

さまざまな疾患があり個別に治療を検討する必要があるが，原則として乳幼児期であれば早発型の，学童期以降であれば遅発型の発達緑内障に準じた方針でよい．ほかの先天異常を伴うことから，全身性の副作用に対しては格別の注意を要する．小児科医との連携が必須である．

- **続発緑内障**

原疾患に対する治療が基本となるが，対症療法としての緑内障治療が必要となることも多い．その場合，原則として乳幼児期であれば早発型の，学童期以降であれば遅発型の発達緑内障に準じた方針でよい．白内障手術後の緑内障に対しては，ピロカルピン点眼が有効なときがある．

手術治療

手術治療の考え方

小児の緑内障は成人と同様の検査や処置が困難であるため，より低侵襲で合併症や副作用が少なく，かつ安定した眼圧コントロールが得られる治療法が求められる．小児緑内障に関する前向き・無作為化試験の報告はないが，症例報告を積み重ねての概ね一致したコンセンサスは得られている．

小児の緑内障は，隅角の異常が原因である．薬物治療は低侵襲であるが，根本的な治療ではなく十分な眼圧下降が得られないことが多い．そのため手術が第一選択となる．また多くの場合，診断確定のための検査を全身麻酔下で行い，診断確定に続いてその場で治療方針や術式を決断する必要に迫られる．全身麻酔下での精査にのぞむにあたり，事前に患児の保護者に十分な説明を行い，考えうる状況に対する十分な準備をしておく必要がある．

乳幼児の発達緑内障に対する手術治療の第一選択は，隅角手術である．線維柱帯切開術や隅角切開術は形態異常を根本的に修正できるため，小児の緑内障手術においては第一選択になる．しかしながら，重症例を含めて隅角手術が無効な症例もある．複数回の線維柱帯切開術を行っても眼圧がコントロールできない場合には，線維柱帯切除術やチューブシャント手術が選択される．線維柱帯切開術は術後管理の難しさや濾過胞感染の問題が常につきまとう．近年，TVT studyでチューブシャント手術の安全性と有用性が報告され，またBaerveldt®をはじめとする人工物（glaucoma drainage device）が日本国内で承認されたこともあり，小児の緑内障に対するチューブシャント手術が注目されている．それぞれの手術のメリットとデメリットを理解しつつ，状況に応じた術式を選択する必要がある（表12-6）．

隅角手術

小児の緑内障では隅角形成異常があり，そこに強い房水流出抵抗がある．小児の緑内障には以前から隅角手術が行われ，経験的に隅角手術は奏功し治療の第一選択とされている．手技としては，眼外からアプローチする線維柱帯切開術と眼内からアプローチする隅角切開術がある．

- **線維柱帯切開術：trabeculotomy**

角膜混濁の影響を受けない術式であるため，隅角切開術よりも適応が広く，わが国では小児の緑内障手術の第一選択として広く普及している．線

● 表 12-6 小児緑内障手術のメリットとデメリット

	メリット	デメリット
隅角手術		
隅角切開術	・結膜を温存できる ・ほかの術式よりも侵襲が少ない ・短時間で行える ・別の部位から複数回行える ・濾過胞関連感染症のリスクがない ・術後低眼圧のリスクが少ない ・隅角が見えれば正確な手術が可能である	・前房が十分深く，隅角が観察できないといけない ・患者と顕微鏡の角度の調整が必要である ・助手が眼球の位置を固定する必要がある ・比較的難易度が高く習熟する機会が少ない ・再手術を要することがある ・角膜上皮搔破のための術後症状がある
線維柱帯切開術	・角膜混濁があっても行える ・患者と顕微鏡の角度の調整がない ・線維柱帯切除術と術式が似ている ・360度切開が一度の手術で可能である ・線維柱帯切除術と併用することで，より高い成功率が期待できる ・線維柱帯切除術へのコンバートが可能である ・別の部位から複数回行える	・結膜瘢着を生じる ・隅角を直接観察しない ・4～20%でSchlemm管を発見できない ・下方や側方からの施術は線維柱帯切除術へのコンバートができない ・意図しない濾過効果が起こる ・再手術を要することがある
濾過手術		
線維柱帯切除術	・より低い眼圧下降を達成できる ・成人での手術経験が多い ・releasable sutureで術後に調整できる ・術後のフルオロウラシルやステロイドの局所注射を行える	・隅角手術よりも低眼圧による合併症のリスクが高い ・術後感染症のリスクが高い ・マイトマイシンCを使用しても無水晶体眼では成績が悪い
チューブシャント手術	・線維柱帯切除術後でも長期間の眼圧下降が期待できる ・将来的な別の内眼手術にも耐えうる可能性がある ・無水晶体眼へのコンタクトレンズ装用が可能である	・デバイスを使用することによる合併症が懸念される ・毛様体扁平部へのチューブの挿入には硝子体手術を要する ・長期の眼圧コントロールが期待できる

維柱帯切開術の成功率は良好で，原発性発達緑内障で65～85%，ほかの先天異常を伴う場合でも30～80%と報告されている．

初回では，十分なスペースを得られる上方または耳下側を術野として選択する．最初の手術が予後を決定するといわれているので，最も手術しやすい場所を選ぶ．結膜輪部切開を行い，4×4 mmの強膜弁を作成する．Schlemm管の同定が本術式で最も重要であり，かつ最も難しいところであるため，術者によってさまざまな工夫がなされている．Schlemm管外壁を開放すると房水，または血液が滲み出てくる．発達緑内障では，隅角形成異常や角膜径拡大に伴い解剖学的構造物の位置関係が正常と異なっていることが多く，しばしば予想より後方にSchlemm管が位置しているように感じる（図12-17）．結膜の下に潜り込むように角膜が拡大するため，結膜の起始部と角膜の周辺部の位置関係にずれを生じるためである．

結膜切開後に真の角膜輪部を同定できればSchlemm管の位置も予想しやすいが，そうでない場合には筋付着部からの距離を測定し，Schlemm管の位置の同定の補助にするようにし

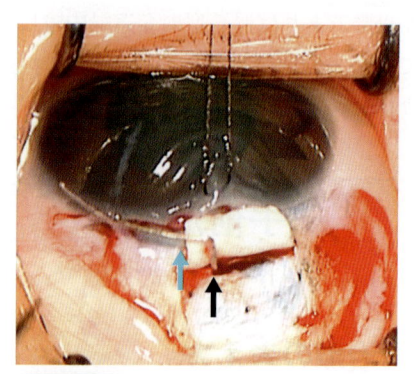

図12-17
小児緑内障におけるSchlemm管と結膜，角膜の位置関係
外科的輪部（─→）と結膜，角膜の移行部（結膜切開線）に大きなずれがある．そのためにSchlemm管（→）の同定が難しくなる．

ている．

　成人と比べて，トラベクロトームの挿入に抵抗が強いことがある．同定されたSchlemm管に挿入した後，トラベクロトームを内方に回旋し線維柱帯を切開する．適切に切開が行われれば，前房内に逆流性出血が観察できる．先天無虹彩では逆流性の出血が硝子体腔にまわるために，術中に前房の出血が見えないことが多い．

　10-0ナイロン糸で強膜縫合，8-0バイクリル糸で結膜を縫合して手術を終了する．小児の強膜は薄く，しっかりと縫合する．術後の房水漏出があると，術後低眼圧に伴う脈絡膜剥離や駆逐性出血などを引き起こす．

● **隅角切開術：goniotomy**

　隅角切開術の適応は，線維柱帯切開術とほぼ同じである．角膜混濁があり，隅角観察が難しいと行えない．術後成績の成功率は，77.8～94％と線維柱帯切開術をほぼ等しく良好である．

　患者の頭部と顕微鏡を逆に傾斜させて，隅角鏡（Swan-Jacob隅角鏡，Barkan隅角鏡，Worst隅角鏡など）で隅角を確認する（図12-18A）．隅角鏡と角膜の間に少しでも血液が入ると，隅角の観察が難しくなる．隅角切開予定部の対側から，隅角切開刀（図12-18B）を刺入する．Schwalbe線に平行に120～150度の範囲で切開を行う．この際，Schlemm管外壁を傷つけないように留意する．隅角切開刀を抜くと逆流性出血が観察される．

濾過手術

　隅角手術の効果が得られなかった，あるいは効果が得られないと予想される難治症例には，濾過手術が選択される．しかし，術後管理の観点から通常，第一選択の術式とはなりにくい．

● **線維柱帯切除術：trabeculectomy**

　隅角手術を複数回行っても眼圧コントロールが困難な症例が適応となる．しかし，線維柱帯切除術はレーザー切糸やneedlingなどの術後管理によって術式が完成する特徴をもつ．小児は成人のように，術後管理が容易ではない．若年者であるほど濾過胞感染症が生じやすいことがわかっている．術後は常に，感染症の有無に注意を払う必要がある．

　成人と同様に，円蓋部または輪部基底結膜切開，強膜弁作成を行う．小児の強膜は薄く，牛眼があればその影響で変形もあり，扱いが難しい．強膜弁が薄いと術後低眼圧が生じるので注意する．レーザー切糸などの術後処置が困難なため，術中の強膜縫合の調整は入念に行う．術後低眼圧は致命的な合併症を生じるリスクがあるため，状況に応じて前房内に粘弾性物質を残留させる．術後にアトロピン点眼を行って浅前房を防ぐ．抜糸はできないため，結膜縫合は8-0バイクリル糸などの吸収糸で行う．

　小児の術後炎症は強く，濾過胞の癒着を防ぐために代謝拮抗薬であるマイトマイシンCの使用は避けられない．しかし，術後の結膜の菲薄化によって起こる晩期合併症の房水漏出や濾過胞感染のリスクが高まるため，マイトマイシンCの使用に否定的な意見もある．

● **チューブシャント手術：tube-shunt surgery**

　隅角手術や線維柱帯切除術が不成功に終わった小児の緑内障に対して，チューブシャント手術を考慮する．Axenfeld-Riegar症候群，Peters異常，Sturge-Weber症候群，先天無虹彩などの続発先天緑内障は難治性であり，チューブシャント手術の適応となることがある．チューブシャント手術は小児緑内障の治療の選択肢を広げるが，チューブシャント手術にはチューブシャント手術特有の合併症がある．そのため，慎重な対応が必要とされる．小児の緑内障に対するチューブシャント手術の成功率は，術後2年以内では80％程度

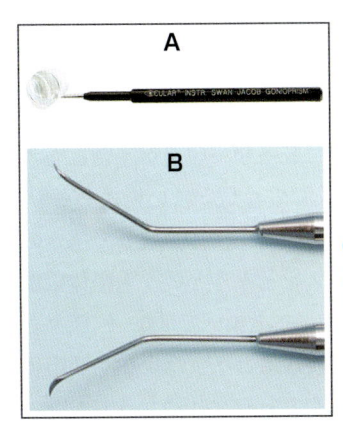

図 12-18
隅角切開術に用いる器具
A：スワンヤコブオートクレーバルブゴニオプリズム，B：上野氏隅角切開刀．

と報告されているが，それ以上の期間では50％程度まで低下する．

現在，Baerveldt®，Ahmed，Molteno®が世界で頻用されているが，わが国ではBaerveldt®とAhmedが保険適用になっている．それぞれには，プレートのサイズ，前房型と硝子体腔挿入型，ポリプロピレン製とシリコーン製などの異なるタイプがある（図12-19）．Ahmed（FP8）とMolteno®（M1）は小児用として開発されている．Ahmedは術後の低眼圧を予防する弁機構を有するが，Baerveldt®やMolteno®チューブには弁機構がないため，術中・術後の工夫が必要である．成人での長期的な眼圧下降効果は，Baerveldt®のほうがAhmedよりやや良い．

小児では眼窩の容積が小さいため，術野やプレートを挿入するスペースを確保することが難しい．特に鼻側では眼窩スペースがさらに小さく，プレートが視神経に接することが懸念されるため，可能な限り耳側の手術部位を選択する．2直筋をまたぐ広い範囲で結膜切開を行い，十分な術野を確保する．強膜や直筋をしっかりと露出させ，牽引糸を設置する．チューブに通水し，閉塞がないことを確認したうえで，テノン組織や外眼筋に絡まないようにプレートを挿入し固定する．Baerveldt®ではプレートの翼がしっかりと直筋下に入るように努力するが，直筋の下に挿入が困難な場合はプレートを一部切除することで調節する．チューブが虹彩面と平行になるように2〜3mmほど前房内へ挿入し，チューブを強膜上にS字にカーブさせることでチューブの長さを調節，固定する．チューブの露出を防ぐため，自己強膜弁や保存強角膜・心内膜などによるパッチでチューブを覆う．小児の場合，前房穿刺孔からの房水漏出がとまりにくく，術中に浅前房になりやすい．

合併症には，チューブのずれ，角膜内皮障害，水晶体との接触，チューブ・プレートの露出・チューブの閉塞，低眼圧，浅前房，脈絡膜剝離，低眼圧黄斑症，脈絡膜出血，悪性緑内障，虹彩炎，線維性被膜の形成，斜視，眼球運動障害などがある（表12-7）．頻度が高いのはチューブの露出，位置異常である．小児の結膜は厚いが，眼をこする行為が多く，免疫反応が高いため，チューブやプレートが露出しやすくなる（図12-20）．チューブの露出は眼内炎のリスクとなるため，早期に発見すべきである．チューブの角膜への接触は重篤な水疱性角膜症のリスクとなる．

● その他の手術

■ 毛様体破壊術：cyclodestruction

毛様体破壊術は視機能がなく，眼痛が強い症例や隅角手術・濾過手術が効かない症例に最終手段として行われてきた．半導体レーザー（780 nm）が高い組織深達性をもつことから，最近は半導体レーザーで経強膜的に毛様体を凝固することが一般的である．術中・術後の疼痛，術後炎症が強い，視力が低下しやすいなど欠点が多い．不十分な眼圧下降しか得られないときにはしばしば複数回照射が必要となるが，レーザー照射が過剰になると眼球癆になる．非常に安全域が狭い術式である．

正常機能を果たしている毛様体を壊して房水の産生・流出のバランスをとろうという毛様体破壊術は，安易に選択されるべき術式ではない．チューブシャント手術が保険適用となった現在，適応はさらに限定されていくであろうと考える．

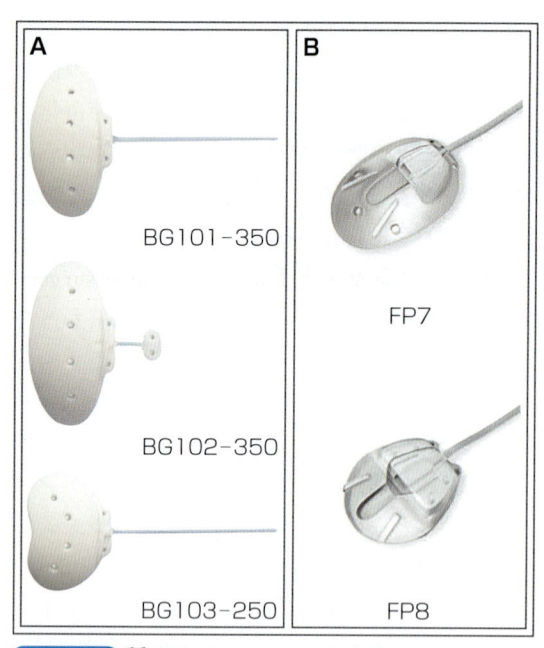

図12-19 種々のglaucoma drainage device
A：上から順にモデルBG101-350，BG102-350，BG103-250．BG102-350が後房挿入型，残りは前房挿入型である．
B：上からモデルFP7，FP8である．小児用として開発された．

● 表12-7　バルベルト緑内障インプラントの合併症

- チューブに関連した合併症
  1. 術後閉塞（フィブリン，出血，虹彩，硝子体，製品の不良）
  2. チューブ（プレート）の露出
  3. チューブの偏位，後退
  4. 房水漏出
  5. 術後感染，眼内炎
- 術後低眼圧
- 術後高眼圧
  1. 被膜濾過胞（encapsulation）
  2. チューブ閉塞による眼圧上昇
  3. プレート周囲の瘢痕形成による眼圧上昇
- 角膜
  1. 内皮細胞減少，機能不全
  2. 角膜混濁
  3. 角膜移植片の混濁
  4. 凹窩（dellen）形成
  5. 眼内上皮増殖
- 前房
  1. 浅前房
  2. 悪性緑内障
  3. 前房出血
  4. 前房蓄膿
- ぶどう膜に関連する合併症
  1. 慢性虹彩炎
  2. フィブリン反応
  3. 虹彩癒着，萎縮
  4. 瞳孔偏位
- 白内障
- 網膜硝子体
  1. 脈絡膜剥離（漿液性，出血性）
  2. 減圧網膜症（decompression retinopathy）
  3. 囊胞状黄斑浮腫
  4. 硝子体出血
  5. 低眼圧黄斑症
  6. 網膜剥離
- 複視，斜視，眼球運動障害，眼瞼下垂
- 違和感
- 眼球癆

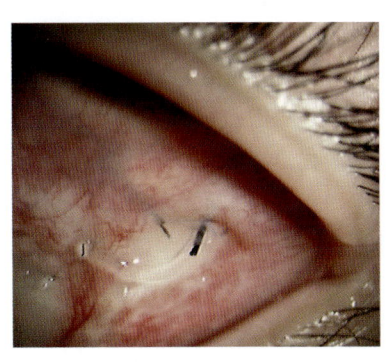

図 12-20　バルベルト緑内障インプラント合併症（チューブ露出）
チューブが結膜上に露出している．

疾　患

早発型発達緑内障：primary congenital glaucoma

疾患概念

欧米では出生数10万人あたり5～10人，わが国では出生数10万人あたり1.8～2.4人発生すると報告されている．血族結婚の多いスロバキアのロマ（ジプシー）では最も頻度が高く，出生数10万人あたり80人と報告されている．男女差はほとんどない．多くの場合，常染色体劣性遺伝形式をとる．遺伝性のあるものが10～40％とされる．現在まで，3つの遺伝子座が関連することがわかっている（GLC3A, GLC3B, GLC3C）．GLC3Aの変異は *CYP1B1* 遺伝子に影響する．GLC3B, GLC3C が関与する遺伝子は現在のところ明らかにされていない．*CYP1B1* の変異例は比較的早期に発症し，両眼性で典型的な経過をたどりやすい．家族性に発症している場合は，遺伝子検査が将来の発症を予測するうえで有用となる．生後3ヵ月以内に発症する患児のうち，90％が両眼性である．全体でも約70％が両眼性である．

高眼圧は房水流出抵抗の増大に起因するが，房水流出抵抗が増える原因はまだよくわかっていない．現在のところ，シート状物質（trabecular sheet）が圧縮されて線維柱帯の前に存在して房水の流れを阻害する．そのシートが虹彩をつり上げて隅角が拡大することを防ぐために，発達緑内障特有の隅角を呈すると推測されている．

所　見

症状としては羞明，流涙，眼瞼けいれんが古典的な三大症状として挙げられる．すべて角膜の混濁に伴う症状である．3歳以下の患児では眼圧が

上昇するに伴い角膜径が拡大して，いわゆる牛眼と呼ばれる状態を呈する．僚眼に比して黒目が大きいといった保護者の気づきで受診することもある．角膜径が急速に増大すると，Descemet膜が線状に破裂する．同時に，角膜が浮腫状になる．Descemet膜が修復されると，破裂の瘢痕部位はHaab striaeとして観察される（図12-21）．できれば眼圧は，Perkins圧平眼圧計をはじめとしてTono-pen®やiCareなどの複数の検査機器で評価する．

発達緑内障の隅角所見の特徴は，虹彩の高位付着（図12-22）と虹彩突起とされる．角膜混濁のために隅角の観察が難しいときは，薬物で眼圧を下げて観察を行うようにする．超音波生体顕微鏡（ultrasound biomicroscope：UBM）は，角膜混濁を伴う症例に有用な検査方法である．視神経乳頭は，眼圧の上昇に伴って陥凹が拡大する．3歳以下の正常乳幼児のC/D比は，0.3以下が87％を占める．緑内障をもつ乳幼児の95％の症例において，C/D比は0.4を超えると報告されている．成人の緑内障眼より相対的に乳頭陥凹は小さめで，陥凹は成人と異なり同心円状に拡大する．

鑑別すべき疾患

巨大角膜，先天遺伝性角膜内皮ジストロフィなどの角膜の拡大や混濁をきたす疾患，鼻涙管閉塞，睫毛内反症などの流涙，羞明をきたす疾患が鑑別対象になる．

治療

早発型発達緑内障では薬物治療は補助的な役割をもち，手術治療が第一選択である．手術前に薬物治療を行う目的は，わずかでも眼圧を下げて角膜の透明性を回復し，診察や手術を容易にすることにある．手術は，初回手術として隅角切開術か線維柱帯切開術を選択する．線維柱帯切開術は，角膜混濁などで前房の視認性が悪くても施行できるメリットがある．しかし，角膜径が拡大している場合は角膜輪部の同定が難しい．隅角切開術と線維柱帯切開術の成績はほぼ等しい．これらの手術で眼圧の安定が得られない場合は，線維柱帯切除術が考慮されることが多かった．小児発達緑内障に対する線維柱帯切除術の成功率は，報告によって大きな差がある（1年の成功率が50～87％）．小児は創傷治癒力が高く，濾過胞の維持が難しい．術後の濾過胞感染の面においてもリスクがある．最近は，線維柱帯切開術が無効な症例に対してチューブシャント手術（Baerveldt®，Molteno®，Ahmed）が行われる症例が増えてきた．チューブシャント術は，線維柱帯切除術と異なった問題点をもつ．前房内に留置したチューブの先端の位置や向きが変化して角膜内面へ接触することがある．硝子体や虹彩がチューブへ嵌頓すること，チューブの露出が主な合併症である．

早期に発症するほど隅角形成異常が高度であることを意味しており，手術成績が悪い．

長期的な管理として眼圧コントロールはもちろんのこと，視機能の発達に対する配慮が必要である．発達緑内障は，視覚が発達する時期に発症する．屈折異常や眼球の形態異常も伴うために，弱視になりやすい．屈折検査や視力検査などを定期的に行い，必要に応じて弱視や斜視の検査，治療を行うことが重要と考えられる．

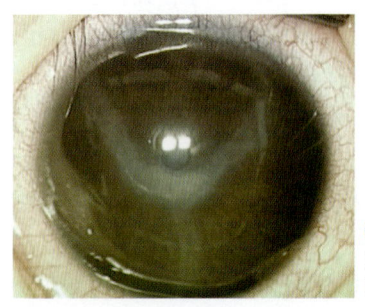

図12-21 角膜径の拡大とHaab striae

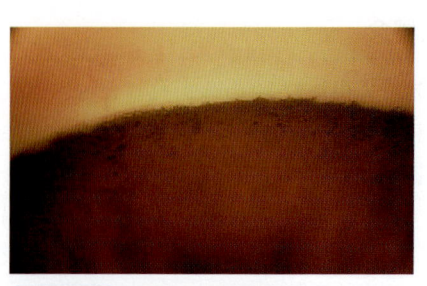

図12-22 虹彩の高位付着

遅発型発達緑内障：juvenile open-angle glaucoma

疾患概念

　早発型と比べて頻度は少ない．遅発型発達緑内障に関連する遺伝子としては，開放隅角緑内障の原因遺伝子座である*MYOC*が指摘されている．この遺伝子異常がどのように遅発型発達緑内障の発症に関与しているか明らかではないが，線維柱帯での房水流出抵抗増大にかかわっているのではないかという指摘がある．すべての症例に当てはまるわけではなく，*MYOC*遺伝子異常の有無だけですべてを説明できるまでには至っていない．*CYP1B1*遺伝子の関与も示唆されている．遅発型も隅角形成異常に起因することは共通であるが，遅発型は隅角形成異常の程度が軽いために発症が遅れると考えられている．

所見

　遅発型は早発型に比べ発症が遅いため，早発型に典型的な角膜径の増大，角膜混濁がない．しかし，眼圧上昇の程度が時に40 mmHg以上となることがある．眼圧の上下変動が激しく，手術適応の決定に難渋することがある．視野検査は，5歳頃に可能となる．小児であるため検査を理解できているか，また再現性を確認しながら評価したい．早発型発達緑内障は形成異常が隅角，虹彩に比較的高頻度に現れるのに対し，遅発型は隅角所見の異常が軽度，あるいは正常にみえる場合もある．

鑑別すべき疾患

　早発型と比べ，鑑別が必要となるほかの要因が増える．外傷性緑内障，ぶどう膜炎，ステロイド緑内障などとの鑑別が必要である．しかし，問診や詳細な診察で鑑別が可能である．

治療

　遅発型発達緑内障は，患者，家族の理解度があれば点眼治療から開始する．効果が不十分である場合は手術治療を選択する．World Glaucoma Associationによるconsensus bookによると[1]，眼圧レベルが20〜25 mmHgと中等度の場合は喘息などの既往歴がなければβ遮断薬を第一選択薬で考慮すると記載されている．わが国では，PG関連薬が使われることが多い．ぶどう膜強膜流出路が未発達の症例ではPG関連薬は効果が乏しいともいわれているが，β遮断薬よりも眼圧がよく下がることは小児でも確認されている．炭酸脱水酵素阻害薬の内服は，代謝性アシドーシス，成長抑制に注意が必要である．

　薬物治療が不十分なときは，手術が選択される．隅角切開術や線維柱帯切開術が奏功する．薬物治療と手術治療を比較した報告では，眼圧を18 mmHg以下にコントロールできる確率，視野障害の進行を止めることができる確率は手術治療のほうが高い．ナイロン糸を使った全周の線維柱帯切開術，線維柱帯切除術やチューブシャント手術が有用という報告があるが，まだ報告数は少ない．

主として眼部に先天異常を伴う緑内障

Axenfeld-Rieger症候群：Axenfeld-Rieger syndrome

疾患概念

　1920年にAxenfeldが，1934年にRiegerが両眼性の角膜周辺部，虹彩，隅角異常を主とする疾患を報告した．神経堤由来の中胚葉組織の発生異常が原因といわれる．常染色体優性遺伝が多く，20万人に1人の頻度である．*PITX*遺伝子と*FOXC1*遺伝子に変異が見つかっている．眼角隔離，上顎骨発育不良，鞍鼻，小歯牙などの全身異常を伴うと，Axenfeld-Rieger症候群と呼ばれるようになる．Axenfeld-Rieger症候群の緑内障合併率は約50%である．10〜30歳の間に緑内障を発症することが多い．眼圧上昇の原因として，虹彩前癒着による隅角の機械的閉塞説とSchlemm管，線維柱帯を含む隅角部の形成不全が挙げられている．

● 所　見

　角膜周辺部にある後部胎生環（posterior embryotoxon）の存在が，この疾患の特徴ともいえる（図12-23）．隅角検査でSchwalbe線の肥厚（後部胎生環），同部位への虹彩前葉組織の索状の付着がある（図12-24）．瞳孔偏位を伴い，瞳孔偏位は隅角の癒着が強い部分に向かってみられる．眼圧上昇は時に動揺性である．角膜，虹彩異常の程度とは必ずしも相関しないが，隅角の虹彩癒着の程度が高度だと緑内障になりやすい．

● 鑑別すべき疾患

　虹彩角膜内皮症候群は，瞳孔や虹彩の異常と高眼圧を伴う．しかし，虹彩角膜内皮症候群の多くは片眼性である．

● 治　療

　Axenfeld-Rieger異常を見つけたら，全身の異常がないかをまず調べる．眼圧が高くなければ，高眼圧の発症を見落とさないようにするために経過観察を行う．眼圧が高ければ，視神経異常が明らかでなくても視神経障害を予防するために，薬物治療を始めたほうがよいと推奨されている．薬物治療が無効な例，幼少例では，線維柱帯切開術をまず行う．発達緑内障と比べて手術の効果は高くない．隅角異常癒着の少ない部位の切開が成功率を高める．虹彩前癒着が強くて隅角手術が不可能なときは，線維柱帯切除術やチューブシャント手術も選択される．

無虹彩症：aniridia

● 疾患概念

　先天的に虹彩の低形成を伴う症例である（図12-25）．無虹彩と呼ばれるが隅角の最周辺部に虹彩根部が残ることが多い（図12-26）．出生数5～10万人に1人の割合で発生する．PAX6遺伝子の異常が指摘されている．2/3が家族性に常染色体優性遺伝の形式で発生し，1/3が孤発例といわれる[16]．孤発例の約30％にWilms腫瘍（nephroblastoma：腎芽腫）を併発する．緑内障，泌尿器の先天異常，知能の発達遅滞を伴うとWAGR症候群と呼ばれる．

● 所　見

　眼振，角膜パンヌス，水晶体変異，白内障，緑内障，黄斑低形成などが報告されている．50～75％の症例で緑内障を合併する．緑内障の発症機序として，線維柱帯における房水流出抵抗が高い場合，最周辺部に残存した虹彩が線維柱帯と癒着して一種の閉塞隅角緑内障の病態となる場合の2つが考えられている．角膜は健常者と比べて厚い．

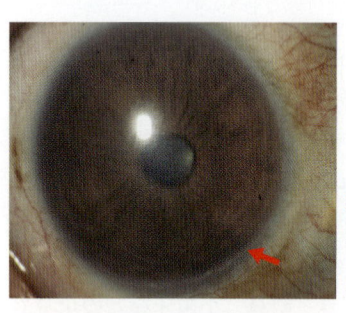

図12-23 角膜輪部に並行した白線として後部胎生環（→）

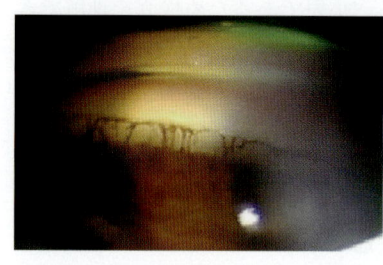

図12-24 後部胎生環への虹彩癒着

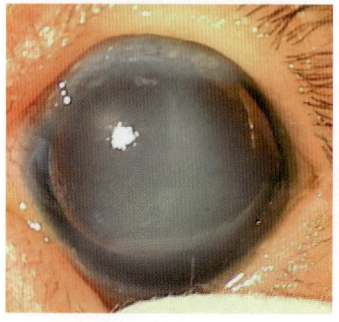

図12-25 無虹彩症の前眼部写真
虹彩欠損により水晶体が広範囲に視認できる．

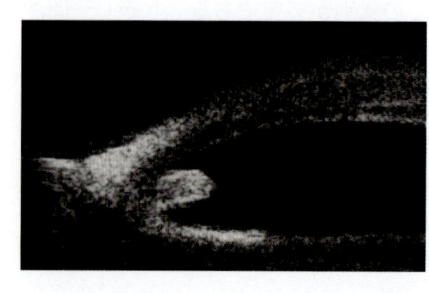

図12-26 無虹彩症の隅角部のUBM所見
UBMで虹彩が一部確認できる．

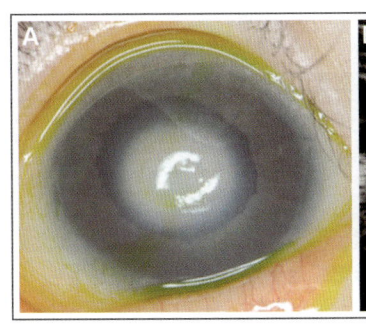

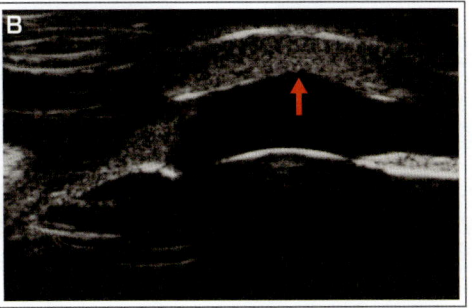

図 12-27
Peters 異常の前眼部写真と UBM 所見

A：前眼部写真．角膜中央部に混濁がある．B：UBM 所見．角膜中央部の菲薄化（→）が確認できる．

● 治療

孤発例では，Wilms 腫瘍の有無を定期的に検査する．緑内障に対しては，まず薬物治療を行う．多くは薬物治療に抵抗するため隅角切開術，線維柱帯切開術が試みられる．無効であれば線維柱帯切除術を行うが，いずれの術式も有効性に乏しい．チューブシャント手術が最も良い選択肢になるかもしれない．毛様体が直接観察できる特殊な環境下であり，毛様体レーザー凝固術が試みられることもある．無虹彩のために羞明を生じやすいので，遮光眼鏡や虹彩付きコンタクトレンズの装用が勧められることもあるが，その評価は一定でない．白内障手術と同時に人工的な虹彩を挿入することは，緑内障を誘発する可能性があるため勧められない．

Peters 異常：Peters anomaly

● 疾患概念

胎生期の mesenchyme 層（間充織層）の異常である．発生における虹彩と角膜の分離障害と考えられている．約60％の症例に，小人症，中枢神経系異常，口蓋裂，口唇裂，心奇形，精神発達遅滞，内分泌異常，泌尿生殖器異常，脊椎異常などの全身合併症をきたすことがある．合併する全身症状が多いほど，緑内障リスクも高くなる（Peters plus syndrome）．両眼性が80％である．

● 所見

両眼の角膜中央部後面の実質の欠損とそれに一致する角膜混濁がある（図 12-27A）．混濁は経時的に軽快する．角膜中央部は Descemet 膜，角膜内皮細胞，角膜実質深部が欠損して薄くなっている．角膜内皮面の欠損部に虹彩が癒着する．角膜移植の成功率は低い．緑内障の併発率は 50～70％である．緑内障の成因として，線維柱帯や Schlemm 管の形成不全，虹彩前癒着の進行が考えられている．前眼部の形状異常の把握にはUBM や前眼部 OCT が有効であり，角膜混濁で後方透見が不良な場合も非侵襲的に前眼部の詳細を把握できる（図 12-27B）．

● 治療

乳幼児期に発症した高眼圧，緑内障は手術的に対処する．概して緑内障手術の反応はよくない．線維柱帯切開術でよい眼圧下降効果を得ることは難しいことが多い．線維柱帯切除術やチューブシャント手術を要することが多い．病変が角膜，水晶体，網膜や神経異常に及ぶため，良好な視力の獲得は困難なことが多い．

先天性の全身異常を伴う緑内障

Sturge-Weber 症候群：Sturge-Weber syndrome

● 疾患概念

先天性の神経皮膚血管症候群である．三叉神経の支配領域に一致してポートワイン様の血管腫を生じる．脈絡膜の血管腫（約40％）や緑内障（約30％）を合併する．三叉神経第1枝領域に血管腫があると緑内障を発症しやすい．遺伝形式や発症原因は不明である．5万人に1人の割合で発症すると推定されている．

● 所見

三叉神経第1，2枝領域のポートワイン様血管腫を特徴とする．顔面の海綿状血管腫が特徴的で

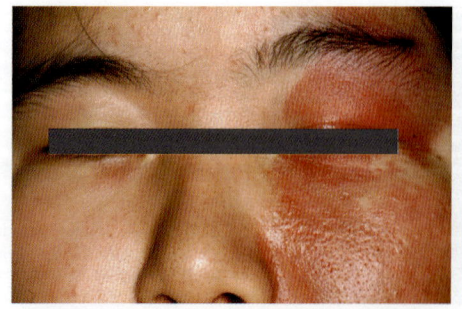

図12-28 Stage-Weber症候群の顔面写真

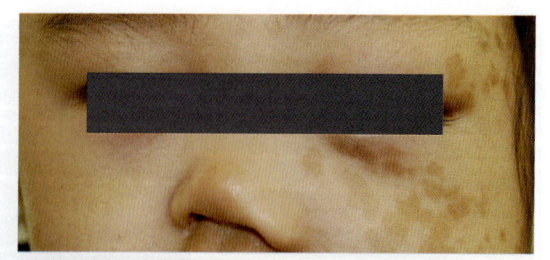

図12-29 神経線維腫症Ⅰ型の顔面写真
顔面のカフェオレ斑が特徴的である．

ある（図12-28）．顔面血管腫は基本的に片側の三叉神経領域にみられ，顔面皮膚，結膜，鼻部，頬部，唇肉，口蓋などの粘膜に及ぶ．脈絡膜血管腫，網膜動静脈の吻合も時に観察される．緑内障は10歳までに発症することが多い．60％が乳幼児期に，40％は小児期に緑内障が診断される．緑内障の発生機序は多岐にわたる．乳幼児期に発症する場合は，緑内障の原因として隅角の発達異常が最も考えられる．10代後半〜20代に発症する場合は，血管腫による上強膜静脈圧の上昇が原因となることが多い．

● **鑑別すべき疾患**

Klippel-Trenaunay-Weber症候群など．

● **治療**

まず，薬物治療を行う．薬物治療が無効なときは，線維柱帯切開術を行う．線維柱帯切除術を行うと，血管腫から出血して高度な上脈絡膜血腫や駆逐性出血を生じることもまれではない．

神経線維腫症Ⅰ型-von Recklinghausen病：neurofibromatosis type1-von Recklinghausen disease

● **疾患概念**

皮膚のカフェオレ斑があることが特徴的である（図12-29）．その他，視路の神経膠腫，虹彩小結節（Lisch nodules），骨の異常，てんかん，片麻痺，精神発達遅滞などを伴う．常染色体優性遺伝である．年齢とともに所見が増える．神経線維腫症はⅠ型とⅡ型に分けられていたが，全く別の疾患であることがわかっている．神経線維腫症Ⅰ型は3,000人に1人の頻度で発症する．片眼性が多い．

● **所見**

視神経髄膜腫，視神経膠腫，眼窩内神経線維腫のために眼球突出をきたす．眼窩の病変やぶどう膜外反を伴うと，緑内障を発症しやすい．虹彩実質のメラニン細胞過誤腫である虹彩小結節が高頻度に出現する．カフェオレ斑が眼瞼に発症する症例の50％に緑内障を合併する．緑内障の発症機序として，隅角の形成不全，毛様体・脈絡膜の肥厚による隅角閉塞，隅角への神経線維腫の浸潤による閉塞などが考えられている．

● **治療**

隅角切開術，線維柱帯切開術が行われるが，効果は乏しい．チューブシャント手術が適応となるが，眼窩内病変のために手術が困難な場合も少なくない．視路や眼窩内にも病変を伴うために，視力予後はよくない．

水晶体偏位：lens dislocation

● **疾患概念**

Zinn小帯の脆弱性を原因とする水晶体偏位は，水晶体や硝子体による瞳孔ブロックを生じて眼圧上昇の原因になる．Marfan症候群（図12-30），ホモシスチン尿症，Weill-Marchesani症候群などの全身疾患に合併するが，全身疾患を伴わない孤発型もある．Weill-Marchesani症候群では水晶体偏位に加えて球状水晶体も伴うため，ほかのものと比較すると緑内障を合併しやすい．小児の場合は成人と異なり，両眼性であることが多い．遺伝性があるため，家系図や家族の検査は診断の一助となる．

● **所見**

無散瞳の状態では，水晶体の異常はわかりにく

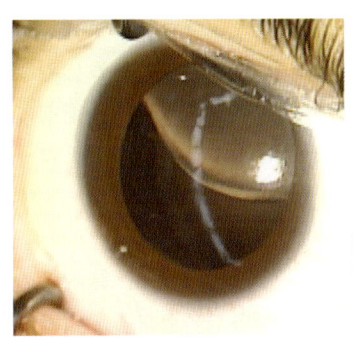

図 12-30 Marfan 症候群
水晶体が上方へ偏位している.

い．球状水晶体では水晶体が通常より球体に近くなるため，水晶体厚が増して強度近視になりやすい．水晶体偏位では偏位による不正乱視が生じやすく，また Zinn 小帯が脆弱なため，前房内への硝子体脱出，前房深度の左右差を生じる．Zinn 小帯は脆弱でも，若年で硝子体が液化していないため，水晶体振盪は生じにくい．前眼部 OCT や UBM を用いることで，正確に水晶体の形状や偏位を評価する．

治療
瞳孔ブロックが生じれば，レーザー虹彩切開術，周辺虹彩切除術によりブロックを解除する．縮瞳薬は水晶体の偏位を助長し，瞳孔ブロックを悪化させる．むしろ散瞳薬の使用が勧められている．

経過観察の注意点
水晶体偏位は，慢性的な隅角閉塞や虹彩前癒着の原因となるため，隅角の状態にも注意が必要である．極端な屈折異常が弱視を引き起こす．水晶体摘出はそれらを予防する効果があるが，患児の年齢，視力，水晶体偏位の程度などを総合的に判断する必要性がある．全身疾患を合併することがあるため，小児科への紹介が必要である．

患者と家族への説明
球状水晶体や水晶体偏位のため，眼圧が上昇する．瞳孔ブロックは急に生じることがあることを説明し，視力低下，霧視，眼痛などの症状があれば，すぐに眼科を受診するように説明する．

後天性の疾患や薬物に続発した緑内障

ステロイド：steroid

疾患概念
ステロイドは線維柱帯において，細胞外マトリックスの蓄積，線維柱帯組織の変化，線維柱帯細胞の貪食能の低下など，さまざまな変化を生じさせる．それにより線維柱帯での房水流出抵抗が増大し，眼圧が上昇する．眼圧上昇の時期はステロイドの点眼開始後，数日〜数ヵ月とさまざまである．ステロイドによる眼圧上昇は内服，外用，吸入といった使用法でも生じ，ステロイドの力価が高いほどそのリスクが高まる．特に小児では，成人と比較してステロイド緑内障の発生率が高く，さらに眼圧も高くなりやすい．小児のなかでもより若年であるほど，より発症率が高く，より短期間で眼圧が上昇する．ステロイドで治療中の患児では，ステロイド緑内障のリスクを常に考える必要がある．

所見
前房や隅角に異常所見を生じない．高眼圧のために角膜上皮浮腫を生じる場合がある．

鑑別すべき疾患
発達緑内障，原発開放隅角緑内障，高眼圧症，続発緑内障．

治療
ステロイドを中止すると，1〜4週間程度で眼圧が正常化する．原疾患の治療のために中止できない場合は，ステロイドの力価を落とすことや，ステロイドの減量，免疫抑制薬への変更を行う．長期的なステロイドの使用例では，房水流出路に不可逆性変化が生じてステロイドを中止しても，十分に眼圧が下がらない．そのため，緑内障点眼薬や観血的手術が必要になる．線維柱帯切開術はステロイド緑内障に有効である．

経過観察の注意点
発症時期がわかりにくいことに加え，自覚症状が乏しいため，潜在的に病状が進行するリスクがある．そのため，ステロイドを使用している患児

は定期的に眼圧検査を行い，早期発見に心がける．また，ステロイドの種類，使用期間，原疾患の治療指針などを把握し，他科との連携をしっかりと取ることが重要である．

● **患者と家族への説明**

ステロイドの使用で眼圧が上昇することがある．眼圧が上昇する時期はさまざまであり，自覚症状も乏しいため，気づいたときには病状が進行した状態となっているリスクがある．緑内障による視野障害は不可逆的なものであり，定期的な検査での早期発見が重要である．

ぶどう膜炎：uveitis

● **疾患概念**

小児では，発症しやすいぶどう膜炎の病型が成人と異なる．小児では，若年性慢性虹彩毛様体炎，ヘルペス性ぶどう膜炎，若年性特発性関節炎やサルコイドーシスなどのぶどう膜炎が多い．炎症による線維柱帯やSchlemm管の閉塞，隅角結節や虹彩前癒着による閉塞隅角，虹彩後癒着による瞳孔ブロック，房水組成の変化，ステロイドなどの種々の原因により，緑内障が生じる．若年でのぶどう膜炎の発症は，緑内障のリスクが高まる．

● **所　見**

前眼部や眼底に炎症細胞，フィブリン，隅角結節，隅角の色素沈着の左右差，虹彩前癒着・後癒着などがある．炎症が軽微なときは手持ちの細隙灯顕微鏡では炎症の存在がわかりにくい場合もある．隅角は，開放隅角，閉塞隅角のどちらのケースも存在する．

● **治　療**

ぶどう膜炎に対する十分な消炎治療と散瞳薬による瞳孔管理が最も重要である．緑内障に対しては，点眼治療を中心に行っていくが，効果が不十分な場合が多い．β遮断薬，炭酸脱水酵素阻害薬，PG関連薬を使用するが，PG関連薬はぶどう膜炎の悪化や黄斑浮腫のリスクが増す可能性を捨てきれない．点眼加療での眼圧コントロールが不十分な症例には，緑内障手術を検討する．隅角が開放している場合は，線維柱帯切開術を検討するが，閉塞している場合や線維柱帯切開術の効果

が不十分な場合は，緑内障インプラント手術を検討する．線維柱帯切除術は濾過胞が癒着しやすく，通常の緑内障よりも成績が落ちる．手術前に十分な消炎治療を行うことがよい眼圧コントロールに結びつく．

● **経過観察の注意点**

ぶどう膜炎の再燃や不十分な消炎は，緑内障のリスクとなる．しかしながら，ステロイドの漫然とした長期間の使用も白内障やステロイド緑内障のリスクが増すことになる．小児ではステロイドの全身投与は，成人と同様に血圧，血糖の上昇などの全身副作用に加えて，成長障害を引き起こすため，慎重な管理が必要となる．治療に抵抗性を示す慢性的なぶどう膜炎のなかには，眼内腫瘍によるものも存在する．

● **患者と家族への説明**

ぶどう膜炎は再燃することがあること，治療経過中に緑内障を含めた種々の合併症が生じる可能性があることを説明する．瞳孔ブロックが生じれば，急に眼圧が上昇することがあることを説明する．

網膜疾患：retinal disease

● **疾患概念**

網膜疾患が前眼部に影響を及ぼし，緑内障の原因となることがある．未熟児網膜症，胎生血管系遺残（旧名称は第1次硝子体過形成遺残），家族性滲出性硝子体網膜症では，水晶体後面の線維性増殖膜が収縮する（図12-31）．収縮した増殖膜が，水晶体や虹彩を前方に偏位させる．白内障を生じて水晶体の膨化を引き起こすこともある．それらの変化は，瞳孔ブロックや隅角の狭小化を生じて眼圧が上昇する．長期にわたる網膜剥離を伴うものには，慢性的な虚血から血管新生緑内障を生じる．

● **所　見**

未熟児網膜症，家族性滲出性硝子体網膜症は両眼に，胎生血管系遺残では片眼に網膜の異常所見を生じることが多い．患眼は浅前房，狭隅角となり，眼圧が上昇する．隅角の発育がもともと未熟な症例も存在するため，隅角の検査が必要であ

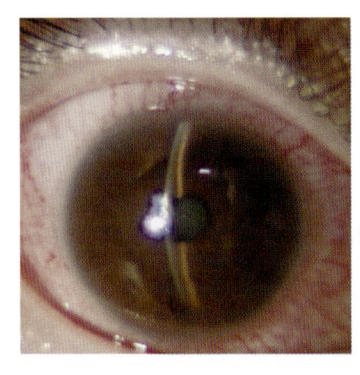

図 12-31
未熟児網膜症による続発緑内障
狭隅角と浅前房を生じている．

る．両眼の眼底検査や超音波検査を行い，網膜の状態を評価することに加え，問診にて現病歴，出生歴，家族歴なども確認する必要がある．

● **鑑別すべき疾患**

原発閉塞隅角緑内障．

● **治療**

瞳孔ブロックの解除のため，周辺虹彩切除やレーザー虹彩切開術を行うが，無効な症例や再閉塞する場合がある．そのときは，隅角の開大を期待して水晶体切除術や増殖膜の処理も選択される．眼圧下降効果が十分に得られない場合は，線維柱帯切開術や切除術が検討される．治療に抵抗性を示す症例には，緑内障インプラント手術が選択される．

● **経過観察の注意点**

虹彩切除により瞳孔ブロックが解除されても，原疾患の病態が進行するために切除孔が再閉塞する可能性がある．原疾患のために視力が低下している場合は，緑内障性の変化の重症度を評価することが難しい．

● **患者と家族への説明**

原疾患が落ち着いた状態であっても，緑内障を含めて種々の合併症が生じる可能性があり，定期的な眼科検査を受ける必要があることを説明する．

外傷：trauma

● **疾患概念**

眼球の外傷は，緑内障の原因となる．受傷直後は，炎症や前房出血による線維柱帯の閉塞，水晶体偏位による瞳孔ブロック，水晶体の膨化や融解のために眼圧が上昇する．晩期には線維柱帯の機能が低下して眼圧が上昇する．隅角後退を伴うものはそのうち5～20％が緑内障に進展するリスクがあり，隅角後退が広範囲になるほどそのリスクは高まる．穿孔外傷では，眼内上皮増殖や眼内異物が緑内障の原因となる場合がある．小児の外傷は，炎症が強くなりやすい．

● **所見**

鈍的外傷では，前房内に炎症細胞，前房出血，隅角離断，水晶体偏位，外傷性白内障，網膜振盪，網膜裂孔などが生じる（図 12-32）．穿孔外傷では，感染，眼内異物，水晶体損傷なども生じる．

● **治療**

外傷の治療を行い，アトロピンやステロイド点眼による消炎と眼圧のコントロールを行う．点眼治療はβ遮断薬や炭酸脱水酵素阻害薬を用いる．PG関連薬は効果が不明であり，炎症への影響も懸念されるため使用しない．前房を満たす前房出血があり，30 mmHgを超える眼圧が遷延すれば前房洗浄を行う．眼圧のコントロールが不十分であれば，線維柱帯切除術や緑内障インプラント手術が必要となる．

● **経過観察の注意点**

炎症による眼圧の上昇は比較的軽度でコントロールしやすいが，前房出血によるものはコントロールが難しい場合がある．受傷直後は種々の要因により眼圧が変動しやすい．前房出血の再出血は，眼圧上昇や緑内障手術の必要性を高める．しばらく運動を制限し，再出血の予防に努める．

● **患者と家族への説明**

眼球の外傷はさまざまな合併症が生じること，受傷直後だけでなく数年以上経過してから緑内障

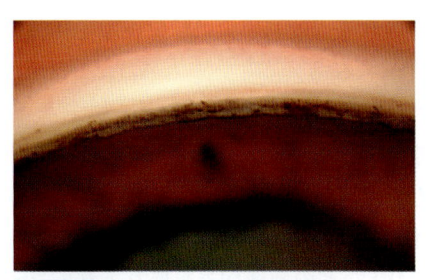

図 12-32 外傷による続発緑内障
隅角が離開している．

が生じるリスクがあるため，定期的な検査が必要であることを説明する．

腫瘍：tumor

● 疾患概念

小児の眼内腫瘍はまれな疾患であるが，緑内障を引き起こす可能性がある．原疾患として，良性腫瘍では虹彩嚢腫，若年黄色肉芽腫，悪性腫瘍では網膜芽細胞腫，悪性黒色腫などが挙げられる．腫瘍の増大に伴う隅角の閉塞，腫瘍細胞や出血による線維柱帯の閉塞，血管新生緑内障などにより眼圧が上昇する．緩徐に腫瘍が増大する場合は症状に乏しく，発見が遅れやすい．眼内腫瘍は片眼性であることが多いが，網膜芽細胞腫では30％が両眼性である．網膜芽細胞腫の5〜7％に緑内障を合併する．

● 所見

虹彩の隆起による隅角閉塞，前房出血，ぶどう膜炎，虹彩ルベオーシスなどを生じる．UBMや超音波検査を行うことで，より詳細に腫瘍の状態を確認できる．網膜芽細胞腫が疑われる場合は，CTで腫瘍内の石灰化の有無を確認することが必要である．

● 治療

原疾患に対する治療が優先される．虹彩嚢腫では，嚢腫に対するレーザー照射や外科的切除が行われる．若年黄色肉芽腫では，緑内障点眼やステロイドで治療する．肉芽腫の多くは5歳頃までに消退するが，眼圧コントロールが不十分であれば線維柱帯切除術や緑内障インプラント手術が行われる．悪性腫瘍では，点眼加療による眼圧のコントロールが不十分な症例は進行例であることや，腫瘍の増大や浸潤が示唆されるため，眼球摘出術が選択される．濾過手術は腫瘍細胞を播種させる可能性がある．

● 経過観察の注意点

原疾患の腫瘍の状態により，前房や隅角所見は変化し，それに応じて眼圧も変動する．検眼鏡的な評価が難しい部位のため，UBM，超音波，CT，MRIなどの画像検査を取り入れてフォローを行う．腫瘍細胞が前房内へ浸潤した場合，ぶどう膜炎様の所見となるので鑑別には注意が必要である．

● 患者と家族への説明

原疾患に応じた検査や治療が必要であることを説明する．悪性腫瘍であれば，眼圧コントロールが不良となった場合は，眼球摘出が治療の選択肢となることを説明する．

先天白内障術後の緑内障

疾患概念

先天白内障の術後に18〜26％の症例で緑内障を生じる．現在のところ，緑内障を生じる原因はわかっていない．手術や術後炎症による線維柱帯の障害，先天的な隅角形成異常，無水晶体による眼球発育への影響などが，房水流出を阻害する要因と推測されている．緑内障のリスクは，眼内レンズの挿入の有無にかかわらず存在し，より若年で手術を受けた症例，小角膜や小眼球を伴う症例では，さらに発症のリスクが高まる（図12-33）．緑内障発症の時期は白内障手術後1年以内が10〜30％，術後6年以内が75％と報告されている．10年以上経過してもそのリスクは残る．

所見

先天白内障の術後のため，無水晶体，もしくは眼内レンズ挿入眼となっている．嚢の周囲にはElschnig pearlsやSoemmerring ringが形成され，虹彩を圧迫して隅角が閉塞する場合がある．開放隅角である症例が多いが，瞳孔ブロックによ

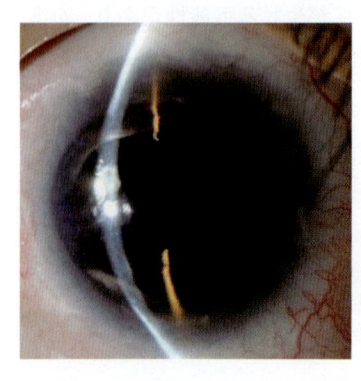

図12-33 先天白内障術後の緑内障
小角膜を併発している．

る閉塞隅角の症例も存在する．中心角膜厚は正常より厚く，測定された眼圧は実際より高くなる．

鑑別すべき疾患

発達緑内障，原発開放隅角緑内障，高眼圧症．

治療

緑内障に対して点眼加療を行うが，効果が不十分であれば緑内障手術を検討する．点眼薬はβ遮断薬，炭酸脱水酵素阻害薬，PG関連薬を使用する．PG関連薬は十分な効果が得られないことがある．緑内障手術は線維柱帯切開術や緑内障インプラント手術を選択する．線維柱帯切除術は，コンタクトレンズでの視力矯正を要する患者には不向きである．瞳孔ブロックを生じたものは，周辺虹彩切除，残留水晶体組織や前部硝子体の切除を行う．

経過観察の注意点

幼少期に発症することが多く，眼圧や視野検査を行うことが困難である．早期発見や治療の評価は難しいが，治療の遅れは生涯にわたる視機能の損失につながる．角膜径の拡大，角膜浮腫，眼軸長の延長による近視化などの高眼圧を疑う所見には，特に注意する．視神経乳頭の緑内障性変化や網膜剝離の検査のために，散瞳検査が有用である．生涯にわたって発症のリスクは残るため，定期的な検査が必要となる．

患者と家族への説明

白内障手術後に緑内障を合併する可能性があり，定期的な眼科検査の必要性があることを説明する．流涙，羞明，霧視などの症状が出現してきた場合は，眼科へ受診するように説明する．

文献

1) World Glaucoma Association : Childhood Glaucoma. Weinreb RN, Grajewski AL, Papadopoulos M, et al eds. Amsterdam, Kugler Publications, 2013
2) Allingham RR : Childhood Glaucomas : Classification and Examination. In "Shields Textbook Of Glaucoma 6th ed" Allingham RR, Damji KF, Freedman S, et al eds. Philadelphia, Lippincott Williams & Wilkin, 2011, pp206-217
3) Allingham RR : Childhood Glaucomas : Clinical Presentation. In "Shields Textbook Of Glaucoma 6th ed" Allingham RR, Damji KF, Freedman S, et al eds. Philadelphia, Lippincott Williams & Wilkin, 2011, pp218-247
4) Hylton C, Giangiacomo A, Beck A : Childhood glaucoma. In "Glaucoma Medical Diagnosis and Therapy" Shaarawy TM, Sherwood MB, Hitchings RA, et al eds. New York, Elsevier Saunders, 2015, pp387-400
5) 細谷比左志：乳児・新生児の角膜混濁．"角膜クリニック 第2版"井上幸次，渡辺 仁，前田直之，他 編．医学書院，2003, pp92-99
6) Kawase K, Tomidokoro A, Araie M, et al. : Ocular and systemic factors related to intraocular pressure in Japanese adults : the Tajimi study. Br J Ophthalmol 92 : 1175-1179, 2008
7) 野村耕治：小児の視野測定．"眼科診療プラクティス15 視野"根木 昭 編．文光堂，2007, pp309-311
8) 山本 節：小児の視野検査．あたらしい眼科 19：1297-1301, 2002
9) Sampaolesi R, Zarate J, Sampaolesi JR : The Glaucomas : Volume 1. Pediatric Glaucomas. Berlin Heiderberg, Springer Verlag, 2009, p62, pp107-109, p312
10) Faschinger C, Hommer A : Gonioscopy. Berlin Heiderberg, Springer Verlag, 2012, p27
11) 川名啓介：前眼部OCTによる強膜岬の同定．あたらしい眼科 29：949-950, 2012
12) Ishikawa H, Liebmann JM, Ritch R : Quantitative assessment of the anterior segment using ultrasound biomicroscopy. Curr Opin Ophthalmol 11 : 133-139, 2000
13) 中野 匡：小児に対する緑内障薬物治療．臨床眼科 67：287-291, 2013
14) Chang L, Ong EL, Bunce C, et al. : A review of the medical treatment of pediatric glaucomas at Moorfields Eye Hospital. J Glaucoma 22 : 601-607, 2013
15) 内尾英一：小児，妊婦・授乳婦，高齢者に対する点眼剤の選択と注意点．薬局 65：1803-1808, 2014
16) Nelson LB, Spaeth GL, Nowinski TS, et al. : Aniridia. A review. Surv Ophthalmol 28 : 621-642, 1984

第13章 眼底疾患

小児の眼底疾患の特徴

正常眼底

網膜・脈絡膜の構造は出生時にはほぼ完成しているが，黄斑は生後も形成が続く

　網膜の層構造は胎生第30週頃までに，脈絡膜は胎生第20週頃までにほぼ完成する．硝子体血管は，本幹を含めて出生前には退縮する．網膜血管は浅層は胎生第30週，深層は胎生第38～40週までに成長を終える．

　しかし，網膜色素上皮や脈絡膜のメラニンは出生後もしばらく増加する．黄斑も，出生時にはまだ形成途上である．中心窩の陥凹は出生時ではごく軽度で明らかでなく，生後8週頃までに明瞭となる．黄斑の錐体細胞の成熟と陥凹の形成はなおも続き，生後4ヵ月（15～45週）までに完成するともいわれる．

未熟児の眼底（図13-1）

　修正週数にもよるが，角膜や硝子体の透明性が不十分で，水晶体血管膜がまだ残っている場合は，透見不良である．硝子体血管の本幹がまだ存在していることもある．

　乳頭の色は白く，硝子体血管の本幹が退縮していれば，その跡には生理的陥凹があり，やがて目立たなくなる．黄斑は黄斑輪，中心窩の陥凹ともに認められず，その耳側にある長後毛様体神経・動静脈の入口部をこれと間違えやすい．色素上皮が未熟なため，脈絡膜血管が透見され，新生児黄疸があるので全体はやや黄色調である．

　網膜血管は全体に狭小で，まだ周辺部に達しておらず，無血管領域は緑色調で混濁している．

乳幼児の眼底（図13-2）

　黄斑の形態は，黄斑輪も中心窩の陥凹も明瞭となる．時に中心窩の陥凹反射がなく，この領域が1/2乳頭径程度に暗い赤色を呈することがあるが（中心赤色黄斑：central red macula），病的意義はない（図13-3）．

　乳頭はやや白色調で，まだ生理的陥凹がないことがある．色素上皮は成熟し，脈絡膜血管は透見できないが，乳頭周囲にまだ豹紋理がみられる．後極は全体に反射が強く，黄斑周囲にさざなみ反射がみられることがある．

　網膜血管の動静脈比は2：3～1：2で，動脈がやや細い．血管は周辺部までのびているが，網膜最周辺部はまだ混濁していることがある．

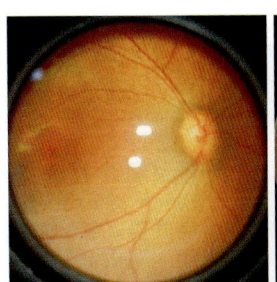

図 13-1 正常眼底（胎生第30週）

図 13-2 正常眼底（生後1ヵ月）

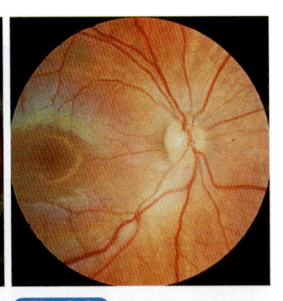

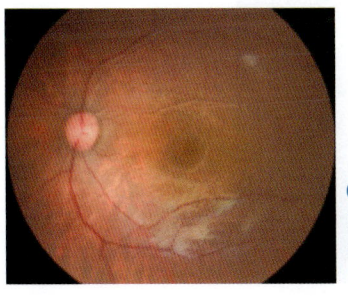

図 13-3 中心赤色黄斑
中心窩は反射が欠如し，赤く暗く見える．

眼底疾患の特徴

退縮すべき組織がしばしば遺残している

　胎生血管系遺残（persistent fetal vasculature，旧名称は第1次硝子体過形成遺残 persistent hyperplastic primary vitreous：PFV/PHPV）は，水晶体後部から硝子体腔の中心，乳頭上まで，時には周辺部に認められることがある（図13-4）．乳頭上には，Bergmeister乳頭のグリア（astrocyte）や血管が遺残することがある（図13-5）．

炎症や増殖に伴う組織反応が非常に強い

　炎症によるフィブリン形成や器質化の反応が強い．出血塊もしばしば器質化する．いずれも結合組織を形成して，牽引を起こす．血管増殖も，新生血管の活動性，結合組織の産生，その収縮は，成人と比べてはるかに高度である（図13-6）．

組織が伸展性に富んでいる

　組織が軟らかいので，容易に変形し引き延ばされる．血管増殖や器質化した瘢痕の強い収縮，眼球壁の変形が牽引の原因になることが多い．視神経入口部（乳頭）は容易に傾斜・変形し，網膜は強く牽引されると牽引網膜（網膜血管の直線化や黄斑偏位が特徴）や網膜ひだを形成する（図13-4，図13-6，図13-13）．

発生・発育過程なので組織が未熟である

　網膜，とりわけ黄斑の成熟途上にあるので，それが牽引や剥離によって障害される．また，未熟児や新生児期には，牽引され折りたたまれて変形した網膜の構造は再構築されて，層構造の変化やロゼット形成をきたすことがある．

病変は，後極だけでなく周辺部にあることが多い

　家族性滲出性硝子体網膜症（familial exudative vitreoretinopathy：FEVR）やCoats病，血管腫，感染症，腫瘍などは，周辺部に病変があることが多い．網膜血管の直線化や黄斑偏位だけでなく，後極の網膜上膜があった場合，FEVRの網膜血管増殖や感染症など周辺部の病変に起因することもある．

網膜ジストフィは，中間周辺部に初発しやすい

　黄斑ジストロフィを別にすれば，網膜色素変性の初期やGoldmann–Favre症候群では網膜変性所見を中間周辺部のみに認めることが多く，輪状

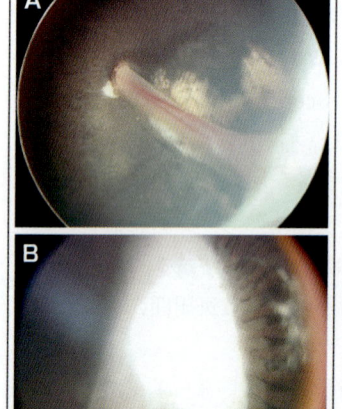

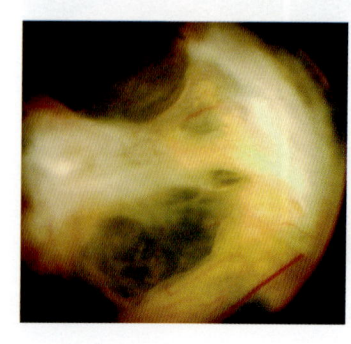

図13-4 周辺部の胎生血管系遺残
A：網膜は牽引されてひだとなっている．
B：最周辺部（前方）では毛様体皺襞部が牽引され，延長している．

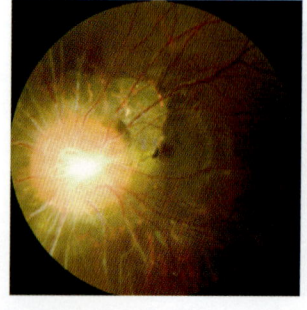

図13-5 乳頭上の胎生血管系遺残あるいはBergmeister乳頭遺残
乳頭周囲の網膜は牽引され，黄斑や血管が乳頭に向かって偏位し，血管は直線的，多分枝にみえる．乳頭周囲に網脈絡膜萎縮が起こっている．視力は0.4．

図13-6 Bloch–Sulzberger症候群（色素失調症）の眼内増殖
成人では，このような顕著な増殖と牽引性網膜剥離はみられない．

暗点を生じやすい．

変性した硝子体は，網膜面のベール状混濁となる

FEVRやStickler症候群，Wagner病，Goldmann-Favre症候群では，硝子体の液化がみられる．変性した硝子体はしばしば網膜面上に濃縮した硝子体膜状組織として観察される．

眼底が透見困難な場合や十分な検査ができない場合，病変の性質が判断できない場合は，さらなる方法を検討する

出血や硝子体混濁があって眼底が透見困難な場合，超音波Bモード，X線検査，CT，MRIなどの画像検査，血清検査など，関連すると思われる全身検査を駆使する．睡眠下・全身麻酔下では，ERGを含めて必要な検査をまとめて行うことができる．重篤な疾患の可能性が低いか，あるいは病変が小さい場合には，短期間ごとに細かく経過観察するのも一つの方法である．しかし，炎症や増殖病変は急速に進行することが多いので，常に疑うことが重要である．

眼底検査のコツ

第3章52～56頁参照．

乳頭の診かた

色

乳頭の色にはバリエーションがあるので，極端に違わなければ，色調だけで病的意義を見出しにくい．神経線維の数は耳側が少ないため，鼻側より耳側が色が淡い．中央にさまざまな程度の生理的陥凹や生理的色調変異がある．乳頭は中央からやや耳側に中心をおく円形であり，緑内障性など病的のものと違って乳頭縁に達したり，notchをもたない．色調によって，以下を想定する．

白：正常小児，萎縮，緑内障，先天視神経萎縮，視神経低形成
赤：浮腫，うっ血乳頭，血管腫，新生血管，偽乳頭浮腫（強度遠視）
黄色：過誤腫，黄斑色素の乳頭上への偏位
黒・茶：先天黒色乳頭，乳頭小窩（ピット），黒色細胞腫，悪性黒色腫

大きさ

乳頭黄斑間距離径／視神経乳頭（DM/DD）比で判断する（図13-7）．正常値2.4～3.0，乳頭と黄斑の距離は乳頭の大きさの2.5～3倍と覚える．この比が大きければ，乳頭が小さいことになるが，黄斑の耳側偏位であることもあり，注意が必要である．乳頭径が大きい場合は判別しやすいが，小さい場合は見逃しやすい（図13-8，図13-9）．

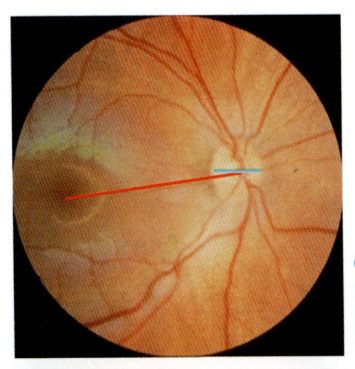

> **図 13-7**
> DM/DD比
> DM(—)÷DD(—)＝正常値2.4～3.0

> **図 13-8**
> 視神経コロボーマ
> 乳頭領域はやや拡大．網膜血管は複数の部位，一部は陥凹縁から起始している．乳頭下方に網脈絡膜萎縮がある．

> **図 13-9**
> 視神経低形成
> 乳頭が小さく，神経線維欠損によって陥凹がある．色素輪（double ring sign）がみられる．

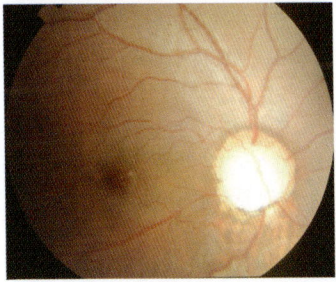

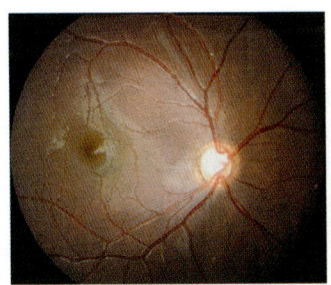

小児の眼底疾患の特徴　267

大きい：巨大乳頭，コロボーマ，乳頭周囲ぶどう腫，朝顔症候群，乳頭部PFV/PHPV
小さい：視神経低形成

形と傾斜

　大きく変形している場合は，発生や眼球発育に伴うものであったり，腫瘍によることもある．乳頭辺縁（網膜との境界）は，動脈閉塞症や緑内障，視神経炎などで神経線維が萎縮すると，境界が明瞭になる．不明瞭なのは，コーヌスや網脈絡膜変性がある場合，神経線維の浮腫や網膜下液の貯留，腫瘍がある場合である．輪郭が不整なら先天異常や腫瘍を疑う．

　傾斜は，乳頭の形は正常だが傾いて斜めになることによって縦長の楕円形や腎臓形にみえるものであり，同時に乳頭も変形していることが多い．発生過程に起こるのは胎生裂閉鎖不全に伴うもので，眼底の下方に向かって傾斜する．一方，成長に伴って起こるものは，近視眼に多くみられ，眼軸が延長するために後極に向かって傾斜する．

● 形

1）楕円形あるいは腎臓形
上下方向：傾斜乳頭症候群
左右方向：近視，牽引網膜（乳頭），視神経低形成

2）不整形
先天異常（コロボーマ，朝顔症候群，乳頭周囲ぶどう腫，ピット），腫瘍，ドルーゼン

● 辺縁

1）過剰に明瞭
全体的：視神経萎縮
部分的：網膜神経線維束部分欠損（網膜動脈枝閉塞症，緑内障など）

2）不明瞭
全体的：浮腫，うっ血乳頭，偽乳頭浮腫，先天異常（胎生血管系遺残，朝顔症候群，視神経低形成，有髄神経線維）
部分的：腫瘍（網膜芽細胞腫，過誤腫），先天異常（コロボーマ，ピット，朝顔症候群，有随神経線維）

● 傾斜
左右方向：近視，牽引網膜（乳頭）
上下方向：傾斜乳頭症候群，乳頭周囲ぶどう腫
方向不定：コロボーマ，乳頭周囲ぶどう腫

突出と陥凹，網膜血管の起始部の異常

　異常な陥凹を伴う疾患で鑑別が重要なのは，緑内障と先天異常である．コロボーマなどで篩板に形成不全があると，網膜中心動静脈は視神経乳頭上ではなく，後方ですでに分枝を開始するので，網膜血管は乳頭辺縁の複数の部位から起始している．同時に，乳頭下方に胎生裂閉鎖不全に伴う網脈絡膜萎縮がみられる（図13-8）．朝顔症候群や乳頭周囲ぶどう腫では，陥凹内で網膜血管がすでに分枝しているので，陥凹縁から多数の血管が走行しているようにみえる．また，Wagner病では

Column

白色瞳孔(leukocoria, white pupil)と猫眼(cat's eye)

　白色瞳孔は，文字通りに本来黒い瞳孔が白く見えることをいう．白内障があれば瞳孔領が白くなるのは確かであるが，白内障は白色瞳孔には含まれない．白色瞳孔は，水晶体後方の硝子体や網膜に白く大きな病変が存在することを示すサインである．最も注意すべき疾患は，網膜芽細胞腫である．その他は偽網膜芽細胞腫とも呼ばれ，胎生血管系遺残（PFV/PHPV），未熟児網膜症，家族性滲出性硝子体網膜症（FEVR），色素失調症，眼トキソカラ症，Coats病，過誤腫，コロボーマ，網膜剥離などが挙げられる．これらの疾患で，硝子体内の大きな線維増殖組織，高度な網膜剥離，広範囲における滲出物，脈絡膜欠損があれば，瞳孔領が白くみえる．

　猫眼は，夜間にネコのように瞳が光ることで，やはり水晶体後方の大きな反射組織の存在を示す．なお，イヌやネコの眼が夜間に光るのは，網膜下に反射する色素板が存在するためである．

乳頭逆位（網膜血管の起始部が鼻側よりも耳側に偏位）を認めることがある．
突出：乳頭浮腫，うっ血乳頭，偽乳頭浮腫（強度遠視），腫瘍
陥凹：緑内障，先天異常（コロボーマ，乳頭周囲ぶどう腫，朝顔症候群）

乳頭周囲の所見

　眼球の発生や成長において脆弱な部分が伸展され，乳頭周囲の形成不全や萎縮が起こる．耳側にみられるものの多くは近視に伴うもので，下側にみられるものは胎生裂閉鎖にかかわる先天性のものが多い．コロボーマや朝顔症候群では，網膜色素上皮や脈絡膜欠損だけでなく，軽度なら下方にのびる色素の少ない萎縮病変が観察される（図13-8）．乳頭を囲む同心円の萎縮は，先天異常や極度の近視性コーヌスでみられる（図13-5）．乳頭周囲に網膜変性症やジストロフィ，脈絡膜骨腫や血管腫などが限局性に起これば不整形である．視神経低形成では乳頭周囲に色素輪（double ring sign）がみられるが，これは神経線維束が少ないために乳頭が小さくなり，本来乳頭となるべき範囲が輪としてみえるものである（図13-9）．

● 萎縮の形態
1）耳側
半月状：近視コーヌス
不整形：ぶどう腫を伴う強度近視
2）下側
半月状：Fuchsコロボーマ，傾斜乳頭症候群
不整形：コロボーマ，朝顔症候群，乳頭周囲ぶどう腫
3）乳頭を囲む輪状
乳頭が大きい：コロボーマ，朝顔症候群，乳頭周囲ぶどう腫
乳頭の大きさが正常：近視
乳頭が小さい：視神経低形成の色素輪（double ring sign）
線状：梨地状眼底，網膜色素線条
不整形：地図状網脈絡膜炎，脈絡膜骨腫，脈絡膜血管腫

異常な組織の存在

　白色の膜組織が認められることがあるが，発生における遺残組織（PFV/PHPV，Bergmeister遺残など）だけとは限らない．FEVRや未熟児網膜症（retinopathy of prematurity：ROP）において，乳頭上に増殖が起こることがある．また，外傷やTerson症候群，感染症などの続発性変化として，形成されることがある（図13-10）．

黄斑の診かた

中心窩反射の確認は難しい

　外来において，動いている眼球の中で中心窩の反射を見定めるのは難しい．出生早期の未熟児では，中心窩反射を欠く．乳幼児の中心赤色黄斑（central red macula：中心窩反射の欠如と1/2乳頭径程度の暗い赤色調）は，病的意義がない（図13-3）．しかし，黄斑低形成と黄斑分離症は，原因不明の弱視とみなされて，見逃されることが多い（図13-11，図13-12）．

黄斑の偏位は耳側とは限らない

　黄斑のみに位置異常が起こることはまずなく，周囲の網膜ごと牽引されて移動することによって

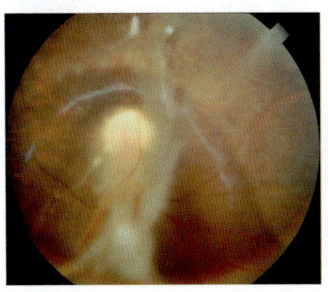

図13-10
Terson症候群後の増殖組織
虐待による乳頭周囲・硝子体出血の後に，増殖組織が形成された．

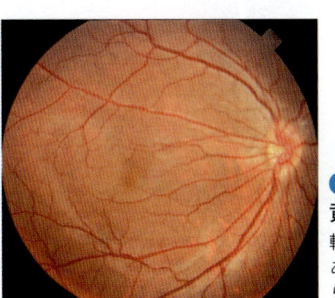

図13-11
黄斑低形成
軽度の黄斑輪と陥凹はあるが，中心窩は認められない．

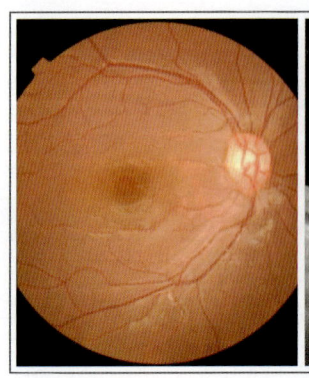

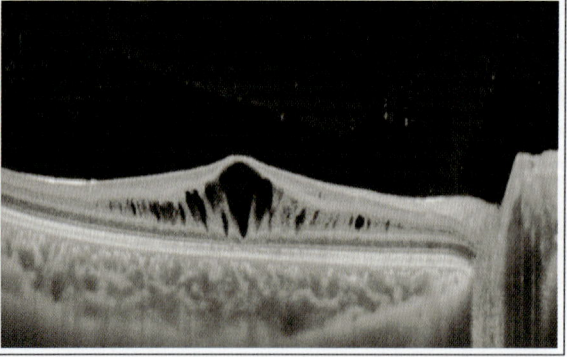

図 13-12 先天網膜分離症
黄斑の車軸状分離のみで，ほかの部位に分離はない．外来でこの黄斑分離を視認することは難しい．OCT であれば診断できる．

起こる．ROP や FEVR では，耳側周辺部の増殖によって周辺側（前方）へ偏位することが広く知られている．しかし，牽引の原因となる増殖の位置によっては，上方へも下方へも偏位が起こる．乳頭上の白色組織の牽引や乳頭陥凹によっては，乳頭側（後方）へ偏位する．

先天異常でも黄斑があれば，視力が良いかもしれない

牽引網膜（乳頭）やさまざまな乳頭先天異常でも，黄斑が認められれば，0.1 以上の視力を得られることがしばしばある（図 13-5）．視神経低形成は唯一の例外で，乳頭黄斑神経線維束の形成がさまざまであり，黄斑があっても視力 1.0 のものから極度に低いものまである．一般に黄斑の形成があれば，視力向上に限界があるとしても固視を確認し，斜視や屈折異常の矯正，視能訓練を試みる価値がある．

網膜血管の診かた

網膜が牽引されれば，血管の直線化や移動が起こる

ROP や FEVR の増殖では，増殖組織が前後方向や円周方向に収縮し，これによって網膜が牽引，伸展され，網膜ごと血管の位置異常が起こる（図 13-13）．

血管の走行異常があれば，周辺部に血管新生や腫瘍の存在を疑う

血管の直線化，蛇行，異常吻合があれば，FEVR

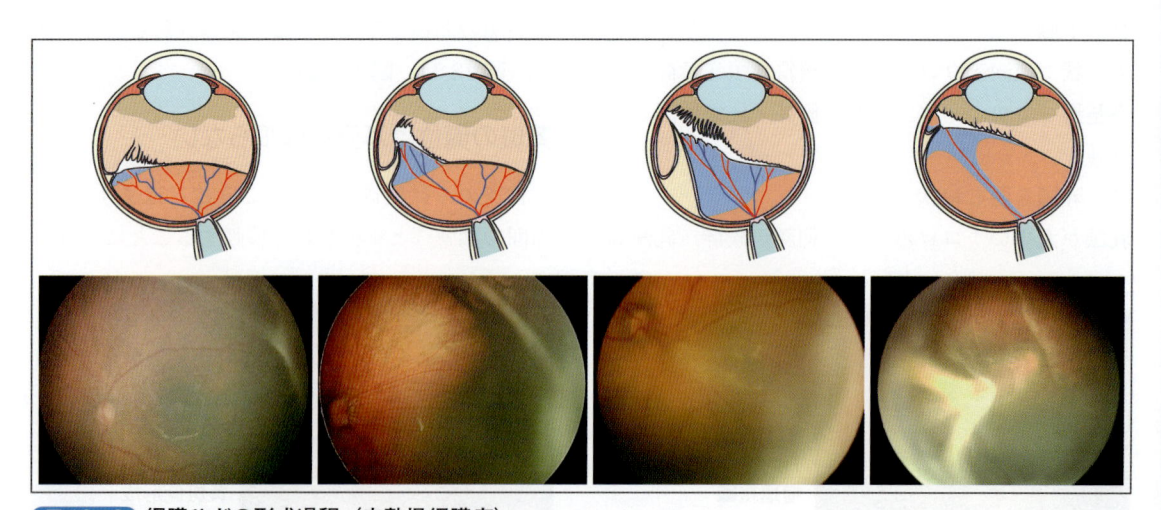

図 13-13 網膜ひだの形成過程（未熟児網膜症）
増殖組織が前後方向および円周方向に収縮することによって，網膜が周辺部に向かうとともに鼻側では乳頭を回転して耳側へ牽引される．

（最右の写真：文献 9 より許可を得て転載）

などの周辺部の血管新生や増殖性病変，Coats病が存在する可能性がある．これらは，同時に滲出を伴う．腫瘍の栄養血管は蛇行とともに動静脈が太くなっている．Wagner病では，乳頭周囲の網膜血管は鼻側に牽引されやすい．Sturge-Weber病では，脈絡膜血管腫がなくとも，網膜血管の蛇行がみられることがある．

血管異常があれば，網膜剝離が起こりうる

　血管増殖があれば，牽引性網膜剝離に進行するおそれがある．長期的には，増殖や感染症・腫瘍の瘢痕における硝子体の牽引によって，出血や裂孔形成が起こりうる．加えて，FEVRなどでは周辺に無血管領域が存在し，この中に萎縮性裂孔が形成されることがあるので，生涯にわたって経過観察が必要である．

その他の眼底病変の考え方

正常眼底であっても，疾患が潜んでいることがある

　乳頭，黄斑を含め，眼底が正常であっても，錐体機能不全，錐体ジストロフィ，オカルト黄斑ジストロフィ，先天停在性夜盲，網膜色素変性初期，家族性視神経萎縮の場合がある（図13-14）．Leber先天黒内障ですら，眼底が正常にみえる症例がある．錐体ジストロフィや網膜色素変性などの網膜障害は進行性であり，幼年時の眼底が正常であっても成長してから異常が現れるので，経時的に観察する必要がある．後部視神経や頭蓋内疾患，皮質盲などの可能性も忘れてはならない．

網膜ひだは小児に起こる特殊な牽引性網膜剝離である

　牽引網膜や網膜ひだは，増殖や器質瘢痕化した組織の強い収縮牽引，眼球壁の変形のために，伸展性に富む網膜に起こる小児の特殊な牽引性網膜剝離である．特別な疾患に限定されるのでなく，幼少時に強い牽引があれば起こる点では，非特異的病変といえる．ROPやFEVR，Bloch-Sulzberger症候群などの血管増殖（図13-4，図13-6，図13-13），PFV/PHPVのような硝子体血管の増殖と遺残，Bergmeister乳頭のグリア増殖，感染症（眼トキソカラ症など）の瘢痕，穿孔外傷の硝子体陥頓，高度な硝子体・網膜出血後の器質化，など原因がさまざまである．一般に，これらの原因が2歳くらいまでに起これば，網膜ひだが起こりうる．

出血があれば，血液・血管疾患と虐待を疑う

　新生児の網膜硝子体出血は，出生後の70％にさまざまな程度で起こるといわれ，診断を誤ることはまずない．ROPやFEVR，PFV/PHPVでは，瘢痕化した後でも，硝子体の牽引や剝離に伴って，成長期に出血が起こる．この場合，裂孔形成との鑑別が重要である．

　全身疾患では，紫斑病や白血病などの血液疾患で起こり，しばしば両眼性である（図13-15）．また，虐待でも起こる（図13-16）．

滲出があれば，部位によって疾患を考える

　滲出の多くは，血管透過性の亢進による大量の

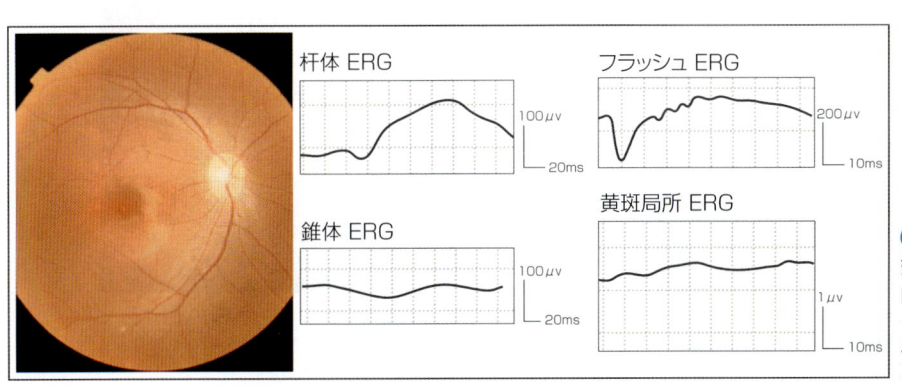

図13-14
錐体機能不全
眼底は正常だが錐体ERGおよび黄斑局所ERGの反応がない．全色盲，視力0.4．

小児の眼底疾患の特徴 | 271

硬性白斑ないしは網膜下貯留物である．周辺部が主体であればFEVRやCoats病（図13-17），後極が中心であれば血液疾患（白血病など），腎・代謝疾患（ネフローゼ症候群など）が考えられる（図13-15，図13-18）．軟性白斑をみることはまれであるが，微小梗塞や全身性エリテマトーデスなどで認められる．

感染症と悪性腫瘍の可能性は常に忘れないこと

小さな白色病変をみた場合，感染症と悪性腫瘍の可能性がある．感染症を疑ったものの血液検査で異常がない場合は，硝子体液を採取して培養や分子生物学的検査（polymerase chain reaction：PCRなど）を行えば診断が確定されることがある．真菌や原虫などは，想定もしない病像を示すこともある（図13-19，図13-20）．腫瘍で悪性かを判断する場合，小さい病変では造影でみられる栄養血管の形態やガリウム集積などからでは判断が難しい（図13-21，図13-22）．生検を行うかは賛否があるが，小さい病変であれば，1ヵ月程度注意して観察し，増大するかを判断するのも一つの方法である．

虐待の可能性も忘れないこと

近年，虐待の件数が急増しているが，その病変はさまざまである（第20章参照）．

網膜硝子体出血だけでなく，視神経萎縮，黄斑円孔，鋸状縁断裂なども起こり，両眼性でなく片眼だけのこともある．原因を特定できないこれらの病変をみた場合は，虐待の可能性を忘れてはならない（図13-16）．

手術の考え方

一般的な手術の特徴，注意は第1章6〜10頁，裂孔原性網膜剥離に関しては本章319〜325頁を参照のこと．

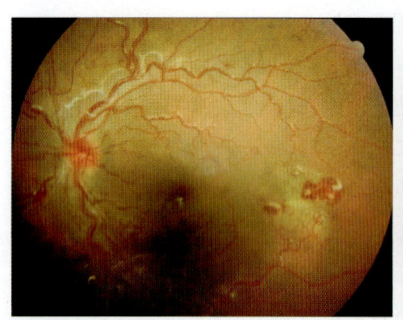

図 13-15 **白血病**
出血，白血病細胞の白斑とともに，血液高粘度のために血管が拡張蛇行している．

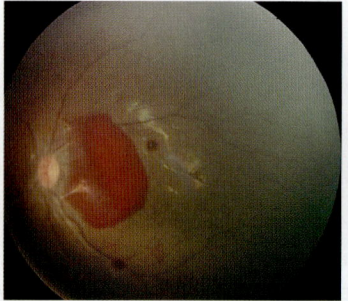

図 13-16 **虐待による出血**
小さな出血斑だけだと診断しにくい．片眼だけのこともある．

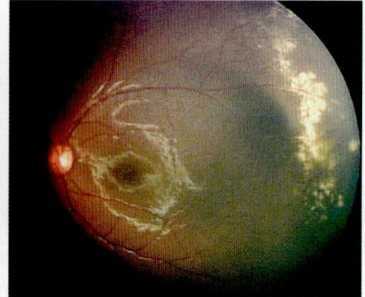

図 13-17 **Coats病**
軽症例で，周辺部に限局した滲出を認める．

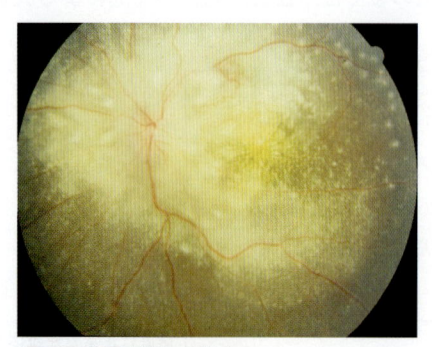

図 13-18 **腎性網膜症**
ネフローゼ症候群．後極に広範囲に滲出が起こっている．

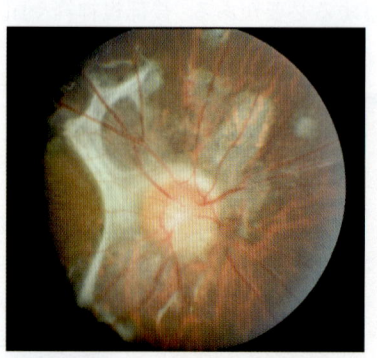

図 13-19 **ヒストプラスマ感染症**
これを見て，感染症とはあまり考えない．血清検査で確定した．

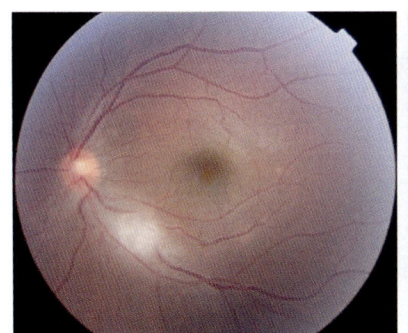

図13-20 トキソプラズマ感染症
頭蓋内の石灰化病変と血清検査で確定した．

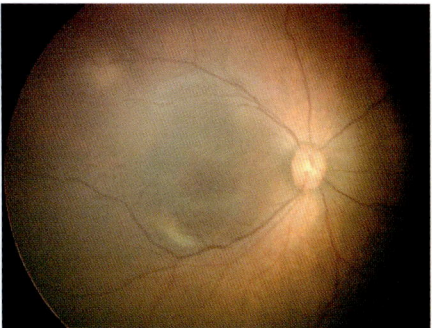

図13-21 結節性硬化症（Bourneville-Pringle病）
良性腫瘍のastrocyte過誤腫．顔面皮脂腺腫を伴う．

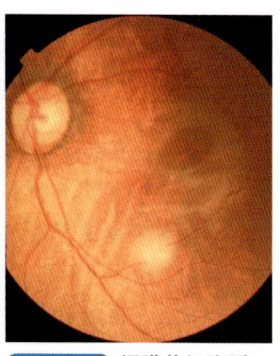

図13-22 網膜芽細胞腫
僚眼に比較的大きな腫瘍があったため確定．化学療法で治癒した．

手術前後の検査が難しい

外来や病棟での覚醒下の検査では，病態の把握が難しく，特に周辺部の所見は見落としやすい．全身麻酔をかけてから手術前に裂孔を確認したり，蛍光眼底造影を行って血管増殖や無血管領域の範囲を把握するなど，術直前に術式を決定，変更しなければならないこともしばしばである．術後の検査も十分に行えないことが多いので，手術終了時点で眼底の状況を十分に把握しておき，術後のさまざまな事態に備える．

術後の安静が困難である

ガスやシリコーンオイルを眼内充填に使用した場合，術後の体位を保持することは容易でない．覚醒下で点滴に鎮静薬を入れる，あるいは集中治療室で持続鎮静をするなど，強制的に体位を保たせる方法もあるが，前者は呼吸抑制，後者は肺炎を起こすおそれがあり，日時にも限界がある．

硝子体が硬く，網膜に強く接着しており後部硝子体剝離の作成が難しい

有形硝子体は粘性が高く，特に硝子体基底部は高速回転の硝子体カッターでは切除できない．網膜との接着も強く，後部硝子体剝離（posterior vitreous detachment：PVD）を人工的に作成することは，まず不可能である．無理に行おうとすると，周辺部に牽引が加わり，無血管領域や光凝固瘢痕などに裂孔を形成するリスクがある．不十分な硝子体切除を行っただけでシリコーンオイルを充填すると，網膜界面との間で残存硝子体が器質化するので，注意を要する．

Column

変性(degeneration)とジストロフィ(dystrophy)

変性とは，病理では細胞の代謝が障害されて異常物質が蓄積することで，アミロイド変性などが代表的である．しかし疾患名としては，炎症や外傷などの器械的刺激，網膜剝離や循環障害などによって，細胞の恒常性が障害され，二次的にその構造と機能を失うことをいう．これが極度になると萎縮（atrophy）と呼ばれることがある．眼球壁の伸展に伴う近視性網脈絡膜変性や萎縮などがわかりやすい．一方で，ジストロフィは異栄養症という和訳があるが，これはかえってわかりにくい．遺伝性素因によって，本来の構造や機能をもたず，特に進行性の場合に用いられる．（進行性）錐体ジストロフィなどがわかりやすい．先天異常の場合は，遺伝性であっても進行性でなく停止性であり，形成異常（malformation）と呼ばれることが多い．なお，網膜色素変性はいまだこの病名が使われているが，正確にはretinal pigmentary dystrophyやrod-dominant retinal dystrophyが概念的に正しい．

第13章

小児の眼底疾患の特徴 | 273

周辺部病変の硝子体手術には，水晶体切除をしなければならない

　周辺部，とりわけ硝子体基底部付近で十分な硝子体切除や膜処理を行わなければならない場合は，水晶体を除去しなければ術野を確保できない．小児において水晶体を除去することは，視力発達の重大な障害となることも考慮しなければならない．また，成人のように眼内レンズを挿入するトリプル手術もリスクを伴う．十分に術前点眼を行い，散瞳を保つことも重要である．

血管増殖や増殖硝子体網膜症に対して，あまりに早期に手術操作を加えることはリスクを伴う

　血管増殖組織は活動性が高い新生血管に富んでいるので，容易に出血を起こす．また，粘性が高く，切開や膜剥離が非常に難しい．増殖硝子体網膜症（proliferative vitreoretinopathy：PVR）も同様で，発生早期では増殖膜の粘性が高く，十分に除去できない．視力予後からみれば早期に手術すべきであるが，増殖膜を除去する場合は，血管増殖疾患では新生血管が退縮し，一般に膜が成熟して硬くなった段階で行うほうが効率的である．ROPやFEVRの早期手術は，血管増殖組織にはできるだけ触れず，増殖の足場となる周囲の有形硝子体を除去して，病変の進行を抑えるのが目的である．

硝子体手術は有効であるが，最終手段でもある

　硝子体手術を行っても，有形硝子体や増殖膜を十分除去できず，後部硝子体剥離（PVD）を作成できないことを，常に念頭に置く必要がある．周辺部裂孔であれ，乳頭先天異常であれ，浅い網膜剥離に対して硝子体手術を行って失敗すれば，高度な胞状網膜剥離になって，かえって視力は低下する．水晶体除去をしなければならなくなることも多いうえ，ガスやシリコーンオイルを充填しても安静が保てるとは限らない．繰り返して硝子体手術を行えば，視力予後も悪くなる．したがって，硝子体手術は有効ではあるが，最終手段であることも認識しなければならない．

強膜バックリング手術を有効に使うこと

　小児における硝子体手術の問題点を考慮して，まずは強膜バックリング手術が行えないか考える．裂孔原性網膜剥離だけでなく，最周辺部の増殖による牽引性網膜剥離に対しては，強膜バックリング手術は上記のさまざまな危惧を伴うことがなく安全なので，硝子体手術に先だって，まず試みるべきである．硝子体手術を行う場合でも，硝子体基底部や増殖組織が十分に切除できないために垂直・前後方向だけでなく円周方向に収縮し牽引を生じやすい．強膜バックリング手術を併用するのは非常に効果的である．これらを考慮すると，小児の場合は局所強膜バックリングよりは輪状締結のほうがはるかに有効である．乳幼児では，輪状締結が成長する眼球を絞扼するおそれがある場合は，眼底病変が落ち着いた段階で，バックルを切断あるいは除去する．

疾　患

未熟児網膜症：retinopathy of prematurity（ROP）

疾患概念

　発達途上の網膜血管に起こる増殖疾患である．網膜血管は胎生第14週頃より視神経乳頭部から発生を始め，眼底の前方へ成長し，最周辺部に達して成長が完了するのは出生前（浅層血管は胎生第30週，深層血管は胎生第38〜40週）である．しかし，個人差があり，耳側のほうが鼻側より視神経乳頭からの距離が長いので，最周辺部までの到達が遅く，ROPが起こりやすい．発達途上の血管は，安定した母体から急激に環境が変化すると，最も未熟な細胞が存在する成長の先端部で成長を停止し，やがて異常な方向に増殖する．血

管がまだ成長していない無血管領域から血管内皮細胞増殖因子（vascular endothelial growth factor：VEGF）のような血管新生因子が放出されることによって起こる[1]．

新生血管は，硝子体腔の有形硝子体の線維にそって成長するとともに，周囲にコラーゲンなどの結合組織を産生する．この結合組織は収縮して接着している網膜を牽引し，網膜剝離を起こすと，重篤な視力障害ないしは失明に至る．時には，血管からの漏出による滲出性網膜剝離も起こる．

増殖が進行するのを活動期というが，やがて鎮静化して血管成分は退縮し，線維結合組織や網膜の牽引や変性などの後遺症を残す．この状態を瘢痕期という．

ROPの発現頻度や程度は，網膜血管の成長が未熟であるほど高い．したがって，在胎週数，出生体重が少ないほど発症率が高く，重症になりやすい[1,2]．近年の周産期医療の進歩に伴って，在胎週数が極端に短く体重が極端に少ない未熟児が救えるようになって[3,4]，重症ROPが多くみられるようになった[5〜8]．

ROPの発生には，ほかに多くの因子も関与している．高濃度酸素はROPを悪化させる最も大きな誘因である．その他に，呼吸窮迫症候群，交換輸血，敗血症，脳室内出血，手術の既往，栄養や水分投与のアンバランスなどが複雑に関与していると考えられる．

わが国では，1967年に永田によって世界で初めての光凝固治療が行われ，標準的治療として発展してきた．1974〜1983年に厚生省の研究事業としてROPの分類が作成された．その後，新生児科による周産期管理の進歩と眼科医によるROPの充実した管理によって，ROPの発症および重症化が食い止められ，減少へ向かった．しかし1990年頃から，さらなる周産期管理の進歩によって，在胎週数が22〜24週と極端に短く，体重が500g前後と極端に少ない超低出生体重児の生存が可能になるにつれ，重症ROPが急速に増加し，非定型例もみられるようになった．小児の失明原因として，ROPは1990年では約10%を占めていたが，現在は30%にまで上昇している．

病期分類

病期分類の成立の経緯

ROPは，一定の期間に網膜血管の異常増殖が起こり（活動期），やがて鎮静化して瘢痕となる（瘢痕期）．わが国では，1975年に厚生省分類が作成され1983年に改定された．ここではROPを，病期を順に追って進行するⅠ型（type Ⅰ）と急速に網膜剝離に至る劇症のⅡ型（type Ⅱ）に分けた．また，瘢痕期分類も作成された．

一方で1984〜1987年に，わが国のROP研究者も多く参加し，国際分類が作成された．これには，厚生省分類が高く評価され参考にされたが，わが国のⅡ型はⅠ型の重症型であると考え，重症徴候を示すサインとしてplus diseaseという概念が採用された．国際分類は，週数が短く体重の少ない児の出生が増加したことに対応するために，2005年に改定され，早期治療のためにplus diseaseの前段階（pre-plus disease）と，厚生省分類Ⅱ型の概念を全面的に受け入れたaggressive posterior ROPの概念を規定した．

厚生省分類と国際分類の相違

厚生省分類では活動期と瘢痕期の両方ともつくられたのに対し，国際分類は瘢痕期分類が整備されておらず，病変の記載だけにとどまっている．活動期分類では，初期のstageに一部ずれがあるが，両分類の互換は一応は可能である（表13-1）．

国際分類の優れている点は，眼底を3つのzoneに分け，病変の位置を範囲・拡がりで記載できることである（図13-23）．また，悪化の徴候として，plus disease（後方の2象限以上で網膜静脈の拡張と動脈の蛇行）（図13-24），pre-plus disease（plus diseaseまでは至らない網膜静脈の拡張と動脈の蛇行）が規定されている．

ROPでは，病期（stage）が緩徐で段階的に進行するタイプ（厚生省分類Ⅰ型，国際分類classic ROP）と段階を追わずに急速に進行が悪化するタイプ（厚生省分類Ⅱ型，国際分類aggressive posterior ROP）がある．国際分類は，2005年の改定の際に厚生省分類の概念を全面的に取り入れたので，内容はほぼ同じである．

表 13-1 厚生省分類と国際分類（活動期）

厚生省分類		国際分類	
Ⅰ型		Classic ROP	
1期	網膜内血管新生 ←→	stage 1	Demarcation line
2期	境界線形成 ←→	stage 2	Ridge
3期	硝子体内滲出・増殖期 　　初期 　　中期 　　後期 ←→	stage 3	Extraretinal fibrovascular proliferation mild, moderate, severe
4期	部分的網膜剥離 ←→	stage 4 　4A 　4B	Partial retinal detachment Extrafoveal Retinal detachment including fovea
5期	網膜全剥離 ←→	stage 5	Total retinal detachment
		Plus disease（重症徴候）	
Ⅱ型	←→	Aggressive posterior ROP	

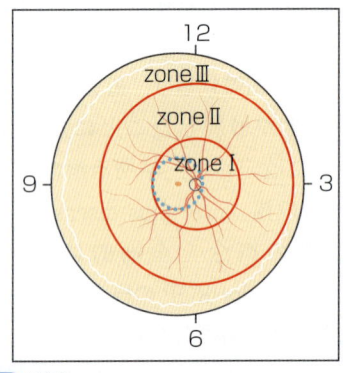

図 13-23 眼底 zone

未熟児網膜症の眼底の記載は，黄斑ではなく，視神経乳頭が中心となっている．

zone Ⅰ：乳頭を中心に，乳頭と黄斑中心窩間の2倍を半径とする円の内側の範囲．実際には＋25 Dあるいは＋28 Dの観察レンズ（…線円）の端を乳頭の対側縁に置いて見える範囲．
zone Ⅱ：zone Ⅰより外側で，乳頭から鼻側鋸状縁までを半径とする円の内側の範囲．
zone Ⅲ：zone Ⅱより外の耳側の三日月の範囲．
zone は，病変が最も後方（乳頭寄り）にあるもので決められる．

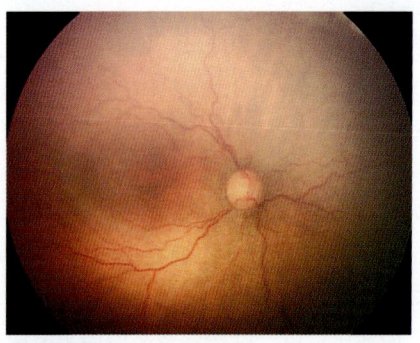

図 13-24 plus disease

2象限以上の網膜静脈拡張と動脈蛇行．この症例は4象限．　　（文献10より許可を得て改変転載）

● 活動期の所見（国際分類による）（図 13-25）

1）未熟眼底

ROPが起こっていない網膜血管の成長途中の状態である．眼底は，血管がまだ成長していない無血管領域がやや混濁した色調にみえる．病理所見では，血管成長先端部では，眼底前方（周辺部）にまず血管の前駆細胞である紡錘型の間葉細胞（前衛 vanguard）があり，その後ろに血管内皮の集簇（後衛 rearguard）がみられるが，両者の境界は明瞭でない．さらに後ろに，管腔をもつ毛細血管が形成されている．

2）stage 1（境界線：demarcation line）

ROP発症の最初の段階である．眼底は，血管成長先端部の網膜内に白い境界線（demarcation line）が形成される．病理所見における境界線は，網膜内の前衛領域で，血管前駆細胞である紡錘型間葉細胞の増殖がみられる．

3）stage 2（隆起：ridge）

前衛領域の紡錘型間葉細胞の増殖が厚くなり，眼底は，境界線が厚く増殖して硝子体腔に突出しており，これを隆起（ridge）と呼ぶ．あわせて，網膜内の新生血管が内境界膜を破って硝子体内に成長を始め，小さなポリープ状増殖病変（vascular tuft）がみられることがある．

4）stage 3（網膜外線維血管増殖：extraretinal fibrovascular proliferation）

vascular tuftが融合して眼底の円周方向に弧状

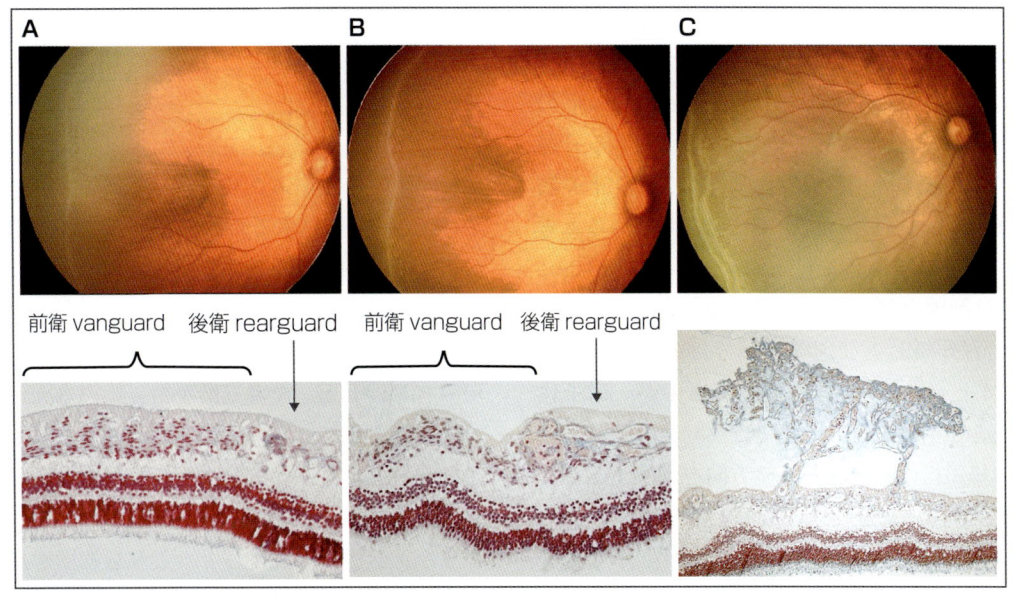

図 13-25 国際分類 stage 1〜3 の眼底写真と病理所見
A：stage 1 境界線，B：stage 2 隆起，C：stage 3 網膜外線維血管増殖．
前衛 vanguard：血管前駆細胞の紡錘型間葉細胞，後衛 rearguard：血管成長先端部．
（上段 B，下段 A〜C：文献 9 より許可を得て転載．上下段 A〜C：文献 10 より許可を得て改変転載）

になった状態である．病理所見では，硝子体内の新生血管は血管腔を形成し，その周囲にコラーゲンなどの結合組織が産生しはじめている．この線維血管増殖組織は正常硝子体の線維構築にそってのびる．眼底所見の程度によって，mild, moderate, severe の 3 段階に分けられる．

5）stage 4
　（網膜部分剥離：partial retinal detachment）

線維血管増殖内のコラーゲンを主体とする結合組織は収縮して網膜を牽引し，部分的な網膜剥離が起こる．網膜剥離が黄斑に及ぶか及ばないかで，2 つに分けられる．

　stage 4A：網膜剥離が黄斑に及んでいない．
　stage 4B：網膜剥離が黄斑に及んでいる．

6）stage 5（total retinal detachment）

線維血管増殖が広範囲で強く牽引し，網膜が全剥離する．

stage は，上記のなかで最も進んだ病変によって決まる．stage 1〜3 において，悪化を示唆する徴候として，後方で 2 象限以上の網膜静脈の拡張と動脈の蛇行があるものを plus disease と規定している（図 13-24）．stage 2 で plus disease がある場合は，stage 2 with plus disease あるいは stage 2+ と記載する．さらに，早期治療においては，pre-plus disease（plus disease までは至らない網膜静脈の拡張と動脈の蛇行）が規定されている．

● 厚生省Ⅱ型／国際分類 aggressive posterior ROP

国際分類の aggressive posterior ROP（AP-ROP）は以下の通りで，厚生省分類のⅡ型の概念と大きな違いはない．

①眼底の後方に発症する．多くは zone Ⅰにみられるが，zone Ⅱの後方に起こることもある．
②plus disease が顕著で，網膜血管は全周にわたって拡張・蛇行し，シャントを形成する．
③有血管領域と無血管領域の境界は明瞭でなく，硝子体内新生血管は網膜上に平坦な形で半透明であり，識別しにくい．
④通常の stage 1 から stage 3 への段階的な進行は示さず，治療しなければ急速に悪化して stage 5 に至る．

初期は，むしろ網膜血管は zone Ⅰ付近で極端に成長不良なものの，細く蛇行もみられない．しかし，Ⅰ型／classic ROP と異なりⅡ型／AP-ROP では，無血管領域のみならず後極にまで広範な毛細血

疾患 | 277

管網欠如が存在しており，後極を含む広範な領域からVEGFが放出されていると推測される（図13-26）．したがって，顕著なplus diseaseの所見を呈するまで待っていては，治療するに遅すぎ，初期病変の網膜血管先端部のシャントや網膜内出血がみられれば，すでに発症していると考えて，ただちに光凝固を行うべきである（図13-29）．

● 網膜剥離と増殖組織の進行過程

厚生省分類および国際分類では，網膜剥離はstage 4とstage 5の2つだけであるが，硝子体手術などの治療を行ううえでは，剥離の範囲よりも，線維組織の進展度とその方向を理解することが重要である．剥離の進展様式を図13-27に示す．

なお，ROPの網膜剥離は牽引性が主体であるが，滲出性や裂孔原性も起こり，牽引性網膜剥離と混在することがある．滲出性は血管壁からの血漿成分漏出によるもので，ROPの鎮静化に伴って自然に消退する．裂孔は線維血管増殖組織の収縮に伴って，光凝固瘢痕の脆弱な網膜に形成される．

● 瘢痕期分類

ROPの活動性は，ある程度の時期を過ぎると自然に鎮静化する．線維血管組織は収縮し，中の血管成分は退縮し，結合組織として残る．これによる牽引や網膜の変性が起こって，さまざまな瘢痕病像を呈する．厚生省分類では瘢痕期を段階的に分類しているが（表13-2），国際分類にはなく，個々の瘢痕病変の記載にとどめている（表13-3）．

眼底検査

NICUの未熟児スクリーニングにおいて，すべてのROPを発見するための基準として，厚生省分類では，在胎34週未満，出生体重1,800 g以下を検査対象とした．さらに，酸素投与，人工換気，輸血，敗血症，脳室内出血，高度の呼吸・循環障害を伴う児，全身麻酔手術，胎児水腫はハイリスク群として，この基準を外れても検査を行う必要がある．しかし，体重が極端に少ない超低出生体重児の生存率が向上してII型/AP-ROPのような重症例が増加すると，これを初期から発見しなければならず，眼底検査の開始時期も大きく変化した．特に，わが国は諸外国と比べて体重が極端に少ない超出生体重児が生存しており，重症例を発症初期から発見する必要がある．そのためには，出生時在胎26週未満なら修正在胎29週から，出生時在胎26週以上なら生後3週には初回検査を行うのが適切である．

眼底検査は，新生児科医の付き添いのもとで全身状態を検討しつつ行う．眼底病像は，国際分類に示されたチャートに記載するが，広画角眼底カメラによる写真記録も行われている．

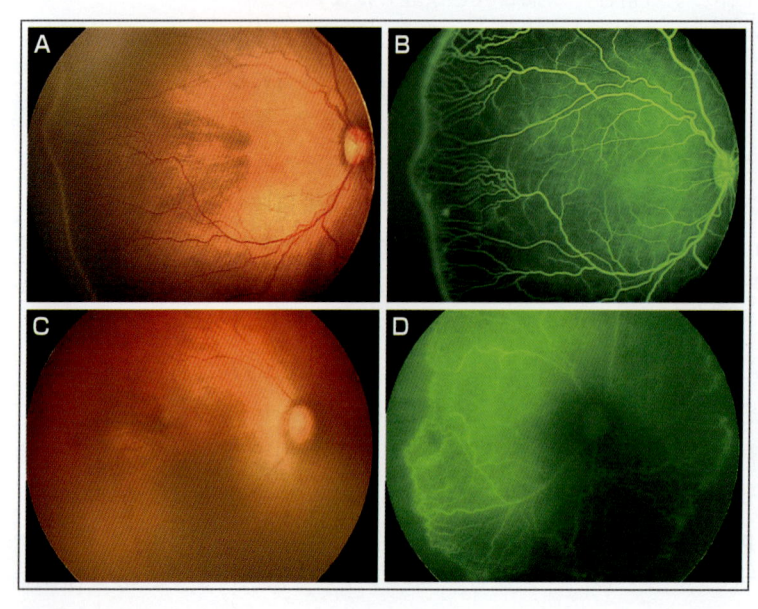

図13-26
I型/classic ROP（stage 2）とII型/aggressive posterior ROPの比較
I型/classic ROP（A・B）は有血管領域の毛細血管網がよく構築されているが，II型/aggressive posterior ROP（C・D）ではほとんど欠損している．
（A～D：文献9より許可を得て転載．A・B：文献10より許可を得て改変転載）

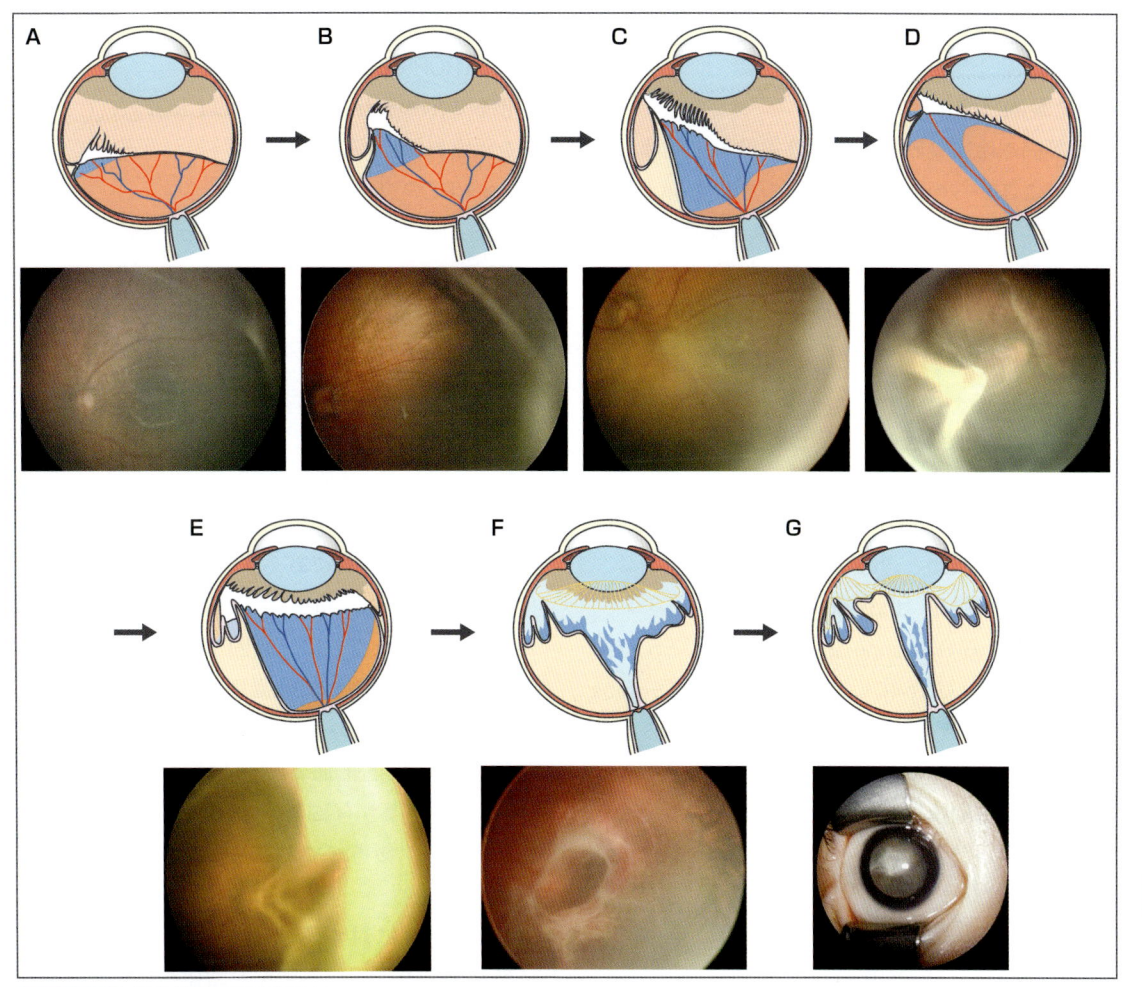

図 13-27 網膜剥離の進展様式

A：増殖組織下の網膜は牽引され剥離しはじめている．
B：増殖組織は硝子体線維の走行にそって，垂直に立ちあがる．水晶体後面あるいは硝子体密度が高い硝子体基底部へ向かう．
C：増殖組織が水晶体後面あるいは硝子体基底部付近に接着すれば，牽引力が非常に強くなり，網膜剥離は急速に進行する．
D：増殖組織の範囲が円周方向で半周以内であれば，その収縮によって網膜は束ねられひだとなる．
E：増殖組織が全周近くに及べば，網膜は広く前方へ牽引される．
F：増殖組織は硝子体基底部方向のみならず前部硝子体膜にそって伸び，網膜はこれらに引かれて全剥離する（stage 5）．
G：増殖膜がさらに収縮すれば，水晶体を前方に偏位させ，前房消失，角膜混濁，眼球萎縮へ至る．

（D・F・G：文献 9 より許可を得て転載．A～G：文献 10 より許可を得て改変転載）

表 13-2　厚生省の瘢痕期分類

- 1度　周辺性変化
  眼底後極部に著変がない　周辺部に軽度瘢痕性変化
  視力は一般に正常

- 2度　牽引乳頭
  弱度　　わずかな牽引乳頭　黄斑部に変化はない
  中等度　明らかな牽引乳頭　黄斑部外方偏位
  強度　　牽引乳頭　　　　　黄斑部に器質的変化

- 3度　束状網膜剥離
  後極部に束状網膜剥離（網膜ひだ）

- 4度　部分的後部水晶体線維増殖
  瞳孔領の一部にみえる後部水晶体線維増殖

- 5度　完全後部水晶体線維増殖
  瞳孔領を完全に覆う後部水晶体線維増殖

表 13-3　国際分類の瘢痕病変の記載

周辺部の血管変化	後極部の血管変化
周辺での成長不全	蛇行
異常分枝	耳側アーケードの直線化
拡張	耳側血管起始部の鋭角化

周辺部の網膜変化	後極部の網膜変化
色素性変化	色素性変化
硝子体－網膜癒着　硝子体膜	黄斑部の歪みあるいは偏位
菲薄化	黄斑部領域の網膜ひだ
網膜ひだ	硝子体－網膜癒着　硝子体膜
格子様変性	牽引乳頭
網膜剥離	網膜剥離

治療

● 光凝固（図13-28）

光凝固や冷凍凝固は，無血管領域を広範囲に凝固してここからの血管新生因子の放出を抑えることを目的に行う．冷凍凝固は強膜・結膜の傷害，線維増殖の収縮や網膜への癒着，無呼吸などの全身への問題などを起こすので，光凝固が主流として行われている．

米国では，1988年に冷凍凝固に対する multicenter trial（CRYO-ROP Study），2000～2002年により良い視力を得る早期治療のために，Early Treatment for ROP（ETROP）Study が行われ，以下の概念と適応が提唱された．

1）限界域網膜症（threshold ROP）

zone Ⅰあるいは zone Ⅱに増殖が連続5時間以上，あるいは合計して8時間以上で，plus disease を伴うもの．ROP を鎮静化させることを目的とした治療基準．

2）前限界域網膜症（prethreshold ROP）

視力を得ることを目的とした早期治療を行う場合の判断のための基準．

Zone Ⅰ, any stage ROP
Zone Ⅱ, stage 2 ROP with plus disease
Zone Ⅱ, stage 3 ROP without plus disease
Zone Ⅱ, stage 3 ROP with plus disease で増殖が連続5時間以上，あるいは合計して8時間以上

3）ETROP Study による治療基準

前限界域網膜症（prethreshold ROP）に対して以下を治療方針とする．

Type 1 ROP：治療を行う
　Zone Ⅰ, any stage ROP with plus disease
　Zone Ⅰ, stage 3 ROP without plus disease
　Zone Ⅱ, stage 2 or 3 ROP with plus disease

Type 2 ROP：経過観察（Type 1 ROP か threshold ROP に達したら治療を行う）
　Zone Ⅰ, stage 1 or 2 ROP without plus disease
　Zone Ⅱ, stage 3 ROP without plus disease

上記の治療基準はあくまでⅠ型/classic ROP に対してであり，Ⅱ型/AP-ROP では初期徴候が見つかればただちに光凝固を行う．

無血管領域に密に汎光凝固するが（図13-28），plus disease が強いと ridge のやや後方の有血管領域にも網膜毛細血管網の欠損があり，Ⅱ型/AP-ROP ではさらに後極まで及ぶ広い欠損が存在するので，後方まで踏み込んだ凝固が必要である（図13-29）．

● 網膜剥離に対する治療

光凝固を十分に行ってなお増殖や網膜剥離が進行すれば，ただちに硝子体手術などを検討する．成人の糖尿病網膜症などと異なり，ROP では新生血管の活動性が高く，線維結合組織は光凝固斑がある

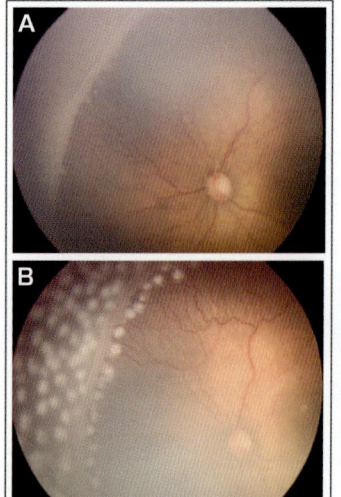

図13-28 光凝固
A：光凝固前 stage 3 ROP with plus disease．B：光凝固直後，plus disease が強いので有血管領域にも1列施行．
（文献10より許可を得て改変転載）

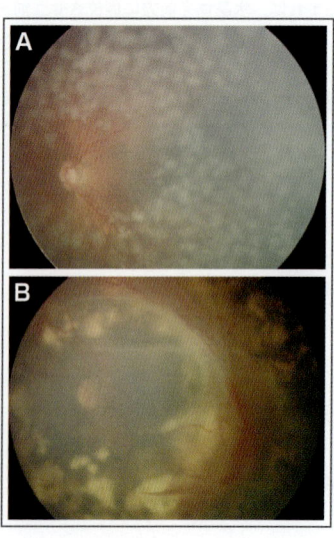

図13-29 Ⅱ型/aggressive posterior ROP の進行
在胎22週，479gで出生．A：生後10週，Ⅱ型/aggressive posterior ROP の初期徴候あり，広範囲に光凝固．B：生後18週，凝固瘢内から増殖が出現して，急速に進行し，硝子体手術となった．
（文献8より改変引用）

脆弱な網膜に癒着しているので，無理に切除すれば，大出血や裂孔形成が起こって予後不良に通ずる．

以前は，ROP が鎮静化・瘢痕化して線維増殖組織の中の血管が退縮してから，これを除去していた．しかし，網膜剥離が起こってから1～2ヵ月以上経つので，網膜の復位が得られても変性が高度となり，大部分の視力は光覚や手動弁程度にとどまった．

現在は，Ⅰ型/classic ROP では，水晶体を温存しつつ，線維血管増殖が高く立ち上がらない早期にこれを除去する水晶体温存硝子体手術（lens-sparing vitrectomy）が行われ，良好な網膜復位率と視力予後が得られるようになった（図13-30）．しかしⅡ型/AP-ROP では，血管線維増殖の活動性が高いために切除できず，水晶体温存硝子体手術は奏功しにくい．これに対して，活動性の高い血管線維増殖に触れず，周囲の有形硝子体を早期のうちに除去して，その伸長を予防するこ

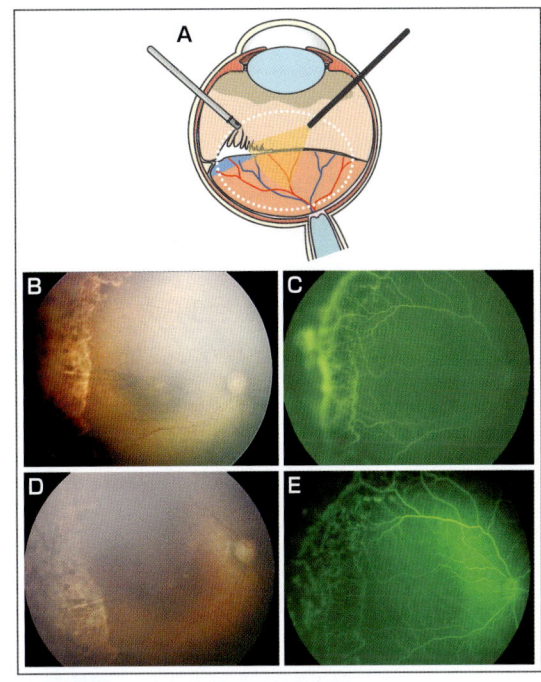

図13-30　水晶体温存硝子体手術
A：眼球シェーマ（手術操作は点線内程度しかできない）．
B・C：術前．D・E：術後．（文献9，10より許可を得て改変転載）

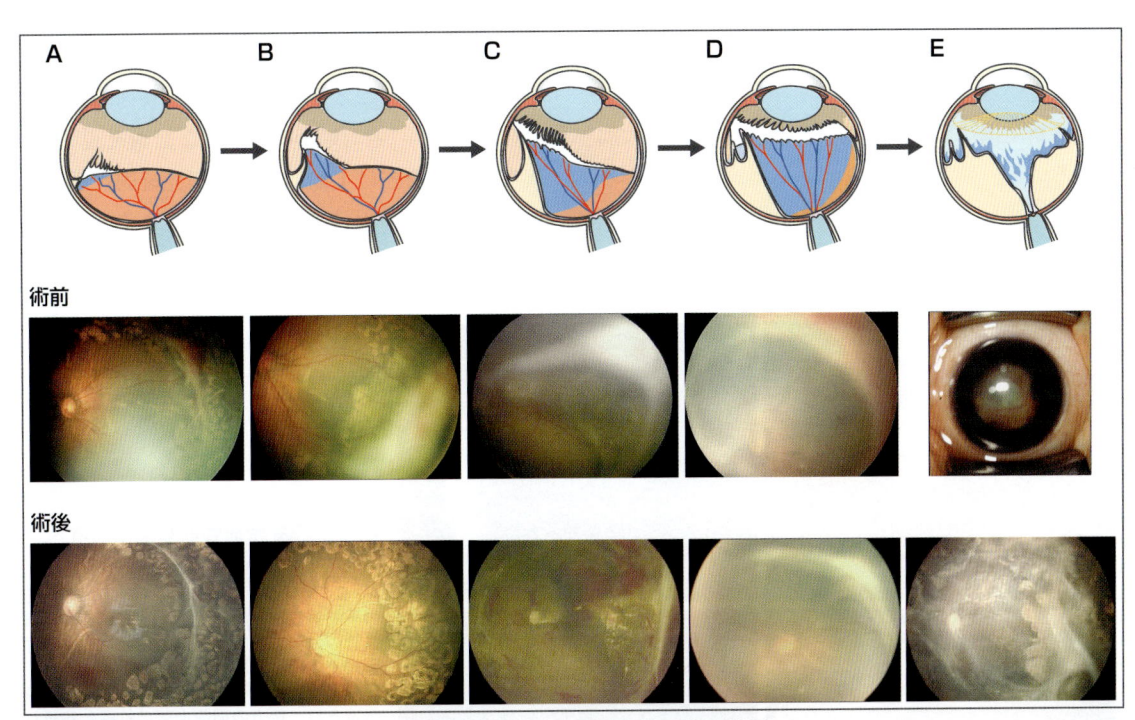

図13-31　Ⅱ型/aggressive posterior ROP の進行と早期硝子体手術の結果
術前）A：増殖組織の伸展と牽引性網膜剥離の開始（国際分類 stage 4A 初期）．B：網膜剥離は黄斑に近づき（stage 4A 後期），線維血管組織は周辺部へ向かう．C：stage 4B 初期，増殖線維組織の一部が硝子体基底部に接着し，黄斑は剥離．D：stage 4 後期，線維血管組織が広範囲に硝子体基底部に接着．E：網膜全剥離（stage 5）．早ければ1週間ほどで A から E へ進行する．
術後）A・B では網膜は復位し，黄斑が形成されているが，C では一部網膜剥離を残して黄斑は形成されず，D では網膜剥離が治癒しない．E は進行しすぎており，もはや早期硝子体手術の適応ではない．従来通り血管の退縮を待って手術するが，網膜変性が進んでおり視力が得られない．
（C・D：文献9より許可を得て転載．A～E：文献10より許可を得て改変転載）

疾患　281

とによってⅡ型/AP-ROPの活動性を鎮静化し，網膜復位を得ることができる（図13-31）．ただし，有形硝子体を十分に切除するためには，水晶体を除去しなければならないことが多い．

強膜バックリング手術は，増殖や牽引が非常に強いROPでは成果が得られない．しかし輪状締結は牽引を減弱するだけでなく，血管新生の活動性や血管新生因子の放出を減弱する効果もあると考えられている．増殖がきわめて前方（周辺部）にあって水晶体除去を避ける場合，あるいはすでに硝子体基底部に接着して硝子体手術ではリスクを伴う場合にも行われる．術後に近視や乱視を引き起こすことがあり，眼球を絞扼するのでバックル除去が必要である．

● 血管新生因子阻害薬

血管新生にはVEGFがかかわるので，成人の糖尿病網膜症や加齢黄斑変性のように，血管新生因子阻害薬の硝子体内投与が試みられている．ベバシズマブが用いられることが多く，オフラベル使用となり，施設の倫理委員会の承認を得る必要がある．成人で認可されている薬剤の適応拡大が計られている．

血管新生因子阻害の目的は，以下の3つに大別される．

1）adjunctive therapy

硝子体手術を行う前に投与し，手術まで進行しないよう時間稼ぎに用いられる（図13-32）．血管活動性を抑制するが完全ではなく，増殖膜を収縮させて網膜剥離を悪化させ，硬くなった膜は切除困難になることが問題である．

2）salvage therapy

光凝固が奏功しない場合に，網膜剥離への進行予防を目的とする．しかし，硝子体手術に至ることも多く，軽度～高度の増殖，網膜剥離まで広い範囲の病態に投与され，評価が難しい．

3）monotherapy

stage 3 ROPに対して，光凝固を行うことなく代替治療として行う（図13-33）．ROPが鎮静化して，網膜血管が無血管領域に向かって成長することが報告されている．投与後に長期にわたって増殖が再発する可能性がある（くすぶり網膜症）．

家族に対する説明

ROPは進行すれば失明につながり，発生初期には予後がわからないことも多いので，家族に十分な説明を行うことが必要である．初回の眼底検査の際に，家族に疾患の一般的な経過を説明し，現在の状態を告げておけば，急に光凝固が必要になっても家族の承諾がただちに得られる．硝子体

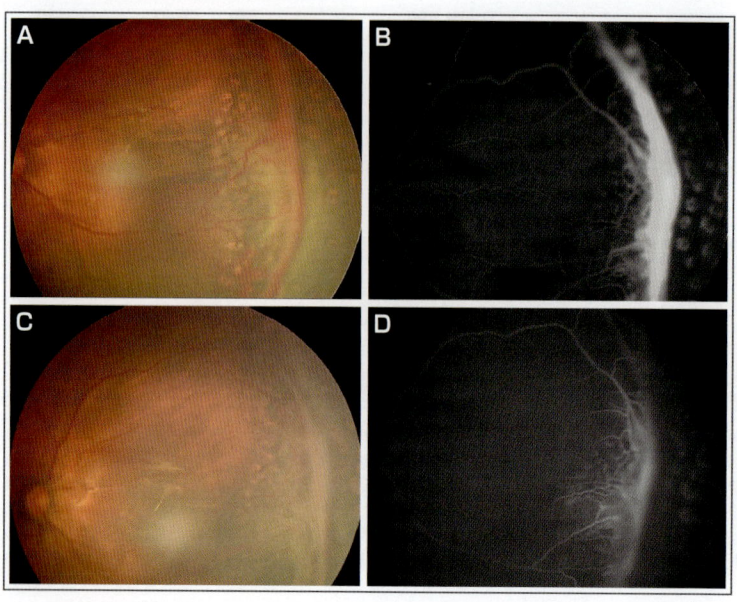

図13-32 抗血管新生因子治療（adjunctive therapy）

A・B：治療前．耳側に増殖組織があり，その下で網膜剥離が起こり始めている．網膜血管の拡張と蛇行が強い．増殖組織から強い蛍光色素漏出がある．
C・D：抗VEGF抗体（ベバシズマブ）投与後5日．後方の網膜血管の拡張と蛇行は顕著に減弱している．増殖組織は新生血管が退縮しているとともに，収縮して前方（周辺側）へ偏位し，牽引も増強し網膜剥離は進行している．増殖組織からの蛍光色素漏出も減少しているが完全ではない．

（写真提供：近畿大学医学部堺病院　日下俊次氏．文献1より改変引用）

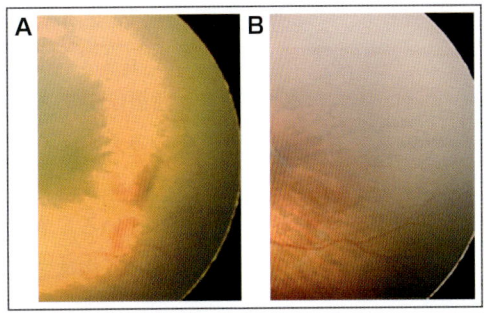

図 13-33 抗血管新生因子治療（monotherapy）
A：治療後6日．新生血管と網膜血管の拡張がみられる．
B：治療後82日．新生血管は退縮し，網膜血管は周辺へ自然成長している．

（写真提供：近畿大学医学部堺病院　日下俊次　氏）

手術のような予後が予測できない場合は，特にインフォームドコンセントが重要である．鎮静化した後も，視力が望めるのであれば屈折矯正や視能訓練などを積極的に行い，視覚障害が重篤な場合には，リハビリテーションを早期から計画する．

晩期合併症に対する検査

活動期を乗り切って網膜症が瘢痕化しても，晩期合併症として，裂孔原性網膜剥離，硝子体出血，白内障，緑内障などが起こる．生涯にわたって，眼底検査を定期的に行う必要がある．

その他の血管疾患・増殖疾患

家族性滲出性硝子体網膜症：
familial exudative vitreoretinopathy

疾患概念

網膜血管の形成不全により，周辺部網膜の無血管や走行異常を認める．続発性病変として網膜滲出斑や新生血管，硝子体出血，網膜剥離などを認め，眼底像は未熟児網膜症に類似する．遺伝性疾患であり，4種類の原因遺伝子（*FZD4*, *LRP5*, *TSPAN12*, *NDP*）が知られている．遺伝形式は常染色体優性遺伝が多く，常染色体劣性遺伝やX染色体劣性遺伝の症例もある．遺伝性が明らかでないことも多く，症例の半数は孤発例である．

所見

周辺部網膜は無血管領域を認め，網膜血管も多分枝や直線化，動静脈の交叉過多などを呈する．後極部網膜にも視神経乳頭の低形成や黄斑牽引，血管の多分枝を認める．黄斑牽引の程度は，症例によりさまざまである（図13-34A〜C）．黄斑耳側の咬合不全も特徴の一つである．網膜血管の走行異常は検眼鏡的には不明瞭なこともあるが，蛍

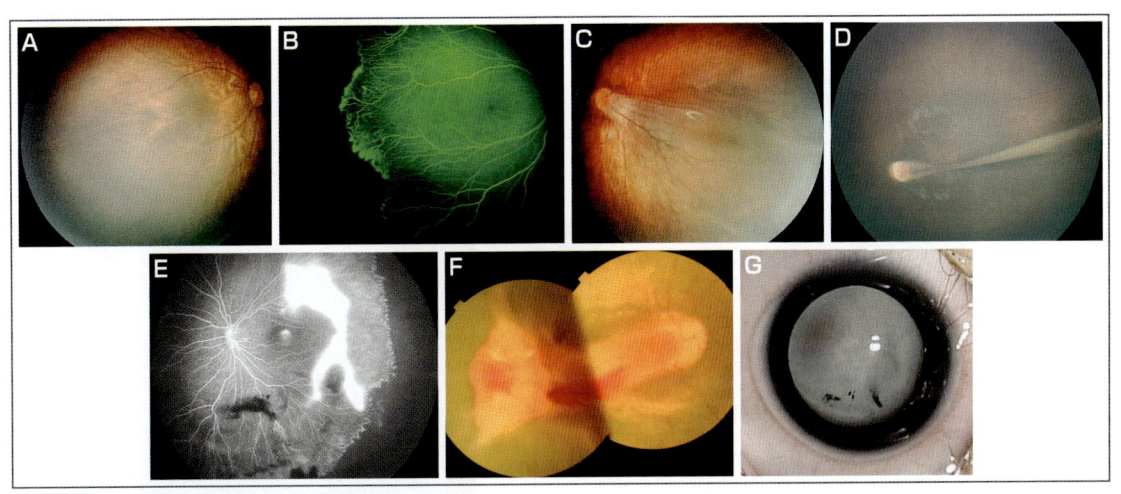

図 13-34 家族性滲出性硝子体網膜症
A・B：耳側周辺部の無血管，網膜血管の多分枝は蛍光眼底造影検査（B）により顕著に描出される．C：耳側の増殖性変化により黄斑牽引が明らか．D：鎌状網膜ひだが黄斑を巻き込んでいる．視神経乳頭近傍の網膜血管が耳側に偏位（左眼）．E：硝子体出血を伴う症例．蛍光眼底造影検査では耳側周辺部の無血管，網膜血管の多分枝，血管途絶に加え，網膜新生血管からの蛍光漏出が著明．F・G：0歳時に活動性の高い眼内増殖性変化がみられた（F）．6ヵ月後に網膜剥離が進行し白色瞳孔を呈した（G：右眼）．

（A〜C，F・G写真提供：国立成育医療研究センター　東　範行　氏）

疾患　283

光眼底造影検査では描出される．病像の特徴は年齢によって異なる．乳児では，増殖性変化や牽引性網膜剝離のために白色瞳孔や鎌状網膜ひだを呈する（図13-34D）．小児期は新生血管からの滲出斑や硝子体出血をきたす（図13-34E）．無血管領域には網膜裂孔を形成し，網膜剝離となる．出生後早期からの病変は，胎内で進行しているので経過を追えないが，所見からみて未熟児網膜症と類似の進行をたどると推測される．出生時にすでに瘢痕化していることが多いが，出生後も活動性があり，あるいは鎮静化していても，未熟児網膜症と異なり後に再増殖することがある（図13-34F・G）．再増殖は2～3歳までは頻度が高く，10歳を過ぎても起こるので注意を要する．

● 鑑別すべき疾患

未熟児網膜症，胎生血管系遺残（第1次硝子体過形成遺残），Stickler症候群，色素失調症．

● 治 療

網膜新生血管や網膜裂孔があれば，無血管領域や裂孔周囲にレーザー凝固を行う．網膜剝離には硝子体手術や強膜バックリング手術を行う．

● 経過観察の注意点

強膜バックリング手術やレーザー凝固で病変が収まったとしても，牽引性変化のために成長してから網膜剝離を起こす場合がある．

● 患者への説明

遺伝性であるが罹患者でも重症度が大きく異なり，網膜剝離を併発しない限り視力がよいことが多い．いったん網膜剝離が重症化すると，難治性となりやすい．早期に診断し，レーザー網膜凝固などの予防的治療を講じたほうがよい．無症候であっても，家族の眼底検査をして罹患の有無を確認することも重要である．近親者に出産の予定があれば，分娩後早期に出生児の眼底検査を行う．

色素失調症：incontinentia pigmenti

● 疾患概念

Bloch-Sulzberger症候群ともいう．NF-κBエッセンシャルモジュレータ（*NEMO*，別名：*IKBKG*）遺伝子の異常が原因であり，外胚葉由来組織の免疫不全を起こす全身疾患である．特徴的な水疱様皮疹や色素沈着などの皮膚病変に加え，てんかんや歯欠損などを呈する（図13-35A）．遺伝形式はX染色体優性遺伝である．男児は致死となるため，女児にのみみられる．組織レベルでは，異常遺伝子を発現する細胞（異常細胞）と正常細胞のモザイクとなっている．異常細胞は，成長とともに細胞死を起こして淘汰される傾向がある．

● 所 見

網膜血管の閉塞性変化が後極部，周辺部を問わず出現する．網膜血管の拡張や蛇行，網膜出血，毛細血管瘤を認める．無灌流領域などの網膜血管の異常は検眼鏡的には不明瞭なこともあり，蛍光眼底造影検査で描出される（図13-35B）．このような網膜病変は1/3の症例にみられ，生後1歳までに出現する．通常両眼性だが，重症度には左右差がある．進行例では無灌流領域に新生血管を認め，硝子体出血や牽引性網膜剝離を併発する．末期例では白色瞳孔となる．

● 鑑別すべき疾患

未熟児網膜症，家族性滲出性硝子体網膜症，胎生血管系遺残（第1次硝子体過形成遺残）．

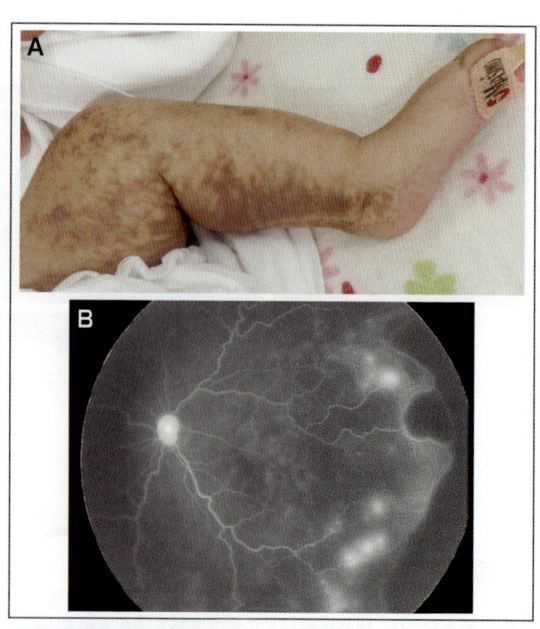

図13-35 色素失調症
A：下腿．特徴的な色素沈着を伴う皮疹．B：耳側の無血管と新生血管，血管の蛇行がみられる．

治療

網膜無灌流領域にレーザー凝固を行う．網膜剥離は牽引性変化を伴うため硝子体手術を行う．

経過観察の注意点

成長とともに，網膜症をはじめとする病変は鎮静化する傾向がある．

患者への説明

小児科や皮膚科で診断される機会が多い．乳児期にレーザー網膜凝固の適応であることが多いので，できるだけ早期に診断する必要がある．

Coats病：Coats disease

疾患概念

特徴的な網膜滲出性病変・網膜剥離や緑内障を起こし，失明に至る疾患である．原因不明で，2歳以降の小児や就学児に発症することが多く，男児に多くみられ，片眼例が多い．

所見

網膜に黄色の滲出斑や滲出性網膜剥離，網膜出血を認める（図13-36A～C）．蛍光眼底造影で確定できる．周辺部の網膜の閉塞，毛細血管の拡張，毛細血管瘤，新生血管が造影所見の特徴である（図13-36D～F）．超音波検査，CT，MRIでの網膜下液は隅々まで均質なのが網膜芽細胞腫と異なる（図13-36G）．

鑑別すべき疾患

網膜芽細胞腫，網膜血管腫，家族性滲出性硝子体網膜症．

治療

滲出斑が著明で網膜剥離がない，あるいは網膜剥離があっても軽症であればレーザー網膜光凝固を行う．重症の網膜剥離は，硝子体手術や網膜下液の排液をしてからレーザー網膜光凝固を行う．近年，滲出性病変の治療に抗血管内皮増殖因子（vascular endothelial growth factor：VEGF）抗体の硝子体内注射が有効であるといわれ，レーザー治療などとの併用が注目されている．

経過観察の注意点

数年の経過で再燃・再剥離を起こす症例や，両眼性で発症時期が異なる症例がある．定期的な検査が必要である．

患者への説明

重症化すると治療が困難であり，予後不良である．進行が疑われれば，早めにレーザー網膜光凝固を行う．早期に発見する必要があり，また治療後の再燃にも注意を要する．

Norrie病：Norrie disease

疾患概念

男児に先天性網膜剥離を起こすX染色体劣性

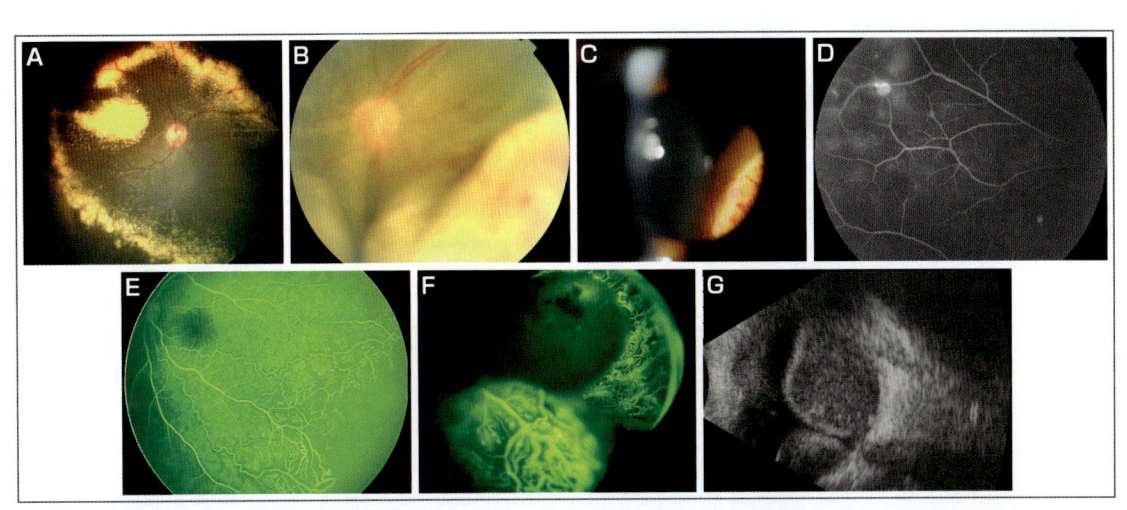

図13-36　Coats病
A：黄斑および中間周辺部に滲出物が沈着（右眼）．B：黄色調の滲出性網膜剥離．C：胞状の網膜剥離が水晶体裏面に観察される．D～F：蛍光眼底造影所見．周辺部の網膜の閉塞，毛細血管の拡張，毛細血管瘤，新生血管が特徴である．網膜剥離の範囲では血管の拡張が著しい（F）．G：超音波Bモード画像．網膜下液は隅々まで均質なのが網膜芽細胞腫と異なる．

(A, D, E, G写真提供：国立成育医療研究センター　東　範行　氏)

遺伝性の疾患であり，NDP遺伝子の変異によって起こる．症例の30％は，難聴や精神発達遅滞を併発する．

● **所　見**

網膜血管の発育が障害されており，二次的に眼内に線維血管増殖をきたし，いわゆる水晶体後面増殖組織による白色瞳孔と網膜剝離を生じる（図13-37）．水晶体が後方より圧迫されると，前房が虚脱し緑内障を起こす．最終的に角膜混濁を併発し，視力を喪失する．

● **鑑別すべき疾患**

家族性滲出性硝子体網膜症，胎生血管系遺残（第1次硝子体過形成遺残），網膜芽細胞腫．

● **治　療**

網膜剝離に対して硝子体手術が行われるが，予後は不良である．緑内障や角膜混濁を防ぐために，水晶体切除が行われることがある．

● **経過観察の注意点**

浅前房は緑内障・角膜混濁併発の徴候であり，治療を考慮するために定期的に検査をする必要がある．第1子が罹患した場合，第2子の出産を希望する夫婦には遺伝カウンセリングを行うように配慮する．

● **患者への説明**

生後早期に手術が行われることがあるが，予後は不良である．いったん角膜が混濁すると治療法はない．整容上の理由から義眼を使用することがある．

網膜血管腫：retinal hemangioma

● **疾患概念**

網膜血管に形成される良性の腫瘍性疾患である．小脳などの中枢神経系や腎臓などの腹部臓器に血管芽細胞腫を伴うものが多くを占め，von Hippel-Lindau病（VHL）と呼ばれる．VHLはがん抑制遺伝子であるVHL遺伝子の異常で起こり常染色体優性遺伝を呈する．頻度は3万6千人に1人である．

● **所　見**

半数は両眼性である．孤立性や多発性の円形の網膜血管腫瘤が特徴的である．周辺部網膜に多く，視神経乳頭の近傍にもできる．周辺部のものは流入・流出血管が拡張，蛇行する．血管腫の確認，特に視神経乳頭近傍型の診断には，蛍光眼底造影検査が有用である（図13-38）．黄斑に浮腫や輪状硬性白斑，滲出性網膜剝離を併発すると，視力が低下する．グリア細胞の増殖性変化により，牽引性網膜剝離をきたす．

● **鑑別すべき疾患**

Coats病，蔓状血管腫（Wyburn-Mason症候群），脈絡膜血管腫，網膜血管反応性腫瘤（vasoproliferative tumor）．

● **治　療**

網膜血管腫に対して直接，レーザー凝固や冷凍

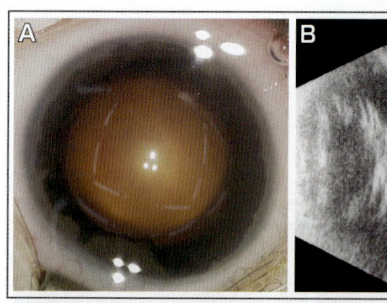

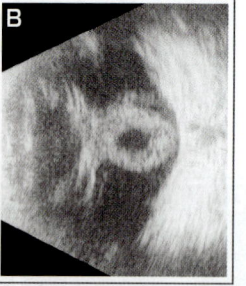

図13-37 Norrie病
A：眼底は水晶体後面増殖組織（pseudoglioma）のために透見することができない．虹彩は外翻し緑内障を呈している．
B：超音波検査画像．網膜は全剝離し，閃輝性融解を起こしている．いわゆるpseudoglioma様である．

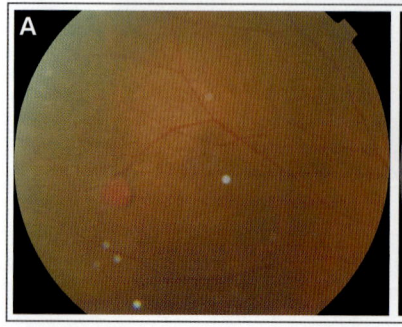

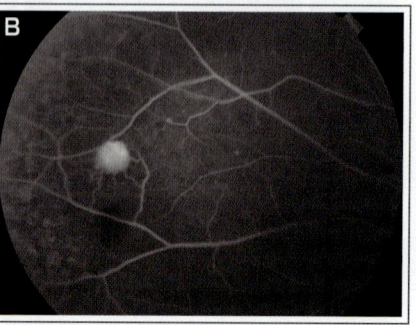

図13-38 網膜血管腫
A：耳側周辺部の孤立性の1/2乳頭径大の血管腫．
B：蛍光眼底造影所見．血管腫は蛍光色素が貯留し，周囲に流入・流出血管が描出される．

凝固, ジアテルミー凝固を行う. 牽引性網膜剥離に対しては硝子体手術を行う.

● 経過観察の注意点

VHLの診断には, 家族歴の聴取が重要である. 眼外病変がないか小児科医や脳神経外科医に相談する. 腫瘍が黄斑近くにあると視力障害を起こしやすい.

● 患者への説明

VHLでは治療後も再発や, 新しい病変が生じやすく, 長期的な予後は不良となりやすい. 血管腫が増大すると治療が困難である. 病変が小さいうちに治療を検討する.

脈絡膜血管腫: choroidal hemangioma

● 疾患概念

胎生期の神経堤細胞の異所性増殖により, 脈絡膜血管腫が形成される疾患である. 顔面および脳軟膜の血管腫を併発する症例がSturge-Weber症候群であり, 母斑症の一つとされる. 2～5万人に1人の頻度でみられ, 遺伝性はない.

● 所　見

眼底に橙色の隆起性病変を呈する（図13-39）. フルオルセイン蛍光造影・インドシアニングリーン蛍光造影では造影早期より腫瘍内に造影増強がみられ, 造影後期に蛍光色素の貯留が増す. 超音波検査やCTによって充実性の隆起病変を示す. OCTでは, 後極部脈絡膜の局所的な隆起として観察される. 漿液性網膜剥離を併発した場合には視力が低下する. 脈絡膜の隆起に伴い, 遠視化がみられる. Sturge-Weber症候群では, 緑内障や上強膜の血管腫を併発する症例がある.

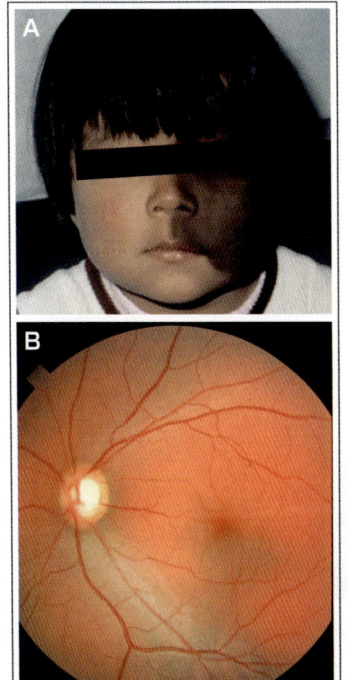

● 鑑別すべき疾患

悪性黒色腫, 脈絡膜骨腫, 眼内悪性リンパ腫.

● 治　療

レーザー網膜光凝固が行われていたが, 漿液性網膜剥離の再発が多く, 現在は放射線治療や光線力学療法（photodynamic therapy：PDT）が選択される傾向がある.

● 経過観察の注意点

Sturge-Weber症候群の半数以上に緑内障を合併する. 乳児期に発症するものと小児期に発症するものが半数ずつであり, 経過観察中の眼圧上昇に注意する. 脳軟膜血管腫はてんかん発作や精神発達遅滞, 片麻痺の原因となる.

● 患者への説明

無症状の場合には経過観察をするが, 緑内障や漿液性網膜剥離を生じた場合には治療を考慮する. 頭蓋内血管腫や顔面血管腫など全身的な病変がないか, 小児脳神経専門医に相談すべきである.

網膜上膜: epiretinal membrane

● 疾患概念

成人にみられる特発性の網膜上膜や黄斑ひだと同様の所見を呈する. 小児では犬回虫症やトキソプラズマ症などのぶどう膜炎, 網膜血管腫, 外傷後など, 何らかの原疾患を有することが多い.

● 所　見

眼底後極部の白色の増殖膜の形成と網膜血管の蛇行, 黄斑偏位を認める（図13-40）. 蛍光眼底造影検査では網膜血管の屈曲や蛇行が明瞭であり, 遷延すると局所的な蛍光漏出を示す. OCTでは中心窩網膜厚の増大や, 網膜内の層構造の乱れ, 網膜剥離の併発などがみられる.

図13-39
Sturge-Weber症候群による脈絡膜血管腫
A：左半側の顔面の血管腫. B：眼底に橙色の隆起性病変を呈する.
（写真提供：国立成育医療研究センター 東 範行 氏, 文献11より引用）

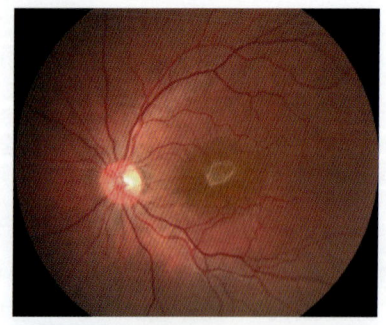

図13-40 網膜上膜
黄斑に白色の増殖膜があり，周囲に色素が遊出．原因は不明（特発性）である．
（写真提供：国立成育医療研究センター　東　範行　氏）

- ● 治　療

視力障害が疑われる場合には，硝子体手術による膜除去を行う．

- ● 経過観察の注意点

原疾患がないか検討する．硝子体手術後は再発の有無に注意する．

- ● 患者への説明

自然退縮もあるので手術は慎重に検討する．硝子体手術による視力の回復には治療のタイミングが重要であり，定期的に視力障害の有無を確認する．

屈折異常に伴う変化

遠視：hyperopia（図13-41）

- ● 疾患概念

遠視では，乳頭が赤く，辺縁が不明瞭になる．

- ● 所　見

遠視では一般に乳頭が赤く，辺縁が不明瞭であり，生理的陥凹はない．強度遠視になるとさらに顕著となって乳頭浮腫と見誤ることがある（偽乳頭浮腫）．乳頭の形態による視力や視野の異常はない．

- ● 鑑別すべき疾患

乳頭浮腫，うっ血乳頭．

- ● 治　療

眼底の治療は必要ない．屈折矯正や屈折弱視の訓練を行う．

- ● 経過観察の注意点

屈折と視力発達を検査．

- ● 患者への説明

眼底の治療は必要ない．必要に応じて屈折矯正や屈折弱視の訓練を行う．

真性小眼球：nanophthalmos（図13-42）

- ● 疾患概念

先天小眼球に強度遠視（一般に＋10 D以上）を伴う．強膜が厚く，これによって眼球の成長が障害されたと考えられる[12]．

- ● 所　見

多くは両眼性で，乳頭が赤く辺縁が不明瞭な強度遠視の所見に加えて，厚い強膜によって静脈還流障害があり，網膜血管，とりわけ静脈の拡張と蛇行がみられる．乳幼児期に乳頭－黄斑間など後極にひだがみられることがある．強膜と網膜の成長の差によると考えられるが，成長とともにひだは丈が低くなり消失する．視力は0.1～0.4と不良で，屈折弱視だけでなく網膜の器質障害もあることが示唆される．脈絡膜の静脈還流障害のために，後天的に滲出性網膜剥離が起こる[13]．

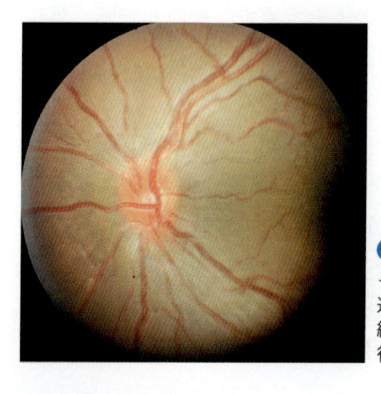

図13-41 遠視
＋8 D．乳頭は赤く辺縁が不明瞭で，網膜静脈は拡張蛇行している．

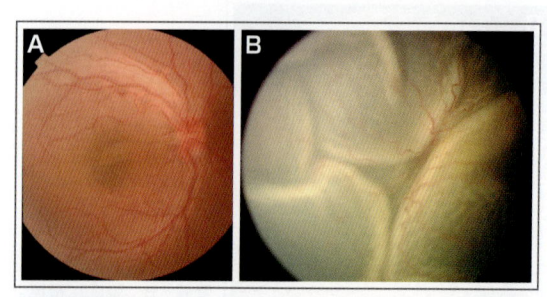

図13-42 真性小眼球
A：＋18 D．乳頭は赤く辺縁が不明瞭で，網膜静脈は拡張蛇行し，乳頭黄斑間に網膜ひだがみられる．B：＋10 D．胞状の滲出性網膜剥離．

● 鑑別すべき疾患

乳頭浮腫，うっ血乳頭．

● 治療

弱視に対しては，可及的に屈折矯正と視能訓練を行う．滲出性網膜剥離に対しては，渦静脈周囲の強膜を開窓して還流を改善する．

● 経過観察の注意点

屈折と視力発達を検査．滲出性網膜剥離．

● 患者への説明

屈折矯正や屈折弱視の視能訓練を行う．滲出性網膜剥離が起こることがあり経過観察が必要である．

近視：myopia（図13-43）

● 疾患概念

眼軸が前後に延長されることによって，後極で乳頭と網脈絡膜に病変が起こる．視覚障害をきたす病的近視は，5歳以下：−4Dを超える，6〜8歳：−6Dを超える，9歳以上：−8Dを超えるものであり，眼底の変化も大きい．ただし，成長に伴って進行する本態性近視以外に，未熟児網膜症や網膜有髄神経線維などの先天異常で眼軸延長を伴うものもある．

● 所見

初期は網膜色素上皮の萎縮によって紋理眼底になるとともに，乳頭耳側にコーヌスが形成される．耳側に半月状の変性が起こり，やがて脈絡膜が萎縮して強膜が透見できるようになる．近視が急速に進むと，乳頭は耳側が発赤して辺縁不明瞭になり，後極へ傾斜するとともに，乳頭近傍の網脈絡膜に出血が起こることがある．近視が高度になると，乳頭は後極に向けて傾斜し，コーヌスは拡がって乳頭を囲むようになる．さらに進めば，後極の強膜は菲薄し後方へ突出し，網脈絡膜もそれに伴って萎縮して後部ぶどう腫（posterior staphyloma）となるが，これは成人以降で，小児期で網脈絡膜に萎縮が起こることはまれである[14]．

● 鑑別すべき疾患

乳頭の変化は視神経の先天異常．網脈絡膜の変化は先天網膜変性，Stickler症候群などの脈絡膜硬化症．

● 治療

眼底の進行に対する治療はない．強度近視では，屈折性弱視と黄斑領域の器質障害の鑑別が必要で，蛍光眼底造影，OCT，黄斑局所ERGを用いないと鑑別は難しい．屈折弱視であれば，屈折矯正と視能訓練を行う．

● 経過観察の注意点

屈折と視力発達を検査．

● 患者への説明

視力の成長期で屈折弱視があれば，屈折矯正と視能訓練を行う．眼底変化について経過観察が必要である．

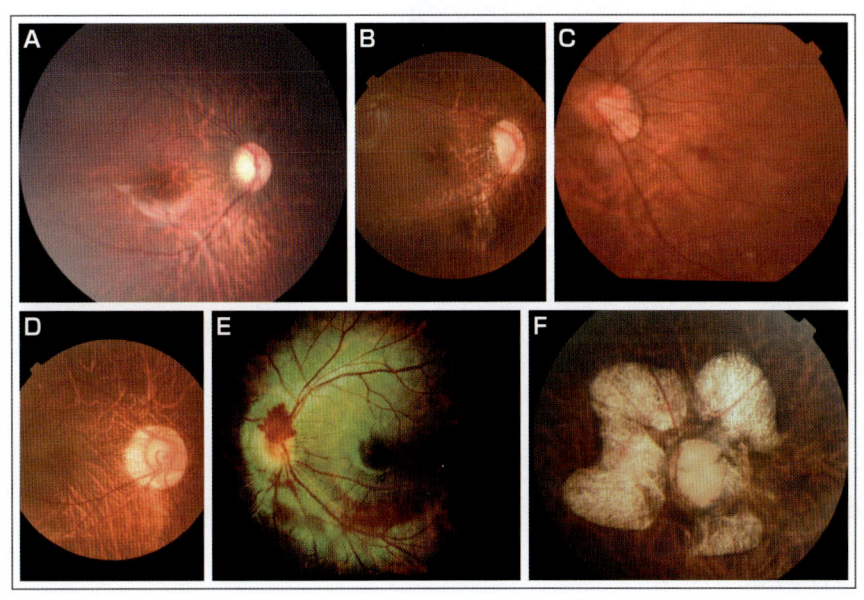

図13-43 近視
A：−9D 紋理眼底．B：−8D 乳頭傾斜．C：−15D 耳側コーヌス．D：−15D 輪状コーヌス．E：−1.5D 傍乳頭出血．F：−6D 先天性後部ぶどう腫（左眼）．

先天停在性・後天進行性の網膜変性疾患

Leber 先天盲：
Leber congenital amaurosis（図 13-44）

● 疾患概念
出生時よりみられる進行性の遺伝性錐体杆体変性で，小児期より視力がきわめて不良である．原因遺伝子として，欧米では *RPE65* 遺伝子の報告が多い．

● 所　見
視力は幼少期より 0.1 以下，視神経乳頭は蒼白で，血管はきわめて狭細化し，眼底の色調は暗い．黄斑の輪状反射はない．視力は光覚弁に近く，全視野網膜電図は平坦型である．OCT では，網膜外層はほとんど消失している．

● 鑑別すべき疾患
網膜色素変性．

● 治　療
なし．海外で遺伝子治療の報告がある．

● 経過観察の注意点
強い屈折異常を示していることがあるので，眼鏡処方をして視能訓練に努める．また，視機能が著しく障害されているため視覚代行訓練なども考慮する．

● 患者への説明
幼少期に診断がついた場合は，保護者の将来に対する不安が強いため専門医による家族に対するケアも必要である．現状では治療法はないが，将来人工視覚や遺伝子治療，再生医療などによる進行停止や治療なども考えられることも示唆する．

網膜色素変性（典型）：
retinitis pigmentosa（図 13-45）

● 疾患概念
さまざまな種類の遺伝子異常により，錐体よりも杆体機能が強く障害される進行性の網膜変性疾患である．

● 所　見
眼底所見では，血管の狭細化，中間周辺部の網膜内骨小体様色素沈着，視神経乳頭の蝋様蒼白化が典型像であるが，小児の場合には典型的な所見がそろっていないことが多く，眼底は色調異常を示すのみのこともある．視力は比較的保たれるが，視野は中間周辺部の感度低下が特徴的であ

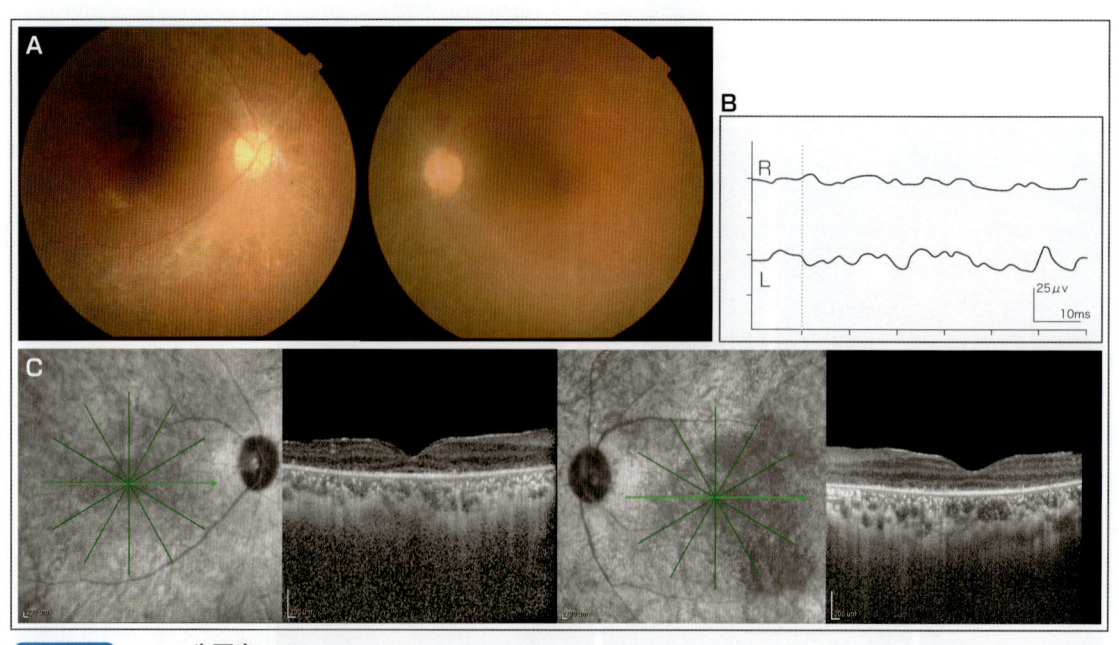

図 13-44 Leber 先天盲
A：カラー眼底写真．B：皮膚電極 ERG 記録．C：OCT．

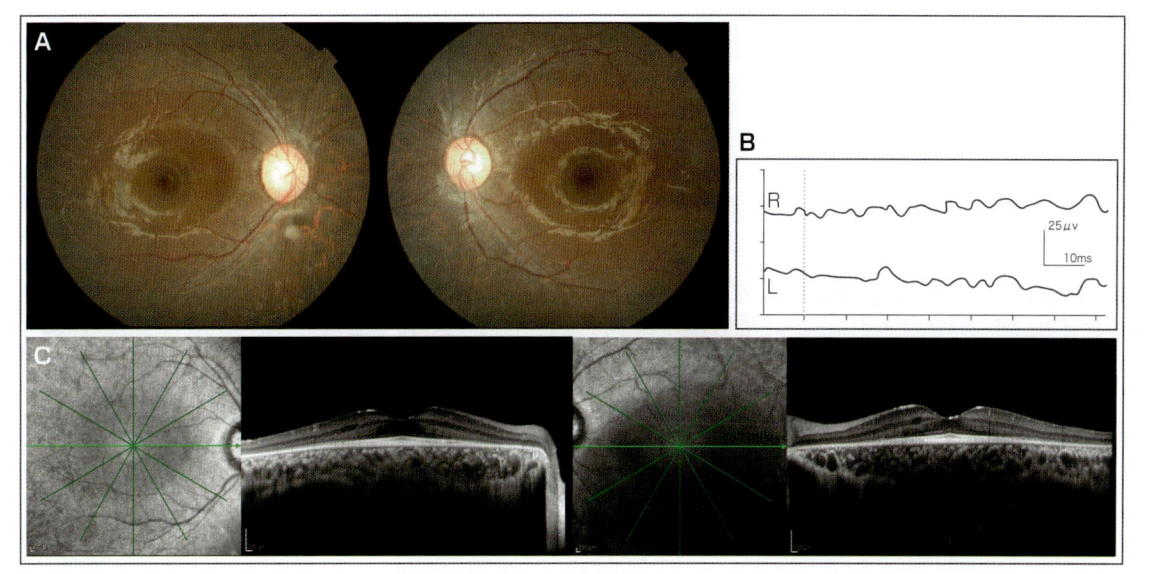

図 13-45 網膜色素変性（典型）
A：カラー眼底写真．色調の変化が主な所見として認識される．B：皮膚電極 ERG では，ほぼ non-recordable といえる．C：OCT．網膜外層が，中心部を残し，後極部まで著明に菲薄化している．

る．やがて狭小化する．

しかしながら，ERG は早期から著しく振幅が減弱しており，OCT では周辺部の網膜外層の構造異常を示す．

鑑別すべき疾患

片眼性網膜色素変性もあるが，通常は両眼性のため，片眼のみに所見がみられる場合や眼底所見が典型的でない場合は，麻疹などのウイルス性疾患によるもの，血管炎や多発性脈絡膜炎，外傷の既往などを鑑別する．これらの疾患では，ERGの振幅がある程度残っていることが多く，ERGが何よりも鑑別に役立つ．

治療

特に治療法はないが，学童期の視力障害により学習に影響が出ることがあり，拡大教科書の利用や場合によっては特別支援学校（盲学校）への入学などを考慮する必要がある．

経過観察の注意点

視力，Goldmann 視野，OCT などを経時的に記録し，視機能障害を推定し眼鏡処方や必要な補助具などを検討する．

患者への説明

幼少期に診断がついた場合は，保護者の将来に対する不安が強いため専門医による家族に対するケアが必要である．現状では治療法はないが，将来人工視覚や遺伝子治療，再生医療などによる進行停止や治療なども考えられることも示唆する．

先天網膜分離：
congenital retinoschisis（図 13-46）

疾患概念

RS1 遺伝子の異常により，細胞外マトリクスのタンパクの一つであるレチノスキシンの障害によって網膜の中層に分離ができ，ゆっくりと進行する疾患である．視力は比較的保たれることが多いが加齢とともに低下し，0.2〜0.3 程度になることが多い．*RS1* 遺伝子は X 染色体にあるため男性が発症し，女性は保因者になる．

所見

黄斑には，典型的には車軸様の網膜分離がみられるが，わかりにくいこともあるので，視力が不十分な小児では OCT を撮る．50％の症例には，周辺部の網膜分離もある．また，分離していない網膜にも小口病のような金屏風様の反射がみられる．遠視の患者が多いとされている．ERG が診断に非常に有用であり，暗順応下でのフラッシュ刺激により陰性型の波形を示す．

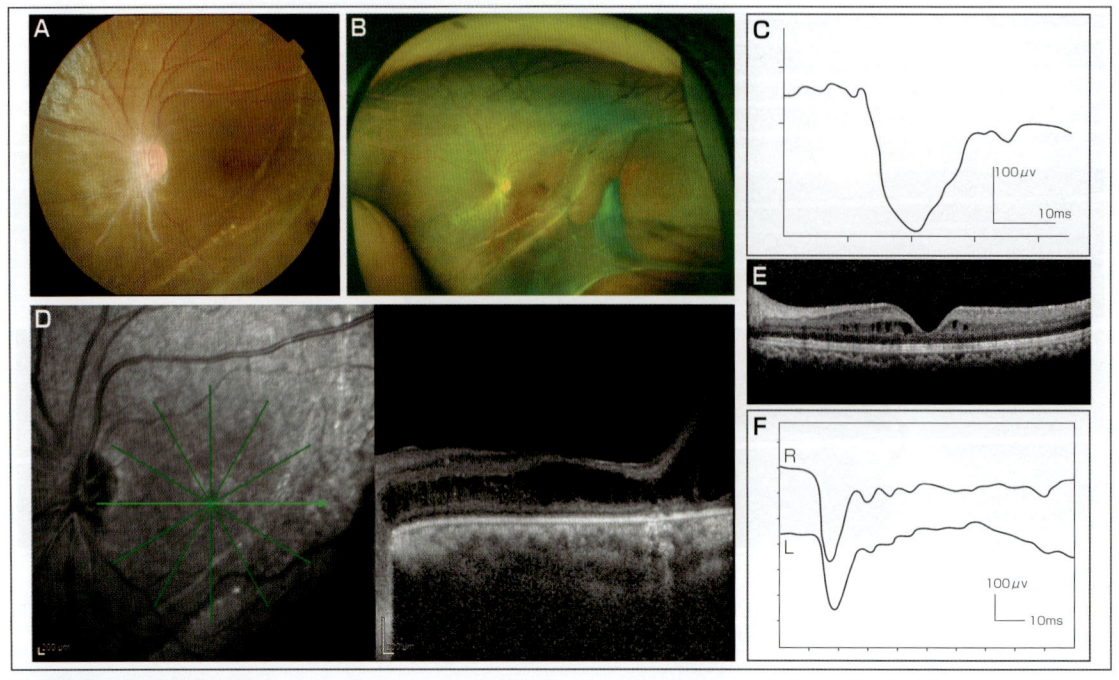

図13-46 先天網膜分離
A：後極部のカラー写真．黄斑の変化は車軸様や，大きな囊胞様変化にみえる．B：OPTOS®画像では，周辺分離と網膜内層裂孔がみえ，さらに小口病でみられるような金屏風様の反射が特徴的である．C：皮膚電極 ERG．陰性型を示す．D：OCT では網膜分離がみられ，周辺分離は後極に迫っているのがみえる．E・F：黄斑分離がわずかにみられるのみの症例．ERG は陰性型を示している（F）．

鑑別すべき疾患

　黄斑は囊胞様のため，ほかの黄斑変性と間違えられる場合もある．また，遠視の症例が多いために，単なる遠視性弱視として視能訓練に参加している場合がある．弱視の症例をみたら必ずOCTによる評価を行う．

　周辺部に大きな網膜分離のある症例では，多発性網膜円孔がある網膜剝離のように見えることがある．先天網膜分離かどうかは，周辺部のOCTや，剝離のように見える部分と健常に見える部分の境界部のOCTを撮ると，網膜分離なのか，全層の網膜剝離なのかを見分けるができる．また，このような症例にもERGが有用であり，先天網膜分離であれば，振幅は小さくても陰性型を示す．

治　療

　先天網膜分離に対する治療法はないが，小児期に遠視により弱視になることがあるため，小児期の弱視治療，眼鏡処方が必要になることがある．また，重症の先天網膜分離では網膜剝離を合併することも多いので，精密な眼底検査が必要である．特に，周辺に大きな網膜分離がある場合は，内層網膜に円孔様の網膜欠損があり，外層にも円孔ができると網膜剝離になるリスクがあるので，外層の円孔を見つけたら，レーザー治療が必要である．

　全層の網膜剝離になった場合は，強膜バックリング手術を考慮する．

　網膜分離は硝子体手術では治せないこと念頭に置き，網膜分離なのか網膜剝離なのか，バックルで治せない網膜剝離なのかなどをよく考慮する必要がある．ベール状の網膜分離のために，安易に無用な硝子体手術などを行わないよう，精通した医師と相談のうえ検討することが必要である．

経過観察の注意点

　OCTによる黄斑の形態評価と周辺部の網膜剝離に注意しながら，経過観察する．

患者への説明

　視力予後はそれほど悪くないが，遠視に対する弱視治療とともに，網膜剝離の予防のため眼底の経過観察も定期的に必要であることを伝える．

小口病：Oguchi disease（図 13-47）

疾患概念
1907年，小口忠太により発見された，特殊な夜盲である．ロドプシンの再生に関与するアレスチン（日本人に多い）や，ロドプシンキナーゼの変異により，ロドプシンのリサイクルが停止するため夜盲をきたす．暗順応後に眼底の特徴的な金屏風様の色調がなくなる水尾-中村現象は，1914年に報告された．

所見
視力，色覚視野は正常である．夜盲があり，杆体の反応は消失しているが，長時間暗順応するとERG が回復する．

眼底写真では特徴的な金屏風様色調を呈するが，加齢により特徴的金屏風様の反射が低下する．杆体の機能のみが異常とされ，錐体の反応は正常である．

鑑別すべき疾患
ほかの夜盲をきたす疾患との鑑別には，特徴的な眼底所見と ERG が有用である．

治療
治療法はないが，現在は暗所でも照明があり日常生活は困ることもなくなってきている．

経過観察の注意点
小口病の患者に網膜変性をきたす症例も報告されており，経過観察を要す．

患者への説明
ほぼ停在性であることを伝え，暗所では気をつけるように話をする．

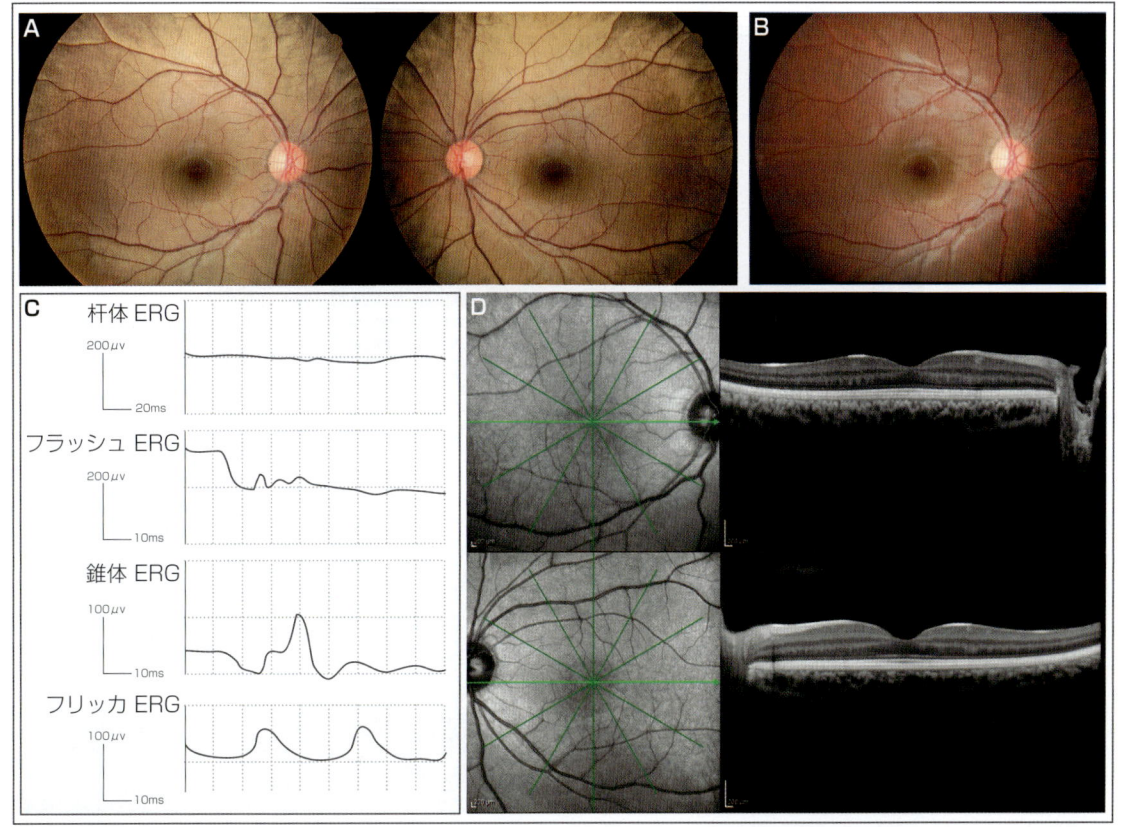

図13-47 小口病
A：特徴的な金屏風様の眼底反射．B：3時間暗順応後，反射は正常に戻る．C：国際臨床視覚電気生理学会プロトコルによる ERG．杆体反応はみられない．3時間の暗順応直後は正常化する．D：OCT は概ね正常．内境界膜に高輝度の反射がみられる．

白点状眼底：
fundus albipunctatus（図 13-48）

● 疾患概念
RDH5 遺伝子常染色体劣性の遺伝形式をとる先天停在性夜盲の一つである．丸や楕円の黄白色の白点が網膜色素上皮層に散在し，特徴的な眼底である．1/3 の症例に錐体ジストロフィを伴い，この遺伝子変異により両者の疾患が起こりうることがわかってきた．すなわち，必ずしも停在性とはいえない疾患である．両者を合併する症例では，bull's eye（標的）を示すようになる．

● 所見
眼底に均一感のある白点（黄白色）がみられ，夜盲がある．錐体ジストロフィを伴わない症例では錐体反応は正常，杆体反応は消失していて，3時間の暗順応で正常に回復するが，完全には回復しない症例もある．

● 鑑別すべき疾患
白点状網膜症は網膜色素変性の類縁疾患とされ進行性である．

Stargardt 病の斑状網膜，中高年者では，優性ドルーゼンや psuedoreticular drusen など白点をきたす疾患がある．これらの疾患では夜盲はなく，ERG 所見が鑑別となる．

● 経過観察の注意点
錐体ジストロフィを合併すると，視力が次第に低下する．

● 患者への説明
錐体ジストロフィを合併しなければ，視力は良好に保たれる停在性の夜盲である．

先天停在性夜盲：congenital stationary night blindness（図 13-49）

● 疾患概念
先天停在性夜盲は，眼底がほぼ正常で ERG に

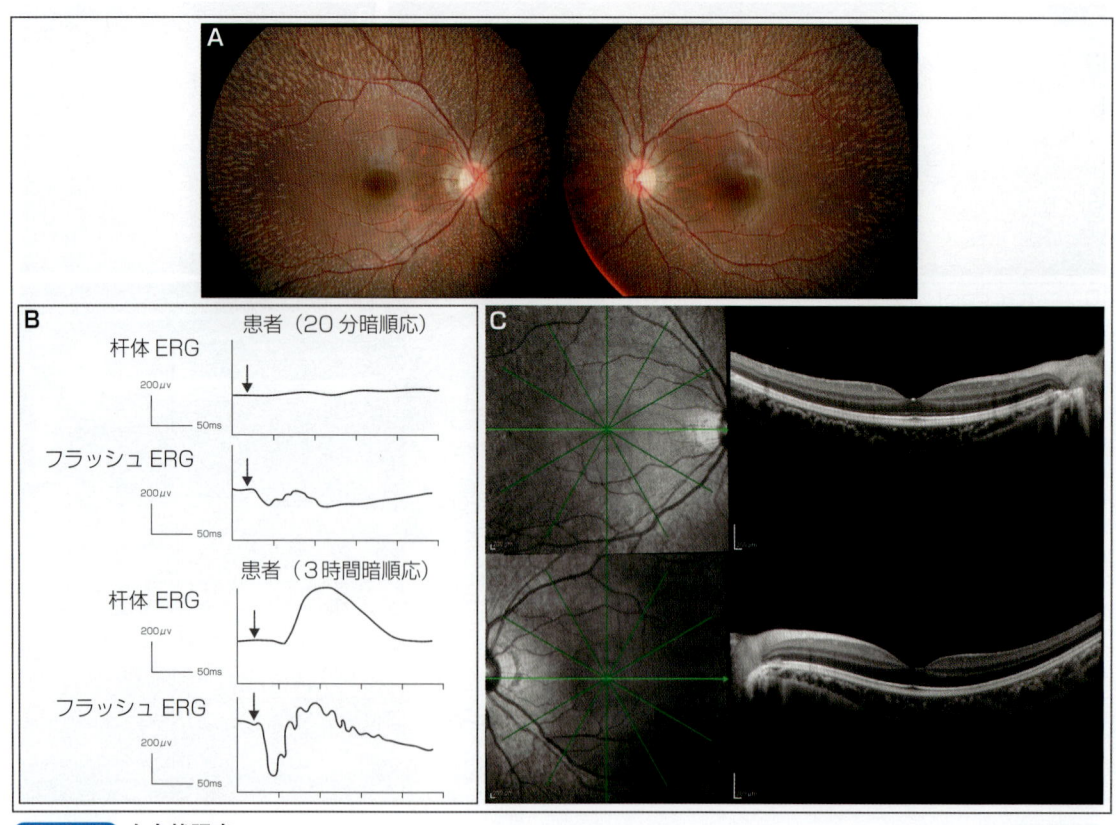

図 13-48 白点状眼底
A：特徴的な黄白色の均一的な斑点がみられる．B：国際臨床視覚電気生理学会プロトコルによる ERG．杆体反応は減弱している．3時間の暗順応直後は正常近くに回復する．C：OCT は概ね正常．

より診断がなされる疾患である．先天停在性夜盲には，完全型と不全型の2種類がある．原因遺伝子が同定されるまでは，疾患概念についてさまざまな議論があったが，ERGによって行われた臨床診断は，遺伝学的にも正しく分類されており，いかに臨床診断が重要かを示した疾患であった．

完全型はON型双極細胞の機能不全，不全型はON型，OFF型双極細胞の機能不全によると考えられている．停在性夜盲という疾患名がついているが，不全型の場合は夜盲を訴えることは少ない．

遺伝形式は，完全型も不全型も多くは伴性劣性を示すが，原因遺伝子は完全型が*NYX*で，不全型が*CACNA1F*である．最近では，両タイプとも常染色体劣性の遺伝形式も報告されている．

● 所　見

視力は0.1から1.0までさまざまであるが，軽度に低下していることが多い．完全型ではほとんどの症例で近視があり，不全型は屈折に関しては一定の傾向はない．

眼底所見では，完全型では，強度近視のことが多いためか，傾斜乳頭またはやや耳側蒼白の視神経乳頭と網脈絡膜萎縮を認めることがある．不全型では眼底所見に異常はない．

色覚は正常であるが，完全型では，Blue on Yellow perimetryで，15度より周辺は青色感度低下を示す．

● 鑑別すべき疾患

鑑別疾患は，眼底所見が正常な疾患である弱視との鑑別が重要であり，ERGは診断の決め手となる．完全型と不全型も，通常のフラッシュERGではどちらも陰性型を示すため，2つの疾患の鑑別には錐体と杆体とを分けた精密ERG検査が必要となる．完全型では，杆体反応は消失し，錐体反応は残っているのに対し，不全型では，杆体反応も錐体反応も記録されるが，減弱している．

● 治　療

治療法はない．

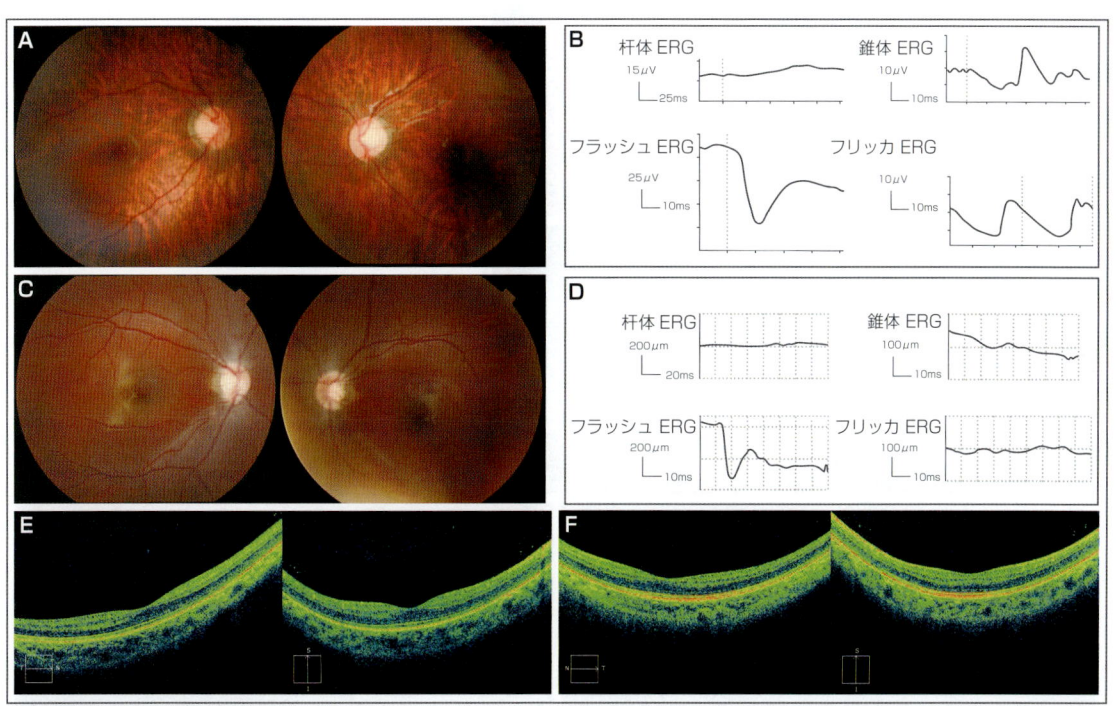

図13-49 先天停在性夜盲

A：完全型先天停在性夜盲の眼底写真．強度近視が多いため，近視眼底を示すがその他に明らかな異常所見がない．B：完全型先天停在性夜盲の皮膚電極による全視野ERG．杆体ERGは消失し，フラッシュERGは陰性型を示す．錐体ERGはほぼ正常．C：不全型先天停在性夜盲の眼底写真．明らかな異常所見がない．D：不全型先天停在性夜盲の全視野ERG．杆体ERGは消失し，フラッシュERGは，陰性型を示す．錐体ERGは著明に振幅が低下し，錐体機能を示すフリッカERGの振幅もきわめて低い．E・F：不全型先天停在性夜盲，右眼（E）および左眼（F）のOCT．網膜厚はやや薄いようにみられるが，本症例は近視であり，特別な異常は見当たらない．

経過観察の注意点

成人してからも，緑内障の合併など他疾患への注意も忘れないようにしたい．

患者への説明

ほとんどのものが進行性ではなく，視力もERGも変化がない．まれに，*CACNA1F*遺伝子をもったもので，網膜・視神経萎縮が進行した症例があった．

卵黄状黄斑ジストロフィ：
vitelliform macular dystrophy（図 13-50）

疾患概念

卵黄状黄斑ジストロフィは，Best病とも呼ばれる常染色体優性の遺伝性黄斑症である．原因遺伝子は*Best1*であり，黄斑の卵黄様眼底所見が特徴的である．

所 見

眼底所見の変化は小児期から起こるが，視力の低下は成人になってから生じることが多い．眼底の変化は，特徴的で，前卵黄期，卵黄期と呼ばれる目玉焼きの黄身のような所見から，次第に黄色が下方のみで偽蓄膿期となり，病変が自壊して炒り卵期，最後に萎縮期となる．この卵黄様の所見はリポフスチンと呼ばれる色素によるとされている．

全視野ERGは正常であるが，眼球電図（electrooculography：EOG）は基礎電位が低下しているうえ明暗比も著明に減少しており，診断に有用である．この疾患は，優性遺伝であるが浸透率がそれほど高くない．保因者のEOGは異常を示す．

鑑別すべき疾患

ほかの黄斑ジストロフィや成人型卵黄状ジストロフィなどが考えられるが，EOGが鑑別に役立つ．

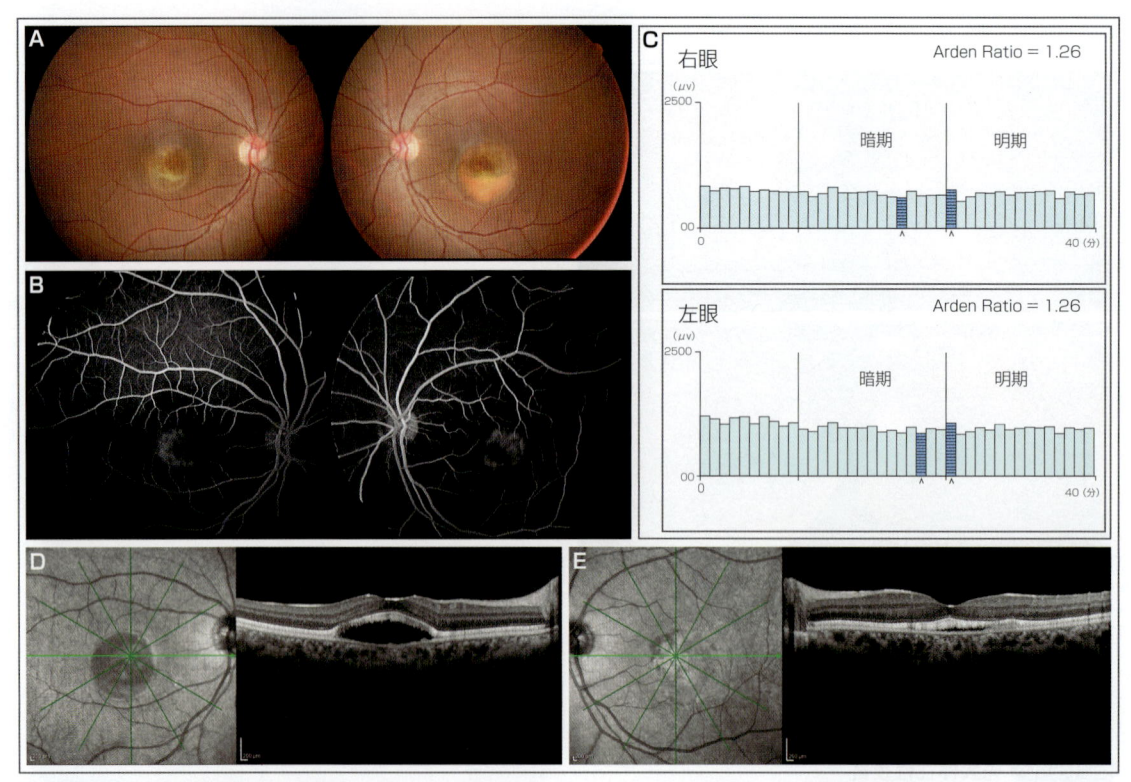

図 13-50　卵黄状黄斑ジストロフィ
A：偽蓄膿期のカラー眼底写真．黄色物質が重力で下方に沈着している．B：蛍光眼底造影で，黄色物質のないところでは，window defectによる過蛍光を示す．C：眼球電図．基礎電位が低下し，明暗比も著明に減少している．D・E：OCT．経過とともに黄色沈着物は吸収されていき，右眼OCTでは，漿液性剝離のみがみられる（D）．左眼OCTでは，漿液性剝離もかなり吸収され，視細胞外節の伸長所見がみられる（E）．

● 経過観察の注意点

OCTにより，黄斑の色素上皮下に器質化した物質を観察できる．まれに脈絡膜新生血管が生じることがあり，経過観察中に急な視力低下を生じた場合は注意が必要である．

● 患者への説明

視力低下の進行は比較的遅く，視力は0.1より悪くなることはまれである．ただし，徐々に視力が低下していくため，将来的に車の運転や仕事に影響が出る可能性がある．

Stargardt病：Stargardt disease（図13-51）

● 疾患概念

常染色体劣性の黄斑ジストロフィの代表で，*ABCA4*遺伝子が原因遺伝子である．若年者に発症し，黄斑における感覚網膜と網膜色素上皮の萎縮病変とその周囲に散在する多発性の黄色斑（fleck）を特徴とする．網膜色素上皮に蓄積したリポフスチンが原因とされている．最近では遺伝子解析により，*ABCA4*遺伝子による網膜変性はきわめて多彩な表現型を示すことが知られてきており，疾患概念が変わりつつある．

● 所　見

Stargardt病の特徴的な所見は黄斑萎縮とfleckであるが，すべてにみられるわけではなく，眼底がほぼ正常なものから，重症例では網膜色素変性様の眼底を示すものまで多彩である．

蛍光眼底造影で網膜色素上皮に沈着したリポフスチンによる蛍光ブロックのために，dark choroidという所見が特徴的である．眼底自発蛍光は網膜色素上皮に蓄積されたリポフスチンを捉えることができ，背景過蛍光，網膜色素上皮の萎縮により黄斑の低蛍光，fleckに一致した過蛍光を呈し，診断に有用である．また，ERGも病変部位の範囲を推定するのに有用である．

● 鑑別すべき疾患

前述のように，*ABCA4*遺伝子による網膜変性はきわめて多彩な表現型を示すため，網膜色素変性，黄斑ジストロフィなど多くの疾患が鑑別に必要である．

● 経過観察の注意点

小児期から視力不良であることが多く，発症が早いと予後も良くないとされている．学童期の視力障害により学習に影響が出ることがあり，拡大教科書の利用などのケアが必要な場合がある．

● 患者への説明

網膜所見が多彩であり，一概には言えないが，発症が早い場合は予後があまり良くないことがある．また，欧米では遺伝子治療などが計画されており，今後は治療法が出てくる可能性もある．

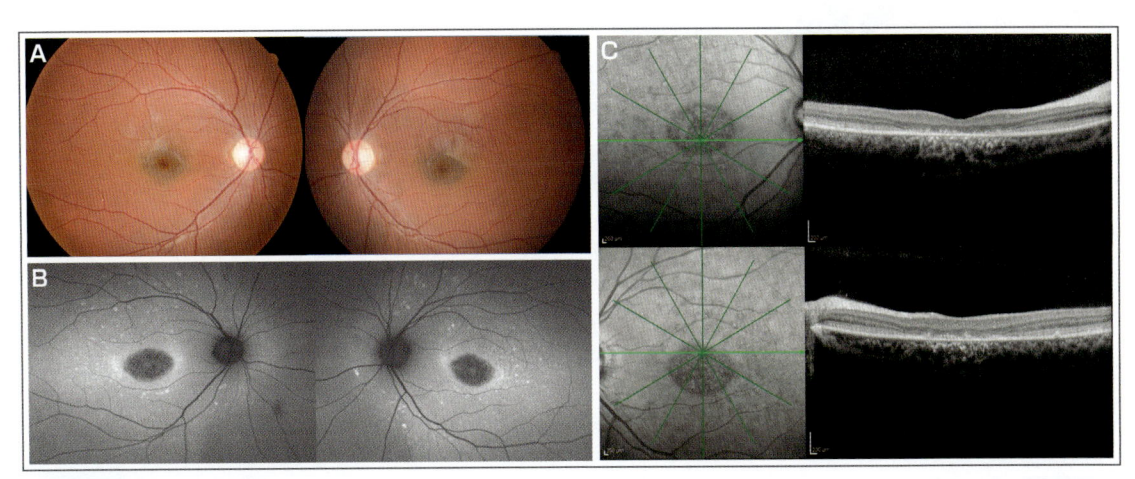

図13-51　Stargardt病
A：カラー眼底写真．黄斑の色調は暗く，周囲に黄白色のfleckがある．血管は狭細化していない．B：自発蛍光超広角眼底写真．リポフスチンの沈着により，背景は過蛍光となり，特にfleckの部分は輝度が高い．黄斑は萎縮のため低蛍光となっている．C：OCTでは黄斑網膜外層の萎縮がみられる．

錐体機能不全：
cone dysfunction syndrome（図 13-52）

疾患概念

錐体機能不全は別名，杆体1色覚と呼ばれる常染色体劣性の遺伝性網膜疾患である．原因遺伝子はいくつか知られているが，CNGA3，CNGB3と呼ばれるcGMP依存性陽イオンチャネルのαとβサブユニットの異常によるものが約80%であると海外では報告されている．これらの遺伝子は錐体の光情報伝達に関与するため，患者は錐体機能がほとんどなく，昼盲，視力障害，色覚障害を生じ，先天性のため眼振をきたすことが多い．患者によっては錐体機能が若干残っており，視力や色覚も比較的保たれ不全型と呼ばれるタイプもある．

所　見

視力は0.1〜0.2程度が多く，羞明，眼振があり，色覚検査では杆体1色覚と判定される．すなわち，パネルD-15テストでは，円形の斜め方向の混同線を示す．錐体機能の残っているタイプでは，赤緑色覚異常を示したり，色覚が正常に判定され，視力も良好なことがある．

眼底と蛍光眼底では，ほぼ正常に見受けられるが，OCTでは網膜外層の視細胞内節外節接合部（ellipsoid zone）や錐体外節先端部（interdigitation zone）は不整で不明瞭である．

全視野ERGでは，杆体機能は一般に正常，錐体機能は認められず，中心部の錐体機能を表す黄斑局所ERGにおいても反応は記録されない．

鑑別すべき疾患

鑑別疾患は，眼底所見が正常な疾患である弱視との鑑別が重要であり，ERGは診断の決め手となる．

治　療

治療法は現在のところない．

経過観察の注意点と患者への説明

ほとんどのものが進行性ではなく，視力やERGに変化がない．将来も同じ診断がなされるか，疾患概念が変わらないかを考慮し，遺伝子治療なども視野に入れ，長く付き合っていく．

S-錐体1色覚（青錐体1色覚）：
blue cone monochromatism（図 13-53）

疾患概念

S-錐体（青錐体）1色覚は，1957年にBlackwellらにより初めて報告された，まれな先天色覚異常である．臨床所見は錐体機能不全（杆体1色覚）と類似しているが，L-錐体（赤錐体）とM-錐体（緑錐体）の機能消失で起こるX連鎖性劣性

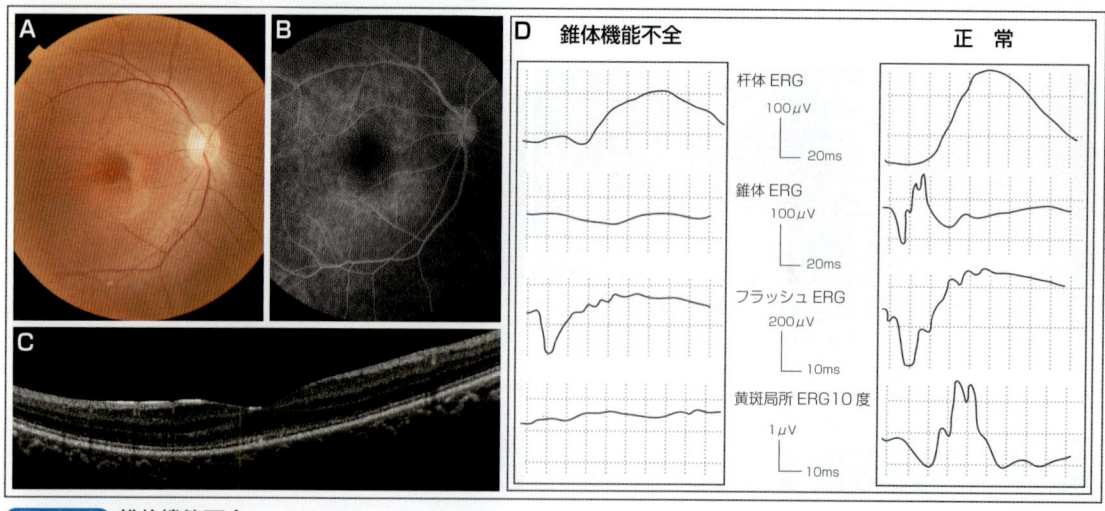

図13-52　錐体機能不全
A・B：錐体機能不全のカラー眼底写真（A）と蛍光眼底写真（B）．明らかな異常所見がない．C：OCT．ellipsoid zoneやinterdigitation zoneは不整で不明瞭である．D：皮膚電極による全視野ERG．杆体ERGは良好で，フラッシュERGはほぼ正常，錐体ERG，黄斑局所ERG（錐体反応）は記録されない．視力右0.4．
（A〜C写真提供：国立成育医療研究センター　東　範行氏）

の先天色覚異常であり，頻度としては 100,000 人に 1 人のきわめてまれな疾患である．本疾患の約 60％は，L（赤オプシン）遺伝子と M（緑オプシン）遺伝子の非相同組換えと点変異の両方が起こることで発症し，残り約 40％は L 遺伝子の上流 3.1kb に位置する約 600bp の塩基配列（locus control region：LCR）を含む領域が欠失することにより発症すると報告されている．

パネル D-15 テストは，赤緑色覚異常と似た混同軸を示すのが特徴である．S-錐体系機能は正常または正常以上に存在するが，色彩感覚は一錐体色素では形成されないため，先天性に強い色覚障害があり，眼振がある．現時点でわが国で論文報告されたのは 1 家系であるが，ほかにも存在する．

● 所　見

視力は 0.3～0.4 程度が多く，羞明，眼振があり，色覚検査のパネル D-15 テストでは，1 型と判定されうるが，3 型に垂直な混同線を示す．眼底と蛍光眼底は，ほぼ正常である．

全視野 ERG では，杆体 ERG，フラッシュ ERG は正常，錐体機能はわずかに認められる．

● 鑑別すべき疾患

杆体 1 色覚とは，視力が多少良好なこと，色覚検査で 1 型色覚に似た所見を示し，後天色覚検査表をもつ標準色覚検査表第 2 部などで，S-錐体系の色覚検査表が判読可能であることなどから疑われる．L-錐体系と S-錐体系を同じ大きさにバランスをとった ERG，または，S-錐体系 ERG により，S-錐体が存在することを証明する．最終的には遺伝子診断となる．

● 治　療

治療法は現在のところない．

● 経過観察の注意点と患者への説明

進行性ではなく，視力も ERG も変化がないが，加齢により標的黄斑を示すようになる可能性がある．

コロイデレミア：
choroideremia（CHM）（図 13-54）

● 疾患概念

コロイデレミアは，X 染色体短腕 21 に存在する CHM 遺伝子変異による進行性の脈絡膜疾患で，網膜にまで萎縮が及ぶ．この遺伝子変異により細胞内小胞移送を行う酵素である Rab geranylgeranyltransferase が働かず，Rab escort protein-1 が欠損して網膜脈絡膜が変性する．疾患の進行は網膜色素変性に類似しており，成人になってから，夜盲，視野狭窄，のちに視力障害が起こる．

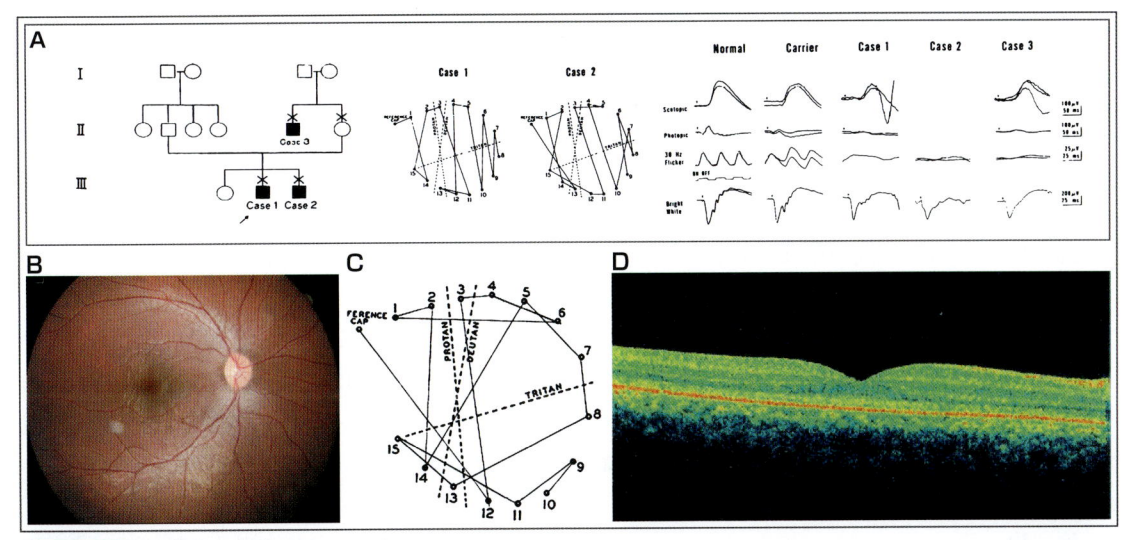

図 13-53　S-錐体 1 色覚
わが国で初めて論文に掲載された家系の家系図とパネル D-15 テスト，全視野 ERG．発端者の初診時の年齢は 9 歳．B～D：A とは別の家系．眼底は正常にみえる．パネル D-15 テストでは赤緑色覚異常を示す．OCT では網膜外層の構造が不明瞭である．ERG は A の症例と類似していた．

（A は文献 15 より引用）

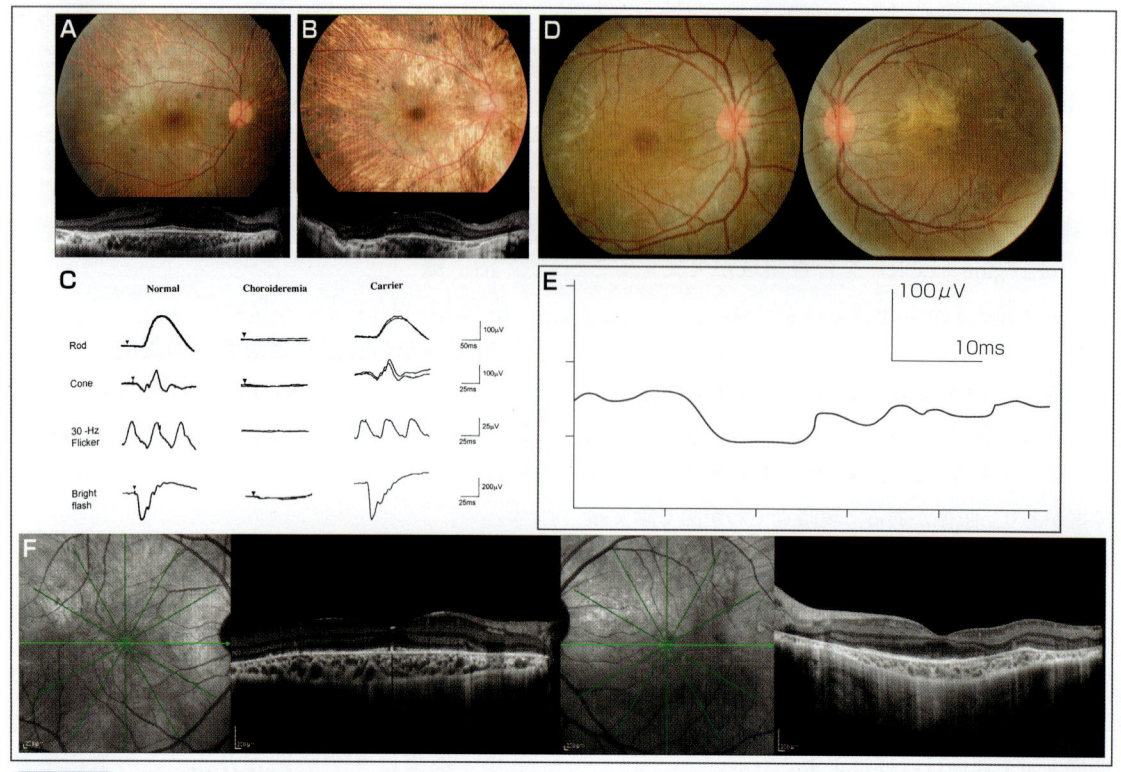

図13-54 コロイデレミア
A：視力 両眼 矯正1.0. 24歳，男性．B：視力 両眼 矯正1.0. 34歳，男性．C：成人の典型的眼底を示す症例でのERG．D：12歳男児のカラー眼底写真．E：DのフラッシュERGは反応が記録されている．F：DのOCTでは中心部に比較的健常な網膜外層が存在する．

（Cは文献16より引用）

所見

進行したときの眼底は特徴的で，網膜色素変性とは一線を画す．脈絡膜毛細血管板消失がみられるが，網膜血管はそれほど狭細化せず，視神経萎縮もあまりない（図 13-54A・B）．

全視野 ERG では，進行例は杆体機能，錐体機能とも記録されない（図 13-54C）．

鑑別すべき診断

網膜色素変性．若年者では，進行程度に比例して全視野 ERG は記録される（図 13-54E）．OCT で，周辺から脈絡膜萎縮が進んでいることが確認される（図 13-54F）．

保因者である母親の眼底は特徴的であるとされ，中間周辺部に斑状の網膜色素上皮の色素脱出がみられるが，ERG ではほぼ正常とされる．保因者の母親の所見は，臨床診断に重要である．

治療

治療法は現在のところない．将来，遺伝子治療が期待される．

経過観察の注意点と患者への説明

徐々に進行する疾患である．将来の医療に期待したい．

硝子体異常を伴う網膜変性疾患

Stickler 症候群：Stickler syndrome

疾患概念

小児の裂孔原性網膜剥離の主要な原疾患であり，コラーゲンの構成要素であるプロコラーゲン遺伝子の変異により起こる．眼所見に加え，感音性難聴，顔面低形成，口蓋裂，関節変性や骨格の異常などの全身所見がある．多くはⅡ型コラーゲン遺伝子の変異であり，常染色体優性遺伝を呈する．

所見

強度近視，硝子体変性，裂孔原性網膜剥離を生じる．特徴的な所見としては，水晶体後面の硝子体変性がみられる（図 13-55A：Ⅱ型コラーゲン

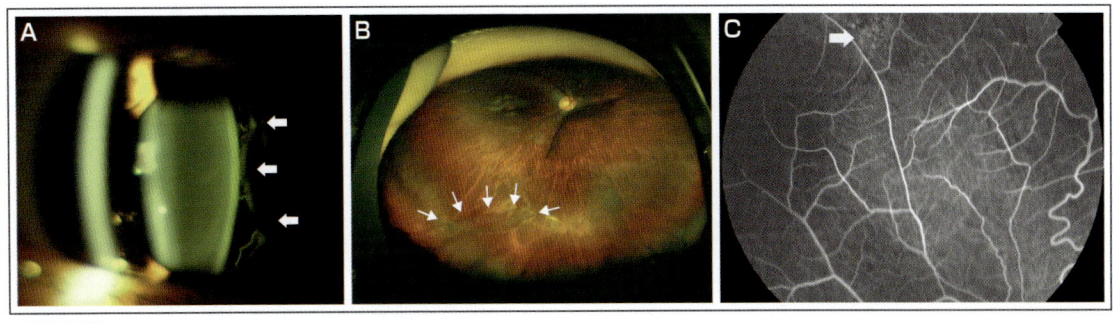

図 13-55 Stickler 症候群
A：細隙灯顕微鏡所見．水晶体後面の硝子体変性（膜状硝子体：➡）．B：OPTOS® 画像．耳下側に網膜血管にそった色素変性（→）がある．C：蛍光眼底造影における網膜血管の走行異常．傍血管色素変性は顆粒状過蛍光となる（➡）．

遺伝子の変異を疑う所見）．網膜所見として，傍血管網膜変性や硝子体ベール状変性がみられる（図 13-55B・C）．若年性の白内障や緑内障を呈する症例もある．

● **鑑別すべき疾患**

Wagner 硝子体網膜変性，家族性滲出性硝子体網膜症．

● **治　療**

網膜剝離に対しては，硝子体手術や網膜復位術を行う．網膜剝離を高頻度に生じるために，欧米では予防的な網膜凝固術として冷凍凝固や光凝固が推奨されている．

● **経過観察の注意点**

網膜剝離は小児に好発する．発症平均年齢は 10 歳代前半であるが，年齢分布は広く長期的に経過観察をする必要がある．

● **患者への説明**

家族性に網膜剝離を起こしやすい疾患である．両眼性に網膜剝離を起こすリスクが高いので，定期的に検査をする．第 2 子以降は幼少期から検査をしておくべきである．

Goldmann-Favre 症候群：
Goldmann-Favre syndrome

● **疾患概念**

硝子体ベールと黄斑分離を特徴とする網膜変性である．*NR2E3*（*PNR*）遺伝子変異によって起こり，常染色体劣性遺伝を呈する．硝子体の変化からいわゆる硝子体ジストロフィと考えられてきたが，原因遺伝子が同定され，S-錐体増幅症候群

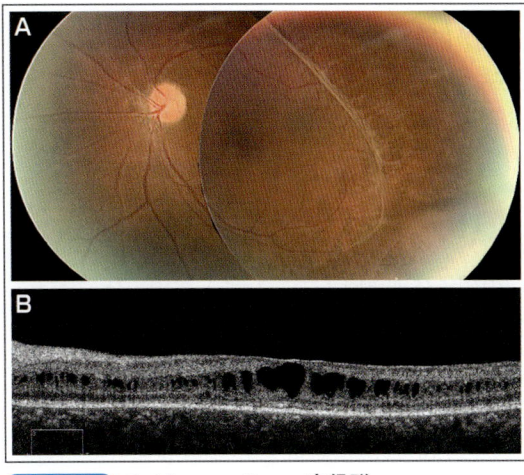

図 13-56 Goldmann-Favre 症候群
A：血管アーケードの耳側に硝子体のベール状変性があり周囲の網膜の色調が塑像である．B：OCT による黄斑の網膜分離所見．

や網膜色素変性と同系の疾患に類別されている．

● **所　見**

幼少期より夜盲や視力低下がある．眼底所見では，網膜変性が血管アーケード付近にみられる．広範囲の網膜色素変性を伴う症例もある．OCT では，黄斑に嚢胞状の網膜分離所見を認める．硝子体は，ベール状の混濁が付着している（図 13-56）．フリッカ ERG や暗順応フラッシュ ERG では潜時が遅延する．

● **鑑別すべき疾患**

先天網膜分離症，S-錐体増幅症候群，網膜色素変性．

● **治　療**

治療法はない．

● **経過観察の注意点**

ERG や OCT は診断に有用である．視力低下

や夜盲がみられ，進行がないかフォローをする．

● **患者への説明**

先天性の疾患であるが，病変に進行がみられないか定期的に検査するほうがよい．

網膜硝子体の先天異常

胎生血管系遺残：
persistent fetal vasculature（PFV）

● **疾患概念**

硝子体血管系は，視神経乳頭から発する硝子体動脈と前方の水晶体血管膜からなり，胎生第5～6週に間葉細胞が胎生裂から硝子体腔に進入して形成され，胎生第10週が最盛期で，以後末梢から退縮する．この硝子体血管系が異常増殖ないしは遺残することによって起こる．Reese は胎生初期の硝子体血管を多く含む第1次硝子体の先天異常として，第1次硝子体過形成遺残（persistent hyperplastic primary vitreous：PHPV）の概念にまとめ，Pruett は過形成が水晶体後部に起こる anterior type，眼底に起こる posterior type，眼底から水晶体後部まで及ぶ intermediate type に分類した．植村は，臨床像から前部型と後部型の2つに分類した．1997年に Goldberg は，水晶体周囲の血管線維組織の遺残も含めて PFV の名称を提唱し，現在はこれが受け入れられている．

● **所　見**

疾患概念が PFV として拡大されたので，病態は多彩になり過ぎた感があるが，主な発生場所によって，以下のように分類することができる．多くは片眼性である．

1）硝子体血管（動脈）遺残（図 13-57）

乳頭から硝子体後部中央に向かって白色あるいは灰色の索状物がのび，水晶体後面に白点（Mittendorf 斑）がみられる．ここに後嚢下白内障や後部水晶体円錐が起こることもある．

2）乳頭から硝子体血管本幹を主体とするもの（図 13-58）

硝子体血管本幹を主体とし，乳頭から太い索状物が立ち上がり，これに乳頭周囲の網膜が牽引されている．

3）乳頭上に限局するもの（図 13-59）

乳頭上に白色組織がみられ，その周囲の網膜が

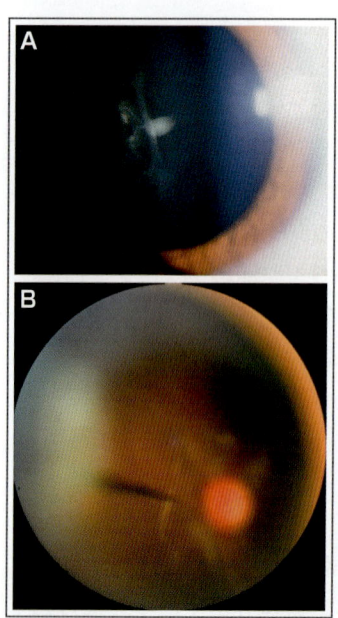

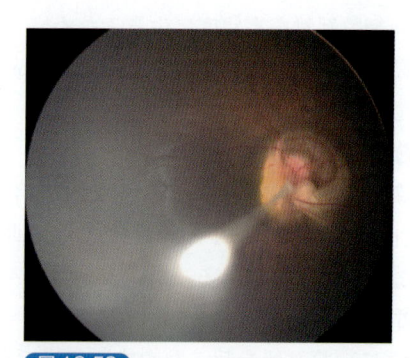

図 13-57
硝子体血管（動脈）遺残
乳頭から硝子体後部中央に向かって索状の血管本幹遺残がのび(A)，水晶体後面に付着する（Mittendorf 斑）(B)．

図 13-58
硝子体血管本幹にそう胎生血管系遺残
硝子体血管本幹にそって増殖が起こり，水晶体後面に達している．乳頭周囲の網膜は増殖組織に牽引され，ひだを形成している．

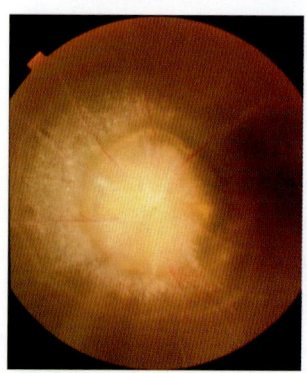

図 13-59
乳頭上に限局する胎生血管系遺残
乳頭上に白色組織がみられ，周囲の網膜が牽引されている（左眼）．

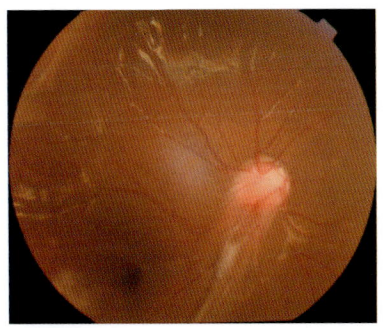

図 13-60 乳頭からのびる網膜ひだ
周辺あるいは下方の増殖組織によって牽引され折りたたまれた網膜ひだ．

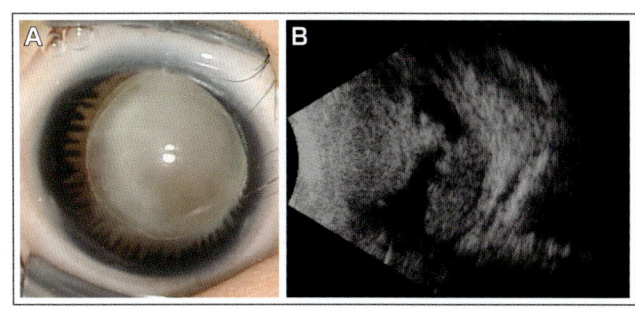

図 13-61 硝子体腔全体を占める胎生血管系遺残
A：水晶体は透明であるが，その後方は線維増殖組織で覆われ，毛様体突起の延長がみられる．B：超音波Ｂモード検査で，網膜は全剝離し，線維増殖組織と一塊になっている．

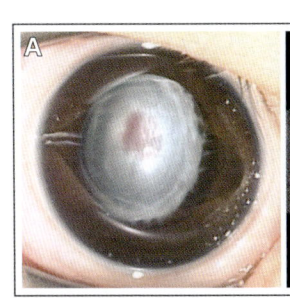

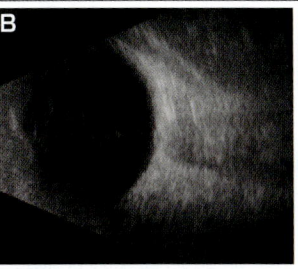

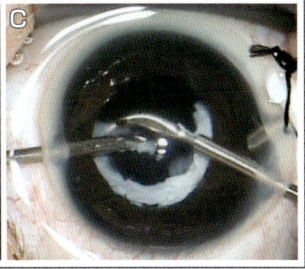

図 13-62 水晶体後部に限局する胎生血管系遺残
A：水晶体は透明であるが，その後方は線維増殖組織で覆われ，毛様体突起の延長がみられる．B：超音波Ｂモードで，硝子体腔，後眼部に異常はない．C：水晶体および線維増殖膜を切除し，術後コンタクトレンズで屈折矯正を行った．

これに牽引されている．しかし，PFV だけでなく，Bergmeister 乳頭のグリア細胞の増殖も考えられる．

4）乳頭からのびる網膜ひだ（図 13-60）

Pruett が posterior type と呼んだものは，実際には網膜ひだで，眼底周辺部の増殖組織の牽引による．網膜ひだは PFV でなく家族性滲出性硝子体網膜症などで起こる場合が多いが，胎生裂閉鎖異常に伴って下方に PFV が起こり，網膜ひだが形成される可能性がある．

5）硝子体腔全体を占めるもの（図 13-61）

硝子体腔に広範囲に増殖が起こり，網膜も牽引されて全剝離し，形成不全（異形成）になっている．小眼球であることが多い．線維増殖組織の収縮によって水晶体が前方移動すると，前房消失や角膜混濁が起こる．

6）水晶体後部線維増殖を主体とするもの（図 13-62）

水晶体後部に限局すれば，眼底はほぼ正常で，治療の適応となる．線維増殖組織が毛様体に接着すれば，皺襞部が牽引されて毛様体突起の延長となる．

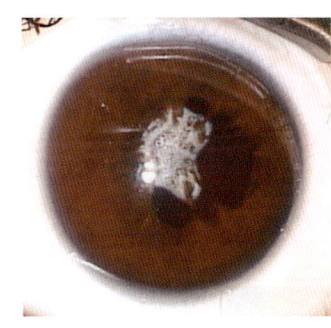

図 13-63 水晶体前部の線維増殖組織
瞳孔膜遺残と鑑別は難しいが，水晶体の赤道部あるいは後方まで線維増殖組織が及んでいれば，胎生血管系遺残である．

7）水晶体前部に及ぶもの（図 13-63）

水晶体血管膜の増殖により，水晶体前方に線維増殖組織が観察される．

● 鑑別すべき疾患

乳頭上 PFV は朝顔症候群．網膜ひだは家族性滲出性硝子体網膜症，未熟児網膜症．硝子体腔全体を占める場合，家族性滲出性硝子体網膜症，Norrie 病，未熟児網膜症．水晶体前部の PFV は，瞳孔膜遺残．

● 治　療

PFV が水晶体後部に限局し，眼底に異常がなければ，先天白内障に準じて水晶体切除，線維増殖膜切除を行う．水晶体前部の増殖で瞳孔が変

形，閉鎖していれば，瞳孔形成を行う．眼底に病変が及んでいる場合は，治療の対象にはならない．

● 経過観察の注意点

PFVからの硝子体出血（大部分は自然消退）．PFVの牽引による網膜裂孔や白内障．小眼球や角膜混濁では，整容のため表層義眼を装用する．

● 患者への説明

水晶体後部に限局していれば治療を検討する．ほかの病型でも合併症が起こりうるので，定期観察が必要である．小眼球や角膜混濁には，整容的に表層義眼を装用する．

網膜ひだ：retinal fold（図13-64）

● 疾患概念

小児期に起こる特殊な牽引性網膜剥離である．小児では増殖や瘢痕の収縮が強く，網膜が伸展性に富むので，網膜が折りたたまれて形成される．増殖や瘢痕による非特異的病変で，発生期，新生児期から2歳くらいまでに起こる．牽引網膜（牽引乳頭）は，網膜が折りたたまれる前の状態である．原因としては，未熟児網膜症，家族性滲出性硝子体網膜症，胎生血管系遺残（PFV）の血管増殖，朝顔症候群などの乳頭上増殖，眼トキソカラ症瘢痕が挙げられる．

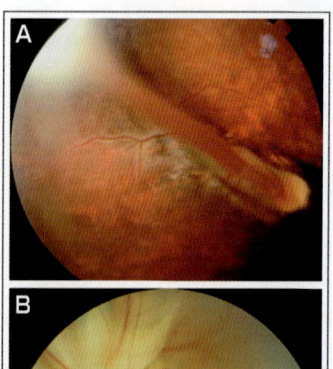

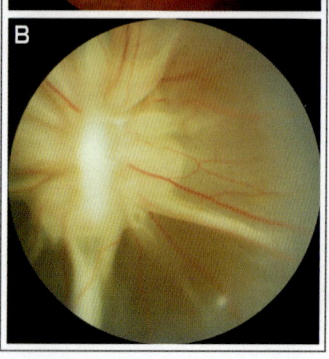

● 所見

増殖・瘢痕組織に向かって，網膜が折りたたまれてひだ状になる．増殖・瘢痕が周辺部にあれば周辺部に向かって，程度が強ければ後極や乳頭からひだがのびる．朝顔症候群やPFVでは，乳頭周囲の網膜が乳頭中心に向かって放射状に形成する．牽引が強ければ，広い範囲の網膜がひだ内に折りたたまれる．

● 鑑別すべき疾患

PFV（硝子体血管本幹にそったもの）．

● 治療

未熟児網膜症や家族性滲出性硝子体網膜症の一部で生後に起こるひだは，硝子体手術によって増殖組織を除去すれば広げることができる．発生期に形成された先天的なひだは異形成となっており，治療できない．ひだ縁の網膜は脆弱で牽引されているので，裂孔を形成して網膜剥離が起こることがある．

● 経過観察の注意点

増殖組織の牽引再発，出血，網膜剥離．

● 患者への説明

網膜ひだに黄斑が巻き込まれていれば，視力予後が悪い．網膜剥離を起こすので，成長期は定期検査が必要である．

網膜有髄神経線維：medullated nerve fibers（図13-65）

● 疾患概念

神経線維（網膜神経節細胞の軸索）は，視神経内ではoligodendrocyteの髄鞘に囲まれているが，乳頭篩板より前の乳頭上と網膜内は無髄である．

▶ 図13-64 網膜ひだ
A：家族性滲出性硝子体網膜症で，周辺部の線維増殖組織によって牽引され，網膜は乳頭に至るまで折りたたまれている（右眼）．
B：乳頭部胎生血管系遺残で，乳頭上の線維増殖組織によって牽引され，その周囲の網膜は放射状のひだを形成している（左眼）．

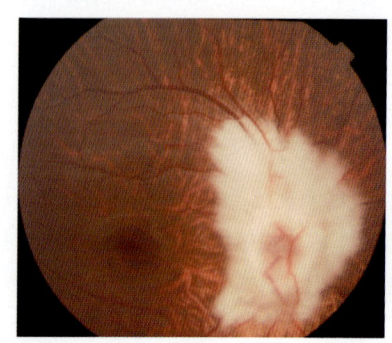

▶ 図13-65 網膜有髄神経線維
乳頭から放射状に有髄神経線維がみられる．

発生期に異所性に髄鞘が形成され，有髄神経線維となる．oligodendrocyte の異所進入と考えられているが，Müller 細胞由来を示唆する病理報告もある．

● 所　見
網膜の神経線維走行にそって，刷毛状に白色の混濁がみられる．乳頭に接していることが多いが，孤立性もある．広範囲だと，視野欠損，弱視，強度近視を伴うことがある．

● 鑑別すべき疾患
軟性白斑．

● 治　療
広範囲であれば屈折異常や弱視を検査し，屈折矯正や視能訓練を行う．

● 経過観察の注意点
屈折異常や弱視．

● 患者への説明
狭領域であれば特に問題はない．広範囲であれば，屈折異常や弱視を検討する．

黄斑低形成：foveal hypoplasia/macular hypoplasia（図 13-66）

● 疾患概念
黄斑の形成が不良であるが，英語名では中心窩の低形成（foveal hypoplasia）と呼ばれることが多い．病理所見や網膜血管走行から，完全な無形成でなく，低形成と考えられている．ほとんどが両眼性で，黄斑低形成単独のもの（孤立性）のほかに，先天無虹彩や白皮（白子）症で高頻度に合併する．

● 所　見
黄斑の中心窩反射は欠如し，輪状反射と黄斑色素も欠如ないしは減弱している．網膜血管は，低形成の程度が強いと，黄斑領域を横切る異常走行がみられる．ほかの網膜や血管がほぼ正常で，網膜電図（ERG）も full-field では正常波形を示し，黄斑局所 ERG だけ減弱する．

● 鑑別すべき疾患
黄斑低形成が判別しにくく，屈折性や原因不明の弱視と診断されることも多い．

● 治　療
治療法はない．低形成とはいえ，ある程度は視力が発達しうるので，屈折矯正などを行う．無虹彩では羞明を伴うので，遮光眼鏡を装用する．

● 経過観察の注意点
疾患は変化しない．視力予後など．

● 患者への説明
視力予後を早めに把握して，就学相談を行う．

網脈絡膜コロボーマ：chorioretinal coloboma（図 13-67）

● 疾患概念
胎生裂閉鎖不全によって，視神経乳頭から眼底の下半分の網脈絡膜と強膜が菲薄となって色素が欠損し，眼球壁が外方へ突出（眼底では陥凹）する．前方では水晶体，虹彩の下方部分欠損も起こる．

● 所　見
眼底の下半分で，さまざまな程度の部分欠損がみられる．網脈絡膜欠損部は，網膜は菲薄で異形成となり，色素上皮，脈絡膜は極度に菲薄化ないし欠如して色素がなく，強膜が透見される．菲薄な強膜は眼球外方へ突出するので，眼底所見では陥凹となっている．時には囊腫状となって眼球より大きく後方に突出していることもある．広範囲であれば乳頭領域から眼底下方に拡がり，小眼球になっていることも多い．陥凹の上端にしばしば不完全な乳頭が存在する．黄斑が巻き込まれていれば，視力は不良である．胎生裂にそって，孤立性網脈絡膜欠損や色素脱出部がみられることもある．前方では，水晶体下方の楔状欠損や虹彩下方の欠損が起こる．

● 鑑別すべき疾患
胎生期の感染症やほかの先天異常によって，網

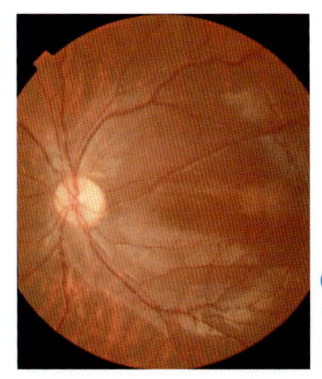

図 13-66　黄斑低形成
中心窩と黄斑の陥凹はみられず，網膜血管は黄斑領域を横切っている．

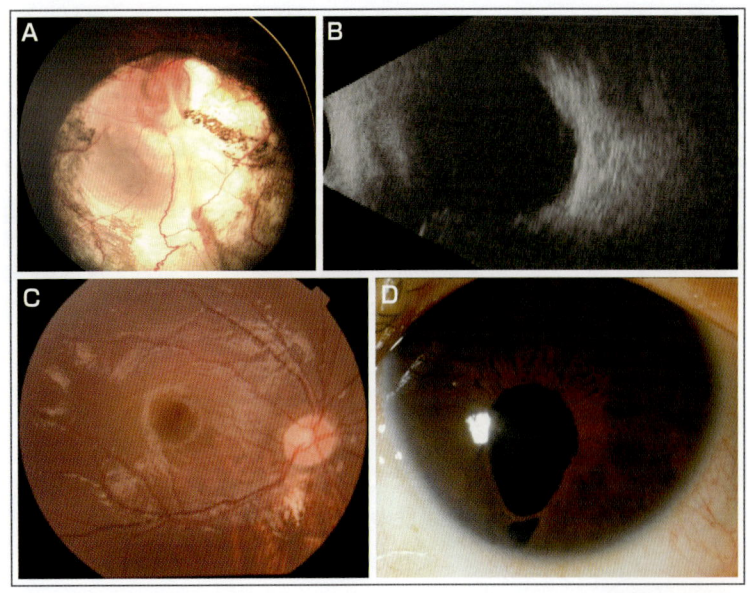

図 13-67　網脈絡膜コロボーマ
A：乳頭から下方に及ぶ広範囲のコロボーマ（左眼）．B：超音波Bモード検査で陥凹を認める．C：乳頭下方の小さい孤立性コロボーマ．D：虹彩コロボーマ．

脈絡膜の障害・形成不全が起こって強膜が菲薄となると，異所性コロボーマとして網脈絡膜の陥凹になることがある．

● **治　療**

疾患の治療法はない．網脈絡膜欠損内の菲薄な網膜に裂孔を生じて，網膜剝離が起こることがある．硝子体手術と陥凹周囲に光凝固を行うが，視力予後は期待できない．

● **経過観察の注意点**

網膜剝離．

● **患者への説明**

視力予後はコロボーマの程度による．網膜剝離が起こることがあるので，定期検査を要する．

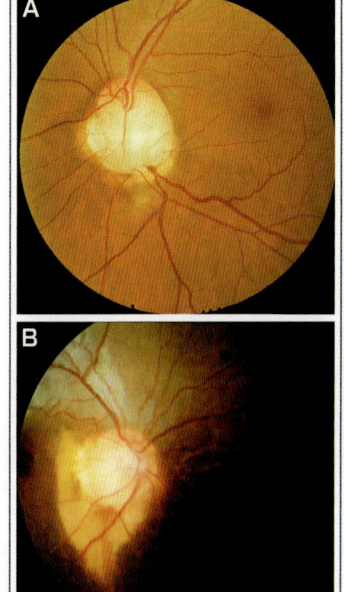

視神経の先天異常

図 13-68　視神経コロボーマ
A：乳頭領域は拡大し，網膜血管は複数の部位から起始している．乳頭下方に胎生裂閉鎖不全による色素欠如がみられる．
B：乳頭はほぼ正常で，視神経コロボーマとはいえないが，その下方に色素欠如部位があり，胎生裂閉鎖不全によるごく軽微な例である（右眼）．

視神経コロボーマ：
coloboma of the optic disc（図 13-68）

● **疾患概念**

胎生裂閉鎖不全が後部に限局して起これば，視神経コロボーマとなる．

● **所　見**

乳頭領域が陥凹し，乳頭は欠如ないし部分欠損し，周囲の脈絡膜と網膜色素上皮，強膜も菲薄である．網膜中心動静脈は乳頭後方ですでに分枝を開始しており，陥凹の中や縁から複数の血管が起始している．乳頭領域の陥凹より下方に，胎生裂閉鎖不全による網脈絡膜萎縮や紋理所見が存在する．視神経コロボーマの軽微なものとして，乳頭下方にコーヌスに類似した萎縮病変を示すFuchsコロボーマがある．

● **鑑別すべき疾患**

乳頭周囲ぶどう腫，朝顔症候群．

● 治　療

疾患の治療法はない．裂孔原性網膜剥離が起これば，硝子体手術と陥凹周囲に光凝固を行う．

● 経過観察の注意点

網膜剥離を合併することがある．原因は，陥凹内の裂孔，陥凹とくも膜下腔との交通による髄液流入が考えられる．

● 患者への説明

視力の経過観察を行う．網膜剥離が起こることがあるので，定期検査を要する．網膜剥離の手術は，復位しても良好な視力が得られず，僚眼が正常である場合は利点が少ない．

乳頭周囲ぶどう腫：
peripapillary staphyloma（図 13-69）

● 疾患概念

乳頭周囲が陥凹し，その底に正常に近い形態の乳頭が存在する．発生機転として，胎生裂閉鎖不全と後部強膜の発生不全の2つの説があるが，前者の可能性が高い．

● 所　見

コロボーマと診断されることが多いが，陥凹底に正常に近い乳頭が存在し，網膜血管が陥凹底の乳頭中央1ヵ所より起始していることが診断の決め手となる．陥凹が深く，黄斑領域が陥凹内にあれば視力は不良であるが，浅い陥凹で黄斑領域が外に存在すれば0.1以上を有することが多い．

● 鑑別すべき疾患

視神経コロボーマ，朝顔症候群，乳頭部PFV．

● 治　療

疾患の治療法はない．裂孔原性網膜剥離が起これば，硝子体手術と陥凹周囲に光凝固を行うが，視力予後は期待できない．

● 経過観察の注意点

網膜剥離を合併することがある．原因は，陥凹内の裂孔，陥凹とくも膜下腔との交通による髄液流入が考えられる．

● 患者への説明

視力の経過観察を行う．網膜剥離が起こることがあるので，定期検査を要する．網膜剥離の手術は，復位しても良好な視力が得られず，僚眼が正常である場合は利点が少ない．

朝顔症候群：
morning glory disc anomaly（図 13-70）

● 疾患概念

乳頭領域が拡大陥凹し，陥凹底は白色組織（グリアあるいはPFV）で覆われ，朝顔に類似していることから命名された．白色組織の牽引によって乳頭周囲の網膜は陥凹内に折りたたまれている．胎生裂閉鎖不全による視神経コロボーマあるいは乳頭周囲ぶどう腫と乳頭上のグリア組織やPFVの増殖があわさって，乳頭周囲網膜を陥凹内に巻き込んだと考えられる．

● 所　見

乳頭領域は拡大し，陥凹は白色組織のため不明なこともあるが，超音波BモードやCT，MRI，

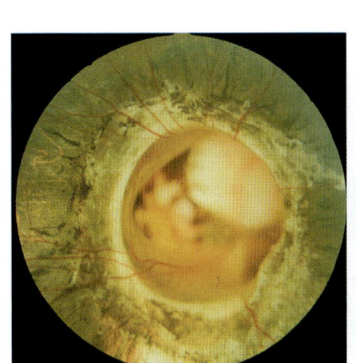

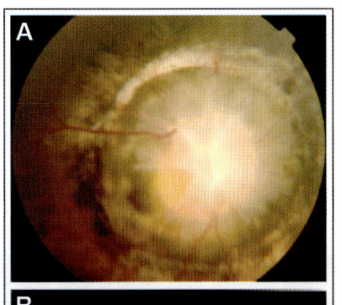

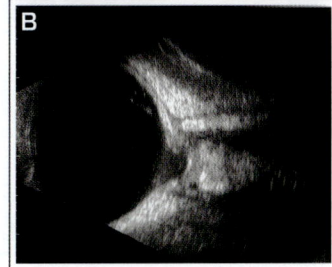

図 13-69
乳頭周囲ぶどう腫
乳頭領域は拡大し，陥凹底に正常に近い乳頭がみられる．黄斑は陥凹内に巻き込まれている（右眼）．

図 13-70
朝顔症候群
A：乳頭領域は拡大し，陥凹内に白色組織と束ねられた網膜がみられる．黄斑は陥凹内に巻き込まれている（右眼）．
B：超音波Bモードで，陥凹とその中の組織を認める．

OCTによって判定できる．陥凹を囲む輪状隆起，網脈絡膜萎縮がみられる．網膜血管は本数が多く，放射状・直線状に走行するが，乳頭周囲網膜が白色組織の牽引によって陥凹内に大きく偏位しているからである．黄斑が存在するものとしないものとがあり，黄斑がなければ視力は不良であるが，存在すれば0.1以上を有することが多い．

● 鑑別すべき疾患

視神経コロボーマ，乳頭周囲ぶどう腫，乳頭部PFV．

● 治 療

疾患の治療法はない．裂孔原性網膜剝離が起これば，硝子体手術と陥凹周囲に光凝固を行う．

● 経過観察の注意点

網膜剝離を合併することがある．原因は，陥凹内の裂孔，陥凹とくも膜下腔との交通による髄液流入が考えられる．

● 患者への説明

視力の経過観察を行う．網膜剝離が起こることがあるので，定期検査を要する．網膜剝離の手術は，復位しても良好な視力が得られず，僚眼が正常である場合は利点が少ない．

乳頭部胎生血管系遺残（乳頭部第1次硝子体過形成遺残）：persistent fetal vasculature at the optic disc (persistent hyperplastic primary vitreous at the optic disc)（図13-71）

● 疾患概念

胎生血管系遺残（第1次硝子体過形成遺残）が乳頭部に限局したものと考えられている．実際には，乳頭上のグリア組織の増殖（Bergmeister乳頭遺残）と明確な鑑別はつけにくい．

● 所 見

乳頭上に白色組織がみられ，蛍光眼底造影で過蛍光を示し，中に多くの細血管が存在している．この組織の牽引によって網膜は乳頭に向かって放射状のひだを形成することもある．朝顔症候群と鑑別が困難なこともあるが，乳頭領域に陥凹が存在しない．黄斑が白色組織や網膜ひだに巻き込まれていれば視力は不良である．

● 鑑別すべき疾患

先天乳頭上膜・Bergmeister乳頭遺残，朝顔症候群．

● 治 療

疾患の治療法はない．

● 経過観察の注意点

まれに硝子体の牽引による出血．

● 患者への説明

視力予後について．

先天乳頭上膜／Bergmeister乳頭遺残：congenital epipapillary membrane／persistence of Bergmeister papilla（図13-72）

● 疾患概念

乳頭上あるいは近傍に膜組織が存在し，Bergmeister乳頭のグリア組織が遺残したと考えられている．一方で，軽微な胎生血管系遺残（第1次硝子体過形成遺残）である可能性もある．

● 所 見

乳頭上あるいは近傍に白色の膜組織が存在する．時には網膜を牽引している．この軽度の膜組織は，蛍光眼底造影によって過蛍光を示さず，血管はほとんど含まれていない．

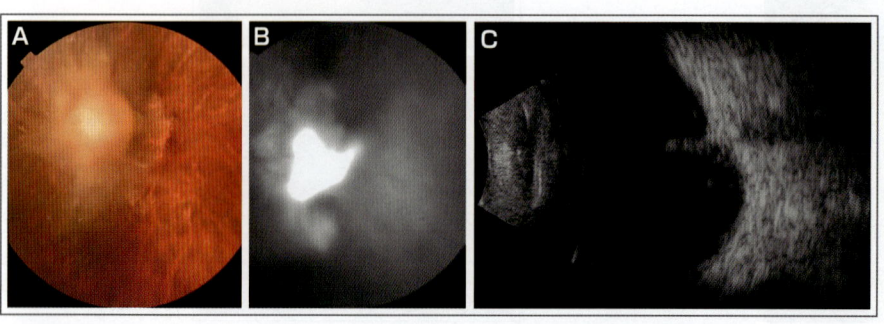

図13-71 乳頭部胎生血管系遺残（第1次硝子体過形成遺残）
A：乳頭上に白色組織があり，その周囲の網膜は牽引されている．B：蛍光眼底造影で白色組織からの色素漏出を認める．C：超音波Bモードで，乳頭直上に増殖組織がみられ，陥凹はない（右眼）．

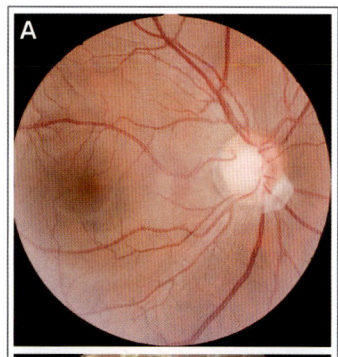

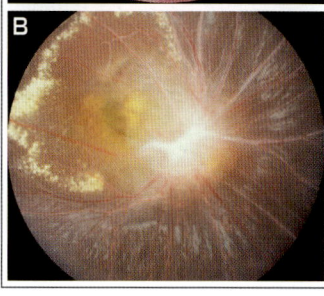

図 13-72 先天乳頭上膜／Bergmeister 乳頭遺残

A：乳頭上に白色膜組織がある．この膜組織は蛍光眼底造影で色素漏出がない．B：この程度の白色組織となると，起源は Bergmeister 乳頭のグリア組織か胎生血管系遺残（第1次硝子体過形成遺残）か不明である（右眼）．

● **鑑別すべき疾患**

乳頭 PFV，朝顔症候群．

● **治　療**

疾患の治療法はない．

● **経過観察の注意点**

疾患に変化はない．

● **患者への説明**

視力予後について．

視神経乳頭小窩（ピット）：optic disc pit
（図 13-73）

● **疾患概念**

乳頭内の一部に生理的陥凹と異なる深い陥凹がみられる．視神経線維の発達異常による部分的な視神経低形成の説と，胎生裂閉鎖不全が関与する説がある．

● **所　見**

ピットは耳側に存在することが多い．弓状暗点や Mariotte 盲点拡大などの視野異常を伴うことがある．乳頭に接する後極部網膜に浅い網膜剝離が出現し，ピット黄斑症候群（pit-macular syndrome）と呼ばれる．網膜剝離の原因としては，ピットと視神経周囲のくも膜下腔の交通による髄液流入，ピットと Cloquet 管の交通による硝子体液流入，硝子体の牽引が考えられている．

● **鑑別すべき疾患**

軽度の視神経コロボーマ．

● **治　療**

網膜剝離は自然消退することもある．硝子体牽引があることは明らかで，硝子体手術で乳頭周囲の硝子体を切除すれば網膜復位が得られる．

● **経過観察の注意点**

網膜剝離（ピット黄斑症候群）．

● **患者への説明**

網膜剝離が起こることがあるので，定期検査を要する．

傾斜乳頭症候群：tilted disc syndrome（図 13-74）

● **疾患概念**

乳頭が上下方向に傾斜している．胎生裂閉鎖不全によって起こると考えられる．

● **所　見**

乳頭が上下方向に傾斜して，下方あるいは下鼻側が欠損しているようにみえる．その下にコーヌ

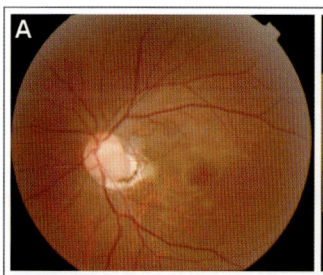

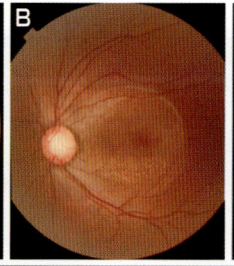

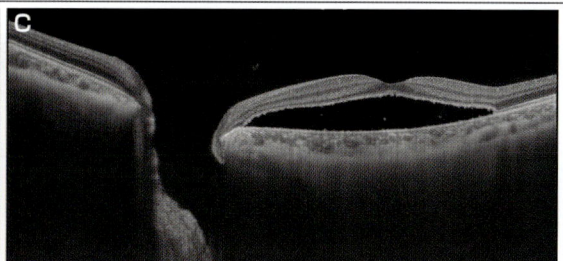

図 13-73 視神経乳頭小窩（ピット）

A：乳頭耳下側に小窩（ピット）を認める．B：ピット黄斑症候群．乳頭耳側に小窩（ピット）があり，これに接して浅い網膜剝離を認める．C：BのOCTで，小窩（ピット）と浅い網膜剝離がみられる．

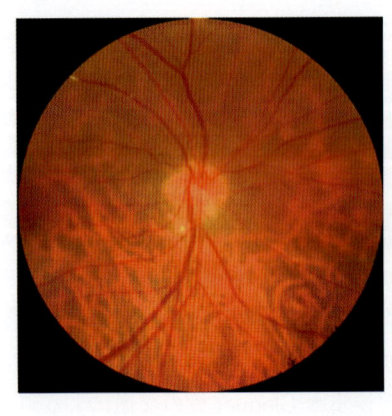

図 13-74 傾斜乳頭症候群
乳頭は上下方向に傾斜し，眼底下半分は色素が少なく紋理状となっている．これに応じて，視野は上方が沈下している（右眼）．

スや網脈絡膜萎縮があり，眼底も下半分の網脈絡膜が薄く紋理状となっている．これに相当して，視野は Mariotte 盲点から上方あるいは上耳側の欠損が検出される．

● **鑑別すべき疾患**

軽度の視神経コロボーマ．

● **治 療**

疾患の治療法はない．

● **経過観察の注意点**

疾患に変化はない．

● **患者への説明**

視力，視野の予後について．

視神経低形成 / 視神経無形成：optic nerve hypoplasia / optic nerve aplasia（図 13-75）

● **疾患概念**

視神経の形成不全である．発生初期の視茎の形成不全ではなく，視神経領域が形成された後に，網膜神経節細胞と神経線維の発生不全，あるいは中枢の発生異常による逆行性変性で起こると考えられる．後者は両眼性で中枢の異常を伴っていることが多い．

形成不全が極度であると無形成となり，病理所見で痕跡的な視神経が認められるのみとなる．

● **所 見**

乳頭が小さく，これを囲んで脱色素輪がみられ，二重の輪にみえる（double ring sign）．これは，視神経領域がいったん形成された後に，神経線維が形成不全で少なくなったためで，時に陥凹もみられる．OCT では網膜内層，とりわけ ganglion cell complex がほとんどみられず，CT，MRI で視神経が細く，X 線撮影で視神経管が狭小にみられる．網膜血管はほぼ正常である．視力は概ね不良である．視神経無形成では，乳頭と網膜血管が全く存在せず，広範囲の網脈絡膜変性がみられ，しばしば非定型コロボーマを伴う．

● **鑑別すべき疾患**

視神経小窩（ピット），視神経萎縮．

● **治 療**

疾患の治療法はない．

● **経過観察の注意点**

疾患に変化はない．視力不良なのでロービジョンケア．

● **患者への説明**

視力の予後について．

先天視神経萎縮：congenital optic atrophy（図 13-76）

● **疾患概念**

出生前に視神経萎縮が起こったもので，視神経がほぼ完成してから，網膜神経節細胞とその神経線維の発生不全によって起こると考えられる．また，脳囊胞の圧迫などの中枢神経異常，未発達な

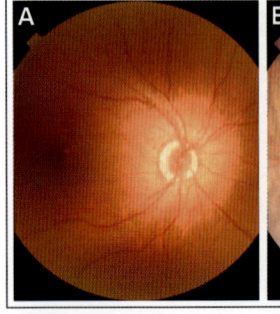

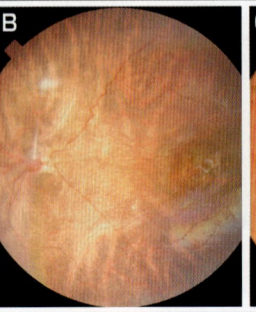

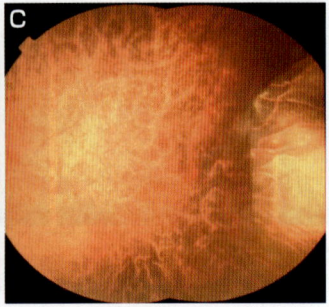

図 13-75 視神経低形成 / 視神経無形成
A：視神経低形成（右眼）．乳頭は小さく，これを囲んで脱色素輪がみられる（double ring sign）．B：極度の視神経低形成（左眼）．乳頭は非常に小さく，網膜血管も狭小である．C：視神経無形成（左眼）．乳頭と網膜血管は全く存在しない．耳側に異所性コロボーマがみられる．

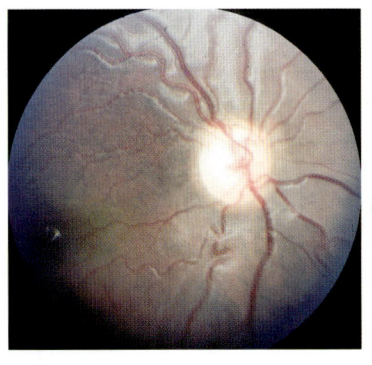

図 13-76
先天視神経萎縮
乳頭の大きさは正常であるが，蒼白となっている．中枢神経の異常はない．

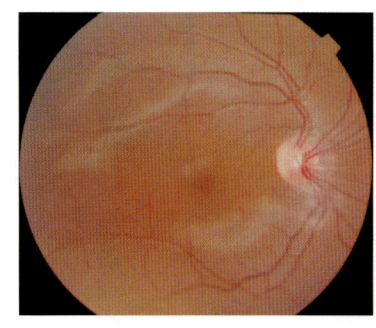

図 13-77
乳頭逆位
乳頭の形態は正常だが，耳側網膜血管はいったん鼻側へ向かった後に耳側へ走行している．

脳では後頭葉の障害に伴い逆行性経シナプス変性が起こることが知られている．

● 所　見

乳頭が蒼白であるが，視神経低形成のように乳頭の大きさは小さくない．視力障害，視野異常があれば診断が確定するが，幼少期では視反応の確認，瞳孔反応，視覚誘発電位（VEP）検査を補助診断とする．両眼性の場合は，脳性麻痺やてんかん，水頭症，精神運動発達遅滞のほか，脳腫瘍などを合併していることがあり，CT や MRI 検査が必要である．

● 鑑別すべき疾患

視神経低形成，軽度の視神経コロボーマ，緑内障．

● 治　療

疾患の治療法はない．両眼性の場合は，中枢神経の異常を検査する．

● 経過観察の注意点

疾患に変化はない．中枢神経疾患があれば，それに対応する．

● 患者への説明

視力の予後について．両眼性の場合は中枢神経の検査．

乳頭逆位：
situs inversus of the optic disc（図 13-77）

● 疾患概念

乳頭周囲の網膜血管走行異常で，耳側血管がまず鼻側に向かって起始し，次いで反転して耳側へ走行している．傾斜乳頭症候群や Wagner 症候群に合併することがあるが，原因は明らかでない．

● 所　見

乳頭周囲の耳側血管が，まず鼻側に向かって起始し，次いで反転して耳側へ走行する．乳頭鼻側に血管が密に存在し，生理的陥凹はみられない．ほかの網膜所見，視機能は正常である．

● 鑑別すべき疾患

鼻側周辺部に増殖・瘢痕病変があると，網膜は鼻側に牽引されて類似の形態を示すことがある．

● 治　療

治療は必要ない．

● 経過観察の注意点

疾患に変化はない．

● 患者への説明

乳頭の形態異常だけで，ほかの視機能などに影響はない．

乳頭近傍の血管異常：
peripapillary vascular anomaly（図 13-78）

● 疾患概念

乳頭上や周囲の血管吻合やループは，網膜血管本来の形成異常のほかに，朝顔症候群や胎生血管系遺残（第1次硝子体過形成遺残），Sturge-Weber 症候群などに伴うもの，正常形態の乳頭に孤発性に起こるものがある．

● 所　見

乳頭上や周囲に血管吻合やループがあるが，蛍光眼底造影で漏出を示さず，新生血管の発生や増殖は起こらない．

● 鑑別すべき疾患

視神経の先天異常，腫瘍の栄養血管．

● 治　療

治療は必要ない．

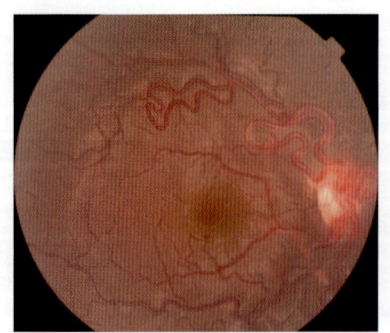

図 13-78 乳頭近傍の血管異常
乳頭から後極の血管走行異常がみられる（Wybern-Mason症候群）．

● 経過観察の注意点

疾患に変化はない．まれに硝子体牽引による出血が起こる．

● 患者への説明

乳頭の形態異常だけで，多くは視機能などに影響はない．網膜硝子体出血を起こすことがある．

全身病に伴う異常

糖尿病網膜症：diabetic retinopathy

● 疾患概念

糖尿病は，インスリン依存型糖尿病（insulin dependent diabetes mellitus：IDDM）とインスリン非依存型糖尿病（non-insulin dependent diabetes mellitus：NIDDM）に分類される．小児IDDMの有病率は1万人あたり1.0〜1.5人である．現在は成因によって，膵臓β細胞の破壊を伴う1型と，インスリン分泌低下やインスリン抵抗性が主体の2型，および遺伝子異常などの原因によるその他に分類される．糖尿病網膜症は5年以上の糖尿病の罹病を経て出現する．学童期にみられることは少ない．

● 所見

単純網膜症の時期には，網膜に毛細血管瘤，点状・斑状出血，硬性白斑を認める．進行すると網膜出血は表層出血となり線状出血を呈し，軟性白斑がみられる（図 13-79）．前増殖網膜症では線状出血や軟性白斑に加え，静脈の拡張所見や口径不同，網膜内異常血管を生じる．増殖網膜症では新生血管が形成され，硝子体出血や牽引性網膜剥離，虹彩新生血管（ルベオーシス）が形成される．虹彩新生血管により隅角が閉塞すると，血管新生緑内障となる．

● 鑑別すべき疾患

白血病網膜症，腎性網膜症．

● 治療

単純網膜症の時期には，糖尿病などの全身状態のコントロールを行う．進行した前増殖網膜症や増殖網膜症の時期には，レーザー光凝固を行う．硝子体出血や牽引性網膜剥離を合併した場合は，硝子体手術を行う．

● 経過観察の注意点

糖尿病網膜症は，思春期以降には悪化する傾向がある．網膜新生血管の有無を診断するには蛍光眼底造影検査が必要である．

● 患者への説明

糖尿病になっても網膜症をすぐに併発するわけではなく，数年〜10年以上経過しないと出現しない．網膜症が出現しても初期には進行は遅く，

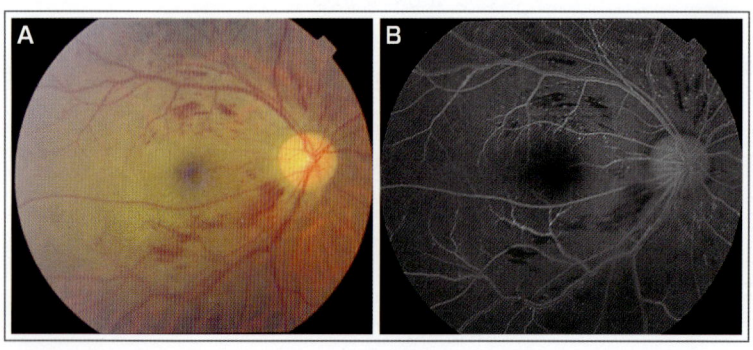

図 13-79 糖尿病網膜症
小児インスリン依存型糖尿病による症例で10歳代に発症，写真は24歳時の所見．眼底写真（A）では網膜の線状出血が多発，蛍光造影眼底所見（B）では毛細血管瘤が確認される．
（写真提供：国立成育医療研究センター　東範行 氏）

悪化するに従い進行が速くなる。放置すると失明につながるため，長期にわたる定期的な経過観察が必要である。

白血病網膜症：leukemic retinopathy

● 疾患概念

骨髄，末梢血，リンパ組織における白血病細胞の増殖と正常の白血球の減少を起こす疾患である。急性白血病と慢性白血病に分類される。中枢神経系の異常や貧血，血小板減少による出血傾向などをきたしやすい。

● 所　見

網膜血管の拡張や蛇行がみられ，斑状・線状の出血斑，Roth 斑（中心が白色の梗塞性の出血斑），視神経網膜症に似た視神経乳頭の腫脹や滲出斑を呈する（図 13-80）。進行すると，網膜血管の閉塞による網膜新生血管の形成や線維血管膜の増生による硝子体出血，牽引性網膜剥離を併発する。

● 鑑別すべき疾患

糖尿病網膜症，腎性網膜症。

● 治　療

網膜血管の閉塞が高度である場合には，レーザー光凝固を行う。硝子体出血や牽引性網膜剥離に対しては，硝子体手術を行う。

● 経過観察の注意点

網膜症は白血病の寛解，増悪により消長がみられる。数ヵ月単位で変化するため，定期的な検査が必要である。

● 患者への説明

多くの症例は全身的な治療だけで十分であるが，進行例では眼科的治療が必要である。

紫斑病：purpura

● 疾患概念

アレルギーや血小板の減少によって血管障害を起こし，皮膚の紫斑や腎障害を併発する疾患である。血管の脆弱性や腎機能障害，出血傾向により病変を生じる。小児に好発し，どの年齢でもみられる。再生不良性貧血や気道系感染後に併発することも多い。

● 所　見

網膜線状出血の多発などの出血傾向を認める（図 13-81）。虹彩炎，視神経乳頭炎所見を示す。

● 鑑別すべき疾患

糖尿病網膜症，腎性網膜症。

● 治　療

治療の必要がない症例が多いが，糖尿病網膜症，腎性網膜症などの併発があればレーザー凝固の適応を検討する。

● 経過観察の注意点

網膜出血斑が消失するまでは，定期的な検査を行う。

● 患者への説明

原疾患の治療が奏功すれば重症化する症例は少ないが，無症状のことが多いため検査が必要である。

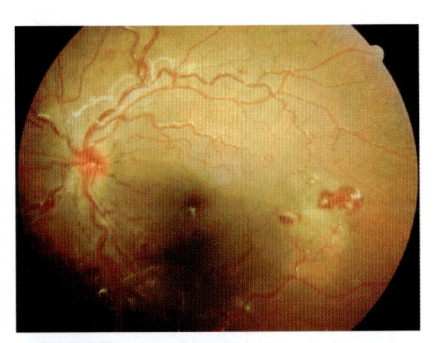

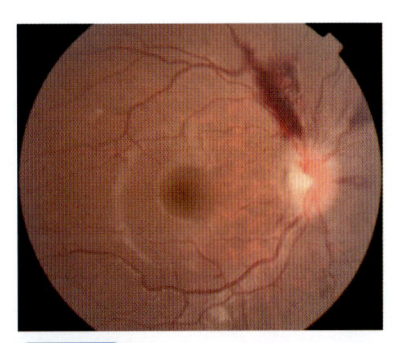

図 13-80　白血病網膜症
急性骨髄性白血病の症例．網膜血管の拡張や蛇行がみられ，斑状・線状の出血斑，Roth 斑，視神経乳頭の腫脹がみられる．
（写真提供：国立成育医療研究センター　東　範行 氏）

図 13-81
再生不良性貧血による紫斑病
視神経乳頭炎所見と乳頭縁に網膜線状出血がみられる．
（写真提供：国立成育医療研究センター　東　範行 氏）

腎性網膜症：renal retinopathy

● 疾患概念
腎機能障害は高血圧，尿毒症，低タンパク血症，浮腫，出血傾向などを併発し，網膜へも波及しうる．腎障害に加え，白内障・円錐角膜などの眼病変，難聴を呈する Alport 症候群は，Ⅳ型コラーゲン関連の遺伝子異常が原因である．X 染色体劣性遺伝など種々の遺伝形式を示すが，網膜病変は比較的まれである．

● 所　見
網膜の浮腫性病変として硬性白斑，特に黄斑付近に星芒状白斑や輪状白斑を生じる（図 13-82）．軟性白斑や網膜出血，視神経乳頭浮腫などを呈する．蛍光眼底造影検査では，血液網膜柵の障害による網膜血管からの蛍光漏出が主病変である．Alport 症候群では，網膜下に小白色斑（dot and fleck）を呈する症例がある．

● 鑑別すべき疾患
糖尿病網膜症，腎性網膜症．

● 治　療
腎機能障害に対する治療を行う．

代謝異常に伴う異常

Tay-Sacks 病：Tay-Sacks disease

● 疾患概念
いわゆるスフィンゴリピドーシスの一つであり，GM2 ガングリオシドーシス 1 型とも呼ばれる．スフィンゴリピドーシスはスフィンゴ脂質の加水分解酵素の欠損であり，神経組織のリソソーム内に非分解産物が蓄積する．Tay-Sacks 病は β ヘキソサミニダーゼ A の欠損で起こり，常染色体劣性遺伝を呈する．生後 6 ヵ月頃より視力喪失と運動機能障害を発症し，2 歳までに死亡する．

● 所　見
眼底は網膜の神経線維層（神経節細胞）など内層に限局した混濁病変，すなわち cherry-red spot と視神経萎縮を呈する（図 13-83）．

● 鑑別すべき疾患
ほかのスフィンゴリピドーシス（Neimann-Pick 病など），網膜動脈閉塞症．

● 治　療
治療法はない．

● 経過観察の注意点
遺伝性の代謝異常であり，遺伝カウンセリングの対象となる．

● 患者への説明
スフィンゴリピドーシスは中枢神経系だけでなく，肝，膵，腎臓に異常物質の蓄積がみられ，精神発達遅滞，運動障害などの中枢神経系異常に加え，臓器腫大や内分泌機能障害，腎・肝障害を呈する．小児科医または内科医と連携して原因を調べる必要がある．

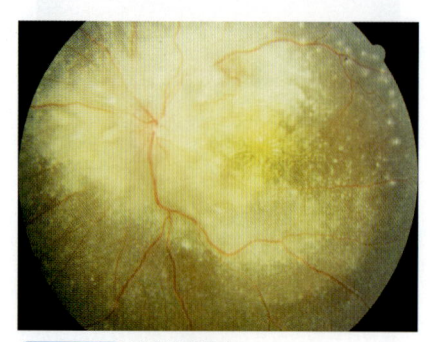

図 13-82　腎性網膜症
視神経乳頭から黄斑に広がる滲出性病変．
（写真提供：国立成育医療研究センター　東　範行 氏）

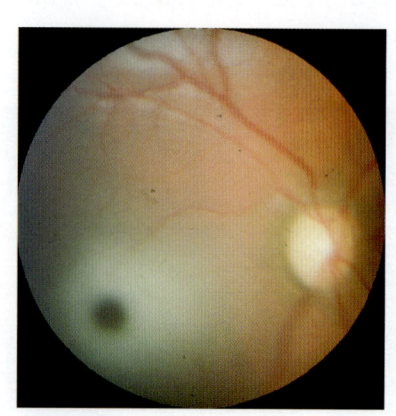

図 13-83　Tay-Sacks 病にみられる cherry-red spot
視神経萎縮を伴う．
（写真提供：国立成育医療研究センター　東　範行 氏）

脳回状脈絡膜萎縮：
gyrate chorioretinal atrophy

疾患概念

オルニチンアミノトランスフェラーゼの遺伝子欠損によって起こる疾患で，常染色体劣性遺伝を呈する．血中オルニチンの高値を認め，進行性の視力・視野障害を呈し，特徴的な網膜・脈絡膜の地図状萎縮を認める．

所見

円形，黄色，境界鮮明な脈絡膜萎縮巣が進行するとともに融合し，脳回を想起させる特徴的な網脈絡膜変性所見を呈し，最終的には広範囲の脈絡膜・色素上皮萎縮となる（図 13-84）．

鑑別すべき疾患

網膜色素変性，コロイデレミア．

治療

眼科的な治療法はない．

経過観察の注意点

視力低下や視野狭窄に対するロービジョンケアが必要である．

患者への説明

成人後に視力を喪失するリスクが高く，定期的な視機能検査が望ましい．

眼皮膚白皮症・眼白皮症（白子症）：
oculocutaneous albinism, ocular albinisim

疾患概念

近年，白皮症と呼ばれる疾患で，先天的なメラニン産生の低下により白皮（子）症を呈する．皮膚や頭髪などの異常を伴う眼皮膚白皮症と，眼に症状が限局した眼白皮（子）症の２種類がある．眼皮膚白皮症は常染色体劣性遺伝を呈し，４つの原因遺伝子（*TRY, OCA2, TYRP1, SLC45A2*）が知られている．眼皮膚白皮症には免疫不全を併発するChédiak-Higashi症候群など，白皮（子）以外の全身異常を伴う症候群もある．眼白皮（子）症はX染色体劣性遺伝を呈し，*GPR143* 遺伝子の異常によって起こる．

所見

眼振，羞明，視力低下を認める．眼底はいわゆる白子様眼底を呈し，網膜色素上皮の色素脱出のために脈絡膜血管の透過性が亢進する．眼皮膚白皮症では眼底の脱色素所見が強く，虹彩の透光性も亢進する．眼白皮（子）症では網膜の脱色素所見は軽い（図 13-85）．どちらも黄斑低形成を伴い，OCTでは中心窩陥凹が欠如しており，蛍光眼底造影で黄斑周囲の無血管領域がない（図 13-86）．X染色体劣性遺伝の眼白皮（子）症では，母親が保因者の場合には周辺部網膜に脱色素斑（モザイ

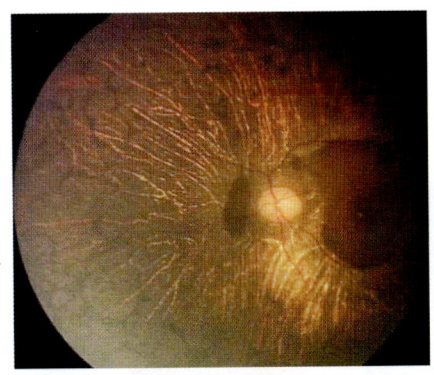

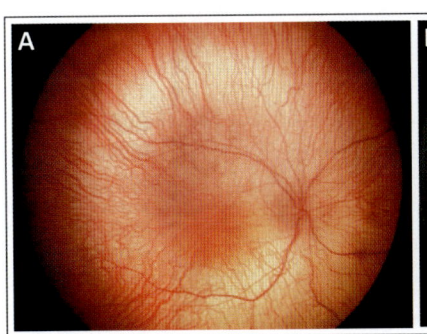

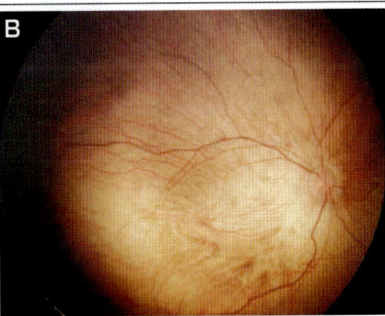

図 13-84 脳回状脈絡膜萎縮
脳回状網膜変性が進行し，広範囲の脈絡膜・色素上皮萎縮がみられる（左眼）．
（写真提供：国立成育医療研究センター　東　範行 氏）

図 13-85
眼皮膚白皮症と眼白皮（子）症
A：眼皮膚白皮症．網膜色素上皮のメラニン失調により脈絡膜が透見される．B：眼白皮（子）症．眼皮膚白皮症の網膜に比べ色素上皮のメラニン失調は軽い．
（Aの写真提供：浜松医科大学　堀田喜裕 氏）

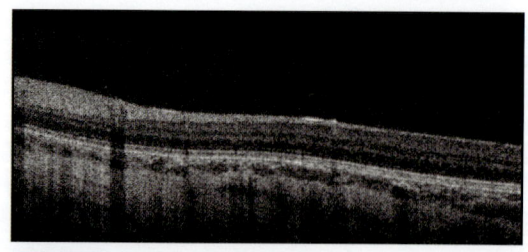

図13-86 眼白皮(子)症のOCT
中心窩陥凹の欠如した黄斑低形成.

ク眼底)を認める．ERGは，X染色体劣性遺伝では正常である．強度近視を伴い，不全型停在性夜盲様の所見を呈するタイプもあるが遺伝形式は不明である．

● 鑑別すべき疾患

Waardenburg症候群は虹彩異色と全身性の色素失調や難聴を特徴とする常染色体優性遺伝の疾患であり，PAX3やMITF遺伝子の異常によって起こる．身体の片側に病変が生じやすい特徴がある．眼底には軽度の脱色素所見を認めるが，黄斑低形成はみられない．

● 治　療

根治的な治療法はない．弱視治療のために屈折矯正が重要である．

● 経過観察の注意点

眼白皮(子)症は，視力がよく網膜色素脱出が軽い症例では見落としやすい．同胞の所見に注意する必要がある．

● 患者への説明

非進行性であるが，視力低下の重症度はさまざまである．成長すると眼振が目立たなくなる．

母斑症：phakomatosis

皮膚，中枢神経系，眼に増殖性病変がみられる良性腫瘍性疾患である．神経堤細胞の発生異常によって過誤腫を生じたものである．結節性硬化症（tuberous sclerosis），神経線維腫症（neurofibromatosis），Sturge-Weber症候群などが知られている．

● 結節性硬化症：tuberous sclerosis

1）疾患概念

アストロサイト（星状神経膠細胞）に由来し，眼底病変を認め，顔面皮脂腺腫や脳内腫瘍（てんかん発作）を合併する．TSC1遺伝子などの異常によって起こり，常染色体優性遺伝を示す．頻度は6千〜1万人に1人である．

2）所　見

網膜に小結節性病変や脱色素斑を認める．視神経には，石灰化を伴う桑実状の隆起病変を呈する（図13-87）．

3）治　療

網膜過誤腫は増大傾向がなく，治療を要さない．

4）経過観察の注意点

まれに，網膜動脈瘤や動静脈奇形を伴う報告がある．

5）患者への説明

全身性の疾患であり，小児科や皮膚科，脳神経外科の専門医による評価が必要である．

● 神経線維腫症：neurofibromatosis

1）疾患概念

Schwann細胞に由来する過誤腫を認める．常染色体優性遺伝を示すものが多い．Ⅰ型は，NF1遺伝子の変異によって起こり，von Recklinghausen病として知られる．カフェオレ斑を合併する．頻度は3千人に1人である．Ⅱ型

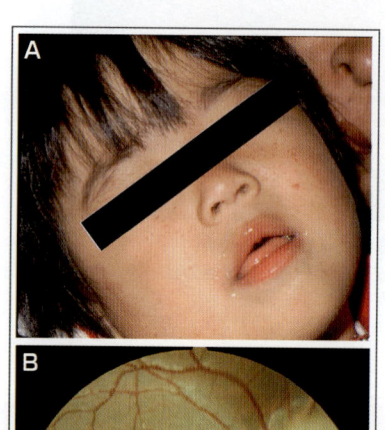

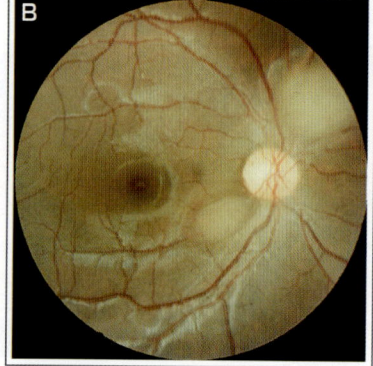

図13-87
結節性硬化症
顔面皮脂腺腫(A)，および視神経乳頭周囲に円形の隆起性病変がある(B).
(写真提供：国立成育医療研究センター 東　範行 氏)

は，*NF2* 遺伝子変異が原因であり，Schwann 細胞腫などの中枢神経腫瘍を合併しやすい．頻度は2万5千人に1人とされ，Ⅰ型と比べ少ない．

2）所　見

von Recklinghausen 病では，虹彩の Lisch 結節が特徴的所見である．網膜病変はまれであるが，網膜過誤腫の結節性病変を認めることがある（図 13-88）．

3）治　療

網膜過誤腫は増大傾向がなく，治療を要さない．

4）経過観察の注意点

Ⅱ型は頭痛，振戦などの中枢神経症状の発生に注意する．

5）患者への説明

全身性の疾患であり，小児科や皮膚科，脳神経外科の専門医による評価が必要である．

● Sturge-Weber 症候群：Sturge-Weber syndrome

「脈絡膜血管腫」（287 頁）を参照．

全身症候群，染色体異常

Marfan 症候群：Marfan syndrome

● 疾患概念

フィブリリンやフィブリリン関連タンパクの異常によって起こる全身性疾患である．常染色体優性遺伝を呈する．細胞外基質の脆弱性がみられ，水晶体脱臼，長躯，クモ指症，解離性大動脈瘤などを合併する．

● 所　見

軸性の近視がみられる．耳側や上方への水晶体脱臼に加え，強度近視がみられる．網膜格子状変性を有し，網膜剝離をきたしやすい．巨大角膜や緑内障を併発する症例もある（図 13-89）．

● 鑑別すべき疾患

Weill-Marchesani 症候群（短躯，骨格異常，水晶体脱臼，常染色体優性・劣性）．

● 治　療

水晶体脱臼が高度になると水晶体摘出術が必要である．網膜剝離に対して硝子体手術や強膜バッ

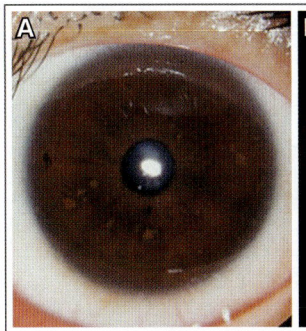

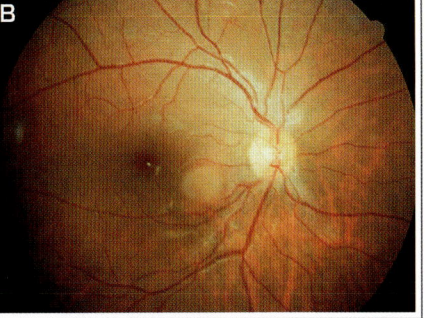

図 13-88　von Recklinghausen 病
虹彩の過誤腫（Lisch 結節：A），および視神経乳頭耳側の円形の隆起性病変を認める（B）．
（写真提供：国立成育医療研究センター　東　範行 氏）

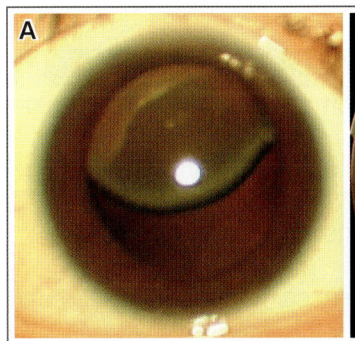

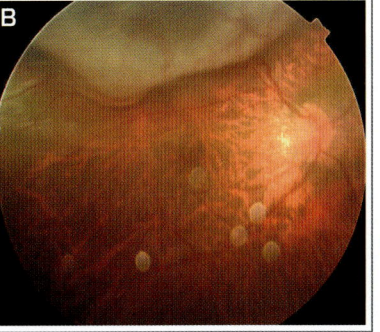

図 13-89　Marfan 症候群
A：水晶体脱臼．B：近視様であり視神経耳側にコーヌスがある．上方より胞状の網膜剝離がある．

クリング手術が必要である.

● 経過観察の注意点

網膜剝離の発症年齢が成人に近いものも多く,長期的な経過観察が必要である.

症候性網膜色素変性：syndromic pigmentary retinal degeneration

● 疾患概念

網膜色素変性に類似した網膜変性に,眼外病変を伴うさまざまな症候群がある（表13-4）.杆体優位の網膜変性を呈し,夜盲や視野狭窄を認める.視力低下,羞明などを併発するものもある.

● 所　見

眼底像は網膜色素変性に類似し,色素沈着,網膜血管の狭小化,視神経萎縮などを認める（図13-90A）.蛍光眼底造影検査では,網膜変性に一致して蛍光色素の増強や色素むらを認める.眼底自発蛍光検査では,変性部位では自発蛍光が欠損し,変性と健常部位との境界では蛍光強度が亢進する.フラッシュERGではa波・b波とも減弱または消失する.OCTでは,視細胞層の破壊による菲薄化を認める（図13-90B）.

● 治　療

治療法のないものが多い.

● 経過観察の注意点

視力低下や視野狭窄に対するロービジョンケアが必要である.

● 患者への説明

疾患や症例により発症年齢や症状,進行の度合いが大きく異なる.

福山型先天筋ジストロフィ：Fukuyama congenital muscular dystrophy

● 疾患概念

先天的な眼および脳の異常と進行性の筋ジストロフィを合併する疾患である.わが国では,Duchenne型先天筋ジストロフィに次いで頻度が高い.常染色体劣性遺伝であり,*FKTN*遺伝子の異常で起こる.骨格筋細胞や中枢神経系細胞の膜タンパクの合成障害に関与する異常によって起こる.頭部MRIでは,脳形成異常として脳回・脳皮質の形成不全を認める（図13-91A）.

● 所　見

強度近視,白内障,視神経萎縮,外眼筋筋力低

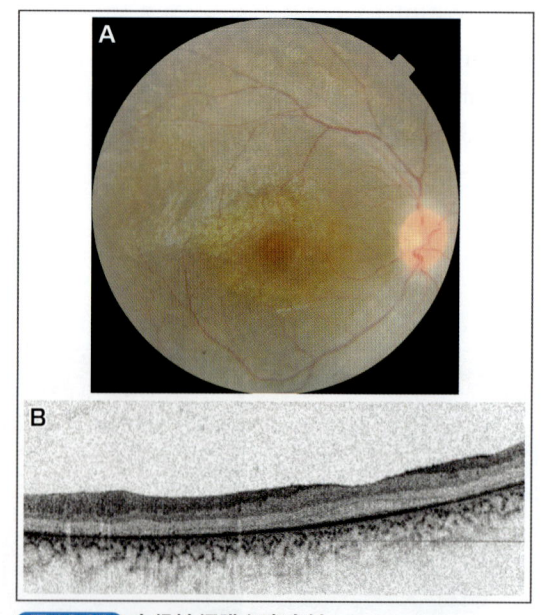

図 13-90　症候性網膜色素変性
A：網膜の色調不良と血管の狭小化.B：OCT．黄斑を含めた網膜外層構造の消失.

● 表13-4　症候性網膜色素変性

疾　患	網膜外眼症状	全身症状	遺伝子	遺伝形式
Kearns-Sayre症候群	外眼筋麻痺,眼瞼下垂	短躯,難聴,心不全,腎症,小脳失調,てんかん,発達障害	MT	ミトコンドリアDNA
Usher症候群	―	難聴	USH2A, USH1Eなど多数	常染色体劣性遺伝
Bardet-Biedl症候群	―	多指症,発達障害,肥満,腎症,性腺機能低下症	BBBS1など多数	常染色体劣性遺伝
Cockayne症候群	小眼球,虹彩低形成,角膜混濁,視神経萎縮	老人様顔貌,小人症,日光過敏,発達障害,難聴	ERCC8, ERCC6	常染色体劣性遺伝

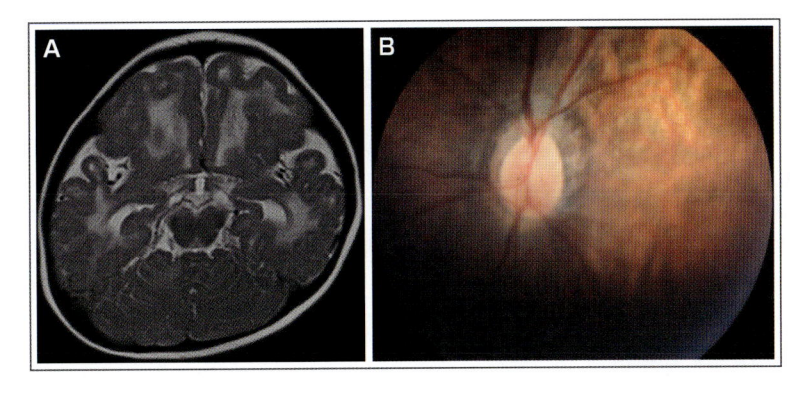

図13-91
福山型先天筋ジストロフィ
A：頭部MRI所見（T2強調画像）．白質ジストロフィ所見と脳回形成異常を認める．B：視神経萎縮，強度近視様の脈絡膜萎縮を認める．
（Aの写真提供：福岡市立こども病院　吉良龍太郎 氏．B：文献25より許可を得て転載）

下を認める．網膜病変としては近視眼底，周辺部網膜血管の形成不全や異常吻合，網膜剝離を認める（図13-91B）．

● 鑑別すべき疾患
海外ではほかの遺伝子異常による脳眼筋ジストロフィが知られているが，わが国ではまれである．

● 治　療
治療法はない．

● 経過観察の注意点
網膜剝離の併発に注意する必要がある．

● 患者への説明
知的障害，筋力低下などを併発するため，小児科的な加療が必要である．第2子以降の出産に対して，遺伝カウンセリングおよび出生前遺伝子診断が試みられている．

13トリソミー：trisomy 13

● 疾患概念
Patau症候群あるいはReese網膜異形成とも呼ばれる．第13番染色体異常による眼疾患である．眼所見に加え，呼吸障害，中枢神経の発達障害，てんかん，難聴，口唇口蓋裂，消化管・腎・心臓の異常，水頭症などの全身異常を合併する．

● 所　見
小眼球・無眼球，虹彩・脈絡膜・視神経乳頭コロボーマ，白内障，網膜変性や網膜剝離を呈する（図13-92）．

● 鑑別すべき疾患
CHARGE症候群．

● 治　療
治療法はない．網膜剝離や白内障を生じた場合は手術を考慮するが，全身状態が不良であると積極的な治療は難しい．

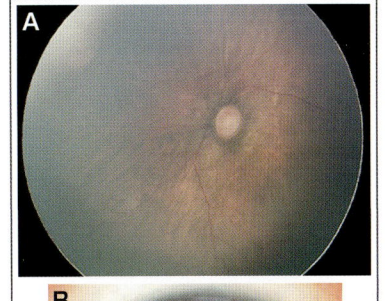

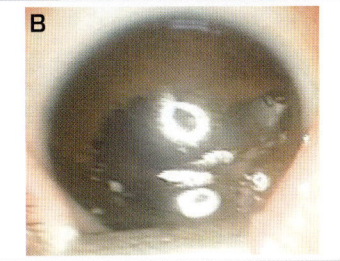

図13-92
13トリソミー
A：視神経萎縮と網膜血管の走行異常，網膜変性，脈絡膜紋理の増強がある．B：虹彩欠損（コロボーマ）と水晶体の混濁，虹彩後癒着．

● 経過観察の注意点
網膜剝離を起こさないか注意する．

● 患者への説明
染色体異常によるもので，網膜剝離や白内障を併発すると手術が考慮されるが，全身状態が不良であると手術を行うことは難しい．

網膜剝離の管理

診　断
網膜剝離の診断は，倒像鏡あるいは細隙灯顕微鏡を用いた眼底検査で行う．もし，中間透光体の混濁などで眼底透見が困難な場合には，超音波B

モード所見を参考にして判断する（3章52～71頁を参照のこと）．中間透光体の混濁の原因としては，硝子体出血，白内障などが挙げられるが，網膜剝離の場合には続発して発生する併発白内障（図13-93）に要注意である．この場合，水晶体上皮が一部肥厚，石灰化しているような所見がみられることがある．このような所見は先天（あるいは発達）白内障では通常みられないので，これをみた場合には網膜剝離をはじめとする他疾患の併発を念頭に置き，精査を進める必要がある．また，裂孔原性網膜剝離では患眼の眼圧が僚眼のそれより低値を示すことが特徴であるので，この所見の有無も参考にして判断する．

ベッド上でバスタオルなどを用いて拘束し，覚醒下で眼底検査を行うことは低年齢児（0～2歳まで）では可能であるが，もう少し大きな児になると力が強くなり，この方法でも診察困難となってくる．このような場合には，催眠鎮静薬などを用いて睡眠下での検査を行う．睡眠が深ければ，接触型広角デジタル眼底撮影装置（RetCam®3）で眼底撮影することも可能である（図13-94）．個人差はあるが，2歳以上になると保護者に抱っこしてもらった状態で手持ち細隙灯顕微鏡，倒像鏡を用いた検査が可能となってくる．また，3～4歳以上である程度聞き分けはよいが，通常の眼底検査は困難といった児では，超広角眼底撮影装置（OPTOS®200Txあるいは Daytona）での眼底写真撮影が有用である（図13-95）．この装置では，無散瞳状態でも0.5秒といった短時間で広角眼底撮影が可能で，まぶしくないこともあり，集中力に乏しい低年齢児でも撮影可能なことが多い．

精神発達遅滞があるなどで通常，あるいは催眠鎮静薬による診察が難しい場合には，麻酔科医に相談のうえ，全身麻酔下での検査（examination under anesthesia）を要することもある．この場合，引き続いて手術を行うことを想定しておくと

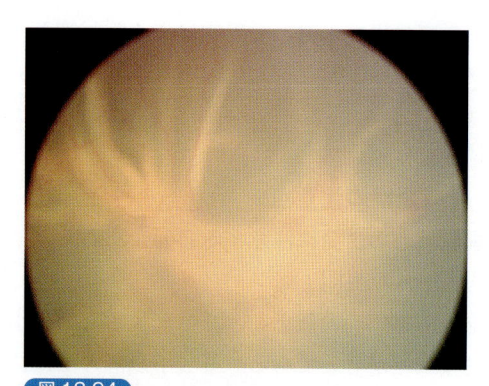

図13-94
精神発達遅滞児の増殖性硝子体網膜症
外来での睡眠下で RetCam®3 による撮影．

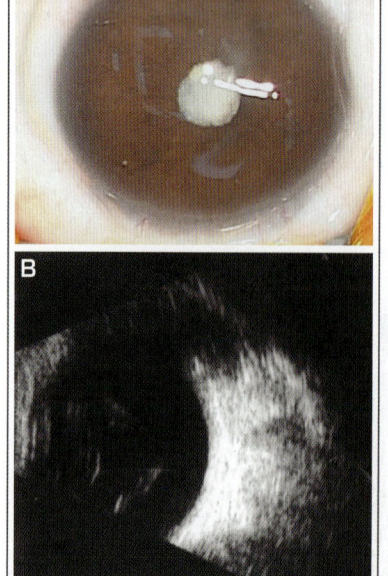

図13-93
裂孔原性網膜剝離による併発白内障
A：虹彩後癒着のために散瞳不良となっている．
B：同症例の術前超音波Bモード像．網膜剝離が強く疑われる．

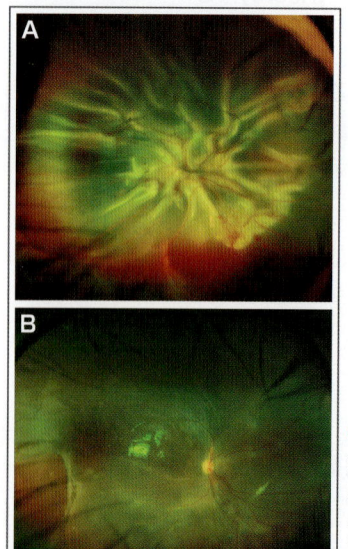

図13-95
増殖性硝子体網膜症
A：OPTOS®で眼底撮影可能であった．
B：同症例の術後（シリコーンオイル抜去前）．

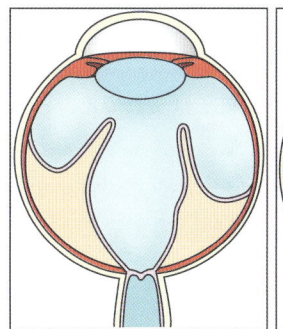

図 13-96 牽引性網膜剥離

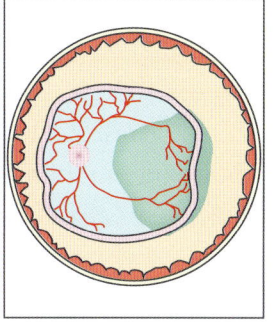

図 13-97 未熟児網膜症における滲出性網膜剥離
前方に凸で牽引性変化に乏しい所見が特徴である．

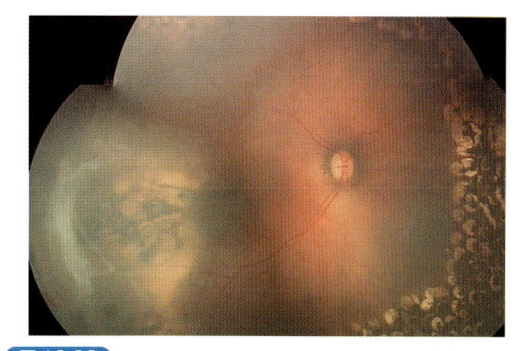

図 13-98 未熟児網膜症における裂孔併発型牽引性網膜剥離
増殖膜は耳側にみられるが，光凝固斑のない網膜は全剥離の状態である．増殖膜の収縮によって裂孔が発生したものと考えられる．

麻酔回数を減らすことができる．

なお，いずれの方法をとるにせよ，大事なことは，①網膜剥離のタイプ〔牽引性網膜剥離（図13-96），滲出性網膜剥離（図 13-97），裂孔原性網膜剥離，裂孔併発型牽引性網膜剥離（図 13-98）〕，②裂孔がある場合にはその部位，大きさ（強膜バックル設置の可否，バックルのサイズを検討），③血管活動性（vascular activity）の程度を正確に把握すること，である．なお，血管活動性は新生血管の有無，充血度合，硝子体混濁の程度などである程度判定可能だが，蛍光眼底検査を行うことができれば，より正確に判定できる．また，まぎらわしい病態として先天網膜分離症における網膜分離がある（図 13-99）．これが胞状を呈する（bullous schisis cavity）と，裂孔原性網膜剥離と見誤ることがある．先天網膜分離は両眼性であること，黄斑にも網膜分離症を伴っていること，網膜外層に網膜血管を一部認めること，網膜内層と外層の間に bridging vein を認めることなどで鑑別可能である．

術前管理

成人での裂孔原性網膜剥離の場合，術前に安静をとってもらうことで網膜剥離の進行を抑制する，あるいは胞状剥離を改善させる効果が期待できる．しかし，小児では安静を維持してもらうことは実際には困難なことが多いので，早期に手術を行うことがより重要である．

術　式

● 裂孔原性網膜剥離：

rhegmatogenous retinal detachment

小児の裂孔原性網膜剥離では硝子体液化がないか，軽微であることが多いこと，後部硝子体剥離作製がしばしば困難であることなどにより，可能な限り強膜バックリング手術で対処するのが望ましい．低年齢児では術前診察が十分にできず，裂孔を発見できないことが多いので，全身麻酔下で眼底検査を詳細に行い，裂孔の発見に努める．裂孔が発見できれば同部位に冷凍凝固，バックル設置を通常の網膜剥離の手術手順に準じて行う．裂孔が発見できない場合でも裂孔の存在が疑われる部位があれば，そこにまず冷凍凝固，バックル設置を行い，いったん手術を終了して，網膜復位が得られるかどうか経過観察をしてみるのも一法である．成人例と同様の考え方で，裂孔が発見でき

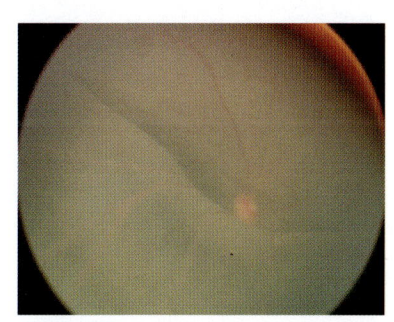

図 13-99 bullous schisis cavity を伴った先天網膜分離症

ないなら硝子体手術に安易に変更すると,後部硝子体剥離が作製できないといった術中の思わぬトラブルできわめて困難な状況に陥ることもある.

また,硝子体手術を要する病態(深部裂孔,増殖性硝子体網膜症など)でも,赤道部～やや前方に軽く隆起が出る程度の輪状締結術を行っておくのもよい.これは,小児では周辺部硝子体切除が不完全になりやすく,術後の伏臥位維持が困難,また,術後炎症が強く出ることがあるなどにより,増殖性硝子体網膜症に至る可能性が比較的高いことによる.また,小児では網膜剝離の発見が遅れて,眼科受診時にはすでに増殖性硝子体網膜症になっていることもしばしばあるためである.

原疾患として特発性,家族性滲出性硝子体網膜症(図13-100),瘢痕期未熟児網膜症(図13-101),外傷,先天(あるいは発達)白内障術後,Stickler症候群,アトピー性皮膚炎,朝顔症候群(図13-102)やコロボーマに伴うものなどが挙げられる.小児で特発性網膜剝離はまれであり,一見して眼底が正常と思えても,よく観察すると耳側の網膜血管の発育が悪く,家族性滲出性硝子体網膜症が強く疑われる症例を経験することがあり,注意を要する.

増殖性硝子体網膜症(図13-94,図13-95)では,輪状締結後に硝子体手術を行う.前部増殖性硝子体網膜症では,周辺部硝子体,増殖膜の処理を十分に行うため,水晶体切除も併用する.網膜上下の増殖膜を可能な限り剝離・切除し,必要があればパーフルオロカーボン,シャンデリア照明を用いて双手法で操作を行う.タンポナーデ物質としては,増殖の程度が軽度な症例,年齢がやや高めで術後伏臥位が可能そうであれば長期滞留ガス,そうでなければシリコーンオイルの使用を考慮する.

● **未熟児網膜症**:retinopathy of prematurity

未熟児網膜症による網膜剝離の多くは牽引性網膜剝離(図13-96)であるが,滲出性網膜剝離(図13-97),裂孔併発型牽引性網膜剝離(図13-98)の症例もあるので注意が必要である.滲出性網膜剝離は,網膜凝固(特に冷凍凝固)を強く行った後に生じることがあるが,手術対象とはならず,自然に軽快するのを待つ.この場合,剝離の形態は前方に凸となり,前方に牽引される所見に乏しいことで鑑別可能である.

牽引性網膜剝離に対して,1)水晶体切除,硝子体切除,あるいは2)水晶体温存硝子体手術を行う.

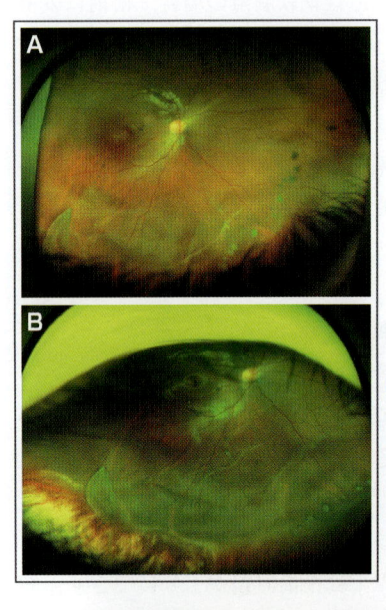

図13-100 **家族性滲出性硝子体網膜症**
A:下方に網膜剝離を認める.B:同症例に対する強膜バックリング手術2週後.

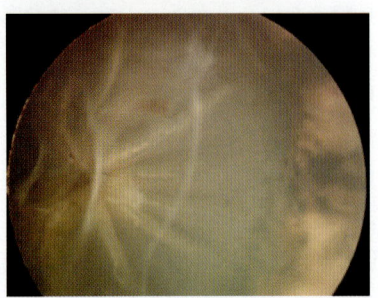

図13-101 瘢痕期未熟児網膜症にみられた増殖性硝子体網膜症

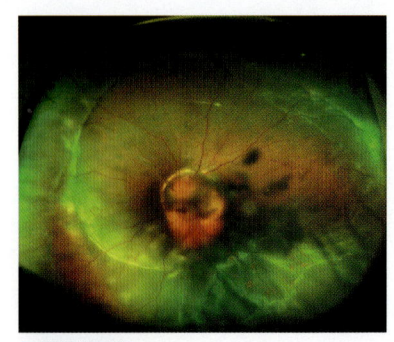

図13-102 朝顔症候群に伴う網膜剝離

1）水晶体切除（図 13-103），硝子体切除（図 13-104，図 13-105）

適応

水晶体切除，硝子体切除は，増殖膜および牽引性網膜剝離が水晶体近くまであり，水晶体と増殖膜の間隔が狭い，あるいはない場合に適応となる．stage 5 未熟児網膜症のほぼ全例，stage 4B 未熟児網膜症の多く，stage 4A でも増殖膜の範囲が広く，増殖膜の立ち上がりが強い場合などは適応となる．

手術法

灌流ポートなどの創口は，角膜輪部あるいは毛様体皺襞部に作製する．stage 5 未熟児網膜症で水晶体後面に増殖膜がある場合，毛様体皺襞部に創口を作製すると創口近くの増殖膜を器具の出し入れの際に引っ掛けてしまい，鋸状縁断裂を起こす可能性があるので，このような場合には角膜輪部に創口を作成する．ただしこの場合，器具を立てて操作すると角膜が歪み，眼内の視認性が低下するので注意が必要である．毛様体皺襞部の状態が術前に観察でき，直下に増殖膜がないようであれば同部位に創口を作製するほうが術中の角膜の歪みは少なく，操作性はよい．

まず，水晶体を前後嚢含め硝子体カッターで全切除する．次に，水晶体後面にある増殖膜を切除する．まず，中央部に V ランス，硝子体剪刃などで切開を行い，水平あるいは垂直剪刃を用いて双手法で増殖膜を網膜から丹念に剝離，切除していく．

注意点

増殖膜を網膜から完全に剝離，切除することは困難であり，もし，網膜に医原性裂孔を生じてしまうと網膜復位を得るのがきわめて困難となる．したがって，増殖膜が多少残ったとしても医原性裂孔を生じないことを優先する．増殖膜の大部分を剝離，切除できたなら，最後に硝子体腔にヒアルロン酸を注入して手術を終了する．これは，術後にフィブリン析出などにより剝離網膜同士が癒着してしまうのを防ぐためである．手術終了時，網膜は剝離したままであるが，徐々に網膜下液が

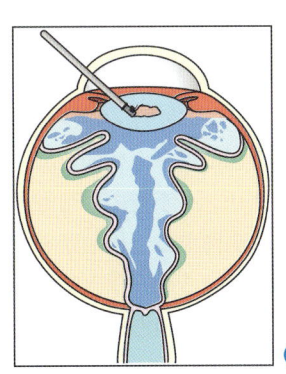

図 13-103 水晶体切除

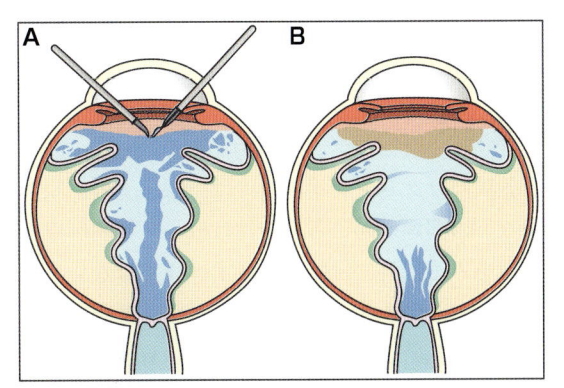

図 13-104 硝子体切除
A：stage 5 未熟児網膜症に対する双手法による網膜上の増殖膜剝離，切除．B：手術終了時．剝離網膜は術後数日から数週間かけて徐々に復位していく．

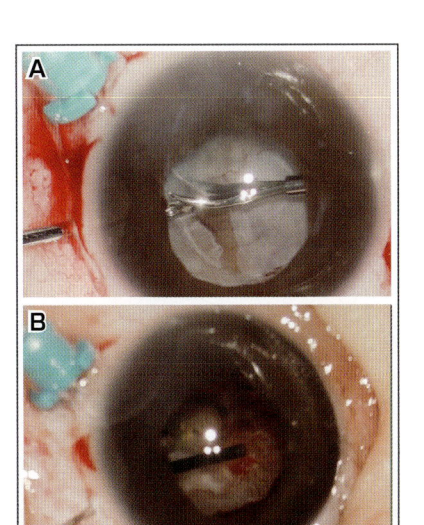

図 13-105 stage5 未熟児網膜症に対する硝子体手術
A：23 g 鉗子と水平剪刃を用いて増殖膜を網膜から丹念に剝離，切除していく．B：術終了前に硝子体腔にヒアルロン酸を注入している．これは，術後に剝離した網膜同士が癒着しないようにするためである．ちなみに術後に眼圧が上昇することはない．

吸収され，術後数週間をかけて徐々に復位していく．もし，復位が得られず，残存する増殖膜による牽引がその原因と思われる場合には，再手術を行う．stage 5 未熟児網膜症で完全な網膜復位が得られる可能性は 30〜60％程度と決して高くなく，また，視力予後も光覚なし〜手動弁程度のことが多い．視機能上の目標は，ambulatory vision（白杖を持って動ける視力）の獲得である．

2）水晶体温存硝子体手術（図 13-106）

適 応

水晶体温存硝子体手術は，病変が赤道部より後方にあり，水晶体切除を行わずとも病変部へのアプローチが可能である場合に適応となる．

手術法

未熟児網膜症で手術を行う児の水晶体は，成人例に比し相対的に大きく，毛様体扁平部は 1〜2 mm 程度しかないので，強膜創は角膜輪部より 0.5〜1.0 mm 後方に作製する．創口作製の際も硝子体腔の中心に向かって V ランスを刺入すると水晶体を損傷してしまう可能性があるので，V ランスを真下に向けて刺入する．また，創口作製部の眼内側に増殖膜がないこともあらかじめ確認しておくことが重要である．手術ではまず，増殖膜と周辺部網膜および水晶体の間の硝子体を切除し，次に増殖膜と後極網膜間の硝子体切除を行う．後部硝子体剝離を作製するのはしばしば困難であるが，可能ならこれを行う．

注意点

後部硝子体剝離を無理に行うと硝子体網膜の癒着が強い部位（特に新生血管の存在する部位）に裂孔を生じることがあるので，注意を要する．増殖膜は完全切除をめざすと医原性裂孔を生じることがあるので，安全に切除できる部位のみ切除するように心がける．増殖膜内の新生血管から出血することがあるが，血管活動性が高くなければ止血操作をしなくても自然に止血されることが多い．しかし，血管活動性が高い症例では出血量が多く，ジアテルミー凝固を要することがある．この際には凝固を増殖膜内の血管に限るなど，網膜を損傷しないように細心の注意を払う必要がある．

また，この手術では水晶体を温存するため，最周辺部の硝子体切除は困難である．また，強膜創口の対側にある部位の手術操作は特に水晶体損傷のリスクが高いので注意を要する．しかし，手術の主目的は網膜への牽引を解除し，網膜を復位させることである．水晶体がそれを阻むようであれば，水晶体切除を行うべきである．

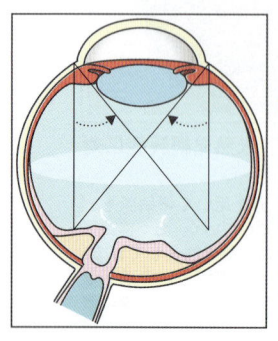

● 家族性滲出性硝子体網膜症：
familial exudative vitreoretinopathy

基本的な術式，考え方は未熟児網膜症と同じであるが，術前に光凝固が行われていることは少なく，術時，そして術後長期に血管活動性が高い症例がある．その場合には予後不良となることがあり，注意を要する．牽引性網膜剝離の場合には医原性裂孔を生じさせないように心がけるが，裂孔併発型牽引性網膜剝離の場合には，徹底的な増殖膜剝離に加えて強膜バックリング手術の併用も考える．特に網膜ひだがある症例では，増殖膜を完全に剝離して，網膜を伸展させることは困難である．このような場合には，周辺部の増殖膜のある部位をカバーできるような広めのバックル，あるいは子午線方向にバックルを設置することが有効である．

術後管理

強膜バックリング手術後では，眼圧上昇，眼内炎などの問題が起こる可能性は低く，網膜剝離の状態をみる以外には特に注意すべき点はない．これに対し，硝子体手術後には高眼圧，低眼圧，眼内の炎症，硝子体出血，網膜復位の有無などに注意して術後診察を行う．

ガスタンポナーデを施行した症例では高眼圧になることがあるが，通常は緑内障治療薬（点眼，

図 13-106
stage 4A 未熟児網膜症に対する水晶体温存硝子体手術
増殖膜および牽引性網膜剝離が赤道部より後極にあり，水晶体に接触することなく同部への操作が可能な場合に適応となる（図では⇢の範囲）．

内服）で対処可能である．シリコーンオイルタンポナーデを行った場合，無水晶体眼では下方の虹彩切開創がしばしばフィブリンによって閉鎖して，瞳孔ブロックをきたし眼圧が上昇することがあるので，注意を要する．また，毛様体機能が低下している場合，前房へシリコーンオイルが迷入して，角膜内皮障害をきたすこともある．

視覚の感受性期（7〜8歳まで）にある児で術後硝子体出血のために眼底透見困難な場合には，視性刺激遮断弱視に配慮して再手術時期を検討する必要がある．具体的には，概ね術後3〜4週以内を目途に再手術を行う．

文　献

1) Kusaka S, Shima C, Wada K, et al. : Efficacy of intravitreal injection of bevacizumab for severe retinopathy of prematurity : a pilot study. Br J Ophthalmol 92 : 1450-1455, 2008
2) Mintz-Hittner HA, Kennedy KA, Chuang AZ ; BEAT-ROP Cooperative Group : Efficacy of intravitreal bevacizumab for stage 3+ retinopathy of prematurity. N Engl J Med 364 : 603-615, 2011
3) 植村恭夫，塚原　勇，永田　誠，他：未熟児網膜症の診断および治療基準に関する研究，厚生省特別研究費補助金，昭和49年度研究班報告．日本の眼科 46：553-559, 1975
4) The Committee for the Classification of Retinopathy of Prematurity : An international classification of retinopathy of prematurity. Arch Ophthalmol 102 : 1130-1134, 1984
5) International Committee for the Classification of Retinopathy of Prematurity: The International Classification of Retinopathy of Prematurity revisited. Arch Ophthalmol 123 : 991-999, 2005
6) Early tratment for retinopathy of prematurity cooperative group : Revised indications for the treatment of retinopathy of prematurity : Results of the early treatment for retinopathy of prematurity randomized trial. Arch Ophthalmol 121 : 1684-1694, 2003
7) Trese MT, Droste PJ : Long-term postoperative results of a consecutive series of stages 4 and 5 retinopathy of prematurity. Ophthalmology 105 : 992-997, 1998
8) Azuma N, Ishikawa K, Hama Y, et al. : Early vitreous surgery for aggressive posterior retinopathy of prematurity. Am J Ophthalmol 142 : 636-643, 2006
9) 東　範行，平岡美依奈：未熟児網膜症眼底アトラス．エルゼビア・ジャパン，2009
10) 東　範行：生涯教育講座総説51 未熟児網膜症．日本眼科学会雑誌 116：683-702, 2012
11) 植村恭夫：小児の眼底疾患．医学書院，1990
12) Sundin OH, Dharmaraj S, Bhutto IA, et al. : Developmental basis of nanophthalmos : MFRP is required for both prenatal ocular growth and postnatal emmetropization. Ophthalmic Genet 29 : 1-9, 2008
13) O'Grady RB : Nanophthalmos. Am J Ophthalmol 71 : 1251-1253, 1971
14) Kobayashi K, Ohno-Matsui K, Kojima A, et al. : Fundus characteristics of high myopia in children. Jpn J Ophthalmol 49 : 306-311, 2005
15) Terasaki H, Miyake Y : Japanese family with blue cone monochromatism. Jpn J Ophthalmol 36 : 132-141, 1992
16) Miyake Y : Electrodiagnosis of Retinal Diseases. Berlin, Springer, 2006
17) Mann I : Developmental Abnormalities of the Eye 2nd ed. Philadelphia, Lippincott, 1957
18) Crowell B, et al. : Congenital anomalies of the eye. Symposium on surgical & medical management. Saint Louis, Mosby, 1968
19) Jakobiec FA ed : Ocular anatomy, embryology, and teratology. New York, Harper & Row, 1982
20) Reese AB : Persistence and hyperplasia of primary vitreous; retrolental fibroplasia-two entities. Arch Ophthalmol 41 : 527-552, 1949
21) Goldberg MF : Persistent fetal vasculature (PFV) : An integrated interpretation of signs and symptoms associated with persistent hyperplastic primary vitreous (PHPV). LIV Edward Jackson Memorial Lecture. Am J Ophthalmol 124 : 587-626, 1997
22) Tasman WC : Congenital Anomalies of the Optic Disc. New York, Grune & Stratton, 1983
23) 若倉雅登，松元　俊，東　範行，他：アトラス視神経乳頭のみかた・考えかた．医学書院，1996
24) Kondo H, Saito K, Urano M, et al. : A case of Fukuyama congenital muscular dystrophy associated with negative electroretinograms. Jpn J Ophthalmol 54 : 622-624, 2010

第14章 ぶどう膜炎

小児ぶどう膜炎の特徴

疫学・統計

日本におけるぶどう膜炎の統計

表14-1は，国内の大学附属病院を対象に行われた，小児から高齢者を含むぶどう膜炎の原因別にみた調査の結果一覧である[1]．現在，わが国における同定可能なぶどう膜炎のなかで最多を占めているのはサルコイドーシスで，以下，Vogt-小柳-原田病，Behçet病などが続いている．その他にはヘルペス性虹彩炎，急性網膜壊死，細菌性眼内炎，真菌性眼内炎，眼トキソプラズマ症などの感染性ぶどう膜炎があるが，さまざまな検索を行っても固有の疾患として同定できないぶどう膜炎が全体の40％近くを占めている．大学附属病院のみならず，一般診療所で診断，加療されているぶどう膜炎を含めた統計となると，同定不能なぶどう膜炎の占める割合はさらに多いものと考えられる．

小児と成人のぶどう膜炎の違い

前述したぶどう膜炎の統計には15歳以下の小児症例も含まれているが，小児ぶどう膜炎に特化した全国レベルの調査報告は存在しない．個々の基幹病院における統計調査の結果は散見されるものの，症例数に限りがあるため，実態は不明と言わざるを得ない．ただし，小児の場合は成人で上位を占めるサルコイドーシス，Vogt-小柳-原田病，Behçet病などはごくまれで，同定不能なぶどう膜炎の占める割合が成人よりも高く，また全体に女児に多いという傾向がある．

● 表14-1　日本の大学附属病院36施設におけるぶどう膜炎の疾患別頻度

疾患	症例数	疾患	症例数
サルコイドーシス	407（10.6％）	サイトメガロウイルス網膜炎	37（1.0％）
Vogt-小柳-原田病	267（7.0％）	リウマチ関連ぶどう膜炎	29（0.8％）
急性前部ぶどう膜炎	250（6.5％）	HTLV-1関連ぶどう膜炎（HAU）	29（0.8％）
強膜炎	235（6.1％）	炎症性腸疾患関連ぶどう膜炎	28（0.7％）
ヘルペス性虹彩炎	159（4.2％）	多発性後極部網膜色素上皮症（MPPE）	28（0.7％）
Behçet病	149（3.9％）	ほかの全身疾患に伴うぶどう膜炎	27（0.7％）
細菌性眼内炎	95（2.5％）	周辺性ぶどう膜炎	26（0.7％）
仮面症候群	95（2.5％）	多巣性脈絡膜炎	23（0.6％）
Posner-Schlossman症候群	69（1.8％）	Fuchs虹彩異色性虹彩毛様体炎	21（0.5％）
網膜血管炎	61（1.6％）	急性後部多発性斑状網膜色素上皮症（APMPPE）	16（0.4％）
糖尿病虹彩炎	54（1.4％）	腎尿細管間質性腎炎ぶどう膜炎（TINU）	15（0.4％）
眼トキソカラ症	54（1.4％）	梅毒性ぶどう膜炎	15（0.4％）
急性網膜壊死	53（1.4％）	水晶体起因性ぶどう膜炎	13（0.3％）
眼トキソプラズマ症	48（1.3％）	点状脈絡膜内層症（PIC）	13（0.3％）
多発性消失性白点症候群（MEWDS）	40（1.0％）	その他	1,435（37.5％）
真菌性眼内炎	39（1.0％）	計	3,830（100％）

表 14-2 に，東京医科大学眼科ぶどう膜炎外来における過去 12 年間の小児ぶどう膜炎（15 歳以下）の統計を示す．全 118 症例の平均年齢は 11.2±3.7 歳で，性別は男児 39 例（33%），女児 79 例（67%）と女児が男児の約 2 倍を占めていた．同定可能なぶどう膜炎としては，若年性慢性虹彩毛様体炎（chronic iridocyclitis in young girls），川崎病，若年性特発性関節炎（juvenile idiopathic arthritis：JIA）などが上位に連ねているが，全体の 60% 近くは同定不能のぶどう膜炎であった．

臨床的特徴

成人と比べて他覚所見に乏しい

結膜充血，特に毛様充血は活動期にあるぶどう膜炎にみられる症候の一つであり，小児でもその重要性に変わりはない（図 14-1）．しかし，小児のぶどう膜炎は成人と異なり，活動性の前眼部炎症があっても充血が乏しいことも多く，全くみられないこともある．成人でも Posner-Schlossman 症候群や Behçet 病などでは，炎症発作時に充血がみられないことはある．しかし，成人では炎症に伴う眼部の違和感や視力低下などの自覚症状をもとに眼科を受診する機会も多いが，幼小児ではそれは期待できない．充血がみられず，視覚障害の訴えもないため，周囲も気づかないうちに病状が進行し，後述する併発白内障や斜視などの続発症が顕性化してはじめて異常に気づくこともまれではない．長年にわたる眼内炎症のために，眼科受診時には毛様体機能の低下により低眼圧をきたしていることもある．

前眼部炎症の特徴

結膜充血（毛様充血）は成人と同様，急性炎症ではみられることもあるが，小児のぶどう膜炎の多くを占める慢性ぶどう膜炎，特に若年性慢性虹彩毛様体炎や若年性特発性関節炎に伴うぶどう膜炎などでは充血がないことも多い（図 14-2）．前房内のフィブリンの析出や前房蓄膿も一部のぶどう膜炎を除き，小児のぶどう膜炎にみられることはまれである．また，前述したように治療の開始が遅れがちなことから，原疾患によっては初診時から虹彩後癒着を生じていることも多い．

一般に帯状角膜変性は，小児の慢性前眼部炎症では成人より高率にみられる（図 14-2，図 14-3）．

後眼部炎症の特徴

成人のサルコイドーシスに特徴的な硝子体混濁，特に眼底下方の雪玉状，塊状の混濁（図 14-4）

● 表 14-2 小児ぶどう膜炎の疾患別頻度（東京医科大学眼科ぶどう膜炎外来）

若年性慢性虹彩毛様体炎	9（7.6%）
川崎病（MCLS）	9（7.6%）
若年性特発性関節炎（JIA）	7（5.9%）
腎尿細管間質性腎炎ぶどう膜炎（TINU）	4（3.4%）
中間部ぶどう膜炎	4（3.4%）
急性網膜壊死（ARN）	3（2.5%）
後部ぶどう膜炎	3（2.5%）
急性前部ぶどう膜炎（AAU）	2（1.7%）
Behçet 病	2（1.7%）
その他*	8（6.8%）
同定不能	67（56.8%）
計	118（100%）

*その他の内訳：サルコイドーシス，Fuchs 虹彩異色性虹彩毛様体炎，Posner-Schlossmann 症候群，特発性血管炎，網膜色素上皮炎症，眼トキソプラズマ症，眼トキソカラ症 それぞれ各 1 例．

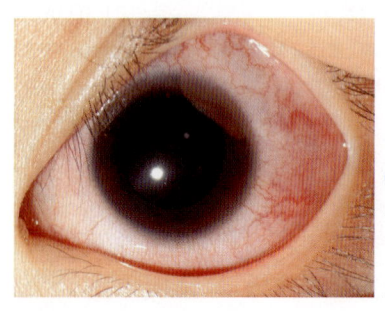

図 14-1
川崎病にみられた虹彩炎
びまん性の結膜充血がみられる．

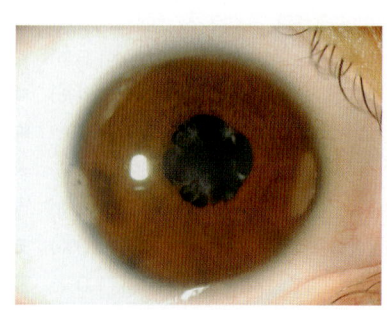

図 14-2
若年性特発性関節炎に伴う虹彩毛様体炎
慢性の眼内炎症が持続しているにもかかわらず，充血はほとんどみられない．すでに，虹彩後癒着と帯状角膜変性をきたしている．

は小児の慢性ぶどう膜炎でしばしばみられるが，ほかの眼所見や全身検査所見がサルコイドーシスの診断基準を満たすことは少ない．混濁そのものの境界が鮮明で，周囲の細胞浸潤が少ない点も成人にみられる典型的なサルコイドーシスの硝子体混濁とはやや異なる．

　snowbank と称される網膜最周辺部から毛様体扁平部にかけてみられる白色の"堤防状"の滲出性変化は，中間部ぶどう膜炎にみられる所見であるが，小児を含めた若年者に比較的多い．視神経乳頭の発赤や腫脹（図 14-5）は小児に限らずぶどう膜炎にしばしばみられる所見であるが，小児の場合は原因によらず両眼性のことが多い．なお，一般に小児のぶどう膜炎では嚢胞様黄斑浮腫を生じることはまれである．

　網脈絡膜の萎縮瘢痕は，さまざまな後眼部炎症の終末像としてみられる．トキソプラズマ症では，色素の増殖やグリア組織による特徴的な瘢痕病巣を呈する（図 14-6）．

網膜血管炎の特徴

　網膜血管炎は，非特異的な後眼部炎症の一つとして小児にみられることがある．サルコイドーシスに特徴的な静脈にそった結節状の白鞘形成のほか，いわゆる樹氷状血管炎と呼ばれる広範囲にわたる白鞘形成は，一般に小児や若年者に特徴的な血管炎である（図 14-7）．なお，小児にみられる網膜血管炎の背景には，何らかのアレルギー的な素因が潜んでいることが多い．

病型分類

小児ぶどう膜炎の病型分類

　以上のような臨床的特徴をふまえ，小児ぶどう膜炎を次のような病型に分類する考えがある．
①慢性の虹彩毛様体炎：女児に多く，併発白内障や続発緑内障などの合併症の頻度が高い．

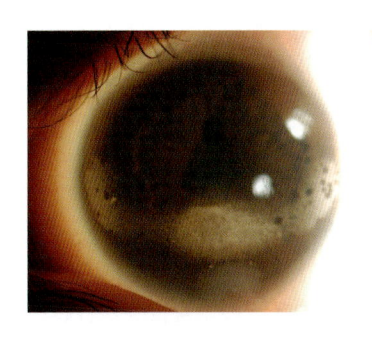

図 14-3　**帯状角膜変性**
帯状の角膜混濁とともに，周辺部には蜂の巣状の非混濁部がみられる．

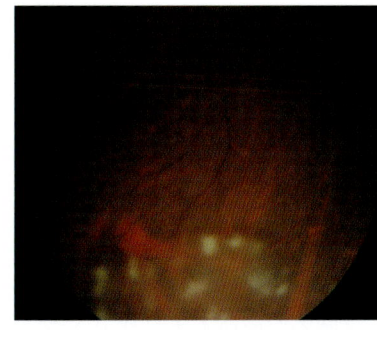

図 14-4　**小児ぶどう膜炎にみられる硝子体混濁**
下方の硝子体中に複数の塊状混濁がみられるが，周囲は比較的清明である．

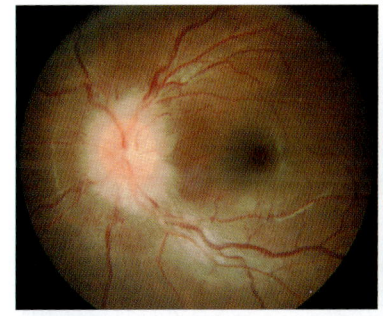

図 14-5　**視神経乳頭の発赤・腫脹**
腎尿細管間質性腎炎ぶどう膜炎のほか，非特異的な小児ぶどう膜炎でもしばしばみられる所見であるが，小児では両眼性のことが多い．

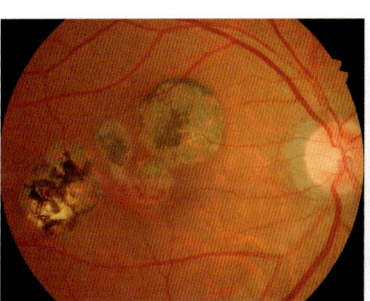

図 14-6　**先天眼トキソプラズマ症**
治療により，あるいは自然経過の結果，限局性の網脈絡膜萎縮をきたす．

図 14-7　**樹氷状血管炎**
小児を含む若年者にみられる広範囲な白鞘を伴う血管炎．

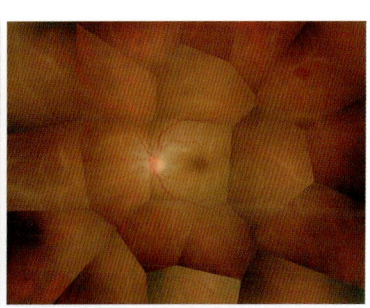

②網膜血管炎（静脈炎）を伴う前眼部炎症：予後は良好なことが多い．
③乳頭浮腫を伴った前眼部炎症：両眼性のことが多く，予後は良好なことが多い．
④肉芽腫性の汎ぶどう膜炎：両眼性で，サルコイドーシス様の眼所見と慢性の経過をたどる．

上記に加え，
⑤何らかの全身性炎症性疾患やウイルス感染症などに伴う一過性の虹彩毛様体炎（川崎病など）

が基本的な病型と考えられる．

同定不能なことが多い小児ぶどう膜炎ではあるが，このような病型分類を把握しておくことは臨床的に有用であり，実際，多くの症例は上記のいずれかの病型に該当する．

診察における問題点

小児ぶどう膜炎の診察における問題点

ぶどう膜炎に限らず，年齢によっては小児の診察は困難を極める．特に視力や眼圧の測定はもちろんのこと，ぶどう膜炎の診断には細隙灯顕微鏡による前眼部および後眼部の観察を避けて通ることはできない．したがって保護者を含め患児との間に信頼関係を構築し，これらの検査を少しでもスムースに行えるようにしなければ診断はおぼつかない．もっとも眼底については，角膜混濁や虹彩後癒着のために十分な観察ができないこともあり，小児ぶどう膜炎の診断をより難しくしている．

治療の実際と注意点

薬物治療の実際と注意点

● 前眼部炎症の治療

前眼部の炎症に対しては，副腎皮質ステロイドの点眼が治療の基本となる．フルオロメトンは眼内移行に限りがあることから効果は限定的であり，確実な消炎を期するのであればベタメタゾン（リンデロン®など）やデキサメタゾン（デカドロン®など）の点眼のほか，重症かつ可能であれば，これらの薬剤の結膜下注射を行う．

● 瞳孔の管理

消炎と並行して虹彩後癒着を生じさせないよう，散瞳薬の点眼を併用する．虹彩ならびに毛様体の安静目的にアトロピン点眼を用いる場合もあるが，長期間の散瞳に伴う羞明や散瞳状態のまま虹彩後癒着を生じないよう，また，アトロピンによる全身的な副作用を避ける目的から，短時間作用型のトロピカミド（ミドリン®Mなど）を1日数回に分けて点眼するほうがよい場合もある．

● ステロイド点眼使用の意義と中止の見極め

小児の前眼部炎症，特に慢性炎症では，ステロイドの点眼の有無にかかわらず炎症の程度が一定のまま推移していくことがある．その見極めにはステロイドの点眼を一時的に中止し，その影響を確認するほかはないが，ステロイド点眼の有無にかかわらず炎症の程度に差がないのであれば，後述する眼圧上昇や白内障といった副作用のリスクを回避するためにも，あえて散瞳薬などだけで経過をみていくほうが好ましい場合もある．

なお，小児ぶどう膜炎の場合，一度破綻した血液－眼柵は治療後も回復しにくい傾向にある．前房中に細胞浸潤はなくとも，レーザーフレア・セルフォトメータの測定値がいつまでも異常高値のまま推移することはまれではない．

● 後眼部炎症の治療

視機能に影響を及ぼす後眼部の炎症や汎ぶどう膜炎に対しては，ステロイドの全身投与が行われる．通常，プレドニゾロン0.5～1.0 mg/kg/日からの内服投与を行うが，成長障害を含め長期投与がもたらす副作用に十分に注意することは言うまでもない．

ステロイドの全身投与による効果が不十分な場合は，成人では免疫抑制薬であるシクロスポリン（ネオーラル®）の内服が用いられるが，消炎に十分な用量を投与すると腎機能障害などの副作用が問題となることがある．そこで小児，特に若年性特発性関節炎に併発するぶどう膜炎などに対しては代謝拮抗薬であるメトトレキサート（MTX）が使用されることが多く，一定の効果が期待できる．

最近では海外を中心に，若年性特発性関節炎に伴う小児ぶどう膜炎に対して生物学的製剤による治療の報告が増え，MTXとの併用の有用性を明らかにした臨床試験の報告などもみられるが，保険適用などの制約もあるため，すべての小児ぶどう膜炎に使用可能なわけではない．ちなみにわが国で若年性特発性関節炎の治療適応となっている生物学的製剤には，抗TNF-α抗体であるインフリキシマブ（レミケード®），エタネルセプト（エンブレル®），アダリムマブ（ヒュミラ®）と，抗IL-6抗体であるトシリズマブ（アクテムラ®）がある（2015年現在）．若年性特発性関節炎としての臨床症状が存在する小児ぶどう膜炎症例で，何らかの理由によりステロイドの全身投与が困難な場合には，これらの生物学的製剤の効果を期待して治療が行われることになる．

外科的治療の実際と注意点

● 帯状角膜変性

Bowman膜レベルにおけるカルシウムの沈着である帯状角膜変性に対しては，希塩酸やEDTAを用いた処理や，エキシマレーザーによる切除が行われる（図14-8）．ただし，後者は遠視化をきたす可能性がある．

● 併発白内障

併発白内障に対する治療は成人と同様，視機能の低下に応じて行われるが（図14-9），小児の場合，年齢によっては手術時期の遅れによる弱視の可能性が危惧される．その一方で，手術による術後炎症の再燃や，成長とともに屈折が変化していくことから挿入する眼内レンズの度数決定に苦慮するなどの問題点がある．もっとも近年の白内障手術の進歩に伴い，例えば若年性特発性関節炎に伴う小児ぶどう膜炎の併発白内障を対象とした長期にわたる経過観察によれば，眼内レンズ挿入群と無水晶体群の間で続発緑内障や囊胞様黄斑浮腫などの術後合併症の発生頻度に有意差はなかったことが報告されている．

実際，何らかの理由により，活動性の炎症があるにもかかわらず白内障手術を行わざるを得ない場合，特に患児の年齢が低いときにはあえて眼内レンズを挿入せず，コンタクトレンズによる矯正に期待することもある．しかし，レンズ装用のコンプライアンスの問題に加え，術後も引き続きステロイドの点眼が必要なことも多く，悩みは尽きない．

● 続発緑内障

続発緑内障は，小児ぶどう膜炎の視機能の予後を左右する重要な合併症である．点眼治療のみでは眼圧をコントロールできない場合には濾過手術を行うことになるが，小児の場合，術後長期にわたって濾過胞が維持される可能性は低い．しかし，炎症が鎮静化した後は広範囲な周辺虹彩前癒着などがない限り，濾過胞が消失しても眼圧は良好に保たれることもあるため，必要があれば時期を逃さず外科的介入による眼圧下降処置を行うべきである．

治療に伴う副作用

● 内科的治療

小児にステロイドの局所投与，特にベタメタゾンやデキサメタゾンの点眼薬を使用した場合，眼

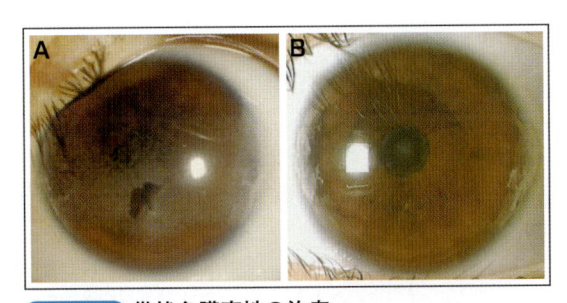

図14-8 帯状角膜変性の治療
治療前（A）と，希塩酸処理による治療後（B）．

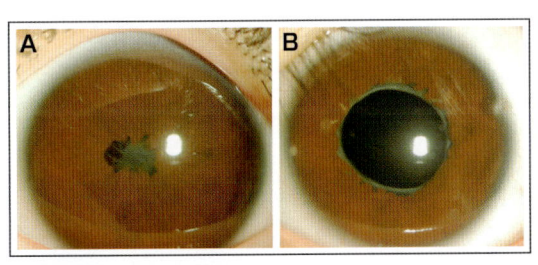

図14-9 併発白内障の治療
術前（A）と，水晶体吸引術後（B）．術中に後眼部の異常所見が確認されたため，眼内レンズは挿入していない．

圧上昇の可能性は成人よりも明らかに高い．トリアムシノロンアセトニドのテノン嚢下注射を行った場合も同様である．ステロイドの内服はもちろんのこと，長期にわたる点眼や頻繁な局所注射によって白内障を生じる可能性がある．

ステロイドの内服では成人にみられる一般的な副作用に加え，小児の場合には多毛や肥満，成長障害が問題となる．

メトトレキサートの内服は嘔気，口内炎，血球減少，肝障害などのほか，間質性肺炎をきたすことがあり，前者に対しては葉酸（フォリアミン®）の併用などで対応する．

生物学的製剤では易感染性に注意するほか，抗TNF-α抗体，特にインフリキシマブではinfusion reaction（呼吸困難，気管支けいれん，血圧低下，蕁麻疹などのアナフィラキシー様症状）を生じる可能性がある．2回目以降の投与時に出現することが多いので，対応策を含め，十分な注意と適切な準備が必要である．

● 外科的治療

眼内に活動性の炎症がある状態で外科的侵襲が加われば，さらに激しい炎症を生じることになる．したがって，薬物療法により可及的に消炎をはかったうえで手術計画を立てることが望ましいが，やむを得ず活動期に手術療法を行う場合には術後消炎対策を十分備えておく必要がある．具体的には術前，術中の全身ならびに局所ステロイドの使用などを考慮する．

嚢内摘出術を除き，小児の併発白内障手術後の後発白内障は必発である．レーザーによる後嚢切開術の施行が困難な年齢では，白内障手術時に後嚢の連続円形切嚢（CCC）とともに症例に応じて前部硝子体切除を行っておく．

毛様体炎膜（cyclitic membrane）を生じている慢性ぶどう膜炎では，硝子体手術後に低眼圧の状態が遷延し，最悪の場合は眼球癆に移行していく可能性もある．したがって，手術の適応はリスクとベネフィットを十分に見極めて行わなければならない．

疾　患

前部ぶどう膜炎

若年性特発性関節炎に伴うぶどう膜炎

● 疾患概念

若年性特発性関節炎（juvenile idiopathic arthritis：JIA）は16歳以下の小児に発症した原因不明の慢性関節炎と定義され，以前は若年性関節リウマチ（juvenile rheumatoid arthritis：JRA）と呼ばれていた疾患である．臨床的に全身型，関節型に分類され，関節型はさらに少関節型，少関節進展型，多関節型に分類される．ぶどう膜炎は少関節型に最も多く約20％に，次いで多関節型の約5％にみられ，全身型では発症しないとされる[2]．

● 所見

両眼性の非肉芽腫性虹彩毛様体炎で，前房炎症の程度はごく軽度な場合から重度な場合まで，さまざまである．毛様充血や眼痛を伴うことが少なく，眼科受診時にはすでに帯状角膜変性や虹彩後癒着，併発白内障を合併している例も多く（図14-10），続発緑内障を合併する場合の視力予後は不良である．前眼部炎症のほかに，前部硝子体に炎症細胞がみられる場合や，視神経炎，黄斑浮腫，網膜血管炎の報告もある．

血清学的には少関節型では抗核抗体が，多関節型ではリウマチ因子（RF）の陽性例が多いとさ

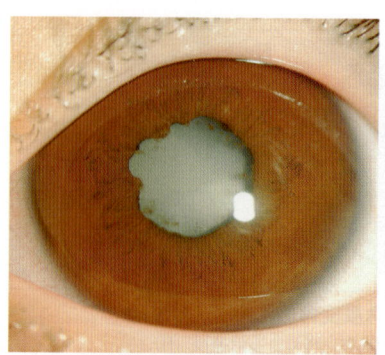

図14-10
若年性特発性関節炎に伴う併発白内障
初診時にはすでに，虹彩後癒着や併発白内障をきたしていることがある．

れているが，特に抗核抗体はぶどう膜炎を有する症例の約80％が陽性を示す．

● **鑑別すべき疾患**

関節炎とぶどう膜炎を合併する疾患として強直性脊椎炎，Reiter症候群，乾癬性関節炎，サルコイドーシス，炎症性腸疾患が挙げられる．

● **治療**

副腎皮質ステロイド（ベタメタゾンやデキサメタゾン）の点眼と，散瞳薬による瞳孔管理を行うが，炎症が落ち着いている場合には散瞳薬の点眼のみで経過観察を行う．関節炎症状に対しては非ステロイド性抗炎症薬（NSAIDs）や副腎皮質ステロイド，メトトレキサート（MTX）や抗IL-6抗体（トシリズマブ），TNF-α受容体阻害薬（エタネルセプト）といった生物学的製剤が保険適用となっている．

帯状角膜変性には希塩酸やEDTAによる処理，エキシマレーザーによる切除が行われ，併発白内障や点眼薬でコントロールできない続発緑内障に対しては観血的手術が行われる．

● **経過観察の注意点**

関節炎発症後5〜7年以内にぶどう膜炎の発症を認めることが多い．特に少関節型と診断された場合は，初診時に眼所見を認めなくても定期的な経過観察が必要となる．ぶどう膜炎を有する場合には関節炎症状が完全に沈静化した後も遷延することがあるので，注意が必要である．

若年性慢性虹彩毛様体炎：
chronic iridocyclitis in young girls

● **疾患概念**

若年性特発性関節炎に伴うぶどう膜炎と同様の眼所見と臨床経過を呈するが，関節症状を伴わずに発症する疾患群である．男女比は12：1と圧倒的に女児に多く，抗核抗体の陽性率が高い．

治療その他は，若年性特発性関節炎に準ずる．

腎尿細管間質性腎炎ぶどう膜炎症候群：
tubulointerstitial nephritis and uveitis syndrome

● **疾患概念**

腎尿細管間質性腎炎ぶどう膜炎症候群は急性間質性腎炎にぶどう膜炎を併発する症候群で，抗菌薬などの薬剤投与のほか感染や免疫異常などが原因として考えられているが，特定はされていない．発症は15歳前後の女児に多いとされ，多くは腎炎の発症2ヵ月前から12ヵ月以内に発症する[3]．全身症状として発熱，食欲不振，腹痛，関節痛を訴えることが多く，眼症状としては比較的急激な充血，眼痛，羞明，霧視などを自覚する．

● **所見**

ぶどう膜炎は両眼性の非肉芽腫性虹彩毛様体炎を呈し，微細な角膜後面沈着物や軽〜中等度の前房炎症細胞を認めることが多い．再発例や遷延例では，豚脂様角膜後面沈着物や線維素（フィブリン）の析出，虹彩後癒着，前房蓄膿を呈すること

Column

white uveitis

若年性特発性関節炎に伴うぶどう膜炎は，小児ぶどう膜炎のなかでも最も多くを占める疾患であるが，毛様充血や眼痛などの症状を伴うことが少ないことから"white uveitis"と形容されることがある．加えて小児の場合は視力低下などの自覚症状の訴えが乏しく，また診察が困難な場合も多いため，軽度のぶどう膜炎では見逃されていることもあり，発見が遅れる原因となる．患児が眼科を受診するのは10歳前後のことが多いが，ぶどう膜炎の発症自体は1〜6歳頃と考えられている．したがって，若年性特発性関節炎の患児は症状の有無にかかわらず，早期発見のために定期的に眼科を受診するよう米国小児科学会では提言している．すなわち，関節炎のタイプ，抗核抗体の有無，発症年齢，罹病期間によりリスクを3段階に分類し，3〜12カ月ごとの眼科スクリーニングを推奨している．

もある．眼底には硝子体混濁や視神経乳頭の発赤，腫脹，網膜動静脈の拡張蛇行，周辺部に網膜滲出斑や血管炎などがみられる．

一般尿検査では尿タンパクや尿糖が陽性のことが多いが，血液尿素窒素（BUN），クレアチニン値は正常範囲内のこともある．診断には尿中 β_2-ミクログロブリン（β_2-MG）の測定が最も有用で，10 倍以上の異常高値を示すことが多い．また，尿中 β-N-アセチルグルコサミニダーゼ（NAG）値の異常も本症を診断するうえで参考となる．腎生検により尿細管間質中のリンパ球を主体とした細胞浸潤，間質の浮腫，尿細管基底膜の肥厚などの所見が証明されれば確定診断となる．

● 治　療

前部ぶどう膜炎に対してはステロイドの点眼と，虹彩後癒着の予防目的で散瞳薬の点眼を用いるが，後眼部病変については経過観察のみで軽快していくことが多い．薬剤が原因の場合は投薬を中止して腎機能の回復を待つが，腎機能低下の著しい症例や炎症の強い症例ではステロイドの全身投与が行われる．ぶどう膜炎はステロイドの全身投与によく反応し，消退することが多い．

● 経過観察の注意点

一般に腎炎とぶどう膜炎との活動性については関連がないとされる．ぶどう膜炎は再発，遷延化することがあるため，一定期間の経過観察が必要となる．

川崎病：Kawasaki disease

● 疾患概念

1967 年に川崎富作により初めて報告された疾患で，小児急性熱発性皮膚粘膜リンパ症候群（MCLS）とも呼ばれるが，国際的にも Kawasaki disease として認知されている．生後 1 年をピークに発症する原因不明の疾患で，中型の血管を中心に全身性の炎症を生じ，発熱や発疹を伴う．四肢末端の紅斑，いちご舌，頸部リンパ節腫脹，皮膚の不定型発疹などに加え，球結膜の充血も診断基準に含まれている．男児にやや多く，発症年齢は 4 歳以下が 80％ 以上を占め，特に 6 ヵ月〜1 歳に多くみられる．2〜3％ に再発が，またきょうだいでの発症が 1〜2％ にみられる．

● 所　見

眼所見としては両側の結膜充血が最も多く，発症時から数日後にみられる．瞼結膜の異常や眼脂はみられず，充血は無治療でも 2〜4 週間で消失する．2 歳以上の患児を中心に約 80％ の症例で両眼性の非肉芽腫性虹彩炎がみられるが，一過性のことが多く，虹彩後癒着や続発緑内障などの合併症を起こすことはなく，一般に予後良好である．その他に表層角膜炎，硝子体混濁，視神経乳頭炎などがみられるが，いずれも無治療でも治癒する[4]．

● 鑑別すべき疾患

結節性動脈周囲炎，Wegener 肉芽腫症，アレルギー性肉芽腫性血管炎，過敏性血管炎などが挙げられる．

● 治　療

炎症が重度であればステロイド点眼薬を用いるが，ほとんどの症例が無治療のままでも治癒する．

ヘルペスウイルスによるぶどう膜炎

● 疾患概念

単純ヘルペスウイルス（HSV）では，先天感染による新生児ヘルペス，幼少期の初感染，再活性化時にぶどう膜炎がみられることがある．水痘帯状疱疹ウイルス（VZV）では，初感染による水痘発症時，再活性化時の帯状疱疹発症の際にぶどう膜炎がみられる．また，非常にまれではあるが小児にも HSV，VZV による急性網膜壊死（acute retinal necrosis：ARN）の報告例もある．

● 所　見

新生児ヘルペスでは全身奇形とともに，"ごま塩状" と形容される眼底所見を呈する網脈絡膜炎を合併する．HSV の初感染は 90％ が不顕性感染とされるが，眼瞼ヘルペスとともに急性濾胞性結膜炎を発症し，その後に軽度の虹彩炎，角膜炎を起こすことがある．HSV の再活性化では，上皮型の角膜ヘルペスに伴う場合には虹彩炎は軽度のことが多いが，実質型の角膜ヘルペスの場合は角膜実質浮腫や細胞浸潤と豚脂様角膜後面沈着物（図 14-11），Descemet 膜雛襞のほか，眼圧上昇

を伴うことが多い．

VZVでは幼児期（3～6歳時）に水痘を発症した後，3～10日で角膜ぶどう膜炎を発症することがある．炎症の程度は非常に軽度で自然治癒することが多い．VZVの再活性化で眼部帯状疱疹に伴って発症する場合，豚脂様角膜後面沈着物を伴う虹彩炎がみられ，眼圧上昇とともに虹彩萎縮や瞳孔不整をきたすことがある．

ウイルスを直接的に証明する方法として，眼瞼の水疱内容物や角膜上皮擦過物を用いた蛍光抗体法，免疫クロマトグラフィー法，ウイルス分離，PCR法がある．小児では検体採取が困難なことが多いため，間接的証明として血液検査で特異的IgM抗体価の上昇や，発症時と3～4週後の特異的IgG抗体価の変動（ペア血清）を確認する方法がある．

● 治　療

新生児ヘルペスの場合は，アシクロビルの全身投与が行われる．角膜ぶどう膜炎に対しては，上皮型であればアシクロビル眼軟膏5回/日が奏功し，実質型の場合は眼軟膏に加えステロイドと散瞳薬の点眼を用いる．水痘罹患後の角膜ぶどう膜炎は軽症のことが多く，自然治癒やステロイド点眼薬のみで軽快する例が多い．

● 経過観察の注意点

水痘罹患後の角膜ぶどう膜炎の発症は皮疹出現から3～10日後が多いとされているが，数ヵ月後に角膜ぶどう膜炎を発症する場合もあるので注意が必要である．

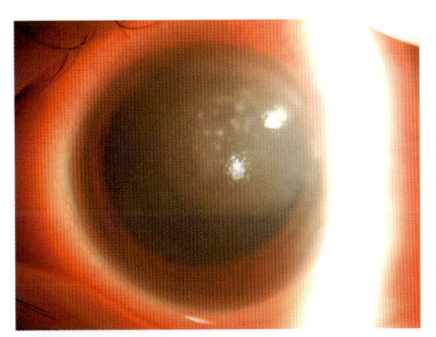

図14-11 **単純ヘルペスウイルスに伴う角膜ぶどう膜炎**
角膜浮腫の部位に一致して豚脂様角膜後面沈着物を認める．

後部および汎ぶどう膜炎

サルコイドーシス：sarcoidosis

● 疾患概念

サルコイドーシスは類上皮性細胞肉芽腫による病変が肺，表在リンパ節，皮膚，眼，心臓などに形成される全身疾患である．若年発症サルコイドーシス（early-onset sarcoidosis：EOS）は4歳以下に発症する非常にまれな皮疹・関節炎・ぶどう膜炎を三主徴とした疾患で，ぶどう膜炎による重篤な視機能障害や関節炎による関節拘縮が高頻度にみられ，予後不良な疾患とされている．EOSと類似した所見を呈し，優性遺伝により家族性発症した場合はBlau症候群と呼ばれるが，ともにCARD15（NOD2）遺伝子の変異がみられ本質的に同一疾患と考えられている．

● 所　見

肉芽腫性ぶどう膜炎の像を呈し，典型例では豚脂様角膜後面沈着物，虹彩結節（図14-12）や隅角結節，テント状の周辺虹彩前癒着（peripheral anterior synechia：PAS）がみられる．また，雪玉状や真珠の首飾り状と形容される白色の硝子体混濁がみられる．眼底には結節性静脈周囲炎や黄白色の網脈絡膜滲出斑，周辺部に光凝固斑様の網脈絡膜萎縮巣が観察される．その他に視神経乳頭からの血管新生や，網膜硝子体出血を呈する症例，続発緑内障や併発白内障を合併する場合がある．

診断は眼病変のほかに皮膚や肺など他臓器の所見の確認とともに，両側肺門リンパ節腫脹（BHL）や血清アンジオテンシン変換酵素（ACE）値の上昇などを組み合わせて行う．EOSでは血

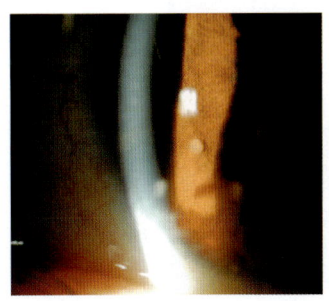

図14-12 **サルコイドーシスにみられる虹彩結節**
虹彩上に多数の結節を認める．虹彩後癒着や続発緑内障の原因となることがある．

清ACE値が正常であることが多く，またBHLも伴わないことが多いため，皮膚や結膜の生検が必要となることが多い．

鑑別すべき疾患

若年性特発性関節炎に伴うぶどう膜炎，若年性慢性虹彩毛様体炎，中間部ぶどう膜炎，結核性ぶどう膜炎が挙げられる．

治療

前部ぶどう膜炎に対してはステロイドや散瞳薬の点眼を用い，局所治療でコントロールが不良な場合にはステロイドの内服を用いる．併発白内障や続発緑内障，硝子体出血などに対しては外科的治療を要する場合もある．

Behçet病：Behçet disease

疾患概念

口腔内アフタ，眼症状，皮膚症状，陰部潰瘍の4つを主症状とする慢性再発性の全身性炎症性疾患で，4主症状がそろった場合を完全型Behçet病と呼ぶ．副症状として中枢神経病変，血管病変，腸管病変，副睾丸炎，関節炎があり，3主症状または2主症状と2副症状，典型的眼症状と1主症状あるいは2副症状が出現した場合を不全型Behçet病と呼ぶ．

所見

両眼性の非肉芽腫性ぶどう膜炎の臨床像を呈し，炎症発作を繰り返すのが特徴である．前房中や隅角に蓄膿を認め，眼底には網膜血管炎や滲出斑，出血（図14-13）がみられる．検眼鏡的に眼底異常を認めなくても蛍光眼底造影（fluorescent angiography：FA）で"羊歯の葉状"と形容される毛細血管炎を認めることが多い．網膜血管新生の破綻による硝子体出血を繰り返すことがある．

臨床検査では赤血球沈降速度の亢進やCRP値，補体値の上昇を認めることもあるが，特異的な所見はない．診断は眼所見とともに全身症状の確認が必要で，問診が重要となる．発症にはHLA-B51抗原やHLA-A26抗原との関連があるとされ，診断の一助となるが，これらが陰性でも本症を否定することにはならない．

鑑別すべき疾患

若年性特発性関節炎に伴うぶどう膜炎や若年性慢性虹彩毛様体炎，間質性腎炎ぶどう膜炎症候群などとの鑑別を要する．

治療

虹彩毛様体炎に対してはステロイドの点眼による消炎と瞳孔管理を行う．コルヒチンやシクロスポリンの投与は炎症発作の抑制に有効であるが，造血系，腎臓，肝臓，中枢神経系障害などの副作用があり，注意を要する．炎症発作や硝子体出血を繰り返す症例では，生物学的製剤である抗TNF-α抗体（インフリキシマブ）の投与を考慮する．

Vogt-小柳-原田病：Vogt-Koyanagi-Harada disease

疾患概念

Vogt-小柳-原田病はメラノサイトに対する自己免疫疾患と考えられており，メラノサイトが存在する組織を中心に炎症がみられる．免疫遺伝学的な背景としてHLA-DR0405との相関が知られている．

所見

眼症状が出現する前に，感冒様症状や頭痛などの前駆症状がみられることが多い．その他にも無菌性髄膜炎による軽度の後部硬直様症状や，内耳症状として耳鳴り，めまい，感音性難聴が前駆期，眼病期にみられることがある．回復期には皮膚の白斑，白髪，睫毛の白変などがみられる．

前房炎症は軽度，もしくは全くみられないこともある．炎症により毛様体が腫脹し，水晶体の前方回旋をきたすことによって浅前房となり，近視化することがある．典型例では眼底後局部に

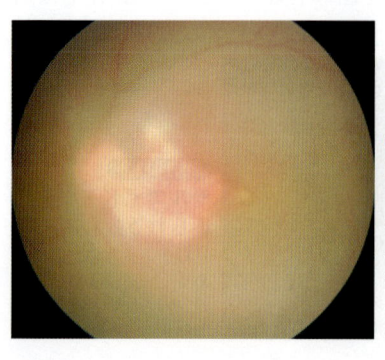

図14-13
Behçet病にみられる網膜血管炎と滲出斑
びまん性の硝子体混濁と出血を伴った網膜滲出斑を認める．

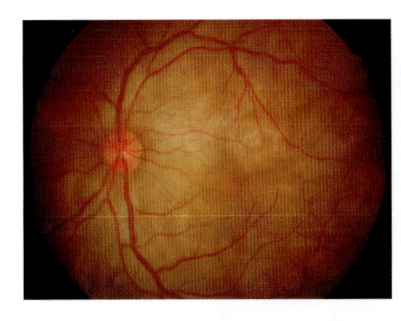

図 14-14 Vogt−小柳−原田病にみられる漿液性網膜剥離
後極部を中心に漿液性網膜剥離と軽度の視神経乳頭発赤を認める．

漿液性網膜剥離が多発し（図 14-14），FA では多発する点状の漏出点と網膜下への色素の貯留が確認される．光干渉断層計（optical coherence tomography：OCT）では，網膜剥離の内部に隔壁がみられるのが特徴である．乳頭周囲浮腫型では網膜剥離が判然としない場合もあるが，FA や OCT ではわずかな網膜下液などの異常が確認されることがある．発症から数ヵ月後には夕焼け状眼底を呈することがあり，陳旧例では診断に有用な所見である．

治療

成人ではステロイドの大量療法が一般的であるが，小児においてはその投与量は統一されていない．一定以上の年齢，体重のある患児ではステロイドによるパルス療法（メチルプレドニゾロン 500 mg/日点滴を 3 日間施行）や，プレドニゾロン 0.5〜1.0 mg/kg/日からの内服投与が行われ，副作用に注意しながら漸減していく．

経過観察の注意点

発症初期からステロイドの全身投与による適切な治療が行われれば，視力予後は良好なことが多いが，治療が遅れた場合や不十分であった場合には炎症が再発，遷延することがあり，時に豚脂様角膜後面沈着物や虹彩結節などを伴った重篤な肉芽腫性ぶどう膜炎を呈することがある．

中間部ぶどう膜炎：intermediate uveitis

疾患概念

解剖学的に前部硝子体，網膜周辺部，毛様体扁平部を中心に生じるぶどう膜炎に対して命名されたもので，成人と 10 歳代の小児に発症のピークがある．原因不明であり，特徴的な検査所見はなく，診断は臨床所見のみで行う．

所見

多くは両眼性で前房炎症は比較的軽度のことが多いが，活動期には前部硝子体に炎症細胞がみられる．小さく均一な白色の角膜後面沈着物を伴うことがある．眼底下方には雪玉状硝子体混濁がみられるほか，周辺部網膜には血管炎が高頻度に生じ，FA で確認することができる．圧迫子を用いた観察で，下方の毛様体扁平部に滲出物や snow bank と呼ばれる硬い滲出性変化を認めることもある．慢性化すると囊胞様黄斑浮腫を合併し，視力低下の原因となる．

鑑別すべき疾患

サルコイドーシスや眼トキソカラ症，HTLV−1 関連ぶどう膜炎などとの鑑別を要する．

治療

活動性のある前眼部炎症を認める場合には，ステロイドの点眼，散瞳薬による瞳孔管理を行う．強い硝子体混濁や囊胞様黄斑浮腫をきたした場合には，可能であればトリアムシノロンアセトニドのテノン囊下注射を行う．局所注射が無効あるいは実施不可能な場合，両眼性の場合にはプレドニゾロン 0.5 mg/kg/日程度からの内服投与を行い，漸減していく．眼内炎症が慢性化して牽引性網膜剥離を合併する症例，囊胞様黄斑浮腫が長引く症例では，硝子体手術が必要となることがある．

経過観察の注意点

本症は慢性化しやすく，完全な治癒の状態に持ち込むことは難しいため，視機能に影響のない程度の炎症であれば散瞳薬による瞳孔管理のみで経過観察となることもある．

樹氷状血管炎：frosted branch angiitis

疾患概念

樹氷状血管炎は 1976 年に伊藤らにより，両眼の急激な視力低下で発症し虹彩毛様体炎を合併，網膜動静脈の樹氷状の白鞘化を呈す小児のぶどう膜炎として報告された．その後，報告数が増えるにつれ，片眼発症例や成人発症例も報告されるようになった．原因として単純ヘルペスウイルス，水痘帯状疱疹ウイルス，サイトメガロウイルスやトキソプラズマなどの感染説のほかに，何らかの

アレルギー反応の関与などが指摘されている．そのため本症は単一疾患ではなく，原因の異なる疾患が類似した臨床像を示す一連の疾患群と捉えるほうが妥当との見解もある．

● 所　見

虹彩毛様体炎や硝子体混濁のほか，眼底検査で樹氷状の網膜血管，特に静脈の著しい白鞘化が観察され，網膜全体の浮腫や混濁がみられることもある．FAでは網膜動静脈の口径不同や，末梢血管からの蛍光漏出がみられる．

● 治　療

ウイルス感染が疑われる場合には，抗ウイルス薬の全身投与が行われる．その他にステロイドの全身投与が行われることがあるが，無治癒で軽快することもある．

先天性トキソプラズマ症：
congenital toxoplasmosis

● 疾患概念

トキソプラズマ原虫が経胎盤性（血行性）に胎児に感染することにより発症する．初感染の妊婦では約40％の胎児に感染し，その約1/3に先天性トキソプラズマ症が発症する．多くは不顕性感染であるが，網脈絡膜炎，水頭症，脳内石灰化，精神運動障害，発熱，けいれん，強直，リンパ節腫脹などを呈する場合もある[5]．

● 所　見

網脈絡膜炎の多くは出生時にすでに活動期を過ぎており，陳旧性病巣として両眼の後極部，またはその付近に境界鮮明な灰白色の増殖組織（図14-15）とその周囲の黒褐色の色素沈着を有する瘢痕病巣がみられる．瘢痕病巣の近くに，1/2～1/3乳頭径大の小病巣（娘病巣）がみられることがある．病変が黄斑に及んでいる場合は，重篤な視力障害のために眼球振盪や斜視を合併することがある．

再発病巣は瘢痕病巣と隣接した部位，あるいは少し離れた所に黄白色の境界不鮮明な滲出性網脈絡膜炎としてみられ，前房炎症や硝子体混濁を伴うことがある．

診断には血清トキソプラズマ抗体価の測定を行

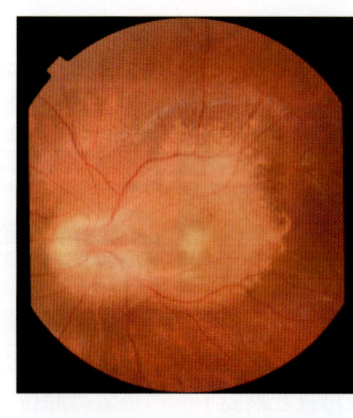

図14-15　先天性トキソプラズマ症にみられる網脈絡膜炎
眼底後局部に灰白色の滲出性病巣を認める．
（写真提供：国立成育医療研究センター　東　範行　氏）

うが，10～30％に不顕性感染者が存在するため，抗体が陽性であっても確定診断とはならない．母子ともに強陽性反応，特異的IgM抗体価の上昇，補体結合反応値の上昇は，診断的価値が高い．

● 治　療

陳旧性病巣は治療の対象とならないが，再発病巣に対してはわが国ではクリンダマイシン15～20 mg/kgを1日3～4回に分けて投与するが，基本的に自然治癒傾向のある疾患である．成人に用いられるアセチルスピラマイシンは，小児においては安全性が確認されていない．

● 経過観察の注意点

10～20歳代にかけて再発することがあるため，注意が必要である．

先天性風疹症候群：
congenital rubella syndrome

● 疾患概念

母体が妊娠初期（3ヵ月以内）に風疹に罹患すると，風疹ウイルスが胎盤を介して胎児に感染し，先天性風疹症候群を発症する．白内障，網膜症，心疾患（動脈管開存，肺動脈狭窄），難聴など，多臓器に形成障害がみられる．

● 所　見

白内障は患児の10～20％にみられ，進行すると白色瞳孔を呈する．網膜症は約20％にみられ，後局部から周辺部にかけて色素の集積と脱出が混在する，いわゆる"ごま塩状"の眼底所見を呈する（図14-16）．網膜症自体は通常，視機能に影響を及ぼさないとされる．確定診断は母親の風疹罹患の既往と，患児の血清風疹抗体価の上昇の確

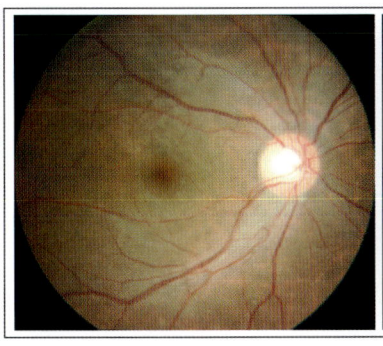

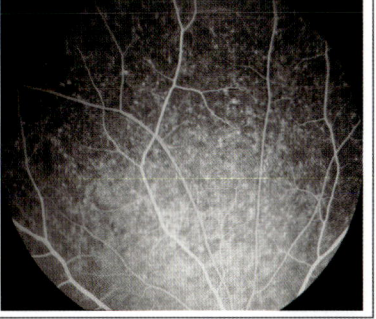

図14-16 先天風疹症候群
眼底は一見正常に観察されるが，蛍光眼底造影では色素上皮レベルのびまん性の萎縮による顆粒状の過蛍光がみられる．

認によって行われる．

● 治 療

白内障に対しては視性遮断弱視となるおそれがあるので，必要に応じてタイミングを逃さず早期に手術を行う必要があるが，網膜症に対しては無治療で経過観察することになる．

先天性サイトメガロウイルス感染症：congenital cytomegalovirus infection

● 疾患概念

サイトメガロウイルス（CMV）に初感染の母体の胎盤を通じ，胎児が子宮内で感染することによって発症する．母体の妊娠初期の感染は流産の原因となるほか，発育不全で低出生体重児となることが多い．眼所見以外にも小頭症，肝脾腫，黄疸，脳内石灰化などがみられる．

● 所 見

眼所見は小眼球，白内障，網脈絡膜炎，視神経萎縮などを生じる可能性がある．網脈絡膜炎は顆粒状，白色の網膜混濁を呈する場合や，眼底後局部を中心に綿花状白斑や網膜出血がみられることがある（図14-17）．瘢痕期になると網膜の病巣は壊死に陥り，網膜裂孔や網膜剥離を生じる場合がある．

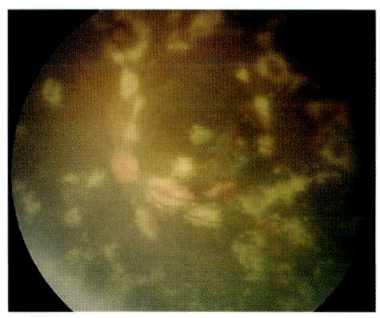

図14-17 先天性サイトメガロウイルス感染症にみられる網脈絡膜炎
一部に顆粒状を呈する白色の網膜混濁と出血がみられる．
（写真提供：国立成育医療研究センター　東　範行 氏）

診断には尿や咽頭ぬぐい液からのウイルス分離のほか，血清IgM抗体価上昇やCMV抗原血症の確認などによるが，臨床所見を重視する．

● 治 療

網膜炎は自然消退することが多く，活動性のあるケースはまれである．先天性サイトメガロウイルス感染症に対して抗ウイルス薬の保険適用はないが，活動性のある網膜炎に対して，ガンシクロビルの全身投与や硝子体注射が有効であったとの報告がある．

文　献

1) Ohguro N, Sonoda KH, Takeuchi M, et al.：The 2009 prospective multi-center epidemiologic survey of uveitis in Japan. Jpn J Ophthalmol 56：432-435, 2012
2) Kanski JJ, Bowling B：Juvenile idiopathic arthritis：Clinical Ophthalmology. London, Elsevier, 2011, pp416-420
3) Edelsten C：Tubulointerstitial nephritis and uveitis syndrome. Pediatric Ophthalmology and Strabismus. London, Elsevier, 2012, pp386-387
4) BenEzra D, Ohno S, Secchi AG, et al.：Kawasaki disease：Anterior Segment Intraocular Inflammation Guidelines. London, Martin Dunitz, 2000, pp127-130
5) Jones N：Toxoplasmosis. Uveitis. London, Jp Medical, 2012, pp225-240

第15章 神経眼科疾患

小児の神経眼科疾患の特徴

小児の特殊性

　神経眼科疾患に限らず，乳幼児では自覚症状を訴えることはない．そのため，視神経炎は幼少であればあるほど，重篤な両眼性になってから発見される傾向にある．物にぶつかる，這いつくばって歩くなどの症状が出るまで発見されないため，小児の視神経炎は両眼性が多く，重篤な視力障害で発見されることになってしまう．脳腫瘍からくる麻痺性斜視も複視を訴える年齢であれば，診断，治療は比較的スムースになされるが，複視を訴えられない乳幼児では眼振の合併や眼球運動障害を他覚的に捉えるか，複視を避けるための代償頭位，もしくはそれに付随する眼瞼下垂や眼球突出などの症状が発見の手がかりとなる．

　神経眼科疾患の診察は，小児の歩き方，頭位，眼瞼，瞳孔，眼球突出など，眼科的検査に入る前から始まっている．確定診断には保護者への問診に加え，自覚的検査よりも他覚的所見を重視し，瞳孔所見，眼底所見，頭部CTやMRIなどの所見を正確に読み取ることが必要である．重篤な疾患が潜んでいることを念頭に検査を行いたい．

瞳孔の診かた

　瞳孔所見を正しく読み取ることは非常に重要である．特に小児では，気分ややる気で変わる自覚的な視力検査より，瞳孔所見を正しく読み取る他覚的所見のほうがはるかに信頼性が高い．特に乳幼児の視神経疾患では，対光反射を正しく読み取ることがきわめて重要である．

　対光反射は，swinging flash light testで反応を確認すると異常の検出が容易になる（図15-1）．直接対光反射は右眼に光を入れたときの右瞳孔の反応，間接対光反射は左眼に光を入れたときの右瞳孔の反応である（図15-1）．対光反射の経路を知っていると，どこに病巣があるのかを知る手がかりとなりうることから，対光反射の経路を図15-2に示した．例えば，右の視神経炎の場合には，右眼に光を入れると右瞳孔はいったん不十分に収縮してから散大する（図15-3）．これをMarcus Gunn瞳孔と呼ぶ．swinging flash light testでは，左右に交互に光を入れて観察する．右瞳孔は直接対光反射で散瞳し，間接対光反射で縮瞳し，直接対光反射で散瞳してくる．この反応が

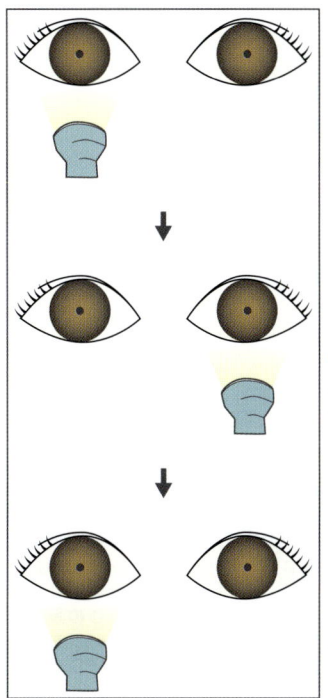

図15-1
swinging flash light test
少し暗くした部屋で行うとわかりやすい．明るい刺激光源を使用し，光刺激を下方から当てて1～3秒維持した後，すばやく反対眼に当てて縮瞳の状態を観察する．この動作を左右交互に繰り返して判定する．正常なら両眼とも同程度に縮瞳する．

RAPD（relative afferent pupillary defect）で，RAPD 陽性（正確には，左から右で陽性）という（図 15-3）．両眼性の視神経炎の場合では両眼ともに Marcus Gunn 瞳孔が認められるが，重症眼で PAPD は陽性となる．これらの対光反射を正確に読み取ることで，交通事故後の心因性視覚障害や外傷性散瞳，外傷性視神経症の合併などを見抜くことができる．図 15-4，図 15-5 に外傷性散瞳と外傷性視神経症の見分け方を示した．

小児視神経炎の考え方

2004 年，視神経脊髄炎（neuromyelitis optica：NMO）における NMO-IgG 抗体が AQP4（アクアポリン 4）抗体であることが判明してから[1]，視神経炎の分類は，特発性視神経炎，多発

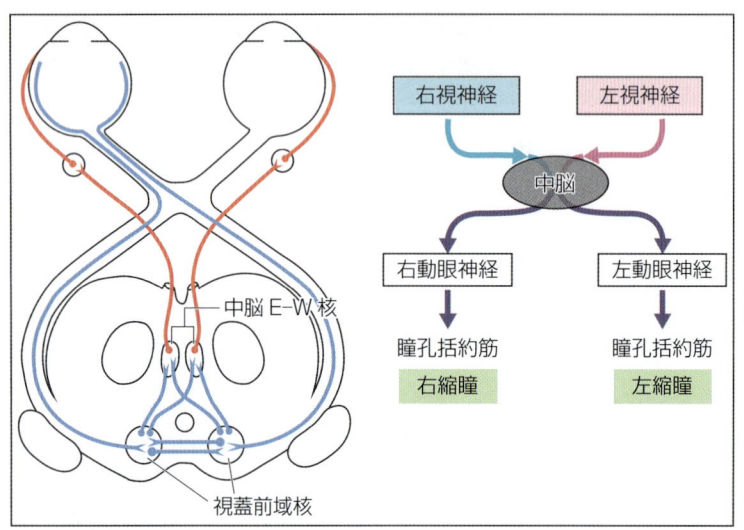

図 15-2 対光反射の経路
耳側網膜への光刺激は視神経を通り非交叉線維として同側の視索へ，鼻側網膜の刺激は交叉線維として対側の視索に伝わる．両者とも外側膝状体には入らず視蓋前域核から E-W（Edinger-Westphal）核に入る．中脳に入ってからの刺激は両眼性となり，両側の動眼神経を経て毛様神経節に伝わり，短毛様神経を通って両眼の瞳孔括約筋に同等の刺激が伝わる．

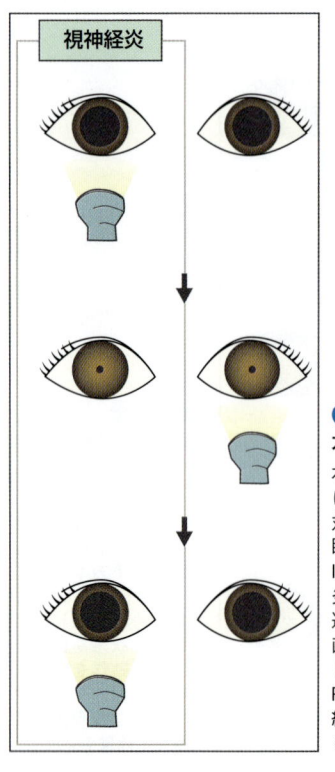

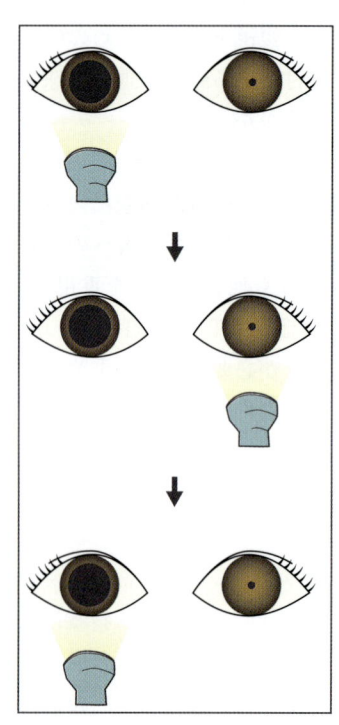

図 15-3 右視神経炎の場合
右眼の直接対光反射では右眼は散瞳し，間接対光反射では十分に縮瞳する．swinging flash light test では，視神経炎では間接対光反射は迅速かつ十分に縮瞳し，直接対光反射では散瞳していく．この反応を RAPD といい，右視神経炎では RAPD は左から右で陽性と表現する．

図 15-4 右外傷性散瞳
右眼の直接対光，間接対光反射はともに消失している．左眼の直接対光，間接対光反射ともに良好で，すなわち右眼の視神経からの刺激が左眼に到達している．

性硬化症（multiple sclerosis：MS）の初発症状としての視神経炎，抗AQP4抗体陽性視神経炎として分類されるようになった．小児の視神経炎の場合でも，抗AQP4抗体の測定は必要である．抗AQP4抗体陽性の場合には，視神経と脊髄に炎症が認められる視神経脊髄炎を呈してくる確率が高く，難治性で再発しやすく細心の注意が払われなければならない．かつてわが国で用いられてきた視神経と脊髄に病変が限局する視神経脊髄型MS（optic spinal MS：OSMS）という分類は適切ではない．

頭部MRIのオーダーの仕方

MRIの撮影方法

視神経炎が疑われ，それが初発の場合には，造影検査を行わなくてもMRIで炎症の部位を確かめることができる．それがSTIR（short TI inversion recovery）法である．眼窩内は脂肪で満たされており，T2強調画像では視神経は脂肪に埋もれてしまい，炎症の有無を確認することができない．そこで，脂肪抑制をかけ炎症の部位が白く高信号領域として描出されるように工夫された方法がSTIR法である．視神経の炎症をみるのに最も適した撮り方は，冠状断，STIR法，スライス幅3mmと考えている．STIR法では，炎症の部位がhigh intensity（高信号領域）として描出される（図15-6）．

MRIの読み方

MRIの読影は，左右を比較しながら見るとわかりやすい．両眼性の場合は冠状断では両眼ともにhigh intensityとなるが，軸位断でその範囲が視交叉を含むかどうかを観察し，視交叉を含む場合には炎症が片眼から両眼性へと増悪した可能性が高いと考える．視神経周囲には髄液腔があるため，視神経周囲はhigh intensityにドーナツ状に描出される．これを視神経周囲炎と診断してはいけない（図15-6）．初発で，左右差が認められる場合を除き，視神経周囲炎の診断には造影検査が必要で，増強効果を認めれば視神経周囲炎と診断できる．また，視神経炎の再発の場合にも，診断には造影検査が必要となる．視神経炎を一度発症した視神経は，gliosisをきたしSTIR法でhigh intensityに描出されてしまうことから，必ず造影を行う必要がある（図15-7）．増強効果がなければ，現在炎症があるわけではない．造影検査は喘息の既往があるだけで施行できないこと，幼少時では鎮静を必要とすることも多いことから，鎮静が施行できない施設では，適切な施設へ時間のロスを最小限にとどめて早急に患者を送る必要がある．

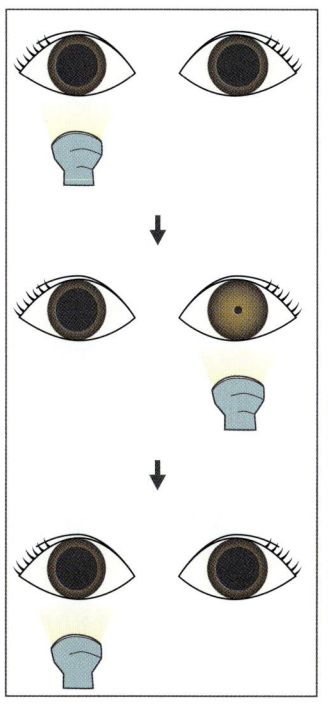

図15-5
右外傷性散瞳＋外傷性視神経症
右眼の直接対光，間接対光反射はともに消失している．左眼の直接対光反射は良好だが，左眼の間接対光反射は不良（散瞳），すなわち，右眼の視神経からの刺激は到達していない．

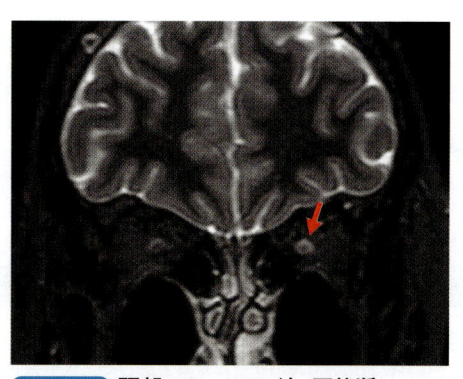

図15-6 頭部MRI STIR法 冠状断
本例は喘息があり，造影検査が施行できなかった症例である．左視神経は実質も高信号に描出されている．

小児の神経眼科疾患の特徴

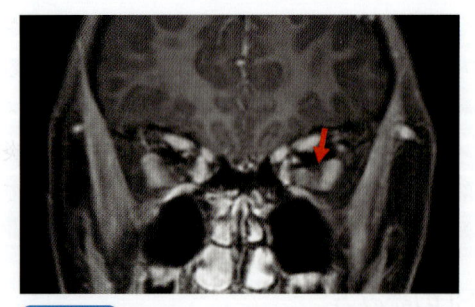

図 15-7 頭部MRI 造影T1強調画像 冠状断
左視神経は造影にて増強効果がみられ，今まさに炎症があると判断できる．

視神経炎トライアル

有名な米国での急性視神経炎の治療トライアル（Optic Neuritis Treatment Trial：ONTT）[2]やわが国でのJapanese Optic Neuritis Treatment Trial（JONTT）[3]が，視神経炎の予後はステロイドパルス治療の有無にかかわらず1年後の視力に有意差はなく，約70％で1.0以上，90％で0.5以上であったと報告したことから，視神経炎は予後良好な緊急を要さない疾患と考えられてきた．しかし，これらのトライアルの対象年齢は，米国では18〜46歳，わが国では14〜55歳であり，小児と抗AQP4抗体が陽性の視神経炎に多い高齢女性は含まれていない．このことから，小児視神経炎は成人と同様のものとしては扱うことはできず，常に緊急疾患として検査・治療に取り組むべき疾患である．

眼球運動の診かた

小児の眼球運動検査には，ビデオや写真が活躍する．成人と同じようにみるのではなく，まずは左右水平方向への側方視，上下垂直方向への眼球運動をおおまかにみてポイントを絞り，次の診察時には気になったポイントのみをまず重点的に診察する．小児の場合，眼球運動は一度確認できれば，眼球運動制限はないと判断する．外転制限の有無は臨床の現場では意外と判断が難しいものだが，"人形の目現象"を用いて確かめるとわかりやすい（図15-8）．

姿勢反射（図15-9）

小児の頭位異常を正しく理解するためには，姿勢反射を理解しておくことが第一である．われわれは，右への頭部傾斜，左への頭部傾斜にかかわらず，視軸を一定に保つことができる（図15-10）．正常な反射では，例えば，左へ頭部傾斜をするとより下がった左耳石器系が刺激され，図15-11の経路を介して，右眼には下直筋，下斜筋，左眼には上直筋，上斜筋の収縮をもたらし，右眼では外方回旋が，左眼では内方回旋が生じる．同様に右へ頭部傾斜すると，右眼では内方回旋が，左眼では外方回旋が生じ，視軸を一定に保っている．

脳幹の注視中枢には，水平方向の運動前構造

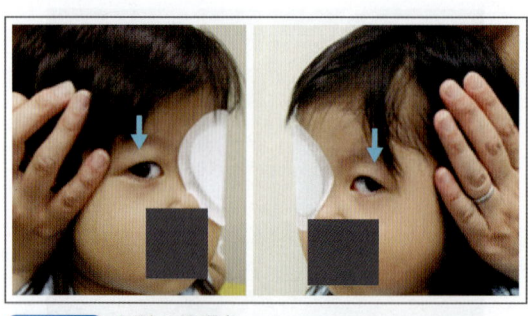

図 15-8 人形の目現象
小児では外転制限の有無の確認は意外と難しく，水平方向の眼球運動は正面から確認するのではなく，検者が外転位側に回り込んで人形の目現象を用いて確認すると，外転制限の有無を確認しやすい．

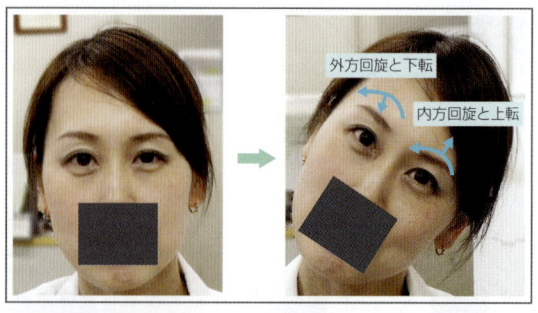

図 15-9 姿勢反射
頭を左へ傾けると，詳細には右眼では外方回旋と下転作用が，左眼では内方回旋と上転作用が生じている．

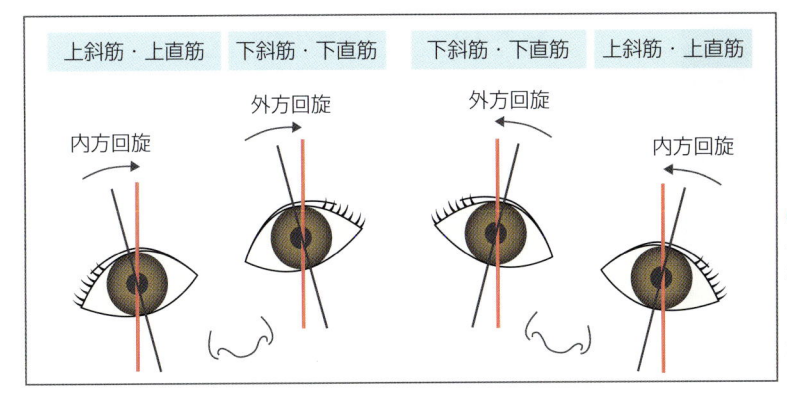

図 15-10
姿勢反射にかかわる外眼筋

右へ頭を傾けると右眼では内方回旋，左眼では外方回旋が生じて視軸を常に一定に保っている．内方回旋は上斜筋と上直筋が，外方回旋は下斜筋と下直筋が担っている．

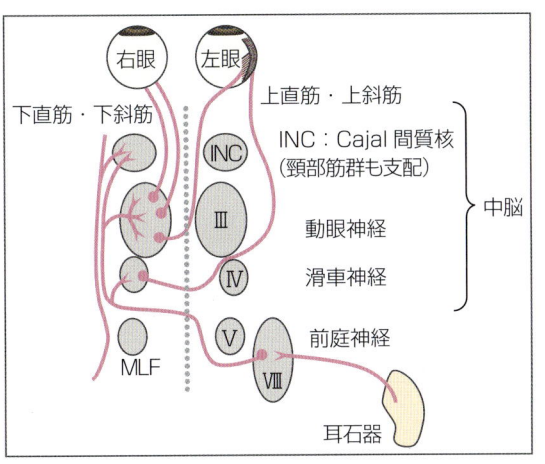

図 15-11　正常な姿勢反射の経路

左へ頭部傾斜するとより下がった左耳石器系が刺激され，図の経路を介して右眼は下直筋，下斜筋へ，左眼は上直筋，上斜筋へ刺激が到達する．

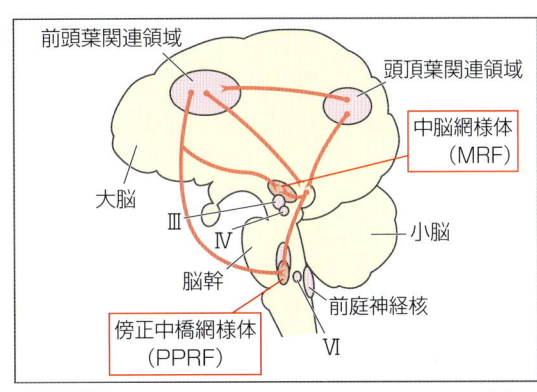

図 15-12　垂直・水平方向への眼球運動を司る中枢

垂直方向は中脳網様体（MRF），水平方向は傍正中橋網様体（PPRF）．

体である傍正中橋網様体（paramedian pontine reticular formation：PPRF）と垂直方向の中脳網様体（mesencephalic reticular formation：MRF）がある（図 15-12）．特に MRF は，姿勢反射の信号を垂直の注視中枢や関連領域に媒介している．これらの経路のどこかに異常をきたしたときに，頭部傾斜をきたすことになる．

麻痺性斜視の考え方

眼球運動障害を伴う斜視を麻痺性斜視と呼ぶ．通常，成人の場合の多くは循環障害（糖尿病や高血圧）や外傷が原因で生じ自然寛解することが多い[3]．そのため，緊急疾患として扱われることは少なく経過観察が基本であるが，小児の麻痺性斜視は緊急疾患として扱う必要がある．ただし，ここで重要となるのは，先天疾患との鑑別である．眼球運動制限を伴う Brown 症候群や Duane 症候群などが鑑別できなければ，不必要な検査を施行することとなってしまう．小児の後天発症の麻痺性斜視の原因は，感染症を除けば脳腫瘍がほとんどを占めており，重篤な全身疾患が眼症状で初発していることがわかる[4]．

先天性との鑑別は，複視を訴えられる年齢であれば複視の自覚，あるいは，突然生じた頭位異常（代償頭位）なども後天性を意味する指標である．

眼振の診かた

眼振は，その性質からおおまかに，律動眼振（jerky nystagmus）と振り子様眼振（pendular nystagmus）に分類される．律動眼振は急速相（quick phase）と緩徐相（slow phase）からなり，眼振の方向は急速相の向かう方向で表され

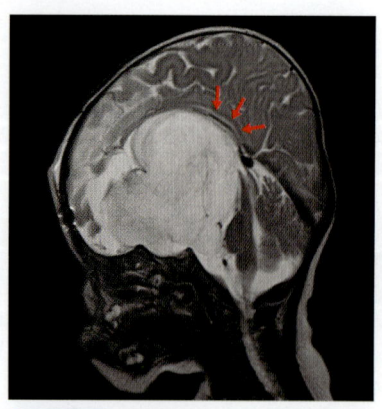

図15-13 眼振を認めた生後2ヵ月の乳児

頭部MRI T2強調画像 矢状断．巨大脳腫瘍（astrocytoma）を認めた．

表15-1 先天眼振の特徴

- 両眼性である
- 眼振の性状，振幅は左右ほぼ同じ（まれに異なることあり）
- 眼振は注視により増強するが，動揺視の自覚はない
- 閉瞼，暗所，輻湊により抑制される
- 静止位を正面にもってくる頭位異常（face turn, chin elevation など）あるいは異常頭部運動（head nodding など）を認めることが多い
- 側方視で眼振が増強する（Alexander の法則）

る．水平眼振では右向き眼振，左向き眼振，垂直眼振ではup beat nystagmus（上向性眼振），down beat nystagmus（下向性眼振），回旋眼振，シーソー眼振（see-saw nystagmus）などがある．

　眼振の強度は眼振の振幅×頻度で表されるが，小児では成人と同様の検査は難しい．年齢が上がれば，眼球電図（EOG）や電気眼振図（ENG）または強膜サーチコイル（scleral search coil）法を用いると眼振の性状がわかる．

先天性と後天性の鑑別

　眼振においても，先天眼振と後天眼振の鑑別は重要である．筆者が先天眼振と診断した生後2ヵ月の女児は，頭部MRIで大きな脳腫瘍が見つかった（図15-13）．保護者は「眼振が徐々に悪くなっているように感じる」と述べていたが，この言葉通り，後天性では眼振の増悪をみることがある．一方，先天性の場合は生後1歳までは軽快傾向をみるか，不変であり，決して増悪したりすることはない．先天眼振にはいくつかの特徴があり，表15-1 に示した．特に，輻湊により眼振の強度が減少する，振幅の最も小さい方向でものを見ようとする頭位異常があるなどが挙げられる．成人と異なり動揺視の訴えのない小児では，眼振の振幅や速度が徐々に増強している場合には，後天発症を示唆する重要な所見と考えなければならない．

眼振の治療

　小児の眼振では，いかに視力向上をめざすかということが大きな課題となる．眼振患者では乱視の合併が多く，屈折矯正が最も重要で早期から行うべき治療となる．かつて，ハードコンタクトレンズ（HCL）は眼振の振幅減弱に有効と報告されたが，現在ではHCLの屈折矯正効果が優れていることにより視力向上が得られたと考えられており，HCL自体に眼振の振幅減弱効果はないと結論づけられている[5]．

　眼振に対する保存的なプリズム療法には，静止位を正面にもってくる version prism 療法（片眼に基底内方，他眼に基底外方），輻湊により眼振振幅減弱をねらう vergence prism 療法（両眼に基底外方を装用させる），両者を組み合わせた composite prism 療法がある．

　わが国では，内服治療は認められていない．

疾　患

視神経症：optic neuropathy

特発性視神経炎（AQP4抗体陰性）：idiopathic optic neuritis

● 疾患概念

　原因は不明だが，血清中または髄液中に麻疹，水痘，インフルエンザなどの各種ウイルス抗体が検出されることが多く，ウイルス感染が原因として考えられている．ただし，何の前兆もなく発症

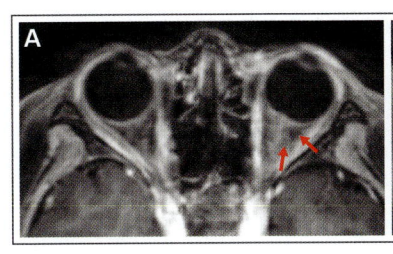

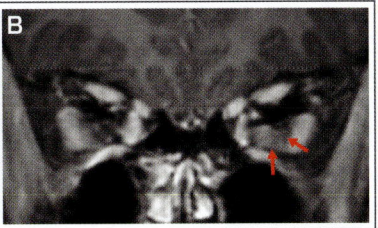

図15-14　左視神経炎
頭部MRI 造影T1強調画像.
A：軸位断. 左視神経は全長に及び造影にて増強効果を受ける. B：冠状断. 左視神経が高信号に描出されている.

することもある. 初診時に抗AQP4抗体の測定を行う. 陰性の場合に特発性として扱う. 好発年齢は9〜10歳とされるが, 幼少なほど両眼性で重篤な視力障害を呈するのが特徴であり, 特に5歳以下で顕著であったと報告されている[6].

所見

小児視神経炎では, 成人でみられる球後視神経炎より, 視神経乳頭の発赤・腫脹を伴う典型的な視神経乳頭炎を呈することが多い. また, 炎症の部位は乳頭のみの腫脹ではなく視神経全長に及ぶことが多い（図15-14）. 通常, 成人で施行されるFA（蛍光眼底造影検査）やCFF（限界フリッカ値）, 動的視野は小児には適しておらず, 眼底所見と頭部MRIで診断する. 頭部MRIでは, MRI STIR法の軸位断と冠状断で視神経がhigh intensity（高信号領域）として描出される. 再発の場合は造影検査を行い, 増強効果が認められた場合に現在炎症があると判断できる.

鑑別すべき疾患

急性散在性脳脊髄炎（acute disseminated encephalomyelitis：ADEM）を鑑別する必要がある. ADEMは特発性に発症するほか, ウイルス感染, 予防接種の後にも発症し, 意識障害をはじめとする多彩な神経症状で発症する. なかに全身症状をみない視神経炎のみで発症するADEMがあり, 鑑別を要する. 視神経炎の合併頻度自体は少ないとされるが, 2010年に報告されたわが国の全国調査では9％であった[7]. 視神経炎を合併した場合は予後不良なことが多く, 両眼性で重篤な視力低下を認める[7]. ADEMではMSと異なり再発することはないとされる.

診断にはMRIが有用で, MSプラーク（脳室周囲の脱髄巣）と異なり, 大脳白質, 基底核, 視床, 脳幹, 小脳, 脊髄にT1強調画像で低信号, T2強調画像で高信号を示し, さまざまな程度に造影される複数（しばしば3個以上）の病巣が認められる（図15-15）.

治療

ステロイドパルス療法（メチルプレドニゾロン30 mg/kg/day×3日間）によく反応し, 視力予後は一般的に良好である.

経過観察の注意点

抗AQP4抗体の測定結果は約1週間で判明するが, 陽性の場合にはすぐに抗AQP4抗体陽性視神経炎として治療を開始する. また, 抗AQP4抗体が陰性で視神経炎の再発を繰り返す場合には, MSの可能性を考えた検査へ移行する.

患者への説明

抗AQP4抗体が陰性の視神経炎の場合は, 初診時視力が重篤な場合でもステロイドパルス療法によく反応し回復することがほとんどである. ただし, 再発をきたした場合にはMSの可能性があり, 精査を要する.

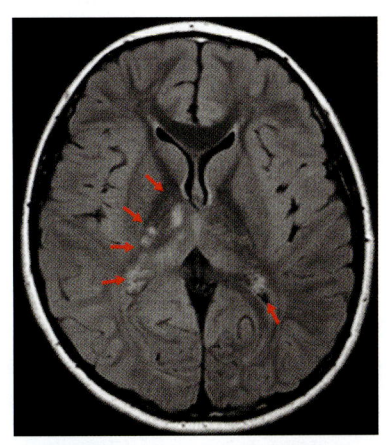

図15-15　急性散在性脳脊髄炎
10歳, 男児. 頭部MRI FLAIR画像 軸位断. 右視床, 右内方後脚, 前脚, 右側頭葉脳室周囲, 左被殻などに高信号領域を認める.

表15-2　International Pediatric MS Study Group（IPMSSG）による疾患定義

小児多発性硬化症
小児 MS は，成人同様，時間的空間的に多発する中枢性脱髄のエピソードが必須である．空間的多発性の証明に MRI や髄液所見を用いることができる（A）．さらに，新たな臨床的脱髄事象がない場合でも，最初の臨床事象に続く時間的多発性の証明に MRI を用いることができる（B）．なお，ADEM の臨床的特徴と一致するエピソードは，MS の初発事象とはみなさない．

A）空間的多発性の証明
　Ⅰ．次の4つの項目のうち3つを満たす
　　① 1個以上のガドリニウム増強病変または9個以上のT2高信号病変
　　② 1個以上のテント下病変
　　③ 1個以上の傍皮質下病変
　　④ 3個以上の脳室周囲病変
　Ⅱ．次の2つを満たす
　　① MSに矛盾しない2個以上のMRI病変（1個は脳病変）
　　② 髄液オリゴクローナルバンド陽性またはIgGインデックスの上昇
B）時間的多発性の証明
　　新たなT2病変またはガドリニウム増強病変が，最初の臨床事象から3ヵ月かそれ以降に出現する

多発性硬化症（multiple sclerosis：MS）としての視神経炎

疾患概念

MS は中枢神経系に多発性の脱髄病変をきたし，寛解と再発を繰り返す疾患である．初発年齢は20～40歳に多く，小児では平均8.3歳，成人同様女児に多い．小児の MS 有病率は1人/10万人と推定され，成人を含めた有病率（7.7人/10万人）より少ない．小児 MS は全 MS の6.3%を占め，諸外国より高い．MS の45%に視力低下が認められる．逆に，特発性小児視神経炎のMS への移行は成人に比べ低いとされるが，安達らの報告[8]では約30%，溝田の報告[9]では16%であった．2010年に改定された McDonald 診断基準は成人に対応しており，小児では2007年に International Pediatric MS Study Group（IPMSSG）により提唱された疾患定義を用いる[10]（表15-2）．

所見

眼底所見は特発性視神経炎と同様である．眼底所見のみで特発性視神経炎や MS によるもの，抗 AQP4 抗体陽性視神経炎の鑑別はできない．髄液検査ではオリゴクローナルバンド陽性が挙げられるが，わが国でのオリゴクローナルバンド陽性率は20%と諸外国より低い．

頭部 MRI では脳室周囲の脱髄巣が認められる．T1強調画像で等信号，T2強調画像で高信号に描出される．FLAIR 画像で脳室は低信号，病巣は高信号に描出され，脳室に接して円形または楕円形の病巣がみられる（図15-16）．脳室に接していないものは脱髄巣ではない．急性期では，造影検査で病巣は増強効果を認める．

鑑別すべき疾患

初発の視神経炎もしくは横断性脊髄炎の状態は，clinically isolated syndrome（CIS）と呼ばれる．今後，MS へ移行する可能性を含んでいる状態といえる．

発熱，頭痛，髄膜刺激症状，意識障害など多症候性の神経症状を特徴とする ADEM との鑑別は比較的容易である．

治療

視神経炎に対しステロイドパルス療法（メチルプレドニゾロン 30 mg/kg/day×3日間）を行う．

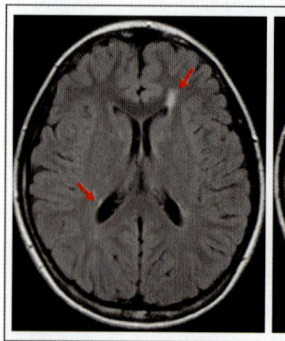

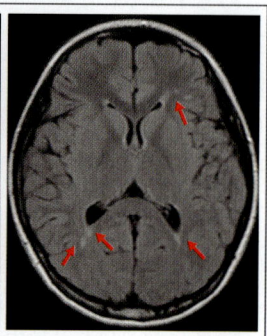

図15-16　多発性硬化症
頭部 MRI　FLAIR 画像　軸位断．脳室周囲に接して高信号領域＝脱髄巣を認める．

MSへの移行が認められた場合は，小児科で再発・進行防止治療（disease modifying therapy：DMT），インターフェロンβもしくは免疫抑制薬の投与，免疫グロブリン大量療法が行われる．

● 経過観察の注意点

小児MSでは発熱，嘔吐などの髄膜刺激症状，けいれん，意識障害などの急性脳炎様症状で発症することがあり，経過中も眼症状のみでなく歩行障害，膀胱直腸障害，感覚障害など病変部位により異なる症状を呈する．小児科とは密な連携がとれるようにしておくことが必須である．

● 患者への説明

時間的空間的に多発する中枢神経脱髄のエピソードをみる．再発防止には，インターフェロンβなどの治療が必要となる．

抗AQP4抗体陽性視神経炎

● 疾患概念

AQP4は水チャネルを構成するタンパクであり，中枢神経系では，視神経，脊髄のほか，間脳，脳室周囲，小脳などの毛細血管周囲に豊富に存在する[11,12]．そのため，MRIではAQP4の脳内発現部位と一致した部位（視床下部，脳室周囲，脳幹）で異常を認めやすい．抗AQP4抗体陽性視神経炎では，放置していると視力予後はきわめて不良となるリスクが高いこと，視神経炎だけでなく横断性脊髄炎を合併していることがある（視神経脊髄炎）などの特徴がある．

小児の抗AQP4抗体陽性疾患に関しては，米国では2008年にMcKeonらが18歳未満の58例について[13]，わが国では15歳未満の18例を2011年に福與らが報告した[14]．両者の報告はほぼ一致している．わが国での抗AQP4抗体陽性疾患の発症年齢は3〜15歳で，中央値は13歳，男女比は1：3.5で女児に多く，初発症状は10例が視神経炎，8例は視神経炎以外の症状（脊髄炎単独，意識障害など）であった．視神経炎は経過中2例以外に認められ，最終観察時には4例が両眼失明，5例が片眼失明，9例は独歩不能な状態と非常に重篤であることがわかる[14]．

● 所 見

抗AQP4抗体が陽性となる．眼底は特発性視神経炎と変わらない．頭部MRIでは視神経に炎症を認めるだけでなく，脊髄のMRIを施行し，横断性脊髄炎の合併の有無を確かめる必要がある．

● 治 療

MSで用いられるインターフェロンβの投与は無効，むしろ症状を増悪させる[14]．抗AQP4抗体が陽性の場合は，早期から免疫抑制薬の投与を開始することが推奨されている[15]．

● 経過観察の注意点

福與らの報告では，視神経炎が初発に認められた10例は全例経過中に脊髄炎を認め，嘔吐や言語障害を認めたものもあった[14]．このことから，視神経炎で発症した抗AQP4抗体陽性視神経炎では，脊髄炎の発症に注意が必要である．

● 患者への説明

特発性視神経炎とは，視力予後，治療方針が全く異なり，視力予後が不良となるリスク，全身性疾患へ移行するリスクが比較的高いことを知らせておく．

Leber遺伝性視神経症：Leber hereditary optic neuropathy（LHON）

● 疾患概念

急性あるいは亜急性に視力障害が進行するミトコンドリア病の一つである．一側の中心視力低下で発症し数ヵ月後には対眼にも発症する．視力は0.1以下になることが多い．母系遺伝を呈し，女性保因者から生まれた男性は約50％，女性は約10％で発症する．ミトコンドリアDNA変異は11778 G>A（87％），14484 T>C（9％），3460 G>A（4％）のprimary mutationを認めれば確定する．

● 所 見

無痛性である．視力障害が高度なわりに対光反射が保たれることが特徴である．しかし，初期の片眼のみの場合にはRAPDも陽性となることがある．発症初期（急性期）には視神経乳頭は充血気味で，視神経周囲に微細血管拡張症（microangiopathy）を認め，乳頭の境界は軽度不

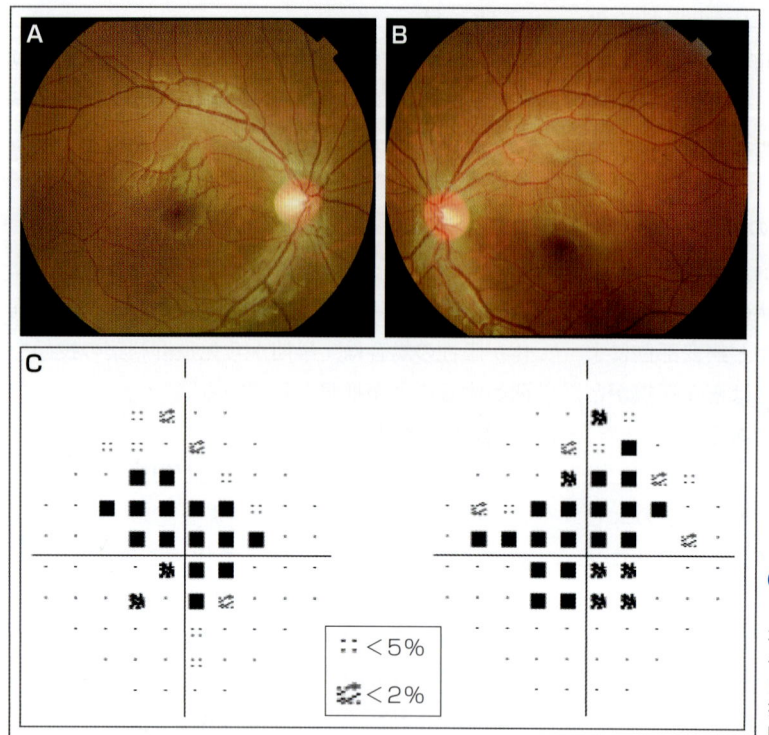

図 15-17 Leber 遺伝性視神経症
15歳，男児．A・B：眼底写真．視力は右（0.07）左（0.2），右眼に発症後，約半年で左眼に発症した．視神経乳頭は左に強い充血を認め，乳頭周囲に微細血管拡張（microangiopathy）を認める．C：Humphrey 視野計（30-2）．

鮮明で乳頭浮腫状を呈する（図 15-17）．蛍光眼底撮影では，視神経に蛍光色素の漏出をみない．視神経は急性期を過ぎると萎縮期に入る．視力は高度に低下することが多いが，視野は中心部の絶対暗点から比較暗点や中心部周囲に感度のある部分が残存する篩状暗点（sieve-like scotoma），穴あき暗点（fenestrated scotoma）までさまざまである（図 15-17）．

● 鑑別すべき疾患

特発性視神経炎，MS，ADEM，視神経脊髄炎などとの鑑別が必要である．LHON 以外では，ステロイドパルス療法が有効なことが多い．

● 治療

視力には自然回復例があり，3460 変異では 22％，11778 変異では 4％，14484 変異では 37％と報告されている．内服としてはコエンザイム Q10 が抗酸化作用やミトコンドリア内エネルギー代謝改善作用を有するとされ，ミトコンドリア病の治療に広く利用されている．効果は劇的ではない．海外では，イデベノン大量内服の報告がある．

● 経過観察の注意点

半数以上で家族歴があり，母方の伯父・叔父や従兄弟に視力不良者の有無を確認する．典型的な視力障害とともに，ジストニア，振戦，片麻痺，てんかんなどの症状を認め，視神経以外の脳実質に病変を認めることがあり，Leber plus と呼ばれる．MS に類似した白質病変を呈する型は，11778 変異，14484 変異の女性に多いとされ，眼症状以外の全身症状にも注意を要する．

● 患者への説明

ミトコンドリア遺伝子の異常は，基本的にエネルギー代謝の異常であり，エネルギー代謝異常を惹起する何らかの誘因が加わり発症する．発症した男性から子孫へは決して遺伝しない．

優性遺伝性視神経萎縮：
dominant optic atrophy（DOA）

● 疾患概念

OPA-1 タンパクはミトコンドリアの代謝に関与するが，DOA は常染色体優性遺伝の OPA1 遺伝子の異常による．常染色体優性遺伝で発症に男

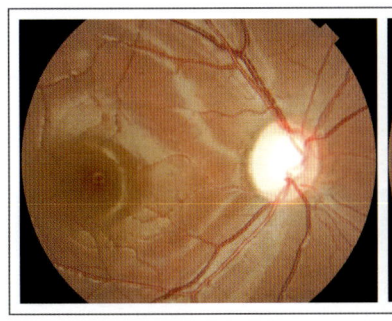

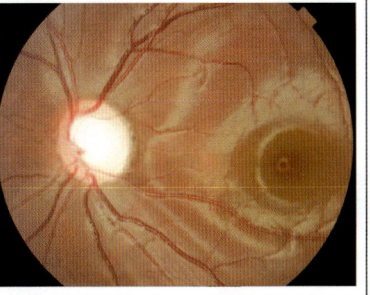

図 15-18 優性遺伝性視神経萎縮
12歳，女児．視力は両眼とも（0.4），眼底では視神経乳頭に耳側蒼白が著明な視神経萎縮を認める．

女差はなく家族内発症があり，両親のどちらかに視神経萎縮または乳頭の耳側蒼白をみる．三歳児健診や就学時健診で発見されることが多く，両眼の中等度の視力低下を認める．OPA1遺伝子の異常を調べる，家族歴があるなどで確定診断できる．

● 所　見

視神経乳頭は境界鮮明で，多くは耳側蒼白の著明な中等度の視神経萎縮を呈する（図 15-18）が，発見時には乳頭全体の陶器様蒼白を示す重症例もみられる．視野では，絶対中心暗点を認めるものから暗点を証明できないものまでさまざまだが，LHONより視力障害の程度はかなり軽症である．色覚異常（第3色覚異常：3型色覚）を認めることが多く，LHON同様，対光反射は保たれることが多い．

● 鑑別すべき疾患

視神経萎縮を認めることから，視神経炎後やLHONの慢性期のものなどとは鑑別を要するが，視力は0.2程度を保つことから鑑別は可能である．

● 治　療

エビデンスのある治療法はない．小児期に発症しても視力低下は緩徐にしか進まない．

● 経過観察の注意点

視力低下や視野障害の進行の程度を定期的に診察する．

● 患者への説明

視力低下はおおよそ0.2程度を保ち，失明してしまうことはない．LHONで用いられるイデベノン内服が有効との報告もあり，有効な治療法となる可能性もある[16]．

眼球運動障害：ocular motility disorder

眼運動神経麻痺：ocular motor nerve palsy

● 疾患概念

動眼神経，滑車神経，外転神経をまとめて眼運動神経と呼び，これらが麻痺するとそれぞれの支配筋の眼球運動障害を認める．麻痺は，成人では高血圧や糖尿病が原因となることが多いが，小児では表 15-3 に示すように重篤な疾患が潜んでいることが多い[17,18]．成人であれば複視を訴えるが，複視が訴えられない乳幼児では顔をまわすなどの頭位異常（代償頭位）や眼球運動の異常に保護者が気づくことで発見される．

● 所　見

神経支配に一致した外眼筋麻痺が認められる．動眼神経下枝麻痺では，図 15-19 に示すような内転と下転制限を認める．外転神経麻痺では外転

表 15-3 小児外転神経麻痺の原因

	発症数（例）	
	Merino P, 2010	Ayberk G, 2008
脳腫瘍	4	5
脳出血	0	1
水頭症	0	1
外　傷	2	2
先天性	2	0
ウイルス感染	2	0
炎　症	2	1
特発性	3	0
合　計	15	10

（文献17, 18より引用）

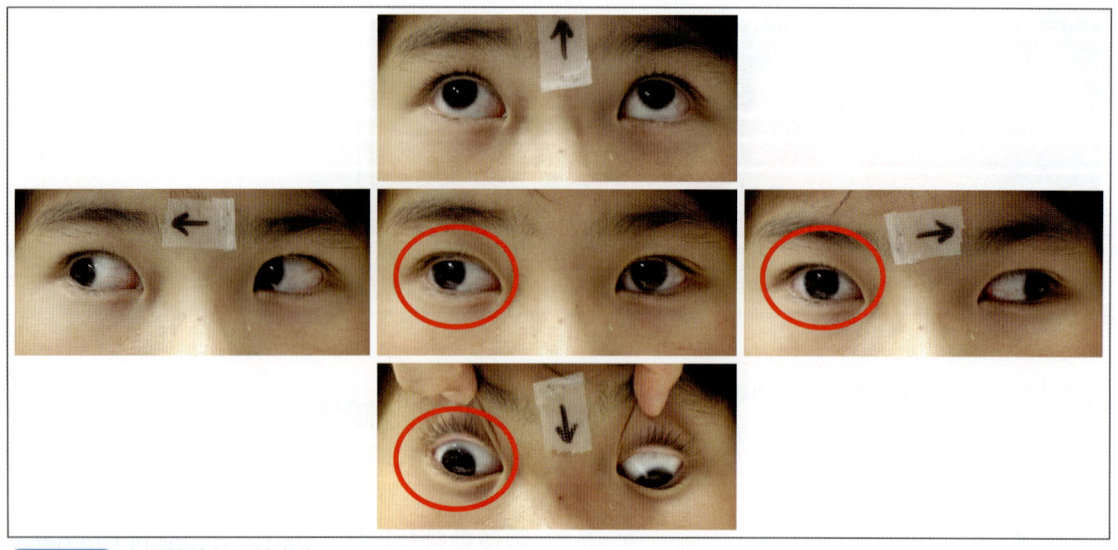

図 15-19 左動眼神経下枝麻痺
第1眼位で左外斜視，左内転，下転制限を認める．

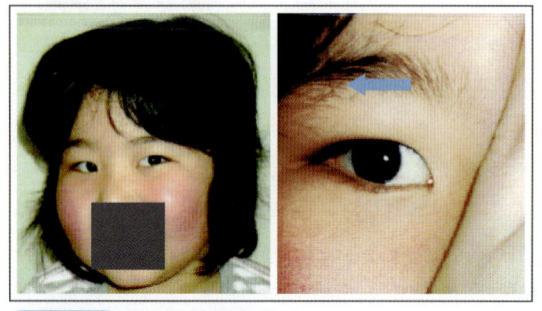

図 15-20 右外転神経麻痺
右への顔まわしとひき運動で右外転制限を認める．

制限と内斜視を認め，麻痺側へ顔をまわす（図15-20）．

● 鑑別すべき疾患

外転神経麻痺ではDuane症候群を，滑車神経麻痺ではBrown症候群を鑑別する．日内変動を認める場合や眼瞼下垂を伴っている場合以外は，成人に多い甲状腺眼症や筋無力症を鑑別する必要はない．

● 治療

脳腫瘍がなければ経過観察する．図15-19の症例は自然軽快した．図15-20の症例には頭蓋内腫瘍が見つかった．経過観察，もしくは原疾患の治療で治らなかった場合には斜視手術を施行し，眼位の改善をはかる．

● 経過観察の注意点

斜視を放置することで，患眼（もしくは非優位眼）に弱視を招くおそれがある．そのため，できるだけ眼位を整え両眼視できる状況をつくるため，フレネル膜プリズム（またはプリズム眼鏡）での眼位矯正を行う．複視や代償頭位を避けるために片眼を終日遮閉することは，遮閉弱視を招くおそれがあり禁忌である．眼鏡を嫌がる児では，麻痺眼，もしくは非優位眼に抑制がかかって弱視にならないように健眼（または優位眼）に1日1～3時間の遮閉を行ったり，交代遮閉を行ったりすることは，交代固視可能な状態を保つ意味から有用と考えられる．

● 患者への説明

明らかな外傷，感染症状の既往がある場合は，経過観察のみでよくなる可能性がきわめて高い．しかし，そうでない場合は，脳腫瘍などの重症な疾患が潜んでいることがあり精査が必要である．

甲状腺眼症：thyroid ophthalmopathy

● 疾患概念

甲状腺疾患の10～15％に認められる．成人では眼球突出，上眼瞼腫脹，複視（眼球運動障害），圧迫性視神経症を主症状とするが，小児期の甲状腺眼症は眼球突出と眼瞼症状が主で，眼球運動障害や圧迫性視神経症をきたすことはきわめてまれ

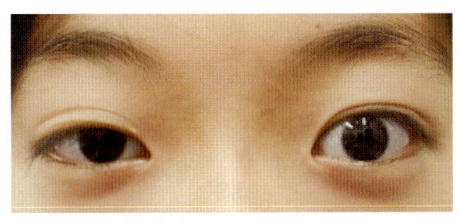

図15-21 甲状腺眼症
8歳，女児．左眼の眼球突出と上眼瞼後退症を認める．

である．成人と同様女児に多く（60〜80％）ほとんどが両眼性である．思春期以前では，眼瞼内反症や兎眼症による角膜障害もみられる[19]．甲状腺機能亢進症にみられることが多いが，甲状腺機能低下症にも眼症はみられるほか，甲状腺機能が正常化してから生じることもある（euthyroid）．小児ではトリヨードサイロニン（T_3）や抗TPO抗体の高値が眼症と相関があるようである．

● 所　見

上眼瞼後退症，上眼瞼おくれ（lid lag），眼球突出の頻度が高い（図15-21）．視力低下は，圧迫性視神経症ではなく，眼球突出，瞬目低下，兎眼症による角膜障害によることが多い．

● 鑑別すべき疾患

眼球突出をきたす疾患（眼窩内炎症，IgG 4関連眼症，外眼筋炎など）との鑑別が必要である．各種自己抗体の測定やMRIなどの画像診断が有用である．

● 治　療

甲状腺機能の正常化が第一である．眼科的には，角膜障害に対する対症療法などを行う．

● 経過観察の注意点

臨床症状は軽度から中等度で，経過観察のみで軽快することが多い．ステロイドパルス療法は必要ないことが多いが，眼球突出に対する眼窩減圧術や眼瞼内反症に対する眼瞼手術は施行されることがある．

● 患者への説明

小児の甲状腺眼症は軽症ですむことが多い．思春期以降で眼球運動障害をきたした報告はあるが，頻度はきわめて低い[19]．

重症筋無力症：myasthenia gravis

● 疾患概念

神経筋接合部の後シナプス膜に存在するニコチン性アセチルコリン受容体（AChR）に対する抗体が生じ，この抗体により神経筋伝達がブロックされる自己免疫疾患である．眼症状に限局した眼筋型筋無力症がほとんどを占め，抗AChR抗体陰性例が多く，高い寛解率が小児の特徴である．小児では，抗AChR抗体陰性例のなかに抗MuSK抗体陽性例が多いことも知られている．

● 所　見

眼瞼下垂と斜視，眼球運動障害を呈するが，小児では代償頭位で発見されることが多い（図15-22）．成人と同様，朝は比較的調子がよく，夕方悪くなる日内変動，疲労現象を認める．テンシロンテスト（抗アセチルコリンエステラーゼ薬の注射）に代わって副作用のないアイステストが特に小児では簡便で有用である．

● 鑑別すべき疾患

先天眼瞼下垂や動眼神経麻痺などを鑑別する．これらに日内変動は認めない．母親が重症筋無力症の場合，赤ちゃんに一時的に症状がみられる新生児一過性筋無力症がある．また，AChRを先天的に欠いている先天性筋無力症もある．

● 治　療

ピリドスチグミン臭化物（メスチノン®）内服から開始し，これで効果が十分得られない場合は副腎皮質ステロイド内服が必要となる．

● 経過観察の注意点

約10％に認められる全身型では呼吸筋麻痺で

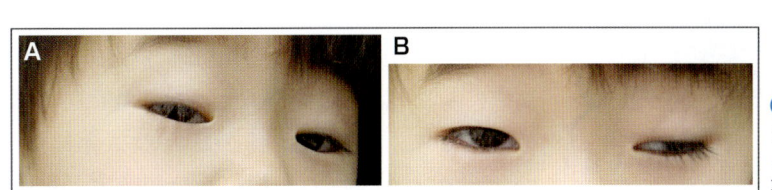

図15-22 重症筋無力症
3歳，女児．A：左への顔まわしと顎上げの代償頭位を認める．B：第1眼位で，左眼瞼下垂と外下斜視を認める．

疾　患 | 353

生命にかかわることもあり，飲み込みにくい，全身の脱力などに注意を払う．

● 患者への説明

小児の場合は寛解率が高いことを伝え，必要以上に心配させないようにする．

眼　振：nystagmus

先天眼振：congenital nystagmus

● 律動眼振：jerky nystagmus

1）疾患概念

病因，病態についてはいまだ明確なメカニズムは不明である．ただし，発症機序に眼振の緩徐相における眼位ずれが本質的な役割を果たしていると考えられている．

2）所　見

急速相と緩徐相からなる．輻湊により眼振は減弱し，静止位もしくは眼振の振幅が弱くなる方向をもつ．静止位が正面にくるような顔まわしの頭位異常を認めることが多い（図15-23）．

3）鑑別すべき疾患

後天眼振との鑑別は必要である．

4）治　療

屈折矯正が治療の基本となる．保存的治療としてvergence prism療法，version prism療法，composite prism療法がある．手術治療として，静止位を正面にもってくるAnderson法（両眼とも向き筋の後転），Kestenbaum法（両眼とも向き筋の後転とそれぞれ対側の筋の短縮を等量で組み合わせたもの），ストレートフラッシュ法（Kestenbaum法の後転・短縮量に変化をつけたもの）などが有効である．静止位が明らかでないものには，眼振の振幅減弱を目的とした水平4直筋大量後転術（水平4直筋を赤道部付近へ後転する）がある．

5）経過観察の注意点

完全屈折矯正眼鏡を装用していても，年齢相応な視力向上が得られない場合，早期にプリズム療法もしくはコンタクトレンズ（ソフトでもハードでも可）装用を試みる．また，それでも視力が不良な場合は，手術治療も組み合わせ，視力向上をはかる．静止位を正面にもってくる顔まわしの頭位異常（頭位眼振）の場合，黒板の位置が静止位の方向へくるように教室の席を配置する，映画を観るときには静止位の方向にスクリーンがくるように席をとるなど，患児が見やすい方向でものが見られるように配慮する．頭位異常を無理に矯正しないように，教員に理解を求めておく．

6）患者への説明

眼振は，いかなる治療を行っても完全に消失することはない．通常の学校健診で行われる片眼ずつの視力測定では，両眼視力より悪い結果が出る．眼振患者では，両眼視力が良ければ問題はない．顔まわしや顎上げなどの頭位異常のある場合，無理に矯正してはいけない．見やすい頭位でものを見ることが視機能の発達に役立つ．

● 振り子様眼振：pendular nystagmus

1）疾患概念

眼振に，急速相と緩徐相の区別がつかないものをいう．静止位をもつものは少なく，視力不良例が多い．白皮症や視神経萎縮，視神経低形成，黄斑低形成など中心固視不良例に認められることがある（感覚欠如型：sensory defect type）が，眼底に全く異常を認めないことも多い．

2）所　見

一般に視力は不良である．眼振は静止位がないことが多い．視神経低形成や黄斑低形成の合併を高率にみる（図15-24）ため，眼底検査は必須である．また，視神経萎縮を認めた場合には，septo-optic dysplasia（透明中隔‐視神経異形成

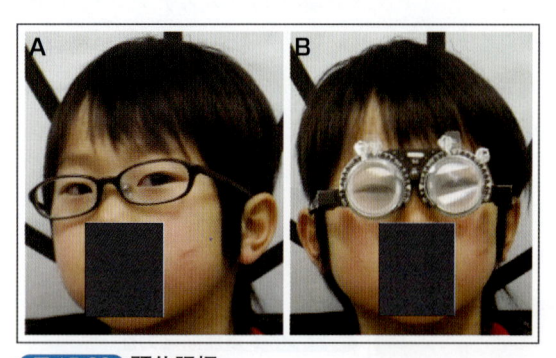

図15-23 頭位眼振
A：顔を右へまわす頭位異常を認める．B：右20プリズム基底外方，左20プリズム基底内方で頭位異常が消失する．

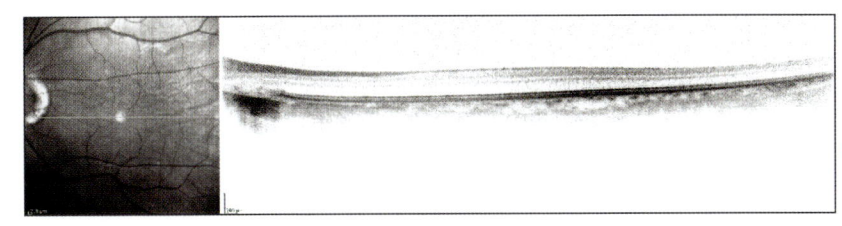

図15-24 振り子様眼振
両眼視力は (0.2). OCTにて中心窩構造を認めない.

症）の精査へ進む（後述）.

3）鑑別すべき疾患

　視力不良性眼振，後天眼振との鑑別は必要である．眼底検査や頭部MRIで鑑別可能である．

4）治　療

　屈折矯正は律動眼振と同様，治療の基本である．治療は律動眼振に準じるが，治療に反応しにくいことが多い．

5）経過観察の注意点

　眼底に異常を認めた場合でも，完全屈折矯正眼鏡や眼振振幅減弱を目的としたプリズム眼鏡などの装用は試みるべきである．しかし，眼振に対する手術治療は，眼振の振幅減弱は得られても視力向上は劇的ではないことから，手術に踏み切るときには患者とその家族にそのことをよく理解させておく必要がある．

6）患者への説明

　眼振は，いかなる治療によっても消失することはない．屈折矯正（眼鏡，コンタクトレンズの装用）や手術治療も組み合わせ，視力を最大限伸ばす努力をする．しかし，それでも視力は不良なことが多い．

● 眼振阻止症候群：
　nystagmus blockage syndrome

1）疾患概念

　眼振があり，内転位をとることで眼振が抑制されている．固視眼が内転位をとるため，固視眼側へ顔をまわす頭位異常を呈する．

2）所　見

　内斜視の状態では眼振を認めない．片眼遮閉で眼振を認め，側方視で眼振は増強する．固視眼側へ顔をまわす頭位異常を呈する．

3）鑑別すべき疾患

　先天内斜視や調節性内斜視との鑑別を要するが，眼振の存在に気がつけば鑑別は比較的容易である．

4）治　療

　内転位をとることで眼振を抑制しているため，斜視手術で正位にもちこんでも内斜視に戻りやすい．整容目的で斜視手術をする際は，プリズム順応検査により矯正量を求めてから後転術を中心に術式，術量を決定する．

5）経過観察の注意点

　立体視の獲得は難しいが，非優位眼（非固視眼）の弱視予防に注意が必要である．

6）患者への説明

　整容的な斜視手術でも，正位にもってくることは難しい．どこまで内斜視を矯正できるかをみる必要があるが，術後の戻りも生じやすい．

● 潜伏眼振：latent nystagmus

1）疾患概念

　両眼視下では異常がないのに，片眼を遮閉すると眼振が生じる．原因は不明である．水平共同性の律動眼振で，急速相は非遮閉眼の方向に生じる．固視眼が変わると急速相の方向が変わるのは，眼振のなかでも本症だけである．

2）所　見

　片眼遮閉で眼振が認められる．両眼視下では眼振はない．オートレフラクトメータで屈折値の検査をするときに発見されることが多い．

3）鑑別すべき疾患

　片眼の弱視や内斜視を合併していると，片眼に抑制がかかるため両眼開放下でも眼振が生じることがあり（顕性潜伏眼振），この場合は先天律動眼振との鑑別を要する．

4）治　療

　両眼視力が良好であれば，治療の必要はない．

5）経過観察の注意点

視力検査時は雲霧法を用いて測定する．

6）患者への説明

片眼を遮閉すると眼振が生じるため，片眼にアイパッチを貼って視力検査を行うと視力が悪い結果となる．学校の健診，将来的には運転免許証取得のときなど，片眼を完全に遮閉して視力検査を行うと，両眼視力より視力が不良であることを本人が知っておくとよい．

● 周期交代眼振：

periodic alternating nystagmus（PAN）

1）疾患概念

動物とヒトでの実験で，小脳（nodulus）のプルキンエ細胞から前庭神経核で仲介される中枢性GABA作動性短期記憶メカニズムの脱抑制が示されている．おおよそ120秒前後（100～240秒）の周期で眼振の向きが変わる水平眼振である．

2）所　見

視力は比較的良好なことが多い．例えば，右向き眼振が数分で左向き眼振へ移行する．その際，眼振の振幅は非常に小さくなることから，PANでは比較的視力は良好であるといわれている．頭位異常の合併も多く認められるが，右への顔まわしと左への顔まわしが同一人物に認められるなど，頭位異常は必ずしも決まった方向ではないのが特徴である．

3）鑑別すべき疾患

PANは注意深く観察しなければ，振り子様眼振と診断してしまう．

4）治　療

PANでは，頭位異常に対する手術治療として水平4直筋大量後転術の有効性が示されている．

5）経過観察の注意点

一般に視力は良好なことが多いが，視力不良例もあることから律動眼振に準じて治療を行う．

6）患者への説明

PANでは手術が整容目的となることが多いが，水平4直筋大量後転術は眼振振幅の減弱にも頭位異常の改善にも有効な手段である．

● 新生児点頭てんかん：spasmus nutans

1）疾患概念

眼振・点頭（head nodding）・頭位異常を三徴とする．新生児から乳幼児にみられ，多くは自然寛解する．まれに視神経，視交叉，第三脳室，視床など前部視路の腫瘍がある．

2）所　見

眼振は固視や近見努力で増強する．点頭は不規則低頻度（2～3Hz）で，水平，垂直，回旋性の成分がある．眼振をコントロールするための代償性メカニズムが考えられている．頭位異常はhead turnや斜頸が多い．

3）鑑別すべき疾患

特徴的な代償頭位から，診断は比較的容易である．

4）治　療

器質的病変がある場合は，その治療が優先される．原因不明のものでは経過観察する．本症は大部分が自然寛解し経過観察していてもよいと考えられてきたが，長期予後の報告では，内斜視や交代性上斜位，弱視の合併のため視力不良例や立体視の獲得が不十分な例があること，眼振も肉眼的には消失するが小振幅の残存がみられることなどから，現在では注意深く経過観察することが必要とされている[20]．

5）経過観察の注意点

斜視や弱視の合併の可能性を考慮しながら，視機能の発達を臨界期までみる．

> **Column**
>
> **前庭動眼反射：vestibule-ocular reflex（VOR）**
>
> ある一点を見つめているときに頭をまわしても，頭部の回転と逆方向に眼球が反射的に動き一点を注視した状態を維持できる．これが前庭動眼反射である．この眼球運動を生じさせる刺激情報は内耳に存在する三半規管と耳石器（卵形嚢と球形嚢からなる）で生じる．三半規管は水平でなくやや傾いて存在しているため，頭部の回転運動によりリンパ液が動き刺激となり，それが前庭神経に伝える．一方，耳石器は頭部の並進運動や重力に対する頭部の傾きを捉えて前庭神経に伝える．

6）患者への説明

ものを見ようとしたときに大きく顔が動いてから視点にたどり着く．自然に軽快する可能性がきわめて高いが，斜視，弱視の合併に注意がいる．まれではあるが，頭蓋内病変を認めることがあり，精査が必要である．

● 後天眼振：acquired nystagmus

1）疾患概念

先天眼振との鑑別が難しい乳幼児では，保護者が眼振の増強を感じている場合は後天性と考えられる．先天眼振で眼振が増悪することはない．垂直眼振は，重篤な疾患が潜んでいる可能性が高い．就学前後になれば，後天眼振では動揺視の自覚もある．

2）所　見

後天眼振の種類は先天眼振と同様であるが，認められた場合は全身検索へと進む必要がある．図15-25は生後2ヵ月の女児に水平眼振が認められ，保護者が眼振の増悪をはっきりと認識していた症例である．頭蓋内に大きな腫瘍を認めた．

3）鑑別すべき疾患

乳幼児では，先天眼振との鑑別が必要である．多発性硬化症では眼振が認められることが知られており，鑑別を要する．

4）治　療

原疾患の治療が優先される．

5）経過観察の注意点

後天眼振は緊急疾患として，検査，治療に進むが，画像診断は必須である．

6）患者への説明

後天眼振には重篤な疾患（脳幹部腫瘍や多発性硬化症）が潜んでいる可能性があり，頭部MRIをはじめ，全身検索を要する．

中枢性疾患

透明中隔－視神経異形成：septo-optic dysplasia

● 疾患概念

視神経低形成，透明中隔欠損，下垂体機能不全を三徴とする．胎生期の発生過程において軸索誘導因子GAP-43による視交叉の形成不全が想定されている[21]．

● 所　見

振り子様眼振やシーソー眼振をしばしば伴う．片眼性もしくは両眼性の視神経低形成を認め，比較的視力良好なものでは両耳側半盲傾向が検出できる．頭部CTまたはMRIで透明中隔欠損を認めれば診断できる（図15-26）．臨床症状は軽症から重症までさまざまで，重症のものでは下垂体機能不全や視床下部欠損による尿崩症や低身長を合併する．

● 鑑別すべき疾患

視神経萎縮を単に先天性のものとして片づけてしまうと，中枢神経系異常を見逃してしまう．

● 治　療

全身症状のあるものでは，ホルモン補充療法などを小児科で施行してもらう．眼振があれば，眼

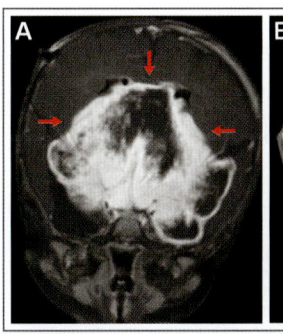

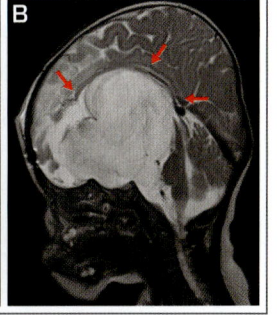

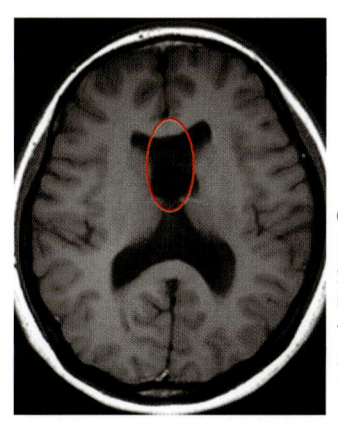

図15-25　眼振で発見された巨大脳腫瘍
A：T1強調画像　冠状断．B：T2強調画像　矢状断．

図15-26
透明中隔－視神経異形成に認められた透明中隔欠損
T1強調画像　軸位断．通常であれば，⬭の中に一本縦にラインが認められる．

鏡やコンタクトレンズ装用による屈折矯正あるいは眼振に対する外眼筋手術を行い，斜視の合併があれば後転術を中心とした斜視手術を行う．

● 経過観察の注意点

早期に診断し，必要な症例には3歳までにホルモン補充療法を開始すると後遺症を残さないとされることから，片眼性の視神経低形成の場合でも本疾患を念頭に置き，見逃さないことが大切である．

● 患者への説明

眼振や斜視の合併のあるものでは，外眼筋手術の適応である．眼鏡やコンタクトレンズ装用による屈折矯正は，視力向上をめざして行うことが基本である．

眼球運動失行症：oculomotor apraxia

● 疾患概念

眼球運動の上位中枢からの経路である大脳・橋間伝導路の障害により，随意的な眼球運動が不能となる状態であり，ほとんどが先天性である．前庭動眼反射や視運動性眼振などの不随意の反射運動は，原則保たれる．MRIやCTで中脳から橋上部のレベルでの第四脳室の拡大や小脳中部の低形成，前頭葉の萎縮などが認められる．常染色体劣性遺伝のものでは，小脳失調，低アルブミン血症，軸索性感覚運動ニューロパチーの合併をみる．

● 所　見

乳幼児で，ものを見るときに頭を大きく動かすため（head thrust），追視ができないと勘違いされてしまう．実際は，対象物を見るときに，まず頭が大きく対象物を超えて動き（head thrust），次に頭部の動きに引きずられるように眼球が対象物に向き，その後ゆっくり動きすぎた頭部が正面に戻ってきて，対象物を正面視する．

● 鑑別すべき疾患

しばしば皮質盲と誤診されることがあり，画像診断を行い頭蓋内腫瘍を否定しておく必要がある．

● 治　療

積極的治療はなく，通常，成長とともに目立たなくなる．しかし，2歳になっても歩行ができない，または2歳以降になって歩行できるようになった症例では，高率に精神発達遅滞や言語発達障害がみられる．

● 経過観察の注意点

視覚系には問題がないことから，視覚障害と診断するための検査は不要である．頭蓋内病変さえ否定しておけば，蛍光眼底造影検査などは必要ない．

Column

大脳・橋間伝導路

対象物を見たいという意思が前頭眼野（frontal eye field）で働くと，水平方向の眼球運動の指令の中枢である傍正中橋網様体（paramedian pontine reticular formation：PPRF）に刺激が伝導され，次々と刺激が伝達されて外眼筋に到達する（図15-27）．例えば，右を見ようとしたときには■の伝達経路を通り，前頭眼野から右のPPRFに刺激が伝わり，右のPPRFから同側の外転神経核，そこから一つは右の外直筋に，もう一つは内側縦束（medial longitudinal fasciculus：MLF）を介して反対側の動眼神経内直筋亜核から左眼の内直筋へ指令が到達することで，眼球は共同性に右方向を向くことができる．

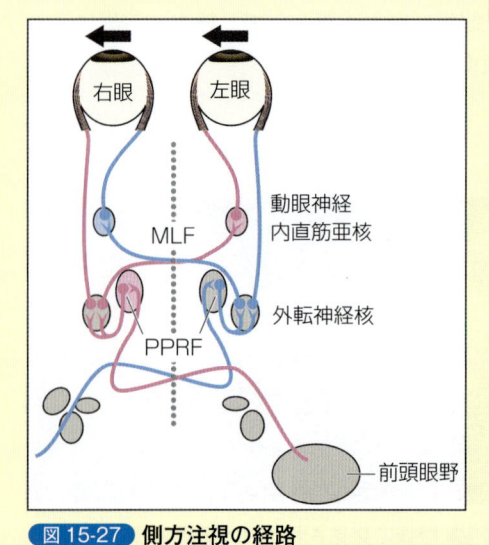

図15-27 側方注視の経路

● **患者への説明**

　中枢からの刺激が正しく末梢へ伝わらないために自分の意思どおりに眼球が動かない状態だが，脳外科的に問題があるわけではない．視覚系に異常はないので，ちゃんと見えており，時間経過とともに軽快することがほとんどであることを伝えておく．

文　献

1) Lennon VA, Wingerchuk DM, Kryzer TJ, et al.: A serum autoantibody marker of neuromyelitis optica: distinction from multiple sclerosis. Lancet 364: 2106-2112, 2004
2) Beck RW, Cleary PA: Optic neuritis treatment trial. One-year follow-up results. Arch Ophthalmol 111: 773-775, 1993
3) Wakakura M, Minei-Higa R, Oono S, et al.: Baseline features of idiopathic optic neuritis as determined by a multicenter treatment trial in Japan. Optic Neuritis Treatment Trial Multicenter Cooperative Research Group (ONMRG). Jpn J Ophthalmol 43: 127-132, 1999
4) Merino P, Gómez de Liaño P, Villalobo JM, et al.: Etiology and treatment of pediatric sixth nerve palsy. J AAPOS 14: 502-505, 2010
5) McLean RJ, Windridge KC, Gottlob I: Living with nystagmus: a qualitative study. Br J Ophthalmol 96: 981-986, 2012
6) 咲山　豊，中尾雄三，山田泰生，他：小児の視神経炎について．眼科 39: 643-647, 1997
7) Torisu H, Kira R, Ishizaki Y, et al.: Clinical study of childhood acute disseminated encephalomyelitis, multiple sclerosis, and acute transverse myelitis in Fukuoka Prefecture, Japan. Brain Dev 32: 454-462, 2010
8) 安達惠美子，藤本尚也，溝田　淳，他：視神経炎　診断から移植治療まで．日本眼科学会雑誌 104: 841-857, 2000
9) 溝田　淳：多発性硬化症　視路障害について．神経眼科 16: 278-285, 1999
10) Krupp LB, Banwell B, Tenembaum S; International Pediatric MS Study Group: Consensus definitions proposed for pediatric multiple sclerosis and related disorders. Neurology 68: S7-12, 2007
11) Misu T, Fujihara K, Kakita A, et al.: Loss of aquaporin 4 in lesions of neuromyelitis optica: distinction from multiple sclerosis. Brain 130: 1224-1234, 2007
12) Roemer SF, Parisi JE, Lennon VA, et al.: Pattern-specific loss of aquaporin-4 immunoreactivity distinguishes neuromyelitis optica from multiple sclerosis. Brain 130: 1194-1205, 2007
13) McKeon A, Lennon VA, Lotze T, et al.: CNS aquaporin-4 autoimmunity in children. Neurology 71: 93-100, 2008
14) 福典なおみ，高橋利幸，荻野谷和裕，他：小児期発症の抗アクアポリン4抗体陽性症例の臨床像．脳と発達 43: 359-365, 2011
15) Jarius S, Aboul-Enein F, Waters P, et al.: Antibody to aquaporin-4 in the long-term course of neuromyelitis optica. Brain 131: 3072-3080, 2008
16) Barboni P, Valentino ML, La Morgia C, et al.: Idebenone treatment in patients with OPA1-mutant dominant optic atrophy. Brain 136: e231, 2013
17) Merino P, Gómez de Liaño P, Villalobo JM, et al.: Etiology and treatment of pediatric sixth nerve palsy. J AAPOS 14: 502-505, 2010
18) Ayberk G, Ozveren MF, Yildirim T, et al.: Review of a series with abducens nerve palsy. Turk Neurosurg 18: 366-373, 2008
19) Holt H, Hunter DG, Smith J, et al.: Pediatric Graves'ophthalmopathy: the pre- and postpubertal experience. J AAPOS 12: 357-360, 2008
20) Gottlob I, Wizov SS, Reinecke RD: Spasmus nutans. A long-term follow-up. Invest Ophthalmol Vis Sci 36: 2768-2771, 1995
21) Garcia-Filion P, Borchert M: Optic nerve hypoplasia syndrome: a review of the epidemiology and clinical associations. Curr Treat Options Neurol 15: 78-89, 2013

第16章 眼内腫瘍

小児の眼内腫瘍の特徴

腫瘍と腫瘤

　腫瘤とは，一般的な組織塊（できもの）を意味する．腫瘍はそのなかに含まれる概念であり，狭義では組織や細胞が生体内の制御に反して自律的に増殖して形成された腫瘤を意味する．腫瘍は組織学的に，良性腫瘍と悪性腫瘍に分類されることが多い．良性腫瘍は増殖が緩徐で周囲組織への浸潤性が乏しく宿主に悪影響を及ぼさないもの，悪性腫瘍は増殖が速く周囲組織に浸潤や遠隔転移を生じて宿主に悪影響を及ぼすものである．組織学的に良性腫瘍であっても，健常組織を圧迫するなどにより臨床的に悪性の経過をたどる場合もある．

　この定義に基づくと，霰粒腫は炎症性肉芽腫（腫瘤）であり腫瘍ではない．"ほくろ"は良性腫瘍の母斑である．眼底に生じるいわゆる血管腫は静脈・毛細血管など単一の血管構成成分が腫瘤を形成したものであり，内皮細胞・中皮細胞など血管を構成する細胞と線維細胞が増生している．言い換えると一つの細胞が増殖している状態ではないため，本来の腫瘍ではなく過誤腫に分類されるべき疾患である．

　実際の臨床の場では，腫瘤と腫瘍を厳密に分ける意義は乏しく，また一般に眼内病変は生検が困難であり，臨床所見に基づき組織学的な裏付けがなく治療を行うことが多い．そのため，本章では明らかな先天異常（第13章302〜312頁参照）を除く腫瘍性疾患をまとめて腫瘍と表現して扱う．

小児腫瘍の特徴

　成人の腫瘍は，細胞のDNAに変異が蓄積した結果，細胞死に至らず自律的増殖能を獲得して生じる．そのため一般に，年齢が上がるほど頻度が上昇する．また分化した細胞から生じるため，起源となる細胞の特徴を引き継ぐことが多く，病理組織を見ると細胞の由来がわかることが多い．炎症に伴い遺伝子変異が誘発される，もしくは細胞分裂が増え分裂の際に蓄積した遺伝子変異が顕性化することで発がんに関与しやすい．

　小児の腫瘍は"初期のプログラムミス"のような状態である．重篤な変異であれば出生早期に生じることが多く，年齢が上がるに従い頻度は減少する．具体例として，網膜芽細胞腫は*RB1*遺伝子変異により出生早期に多発腫瘍が発見されることが多いものの，5歳以降に発見されることはまれである．幼若な細胞に由来する腫瘍が多く，病理組織を見てもいわゆる小型円形細胞で類似していることが多く，正確な診断が難しいことが多いことも特徴である．

　小児の腫瘍は，進行の速いものが多い．細胞分裂が活発であることに加え，血流が豊富であること，腫瘍由来の血管増殖因子など細胞外環境なども関与していると考えられる．また，特に乳幼児では自覚症状の訴えが乏しく症状をうまく表現できないため，早期発見のきっかけに乏しく，比較的進行して発見される場合が多い．結果として，眼内腫瘍の場合に眼球を温存できない症例が少なくない．

診察の前に問診を

診察を始めてからでは，特に乳幼児は泣いてしまい，保護者も気がかりで有用な情報を得ることが難しくなる．診察室に入った時点で，冗長とならない範囲で，いつごろから，どのような症状があったのかを確認する．以下のような点を考えながら，必要な情報を手際よく収集する．

- 片眼か両眼か
- 視線のずれることがないか
- 片眼のみ充血しやすいことはないか
- 片眼のみ触る，こする，たたく，押すなどのしぐさがないか
- 写真を撮るときに片眼のみ光って見えたことがないか

また，家族性疾患を疑う場合には，以下のような点も聞いておくとよい．

- きょうだいなど家族内に同じような症状の人はいないか
- 親戚に同じような疾患の人はいないか
- （網膜芽細胞腫の場合）若年発症のがんの人はいないか

診察室で行う検査

全く腫瘍を疑わない状態の診察と，腫瘍を疑った場合の診察では方法が異なるが，ここでは理想的な診察方法について述べる．診察に協力の得られる児童以上であれば，成人と同じ検査が可能である．乳幼児，もしくは発達遅滞など検査に協力の得られない場合，検査の必要性と全身状態を考慮して診察方法を検討する．

視　診

まず正面から顔を見て，眼瞼腫脹，結膜充血，角膜混濁，眼位，眼振の有無をみる．乳幼児では細隙灯顕微鏡を近づけるだけで泣いてしまうことも多く，抱っこされた状態で，少し離れて観察する．問診をしている間に観察するとよい．

視力検査

眼内腫瘍に限らず，視力検査は必須である．乳幼児の場合，乳幼児用視力検査が可能であれば行うべきであるが，音の出ない玩具などを見せ，興味を示すか確認することで，おおよその視機能が推定できる．

細隙灯顕微鏡検査

まず，瞳孔径の左右差，対光反射を確認する．細隙灯顕微鏡検査では，角膜（角膜径の左右差，混濁の有無），結膜充血，前房（深度，炎症，出血），虹彩（形状，結節，新生血管），水晶体（白内障，形状，位置），前部硝子体（混濁，出血，腫瘍）などを確認する．可能であれば眼圧測定も行う．

眼底検査

次いで散瞳し，眼底検査を行う．腫瘍の位置，形状，表面の性状，色調，数，播種の有無，網膜剥離や出血の有無なども確認する．前眼部の腫瘍であっても後眼部の所見により治療方針の異なる場合があり，必ず確認するよう心がける．また，両眼性の疾患もあるため，必ず両眼の検査を行う．

網膜芽細胞腫など乳幼児の腫瘍の場合，腫瘍の大きさや播種の状況がわかれば治療方針を決定することは可能であり，全例で鎮静を行う必要はなく，短時間の抑制による診察でも情報が得られる．この場合も保護者に対して検査の必要性，抑制の負荷と鎮静による負荷を説明し，事前に了承を得ておくことは重要である．詳細な検査を必要とする場合には，鎮静下，もしくは全身麻酔下での検査（examination under general anesthesia：EUA）を行う．

腫瘍の記録・写真撮影

腫瘍の大きさや性状などを記録するため，また家族への説明に用いるために，写真撮影を行うことが望ましい．前眼部病変は細隙灯顕微鏡で，眼底は使用可能な機器を用いて撮影する．協力の得

られる年齢以上であれば，成人と同じように眼底カメラ，広角眼底カメラ，光干渉断層計（optical coherence tomography：OCT）などを腫瘍の位置，大きさに応じて適宜使い分ける．協力の得られない場合には，抑制下で撮影することになる．各医療施設にある機器の種類，疾患の重篤性，患児の状態などを考慮し，検査のための検査にならないように迅速に撮影するよう心がける．

超音波検査

腫瘍性疾患を疑った場合，超音波検査は必須である．超音波Bモード検査で腫瘍が充実性であることを確認する．水平・垂直の2方向，あるいは最大径とその垂直方向の2方向で撮影し，腫瘍の大きさを3方向で計測しておくと，治療効果などを判定するときに役立つ．赤道部病変では，眼球を動かしてもらい，できるだけプローブが腫瘍に垂直に当たるように撮影することで，像のゆがみが少なく正確な計測が可能になる（図16-1）．

超音波プローブのごく近傍では正確な像が描出されないため，赤道部より前方の腫瘍を通常の超音波機器で計測することは困難であり，可能であれば超音波生体顕微鏡（ultrasound biomicroscopy：UBM）を行う．

超音波Bモードでは腫瘍の大きさだけではなく，形状，内部の信号強度，網膜剥離の有無，硝子体内の信号をみる．形状は，扁平・ドーム状・マッシュルーム状，また腫瘍辺縁がなだらかであるか急峻であるかを確認すると診断に役立つ．内部信号は，全体が均一かまだらか，表層と内部の

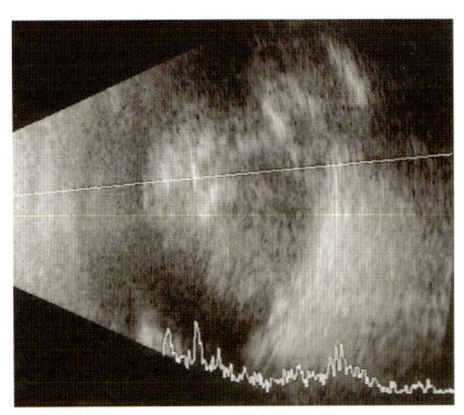

図16-2 眼内腫瘍の超音波画像
腫瘍内部の高反射は石灰化を示唆する．Aモードを重ねるとより明瞭となる．

信号強度の違い，石灰化など高信号構造の有無，内部の空胞形成などを確認する．Bモード画像にAモードも同時に撮影することで，腫瘍内部の性状がわかりやすくなる（図16-2）．網膜剥離がある場合，範囲および網膜の可動性を確認できる．硝子体は，軽度の腫瘍播種であっても超音波画像で描出されることが多く，確認するよう心がける．

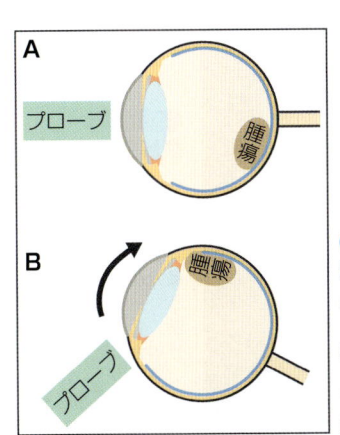

光干渉断層計

後眼部の病変では，必須の検査になりつつある．小型の病変は超音波検査で検出，計測することが困難であり，OCT画像で腫瘍の大きさを測定する．腫瘍の首座が網膜，色素上皮，脈絡膜のいずれにあるのかという点も，周囲の層構造から判断することが可能である．大きな病変ではその全体像を把握することはできないが，腫瘍辺縁部および頂点における網膜の状態，網膜下液の有無などを経時的に観察可能である．検査の協力が得られれば成人と同じく座位でのOCT，協力が得られにくい場合には手持ちOCTを活用する．

蛍光眼底造影検査

後眼部の隆起性病変であれば，蛍光眼底造影検査は重要な情報を与えてくれる．年長児であれば成人と同様の撮影が可能であり，乳幼児では通常全身麻酔もしくは鎮静下で，小児用眼底カメラを用いて行う．あくまで補助診断であること，造影

図16-1 超音波検査の工夫
A：後極の腫瘍は正面からプローブを当てる．
B：周辺部の腫瘍は眼球を腫瘍の方向に動かし，プローブの角度をつけて当てる．

小児の眼内腫瘍の特徴 | 363

剤アレルギーのリスクなどを考慮し，適応を決定する．

検査部門に依頼する画像検査

以下の検査は検査部門に依頼することになり，予約制の施設が多い．検査の必要性，意義，待機期間を考慮し，必要な検査を行う．すべての検査には検出限界があり，CT，MRI，核医学検査は眼内の小型病変では検出困難であることを念頭に置く．

CT

短時間の検査であり，乳幼児でも軽い鎮静のみで行うことができる．現在の機器を用いると，1mm程度の厚みの病変は検出可能であり解像度は高い．一方で被曝を伴う検査であり，頻繁に行うことは望ましくない．眼内腫瘍に対しては，眼球外病変の有無，石灰化もしくは骨組織の検出を目的として行う．眼球は球面であり，水平断だけでは描出されないこともあり，水平断と冠状断（前額断），矢状断など複数の断面の画像を，腫瘍の位置に応じて依頼する．造影を行うことで情報は増加するが，一般に眼内病変は小さいため造影効果の判断が難しいことがあり，造影を行うのであればMRIで行うことが優先される．

MRI

音が大きく，検査に30分程度を要することが多いため，乳幼児では静脈麻酔が必要となることが多い．年長児でも閉所恐怖症では検査困難な場合があり，あらかじめ問診を行っておく．腫瘍の診断にはT2強調画像が役立つことが多く，可能であればT1強調画像，T2強調画像，造影T1強調画像を依頼する．撮影方向は，CTと同じく水平断，冠状断，矢状断から必要な方向を指示する．MRIは後で任意断面の画像を再構成できるため，眼内腫瘍の場合，視神経の走行にそって角度をつけた矢状断・水平断があると理解しやすい（図16-3A）．視神経は蛇行しているため水平断だけでは評価が難しく，視神経浸潤の評価は冠状断で左右差を確認する（図16-3B）．

核医学検査

核医学検査は被曝を伴う検査であることを理解し，適応を判断する．以前はガリウムシンチグラフィが主体であったが，現在では^{18}F-FDG PET（^{18}F-fluoro-deoxy-glucose positron emission tomography）が頻用される．5mm程度の病変は検出可能といわれているが，活動性の低い病変は悪性であっても検出できないこと，糖尿病患者もしくは糖分摂取4時間以内では信頼できる結果にならないこと，涙腺近傍は生理的集積があり判断困難であることに留意する．検査目的は眼内病変の活動性評価以上に，全身他部位の病変の検出である．

脳血流の評価に用いられる^{123}I-IMP SPECT（N-isopropyl-p-[^{123}I] iodoamphetamine single photon emission computed tomography）が，脈絡膜悪性黒色腫の検出に優れることがわが国から報告されている[1]．眼内病変，特に色素性腫瘍に対しては，^{18}F-FDG PETに勝る検査である[2]．色素量に依存すると考えられており，色素の多い毛様体腫瘍では偽陽性を示すことが多く，診断感度は低下する．

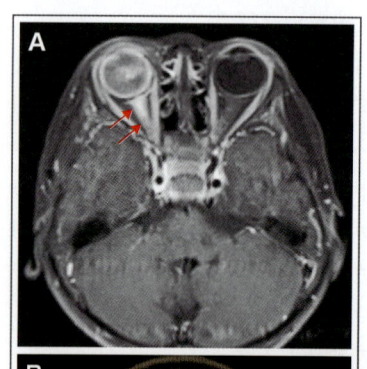

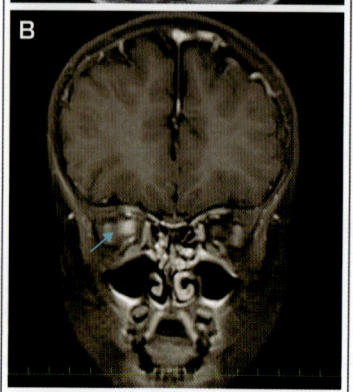

図16-3
網膜芽細胞腫
A：視神経浸潤．視神経にそった断面で右視神経（図の左）が腫脹・造影され腫瘍の視神経浸潤を疑う（→）．B：冠状断．右視神経が左に比べ太く造影されている（→）．冠状断は視神経の左右差がわかりやすい．

腫瘍生検を行うべきか

臨床診断ができれば生検はしない

眼内病変は通常診断のための生検を行わず，臨床診断に基づき治療方針を決める．背景には，以下のような理由がある．
①眼内病変は透明な構造を通して直接観察可能であるため，臨床診断をつけやすいこと
②特に後眼部では，構成成分が網膜，色素上皮，脈絡膜であり，生じる腫瘍が限られること
③視機能を維持して眼内腫瘍の生検を行うことが容易ではないこと
④悪性腫瘍の場合，眼球外散布を生じ，結果として遠隔転移を生じ生命予後を悪化させるリスクがあること，など．

言い換えると，臨床診断が困難な場合や上記リスクを上回る利点のある場合には，生検，もしくは腫瘍切除が勧められることになる．生検を行う場合には，その意義とリスクを考慮し，本人および家族に説明したうえで判断することが重要である．

臨床診断ができなければ生検を検討する

生検を行う場合，針生検，部分切除，全切除，眼球摘出の方法がある．針生検は出血や網膜剥離のリスク，組織が微細であり診断の困難な場合があることに注意する．毛様体もしくは周辺部眼底の病変では，強膜半層切開を行って部分切除もしくは全切除を行うことになるが，腫瘍の大きさ・位置により手術法を選択する．

部分切除を行った場合，良性腫瘍であればただちに眼球摘出を行う必要はないが，腫瘍が増大すればいずれ追加治療が必要であることを考えるとあまり勧められない．悪性腫瘍であることが判明すれば，眼球摘出もしくは放射線治療を行うことになる．増大する虹彩病変の場合，部分切除を行うより最初から全切除を考える．緑内障や強い炎症を伴う場合などは，除痛目的もかねて眼球摘出を行い結果として診断の確定する場合がある．

疾患

原発の腫瘍性疾患として，虹彩は嚢腫・母斑，毛様体腫瘍は髄様上皮腫・黒色細胞腫・悪性黒色腫，眼底は網膜芽細胞腫・網膜細胞腫・星細胞過誤腫・悪性黒色腫・網膜血管腫・脈絡膜血管腫・脈絡膜骨腫などの頻度が高い．悪性黒色腫は成人では頻度が高いが，小児にはまれである．また小児では，部位によらず肉芽腫・白血病浸潤〔第13章「全身病に伴う異常」(312頁) 参照〕なども鑑別診断として考慮する必要がある．

注意すべき点

網膜芽細胞腫は約2万人に1人であるが，それ以外の腫瘍性疾患は頻度がさらに低く，実際に直面する機会は少ないと思われる．腫瘍の可能性は常に考えつつも，非腫瘍性疾患である可能性が高く，すべてを腫瘍と考えず，冷静に判断することが重要である．医師の不安は家族に伝わるため，わからない点はわからないと伝え，必要に応じて専門病院へ紹介するかセカンドオピニオンを勧める．

疾患

網膜芽細胞腫：retinoblastoma

疾患概念

幼若な網膜細胞ががん化，増殖し腫瘍を形成した状態である．13番染色体長腕に座位する*RB1*遺伝子の変異が原因の単一遺伝子疾患と考えられている．体細胞に*RB1*遺伝子変異があると1/2の確率で子どもに遺伝する．眼球内限局期であれば5年生存率95%以上が期待され，早期発見・早期治療が要求される．

所見

網膜の白色隆起病変で（図16-4），多発する場合がある．3乳頭径を超えると滲出性網膜剥離や

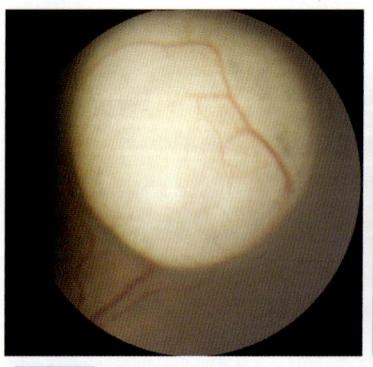

図 16-4 網膜芽細胞腫
黄白色隆起病変で，表面に微細な腫瘍血管が見える．

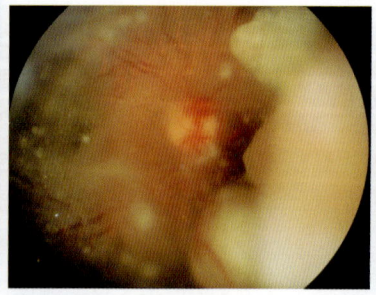

図 16-5 硝子体播種
腫瘍が硝子体腔へ播種し，増殖することで大小の腫瘍塊が浮遊している．

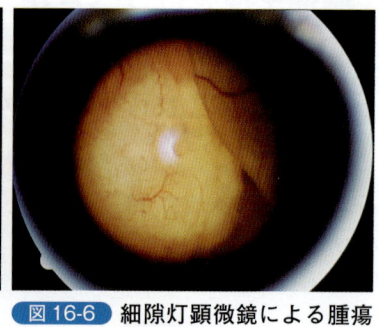

図 16-6 細隙灯顕微鏡による腫瘍の観察
後極に大きな腫瘍があり，剥離した網膜，硝子体播種も観察できる．

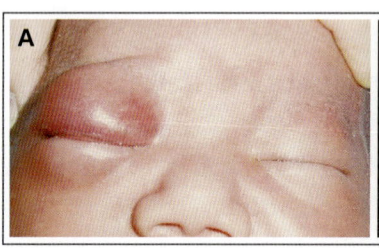

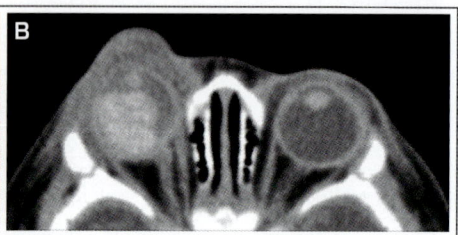

図 16-7 眼窩炎症を生じた網膜芽細胞腫
著明な右眼瞼腫脹があり（A），CTで眼内の大きな腫瘍と前部眼窩炎症が確認できる（B）．腫瘍の眼球外浸潤はない．

硝子体播種（腫瘍細胞が崩れて硝子体へ散布した状態）を伴うことが多い（図 16-5）．腫瘍が大きな場合には，細隙灯顕微鏡で腫瘍を直接観察することができ（図 16-6），臨床的に白色瞳孔（第 13 章 268 頁参照）を呈する．黄斑部腫瘍の場合は，比較的小さくても斜視を生じて発見されることがある．進行期病変では，腫瘍の増大に伴い水晶体が圧排され緑内障併発，網膜剥離に伴う虚血で新生血管緑内障を併発，腫瘍の急速な増大に伴い虚血から腫瘍壊死を生じ眼窩炎症を併発することがある（図 16-7）．硝子体播種が高度な場合にはぶどう膜炎として，また硝子体出血などを契機として発見されることがある．

進行期になると，腫瘍が視神経浸潤（図 16-3）や眼窩浸潤を生じて眼球突出，頭蓋内浸潤に伴い頭痛・ふらつきなど水頭症症状を伴うことがある．

鑑別すべき疾患

網膜の白色隆起病変の鑑別として，網膜細胞腫，星細胞過誤腫，肉芽腫．白色瞳孔の鑑別として，胎生血管系遺残（旧名称は第1次硝子体過形

Column

網膜芽細胞腫の遺伝子診断

網膜芽細胞腫の診断は，臨床診断・病理診断で行う．本疾患に対する遺伝子診断という言葉は，*RB1* 遺伝子の保因者診断を意味する．1細胞内にある2遺伝子座の一方の *RB1* 遺伝子に変異がある状態では細胞機能は正常であり，もう一方の遺伝子座にも変異を生じると発がんする．生まれながらにすべての細胞に *RB1* 遺伝子変異が備わった状態（生殖細胞系列変異）であれば，眼内では多発腫瘍を生じ，体細胞では二次がんを生じ，生殖細胞から子どもへ遺伝することが問題となる．血液細胞でこの変異を検出することができれば，家族の保因者診断に役立てることができ，これが網膜芽細胞腫の遺伝子診断の目的である．FISH法は検査会社で可能であるが変異の10％程度しか検出できず，現在先進医療としてDNA・RNAなどの検査が行われている．検査の意義，限界を理解したうえで行うことが重要であり，検査前のカウンセリングが重要である[4]．

成遺残)，種々の網膜剝離（Coats 病，未熟児網膜症，家族性滲出性硝子体網膜症など）．

治療

眼内進行例，眼球外浸潤例では眼球摘出を行い，病理診断を行う．視神経浸潤や著明な脈絡膜浸潤を伴う場合には，転移予防のために全身化学療法や放射線治療などの後療法を行う．視機能が期待できる場合や両眼性の場合，非進行例に対して全身化学療法，局所化学療法，小線源治療，レーザー，冷凍凝固などを用いて眼球温存治療を行う[3]．

経過観察の注意点

眼球を温存した場合，瘢痕化した腫瘍の再発に注意し定期的な眼底検査を行う．再発は1年以内に生じることが多く，1〜2ヵ月ごとに診察することが望ましい．

眼球摘出を行った場合，眼窩内再発および遠隔転移は1年以内に生じることが多い．義眼を外して眼窩内に腫瘍を触知しないことを確認する．視神経浸潤など転移の危険因子がなかった場合，転移する確率は1％以下である．CT や核医学検査は被曝を伴い二次がんを誘発するリスクがあるため，漫然と全身検査を継続することは勧められない．患児の自覚症状に応じた検査が重要である．

片側性症例であっても，遅れて他眼に腫瘍を生じることがあるため，5歳頃までは定期的に他眼の診察を行う．家族性，両眼性の場合には多発腫瘍に注意し，慎重に定期検査を行う．

患者への説明

悪性腫瘍であり，的確で時期を逸しない治療が必要である．眼球内にとどまっている場合の生命予後は 95％以上期待できるが，遠隔転移や頭蓋内浸潤を生じると予後不良である．眼球温存治療の意義と限界を説明したうえで，治療方針を決める．

網膜細胞腫：retinocytoma

疾患概念

網膜芽細胞腫の良性亜型と考えられる病態である．家族性症例にみられることがあり，*RB1* 遺伝子変異が関与していると考えられるが，このような症例は眼球摘出されることがないため通常は組織像を確認できず，詳細不明である．時に悪性化する．

所見

石灰化を伴うが腫瘍自体は血管に乏しく，網膜芽細胞腫に比べ透明感がある（図 16-8）．境界が明瞭で，周囲に網膜色素上皮の変性を伴う．臨床像は放射線もしくは化学療法で治療した後の網膜芽細胞腫に類似する．蛍光眼底造影検査では蛍光漏出を認めない（図 16-9）．

鑑別すべき疾患

網膜芽細胞腫．

治療

治療せず経過観察を行う．

経過観察の注意点

発見当初は1ヵ月ごと，変化がみられなければ

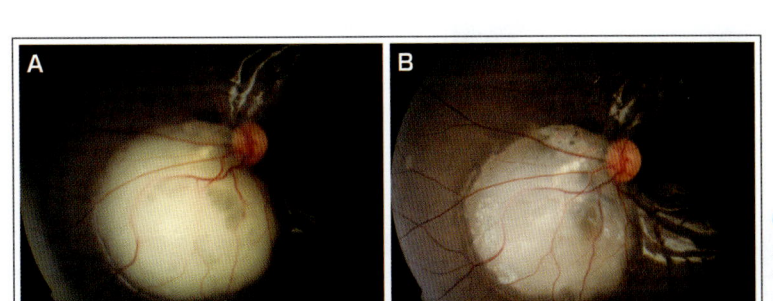

図 16-8 網膜細胞腫
A：腫瘍の境界が明瞭で，網膜血管の変化に乏しく，腫瘍表面の微細な腫瘍血管がない．B：7年後，腫瘍は厚みが減少し，周囲に変性を生じている．

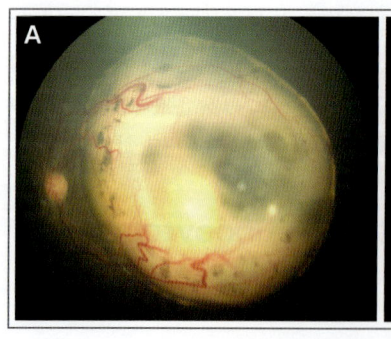

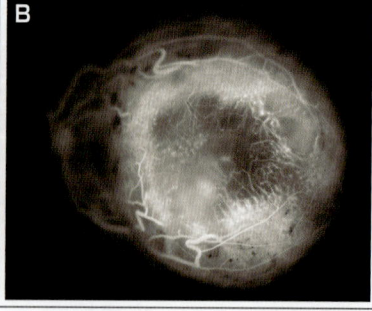

図 16-9 網膜芽細胞腫の蛍光眼底造影検査
A：後極の大きな腫瘍で，内部に空隙を伴う．B：微細な腫瘍血管はあるが，1分後でもほとんど蛍光漏出は生じていない．

間隔を延ばして診察を行う．眼底写真，超音波Bモード検査，可能であれば蛍光眼底造影検査，OCTを行い変化の有無をできるだけ客観的に判断する．増大する場合は，網膜芽細胞腫とみなして治療する．

患者への説明

網膜芽細胞腫の良性亜型と考えられる疾患であるが，時に悪性化するため，長期にわたって経過観察を行うことが必要である．

悪性黒色腫：malignant melanoma

疾患概念

メラノサイトががん化した疾患であり，褐色隆起病変を呈する．小児期の発症頻度は低く，70歳以上の高齢者の頻度が高い．また，白色人種の有病率が高く，アジア人種ではその1/20程度とまれである．原因遺伝子は未解明であるが，皮膚悪性黒色腫と異なる遺伝子発現が報告されつつある．

所見

虹彩に病変があると，細隙灯顕微鏡で褐色隆起病変が確認できる（図16-10）．毛様体の場合，虹彩が前弯し隅角に腫瘍が直視されることがある．眼内悪性黒色腫の90%以上は脈絡膜に生じ，ドーム型～マッシュルーム型の灰白色～褐色隆起病変で（図16-11A），時に滲出性網膜剥離を伴う．ブルッフ膜を穿破すると，褐色調の強い隆起になる（図16-11B）．フルオレセイン蛍光眼底造影検査では色素上皮障害を反映する多発点状過蛍光，インドシアニングリーン蛍光眼底造影検査では腫瘍内異常血管が特徴的所見である．

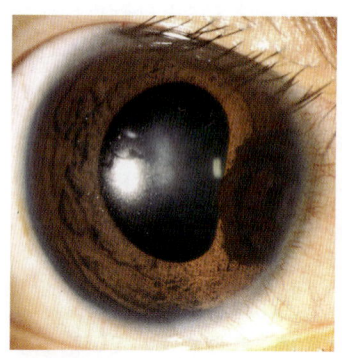

図 16-10 虹彩悪性黒色腫
虹彩に褐色隆起病変があり，瞳孔が変形している．

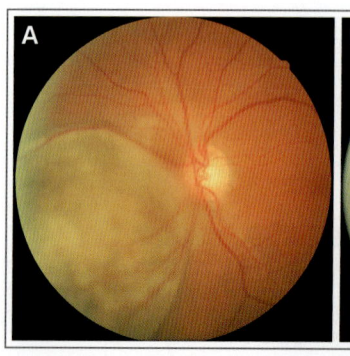

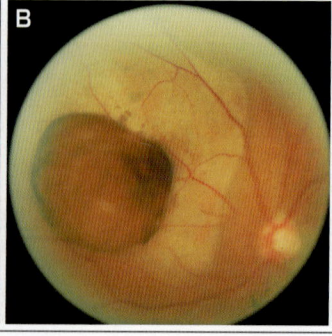

図 16-11 脈絡膜悪性黒色腫
A：灰白色～褐色の隆起病変が見える．表層の網膜血管の変化は乏しい．B：灰白色の隆起の一部がさらに褐色調に突出している．

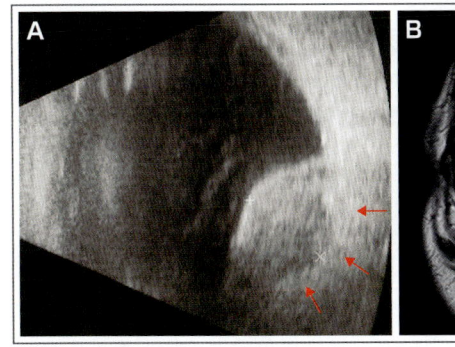

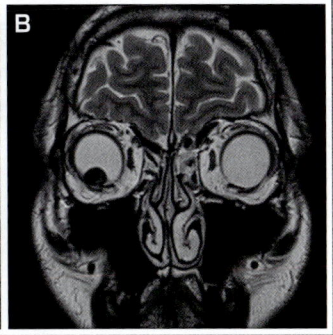

図 16-12 悪性黒色腫
A：超音波画像．腫瘍表面に比べ内部信号が低い．腫瘍が後方に突出して見える excavation は特徴的である（→）．B：MRI 画像．T2 強調画像で著明な低信号を示す．

超音波 B モード検査では充実性で，内部信号は軽度低下している（図 16-12A）．MRI T2 強調画像では，著明な低信号を呈し造影効果を示す（図 16-12B）．核医学検査では，^{123}I-IMP-SPECT の 24 時間後の後期相で腫瘍に集積を示すことは診断的意義が高い．

鑑別すべき疾患

母斑，黒色細胞腫．隆起を伴わない病変では網脈絡膜瘢痕，網膜色素上皮肥大．

治療

増大する場合，もしくは腫瘍厚が 3 mm 以上の病変は本疾患とみなして治療を行う．腫瘍厚が 2 mm 以下の場合には経瞳孔温熱療法，5 mm 以下で視神経乳頭から 1 乳頭径以上離れている場合に小線源治療，それ以上の大きな腫瘍は粒子線治療か眼球摘出を行う．虹彩・毛様体病変の場合には，経強膜腫瘍切除を行う場合がある．

経過観察の注意点

放射線による眼球温存治療を行った場合，腫瘍は軽度縮小するが隆起病変は残存する．眼底検査および画像検査による増大の有無の経過観察が重要である．遠隔転移は大部分が肝臓に生じるため，定期的に腹部画像検査を行う．

患者への説明

生命を脅かす疾患であるが，病期によっては眼球を残す治療が可能であり，専門施設での治療が必要である．

黒色細胞腫・母斑：
melanocytoma・nevus

疾患概念

母斑はメラノサイト由来の過形成であり，良性疾患である．視神経乳頭および虹彩毛様体には色素が濃く色素撒布を伴うことの多い黒色細胞腫を生じるが，これは母斑の亜型と考えられる．無症状で他疾患の検査の際に偶然発見されることが多い．多くは成人になり発見され小児の報告は少ないが，先天性の過誤腫と考えられる．

所見

脈絡膜母斑は軽度隆起を伴う脈絡膜病変で，通常腫瘍径は 1〜2 乳頭径程度の褐色〜灰白色病変である（図 16-13）．漿液性網膜剥離はまれで，視機能に影響しないことが多く，経過観察で増大しない．

視神経乳頭黒色細胞腫は，乳頭部に生じ乳頭の一部を覆う形状を示す（図 16-14）．周囲の網膜下へ隆起のない色素の広がりを伴い，時に滲出性

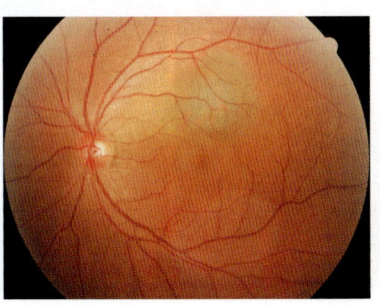

図 16-13
脈絡膜母斑
境界はやや不明瞭で，軽度隆起を伴う色素病変を認める．

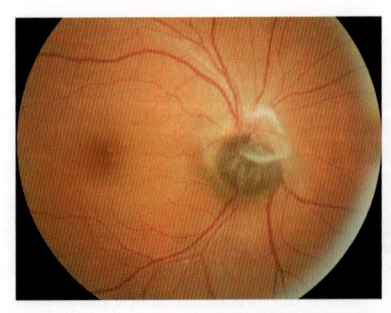

図 16-14
視神経乳頭黒色細胞腫
乳頭部に褐色隆起，周囲の網膜下に色素の滲み出しがある．

変化や残存乳頭の浮腫を伴い視野欠損を自覚する．蛍光眼底造影検査では低蛍光を示し，漏出は生じない．

鑑別すべき疾患

悪性黒色腫．

治療

治療法はない．腫瘍が増大する場合には悪性黒色腫の可能性が高く，同様の治療を行う．

経過観察の注意点

眼底写真を撮影，可能であれば超音波Bモード検査かOCTも行い腫瘍厚と腫瘍径の推移を確認する（図16-15）．発見当初は1～2ヵ月で増大のないことを確認できたら，以後数ヵ月ごとに眼底検査を行う．

患者への説明

良性腫瘍で治療は不要であるが，まれに悪性化の報告もあり，念のため経過観察を行うことが望ましい．

網膜色素上皮肥大：hypertrophy of the retinal pigment epithelium

疾患概念

境界明瞭で隆起を伴わない褐色病変である．細胞の増殖ではなく色素の多い状態であり，本来の腫瘍ではないが，悪性黒色腫との鑑別疾患の一つであり本章に記載する．

所見

境界は非常に明瞭で円形を呈し，隆起はない．内部に脱色素斑を伴うことが多い（図16-16A）．長期間経過をみると病変は不変かわずかに増大するが，内部の脱色素斑は拡大する（図16-16B）．双眼倒像鏡などを用いて眼底を立体的に観察し，超音波Bモード検査で隆起のないことを確認する．周辺部病変では困難な場合があるが，OCTを撮影すると隆起のないことが明らかである（図16-16C）．

鑑別すべき疾患

母斑，悪性黒色腫．多発している場合には，家族性腺腫性ポリポーシス（familial adenomatous polyposis：FAP）[5]の随伴病変である可能性を考え，大腸癌の家族歴の聴取を行い，内視鏡検査を勧める．

治療

治療は不要である．

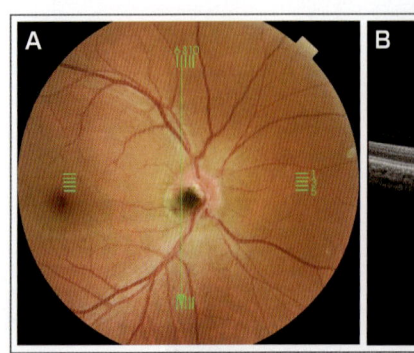

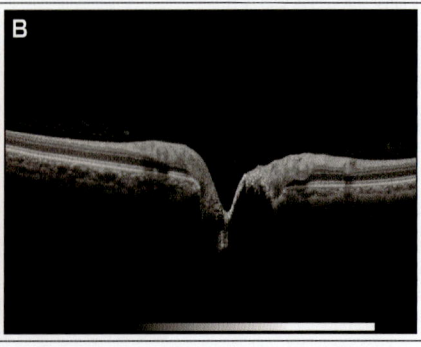

図16-15
視神経乳頭黒色細胞腫
視神経乳頭部に小型黒色細胞腫があり（A），OCTで色素の広がり，大きさの計測が可能である（B）．

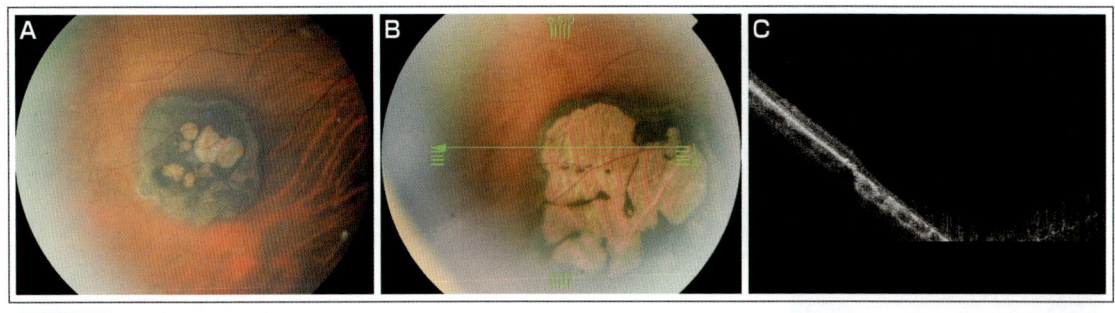

図16-16 網膜色素上皮肥大
A：境界明瞭な暗褐色病変であり，隆起はない．B：Aの15年後．カメラの画角が異なっているが病変はわずかに拡大，脱色素斑は広がっている．C：BのOCT像．隆起はなく，脱色素斑部はわずかに萎縮陥凹していることがわかる．

経過観察の注意点

色調は時間とともに変化し，脱色素斑が増大する．病変自体の増大，隆起の有無を確認する．

患者への説明

先天性の病変であり，厳密には腫瘍ではなく，大きくなることはほとんどない．視機能に影響しない．経過観察を行い増大しないことを確認できると安全である．

網膜星細胞過誤腫：
retinal astrocytic hamartoma

疾患概念

結節性硬化症（tuberous sclerosis）に随伴する場合と孤発例がある．結節性硬化症は種々の臓器に過誤腫を生じる疾患であり，頭蓋内病変によるてんかん，皮膚の皮脂腺腫，腎腫瘍，網膜過誤腫などに伴う症状を呈する．*TSC1*と*TSC2*遺伝子が原因遺伝子である．

所見

眼底に白色隆起病変を生じ，通常増大しないがまれに増大し出血する場合がある．桑の実様と表現される表面に凹凸を伴うドーム状の外観を呈する場合と（図16-17A），網膜芽細胞腫類似の平坦な白色半透明病変として観察される場合がある（図16-17B）．時に石灰化を伴うが，網膜芽細胞腫に比べ黄色調が強い．細胞分裂が遅いことを反映し，隆起は軽度で辺縁の立ち上がりがなだらかである．蛍光眼底造影では早期に腫瘍内の微細血管が見えるが（図16-17C），後期でも蛍光漏出を認めない（図16-17D）．

鑑別すべき疾患

網膜芽細胞腫，網膜細胞腫．

治療

通常，治療は不要である．出血を繰り返す場合には，硝子体手術，網膜光凝固を行う場合がある．

経過観察の注意点

網膜芽細胞腫を否定するために，経過観察を行

Column

血管腫と血管奇形

臨床の場で"血管腫"と呼んでいる疾患は，乳児の眼瞼に生じる乳児血管腫，眼底にみられる毛細血管腫，海綿状血管腫などがある．乳児血管腫は血管内皮細胞が増殖したものであり，腫瘍と呼ぶことができる．一方で，毛細血管腫は毛細血管が，海綿状血管腫は静脈血管が塊を形成したものであるが，血管内皮細胞，平滑筋細胞，間質細胞などから構成される血管が増殖しているのであって，単一細胞が増えているわけではなく，厳密には腫瘍ではなく奇形である．毛細血管腫は毛細血管奇形，海綿状血管腫は静脈奇形，リンパ管腫はリンパ管奇形という呼称が提唱され，血管腫・血管奇形診療ガイドラインがつくられている[6]．

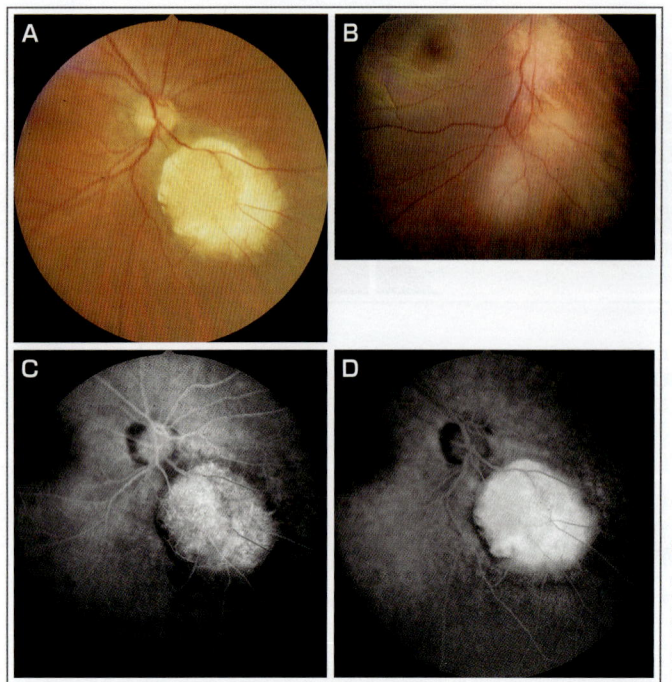

図 16-17 網膜星細胞過誤腫と蛍光眼底
A：網膜芽細胞腫に比べ黄色調の強い病変であり，網膜血管の変化が乏しい．B：境界不明瞭な白色隆起病変が複数生じている．C：Aの蛍光眼底（早期）．腫瘍内の微細な血管が見える．D：Aの蛍光眼底（後期）．蛍光の貯留はあるが漏出を認めない．

い腫瘍の増大がないことを確認する．

患者への説明

眼病変は増大しなければ，積極的な治療を行う必要はない．中枢神経病変，腎病変など小児科医師とともに経過観察を行う．

脈絡膜血管腫：choroidal hemangioma

疾患概念

慣用的に血管腫と呼んでいるが，厳密には血管奇形に分類され，本来の腫瘍ではない（コラム「血管腫と血管奇形」参照）．ただし，現状では血管腫の呼称が一般的であり，本章もこれを用いる．脈絡膜血管腫は海綿状血管腫であり，孤立性と，Sturge-Weber症候群に合併するびまん性がある．

所見

孤立性脈絡膜血管腫は小児期で発見されることは少なく，通常成人で，漿液性網膜剥離に伴う視力低下，変視症で発見される．橙色のドーム状隆起として認められ，漿液性網膜剥離を伴うことが多い（図 16-18）．自覚症状を生じる病変は後極に多い．蛍光眼底造影検査では，動脈相で網目状の血管が確認され，過蛍光を呈する．超音波Bモード検査では内部信号が高く，CTやMRIでは著明な造影効果を示す．

びまん性脈絡膜血管腫はSturge-Weber症候群に併発する．広範囲に脈絡膜血管腫が広がり，トマトケチャップ様眼底と呼ばれる（図 16-19）．眼瞼血管腫とともに上強膜・隅角にも異常血管があり，緑内障の併発に注意する．

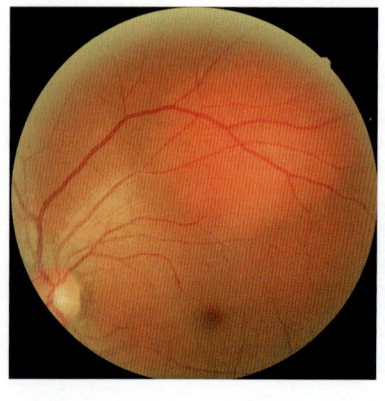

図 16-18 孤立性脈絡膜血管腫
境界の比較的明瞭な橙色隆起病変を認める．

第16章 眼内腫瘍

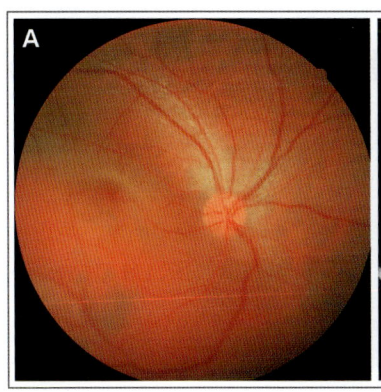

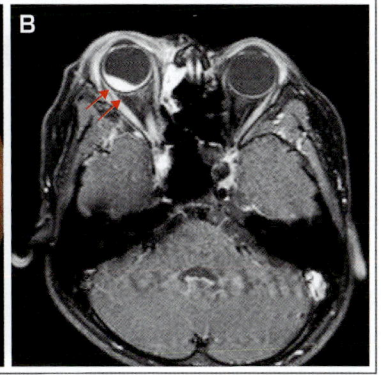

図 16-19 びまん性脈絡膜血管腫
A：広範囲に橙色の隆起病変が広がる．B：造影 CT 画像．血管腫（→）は造影剤により著明に造影される．

鑑別すべき疾患

小児ではまれであるが転移性腫瘍．

治 療

無症状であれば経過観察する．漿液性網膜剥離に伴う視力低下に対しては光凝固，経瞳孔温熱療法，光線力学的治療などのレーザー治療を行う．びまん性脈絡膜血管腫に対しては，20 Gy 程度の低線量放射線治療が有効である．

経過観察の注意点

レーザー，放射線治療は腫瘍の活動性を抑える目的であり，完全破壊は困難である．視力，漿液性剥離の観察を行い，活動性が再燃した場合には追加治療を検討する．

患者への説明

良性腫瘍であり，治療目的は視機能の維持であって，腫瘍の完全破壊ではないことを伝える．視機能をみながら適宜治療を行う．

網膜血管腫：retinal hemangioma

疾患概念

網膜血管腫において，海綿状血管腫はまれで多くは毛細血管腫である．孤発性の場合と，小脳血管腫などを伴う von Hippel-Lindau 病がある．*VHL* 遺伝子変異により生じる常染色体優性遺伝疾患である．網膜血管腫の本体は，血管自体ではなく間質細胞の VEGF 発現亢進であり，血管は VEGF による反応性増殖と考えられている[7]．

所 見

赤道から周辺部に生じる赤色隆起病変であり，周囲に滲出性変化が強く，流入・流出血管の拡張蛇行を伴う（図 16-20）．両眼，多発することが多い．進行すると増殖硝子体網膜症により失明することがある．乳頭近傍にも生じることがあり，グリアの増生を伴うため白色調が目立つ（図 16-21）．

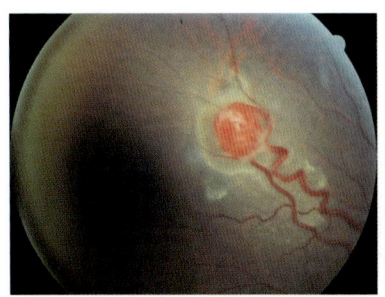

図 16-20 網膜血管腫
赤色隆起病変で，流入・流出血管の拡張が著明である．

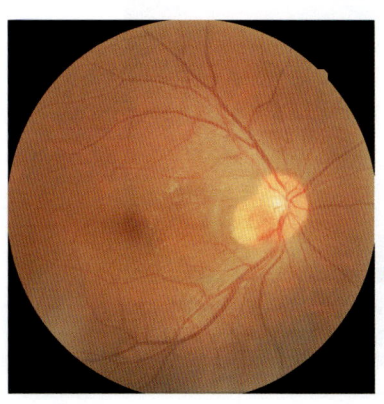

図 16-21 乳頭部血管腫
乳頭部血管腫は黄白色の症例が多い．

鑑別すべき疾患

vasoproliferative retinal tumor（コラム参照），網膜蔓状血管腫．

治療

滲出性変化の強い場合は治療適応であり，経瞳孔温熱療法，光線力学的療法，網膜光凝固などのレーザー治療，冷凍凝固を行う．病変の首座は血管ではなく間質細胞であるため，小線源治療など放射線治療の効果は限定的である．

経過観察の注意点

滲出性変化などに注意し，活動性をみる．増悪時には追加治療を行う．

患者への説明

網膜血管腫をみた場合，von Hippel-Lindau 病の可能性を考えて全身検査を行う．眼底は定期検査を行い，活動性の高い場合には視機能維持のため適宜追加治療を行う．

Column

vasoproliferative retinal tumor（図16-22）

網膜に網膜血管腫様の病変を生じる疾患群であり，成人に生じる．黄色調の強い隆起病変と，その周囲に強い滲出性変化，陳旧例では増殖性変化を伴う．先天性の網膜血管腫と異なり，網膜血管の拡張蛇行のないことが特徴である．

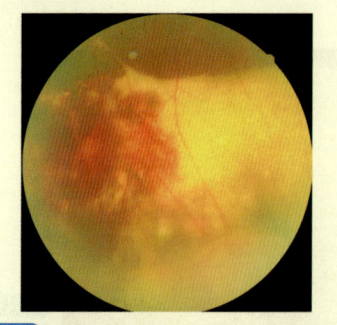

図16-22 vasoproliferative retinal tumor
下方周辺に黄色〜赤色の隆起病変があり，周囲の滲出性変化が強い．網膜血管の拡張蛇行はない．

脈絡膜骨腫：choroidal osteoma

疾患概念

脈絡膜に生じる扁平黄白色病変であり，原因は不明であるが，骨性分離腫（異所性骨組織），炎症の関与などの説がある．緩徐増大傾向を示すことが多く，黄斑機能に影響を及ぼし発見されることが多い．

所見

境界鮮明で扁平な黄白色隆起病変であり，腫瘍表面に微細な血管を伴うことが多い（図16-23A）．超音波Bモード検査で強い反射を示し（図16-23B），CTにて骨と同程度の吸収を示す（図16-23C）．新生血管からの出血，漿液性網膜剝離などにより視力低下を生じる．時に，両眼に生じることもある（図16-24）．

鑑別すべき疾患

網膜芽細胞腫，星細胞過誤腫など石灰化を伴う疾患．

治療

通常は無治療経過観察を行う．新生血管に対し光凝固，光線力学療法などのレーザー治療を行う場合がある．

経過観察の注意点

腫瘍の拡大，新生血管の評価などを行う．

患者への説明

良性疾患であるが，原因は不明であり治療法は確立していない．視力に影響する場合には対症療法としてレーザーを行う．

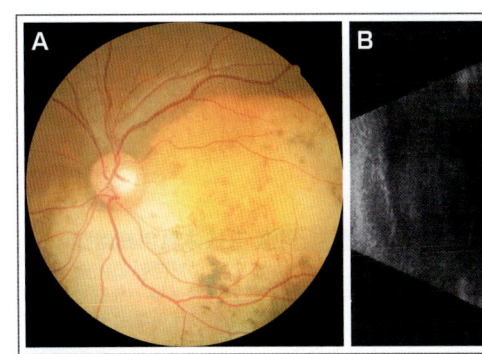

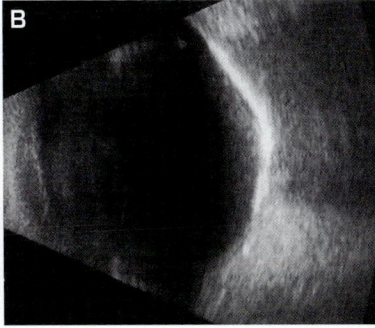

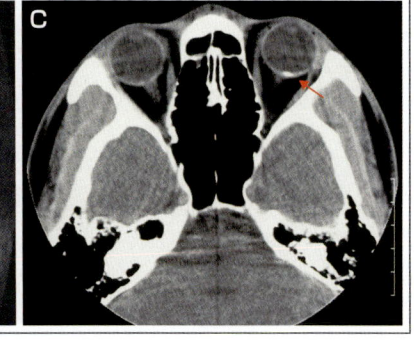

図 16-23 脈絡膜骨腫
A：黄白色で軽度扁平隆起を伴う腫瘍である．部分的に新生血管を伴う．B：超音波 B モード検査画像．病変部は強い反射を示し，病変の後方は黒く抜けて見える（音響陰影）．C：CT 画像．眼球後面に骨と同程度の CT 値を示す病変が見える（→）．

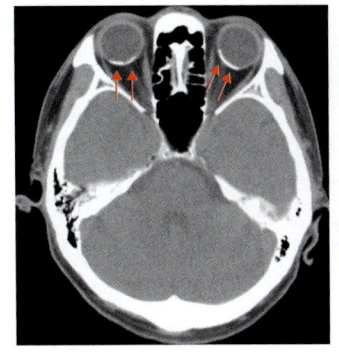

図 16-24 両眼の脈絡膜骨腫
両眼後極に，板上に広がる骨腫が確認できる（→）．

毛様体腫瘍：ciliary body tumor

疾患概念

毛様体は上皮，神経，筋，間質などから成り立つため，種々の腫瘍が生じる．初期には無症状であり，腫瘍が大きくなって発見されることが多い．小児は髄様上皮腫，黒色細胞腫，神経鞘腫などがあり，成人にみられる悪性黒色腫，平滑筋腫，腺腫・腺癌などは少ない．

所見

腫瘍が虹彩を圧排することで虹彩の前弯，浅前房を生じ，水晶体を圧排することで偏位や白内障を生じる．出血，ぶどう膜炎，緑内障を伴うことがある．瞳孔領から腫瘍を直視できる場合が多く，毛様体無色素上皮由来の腫瘍以外は表層を色素上皮が覆うため褐色のことが多い（図 16-25）．腫瘍の位置，大きさの同定には超音波生体顕微鏡が有用である．MRI は T2 強調画像で低信号を呈する腫瘍が多く，質的診断は難しい（図 16-26）．

鑑別すべき疾患

転移性腫瘍，嚢胞など．

治療

視機能障害が軽度の場合，経過観察を行う．増大傾向のある場合や，視機能障害を生じている場

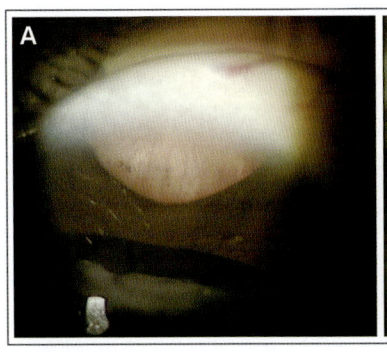

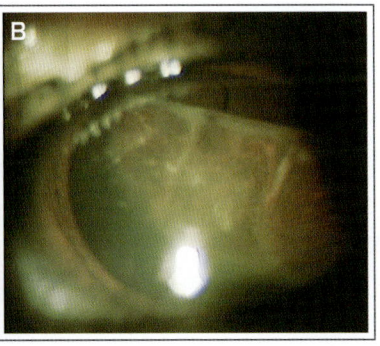

図 16-25 毛様体腫瘍
A：隅角が離解し黄白色腫瘍が直視できる．B：瞳孔領を見ると，腫瘍表面に鋸状縁があり，色素上皮に覆われているため褐色病変に見える．

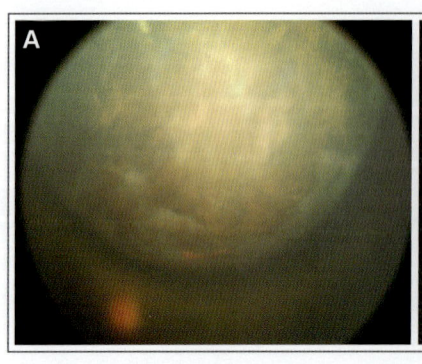

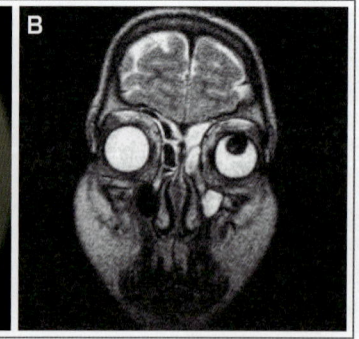

図 16-26 毛様体黒色細胞腫
上方毛様体に大きな褐色隆起病変があり (A), MRI の T2 強調画像で低信号を呈する (B). 腫瘍切除を行い黒色細胞腫の診断を得た.
（文献 8 より改変）

合は，経強膜腫瘍切除を行う．局所切除困難な場合，緑内障など合併症を生じている場合は，眼球摘出を行う．

経過観察の注意点

局所切除により悪性腫瘍の診断を得た場合，定期的眼底検査を行い，再発した場合には放射線治療もしくは眼球摘出を考慮する．術後，網膜剥離，低眼圧，白内障などに注意し観察を行う．

患者への説明

臨床診断が難しく，局所切除もしくは眼球摘出をしないと良性，悪性の判断もできないことがある．局所切除の合併症を考慮して治療方針を決めることが重要である．

続発性腫瘍
（転移性腫瘍：metastatic tumor，
炎症性肉芽腫：inflammatory granuloma）

疾患概念

虹彩，脈絡膜は血管に富む構造であり，眼球外から流れてきた腫瘍細胞や炎症細胞が腫瘤を形成し，原発腫瘍と鑑別を要することがある．白色から黄白色の腫瘤が多く，血管に富むと橙色から赤色を呈する．成人では肺癌，乳癌など上皮系腫瘍の転移が多いが，小児では上皮系腫瘍はまれであり，血液腫瘍の頻度が高い（図 16-27）．炎症性疾患では，虹彩・眼瞼の若年性黄色肉芽腫，強膜炎（図 16-28）が時にみられる．

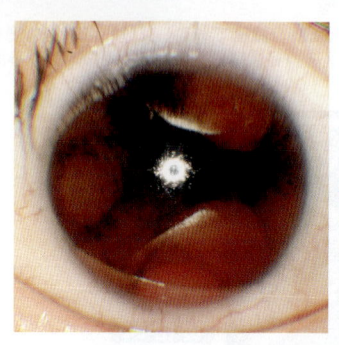

図 16-27 虹彩形質細胞腫
虹彩に黄白色の多発結節がある．生検にて形質細胞腫（骨髄腫）の診断を得た．

所 見

虹彩病変は白色隆起病変を呈し，前房内に浮遊細胞を伴い，多発することも多い．前房出血，隅角閉塞や新生血管に伴う緑内障などの随伴症状を伴うことがある．後眼部は脈絡膜の隆起病変で，表面の網膜色素上皮の状態により白色，灰白色，褐色などを呈し，滲出性網膜剥離を伴うことが多い．炎症性疾患では疼痛を訴えることがある．

超音波検査では充実性腫瘤が確認され，硝子体混濁がある場合は眼底検査より明瞭に描出される．CT，MRI ではある程度大きな腫瘤は描出されるが，信号強度は症例により異なる．腫瘍性疾患を疑った場合には，全身検査（血液，CT など）を行う．炎症性疾患を疑った場合は，炎症反応，免疫系を含めた血液検査を行う．

全身検索で特定の原因が同定できない場合には，組織採取を検討する．虹彩病変であれば前房水採取による細胞診を行う．後眼部病変が増大傾向を示す場合には硝子体手術による硝子体生検，腫瘍生検を行う．

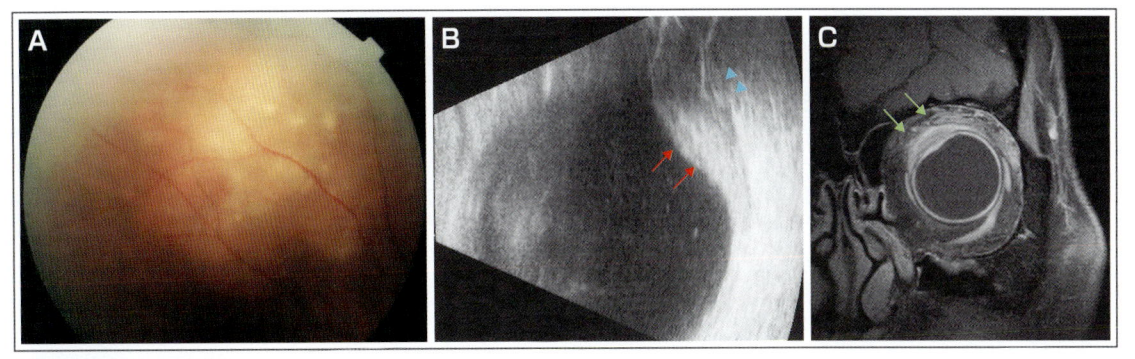

図16-28 後部強膜炎
A:主訴は疼痛で,眼底に黄白色隆起病変がある.B:超音波検査で網膜下の肥厚(→)と後方の低信号域(▶)が確認される.C:MRIでは脈絡膜の変化はわずかで強膜の肥厚(→)がきれいに描出されている.

鑑別すべき疾患

眼内リンパ腫.原疾患としては血液腫瘍,炎症性肉芽腫など.

治療

血液腫瘍であれば小児腫瘍科医に治療を依頼する.眼所見は経過観察を行い,対症療法を行う.炎症性疾患であればステロイドの点眼,テノン嚢下注射,全身投与などを検討する.乳幼児の場合,出血,混濁に伴う弱視の発症を回避するよう治療時期を検討する.

経過観察の注意点

虹彩病変では,隅角閉塞による緑内障に注意する.対側眼も定期的に観察し,病変の出現した場合も早期治療を心がける.

患者への説明

原疾患が腫瘍か非腫瘍か,良性か悪性か,炎症性疾患であれば眼局所主体か全身疾患か,については確実に伝え,適切な治療を受けるように伝える.治療反応性をみて,適宜治療方針の再検討を行う.

文献

1) Goto H, Usui M, Ishii I: Efficacy of (123) N-isopropyl-p-[(123)I]-iodoamphetamine single photon emission computed tomography for the diagnosis of uveal malignant melanoma. Am J Ophthalmol 132:937-939, 2001
2) Kato K, Kubota T, Ikeda M, et al.: Low efficacy of 18F-FDG PET for detection of uveal malignant melanoma compared with 123I-IMP SPECT. J Nucl Med 47:404-409, 2006
3) 鈴木茂伸:網膜芽細胞腫."小児がん診療ガイドライン2011年版"日本小児がん学会 編.金原出版,2011, pp161-201
4) 国立がん研究センター中央病院 遺伝相談外来のご案内 http://www.ncc.go.jp/jp/ncch/consultation/iden_sodan.html
5) 小児慢性特定疾病情報センター9.家族性腺腫性ポリポーシス http://www.shouman.jp/details/12_4_9.html
6) 血管腫・血管奇形診療ガイドライン作成委員会.血管腫・血管奇形診療ガイドライン2013
http://www.dicomcast.com/va/_userdata/vascular%20anomalies%20practice%20guideline%202013.pdf
7) Leung SY, Chan AS, Wong MP, et al.: Expression of vascular endothelial growth factor in von Hippel-Lindau syndrome-associated papillary cystadenoma of the epididymis. Hum Pathol 29:1322-1324, 1998
8) 相原由季子,助田 葵,森 泰昌,他:経強膜腫瘍切除術を施行した小児の巨大毛様体黒色細胞腫の1例.眼科臨床紀要 7:941-945, 2014

第17章 眼窩疾患

小児の眼窩疾患の特徴

解剖（構造）

　小児の眼窩は浅くかつ狭い．成人の眼窩は横方向が広いのに比べて，小児の眼窩は縦と横の大きさが同じ長さであり眼窩縁は円形に近い．眼窩底は成長とともに横方向に引き延ばされ，眼窩底の骨は薄くなる．

　成人に比べて小児の眼窩内容積は小さく，眼球周囲組織に余裕がない．成人では眼窩の最大径は涙腺窩を含む深さであり，眼窩縁ではやや狭くなる．特に眼窩上縁や涙腺部付近では，骨がひさしのようにせり出している．小児ではこの傾向が少なく，眼窩壁は眼窩縁まで比較的平坦な形状をしている．また成人よりも，眼窩外側縁が後方に位置している（図17-1）．

　小児の視神経管の正常値は，横径が6.5 mm以上で左右差が1 mm以上あれば拡大していると考えられる．視神経同士が視交叉でなす角は，新生児では68度である．瞳孔間距離は新生児で39±3 mm，2歳で48±2 mmとされている[1]．

機　能

　眼窩は，眼球と多くの脈管を保護する．骨と眼球の間には脂肪が介在し，衝撃から保護するだけでなく円滑な眼球運動を実現させている．成人では，眼窩縁の骨は特に上方と側方にて前方に発達し，車のバンパーのように眼球を衝撃から保護している．

疾患（成人との違い）

　骨の性質が成人とは異なり，柔軟性と弾力性に優れている．眼窩外の部位での骨折は，しばしば

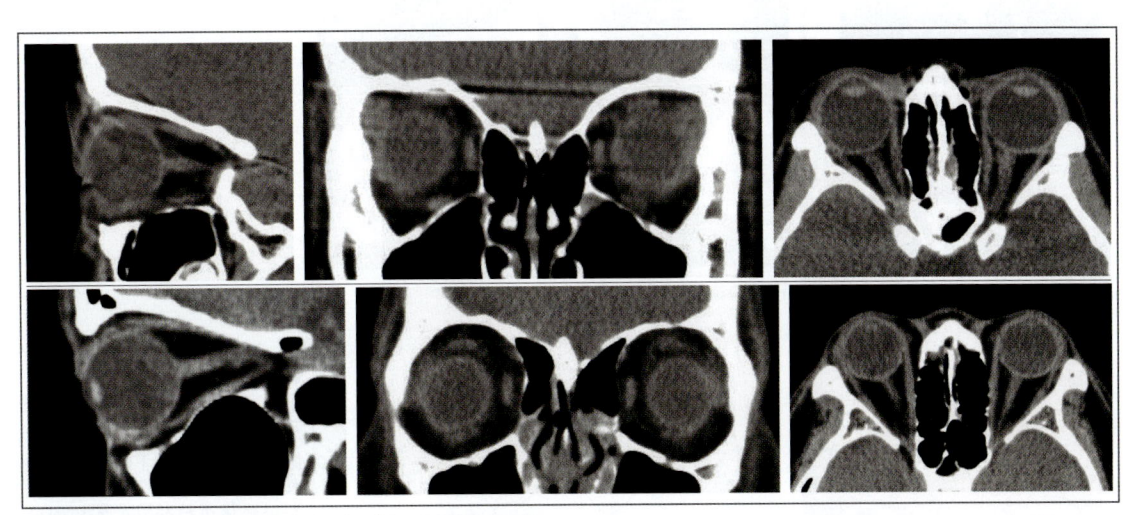

図17-1 小児（上段）と成人（下段）の眼窩CT像
小児では眼窩内容積は小さく，眼球周囲組織に余裕がない．一方，成人では眼窩内容積の増大に伴って脂肪が増加し，眼球の周囲に余裕が生まれる．また，成人の眼窩縁では骨がひさしのようにせり出している．

小児の眼窩疾患の特徴 | 379

亀裂骨折や若木骨折と形容されるような骨折となる．眼窩ではいったん開いた骨折線から眼窩内組織が脱出し，骨の位置が元に戻って骨折線に絞扼されるということが生じる．

眼窩腫瘍の組織型は，成人とは大きく異なる．良性腫瘍で多いものは，皮様嚢腫，血管腫，神経鞘腫である．悪性腫瘍は横紋筋肉腫などであり，頻度は低い．

検査・診断

画像診断では単純CTが撮像時間が短く簡便であり，通常第一選択である．幼小児の場合，CTは鎮静下に行う．MRIは全身麻酔下で行わなければならない．

手術などの治療

小児の眼窩は浅く狭いため，眼球摘出手術では器械を球後に入れることが難しく，成人よりも困難が伴う．多くは外眥切開を行ったほうが無理なく施行できる．小児では眼窩底が眼窩縁まで平坦であるため，経眼窩縁アプローチで眼窩手術をする際に，骨切りの必要がない場合が比較的多い．

疾　患

眼窩(底)骨折：orbital (floor) fracture

疾患概念

眼窩鈍的外傷により眼窩骨の脆弱部が折れて，眼窩内の軟部組織が脱出する病態である．病態の首座は，骨ではなく可動性を失った軟部組織にある．小児では解剖学的特性[2]から成人とは異なる臨床所見を認め，また早急な治療を必要とする場合があるため，特に注意が必要である[3]．

所見

小児の眼窩底骨折では，眼瞼腫脹が目立たず，嘔気や頭痛，著しい眼球運動障害を特徴とする，trap door型眼窩底骨折がよくみられる．その症状から吹き抜け骨折（blowout fracture）とも呼ばれる（図17-2）[4]．嘔気や頭痛などの症状が強いため眼球運動の確認ができない場合もあるが，必ず眼窩（底）骨折の存在を疑いながら診察，検査を進めることが大切である．

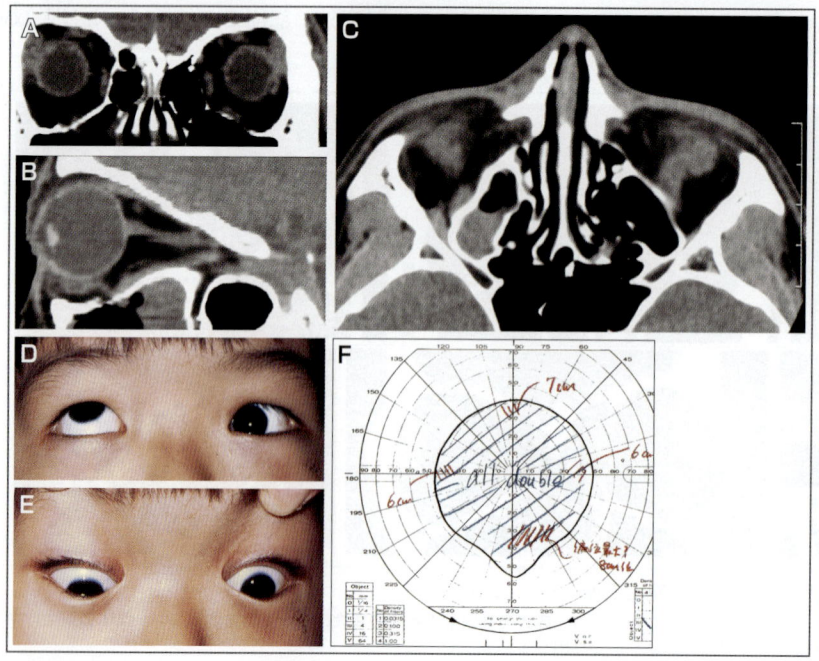

図17-2
trap door型眼窩底（眼窩吹き抜け）骨折
眼窩底の骨折線に下直筋が絞扼されている（A〜C）．上方視時に著しい眼球運動制限を呈し（D・E），著明な複視を訴える（F）．
（D〜F 写真提供：国立成育医療研究センター　東　範行　氏）

多くは受傷直後から強い疼痛・頭痛・吐き気を訴える．眼球運動制限があるので複視となるが，ほかの症状が強いため訴えがみられないことも多い．Hess赤緑試験ができる場合は必ず施行し，30度の外枠の範囲まで眼球運動制限を確認する．

骨折の部位を確認するために，眼窩部単純CTを施行する．水平断だけでなく，前額断，矢状断も確認する必要がある．小児では骨が弾力性に富み骨膜が厚いため，骨折線が線状であるliner型や，骨折線に組織が絞扼されているtrap door型が多いといわれている[2,5]．

画像上，骨折線がはっきりせず，線状骨折部に外眼筋や周囲組織が挟まれている像を特徴とし，臨床症状が強いわりには画像所見での異常がわずかであることが多い．

鑑別すべき疾患

視神経管骨折，眼窩内異物，眼窩蜂窩織炎，外眼筋炎など．

治療

眼球運動障害が生じている症例は，早急な治療（経眼窩的もしくは経上顎洞的嵌頓組織整復術単独）が必要である．特に若年者に多いtrap door型は，放置すると不可逆的な視機能障害を生じることがあるため，できるだけ早いに越したことはないが，概ね受傷後3日以内の手術が望ましい．

経過観察の注意点

眼球運動障害が明らかでない場合は，経過観察を行う．ただし治療時期が遅れると，視機能もしくは形態障害をきたす場合があることを念頭に置いて，注意深く診察を行う．

患者への説明

骨折の程度と受傷から治療までの期間により，眼球運動障害の残存や眼球陥没をきたす可能性があることを説明する．

視神経管骨折：optic canal fracture

疾患概念

眉毛外側部を強打した際の衝撃が介達性外力となって引き起こす，視神経管の損傷である．

所見

視神経の損傷に伴う急激な視力低下や視野障害が生じる．損傷の程度や部位により症状の程度は異なるが，放置すれば視神経萎縮に至る可能性がある（図17-3）．また，視神経切断が生じた場合は，失明に至る可能性がある[6]．

鑑別すべき疾患

外傷性視神経症，眼窩（底）骨折，網膜剥離などの網膜疾患．

> **Column**
>
> ### 疼痛を訴える眼窩打撲
>
> trap door型眼窩底骨折は小児に特有の病態であり，それゆえに診察が困難になることがある．眼窩打撲にてtrap door型骨折が生じると，強い疼痛，眼球運動制限，画像診断にて筋の絞扼の所見を認める．しかし小児では，疼痛と心理的恐怖に振りまわされて眼球運動の観察ができないことがしばしばある．決め手となるCTもうまく撮像できるとは限らない．その状況で手術に踏み切る指標となる上転制限を検出するには，患児が開瞼に応じない状況のまま，徒手的に開瞼を試みるとよい．Bell現象のため眼球は上転し，わずかに開いた瞼裂から見えるのは強膜のはずであるが，上転制限があると角膜が露出することになる．左右を比較して検討するとなおよい．ここで強膜が露出したのなら，あらかたの疼痛が消退するまで1～2日経過観察しても問題ないであろう．

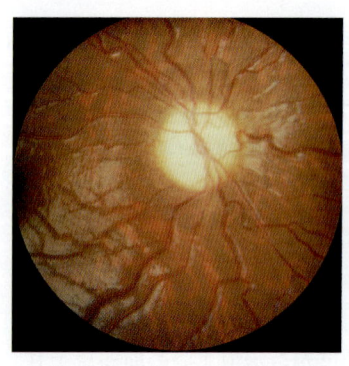

図17-3 視神経管骨折による視神経萎縮
眼底初見では，視神経の萎縮を認める。
（写真提供：国立成育医療研究センター　東　範行 氏）

治　療

視力障害が高度な場合は手術治療を検討する．手術は48時間以内の早期施行が望まれる．なかには，受傷後6日間はまずステロイド全身投与を施行したが無効であったため，手術治療を施し有効であったという報告もある[7]．

経過観察の注意点

画像上，骨折箇所が明確でない場合も多く，高度な視力低下を伴う外傷例では必ず視神経管骨折の可能性を念頭に置いて診察を進める．視神経管骨折の可能性が強いと判断された場合，視神経萎縮に至らぬよう，手術もしくはステロイド全身投与を行う．

患者への説明

視神経が切断された場合の視力回復は困難な場合が多い．また適切な治療を施行しても，視神経萎縮による大きな視機能障害の残存，もしくは失明に至る可能性があることを説明する．

眼窩形成異常：orbital dysplasia

疾患概念

小児の眼窩形成異常には先天性，後天性いずれも含まれる．先天性のものは，眼窩形成もしくはより広い範囲の頭蓋顔面の形成不全によるものである．先天性無眼球，眼球摘出，腫瘍，放射線照射もしくは外傷に伴い正常な眼窩の発達が妨げられると，後天性眼窩形成異常が生じる．

本項では主な2病態である頭蓋縫合早期融合症，clefting症候群に伴う疾患について述べる[8]．

頭蓋縫合早期癒合症：craniosynostosis

疾患概念

出生児2,500人に1人の割合で発症し，単一あるいは複数の頭蓋縫合が早期に癒合して，頭蓋変形，頭蓋内圧亢進などを引き起こす疾患である．

所　見

約30％が複数の早期癒合を合併し，合併症例の75％，単独症例の20％で頭蓋狭窄，眼窩内静脈圧上昇，水頭症，睡眠時無呼吸症候群に伴う眼圧上昇を認める[9]．難治性の下眼瞼内反症をしばしば合併する（図17-4）．視神経圧迫に伴う視力低下，強い乱視，不同視などによる弱視の発症や斜視の合併も多く，眼科的なケアを要する[10]．以下に，主な疾患を挙げる．

1）Apert症候群

常染色体優性遺伝，両冠状縫合，ラムダ縫合，頭蓋底の異常による短頭症を呈する．口蓋裂，咬合異常，巨脳，透明中隔異常，精神発達障害，水頭症などを伴う．

2）Crouzon症候群

常染色体優性遺伝，両冠状縫合，矢状縫合，ラムダ縫合，頭蓋底の異常により，眼球突出，顔面正中部低形成，口蓋異常を呈する．Chiari奇形の合併も多い．

3）Pfeiffer症候群

常染色体優性遺伝，1～3型に分類される．眼球突出，眼瞼下垂症，前眼部形成不全，顔面正中部低形成，咬合異常がみられる．

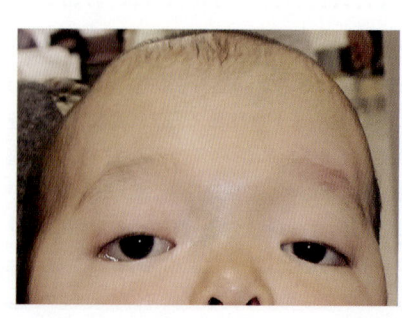

図17-4 頭蓋縫合早期癒合症の患児
特徴的な顔貌と高度の下眼瞼内反症を呈している．骨格異常を伴うため，内反の治療は容易ではない．

4）Muenke 症候群

常染色体優性遺伝，冠状縫合の異常により，精神発達障害，顔面正中部低形成，眼瞼下垂症を伴う．

5）Saethre-Chotzen 症候群

常染色体優性遺伝，冠状縫合，前頭縫合，ラムダ縫合の左右非対称な異常により，眼瞼下垂症，口蓋裂などを生じる．

6）Antley-Bixler 症候群

常染色体劣性遺伝，冠状縫合，ラムダ縫合の異常により，重度な顔面正中部低形成，後鼻孔閉鎖を呈する．

● 鑑別すべき疾患

1）～6）の疾患参照．

● 治 療

1歳以下で頭蓋骨形成手術を施行するのが望ましいとされるが，眼科的手術を急ぐ症例はほぼない．

● 経過観察の注意点

視力，眼圧，眼位，視神経乳頭浮腫の有無につき経過観察を行う．視神経乳頭浮腫がみられたら，すぐに脳神経外科医に連絡する．屈折異常に対しては，積極的に眼鏡処方を施行する．幼児期に斜視手術を要する症例もみられる．

● 患者への説明

各疾患で起こりうる眼合併症を説明し，眼鏡処方や斜視治療の時期を逃さないように眼科の定期検査を促す．

clefting 症候群：clefting syndrome

● 疾患概念

眼窩周囲の骨は，それぞれがしかるべき場所に配置されることで正常な眼窩が形成されるが，これらが胎生期に配置もしくは癒合の異常を起こすことで生じる疾患である．

● 所 見

以下，主な2疾患を列挙する．

1）Treacher-Collins 症候群

出生児 50,000 人に1人の割合で発症する．5番染色体長腕異常による常染色体優性遺伝の疾患である．頬骨から眼瞼にかけての形成不全，後鼻孔や耳介形成異常に伴う症状を認める．逆蒙古症様の瞼裂，下眼瞼欠損や低形成，眼角異所，鼻涙管閉塞，角膜や眼窩皮様嚢腫，強い乱視に伴う低視力がみられる．

2）Goldenhar 症候群

孤発性，もしくは遺伝性に発症する，左右差のある両眼性の顔面形成不全，副耳を特徴とする疾患である．"expanded Goldenhar complex" として，心，呼吸器，腎，脊椎，中枢神経系異常を伴うこともある．角膜や眼窩皮様嚢腫，虹彩欠損，小眼球，眼球運動障害，眼瞼下垂症，鼻涙管閉塞，眼瞼欠損がみられる．

● 鑑別すべき疾患

1）～2）の疾患参照．

● 治 療

先天性眼瞼異常や角膜デルモイドに伴う視機能障害を認める場合，手術を施行する．年長児以降で，整容的側面から手術を行う場合もある．鼻涙管閉塞の改善がみられない場合は，ブジーやチューブ挿入，涙囊鼻腔吻合（DCR）手術を検討する．

● 経過観察の注意点

屈折異常に対し，乳幼児でも積極的な眼鏡処方を行う．十分な視力測定ができないことが多いが，左右差や斜視の有無に注意し，視機能障害を見逃さないようにする．

● 患者への説明

各疾患で起こりうる眼合併症を説明し，眼鏡処方や手術治療の時期を逃さないように眼科の定期検査を促す．

髄膜瘤・髄膜脳瘤・脳瘤：meningocele, meningo-encephalocele, encephalocele

疾患概念

頭蓋底の骨欠損部から髄膜，脳実質などが嚢胞様に脱出した状態である．その他の顔面骨形成異常を伴うことも多い．

所見

前方の病変は，無痛性の表面平滑な腫瘤として触知する．眼窩深部の病変では，視神経の圧排による萎縮，眼瞼下垂などを生じる．CTにて病変部の頭蓋底の骨欠損を確認し，MRIで脳実質の牽引および脱出所見の有無を確認する（図17-5）．

鑑別すべき疾患

皮様嚢腫，副鼻腔粘液嚢腫，眼窩内腫瘍．

治療

眼窩からのアプローチは髄液漏が必須であり，行うべきではない．脳神経外科に依頼し，経頭蓋底からの整復，瘻孔の閉鎖，前方からの嚢胞摘出，骨形成などを行う．

経過観察の注意点

頭蓋内感染，髄液漏など，開頭手術に付随する所見に注意する．

患者への説明

眼窩の発生段階で頭蓋底に瘻孔が残り，髄液や脳実質が脱出した状態である．外傷による被膜の破綻により髄液漏や感染を生じると致死的であり，治療を行うべきである．

リンパ管腫：lymphangioma

疾患概念

通常の眼窩内にはリンパ管組織はないと考えられているが，異所性にリンパ管が存在することがある．この異所性のリンパ管内に出血を生じると急速に増大し，圧迫症状で発見される．厳密には腫瘍ではなく，血管奇形（血流のないもの）に分類される．

所見

眼瞼腫脹，眼球突出，眼球偏位，眼球運動障害，結膜下出血など，圧迫症状で受診する．結膜下にリンパ管が確認される場合がある．出血の多い場合には眼窩内圧が著しく上昇し，強い疼痛，嘔気・嘔吐が主訴となることがある．

超音波Bモード検査を行うと，眼球周囲に嚢胞様の腫瘤が描出され，出血の程度により内部の信号強度が異なる．MRIでは多胞性の眼窩内腫瘤が描出され，腫瘤内出血が沈殿することで生じる鏡面形成（ニボー形成）が確認できると診断の一助になる（図17-6）．

鑑別すべき疾患

眼窩横紋筋肉腫，眼窩血管腫，眼窩静脈瘤など

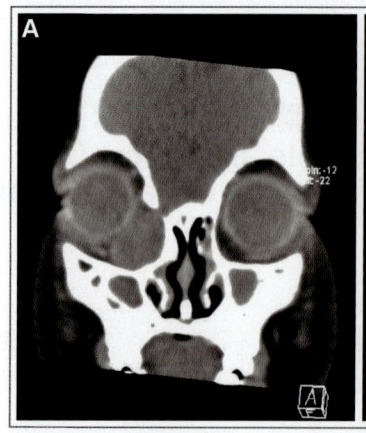

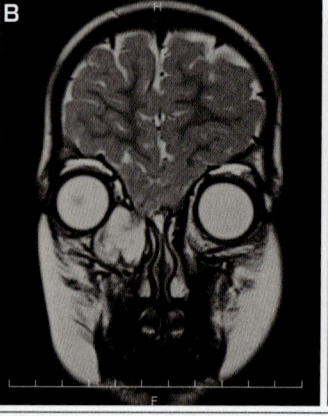

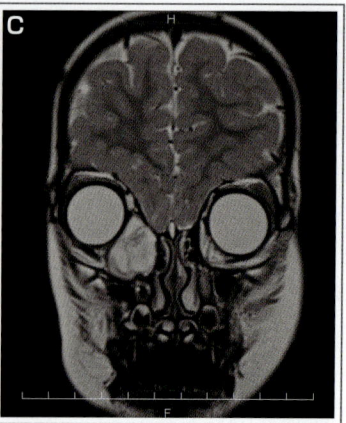

図17-5　頭髄膜脳瘤
A：CT像．右眼窩鼻側に境界明瞭な病変があり，骨欠損を伴う．
B・C：MRI画像．嚢胞様病変であり脳実質が牽引され，一部嚢胞内に入り込んでいる．

血管系腫瘍.

治療

結膜から大量出血が生じた場合は，止血をかねて減量手術を行う．嘔吐の強い場合は，血管の攣縮，止血を期待してクーリングを行うが，改善のみられない場合には切開減圧，もしくは減量手術を行う（図17-7）．上記所見のない場合には，多くの症例で出血は自己完結し徐々に吸収されるため，保存的に経過観察を行う（図17-8）．

経過観察の注意点

経過観察中，再出血が70％程度生じると報告されている．視機能への影響，強い疼痛が生じた場合には，減量手術を考慮する必要がある．

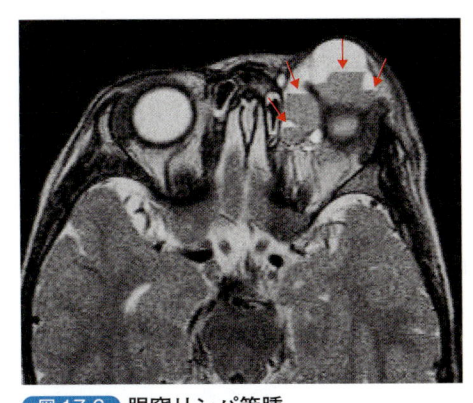

図17-6 眼窩リンパ管腫
MRI画像．水平断で眼窩前方に多胞性腫瘤があり内部にニボー（→）を認める．

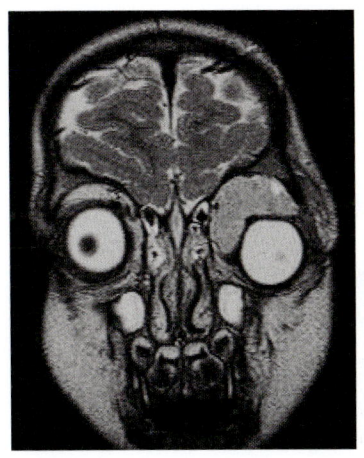

図17-7 前額断
MRI画像．眼球が下方に圧排され変形している．疼痛・嘔吐が軽快せず減量手術を行った．

患者への説明

悪性腫瘍ではないため生命の危険はないが，出血を繰り返すことがあり，症状の悪化があれば再診するよう説明する．

横紋筋肉腫：rhabdomyosarcoma

疾患概念

眼窩内の未分化間葉系細胞由来の腫瘍と考えられている．外眼筋などの分化した筋組織が悪性化したものではない．小児の眼窩に生じる悪性腫瘍のなかでは，頻度の高い疾患である．眼窩内に生じる場合と，副鼻腔など周囲組織に生じた腫瘍が眼窩内に浸潤する場合がある．

所見

眼瞼腫脹，眼球突出，眼球運動制限，眼瞼下垂など，腫瘍の部位により種々の臨床像を示す．腫脹が強い場合でも発赤は軽度で炎症所見に乏しく，疼痛は強くない（図17-9A）．CTでは境界明瞭な均一腫瘤を呈し，MRIでは外眼筋と同程度の信号を示すことが多いものの，間質成分が多いとMRIの信号強度が異なる（図17-9B・C）．造影効果を示す．

鑑別すべき疾患

眼窩リンパ管腫，眼窩蜂窩織炎，涙道炎，特発性眼窩炎症，その他悪性腫瘍．

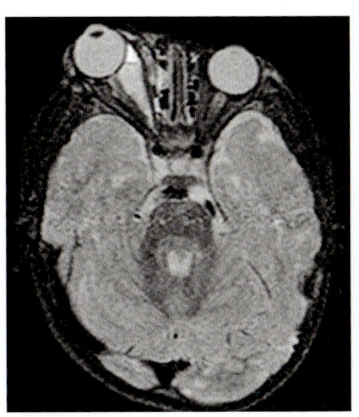

図17-8 眼窩リンパ管腫
MRI画像．筋円錐内主体の腫瘤で，経過観察により瘢痕化した．

疾患 | 385

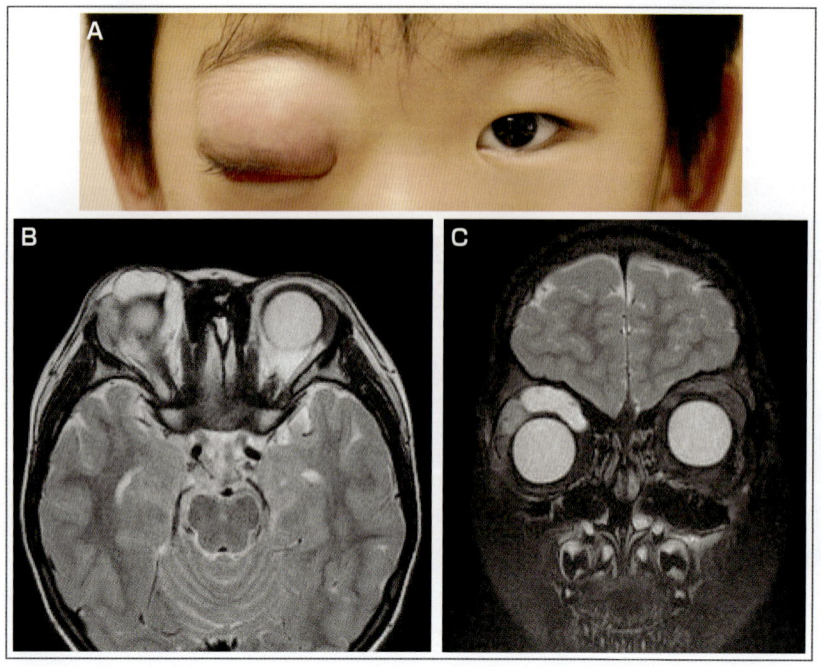

図 17-9 右眼窩横紋筋肉腫
A：著明な眼瞼腫脹のため開瞼できない．発赤はごく軽度で，疼痛はない．
B・C：水平断（B），前額断（C）のMRI T2強調画像．眼球を取り囲むように比較的境界明瞭な腫瘤があり，涙腺も腫大している．眼球は軽度偏位するが，変形はない．

治療

　腫瘍生検を行い，病理診断を確定する．可能であれば全摘出が望ましいが，眼窩内容除去を行う意義は確立していない．組織型に基づき，全身化学療法，放射線治療を行う．

経過観察の注意点

　局所再発については，定期的にMRI検査を行うことで評価する．血行性転移を生じることが多く，定期的な全身検査を行う．手術で完全切除できた場合でも化学療法は必須である．

患者への説明

　悪性度の高い疾患であるが，眼窩は予後良好部位である．90％以上の生存が可能であるため，しっかりとした治療を行う．

視神経膠腫：optic glioma

疾患概念

　狭義には視交叉より前の視神経に生じた膠腫を，広義には視交叉より後方も含めた視路に生じた膠腫を意味する．組織学的には，多くは良性の毛様細胞性星細胞腫（pilocytic astrocytoma）であるが，一部悪性の報告もある．約70％は小児期発症である．約30％は神経線維腫症I型に合併する．

所見

　視力低下，眼球突出をきっかけに発見される．眼窩内病変であれば片側性のみ，視交叉浸潤があると両側とも視力低下を生じる．眼底検査で視神経乳頭浮腫，乳頭萎縮，脈絡膜ひだ（choroidal folds）を伴うことが多い．CTでは視神経の腫大，蛇行（kinking）が確認される．MRIではCT所見に加え，視神経の均一な腫大を示し（図17-10A），強い造影効果を示す（図17-10B）．神経線維腫症の合併例では両側性のこともある（図17-11）．

鑑別すべき疾患

　視神経鞘髄膜腫．

治療

　かつては手術が行われていたが，不可逆の失明に至るため現在では避ける傾向にある．視交叉な

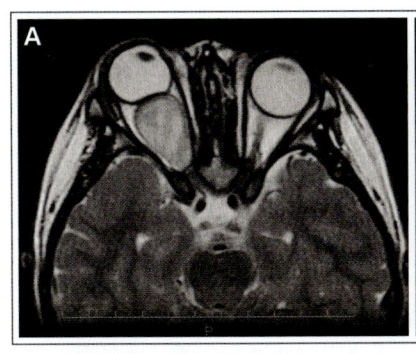

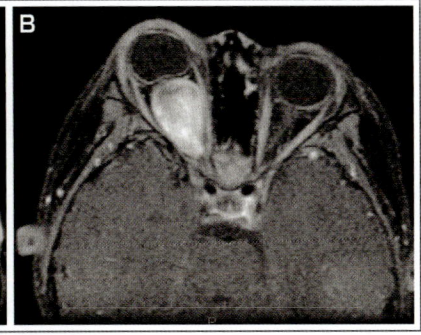

図17-10 右視神経膠腫
A：T2強調MRI画像．視神経が腫大し，内部信号は均一である．眼球が圧排，変形している．B：造影T1強調MRI画像．強い造影効果を示す．

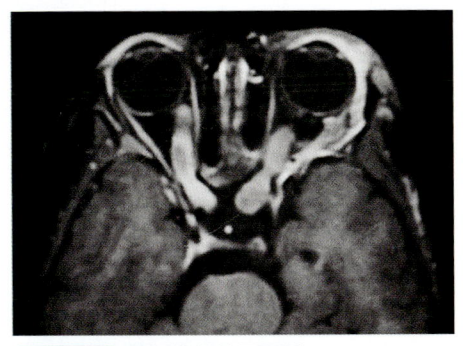

図17-11 両側性視神経膠腫
MRI画像．神経線維腫症Ⅰ型で，両側の視神経が腫大している．

ど後方への浸潤がある場合には化学療法主体の治療，後方への進展がなく視機能が残存している場合には無治療経過観察を行うことが多い．

経過観察の注意点

視交叉浸潤に伴う他眼への視機能障害に注意し，定期的にMRI検査を行う．

患者への説明

ほとんどの場合，組織学的には良性であるが，臨床像としては進行性で視機能低下，他眼の視機能低下のリスクもある．定期的に検査を行い，適切な時期に治療を行うことが重要である．

涙腺腫瘍：lacrimal gland tumor

疾患概念

上皮系腫瘍（多形腺腫・腺癌，腺様嚢胞癌など）と非上皮系腫瘍（リンパ系腫瘍など）に分けられる．成人では上皮系腫瘍と非上皮系腫瘍の頻度差は大きくないが，小児では上皮系腫瘍はほとんどなく，非上皮系腫瘍が大部分を占める．その他，組織球症，白血病浸潤なども鑑別を要する．また，本来の腫瘍ではないが涙腺炎による涙腺腫大の頻度が高い．

所見

腫瘍の大きさにより，上眼瞼耳側の腫脹，眼球の鼻下側への圧排，眼球運動障害，眼球突出などを呈する．CT，MRIを行い，涙腺の腫大もしくは涙腺窩の広範囲の腫瘤を確認する．CTでは骨破壊像，眼窩外への浸潤の有無を確認する．白血病の可能性を考え血液検査は必須であり，白血病を疑った場合にはできるだけ早期に小児科医の診察を依頼する．局所の発赤，腫脹，疼痛を伴う場合には炎症性疾患の可能性が高いが，まれに急速増大する悪性腫瘍で同様の所見を呈することがあることに留意する．

鑑別すべき疾患

皮様嚢腫などの眼窩腫瘍，涙腺炎などの炎症性疾患．

治療

臨床症状の進行の速さ，画像所見から，ある程度臨床診断を限定し，生検の適否，緊急性を判断する．急速増大し視機能への影響も懸念される場合には全切除をめざすより早期に部分切除を行い病理学的に確定診断をつけ，的確な治療方針を立てる．緩徐増大で上皮系腫瘍の可能性を否定できない場合には，計画的に全切除を行う．非上皮系

腫瘍を疑う場合には部分切除により病理学的診断をつけるが、眼窩骨膜および骨は腫瘍浸潤に対する強固な隔膜になるため、可能であれば前方アプローチを選択し骨膜切開を回避する。良性腫瘍は全切除が必要であるが、悪性腫瘍の場合には全切除を行うことに伴う視機能障害を考慮し、部分切除にとどめ化学療法や放射線治療による治癒をめざすことが多い。疾患頻度が低く、悪性腫瘍の場合に眼球温存による治療と眼窩内容除去を行った場合の生命予後の比較検討はされていない。

経過観察の注意点

炎症性疾患、組織球症などは全身病変を呈することがあり、定期的に局所の画像検査を行うとともに全身検査も併用する。眼窩の手術、放射線治療を行うと眼窩骨の発育障害を呈することがあり、付随する眼瞼および眼表面に対する形態的、機能的障害に留意する。

患者への説明

病変が良性か、悪性か、炎症性疾患であるのか、はっきりと伝える。その診断に基づいて必要な検査を行い、的確な治療を行う。

皮様嚢腫（デルモイド）：dermoid cyst

疾患概念

異所性に生じた分離腫であり、皮膚、毛髪、脂腺などを内包する。皮膚成分が発生の過程で深部に取り残された状態であり、皮膚からの分泌物などが内部に貯留し嚢胞を形成する。多くは頭蓋骨縫合線に一致して生じるため、約60％は前頭頬骨縫合に一致して眼窩外上方に、約25％は前頭涙骨縫合に一致して眼窩鼻側に生じる。嚢胞であり、腫瘍ではない。

所　見

眼窩前方の病変では無痛性腫瘤として触知され、深部病変では境界明瞭な病変が描出される。腫瘤の部位、大きさにより臨床所見は異なるが、眼窩外上方に生じた場合には眼球は対側、すなわち鼻下側に圧排される。進行すると複視、眼球運動障害を生じる。被膜が破綻し内容物が漏出すると強い炎症を生じ、発赤、腫脹、疼痛を訴えるようになる。CTでは骨縫合線に一致した位置に、境界明瞭な骨欠損として描出される。眼窩内腫瘍の骨破壊と異なり、縫合線の内部から生じるため、骨実質内に嚢胞があり、眼窩内および眼窩外への突出が乏しい場合がある（図17-12）。MRIは内容物の性状により信号強度が異なる。

鑑別すべき疾患

眼窩腫瘍による骨破壊、髄膜脳瘤など。

治　療

嚢胞が増大し眼球の圧排、複視などを生じた場合には、手術を行う。術前画像をよく確認し、骨実質内に病変があれば骨切併用による腫瘍摘出が必要である。明らかな骨内病変がなくても、同部で強く癒着していることが多く、慎重に全摘出を行う。術中被膜が破綻し内容物が流出した場合、術後炎症を少しでも軽減するため術野をよく洗浄する。

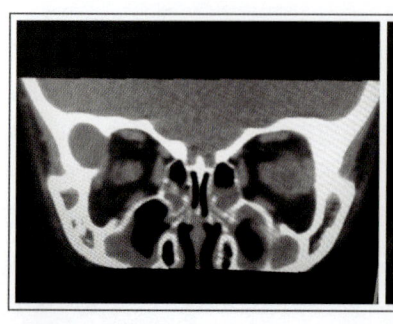

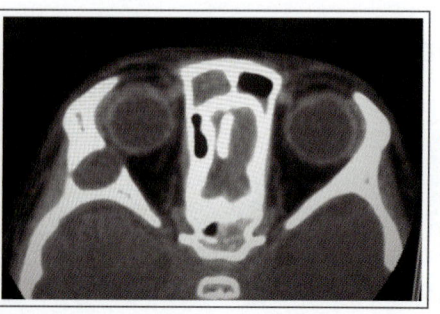

図17-12
前頭頬骨縫合に生じた皮様嚢腫
縫合線に一致した骨実質内に嚢胞本体があり、眼窩内に一部突出している。
（写真提供：慶應義塾大学　野田実香 氏）

経過観察の注意点

内容物漏出による術後炎症に注意する．上皮細胞の残存による局所再発の可能性があり，CTによる画像検査を行う．

患者への説明

囊胞であり腫瘍ではないが，手術で完全切除を行うことが原則であり，残存すると再発，炎症を生じることがある．

眼窩蜂窩織炎：
orbital cellulitis

疾患概念

眼窩内の脂肪織の炎症である．疼痛を伴う．副鼻腔との関連を確認するため早めの画像検査が望ましい．

所　見

眼窩部腫脹，眼球突出，眼球偏位，画像診断にて脂肪織の炎症所見，CRP上昇．

鑑別すべき疾患

特発性眼窩蜂窩織炎，副鼻腔炎の波及，涙腺炎，眼窩内異物．

治　療

感染性の場合は，早急な全身的抗生剤投与が必要である．

経過観察の注意点

眼球運動制限，視機能低下の有無を観察する．全身状態の変化にも注意する．

患者への説明

原因究明と早期の薬物全身投与が必要である．治療の効果がみられず視機能が低下することもある．

甲状腺眼症：
thyroid ophthalmopathy

疾患概念

甲状腺機能亢進症のうち，甲状腺眼症を呈するものは10〜20%程度である．

小児における好発年齢は思春期以降であるが，幼児例も認められる．女児に多く発症する[11]．

所　見

眼瞼腫脹，下眼瞼後退，眼球突出．瞼裂開大は目立ちにくい．

鑑別すべき疾患

眼窩腫瘍，眼窩蜂窩織炎．

治　療

小児科にて内服薬投与を行う．

経過観察の注意点

眼球運動制限や視神経障害の頻度は非常に低いが注意する．

患者への説明

小児科での治療が中心となる．整容面での問題が大きい場合にのみ，眼科で手術を行う．

文　献

1) Deborah DS, Cat NB, Bradley NL : Chapter 21, Orbital Anatomy and Its Clinical Applications. Duane's Clinical Ophthalmology. on CD-ROM 2006 edition, Lippincott Williams & Wilkins
2) 榊田喜三郎：小児骨折の特徴．"整形外科 Mook13 小児の骨折" 1980, pp8-17
3) 西尾明子，山下昌信，他：小児眼窩底線状骨折の検討．形成外科 55：1337-1343, 2012
4) Jordan DR, Allen LH, White J, et al. : Intervention within days for some orbital floor fractures : the white-eyed blowout. Ophthal Plast Reconstr Surg 14 : 379-390, 1998

5) 山野井貴彦, 八子恵子, 他：眼窩壁骨折の手術適応の再検討. 神経眼科 15：57-62, 1998
6) 深澤啓二郎：視神経管骨折. JOHNS 25：1328-1332, 2009
7) Wang DH, Zheng CQ, Qian J, et al.：Endoscopic optic nerve decompression for the treatment of traumatic optic nerve neuropathy. ORL J Otorhinolaryngol Relat Spec 70：130-133, 2008
8) Helene Dollfus：Developmental anomalies of the lids：Chapter18：147-151 Pediatric Ophthalmology and Strabismus (4HAR/PSC)
9) Tamburrini G, Caldarelli M, Massimi L, et al.：Intracranial pressure monitoring in children with single suture and complex craniosynostosis：a review. Childs Nerv Syst 21：913-921, 2005
10) David DJ, Moore MH, Cooter RD：Tessier cleft revisited with a third dimension. Cleft Palate J 26：163-184, 1989
11) Chan W, Wong GW, Fan DS, et al.：Ophthalmopathy in childhood Graves'disease. Br J Ophthalmol 86：740-742, 2002

第18章 涙器疾患

小児の涙器疾患の特徴

涙道の発生と涙器疾患

新生児の涙道は未発達

　涙道は，外側鼻突起と上顎突起の間の鼻涙溝底部に外胚葉が埋没し，遊離して形成される涙索より発生する[1]．涙点は，胎生期には結膜上皮と涙小管上皮の癒合した膜状物によって覆われているが，胎生第24週頃から開放が始まる．この膜が残存したものが先天性涙点閉鎖である．鼻涙管下端は，胎生第13週には鼻涙管上皮と鼻粘膜の癒合した膜状物が観察される．この膜状物は，胎生第32週頃からなくなり鼻涙管は鼻腔に開口するが，出生直前の胎生第38週でも20%程度は残存している．この膜が残存した状態が先天鼻涙管閉塞である．この膜状物は生後も自然に消失し，鼻涙管は自然開口することが多く，新生児の涙道は発達の途中にあると考えられる．

小児流涙症の診断

乳児の流涙・眼脂は涙器疾患を疑う

　流涙をきたす疾患は，涙道の通過障害による導涙性流涙と，外的な刺激による分泌性流涙に分かれる．涙道閉塞は小児の代表的な導涙性流涙であり，後述する．分泌性流涙は，睫毛内反症，結膜炎，角膜炎，緑内障，ぶどう膜炎などで起こる．

緑内障などの見落としてはならない疾患も含まれるため，小児の流涙症をみる際には必ずこれらの疾患を鑑別する．
　睫毛内反症と先天鼻涙管閉塞の合併は，頻度が高い．流涙のみならず眼脂が多い，片眼のみに眼脂や流涙が続く，などの症状があれば涙道疾患を疑う．

問診，視触診，色素残留試験で診断

　小児涙器疾患の症状は，流涙および眼脂である．視診では涙液メニスカスが高く，睫毛や眼瞼に眼脂の付着がみられ，時に眼瞼炎を合併する．先天鼻涙管閉塞は多くの場合涙囊炎を合併し，涙囊部を圧迫すると膿粘性の分泌物の逆流がみられる．
　色素残留試験は，非侵襲的で感度の高い検査であり，診断に有用である．フローレス眼検査用試験紙を生理食塩水で濡らしてから下眼瞼結膜につけ，目をこすらないよう注意して約15分待つ．15分後に明室で観察するか，暗室でブルーライトをあてて眼表面を見ると，正常の場合は色素の残留はほぼみられないが，導涙障害があれば眼表面に色素の残留がみられる（図18-1）．導涙障害がなければ，鼻腔内に色素が確認できる場合もある．問診，視触診，色素残留試験を組み合わせる

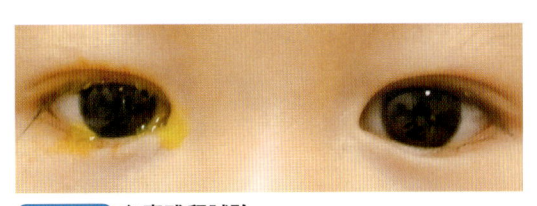

図18-1 色素残留試験
導涙障害のある患側（右）のみ色素の残留がみられる．

ことで，非侵襲的に先天鼻涙管閉塞をほぼ診断できる．

涙管通水検査は逆流をみる

涙管通水検査は涙道閉塞の確定診断に有用であるが，小児の場合は体動制御のために固定を行う必要があり，涙小管を傷つける可能性のある侵襲的な検査である．

固定，麻酔，涙点拡張，涙小管の耳側牽引の手技はプロービングと同じである（後述）．涙管通水2段針は先端が細く，先端が涙小管壁に触れると通水困難になる．涙点を拡張し1段針を使用することが望ましい．通水針の挿入や通水に抵抗がある場合は，通水針の先端が涙小管壁に触れて閉塞していることが多く，眼瞼の耳側牽引を強くすると先端の閉塞は解除されることが多い．先天鼻涙管閉塞では，通水時に膿を含んだ逆流を確認する．飲み込む動きだけで通水を判断すると，啼泣の動きを通水通過と誤認する場合がある．生理食塩水をフローレス眼検査用試験紙で染めて，鼻腔または口腔内の色素の流入を目視（または吸引）して通水を確認する方法もある．膿が多い場合は，菌の培養，感受性検査を行うと，抗菌薬の選択に有用である．

涙道造影は涙道の形態を把握できる

涙道造影は，造影剤を涙道内に注入し，顔面のX線写真（またはCT）撮影を行い，涙道の全体像や閉塞部位を知るための検査方法である．全例に必要な検査ではないが，涙道奇形が疑われる場合，涙囊鼻腔吻合術（DCR）を行う前に涙囊の形状を知りたい場合など，涙道の全体像を把握するのに有用である．小児の涙道造影の撮影は，原則として鎮静か全身麻酔が必要である．

小児の代表的な涙器疾患

先天鼻涙管閉塞：congenital nasolacrimal duct obstruction

疾患概念

鼻涙管尾側の開口部が先天的に下鼻道に開放されないもの．新生児の6〜20％にみられ，小児に最も頻度の高い涙器疾患である[2]．

所　見

先天鼻涙管閉塞の症状は，生後まもなくからの眼脂と流涙である．典型的な症状は，生後まもなくから眼脂が生じ，抗菌薬点眼を使用すると眼脂が減少するが，中止すると再発する．問診，視診，触診，色素残留試験，涙管通水試験により診断する．

治　療

● 自然治癒

先天鼻涙管閉塞は自然治癒率が高く，生後12ヵ月までに90％程度は自然治癒するとされている[2]．自然治癒率は月齢とともに下降する．治療の時期や方法に関しては国内外で種々の意見があり，統一されていない[3]．

● 保存的治療

抗菌薬の点眼を漫然と処方すると，耐性菌が発生し，患児が保菌者になる可能性がある．マッサージが有効とする報告もあるが，保護者が適切に行うことは難しい．マッサージで涙囊が破裂し，蜂窩織炎になった症例の経験がある．

● プロービング

1）時　期

眼瞼炎や急性涙囊炎などを合併しているような重症例以外は，自然治癒を期待して一定期間は保存的に経過をみる．プロービングを行う時期は，術者の技量，施設の体制，重症度，保護者の希望などを総合判断して決める．1歳以上では，全身麻酔が必要になる可能性を保護者に説明しておく．

3 ヵ月未満

生後 3 ヵ月までに約 60％は自然治癒するので，保存的に経過をみる．

3～6 ヵ月

まだ自然治癒の可能性が高く，プロービングの合併症として敗血症を生じた場合に重症化するおそれがあり，待ったほうがよいと考える．固定しやすいという理由でこの時期に行う考えもある．

6～12 ヵ月

自然治癒の可能性が徐々に低くなることと，成長に伴い固定が困難になることから，局所麻酔下でプロービングを行うのであればこの時期に行うことを勧める．

12 ヵ月以上

自然治癒する可能性はまだあるが，減少する．個人差や施設による差はあるが，固定が困難な場合や，侵襲的治療が精神発達へ及ぼす影響を考慮すると，全身麻酔が必要になる．無理に局所麻酔下での治療はせず，全身麻酔が可能で涙道専門医がいる施設に紹介する．

2）麻酔と固定

点眼麻酔（リドカイン）で行う．固定は重要であるが，意外と難しい．大きなタオルでグルグル巻きにする．体力のある看護師が馬乗りにまたがる．図 18-2 のように肩，顎，頭を固定する．頭部は強く押さえすぎないようにする．

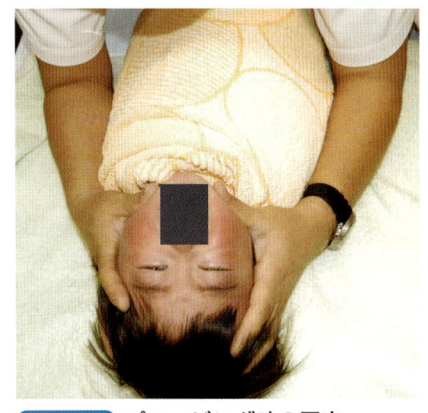

図 18-2 プロービング時の固定
大きなタオルで巻き，肘と前腕で肩を，手で顎と頭を押さえる．

3）涙点拡張

全例に行う．乳幼児は涙点が小さく，涙点拡張をせずに入る 0-1・0-2 などの細いブジーを使用することは，2 点問題がある．1 点目は，小さい涙点にブジーを挿入しようとすると，うまく 1 回で入らず，涙点を挫滅させ，医原性涙点閉塞をつくるリスクがある．2 点目は，細いブジーは抵抗なく粘膜下迷入を起こしてしまう．太いブジーは，無理な力を加えない限り迷入しにくい．より安全な太いブジーを使用するためには，涙点を拡張する必要がある．涙点拡張針は，先が鋭なものと鈍なものがある．最初に鋭の拡張針で少し（垂直部約 1 mm）拡張し，その後，鈍で拡げるとよ

Column

プロービング後の敗血症

先天鼻涙管閉塞のプロービングで最もこわい合併症は敗血症である．筆者（新田）が経験した症例を以下に示すので参考にされたい．

3 ヵ月半女児．両眼の先天鼻涙管閉塞．大量の膿があり，抗菌薬点眼液で十分に洗浄後，0-6 ブジーで開放．直後の通水で抵抗があった．2 種類の抗菌薬の点眼を処方．1 時間後 38℃の発熱，悪寒，顔面蒼白．2 時間後 39℃に発熱，手などにチアノーゼ．小児科に入院．当院の眼脂菌培養，入院時の動脈血菌培養，鼻咽頭，眼脂の 4 検体すべてからメチシリン感受性黄色ブドウ球菌（MSSA）が検出され，プロービングによる敗血症と診断．入院時の白血球数（WBC）は大量の菌に消費され 2,600/μL と減少．抗菌薬点滴にて 2 週間で退院，合併症はなし．退院後の通水は両眼ともに良好．小児科医からの助言を次に示す．

1. 膿のあるところに傷をつければ多少なりとも菌血症は生じる．抗菌薬内服投与が望ましい．
2. 生後 3 ヵ月では敗血症は重症化しやすく，プロービングは体力のつく 6 ヵ月以降まで待つほうがよい．
3. 菌を血管内に送り込むようなプロービング後の無理な洗浄は避けたほうがよい．

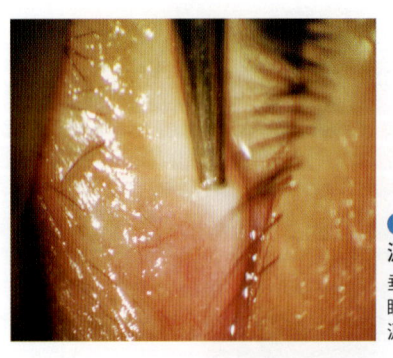

図18-3 涙点拡張
垂直に入れた後,瞼縁と平行に向け涙点を拡張する.

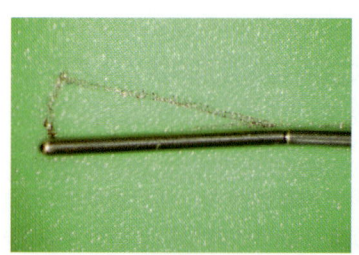

図18-4 ブジー
三宅式のブジーを先端から10 mmで約15度に曲げておくと,回転させることで先端の方向を変えることができ,鼻涙管に入りにくいときに有効である.

い（図18-3）.

4）涙管洗浄

生理食塩水,抗菌薬点眼液などを使用し,膿が出なくなるまで十分に洗浄する.涙管洗浄後の涙道内を涙道内視鏡で観察すると,どれだけ洗浄しても鼻涙管下部の膿まで完全に洗浄できないことがわかる.プロービングは膿の中で組織を傷つける汚染手術だと認識しておきたい.

5）プロービング

保護者への説明

頻度の高い先天性疾患であることを説明し,保護者を安心させる.プロービングの不成功については,病気には多くの個人差があることの理解を促す.自然予後や保存的治療,プロービングの時期と合併症,局所麻酔,全身麻酔のメリット,デメリットなどを説明し,最後の治療の選択は保護者に任せる.説明書を準備しておき,保護者と読み合わせるとよい.術前に同意書に署名してもらうことが望ましい.

器具（ブジー）

プロービングに主に用いられる金属プローブ（ブジー）は,三宅式,ボーマン式,ボン大式などがある.ボン大式やボーマン式は軟らかく,先端が鈍であり,粘膜下迷入しにくいと考え好んで用いる術者も多い.三宅式は曲げた方向が把握しやすく,回転させやすい.ブジーは直針を用いる方法と,曲針を用いる方法がある.直針では,鼻涙管開口部に容易に挿入できない症例がある.涙道内視鏡は,先端を27度曲げてある.ブジーも同様に先端を曲げることで,涙嚢鼻涙管移行部のバリエーションに対応できる.具体的には三宅式ブジーの先端から10 mmで15度くらいに曲げておく（図18-4）.曲げる方向は把持する中央部の平坦な方向と決めておくと,先端の向きがわかる.太いブジーのほうが安全なので,筆者は0-6か0-7のブジーを使用している.

涙点から涙嚢まで

ブジーの挿入は,上涙小管から行うほうが有利である.上涙小管には涙嚢手前の抵抗（膨大部や急な屈曲）がなく,涙小管を傷つける可能性が低い.さらに,ブジーを立てるときに動かす角度が,下涙小管より上涙小管のほうが小さい（図18-5）.まず上眼瞼を翻転し,ブジーを涙点に挿入後,涙嚢まで進める.ここで重要なのは,眼瞼を耳側に引いて涙小管を直線化することであ

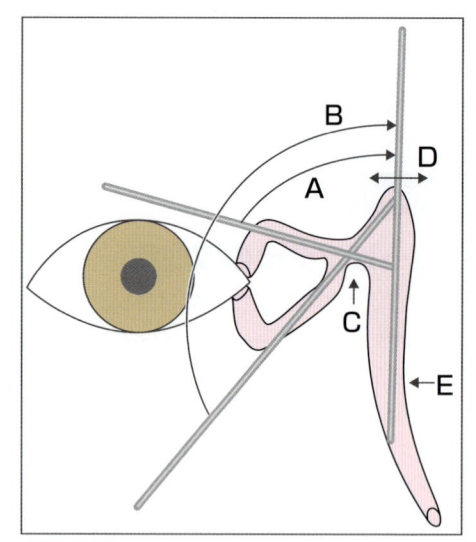

図18-5 小児の涙道の構造とプロービング
ブジーを立てるときに動かす角度は,上涙小管から挿入する（A）ほうが,下涙小管から挿入する（B）より小さい.涙小管から涙嚢への移行部に隆起（C）があり,下涙小管からは通過困難な場合がある.涙嚢の横径（D）は短いので,立てるときにブジーを引かない.涙嚢から鼻涙管への移行部の角度（E）はさまざまなバリエーションがある.

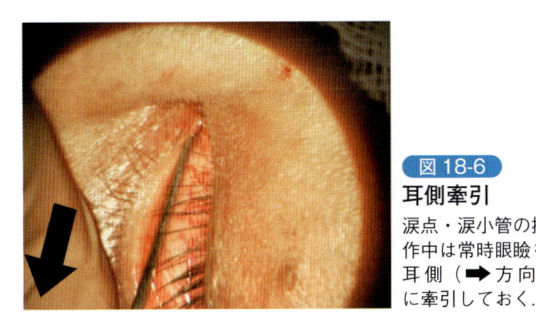

図 18-6 耳側牽引
涙点・涙小管の操作中は常時眼瞼を耳側（➡方向）に牽引しておく．

る（図 18-6）．涙小管は，壁にブジーが当たると容易にたわむ．無理にブジーを進めると粘膜下に迷入する．涙点拡張も含め，涙小管の操作中は常に眼瞼を耳側に牽引する．静かにブジーを進め，涙囊鼻側の骨抵抗を確認する．ブジーの動きと一緒に内眼角の皮膚が動くときは，まだ涙囊に入っていない．抵抗があるときは，少しブジーを引いてみる．涙小管の方向とブジーの向きを平行にする．涙小管は非常に繊細で容易に損傷する．医原性閉塞をつくると，修復は困難を極める．涙小管通過中は，無理な操作はしないことが大切である．

涙囊への挿入

ブジーを鼻涙管に向けて立てるときに，ブジーを引いてはいけない．ブジーの先端に，涙囊壁に触れている感触を保ちながら立てる．涙囊の横径は成人でも約 2 mm と短いので，少しでもブジーを引くと，先端は容易に涙小管内に戻ってしまう（図 18-5）．この状態でブジーを立てると涙小管を損傷する．

鼻涙管への挿入

成人の鼻涙管の大半は腹側を向いているが，乳幼児では耳側や背側など，さまざまな方向がある．涙囊鼻涙管移行部のバリエーションには，曲針が対応しやすい．鼻涙管入口部に抵抗があるときは，その抵抗を手に感じながらブジーをゆっくりと回転させる．ブジーの先端が 360 度回転するうちにスッと落ちるように入っていくところがあり，それが鼻涙管である．

閉塞部位の開放

鼻涙管内は，末端の閉塞部まで抵抗なくブジーを進めることができる．閉塞部位の穿破時の抵抗は，膜様の軽い抵抗から，比較的固い抵抗もある．鼻出血の程度は差がある．開放後の涙管洗浄は必ずしも必要ない．

術後

抗菌薬の点眼と内服を処方する．汚染手術であり，ごくまれに敗血症などの全身感染症を発症する．ブジーを施行した日の発熱には十分に注意する．開放された場合は，数日以内に急速に症状が消失する．

● 涙管チューブ挿入

涙管チューブ挿入は，主にプロービング不成功例が対象になる．ブラインド操作による涙管チューブ挿入は，チューブが粘膜下に迷入する可能性がある．ブジー後に通水可能な症例にのみ，挿入する．初心者は無理をせず，専門施設を紹介する．

● 涙道内視鏡

涙道内視鏡を使用すると，涙道内腔を確認しながら安全に閉塞部位を開放できる（図 18-7）．開放後は，可視下で正確に涙管チューブを挿入できる．鼻内視鏡を同時に使用すると，より確実である．涙道専門施設でしか行えないが，大変有効な治療法である．しかし，慣れない術者が安易に行うべきではない．

Column

涙道専門医との連携を

先天鼻涙管閉塞の治療を自分がどこまで行うべきか迷う場合がある．先天鼻涙管閉塞の閉塞部位は，鼻涙管下端である．プロービング中にそれ以外の部位に抵抗があった場合は，中止することをお勧めする．特に涙小管に医原性閉塞をつくってしまうと，後で涙道専門医が非常に困難な治療を行う必要が生じる．以下のような症例は，涙道専門医を紹介する．

①神経質な保護者
②涙点，涙小管，鼻涙管移行部に抵抗があり，ブジーが入らない場合
③1回のプロービングで開放不可能な症例
④固定が困難な場合：医原性涙道閉塞を生じやすい

乳幼児のプロービングは容易な手術であると誤解せず，成人の涙道手術手技に十分に慣れてから行うべきである．また，涙道専門医がいる施設との連携を準備しておくことが望ましい．

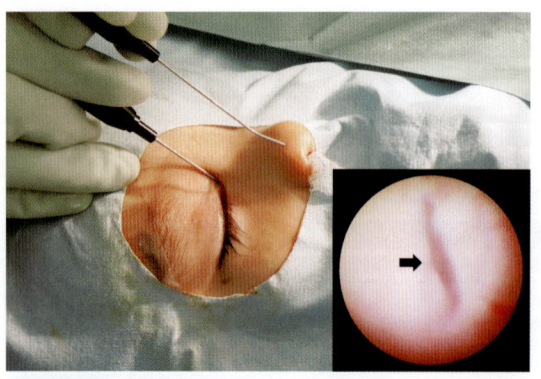

図18-7 涙道内視鏡
先天鼻涙管閉塞開放術．挿入の深さ，角度の参考に，平行に同型の涙道内視鏡を並べた．右下円内は涙道内視鏡による画像（開放後）．膜状閉鎖の穿破後に見えたスリット状の鼻涙管開口部（➡）．

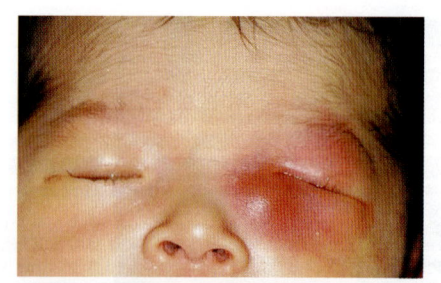

図18-8 新生児急性涙嚢炎
涙嚢が発赤，腫脹し炎症が涙嚢周囲に波及している．
（写真提供：東京慈恵会医科大学葛飾医療センター 後藤 聡 氏．文献4より許可を得て転載）

● 涙嚢鼻腔吻合術（DCR）

涙嚢鼻腔吻合術（dacryocystorhinostomy：DCR）は，鼻涙管閉塞の基本的な手術である．小児に関しては，骨膜へ侵襲を加えるため，顔面骨形成が完成する15歳前後以降が望ましいとされるが，重症例は早期手術に踏み切らざるを得ない場合もある．涙嚢鼻腔吻合術鼻内法は，顔面に傷をつくらず，骨切除量が少ない点で有利な術式であるが，手術手技に習熟する必要がある．涙嚢鼻腔吻合術は，鼻涙管閉塞の根治手術である．小児に対する涙嚢鼻腔吻合術は，予後は良好とされている．

新生児涙嚢炎：neonatal dacryocystitis

新生児（急性）涙嚢炎は比較的まれな病態であるが，新生児に先天鼻涙管閉塞に伴って急性涙嚢炎をきたすものである（図18-8）．抗菌薬の点眼，内服または重症であれば点滴を行い，消炎をはかる．消炎後には，再発から皮膚自壊や蜂窩織炎のリスクもあるため，速やかにプロービングを行う．

先天性涙点閉鎖：congenital punctum atresia

症状は流涙のみで眼脂がみられないため，初診時期が遅い場合も多い．顕微鏡下に涙点を確認する．涙乳頭が確認でき，その陥凹した中心が膜様に見えたら先端の鋭い涙点拡張針などで中心を突くと，容易に開放できる．先天鼻涙管閉塞を合併している場合は，プロービングも行う．涙点開放にはメスや針などの鋭利な器具は用いず，涙点拡張針を用いるのが安全である．メスや針が必要な症例は難易度が高く，開放後に涙管チューブ挿入が必要な場合もある．鋭の涙点拡張針で開放不能な場合はいたずらに涙点を挫滅させず，涙道専門医を紹介する．涙点・涙小管欠損は，染色体異常などの先天奇形に合併することが多く，難治である．

副涙点：accessory lacrimal punctum

同一の瞼縁上に複数の涙点が開口しているものを副涙点と呼び，これに続く涙小管は異所性涙小管と呼ぶ．無症状で偶然発見されることが多い．

先天性涙嚢皮膚瘻：congenital lacrimal fistula

先天性涙嚢皮膚瘻は，通常は内眼角の内下方に，皮膚のしわに隠れるように小孔がみられる（図18-9）．瘻管の多くは涙小管に連結する．瘻孔からの異所性流涙や瘻孔炎を起こす場合がある．先天鼻涙管閉塞を合併する場合は，まず先天鼻涙管閉塞のプロービングを行うと，異所性流涙がみられなくなる場合が多い．無症状の場合や，軽症で手術希望がない場合，治療は必要ない．軽症例は成長とともに異所性流涙が軽快する場合も多く，手術は局所麻酔下で可能な年齢になってからでよ

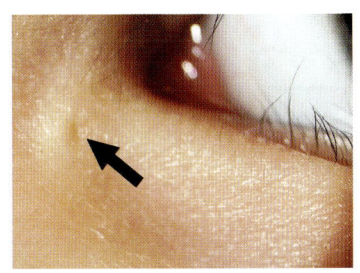

図 18-9 涙囊皮膚瘻
左眼．内眼角内下方に小孔がみられる（➡）．

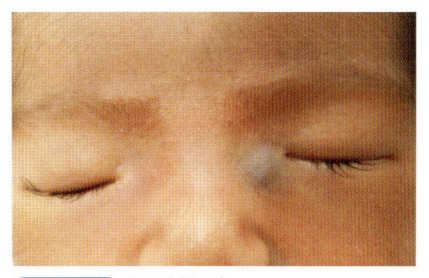

図 18-10 先天性涙囊ヘルニア
生後1ヵ月女児．左内眼角内下方に，暗青色の腫瘤性隆起がみられる．

い．瘻孔炎，瘻孔周囲炎が頻発する場合は，瘻孔閉鎖術を行う．瘻孔内部の焼灼と縫合で閉鎖する場合もあるが，再発も多い．根治には瘻管摘出術を行う．

先天性涙囊ヘルニア：congenital dacryocystocele

先天性涙囊ヘルニアは，内眼角の内下方に暗青色の特徴的な腫瘤性隆起がみられる比較的まれな先天異常である（図18-10）．涙囊炎，蜂窩織炎を合併する場合がある．大きな鼻腔内囊胞がある症例や，両側性の症例では，呼吸困難をきたすことがある．鼻涙管下端は膜状閉鎖が拡張して，下鼻道に大きな鼻腔内囊胞を形成している場合が多い．先天性涙囊ヘルニアは，自然治癒も少なくない．外科的治療は，鼻内視鏡を用いて鼻腔内から鉗子などで囊胞壁を破く方法が効果的である．涙点側からのプロービングも可能であるが，専門施設での治療が望ましい．

その他の先天異常

口唇口蓋裂や染色体異常などの顔面奇形を伴う先天鼻涙管閉塞は，涙道奇形や骨性鼻涙管閉鎖などを伴う場合があり，プロービングの成功率が低い．CTを用いて涙道および鼻腔の形状を確認し，涙囊鼻腔吻合術（DCR）を含めた治療を検討する．

後天性涙道障害：acquired lacrimal duct obstruction

小児の涙道閉塞は，先天性のみならず，後天性もみられる．先天鼻涙管閉塞であれば，生後数ヵ月以内に発症する．鑑別には問診が重要である．

ウイルス性角結膜炎後の涙道閉塞

小児の後天性涙道閉塞は，東アジアでは流行性角結膜炎後の涙道閉塞が最も多いと報告されている．閉塞部位はさまざまである．涙道内視鏡を用いた涙管チューブ挿入術が有効であり，涙道専門医を紹介する．

鼻性の導涙障害

小児の下鼻道は狭く，鼻炎，副鼻腔炎などを機に，鼻涙管狭窄症状をきたす場合がある．鼻内の問題が疑われる場合は，耳鼻科での精査を勧める．

文献

1) 柿崎裕彦：涙液，涙道の解剖生理．"眼手術学3 眼筋・涙器" 佐藤美保，佐々木次壽 編．文光堂，2014, pp232-245
2) Young JD, MacEwen CJ : Managing congenital lacrimal obstruction in general practice. BMJ 315 : 293-296, 1997
3) Pediatric Eye Disease Investigator Group : A randomized trial comparing the cost-effectiveness of 2 approaches for treating unilateral nasolacrimal duct obstruction. Arch Ophthalmol 130 : 1525-1533, 2012
4) 後藤 聡：Q4 急性涙囊炎の治療について教えてください．"あたらしい眼科'13 臨時増刊号 流涙症Q&A" 井上 康，渡辺彰英，大橋裕一 編．メディカル葵出版，2013, p95

小児の代表的な涙器疾患

第19章 外傷

小児の外傷の特徴

小児眼外傷の注意すべき点

物理的外力による眼球の損傷は，成人・小児の別なく発生する．しかし，小児の眼外傷の診療においては，いくつかの成人と異なる注意が必要である．

3歳までは本人が受傷を訴えることはまれであり，周囲の成人が見ていなければ受傷自体がわかりにくい．また，6歳までは状況を詳細に説明できないことが多く，受傷状況がわかりにくい．それ以降でも，疼痛や心理的パニックのために詳細な状況が不明な場合もある．したがって，常により重篤な損傷の可能性を念頭に置いて診察する必要がある．また，虐待などにおけるほかの人間による打撲や受傷を患児自身が否定する場合があることも，考えておかねばならない．

患児が検査に非協力的なために，成人のような詳細な評価を下しにくいのは小児眼疾患の診療一般にいえることだが，外傷では疼痛に加えて受傷直後には恐怖や心理的パニックのために視力検査や眼圧測定など基本的な検査も行えないか，信頼できる結果が得られない場合が多い．そのような際には，鎮静や全身麻酔下での他覚的検査に頼らざるを得ない．

また，眼球穿孔や眼球破裂のような開放性外傷では，啼泣や体動のために眼球内容が創口を通してさらに脱出して重症化することがある．開放性外傷が少しでも疑われるのならば，鎮静・全身麻酔を考慮しなければならない．

上眼瞼挙筋断裂による眼瞼下垂や眼瞼出血・腫脹，前房出血，外傷性白内障，硝子体出血などで数週間以上光路がふさがれると，小児では容易に視性刺激遮断弱視に陥りやすい．成人よりも早急な対策を心がける必要がある．

小児眼外傷の疫学

海外多施設の疫学調査では，重篤な小児の眼外傷発生率は年間・人口10万あたり11.8人とされる．また，重篤な眼外傷のうち少なくとも35％を小児が占め，多くは12歳未満である[1,2]．

さらに，5歳未満が5〜12歳よりも有意に外傷のリスクが高い．男児のリスクが高く，受傷は片眼がほとんどである．そして，小児の片眼失明原因の第1位は外傷である．小児の受傷は遊びやスポーツに起因するものが多く，成人が作業や路上事故が多いのとは異なっている．また，事故状況としては，保護者や成人の監視下にない場合が多い．

眼外傷の分類

小児に限らず，眼外傷では損傷をきたす原因は多岐にわたり，組織の損傷の様態・程度も多様で，かつさまざまな病像を併発する．そこで適切な用語と分類を用いないと，それぞれの患者の病像を正しく把握し，治療法や重症度，予後を判断するのは容易でない．さらに医療関係者間で患者の状態についての判断を共有しがたく，さまざまな医療統計や研究にも支障をきたすおそれがある．

眼外傷の分類

● 原因となる外力による分類

1）物理外傷

物理的外力外傷

直達，介達の物理的外力による損傷は最も多く，かつ適切に治療されなければ高度の障害を残す例が多いので，狭義の眼外傷とは物理的外力外傷を指す．

光線，放射線外傷

高エネルギーの可視光線，赤外線や紫外線の非可視光線の曝露は眼瞼皮膚，眼表面の損傷を生じる．また眼球では，光線は角膜を透過し集光するので眼表面にほとんど傷害がないまま水晶体，網膜，脈絡膜に傷害を引き起こす．

また，放射線はその線量に応じて，結膜，角膜，水晶体，網膜，脈絡膜に傷害を及ぼす．

熱外傷：火傷，凍傷

火炎や高温水蒸気曝露により，眼瞼皮膚，眼表面に火傷を生じる．逆に低温に曝露すると，眼瞼の凍傷をきたすことがある．

2）化学外傷（表19-1）

アルカリ，酸や化学物質に接触すると，眼瞼，眼表面の組織損傷をきたす．特に，強アルカリは角膜・結膜を高度に腐食し，組織に進達するので，高度の組織傷害をきたしやすい．

● 損傷部位による分類

1）眼瞼外傷

眼瞼裂傷，涙小管断裂，眼瞼皮下出血などがある．

2）眼球外傷

外力による眼球損傷は視機能に対する損傷のリスクが高く，また症例も多い．眼球外傷の分類と定義は後述する．

3）眼窩外傷

鋭的物体による眼窩に及ぶ裂傷や，鈍的物体により，眼窩血腫，眼窩蜂窩織炎，眼窩異物，眼窩骨折，外眼筋損傷などをきたす．

● 傷害意図の有無に基づく分類

1）偶発的外傷

他者に損傷を加えようとする意図がないままに受傷した事故は，偶発的外傷とされる．意図がなくとも損傷を与えれば，法的処罰・係争の原因になりうる．

2）非偶発的（意図的）外傷

損傷を加えようとする明確な意図をもった他者による外傷は，法的には事故ではなく事件とされる．医師がそのような意図的外傷をみた場合には，報告が義務づけられている．

小児眼外傷に特徴的な意図的外傷として，虐待がある．虐待による眼外傷は特徴的な病像を示し，かつ一定の対応手続きがあるので，第20章を参照されたい．

眼球外傷の分類

眼外傷のうち眼球外傷に関して統一された用語として，バーミンガム眼外傷用語規定（Birmingham Eye Trauma Terminology：BETT）が知られている[3]（表19-2）．

● 閉鎖性眼球損傷

BETTでは，眼球の物理的外傷による損傷を物理的外力の種類と眼球壁の状態に基づいて，定義している．

眼球壁に全層裂傷がないものを閉鎖性眼球損傷

● 表19-1　生活環境にある酸・アルカリ物質

アルカリ	強アルカリ	理科実験試薬（NaOHなど），生コンクリート，生石灰，毛髪染色剤，オーブン洗浄剤，レンジクリーナー
	アルカリ	皿洗い機用洗剤，マジックリン®，換気扇用レンジクリーナー，レンジまわりのルック®
	弱アルカリ	マイペット®，ジャバ®風呂釜洗い
酸	強酸	バッテリー液，プールクリーナー，漂白（ブリーチ）液，サンポール®
	弱酸	排水パイプクリーナー

● 表19-2　バーミンガム眼外傷用語規定

外傷：injury	
閉鎖性眼球損傷 closed globe	・（眼球）打撲：contusion ・（眼球）表層裂傷：lamellar laceration
開放性眼球損傷 open globe	・（眼球）破裂：rupture ・（眼球）裂傷：laceration 　・（眼球）穿通：penetrating 　・（眼球）穿孔：perforating 　・眼球内異物：intraocular foreign body（IOFB）

(closed globe) とし，全く裂傷がなければ（眼球）打撲（contusion），全層に至らない裂傷があれば（眼球）表層裂傷（lamellar laceration）とする．

● 開放性眼球損傷

眼球壁の内外に連なる全層裂傷がみられれば開放性眼球損傷（open globe）であり，そのうち鈍的物体による損傷による眼圧上昇のために眼球壁が断裂したものを（眼球）破裂（rupture）とする．（眼球）破裂では，その発症機転から眼球内容の脱出と嵌頓を伴う．鋭的物体により接触部に全層開放創が形成されたならば（眼球）裂傷（laceration）とし，創が刺入創だけで刺出創がないならば（眼球）穿通（penetrating）とする．裂傷が多数でも，それが多発性の刺入機転で生じているならば穿通である．刺入部と刺出部を伴う鋭的物体による裂傷は，（眼球）穿孔（perforating）である．眼内に異物が滞留していれば眼球内異物（intraocular foreign body：IOFB）である．眼球内異物は異物による穿通外傷であるが，診断，治療，予後が異なるので区別する．

小児眼外傷の診療

病歴聴取

眼外傷では，受傷時の状況，時間経過，受傷原因や対象を詳細に確認して，診療録に記載しなければならない．なぜなら，第一に検査・治療計画を立てるうえで受傷状況を正確に把握しなければならないからである．また，外傷が傷害に起因する場合には，のちに法律上の問題になった際に診療録が重要な証拠として扱われうるからである．しかし，小児眼外傷において正確な病歴聴取は容易ではない．乳児や幼児では受傷状況を説明できず，低学年の学童でも疼痛や恐怖のために啼泣して問診が困難になりがちである．さらに，他者から傷害された場合には，受傷状況を偽ることや，受傷自体を否定することもあるので注意する必要がある．虐待による外傷では，患児が受傷を否定するのはしばしば経験される．そういった場合には，目撃者や受傷前後の行動を知っている周囲の人間にも問診を行う必要がある．

確認すべき内容はいつ，どこで，どのように，何によってあるいは誰によって受傷したか，また受傷後にどのような処置を受けたかである．眼鏡装用していたか，その眼鏡がどうなったかを確認しておく必要がある．また鎮静，全身麻酔下で検査や治療を行うかもしれないので，最終飲食時間，持病ならびに服用中の薬剤，アレルギーの有無も知っておく必要がある．皮膚の開放創があれば，破傷風ワクチン（3種混合ワクチン）接種歴も確認しておく．

検　査

● 視　診

小児眼外傷では，比較的年齢の高い患児でも視力や眼圧検査，細隙灯顕微鏡検査や眼底検査に非協力的な場合が多い．そのため外来受診当初の視診の所見に基づいて，それ以後の特殊検査や鎮静・全身麻酔下検査を考えざるを得ないことが多いので，視診がきわめて重要となる．

視診は診察の最初に行う．視診が可能ならばそれ以外の一般検査に進むが，協力が得られないようならば鎮痛，鎮静を行うか非侵襲的な画像診断などの検査に進むかの判断が必要になる．

視診は，患児の恐怖感を避けるために，暗室や強い照明下でなく，通常照明の室内で行い，患児に痛くないことを繰り返し説明しながら行う．観察は肉眼かルーペを用いて拡大観察する．手持ち細隙灯顕微鏡の準備があれば有用だが，使用に熟練していないならば避けたほうがよい．また，記録として写真を撮影しておく．

まず，眼瞼の状態を観察する．その後，自発的な開瞼が可能ならば眼表面の角膜，眼瞼結膜を観察する．同時にペンライトで瞳孔と対光反応を観察し，眼球運動も確認する．

啼泣などで非協力的ならば，平坦な台上に保定具やシーツで全身を保定したうえで，手指か開瞼器で眼球を圧迫しないよう注意しながら開瞼して観察する．眼球内容の脱出がみられれば，それ以上の圧迫を避ける．

1）眼瞼

眼瞼腫脹・出血は鈍的外傷にはしばしばみられるが，眼瞼出血に眼球突出を伴っていれば眼窩内出血や眼窩壁骨折が疑われ，視機能や眼球運動を確認しなければならない．また，眼球陥凹と眼球運動障害・眼球変異がみられれば眼窩壁骨折が疑われ，CT，MRI などの画像検査を行う．

眼瞼創のうち，擦過による裂傷は眼瞼皮膚の皮紋にそって生じ，眼窩縁・瞼縁に平行な曲線を呈する場合が多い．鋭利な物体による切創が瞼縁に平行にみられ眼瞼下垂を伴っていれば上眼瞼挙筋の断裂を疑って，早期の整復を考慮する．瞼縁を含む内眼角付近の裂創は涙点，涙小管の断裂を疑う．眼瞼の小さな刺創と眼球突出に何らかの神経症状などの全身症状がみられると，細く鋭利な物体が穿通して脳組織まで損傷した可能性を考えて画像診断を行う．また，箸に代表される植物性の眼窩内異物は，刺入直後には小さな刺創以外には症状がみられないこともあるので注意が必要である．

2）眼表面，前眼部

眼表面に茶褐色のぶどう膜などの眼球内容が脱出していれば，さらなる脱出を防ぐために，それ以上の圧迫を避けて鎮痛・鎮静を行う．また，早急に開放創閉鎖のための手術の準備を始める．高度の結膜出血がみられ，瞳孔偏位や変形，瞳孔強直，低眼圧を伴っていれば，結膜下の眼球破裂を疑って同様にする．結膜の裂創は，強膜開放創を伴っている場合もあるので注意する．

角膜混濁がみられれば，可能な限り細隙灯顕微鏡検査を行う．

受傷眼に瞳孔散大や変形ならびに直接対光反射の障害がみられても，虹彩括約筋の損傷に起因することが多く，網膜や視神経など視路が傷害されている例は少ない．確認のためには僚眼の間接対光反射の遅延・消失や，光を両眼に交互に動かす swinging flash light test を行って Marcus Gunn 瞳孔を確認する必要がある．

外傷性白内障や水晶体脱臼が高度であれば肉眼でも認めることができ，その場合はさらに細隙灯顕微鏡検査を行う．

● 眼科一般的検査

1）視力検査

裂傷や眼球開放創を伴う外傷では，視力検査は困難である．年長児ならば少なくとも光覚の有無だけでも確認しておけばよいが，その結果も最終的な予後に関連しないことがしばしばある．乳児や幼児では，固視や追視は信頼できる結果が得られにくい．ただし，信頼できる結果が得られなくとも，それを診療録に記載するように心がける．

Column

網膜－硝子体癒着

成人と小児の眼で大きく異なるのは，硝子体と網膜の癒着である．これは実際に子どもの硝子体手術を行っている術者でなければ，実感されにくい．成人ならば，視神経乳頭周囲と黄斑周囲にやや強い癒着があるだけで，人工的に硝子体剥離を作成することはたやすい．網膜血管や新生血管，あるいは網膜変性周囲などには一部に強い癒着がみられるが，これを処理するのも困難ではない．硝子体基底部の硝子体は剥離しがたいのでシェービングせざるを得ないが，進歩した照明系や観察系，硝子体カッターのお陰で以前ほどには困難ではない．しかし小児では，網膜と硝子体はどの部分でも硝子体基底部なみに強く癒着しており，人工的な剥離などはほぼ不可能といっていいほど強固である．未熟児網膜症や幼児の網膜剥離が行える術者が限られるのはこのためである．また，硝子体が容易に剥離しがたいと，開放性眼球損傷で前部硝子体が脱出すると，後部硝子体が剥離して脱出による負荷を中和することがないために，負荷が直接網膜全体に牽引として及びがちで，容易に網膜偏位，牽引性網膜剥離を生じやすい．また，硝子体手術で牽引を解除することも簡単ではない．これを容易にするために，マイクロプラスミンなどのタンパク分解酵素による化学的硝子体剥離も試みられているが，実用化はまだ先のようである．

2）眼圧検査

眼球開放創があれば，眼圧測定で眼球を圧迫するのは避けなければならない．結膜下眼球破裂が疑われる場合も同様である．前房出血や虹彩損傷がみられれば，高眼圧の有無を確認するために眼圧を計測したほうがよい．啼泣が強くて開瞼できないときには，眼瞼上からの用指眼圧測定を行う．上眼瞼を検者の両示指で軽く圧迫して圧を触知し，非受傷眼と受傷眼をそれぞれ触知して差を確認する．眼瞼の腫脹が強いと，信頼できる結果は得られない．

3）細隙灯顕微鏡検査

学童以降の年長児であれば，細隙灯顕微鏡検査が可能になることが多い．

細隙灯顕微鏡が有用なのは外傷に伴う角膜混濁眼で，混濁の深さ，範囲，異物の有無の確認に欠かせない．フルオレセインを点眼して前房水の流出を確認する Seidel 試験は，小さな角膜穿孔創を見逃さないために重要である．また，フルオレセイン染色は鈍的外傷や化学外傷，紫外線に伴う角膜上皮傷害の確認に有用である．

鈍的外傷で前房出血があれば，立位で出血ニボーの高さが出血量の指標になり，以後の経過観察で出血吸収や再出血の目安になる．

細隙灯顕微鏡検査は，外傷に伴う白内障の有無，なかでも軽微な混濁の確認に必要である．外傷性白内障では併発する水晶体囊破損を確認しなければならない．特に後囊破損の確認には，細隙灯顕微鏡検査がきわめて有用である．また，外傷性白内障に併発する Zinn 小帯断裂・水晶体亜脱臼も顕微鏡で確認しやすい．水晶体の振盪や瞳孔縁から前房への硝子体の脱出は，水晶体亜脱臼を疑わせる有力な所見である．

鈍的眼外傷に伴う網膜裂孔形成は，最周辺部に好発する．その確認には，三面鏡や圧迫毛様体鏡を併用した周辺部眼底観察が必要になることがある．また黄斑傷害や，黄斑円孔形成には三面鏡や非接触式前置レンズが有用である．

4）眼底鏡検査

軽微な外傷や眼球前半部の傷害でも，眼内の傷害を併発している可能性は否定できない．したがって，高度な前房出血や眼球破裂の一部を除いて，外傷眼には散瞳下の詳細な眼底検査を試みたほうがよい．乳幼児ならば，身体を保定して開瞼器で開瞼して検査する．

● 眼科特殊検査

1）光干渉断層法：
optical coherence tomography（OCT）

OCT は非可視光レーザーを用いた検査法であり，眼内を探索する検査法のなかで数少ない"まぶしくない検査"である．そのため，通常の眼底鏡や細隙灯顕微鏡に比べて小児の協力を得やすい．

学童期以降の年長児が主な対象だが，幼児期以降の児ならば検査できることも多い．

OCT の検査可能範囲は後極部・黄斑に限られるので，前眼部・中間透光体に異常がなく，視力低下をきたしている例が主な検査対象になる．また，鈍的眼外傷で視力が正常な場合でも，時間に余裕があれば検査しておくと有益な情報が得られることがある．

眼外傷に伴う黄斑の異常のうち OCT で確認できる主な病変としては，外傷性黄斑円孔（図 19-1），黄斑脈絡膜破裂や網膜下出血，黄斑浮腫，網膜前出血，網膜振盪などがある．しかし，何ら異常がみられないという情報にも意味がある．

2）電気生理学的検査・視機能検査

小児眼外傷に応用される電気生理学的検査には，網膜電図（electroretinogram：ERG）検査と視覚誘発電位（visual evoked potential：VEP）があり，主な視機能検査としては中心フリッカ融合値検査（central flicker fusion：CFF）がある．

開放性眼球損傷の例には角膜電極を装用するのは容易でないので，ERG は外傷急性期の検査として適さない．また，ERG 検査はしばしば暗順応時間が必要で，体動や啼泣で検査が阻害されがちである．

ERG は外傷性白内障や，前房出血，硝子体出血などを対象に，手術前に網膜の機能を確認するために画像検査と併用されることがある．また，眼球破裂の創閉鎖後に，視機能検査に応用されることがある．

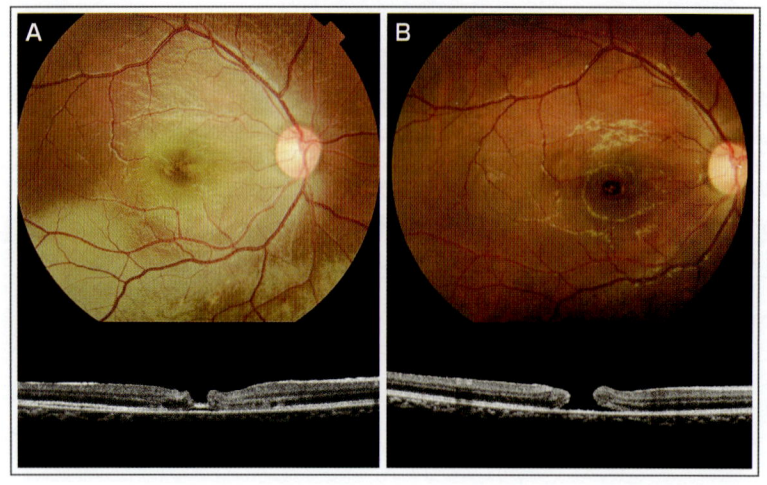

図 19-1 外傷性黄斑円孔
A：受傷直後の眼底と OCT．
B：受傷 11 日後の眼底と OCT．

VECP，CFF は外傷性視神経損傷が疑われ，画像では異常が確認されない例の診断にきわめて有用である．

3）その他の眼科特殊検査

Hess 赤緑試験は，眼窩外傷に伴う眼球運動・複視の定性・定量に有用である．しかし，手術による整復や自然回復に伴う複視の自覚的改善とは，一致しない場合がある．そのような自覚的複視改善の判定には，両眼開放視野（複視野）検査が有効とされている．

● 画像診断

画像診断は他覚的な検査法であり，特に開瞼せずに検査でき，なおかつまぶしさを感じることがないため検査に非協力的な乳幼児でも検査できるので，小児眼外傷には重要な検査法である．眼球，眼窩の損傷を描出しうる画像診断法としては，眼科用超音波 B モード検査とコンピューター断層撮影検査（computed tomography：CT），磁気共鳴画像検査（magnetic resonance imaging：MRI）がある．この三者は，それぞれに特徴と利点・欠点，限界があり，それらを理解したうえで症例の病型ごとに最も適切な画像診断法を選択する必要がある．

1）超音波 B モード検査：ultrasound echography

原理と特性

超音波 B モード法は超音波 B モード・エコー法とも呼ばれる．探触子（発信子）から発信された超音波が密度の異なる組織の界面で反射し，反射波（エコー）となって帰還したものを探触子で受信し，発信から受信までの時間で界面までの距離を計測する方法だからである．

各反射波の距離を横軸に，反射強度を縦軸に表示する方法は超音波 A モード法と呼ばれ，眼軸長の計測に用いられてきた．B モード法は界面からの各反射波を直線上の光点として距離を横軸に，反射強度を光点の輝度として表示する方法である．そして探触子を扇状に動かして走査し，画面上の表示線を同期させて動かすことにより走査断面像として再構成する（図 19-2）．

1 秒間に 18 回以上の速度で走査すると，各走査の間隙は肉眼では分別できなくなる．それにより，心臓の拍動や眼球運動に伴う眼内の組織や病変の運動もリアルタイムの動画として観察することができる．

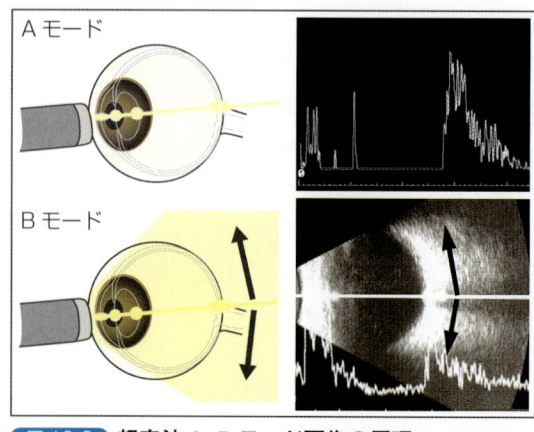

図 19-2 超音波 A, B モード画像の原理

超音波は組織の表層から深層に反射しながら進むため，徐々に減衰する．深層の臓器を明瞭に描出するためには音圧を上げるか，音波を長波長にすればよいが，音圧が高いと組織傷害のリスクが増し，長波長・低周波では解像力が低下する．表層の小臓器には高周波長音波が適しているので，眼球には 10〜20 MHz の眼科専用高周波装置が使われている．

　反射を画像構成の基本にしているため，組織内での屈折は避けられない．したがって，再構成される断層像は臓器本来の形状を正確に再現せず，歪んだ形状を示す．また，反射強度は超音波の進行方向と界面が垂直になったときが最も強く，接線方向になると最も弱くなる．眼球では水晶体後面と眼球後極部が最も明瞭に描出され，赤道部付近の眼球壁は描出されない．また，画像の分解能も超音波の進行方向と走査方向，すなわち眼軸方向と垂直方向で異なる．そのため，超音波画像診断は CT や MRI と比較して簡便だが，読影に熟練が必要になる．

　最小分解能は，超音波の進行方向では 0.1 mm 前後だが，走査方向では 1 mm 前後にまで低下する．

　正常な硝子体は均質で組織界面がないので，陰性像として描出される．硝子体内に病的変化があれば，出血，混濁，硝子体剝離，増殖組織，網膜剝離などが，いずれも陽性像として描出され判定が容易である．脈絡膜の滲出性隆起は陰性像，出血は陽性像を示す．また，異物はきわめて強い反射を示して確認が容易だが，走査する平面の厚みが薄いので注意しなければ見逃しやすい（図 19-3）．

　眼窩脂肪は多くの界面があるため陽性像となるので，それ以外の組織と鑑別しにくい．また，眼筋と視神経は超音波の進行方向に走行しているので，画像が不明瞭になりがちで異常を見つけるには熟練を要する．眼窩骨壁の状態は，超音波 B モードでは判定が難しい．

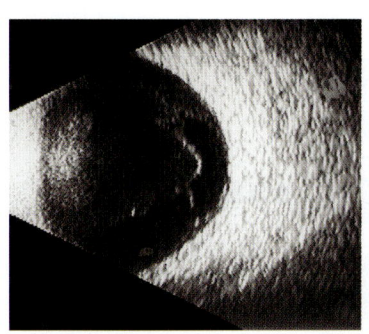

小児眼外傷の超音波 B モード検査

　乳幼児は固定して検査する．年齢が高ければ座位，仰臥位で検査する．探触子の先端に検査用カップリング剤のジェルをつけ，眼瞼上に当てて検査する．恐怖感を避けるためには明室で検査し，検査の前に探触子を患児に持たせ自分で身体に接触させて安心させてから検査するとよい．

　開放性眼球損傷では，探触子で眼球を圧迫しないように注意する．眼球破裂で眼球内容脱出のために眼球が虚脱していると，眼球形状や眼内の状態の判定は困難になる．そのようなときは，CT がおおまかな状態把握に役立つ．

　角膜混濁や前房出血，外傷性白内障，硝子体出血は超音波検査のよい適応となる．硝子体内の出血や混濁，剝離網膜や脈絡膜の出血性隆起の検索が主な目的になる[4]．探触子の方向を動かし，かつ，眼底検査と同様に患児にさまざまな方向を注視してもらい眼内全体を観察する．同時に，眼球が動いた際の硝子体内の病変の動きを観察して動的診断を行う．硝子体の混濁や出血は，眼球運動に伴ってよく動く．新鮮な網膜剝離は比較的良好な運動を示し，脈絡膜の隆起はほとんど動かないことから鑑別できる．

　眼内の異物が疑われるとき，超音波 B モード検査に習熟していないならば超音波検査だけに頼らず，CT で異物が眼内にあることを確認し，網膜や脈絡膜への異物刺入が疑われるならば超音波で再度確認すればよい．

　眼球突出や眼球運動障害など眼窩の異常が疑われる例は，CT か MRI を行う．

2）CT：computed tomography

原理と特性

　生体を挟んで一方から X 線を照射し，対側で透過してきた X 線を計測して，その減衰量から，その透過線上における X 線吸収率を算定する．照射源と受信器の位置関係を保ったまま生体を中

図 19-3
超音波 B モード像の特性
裂孔原性硝子体出血．眼球後壁は明瞭だが，周辺部は明らかでなく眼球形状も歪んでいる．

心として移動させて走査する．走査して得られた各方向の生体 X 線吸収率から計算して，生体の断層像を再構成する．

再構成された断層像上の組織はそれぞれの X 線吸収率に基づいて描出される．したがって，生体内の金属や骨が最も強い X 線吸収率で陽性像になり，強膜や筋肉，脳，神経，各実質臓器が中等度の陽性像，水，脂肪がそれ以下の陰性像となり，空気は陰性像を示す．

X 線曝露量を制限しなければならないので，最小組織分解能は 1 ～数 mm 前後である．しかし分解能は，近接組織との X 線吸収率差に影響される．骨や異物などの高吸収率対象は明瞭に描出されやすく，さらに辺縁効果で強調・拡大して描出されるので確認しやすい．吸収率が近似する強膜 - 脈絡膜 - 網膜は，分離されず一塊に描出される．外眼筋，視神経，上眼静脈は低吸収率の眼窩脂肪から明瞭に分離して描出される（図 19-4）．

画像構成は透過法なので，反射波法の超音波 B モード超音波画像のような形状の歪みは生じにくい．しかし，走査中に対象が動くと正確な画像が得られない．走査速度を速くすれば体動の影響を避けられるが，組織の運動まで描出しようとすると X 線曝露量が増加する．したがって，組織の動態を描出するのは困難である．

小児眼外傷の CT 検査

乳幼児は固定，3 歳以降は啼泣がひどくなければそのまま検査可能なことが多い．強い体動があるならば，鎮静を試みる．

眼内病変のほとんどは，CT の検査対象になりにくい．しかし，眼内異物が疑われるなら CT が第一適応になる[5]．磁性異物が否定できないなら，MRI は行わないほうがよい．また，開放創の結膜下眼球破裂が疑われるなら CT のよい適応である[6]．眼球破裂の CT では，眼球虚脱による眼球変形が破裂を示唆する有力な所見であり，時には眼球壁の裂創が確認できることもある．

眼窩の損傷が疑われるならば，CT，MRI の検査対象になる．眼窩骨壁の骨折は骨が描出される CT が有利だが，外眼筋や眼窩内容の脱出など軟部組織の変化には MRI が優れる．

3）MRI：magnetic resonance imaging

原理と特性

組織に含まれる水分子原子核は定常状態では，ばらばらにスピン運動している．組織を強い磁場に置くとスピン運動は一定の方向に揃う．そこで磁場を停止すると，スピン方向は再びランダムな定常状態に戻っていくが，その緩和現象にかかる時間は各組織で異なる．MRI では，この緩和時間に基づいて組織の断層像を再構成する．

スピン運動には縦方向と横方向があるが，縦方向の緩和時間を T1 緩和，回転面である横方向の緩和時間を T2 緩和といい，これにより T1 強調画像，T2 強調画像が得られる．

T1 強調画像では，水が低信号で陰性像となり脂肪やほかの組織は高信号の陽性像になる．T2 強調画像では，脂肪やヘモグロビンが低信号で水が高信号に表示される．T1，T2 とも骨や空気は低信号となる．

MRI は磁力を高めれば分解能が向上し，CT に比べて分解能が高い．しかし超音波 B モード画像よりも分解能は低い．また，血流は水分やヘモグロビンが運動しているため，通常組織とは異なった描出となる．

MRI T1 強調画像では，信号強度差と高分解能により網脈絡膜と強膜が分離して観察されるの

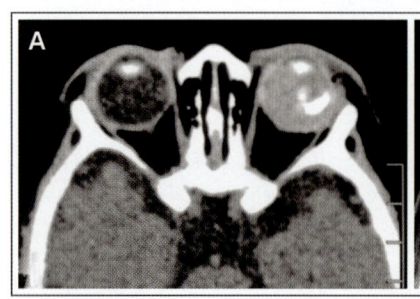

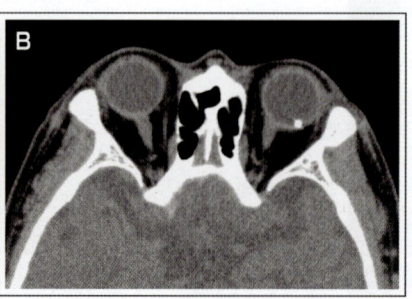

図 19-4　CT 画像の特性
A：網膜芽細胞腫．眼球形状は明瞭で腫瘍内の石灰化が描出される．網膜・脈絡膜と強膜は弁別できず，網膜腫瘍も明らかでない．
B：成人眼内鉄片異物．

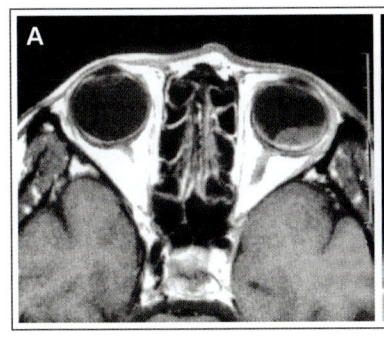

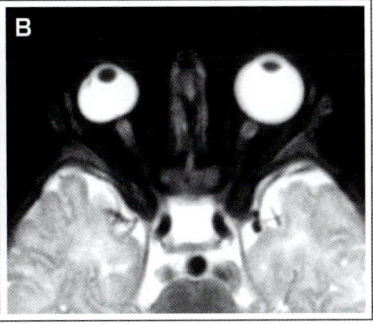

図 19-5 MRI 画像の特性
A：網膜芽細胞腫 T1 強調画像．水晶体と虹彩，強膜と網脈絡膜が分離して描出され，実質性腫瘍も描出される．B：胎生期血管異常 T2 強調画像．眼球前後径縮小，後極平坦化，水晶体前後径拡大，浅前房が明瞭に描出される．

で，脈絡膜の出血性隆起は MRI で確認できる（図 19-5）．

小児眼外傷の MRI 検査

　MRI 検査では体動が画像に影響を及ぼしやすいので，乳幼児に限らず鎮静を行わなければならない場合が多い．特に狭小なガントリー内で検査が行われるので，閉所恐怖を感じやすいため注意が必要である．

　磁性異物は，MRI の強い磁場のために異物の移動や二重穿孔が危惧されるので，非磁性異物であることが確認できないならば MRI は不適応ないしは禁忌とされている．

　眼球破裂や眼窩損傷は，CT か MRI が検査適応になる．軟部組織の状態を詳細に把握できる点が MRI の利点である．

外傷の各型

閉鎖性眼球損傷（鈍的外傷）：closed globe (blunt trauma)

前房出血：hyphema

● 原　因

　鈍的外傷が最多で，虹彩，隅角部の断裂で出血をきたす．穿孔性外傷や異物外傷にも併発しうる．また，小児虐待にもみられる．

　出血素因をきたす疾患や網膜芽細胞腫では，外傷がなくても前房出血をきたすことがある（図 19-6）．

● 所　見

　眼球打撲の既往．眼瞼や結膜・角膜の腫脹，出血などの受傷を示す所見がみられる．

　前房に出血が受傷直後からみられる．軽症ならば細隙灯顕微鏡で前房中に血液がみられる．中等症ならば水平面（ニボー）を呈する出血がみられる．重症ならば前房に血液塊が充満する．血液塊の色調は鮮紅色から暗赤色・黒色までさまざまあり，黒色を示すのは凝血塊の可能性が高い．

　しばしば高眼圧を呈する．虹彩炎を併発して毛様充血や虹彩後癒着を呈することがある．視力低下，眼痛，羞明を訴える．

　大多数は出血後 10 日以内に消退する．出血 5 日以内に再出血するリスクが高い（図 19-7）．再出血すると，さらに出血を繰り返すリスクが高くなる[7, 8]．

　出血をとおして瞳孔の偏位や変形がみられるこ

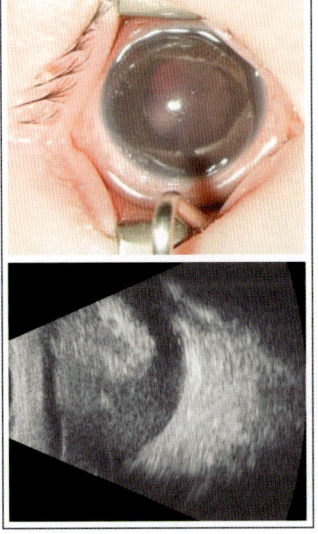

図 19-6 網膜芽細胞腫による前房出血
軽度の前房出血，超音波 B モードでは石灰化を伴う腫瘍．

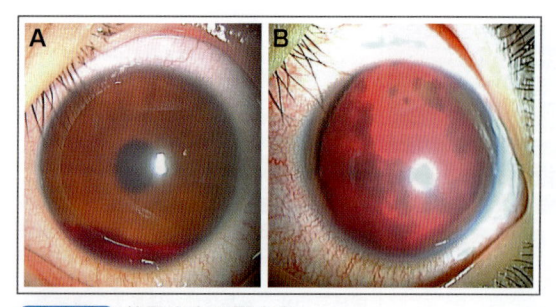

図19-7 前房出血の再出血
受傷直後（A）と3日後（B）の再出血.

とがある．隅角後退や離断もみられることが多い（図19-8）．時に白内障を併発する．

乳幼児に2週間以上にわたり高度の出血が残存すると，視性刺激遮断弱視をきたすおそれがある．

高度の出血と高眼圧が数週間持続すると，角膜染血を発症して角膜混濁・永続的視力障害をきたすおそれがある（図19-9）．

隅角後退が著明な例のうち，出血吸収後に遅発性続発緑内障を発症することがある．

● 鑑別すべき疾患

網膜芽細胞腫や，眼内異物，眼球穿孔を鑑別するために，超音波BモードやCTを行う．血液疾患の鑑別には，全身検査が必要になる．

● 治　療

1）保存的治療

再出血防止のために安静をとらせ，出血を沈下させて瞳孔を露出させるために起座位にする．また，アトロピンやトロピカミドを点眼して虹彩を安静にして，後癒着や再出血を防止する．また，副腎皮質ステロイドを点眼して虹彩炎を鎮炎する．

高眼圧にはβ遮断薬など眼圧下降薬点眼やアセタゾラミド内服を投与する．

2）手術的治療

高度の出血と高眼圧が持続する例や再出血を繰り返す例には，経輪部で血液・凝固塊を除去する．

まれに，緑内障に対して濾過手術を行うことがある．

● 経過観察の注意点

非外傷性出血の腫瘍や全身疾患を精査する．また，数日以内の再出血の可能性に留意する．出血がニボーを形成しているならば，それを出血量の目安として高さを計測し記録する．

出血吸収後に網膜裂孔，白内障などの眼内併発症を確認する．広範囲の隅角後退があれば，長期にわたって眼圧を計測する．

● 患者への説明

出血が吸収されて，視力が改善するまで安静を保ち，頻繁に診察する必要がある．再出血や出血吸収遅延があれば，手術的治療を行う．また，眼内の状態が観察できるようになった時点で併発症が発見されれば，視力保持のために治療が必要になる．

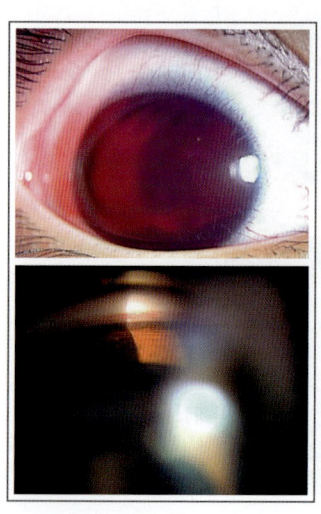

図19-8 前房出血と出血吸収後に確認された隅角後退

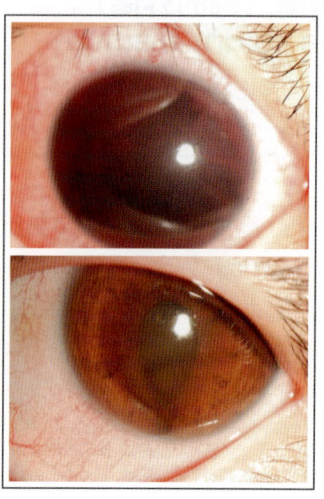

図19-9 前房出血後角膜染血

外傷性白内障：traumatic cataract

● 原　因

鈍的外傷後に水晶体嚢に明らかな破損がみられないにもかかわらず，白内障が発症することがある．正確な原因は不明だが，Zinn 小帯断裂や水晶体亜脱臼の併発例が多く，水晶体嚢が破損した場合に比べて進行が緩徐な例があることから，受傷時に水晶体嚢の Zinn 小帯付着部に微細な破損が生じて水晶体混濁が進行するのではないかと考えられている．あるいは，受傷時の水晶体変形や硝子体の変化や前房出血により，水晶体の代謝が障害されたためともいわれる．

眼球裂傷，眼内異物により水晶体が破嚢すると，白内障が発症進行する．進行は一般に急激で数日で全混濁に至ることもある．同時に水晶体質の散布により虹彩毛様体炎や虹彩癒着，高眼圧を併発することがある（図 19-10）．

● 所　見

鈍的外傷では前嚢下，後嚢下混濁から全混濁までさまざまな程度の混濁を示す．ほとんどは片眼性である．Zinn 小帯断裂や水晶体亜脱臼がみられることがあり，硝子体の前房内脱出がみられることもある．また，水晶体表面に瞳孔縁に一致して虹彩色素が圧着した色素輪がみられる（Vossius 輪）．乳幼児では視力障害が確認されにくく，全混濁でなければ他者に気づかれることがないので，斜視や眼球振盪で初めて気づかれることがある．

眼球裂傷や眼内異物では，水晶体が破嚢すると急速に混濁が進行する．しかし破嚢が小さいときには，破損部が自然閉鎖して混濁が進行しない例もある．しばしば虹彩炎や高眼圧を伴い，虹彩後癒着も併発する．

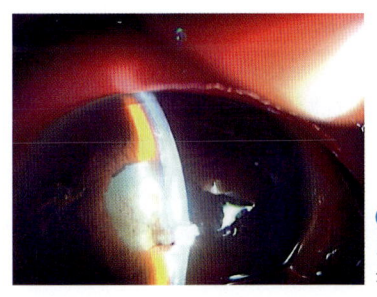

図 19-10
角膜穿孔に伴う外傷性白内障

● 鑑別すべき疾患

発達白内障，先天白内障は，外傷の既往の有無で鑑別される．また，外傷性白内障は破嚢や Zinn 小帯断裂などさまざまな異常を併発していることが多い．

● 治　療

必要に応じて白内障手術を行う．片眼例が多いので，学童以降の年長児ならば遠方視力と近方視力を測定し，手術適応を決める．遠方視力が低下していても，近方視力が読書に十分な程度なら手術を急がないほうがよい．乳幼児ならば斜視，眼振，患眼の固視と追視，患眼遮閉の拒絶などの所見に基づいて手術を決定する[9]．眼底が透見できなければ超音波 B モードを行い，異物が疑われれば CT で検索する．外傷性白内障の多くは片眼性なので，手術後の矯正にはコンタクトレンズか眼内レンズが必要になる．

● 経過観察の注意点

発達白内障に準じる．

網膜振盪症：commotio retinae, retinal concussion

● 原　因

鈍的外傷により，網膜色素上皮－網膜視細胞層を主体とした網膜外層に障害を生じ網膜の白色混濁をきたす．

"振盪"とは，介達外力で生じた神経の機能障害が自然回復し障害を残さないことをいう．網膜振盪は 2 週間前後で混濁が消失し，機能も正常に復する（図 19-11）．

同じように介達外力で生じるが，組織損傷が高度で神経組織が壊死して永続的機能障害を残すものは"挫傷"と呼ばれる．網膜挫傷（retinal contusion）は，網膜振盪と同様の機転で発症するが損傷が網膜全層に及んで網膜壊死（retinal necrosis）となり，網膜裂孔形成・網膜剝離に至ることがある（図 19-12）．発症早期には鑑別がつけがたいことがあり，注意を要する．

● 所　見

鈍的受傷の既往と関連する外眼部の変化を呈する．

外傷の各型 | 409

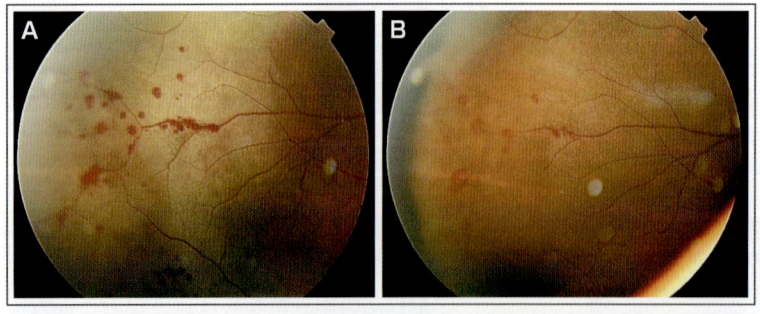

図 19-11 網膜振盪症
受傷直後（A）と14日後（B）．網膜の混濁は消失し，出血も減少している．

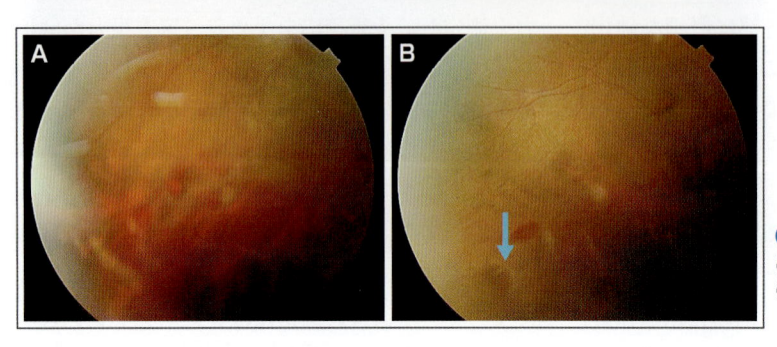

図 19-12 網膜挫傷・網膜壊死
受傷直後（A）と14日後（B）．
受傷直後に高度の網膜出血．出血消退とともに網膜裂孔形成（→）．

　網膜の一部が白色に混濁する．混濁部の網膜血管には怒張，蛇行，狭細化などの変化は軽い．時に混濁部に小出血斑がみられるが，大多数は混濁以外に異常はみられない．混濁の部位は周辺部網膜にみられることが多く，視野ではその部分に一致して感度低下を示すが，黄斑に及んでいなければ視力障害をきたすことはない．まれに黄斑に混濁を生じると視力が低下するが，ほとんどは混濁消失に伴って視力も回復する．しかし，黄斑の混濁は外傷性黄斑円孔形成や脈絡膜破裂にもみられるので，鑑別に注意する必要がある．

　眼球打撲の方向や位置と網膜振盪の発生部位に明確な関係はみられない．

　網膜振盪は黄斑に生じなければ視力障害はきたさず，視野の異常も小児では訴えることはまれである．患児は打撲に伴う眼痛を訴えるだけなので，見落とされがちである．これを見逃さないためには，眼球打撲の小児は一律に散瞳して眼底検査を行うよう心がける必要がある．

● 鑑別すべき疾患

　網膜挫傷・網膜壊死は，最も重要な鑑別疾患である．網膜挫傷・壊死は網膜混濁に加えて多数の出血斑を伴う．出血斑は大小さまざまで，時に網膜前出血も呈する．網膜混濁と出血斑が混在しかつ網膜裂孔形成がみられれば，網膜挫傷・壊死と判断される．しかし，受傷早期には網膜振盪か挫傷・壊死か判別しにくい例も多い．その場合には，頻繁に眼底を観察して裂孔形成の発見に努める必要がある．網膜挫傷・壊死と判断されれば網膜剝離の予防が必要になる．網膜光凝固により裂孔閉鎖を試みると光凝固斑が新たな裂孔になりうるので，強膜バックリング手術や硝子体手術の対象になることが多い．

　外傷性黄斑円孔では，円孔周囲に網膜混濁や出血がみられて円孔が確認しがたいことがある．その場合はOCTで円孔形成を確認できれば，鑑別は容易である（図19-1）．外傷性黄斑円孔は自然閉鎖することもあるので3ヵ月ほどは経過を観察し，閉鎖しなければ手術するほうがよいとされている．

　脈絡膜破裂も，受傷後早期には網膜下の滲出物と出血が混在し，網膜振盪に類似することがある．時間経過とともに出血や滲出物は吸収されて，破裂創が萎縮性瘢痕として確認される．破裂創は視神経乳頭を中心とし左同心円上に形成されるので，黄斑では上下方向の円弧状になる．時に破裂創から脈絡膜新生血管の増殖がみられる．急性期には，OCTや眼底自発蛍光，あるいは蛍光

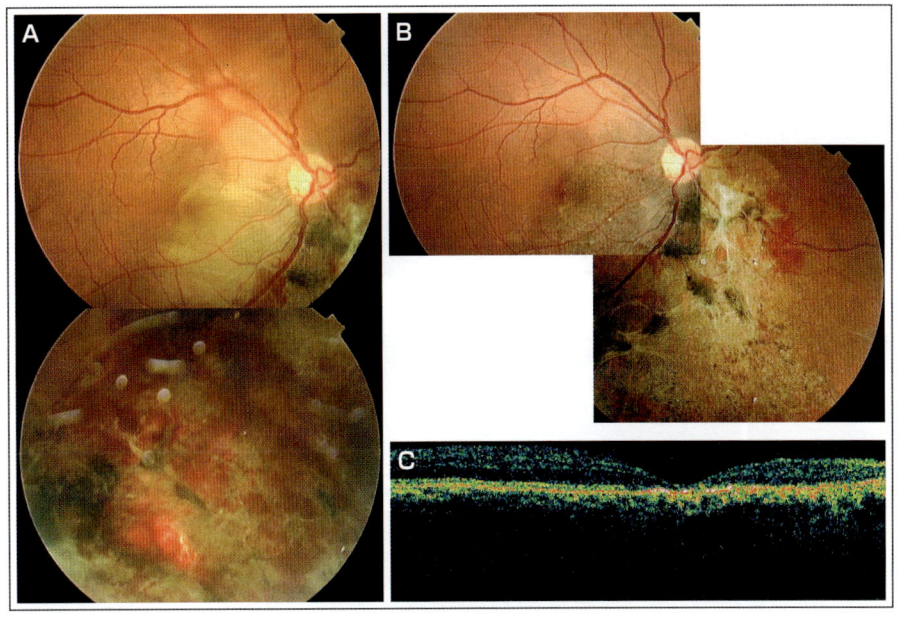

図 19-13
網膜挫傷・壊死と脈絡膜破裂
A：受傷3日後．網膜出血，網膜混濁，網膜下出血
B・C：28日後．網膜萎縮と脈絡膜瘢痕．

眼底造影で網膜色素上皮の断裂，脈絡膜出血を確認して鑑別する（図 19-13）．

● 治　療

網膜振盪は自然経過で回復するので治療は必要としない．網膜振盪には網膜裂孔や網膜剥離，前房出血，水晶体亜脱臼などさまざまな障害を併発しうるので，細隙灯顕微鏡検査，隅角鏡検査，強膜圧迫を併用した眼底検査を行ってそれらの有無を把握し，必要に応じて治療する．

● 経過観察の注意点

網膜振盪は，完全に吸収消失するまで頻繁に眼底検査を行って経過を観察する．それにより，網膜挫傷・壊死であった場合にも網膜剥離に至るのを防止する．

● 患者への説明

網膜の異常が自然吸収されるまで診察を続ける必要がある．網膜剥離発症の危険がみられれば，予防的治療を行う．

網膜裂孔，裂孔原性網膜剥離：retinal break, rhegmatogenous retinal detachment

● 原　因

眼球打撲で，眼球は前後軸方向に短縮し応力は角膜，隅角，Zinn小帯に集中する．直後に眼球が進展すると，引っ張り応力が眼球後極と毛様体，鋸状縁付近の網膜に及ぶ．それに伴って網膜に裂孔が生じて網膜剥離を発症する[10]．小児の網膜剥離の原因は，網膜硝子体の先天異常・新生児期の異常かあるいは外傷である．眼球打撲の原因はさまざまなスポーツで，ほとんどは学童期以降の男児に発生する．

● 所　見

裂孔の好発部位は赤道から鋸状縁部にかけての硝子体基底部が多く，多発裂孔や鋸状縁断裂も多い（図 19-14）．毛様体上皮裂孔もみられることがある（図 19-15）．したがって網膜裂孔を確認するには，強膜圧迫を併用して眼底を網膜最周辺部から鋸状縁，毛様体まで検査する必要がある．黄斑円孔も形成されることがある．

網膜剥離は平坦なことが多く，進行は緩慢でしばしば網膜下柵状物を伴う．視力低下も徐々に進行することがあり，発見されたときにはすでに陳旧化していることが多い．

隅角後退，Zinn小帯断裂，水晶体全面の色素輪を併発していれば，外傷に起因したものと疑うことができる．

● 鑑別すべき疾患

家族性滲出性硝子体網膜症（familial exudative vitreoretinopathy：FEVR）や未熟児網膜症（retinopathy of prematurity：ROP）などの先天

外傷の各型 | 411

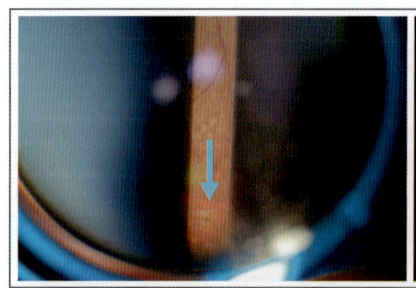

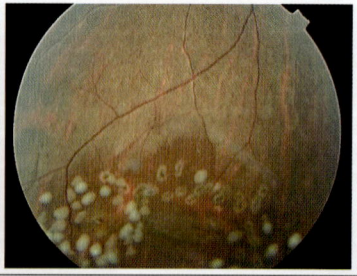

図19-14 外傷性網膜裂孔（→）と光凝固後

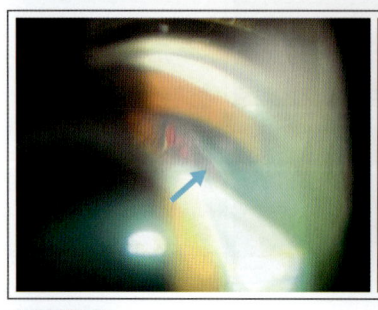

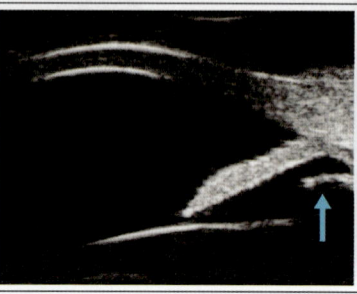

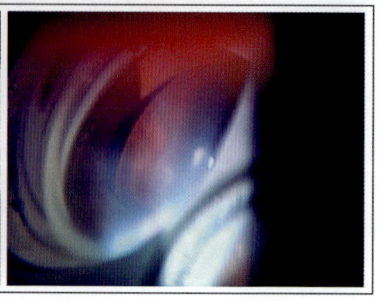

図19-15 受傷15日後に圧迫隅角鏡と超音波生体顕微鏡（UBM）で確認された毛様体上皮裂孔（→）と水晶体亜脱臼

異常や新生児期の異常に起因する裂孔や裂孔原性網膜剥離では，網膜ひだや血管走行異常，周辺部血管異常，硝子体のベール状混濁や増殖組織などがみられる．また，未熟児の既往や家族内での網膜剥離発生などがみられる．外傷に伴う網膜剥離では，そのようなことはない．

● **治　療**

ほかの裂孔原性網膜剥離に準じて強膜バックリング手術を行うか，増殖性硝子体網膜症となっていれば硝子体手術が必要になる．

開放性眼球損傷：open globe

貫通性外傷：penetrating injury

● **原　因**

鋭利な物体により眼球壁に開放創が生じたものが貫通性外傷である．開放創をつくった物体がほかの部位に刺出口を作ったものを穿孔性外傷（perforating injury）と呼ぶ．穿孔性外傷は，弾丸のような高速で飛来した物体により生じる．鈍的な圧力により開放創が生じてそこから眼球内容が多量に脱出した状態は，眼球破裂（rupture of globe）と呼ぶ（図19-16）．

● **所　見**

貫通性外傷では，眼球前半部の刺入創からぶどう膜，硝子体，網膜が脱出する．また，穿孔創から眼内液が漏出し，Seidel試験は陽性になる．眼球は低眼圧を呈する．そのような鋭利な物体が眼球に接触するために，眼瞼にも裂傷が形成されがちである．同様に結膜に裂傷や浮腫，出血がみられる．

角膜に開放創が形成されると，虹彩の嵌頓をきたしうる．また，しばしば浅前房や虹彩の欠損を生じる．しばしば水晶体嚢の破損と水晶体混濁を伴う．網膜裂孔や出血，脈絡膜出血も併発しうるが，眼底鏡や細隙灯顕微鏡による確認はしばしば困難である[11]．これらのために視力は高度に低下し，眼痛が強く眼球運動も障害される．時に羞明を訴える．

開放創付近は光学的検査で確認できるが，眼内深部の状況は超音波Bモードで判断せざるを得ない場合が多い．

● **鑑別すべき疾患**

眼内異物（intraocular foreign body）が眼内に残存しているか否かは，超音波BモードかCT

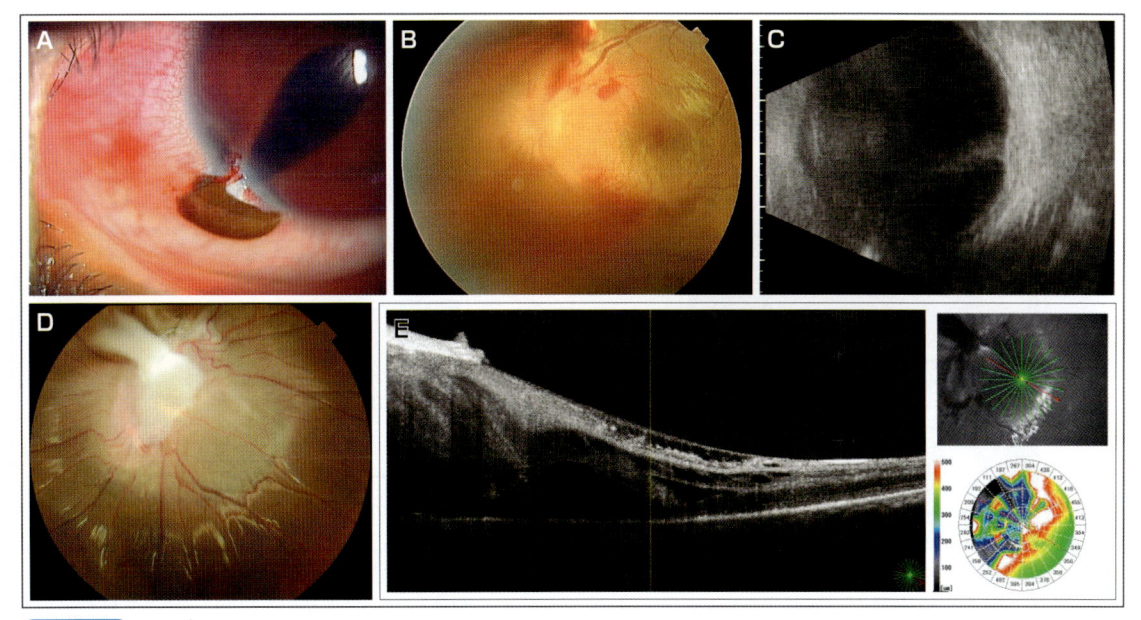

図 19-16 眼球穿孔

A〜C：受傷直後．ぶどう膜脱出（A）と硝子体出血（B）．超音波 B モードで二重穿孔（C）．D・E：受傷 64 日後．硝子体につづく線維増殖組織（D）と牽引性網膜剥離（E）．

で確認する．異物が磁性金属の可能性があれば，MRI は禁忌である．

眼球破裂は，より高度の眼球内容脱出と眼球虚脱をきたす．しかし，表面の創の状態だけではその程度は把握できない．開放創が結膜下にあると創の位置や大きさも不明になる．それを明らかにするには画像診断に頼らざるを得ない．

治療

手術に至るまでの時間には，眼球内容のさらなる脱出を避けるために保護眼帯を装用させ，必要なら鎮痛薬，制吐薬を投与する．感染リスク軽減のために抗菌薬の点滴静注を開始する．点眼薬は組織障害をきたすおそれがあるといわれ，使用には議論がある[12]．

手術では，脱出組織を整復して創を縫合閉鎖する．創が不明なときは，結膜を切開して強膜の最薄部である外眼筋付着部付近を探る．白内障を生じていれば水晶体を摘出する．裂孔がわかれば閉鎖し，必要なら硝子体切除を行う．最終的な予後は閉鎖損傷による網膜剥離よりも不良とされるが，変わらないとする意見もある．

経過観察の注意点

手術の予後は決して楽観できない．術後急激に眼球癆に陥る例も少なくない．あるいは眼内炎を発症し，牽引性網膜剥離を発症して失明に至ることも少なくない．また眼内異物が見逃されていると，鉄錆症や高度な感染症を引き起こす．さらに交感性眼炎を発症すると，健常な僚眼も危険になる．最後にこれらの問題を切り抜けても，弱視に至るリスクが残る．上記の危険が去るまで，注意深い観察が必要である．

異物外傷：foreign body injury

原因

異物が眼組織に衝突し眼内や眼窩に刺入するには，次のような過程がある．

- ハンマーで金属をたたく作業のように金属と金属が衝突
- 爆発や銃器によって異物が発射
- 鋭利な物体が組織に刺入して折れる

衝突打撃による射出エネルギーは爆発よりも小さい．射出エネルギーが大きくても，異物が大きくて重ければ速度が遅い．適度な大きさで，さほど重くなくても比重が高ければ刺入しやすい．金属の衝突で一部が飛来して眼内にまで至るのは鉄などの比重が高い金属片であり，眼内異物の大多

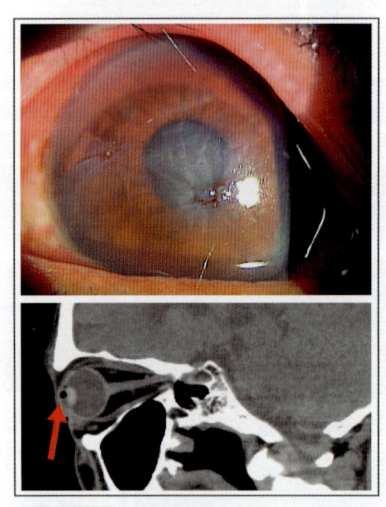

図 19-17 角膜異物（竹）
CT では，植物性異物は気泡と区別できない．

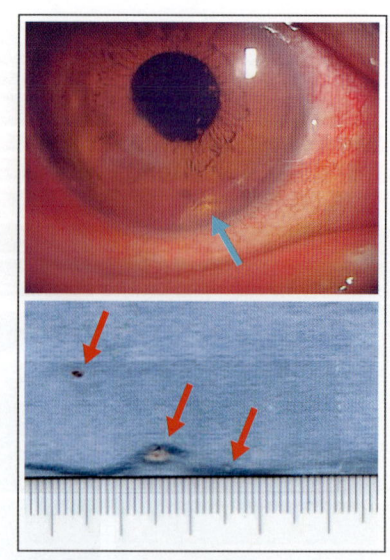

図 19-18 前房内異物（プラスチック）
前房下方に沈下した異物（→）．摘出中に分割した異物（→）．

数を占める．

　プラスチックや植物など比重の低い小片が眼内に刺入するには，爆発のような高いエネルギーが必要になる．

　皮膚を刺入して眼窩に進入するのは，鋭利な物質であることが多い．銃器や爆発による場合もある．

● 所　見

　1 mm 以下の小さく軽い金属片や比重の低い植物や樹脂は，眼内に刺入できず角膜や前房で停止し角膜異物になる例が多い（図 19-17）．角膜異物は細隙灯顕微鏡で確認できるものが多いが，ガラスやプラスチックが角膜深部や前房に刺入すると屈折率が近似するので見つけにくい（図 19-18）．そのような場合には，CT が発見に有用である．

　眼内異物の大多数は鉄や銅，鉛などの金属であり，CT で確認が容易である（図 19-4B）．非金属ならば，MRI はさらに精密に位置や形状を判定できる（図 19-19）．

　CT では，箸などの木片は含気率が高いので空気と同じ吸収率で描出される．小児が箸を持って倒れて先端を皮膚から眼窩に刺入すると，眼窩に残った箸は気泡と区別がつかない．箸には鋭角な角がみられることで鑑別する（図 19-20，図 19-21）．

　金属片は衝突や射出に際して高温となるため，滅菌されて刺入するので眼内で感染症を生じるのは 10％ほどだが，植物が刺入すると感染症をきたしやすい．

● 鑑別すべき疾患

　刺入創があるすべての穿通眼外傷は，異物の存在を疑ったほうがよい．できれば CT を試みておく．

● 治　療

　眼内に進入した異物は，できる限り早く摘出を試みたほうがよい．留置すれば，感染症のリスクが増し，銅，鉄は銅錆症，鉄錆症をきたして視力を障害する．また周囲と癒着して摘出が困難になる．

● 経過観察の注意点

　異物が複数個存在し，摘出してもなお眼内に存在するかもしれないことを念頭に置かなければならない．

その他の外傷

眼瞼裂傷：eyelid laceratian

● 原　因

　鋭的物体による切傷と鈍的な外力による損傷がある．

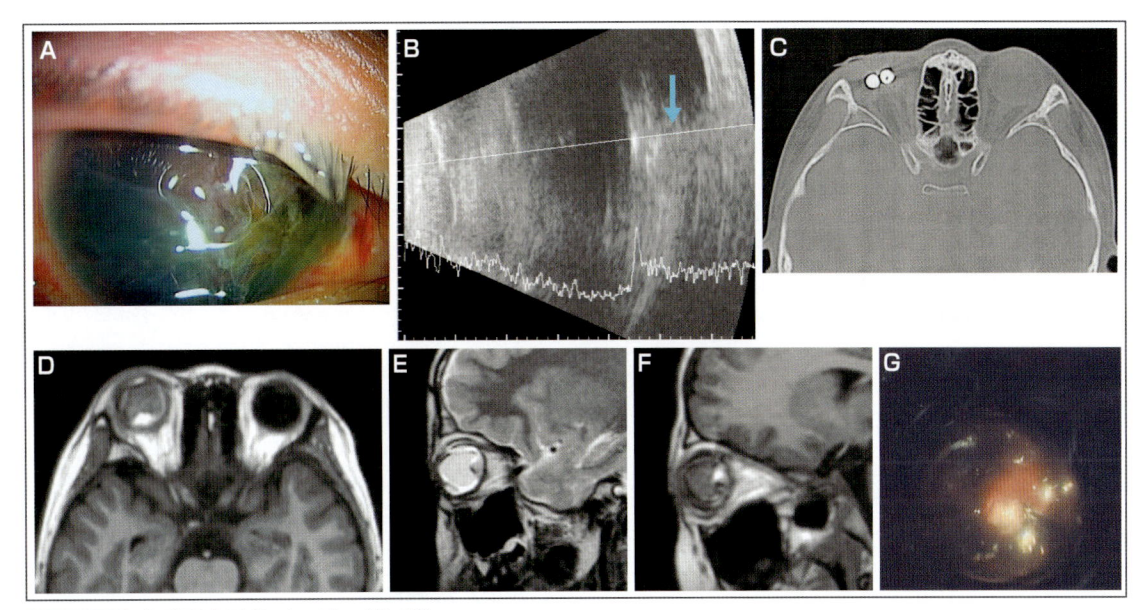

図 19-19 多発眼内異物（モデルガン弾）

転倒して眼球打撲したと供述した8歳児．A：角膜穿孔創．B：超音波Bモード像で多重エコー（→）と陰影欠損．C：CTで高X線吸収率の複数異物と眼球．D〜F：MRI T1，T2強調画像とも高信号と低信号の混在．G：異物摘出術中所見では複数個の異物確認．改造モデルガンが暴発した際の被弾が判明した．

（写真提供：田川病院・山内眼科医院　山内裕司 氏）

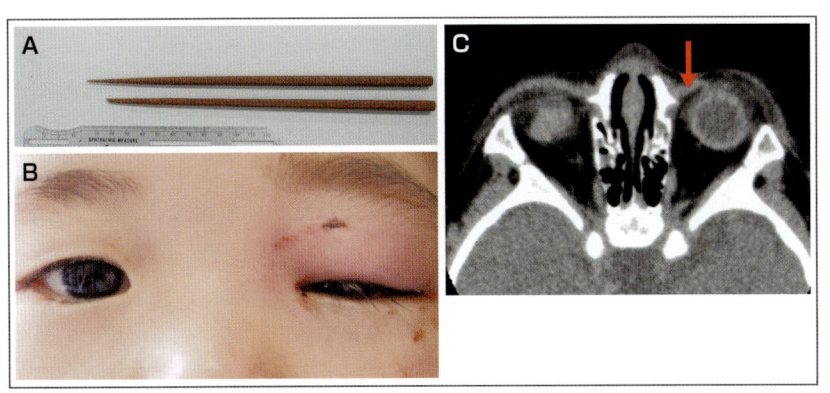

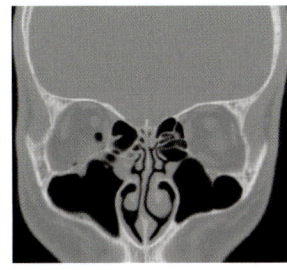

図 19-20 眼窩内異物（箸）

A：先端が折れた箸．B：上眼瞼の小刺創．
C：CTで鋭利な角を示す気泡と変わらない低吸収陰影．

図 19-21 眼窩気腫

低吸収で角がない円形の気泡．

　鋭的な物体による切傷では，眼球損傷を併発することがある．また，穿通創では走行は小さくとも深部に至って視神経や頭蓋内にまで損傷が及んでいることがあるので，注意してCTや超音波Bモードを行い，経過を観察しなければならない．
　鈍的損傷は転倒や打撲による擦過が多く，創は皮紋と眼輪筋の走行にそって眼瞼裂と平行に形成される．突起物に引っかかった外傷では，しばしば眼瞼の全層断裂をきたす．犬による咬傷などでみられる．瞼縁に垂直な断裂と瞼板下縁にそった断裂が合併することもある（図 19-22）．

● 所　見

　眼瞼鼻側1/3の裂創では，涙小管の断裂を併発することがある（図 19-23）．
　上眼裂創で上眼瞼挙筋が断裂すると高度の眼瞼下垂をきたすが，眼瞼腫脹を伴っていると鑑別が困難になり，画像診断でも判定できない例が多い．
　眼瞼に軽微な刺創がみられ，高度の視力障害や，発熱，意識障害などの神経症状を伴っていれば，眼窩深部や頭蓋内の損傷を疑って画像診断を行ったほうがよい．

外傷の各型 | 415

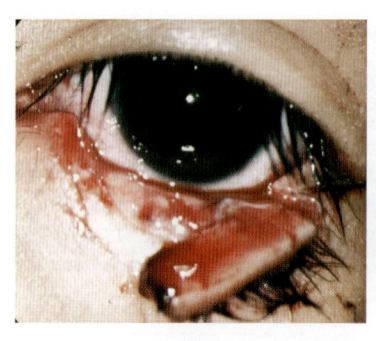

図19-22
眼瞼全層裂創
(写真提供：国立成育医療研究センター 東 範行 氏)

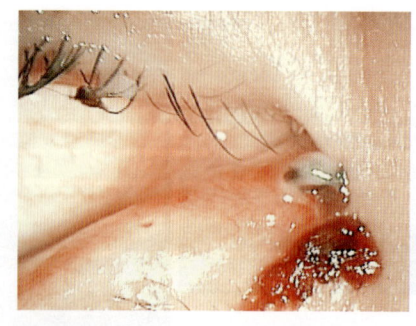

図19-23
涙小管断裂
内眥部の切傷.

● **鑑別すべき疾患**

全層裂創と表層裂孔，涙小管の損傷の有無，上眼瞼挙筋断裂の有無は鑑別しておかなければならない．幼児では確認が困難なので，整復手術を準備して全身麻酔下で行ったほうがよい．

深部への穿通創を疑うならば，画像診断が必要である．

● **治療**

涙小管断裂は，可及的速やかに整復を試みる．損傷されていない側の涙点からフルオレセインなどの標識色素を流して涙嚢側の断端を探し，涙点側は涙点からピッグテールプローブ（pigtail probe）を挿入して確認する．確認された断端の間にシリコンチューブを渡して連結し，一端は鼻腔まで挿入する．その後，涙小管を縫合してさらに皮下組織と皮膚を縫合し，シリコンチューブは留置しておく．

眼瞼の全層裂創，特に瞼縁にまで至る裂創は，放置すると瞼縁や睫毛の内反などの変形，瘢痕化をきたして流涙や角膜障害をきたしうるので，可及的速やかに整復縫合する．外傷の断端を郭清（débridement）せずに直接縫合できうる時間（golden time）は6時間とされるが，眼瞼は血管が豊富で重量あたりの血流が多いので，受傷後12時間でも縫合が可能とされる．断裂した眼瞼は結膜と瞼板，皮下組織，皮膚の三層をそれぞれ縫合する．結膜，皮膚を平坦になるよう縫合するだけでなく，睫毛根列，皮膚－結膜移行部もあわせて縫合する．上眼瞼挙筋断裂は挙筋の断端を探して縫合するよう試みるが，困難な例も多い．それ以外の表層裂創は創内を清拭して縫合ないしテープ固定を行う．

転倒などで創に土が入っているならば破傷風ワクチン（3種混合ワクチン）接種歴を確認し，必要なら予防的に投与する．

眼窩（底）骨折：orbital（floor）fracture（第17章参照）

● **原因**

眼窩入口部を塞ぐように外力が加わると，眼球や眼窩骨縁に損傷をきたさずにエネルギーが後方に至って，眼窩骨折を生じる．

好発部位は上顎骨と篩骨で，眼窩底がほとんどなので眼窩底骨折とも呼ばれる．同様に眼球や眼窩縁に傷害がなく，風が吹き抜けたように後方に骨折を生じているので吹き抜け骨折（blowout fracture）とも呼ばれている．

小児では骨壁が薄いため頻度が高い．転倒もしくは自分や他人の膝での打撲，交通事故，手拳での殴打が主な原因である．

Le Forte骨折のような顔面骨の広範囲な骨折に合併したものとは，成因や予後，治療が異なる．基本的には，眼窩骨縁に骨折が及んでいるか否かで区別される．

● **所見**

眼窩内容が副鼻腔に脱出すると，容積減少のために眼球陥凹を呈する．

外眼筋の筋膜や連続する組織，あるいは眼筋が骨折線に嵌頓して運動が制限されると，筋の伸展が制限される．時として収縮も制限される．代表的なのは下直筋であり，上転が制限される（図19-24）．重症例では下転も制限される．篩骨骨折では内直筋が傷害されて外転制限を生じることがある．時に眼球運動痛を訴える．

416　第19章　外傷

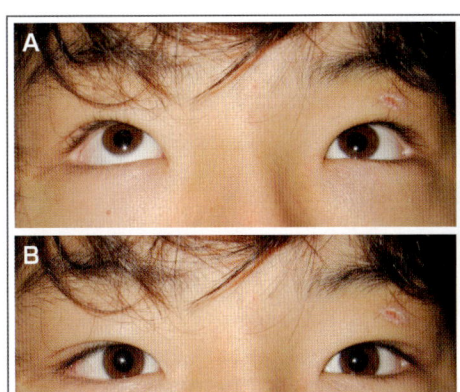

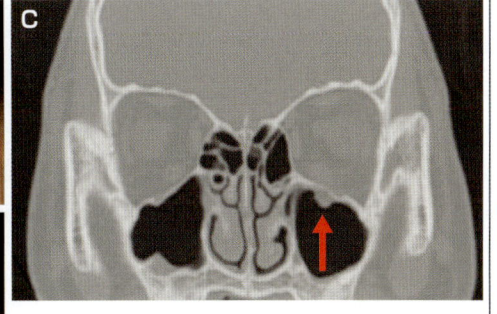

図 19-24 眼窩底骨折

A・B：左眼に軽度の眼球陥凹と上転制限．C：CT冠状断では上顎洞に突出する眼窩軟部組織（→）．下直筋は偏位している．

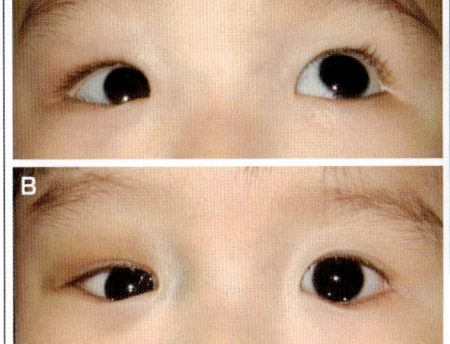

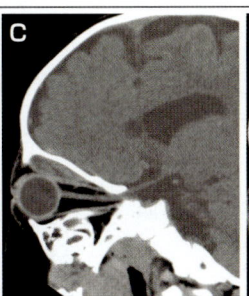

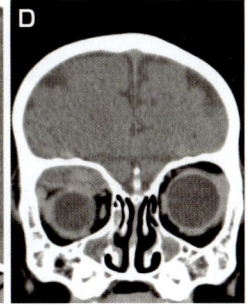

図 19-25 眼窩骨膜下出血

A・B：右眼瞼腫脹，眼瞼下垂，眼球下方偏位および軽度上転制限．C・D：CTでは前頭骨骨膜下に出血．

眼窩底を走る三叉神経第2枝（上顎神経）が障害されて，上唇部の近くが鈍麻することがある．

牽引試験を行って障害筋を鑷子で把持するか制御糸をかけて筋の伸展方向に牽引すると，抵抗を感じる（牽引試験陽性）．ただし疼痛があるので，全身麻酔下で行う必要がある．

診断に最も有用なのはCTかMRIである（図19-24）．冠状断（前額断）がわかりやすい．上顎骨や篩骨壁の骨折部の骨片転位や変形，眼窩内容の副鼻腔への脱出がみられ，障害筋腹の偏位が認められれば診断は容易である．小児では軽微な鈍傷で線状骨折をきたしていることがあり，骨折が確認できない場合もある．その場合には眼窩内容の副鼻腔内脱出に留意して読影しなければならない．また，広範囲な骨折でも骨片が転位せず観音開き（trap door）状になっていると，骨折を過小に誤認しがちであるので注意する．また，外眼筋が骨折部に嵌頓していると，筋障害が高度なため拘扼型骨折と呼ばれて重視される．

● **鑑別すべき疾患**

鈍傷による外眼筋の筋鞘内出血や炎症により眼球運動障害や運動痛を生じる場合があるが，画像上では骨折や組織脱出はみられず，牽引試験も陰性である．

上斜筋滑車骨折や下斜筋付着部障害は眼球偏位や眼球運動障害をきたすが，牽引試験陰性で，画像上ではそれぞれに特異的な変化を示す．

眼窩内出血や骨膜下出血では，特異的な画像がみられる（図19-25）．

● **治療**

画像で眼窩骨折と眼窩内容の脱出がみられても，眼球偏位，眼球運動障害，複視がなければ手術適応ではない．また，複視や眼球運動障害がみられても，画像で骨折や組織の嵌頓がなければ自然治癒を期待して経過を観察してもよい．

外眼筋が骨折に嵌頓した拘扼型骨折では，瘢痕

外傷の各型

化を避けるために可及的速やかに整復手術を行うが，改善が得られない例も多い．非拘扼型骨折ならば，数日から数週間経過をみてもよい．正面視で複視がみられれば，早急に整復手術を行ってもよい．

整復手術に際しては，全身麻酔下で牽引試験を行っておく．軽症例では，牽引だけで抵抗が消失する例が知られている．整復手術は，下眼瞼縁を切開し皮下を剥離して眼窩骨下縁に至り骨膜にそって骨折部に進む．小児では経結膜円蓋部切開でのアプローチも行われている．その後，骨折部の脱出嵌頓組織を整復する．線状骨折ならば，骨折の修復は不要な例もある．粉砕骨折や trap door で欠損が大きいならば，プレートで形成してもよい．

眼球陥凹が高度ならば，プレートでの整復や副鼻腔へのバルーン留置が必要になることが多い．整復を行っても複視が残存するならばプリズム眼鏡装用か，斜視と同様な外眼筋手術を行う．

● 経過観察の注意点
複視は，術直後には改善していなくても数ヵ月で軽減する例もある．

自覚的複視の術後推移をみるには Hess 赤緑試験よりも，両眼開放視野（複視野）検査がより自覚と相関している．

眼球火傷（熱傷）：ocular thermal injury

● 原　因
溶鉱炉などの特殊な環境を除くと，眼球に損傷を及ぼすほどの熱に曝露される状況として一般的なのは，比熱が高い熱湯や油の飛来である．

● 所　見
眼瞼の火傷は，その他の皮膚の火傷と同様である．軽症から発赤，水疱形成，びらん，炭化を示す．眼球表面の火傷は，結膜の充血浮腫，角膜の混濁がみられる．

● 鑑別すべき疾患
眼球化学外傷が鑑別の対象になることがある．受傷状況の精査により確認できる．

● 治　療
熱傷直後には，水道水や滅菌生理食塩水で洗浄し冷却する．皮膚の治療は専門科に委嘱する．眼球表面の熱傷に対しては，感染症予防を優先し抗菌薬点眼と全身投与を行う．眼軟膏の効果については，強力なエビデンスはない．

● 経過観察の注意点
眼瞼瘢痕化により開瞼，閉瞼困難や眼瞼癒着などを生じることがある．眼球熱傷では角膜混濁，瞼球癒着を残すことがある．

眼球化学外傷：ocular chemical injury

● 原　因
強酸ないし強アルカリの飛入により，眼表面の火傷を生じる．小児では，学校で理科教材，家庭用化学薬品の飛入が多い（表 19-1）．

強酸は組織タンパクの凝固を生じ深部には進達しにくいが，強アルカリはタンパクを分解し容易に組織深部に浸透する．また角膜では，アルカリは組織のコラゲナーゼの活性化，フィブロネクチンの分解促進をきたし，組織の自己融解，損傷治癒過程の遅延を誘発して高度の組織損傷を生じるとされている．

● 所　見
酸火傷では，結膜の浮腫混濁と角膜の混濁がみられる（図 19-26）．

アルカリ火傷では，より高度の結膜浮腫混濁に加えて角膜輪部付近の結膜虚血がみられる．この輪部蒼白（pale limbus）の範囲と予後は相関し，半周以上に及ぶと予後は不良になりがちとされる．角膜混濁も高度で深層に至る例が多い（図19-27）．また，アルカリ火傷受傷直後よりも翌日や数日後に病像が増悪することがあるため，受傷後は頻繁な診察が必要である．

● 鑑別すべき疾患
酸，アルカリとそれ以外の化学物質による火傷

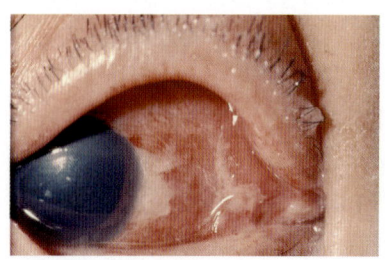

図 19-26
化学外傷（酸）
（写真提供：国立成育医療研究センター　東　範行 氏）

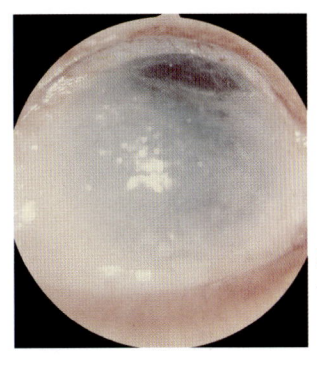

図 19-27　化学外傷（アルカリ）
(写真提供：国立成育医療研究センター　東　範行 氏)

の鑑別が重要である．

　何が飛入したのかを確認するのが最重点課題である．そして，一般名から飛入した物質のpHを知る必要がある（表19-1）．可能ならば早急に飛入物質を持参してもらい，組成，pHを確認する．また，検尿反応用紙などのpH試験紙で結膜嚢のpHを計測し，手判定することもできる．

● 治　療

　酸火傷に対しては，滅菌生理食塩水で洗眼して結膜嚢pHが7.0〜7.4の範囲内ならば抗菌薬点眼を行って感染症を予防する．また，角膜上皮再生を促進する薬剤を使用してもよい．

　アルカリ火傷に対しては，単に表面のpHを正常化するだけでなく，浸透したアルカリを組織から排除する必要がある．そこで，通常1,000〜2,000 mLの滅菌生理食塩水で数時間かけて持続的に洗眼する必要がある．洗眼に際しては，点眼麻酔を行い必要ならば鎮静する．洗浄直後に結膜嚢pHが正常化しても，5〜15分後に再測定してpHが上昇しなくなるのを目安として洗浄を続ける．洗浄後，抗菌薬の点眼と全身投与を始める．コラゲナーゼ活性化を阻害するために，キレート剤であるEDTAや上皮再生を促進するビタミンA外用などを勧める意見もあるが，エビデンスは不明である．最近では，自家血清点眼なども試みられている．また，前房洗浄や散瞳薬点眼も試みられている．

● 経過観察の注意点

　強アルカリ火傷では，受傷後数日で急激に病像が悪化することがあるので，注意深い観察が必要である．また，瞼球癒着をきたしてさらに高度の角膜混濁をきたしうるので，注意しなければならない．

文　献

1) LaRoche GR, McIntyre L, Schertzer RM : Epidemiology of severe eye injuries in childhood. Ophthalmology 95 : 1603-1607, 1988
2) Rapoport I, Romem M, Kinek M, et al. : Eye injuries in children in Israel. A nationwide collaborative study. Arch Ophthalmol 108 : 376-379, 1990
3) Kuhn F, Morris R, Witherspoon CD, et al. : A standardized classification of ocular trauma. Ophthalmology 103 : 240-243, 1996
4) Andreoli MT, Yiu G, Hart L, et al. : B-scan ultrasonography following open globe repair. Eye (Lond) 28 : 381-385, 2014
5) Lindahl S : Computed tomography of intraorbital foreign bodies. Acta Radiol 28 : 235-240, 1987
6) Yuan WH, Hsu HC, Cheng HC, et al. : CT of globe rupture: analysis and frequency of findings. AJR Am J Roentgenol 202 : 1100-1107, 2014
7) Agapitos PJ, Noel LP, Clarke WN : Traumatic hyphema in children. Ophthalmology 94 : 1238-1241, 1987
8) Gharaibeh A, Savage HI, Scherer RW, et al. : Medical interventions for traumatic hyphema. Cochrane Database Syst Rev 19 : CD005431, 2011
9) Mian SI, Azar DT, Colby K : Management of traumatic cataracts. Int Ophthalmol Clin 42 : 23-31, 2002
10) Cox MS, Schepens CL, Freeman HM : Retinal detachment due to ocular contusion. Arch Ophthalmol 76 : 678-685, 1966
11) Cox MS, Freeman HM : Retinal detachment due to ocular penetration. I. Clinical characteristics and surgical results. Arch Ophthalmol 96 : 1354-1361, 1978
12) Behrens-Baumann W : [Anti-infectives in eye injuries]. Klin Monbl Augenheilkd 221 : 674-676, 2004

第20章 虐待

小児虐待

　小児虐待とは，"親や保護者や世話する人により引き起こされた，子どもの健康に有害なあらゆる状態"を定義とし[1]，虐待発見された時点の健康被害だけにとどまらず，健全な心身の成長に長期的影響を及ぼす行為そのものを指している．虐待を医療者が見逃すと，その30％が重篤化し，10％は死亡するとされ[2]，医療者による早期発見と適切な対応が求められる．

小児虐待の分類

　厚生労働省のホームページでは，児童虐待を身体的虐待，性的虐待，ネグレクト，心理的虐待の4種類に分類して，具体的な事例を挙げつつ提示している（表20-1）．平成17年の児童虐待防止法改正では，身体的虐待の項目として"児童の身体に外傷が生じたもの"のみではなく，"生じるおそれがある暴行"が追加され，さらに長期予後に影響を残す心理的虐待として"児童の心身の正常発達を妨げるような著しい減食や長時間の放置""同居する配偶者に対する暴力（DV）""きょうだい間での差別的扱い"なども明記されるようになった．このように，実に多様な虐待形式が存在することを知っておかなければならない．

虐待の危険因子

　複雑で多様な事情が虐待の危険因子となるが（表20-2），養育者側の因子として，望まない妊娠であったり，子どもの発達などに強い不安があったり，多胎子を含む複数人の子がいたりする場合などが挙げられる．子どもの側では，未熟児や障害児など身体的要因と希望されない性別などの親によって拒否される要素が因子に挙げられる．例えば，未熟児出生した児への養育が慎重になるあまりに，過剰な心理負担を背景として虐待へ向かうこともある．家族全体の因子として，夫婦間暴力（DV）や育児協力のなさ，経済的不安定などがある．

日本の小児虐待の実態

　わが国の実態は，児童相談所の統計で理解することができる（図20-1）．児童相談所が対応した虐待の件数は，平成25年度は73,765件であり，平成11年度の約6.3倍にもなっている．身体的虐待35.3％が最も多く，次いで心理的虐待33.6％，ネグレクト28.9％，性的虐待2.2％であった[3]．平成24年度の虐待死（心中以外）は56例

● 表20-1　児童虐待の分類

身体的虐待	殴る，蹴る，投げ落とす，激しく揺さぶる，やけどを負わせる，溺れさせる，首を絞める，縄などにより一室に拘束する　など
性的虐待	子どもへの性的行為，性的行為を見せる，性器を触るまたは触らせる，ポルノグラフィの被写体にする　など
ネグレクト	家に閉じ込める（学校に行かせない），食事を与えない，ひどく不潔にする，自動車の中に放置する，重い病気になっても病院に連れて行かない　など
心理的虐待	言葉による脅し，無視，きょうだい間での差別的扱い，子どもの目の前で家族に対して暴力をふるう（ドメスティック・バイオレンス：DV）など

（文献3より引用）

表 20-2 虐待の危険因子

子どものもつ危険因子
1. 未熟児・多胎・障害児・慢性疾患：早期分離による愛着形成の問題，養育者の心理的・身体的負担と経済的負担や不安 2. 手のかかる子ども（difficult child）：多動や軽度の学習障害，頑固などの児で，育児負担が大きい 3. 親によって拒否される要素をもつ子ども：予定外の妊娠・出産，希望されない性別

養育者のもつ危険因子
1. 加害者自身の被虐待歴　　　　　　　　　　　　4. 子どもの発するサインを理解する能力が低い 2. 育児・家事能力の不足　　　　　　　　　　　　5. 精神障害，身体疾患など 3. ストレス耐性が低く，衝動コントロールが悪い性格

家族のもつ危険因子
1. 夫婦間暴力（DV），育児協力がない，配偶者が不在　　3. 経済的不安定 2. 合成家族・無計画出産による多産家族　　　　　　　　4. 離婚，天災による避難など，生活環境の急激な変化

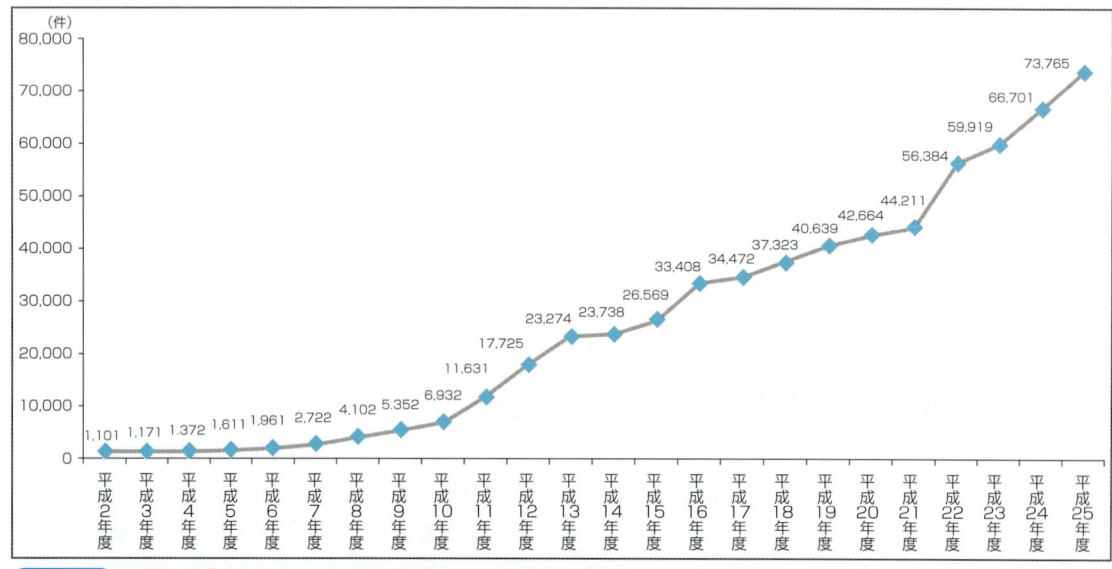

図 20-1 全国児童相談所での児童虐待相談対応総件数の推移

平成2年度: 1,101
平成3年度: 1,171
平成4年度: 1,372
平成5年度: 1,611
平成6年度: 1,961
平成7年度: 2,722
平成8年度: 4,102
平成9年度: 5,352
平成10年度: 6,932
平成11年度: 11,631
平成12年度: 17,725
平成13年度: 23,274
平成14年度: 23,738
平成15年度: 26,569
平成16年度: 33,408
平成17年度: 34,472
平成18年度: 37,323
平成19年度: 40,639
平成20年度: 42,664
平成21年度: 44,211
平成22年度: 56,384
平成23年度: 59,919
平成24年度: 66,701
平成25年度: 73,765

注：平成22年度の件数は，東日本大震災の影響により，福島県を除いて集計した数値である．

（文献3より引用）

58人で，うち0歳児が25人（45％）で，0～2歳では39人（67％）であった[3]．

虐待が疑われる場合の診察ポイント

- 年齢相応の視力および視反応があるか．
- 瞳孔反応，特に相対的入力瞳孔反射異常（relative afferent pupillary defect：RAPD）の有無．
- 顔や眼瞼に皮下出血や外傷痕がないかどうか視診．
- 細隙灯顕微鏡（可能であれば手持ちのもの）を用いた前眼部の観察．角膜びらんや虹彩断裂，前房出血，水晶体偏位などを見落とさないように注意する．
- 散瞳下での眼底検査を行う．可能な限り周辺部まで観察し，網膜出血の種類，数，局在を記録する．

虐待の眼所見

直接的外傷

殴打や蹴る，物で叩くなどの行為で，眼と眼周

囲に打撲傷が生じる（図20-2）．皮膚裂傷や皮下出血が生じ，眼瞼浮腫を合併することもある（図20-3）．背景となりうる疾患が存在しないにもかかわらず，水晶体偏位や白内障を認める場合には，その原因が外傷による可能性も常に念頭に置かなければならない（図20-4）．白内障は，受傷後まもなく生じることもあれば，打撲による眼内の炎症の結果として慢性に生じることがありうる．また，眼球および眼窩骨への直接打撲によって，眼窩底骨折や外傷性視神経症，裂孔原性網膜剝離を引き起こすことがある．多発挫傷はどの年齢でも起こりうるが，眼組織へ直達するような外傷は3歳以降から増加する傾向がある．自立歩行が安定してくるため，虐待者にとって，ゆさぶるよりは殴る・蹴るのほうが容易になるからと推測される．殴打による眼窩底骨折は学童期に多い．虐待者がそばにいると，被虐待児は「家の中で走って柱にぶつかった」などと言って，真実を語ろうとしないこともある．患児の安心できる環境で話を聴くために，必要性があれば親子分離を目的として自院での入院手続きをとるか，受け入れ可能な施設への紹介や搬送を検討する．

熱 傷

熱湯などが顔面にかかることで，角膜びらんや眼瞼熱傷が生じる（図20-5）．米国の調査で小児熱傷の16〜28％が虐待であったと報告されており，熱傷をみた場合は，何らかの虐待（ネグレクトを含む）が潜在している可能性を考慮する必要がある．受傷機転は慎重に聴取する．

化学的損傷

強い酸・アルカリや有機溶剤などの液体を顔面にかけたり，点眼液に作為的に薬品を混入し，子どもに眼瞼や前眼部に損傷を負わせることがある（図20-6）．

非直達外傷

虐待性頭部外傷：abusive head trauma

頭部外傷は，虐待による死亡の原因の第1位

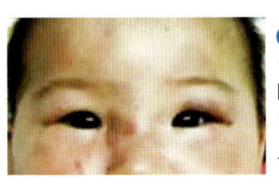

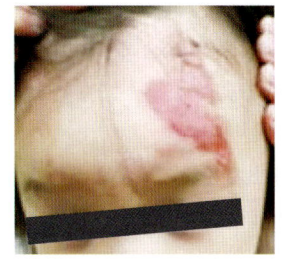

図20-2 顔面の殴打
プラスチックの玩具で顔面を殴打された乳児．前額部全体から両眼周囲に打撲傷が多発し，浮腫を伴う左上眼瞼の皮下血腫を認める．

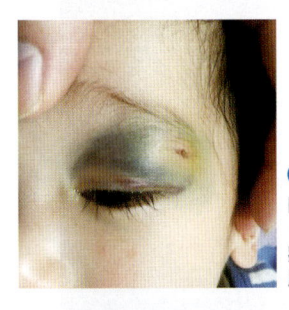

図20-3 眼窩打撲
殴打後，顔ごと壁に叩きつけられた．一部皮膚裂傷を伴い，顕著な上眼瞼の皮下血腫と浮腫を認める．幼児．

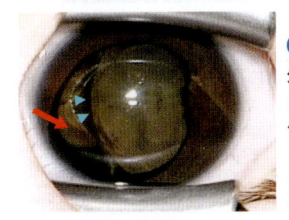

図20-4 外傷性白内障と網膜剝離
ゆさぶられにより，右眼水晶体の耳側が前方へ亜脱臼し（▶），鋸状縁の巨大裂孔によって網膜翻転（→）を認める．乳児．

図20-5 熱傷
「熱々のコーヒーをいれて食卓テーブルに置き，振り返ったら子どもがコーヒーを頭からかぶっていた」と救急外来受診．左前額部から上眼瞼にかけて熱傷痕．

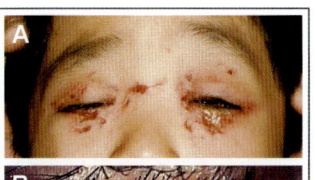

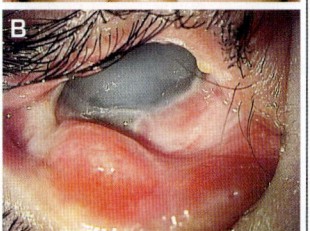

図20-6 薬品による眼障害
内縁の夫が処方点眼薬にバッテリー液を混入，母親は気づかず子どもへ点眼を繰り返していた．
A：両眼周囲の皮膚病変．B：前眼部写真．角膜表皮は脱落し結膜は瘢痕化を認める．視力は光覚となった．学童児．

虐待の眼所見　423

であり，平成24年度では15人（25.9％）と最も多かった[4]．虐待性頭部外傷（abusive head trauma：AHT）の死亡率は15〜38％であり，さらに生存しても30〜50％に何らかの障害が残り，正常に回復する確率は30％にすぎないとされるので[2]，転帰は非常に悪い．

ゆさぶられっ子症候群（shaken baby syndrome：SBS）は，乳幼児にみられる虐待性頭部外傷の1病型で，頭部に直接外傷を与えることなく起こる．虐待者が1歳前後の乳児の肩などをつかんで前後に強くゆさぶると，その乱暴な動きによって頭部が前後に大きく動き，その加速−減速力（acceleration-deceleration forces）の繰り返しが完全に髄鞘化していない未熟な脳や眼球の網膜・視神経に伝わり，神経障害や血管の破綻による出血など重篤な障害をもたらすとされる[5〜7]．したがって，網膜出血は，AHTやSBSの重要な所見である．AHT/SBSでは，硬膜下血腫，虚血性脳障害，網膜出血が古典的三徴候とされているが，このなかで暴力的なゆさぶりによって生じる可能性が最も高いのは，網膜出血である[2,5〜7]．虐待によって起こる網膜出血は，感受性85〜75％，特異度94％にも達し[8]，虐待死した頭部外傷の乳幼児の85％に網膜出血を認めたという報告もある[8]．AHT/SBSが重症であるほど，網膜出血の合併率が高くなる[5〜8]．頭蓋骨骨折やその他の全身骨骨折を合併することもあるが，13％前後とされている．視神経乳頭浮腫の合併は，5％前後とされている．網膜出血に左右差があることは少なくない．自験例34症例のうち35％に顕著な左右差を認めた．AHT/SBSの診断においては，表20-3にある全身疾患や眼科疾患ではないことを，まず事前に確認しなければならない．これらの疾患ではない場合に，下記のような特徴的な眼底所見があった場合，AHT/SBSの可能性が高い．

● **網膜出血の形態**

AHT/SBSの特徴は，まず網膜出血の部位の多さにある[2,5〜7]（図20-7）．数えきれないほど多くの斑状・点状の網膜出血が，後極から周辺まで網膜の広い範囲に及んでいることが多い．網膜と硝子体の接着が強い視神経乳頭周囲，後極血管周囲，硝子体基底部に，特に網膜出血が集積する傾向にある．ゆさぶられる動きで生じた加速−減速力によって硝子体が眼球内で強く振盪されるため，こうした出血形態をとると推測されている．出血部位が網膜の多層にわたっているのも特徴である．網膜表層にはけ状・火炎状出血や網膜内層・深層の出血を同一眼に認めることができ，特に網膜内部から網膜を持ち上げるように出血する出血性網膜分離（hemorrhagic retinoschisis）は，AHT/SBS全体の約1/3ほど

● **表20-3 乳幼児に網膜出血を起こす主な疾患**

- 未熟児網膜症，家族性滲出性硝子体網膜症，色素失調症，内眼手術後 など
- 新生児網膜（硝子体）出血
- 不慮の事故による頭部打撲
- 虐待性頭部外傷（AHT）
- 代謝性疾患：①ガラクトース血症，②グルタルサン尿症，③メチルマロン酸血症
- 骨疾患：骨形成不全症
- 血液凝固機能異常：①白血病，②貧血症，③プロテインC欠乏症，④血小板機能低下症，⑤フィブリノーゲン低下
- 血管性疾患：①脳血管動脈瘤の破裂，②線維筋性異形成症
- 感染症：①髄膜炎，②マラリア，③サイトメガロウイルス網膜症
- 一酸化炭素中毒
- 体外式膜型人工肺（extracorporeal membrane oxygenation：ECMO）

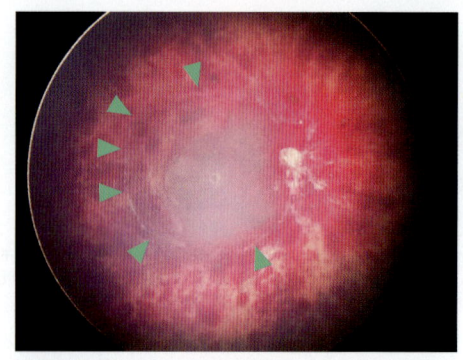

図20-7 **虐待性頭部外傷の眼底写真**

「ぐったりしていた」と救急車で搬送された乳児．重症のAHTの眼底．その後網膜出血は自然吸収されたが，顕著な網膜萎縮をきたした．▶は出血性網膜分離の端で，ここには血液が貯留せず白色の線にみえる．黄斑を囲むようにほぼ円形につながっている．点状・斑状の出血や網膜表層の出血，網膜深層の出血などさまざまな網膜出血が一つの眼底で確認できる．

で認められる[5〜7]．網膜と硝子体が強固に癒着している乳幼児の解剖学的特徴によって，この特異な所見が生じると考えられている[7]．現在まで虐待以外でこの所見が確認されたのは，致死傷の交通事故や頭部を直撃した落下物による頭部損傷事故，11 m からの落下など限定されており，最も特異性の高い網膜所見とされている[6〜8]．重症な症例や剖検研究では，黄斑を囲むように網膜ひだの形成が認められる．この所見も出血性網膜分離と同様の機序であるが，網膜のより深部に分離が生じると網膜剝離を引き起こして網膜ひだを形成すると考えられており，こちらも AHT/SBS の特異度が非常に高い所見とされている．出血性網膜分離などの網膜障害は，出血吸収後に網脈絡膜萎縮となり，不可逆性の視機能低下をもたらす[9]．

● AHT/SBS の鑑別疾患

1）新生児網膜（硝子体）出血：
neonatal retinal (vitreous) hemorrhage

AHT/SBS と，まぎらわしい網膜出血もいくつかあるので，これも念頭に置く必要がある．一つは，新生児網膜（硝子体）出血である．出生に伴う産道通過の圧迫によって起こると考えられ，出生直後なので鑑別しやすい．火炎状出血や点状・斑状出血を呈し，約 1〜3 週間ほどで自然吸収され，生後 6 週までの残存報告が最長とされる[10, 11]．硬膜下出血はなく全身状態は良好で，網膜出血は限定されており全身状況で判別可能である．

2）Purtscher 網膜症：Purtscher retinopathy

次に，Purtscher 網膜症がある．これは胸腔内圧が上昇することによって，眼静脈の還流が障害され，網膜毛細血管が破綻することによって起こる．網膜出血と多角形の網膜白斑が特徴で，胸部をハンドルで強打した交通事故など，重度の偶発的な胸部挫傷を負うことに起因するので，多くは成人でみられる．このようなことが小児でも起こるかが過去に検討されている．頭部に重傷な外傷を負った乳幼児は，救急隊到着時に心肺蘇生が必要な重症例も多いので，小児心肺蘇生法と網膜出血の合併に関して数々の研究が行われている[12]．

これによれば，小児において胸腔内圧が一過性に上昇しても網膜出血は起こらず，あったとしても後極に数ヵ所程度と考えられている[12, 13]．したがって，眼底に多数で多層の出血があった場合は，Purtscher 網膜症は考えにくい．

3）Terson 症候群：Terson syndrome

Terson 症候群は，頭蓋内出血に合併する網膜硝子体出血なので，共通点があり，AHT/SBS と最も混同されやすい疾患である．Terson 症候群では，くも膜下出血などの急激な頭蓋内圧上昇によって眼静脈の還流が低下し，網膜毛細血管が破綻して網膜出血または乳頭周囲出血をきたす．視神経鞘を通って眼内に血液が流入するという説もあるが，動物モデルで再現されておらず，この Terson 症候群の機序自体不明な点が多い．一方で，AHT/SBS における乳頭浮腫は全体の 10% 程度[5, 14]であり，激しい網膜出血があっても乳頭浮腫を伴わない症例はまれではなく，頭蓋内圧上昇を合併しない AHT/SBS の症例も数多く存在している．頭蓋内圧上昇をきたした小児 66 例に眼底検査を行い，65 例（98%）に網膜出血はなく，網膜出血があったただ 1 例は交通事故で車から外に回転加速度をつけて放り出された受傷機

Column

frozen watchfulness

frozen watchfulness（凍りついた瞳）という医学専門用語がある．じっと何かを見つめているようで無反応，感情を全く表に出さず，周囲の大人のすることをただじっと眺めるという独特の視線や表情をいう．非常に深刻な虐待を受けた子どもにみられる．過酷な状況に耐えるために感情を深く押し殺し，心と身体を乖離させた結果なのであろう．痛ましい限りであるが，加害者から「ふてぶてしい」とさらなる虐待を引き起こしたり，「平気そうにみえた」と周囲の人々の誤解を招くこともある．「虐待をされてつらい」と，他者に自ら語る子どもなどいない．小児眼科医は患児の眼位や眼球運動の観察にのみ終始せず，その瞳の奥に抱えた苦悩の色を異変と捉える洞察力を持ち合わせていなければならないだろう．

転であったという報告などから[15,16]，小児では血液凝固系が正常で，かつ，脳血管の先天異常や動脈瘤を合併していなければ[17]，純粋な頭蓋内圧上昇のみでは網膜出血をきたさないと考えられるようになった．

● **眼底検査の方法と記録**

救急外来を受診する理由として頭部外傷は多く，特に家庭内でテーブルやソファ，ベビーベッドからの低位落下を訴えることが多い．しかし，小児落下事故の研究では，乳幼児が1回の落下で数ヵ所程度の小さな点・斑状網膜出血をきたすには，1.2 m以上の高さが必要と考えられている[18]．したがって，背景となる全身疾患がない健康な児が「つかまり立ちをして後方に転倒した」「ソファから落ちた」という説明に対し，多層・多発性の網膜出血を呈している場合には，問診と医学的所見が合致してないために，まず虐待を鑑別に挙げなくてはならない．

AHT/SBSでは，頭部外傷が重症なわりには，網膜出血が軽度であったり，出血に顕著な左右差がみられることもある．淡い網膜出血であれば24時間以内に消失し，通常でも1週間経過するだけでかなり吸収されるため，受傷から24時間以内，遅くとも72時間以内に眼底検査を行うことが望ましい（図20-8）．散瞳下での検査が望ましいが，全身管理の都合上，初回は無散瞳下で観察せざるを得ない場合もある．眼底所見は，正確にわかりやすく記載しておかなければならない．網膜出血の量（例：数ヵ所・10数ヵ所・数えきれないほど多く），形態〔例：網膜前，網膜内（点状・斑状・火炎状），網膜下，出血性網膜分離の有無〕，分布（例：後極のみ，周辺部まで）などの記載が最低限必要である．可能であれば，広画角眼底カメラなどで記録を残しておくことが望ましい．

到着時心肺停止や死亡症例は，角膜混濁が死亡後の時間経過とともに進行するが，死後72時間までは眼底検査が可能である．生前反応として網膜出血が存在しているかどうかが重要な所見となるため，要請があれば速やかに眼底検査を行い，記録を取るよう努める．

その他の虐待

医療ネグレクト・不適切養育

医療ネグレクトとは，保護者が子どもに必要な医療を受けさせないという虐待であり，子どもに適切なケアが施されない結果，心身の障害をきたす可能性のあるものを指す．心疾患などの治療や発達障害のケアなど全身の問題はもとより，われわれ眼科の領域では，先天緑内障や網膜剥離に対する手術における保護者の拒否などが代表的である．その治療法が十分に確立されて広く受け入れられており，成功の可能性が非常に高く，治療を受けないデメリットが大きいことを，主治医が十分説明したにもかかわらず，保護者が頑強に受け入れないときは，これが疑われ，後述する通告の対象になる．

弱視眼鏡の常用や健眼遮閉を「かわいそう」といってさせないなどの不適切養育の事例では，「ご心配でしたら地域の保健師さんにおうちでの様子を一緒にみてもらいながら，（アイパッチや眼鏡など）始めてみませんか」と丁寧に説明し保

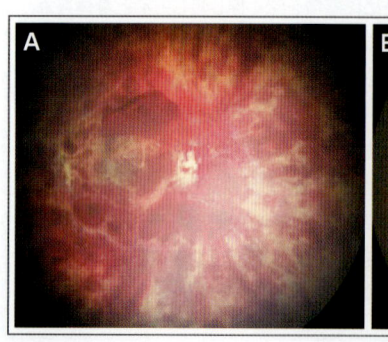

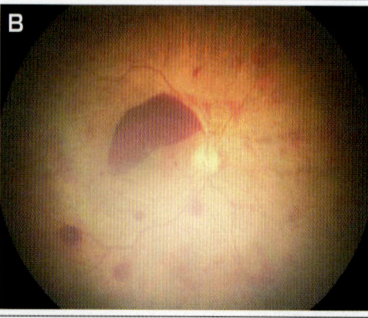

図 20-8
虐待性頭部外傷の眼底写真
A：受傷直後の眼底写真．数えきれないほど多数で多層・多発性の網膜出血を後極から周辺部網膜に至るまで認める．
B：2週間後の同眼底．後極の網膜前出血は残るが，網膜内の出血はかなり吸収されていることがわかる．

● 表 20-4　周辺状況から虐待を疑う

Care delay	受療行動の遅れ	損傷が生じてから受診までの時間軸に不自然な所がないか？
History	問診上の矛盾	語る人により受傷機序などの医学ヒストリーが異なっていないか？ 一貫性はあるか？　現症と合致しているか？
Injury of past	損傷の既往	短時間で繰り返してケガで受診している． カルテが各科別の医療機関は要注意．
Lack of Nursing	ネグレクトによる事故・発育障害	何が・いつ・どこで・どのように起きたか，を語れるか？ 誰が一緒にいたか？　定期受診は？　検診は？
Development	発達段階との矛盾	「はいはいをしない子に，挫傷や骨折は起こり得ない」 ●およその目安：寝返り5ヵ月，はいはい9ヵ月，始歩13ヵ月
Attitude	養育者・子どもの態度	養育者の，子どもや医療スタッフへの反応や，子どもの，養育者に対する反応に気になる点はないか？
Behavior	子どもの行動特性	緊張度がきわめて高い，攻撃的な言動が多い，過度になれなれしい，落着きが全くない，性化行動　など
Unexplainable	ケガの説明がない・できない	ケガの説明がない場合，虐待／ネグレクトの両面を考慮，話のできる年齢の子どもが"わからない"という場合，要注意．
Sibling	きょうだいが加害したとの訴え	重度・複数個所のケガを，幼少児が加えることはきわめてまれ 幼いきょうだいがいる場合，言い訳として最も汎用される．
Environment	環境上のリスクの存在	家族リスク：社会的孤立，経済的要因，複雑家庭など 子どものリスク：望まぬ出生，育てにくい子ども

護者の同意を得たうえで，"要支援"として市区町村の子ども家庭支援センター窓口へ連絡する方法もある．乳幼児の手の届く所にハサミや鋭利なものがあり，それで子どもが受傷した場合，完全な事故であっても再発の可能性がありうるならば，事故防止指導を目的に同意を得たうえで"要支援"として同様に市区町村の担当窓口に連絡することができる．保護者の同意を得られない場合は，次項の通告を行うことになる．

また，待合室や診察室で子どもと保護者との様子に違和感を感じたり，受診までの経過や状況に不審な点があるような場合には，表20-4の項目を参考に問題点を整理し虐待の早期発見に努める．

通　告

通告とは，児童相談所（地域によっては市区町村関係窓口）へ虐待の可能性がある児の存在を連絡することである（児童相談所全国共通ダイヤル：189）．この場合，保護者の同意は必要ない（図20-9）．

児童虐待防止法第五条では，医師などが虐待を早期発見する努力を義務として規定しており，第六条は虐待の疑いだけであっても通告義務がある

と明記している．同法の通告義務は，個人情報保護法や刑法よりも優先されるため，結果として虐待ではなかったとしても，通告することはプライバシーの侵害や名誉棄損に該当しない（表20-5）．医師が通告する行為は，家庭支援を開始し，子どものwell beingを目的とした診療行為であると解釈されている．もし判断に迷う場合があれば，子どもを保護する方向で行動すべきである．そして，通告が即親子分離につながるわけではない．

告知とは，保護者に「あなたの行為は虐待の疑いがある」と告げることである．通告と混同しないように留意する．告知をする利点は，保護者に自分の行為の意味を気づかせ，虐待の問題として正面からその保護者への支援を話し合えるようにし，そして保護者の強圧的な要求に対して対抗する根拠となることにある．虐待を告知する責任と権限は児童相談所がもっている．医師の職分は，医学的診断の一つとして虐待が鑑別にあることを判断することにあり，医療機関が独断で虐待を保護者に指摘するべきではない．告知は，虐待専門医と児童相談所の担当官と十分な話し合いのうえで決定し行う．通告した医師が告知の責任を負う

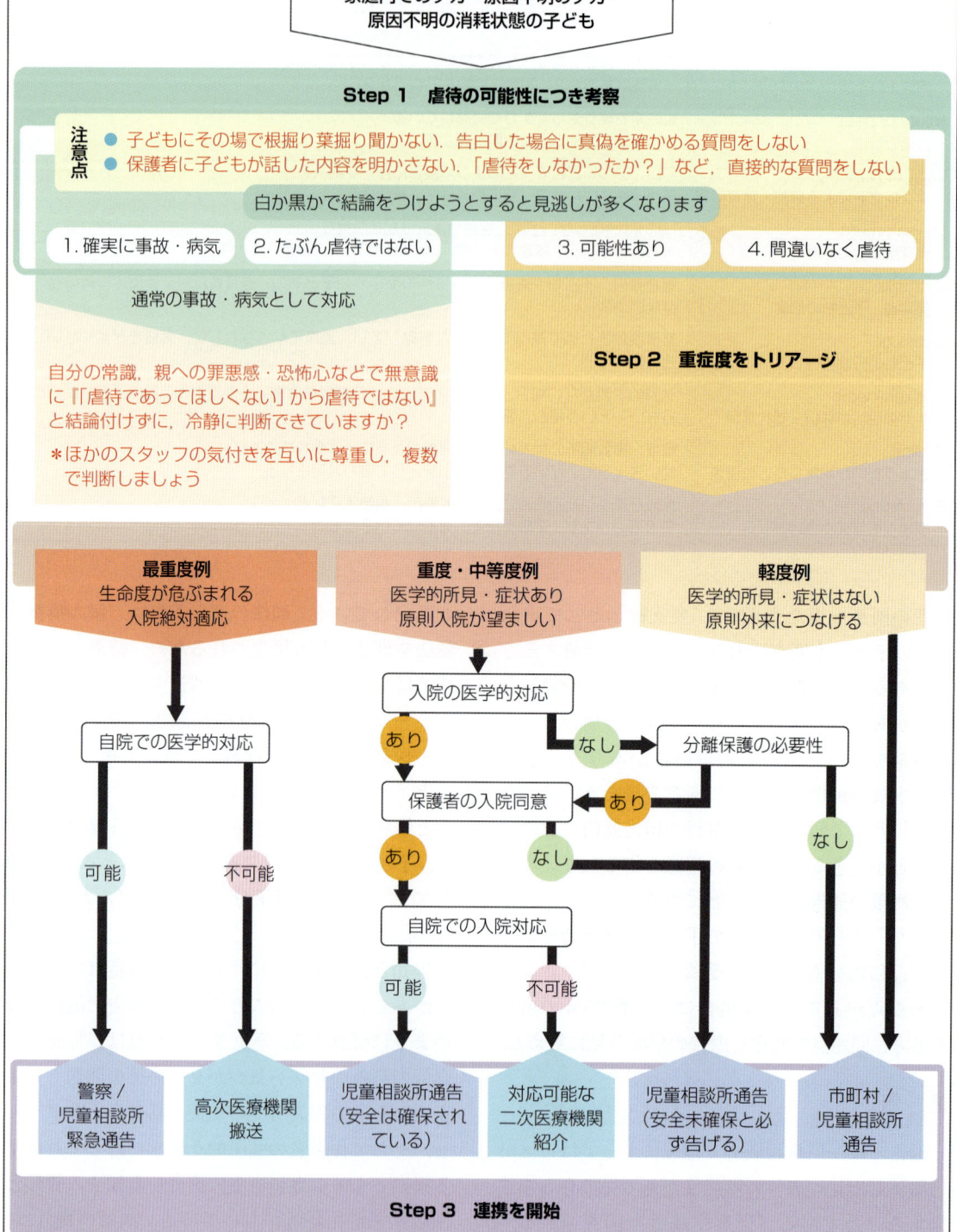

図 20-9 医療者が子どもの虐待を疑ったときに取るべき行動のフローチャート

厚生労働省「一般医療機関における子ども虐待初期対応ガイド」より抜粋．主任研究者：奥山眞紀子「虐待対応連携における医療機関の役割に関する研究」平成17年度厚生労働省化学研究費補助金子ども家庭総合研究事業．

● 表 20-5　児童虐待の防止等に関する法律（児童虐待防止法）

- 第五条　児童福祉施設の職員，病院その他児童の福祉に業務上関係のある団体および学校の教職員，医師，保健師，弁護士その他児童の福祉に関係する者は，児童虐待を発見しやすい立場であることを自覚し，その早期発見に努めなければならない．
  →医師や病院職員などの職種を挙げて早期発見の責務を促している．
- 第六条1項　児童虐待を受けたと思われる児童を発見した者は，速やかに，これを市町村・都道府県の設置する福祉事務所もしくは児童相談所に通告しなければならない．
- 第六条3項　刑法の秘密漏示罪その他の守秘義務に関する規定は通告義務の遵守を妨げるものと解釈してはならない．
  →虐待という確証がなくともその疑いがあるだけで通告する義務があり，それは刑法による秘密漏示や個人情報保護法よりも優先されると明記されている．
- 第七条　福祉事務所または児童相談所が通告を受けた場合，その職員は通告をした者を特定させるものを漏らしてはならない．
  →通告者を守る配慮がなされている．

平成12年制定，その後2回（平成16，20年）改正（原文を一部略して抜粋）．

ものではない．そして最も留意すべきは，患児の安全が担保される前の性急で独断な告知は，患児を一層危険な状態にさらしてしまうため，絶対にこれをしてはならない．

ただし，通告だけとしても，眼科医個人が対応するには困難な場合もありうる．Child Abuse Prevention System（CAPS）や小児病院ではSuspected Child Abuse and Neglect（SCAN）という名称で呼ばれている小児虐待を専門とするチームや委員会が，平成23年度の時点で全国に約500ヵ所ある5類型病院（≒地域中核病院）のうち約60％に組織されるようになった．近隣のどの病院がそうした機能を兼ね備え，紹介や相談ができるのかを普段から把握しておきたい．

こうした院内組織では，虐待疑い児の紹介を受けるか発見した場合には，ソーシャルワーカーへまず連絡がいくようになっている．ソーシャルワーカーは緊急性や内容から臨時チームを招集し，外来で対応するか，入院させるべきかをチームでまず判断する．その後該当ケースの主治医，受けもち看護師やコメディカルスタッフを交え，チームとして児童相談所へ通告を行い，通告後は児童相談所や関連機関と連携をとりながら情報収集と方針の協議にあたる．臨時チームでの打ち合わせだけでなく，月1回程度の定例カンファレンスを行っている院内組織もあり，こうしたカンファレンスでは関連する複数の診療科医師，看護師など多職種で院内全体の虐待対応症例の進捗を確認し，事後のケース検討を行っている．

平成24年度の調査では，児童相談所へ寄せられた6万件を超える虐待相談のうち，医療機関からの連絡は4％に留まっている．小児虐待の早期発見は社会全体の希求であり，医療者としての適切な行動を心がけたい．

―――――――――― 文　　献 ――――――――――

1) Schmitt BD, Kempe CH : The pediatrician's role in child abuse and neglect. Curr Probl Pediatr 5 : 3-47, 1975
2) Keenan HT, Runyan DK, Marshall SW, et al. : A population-based study of inflicted traumatic brain injury in young children. JAMA 290 : 621-626, 2003
3) 厚生労働省ホームページ：児童虐待の定義と現状
   http://www.mhlw.go.jp/seisakunitsuite/bunya/kodomo/kodomo_kosodate/dv/about.html
4) 厚生労働省ホームページ：子ども虐待による死亡事例等の検証結果等について（第9次報告）
   http://www.mhlw.go.jp/bunya/kodomo/dv37/index_9.html
5) Kivlin JD, Simons KB, Lazoritz S, et al. : Shaken baby syndrome. Ophthalmology 107 : 1246-1254, 2000
6) Buys YM, Levin AV, Enzenauer RW, et al. : Retinal findings after head trauma in infants and young children. Ophthalmology 99 : 1718-1723, 1992

7) Gilliland MG, Luckenbach MW, Chenier TC : Systemic and ocular findings in 169 prospectively studied child deaths : retinal hemorrhages usually mean child abuse. Forensic Sci Int 68 : 117-132, 1994
8) Bhardwaj G, Chowdhury Y, Jacobs MB, et al. : A systematic review of the diagnostic accuracy of ocular signs in pediatric abusive head trauma. Ophthalmology 117 : 983-992, e17, 2010
9) Nakayama Y, Yokoi T, Nishina S, et al. : Electroretinography combined with spectral domain optical coherence tomography to detect retinal damage in shaken baby syndrome. J AAPOS Aug 17 : 411-413, 2013
10) Emerson MV, Pieramichi DJ, Stoessel KM, et al. : Incidence and rate of disappearance of retinal hemorrhage in newborns. Ophthalmology 108 : 36-39, 2001
11) Hughes LA, May K, Talbot JF, et al. : Incidence, distribution, and duration of birth-related retinal hemorrhages : A prospective study. J AAPOS 10 : 102-106, 2006
12) Herr S, Pierce MC, Berger RP, et al. : Does valsalva retinopathy occur in infants? An initial investigation in infants with vomiting caused by pyloric stenosis. Pediatrics 113 : 1658-1661, 2004
13) Goldman M, Dagan Z, Yair M, et al. : Severe cough and retinal hemorrhage in infants and young children. J Pediatr 148 : 835-836, 2006
14) Kobayashi Y, Yamada K, Ooba S, et al. : Ocular manifestations and prognosis of shaken baby syndrome in Japanese children's hospitals. Jpn J Ophthalmol Jul 53 : 384-388, 2009
15) Schloff S, Mullaney PB, Armstrong DC, et al. : Retinal findings in children with intracranial hemorrhage. Ophthalmology Aug 109 : 1472-1476, 2002
16) Morad Y, Kim YM, Armstrong DC, et al. : Correlation between retinal abnormalities and intracranial abnormalities in the shaken baby syndrome. Am J Ophthalmol Sep 134 : 354-359, 2002
17) Bhardwaj G, Jacobs MB, Moran KT, et al. : Terson syndrome with ipsilateral severe hemorrhagic retinopathy in a 7-month-old child. J AAPOS 14 : 441-443, 2010
18) Shaw AD, Watts P, Maguire D, et al. : Are retinal findings in abused children different from those who suffer accidental head trauma. Results of a systematic review J AAPOS 14 : e27, 2010

第21章 心因性視覚障害

疾患概念

心因性視覚障害とは，"視力の低下を説明するに足る器質的疾患を認めず，視力低下の原因として精神的心理的要因を考慮せざるを得ない症候群"と定義される[1]．つまり，心因性視覚障害は，心理的ストレスが原因で起こる視機能障害であり，その診断は器質的疾患を否定し，かつ心因性視覚障害を支持する特徴的な検査所見から総合的に判断する．

心因性視覚障害は，原因となるストレスを自覚しない非転換型と，ストレスを自覚している転換型に分類できるが，両者がオーバーラップしていることもある[2]（表21-1）．非転換型の好発年齢は6～15歳で，小児によくみられる．また女性に多く，両眼性に発症しやすい．原因となるストレスは，本人にストレスの自覚がないため，その原因や発症起点がはっきりしないこともある．視力低下の自覚はほとんどなく，学校健診の指摘により受診することが多いため，日常生活では視力のわりにあまり困っていないことが多い．性格は，自己抑制的，他者配慮的なタイプが多い傾向がある．一方，転換型は，20～30歳代の成人を中心としたすべての年齢でみられ，女性に多い．原因となるストレスは，家庭や仕事，事故や外傷などで認められ，発症起点も明確であることが多い．また，視力低下の自覚があり，訴えもはっきりしている．性格は，自己顕示欲の強いタイプが多い傾向にある．

診断

問診

心因性視覚障害はストレスが原因となるため，詳細な問診は不可欠である．小児における心因性視覚障害の原因は，家庭や学校，塾などの環境に認めることが多い[3]．ただし，非転換型では原因となったストレスを本人は自覚していないため，詳細な問診でも原因を特定できないこともある．また，患児本人と保護者を別々にして，それぞれに問診を行うと有用な情報を得られることもある．一方，弱視が鑑別診断に挙がるため，これまでの健診における視力検査の結果についても問診する．また診察室前での様子や，検査室・診察室での行動なども視機能評価の参考となる．

● 表21-1 心因性視覚障害の種類

	非転換型	転換型
好発年齢	6～15歳	すべての年齢
性差	女性に多い	女性に多い
罹患眼	両眼が多い	片眼または両眼
視力低下の自覚	ほとんど自覚なし 起点がはっきりしない	ほとんど自覚あり 事故，外傷などの起点がはっきりしている
心理的ストレスの原因	自覚していない	自覚している
性格	自己抑制的，他者配慮的	自己顕示欲が強い

検査

心因性視覚障害は，器質的疾患を否定し，かつ心因性視覚障害に特徴的な検査所見（表21-2）から判断する．そのため，通常の診察と同様に眼科一般の精査を行うが，その検査時も最初から心因性と決めつけず，常に器質的疾患の可能性を考慮して行う．また，自覚症状と他覚所見の相違が診断に有用となるので，単に検査結果だけでなく，検査時における被検者の様子を検者から聞き取ることも有用である．代表的な検査を下記に列挙する．

対光反射の確認

心因性視覚障害では器質的疾患を認めないため，対光反射は正常である．ただし，Laber遺伝性視神経症などのように，視力障害のわりに対光反射が比較的保たれやすい疾患もあるため注意を要する．

視力検査・屈折検査

視力低下の程度はさまざまであるが，0.1〜0.5であることが多く[4]，視力検査時の様子は，無気力，非協力的な傾向がある．また，視力低下のわりにあまり不自由そうにしていないことも多い．

心因性視覚障害を疑った場合，レンズ打消し法が有効である．これは強めの凸レンズで測定後，同一度数の凹レンズを重ね，最終的にレンズ度数の和が0Dとなる状態で検査をする方法である．実際の検査では児を励ましながら行い，レンズを交換するたびに見やすくなってきたと暗示を与えつつ測定する．レンズ打消し法に反応し良好な視力が出れば，心因性視覚障害の可能性が高い．一方，遠見視力と近見視力の乖離も診断に有用であるため，近見視力の測定も同時に施行する．

また，屈折検査は自覚的なものでは信頼性に欠け，オートレフラクトメータなどの他覚的な検査でも過度の調節緊張のため正確な屈折値を評価できないことがある．そのため，正確な屈折の評価には調節麻痺薬を用いた検査を要する[5]．

限界フリッカ値測定

心因性視覚障害では，限界フリッカ値（critical fusion frequency：CFF）が正常・異常のどちらもありうる．そのため，CFFが正常の場合，心因性視覚障害は否定できないが，少なくとも視神経疾患は否定できる．一方，CFFにばらつきがある場合や，非典型的な結果（CFFが60 Hzを超える，検査時に返答をしない，やる気がないなど）の場合は，心因性の可能性を疑う．

視野検査

心因性視覚障害の約半数が視野検査で異常を示す[3]といわれており，らせん状視野（図21-1），求心性視野狭窄（図21-2），管状視野（測定距離を変えても視野の広さが変わらない）などの視野障害を呈する[6]．求心性視野狭窄の場合は器質的疾患の可能性もあるが，日常生活の様子と視野検査の結果との乖離が診断の一助となる．また，静的視野でも水玉様視野欠損や花環状視野（図21-3）といった特徴的な所見を呈する．

色覚検査

色覚検査でも，心因性視覚障害の約半数に異常を示す[7]．心因性視覚障害では，通常の色覚異常に

● 表21-2 心因性視覚障害を疑う検査所見

検 査	検査結果
視力検査	レンズ打消し法に反応
限界フリッカ（CFF）値測定	値がばらつく，非典型的な結果（CFFが60 Hzを超える，検査時に返答をしない，やる気がないなど）
視野検査	特徴的な視野所見（らせん状視野，求心性視野狭窄，管状視野など）
色覚検査	通常の色覚異常に当てはまらない非定型的な応答

当てはまらない非定型的な応答を示し（図21-4），再現性にも欠ける．また，検査時に先天色覚異常者と比較して一生懸命に答えようとする態度に乏しい場合がある．

その他の検査

必要に応じて，CT，MRI，視覚誘発電位（visual evoked potential：VEP），網膜電図（electroretinogram：ERG），多局所ERG，光断

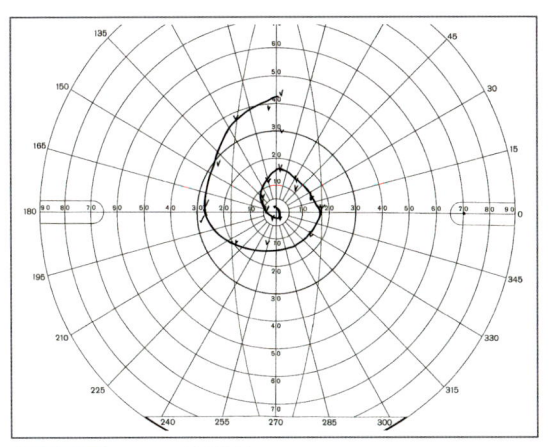

図21-1 らせん状視野
左眼矯正視力は（0.1）であり，典型的ならせん状視野を認めた．

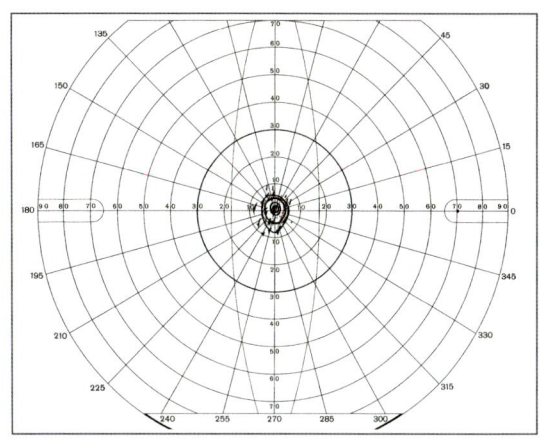

図21-2 求心性視野狭窄
左眼矯正視力は（0.4）であったが，レンズ打消し法で（0.8）となった．

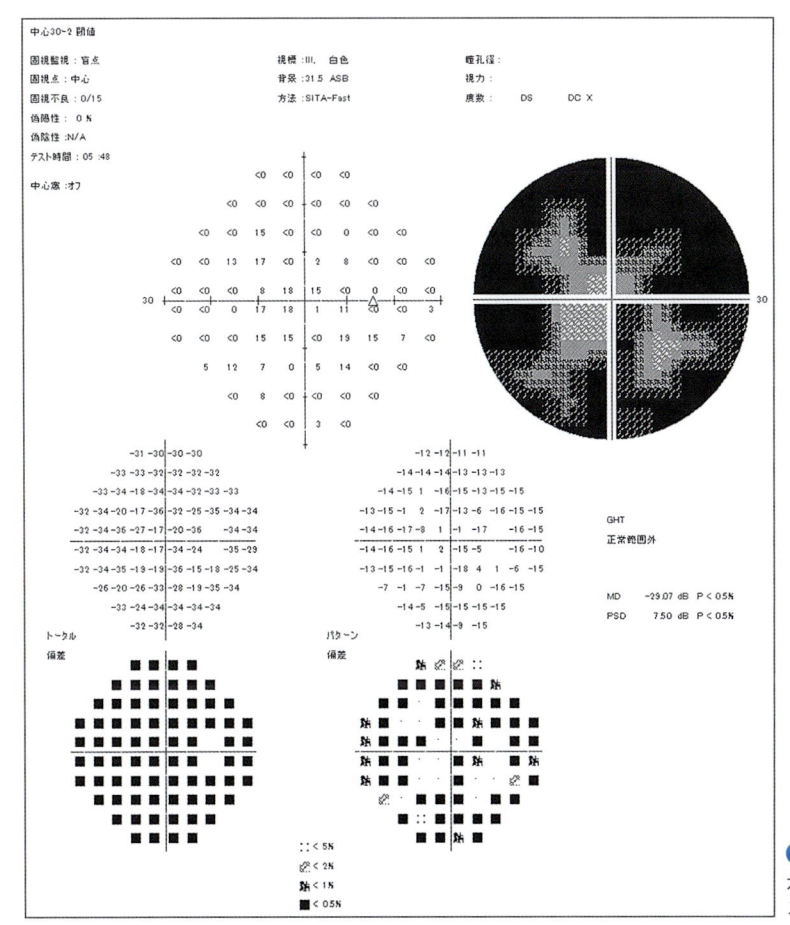

図21-3 花環状視野
左眼矯正視力は（0.6）であったが，レンズ打消し法で（1.5）となった．

診断 | 433

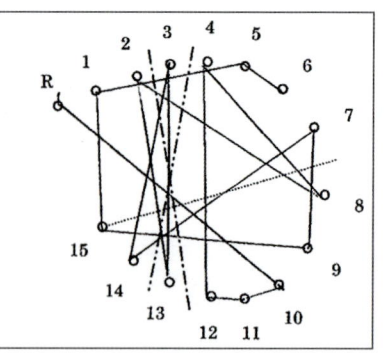

図 21-4 色覚検査
父親は正常色覚．通常の色覚異常に当てはまらない非定型的な応答を示した．

層干渉計（optical coherence tomography：OCT）などの検査を行い，器質的疾患を除外する．

鑑別すべき疾患

黄斑疾患：Stargardt 病，X 染色体連鎖性網膜分離症，急性帯状潜在性網膜外層症（acute zonal occult outer retinopathy：AZOOR），オカルト黄斑ジストロフィなど．

視神経疾患：Laber 遺伝性視神経症，優性遺伝性視神経萎縮，栄養欠乏性視神経症，球後視神経炎，中毒性視神経症など．

頭蓋内疾患：頭蓋咽頭腫などの頭蓋内腫瘍．

治療

問診で心因性視覚障害の原因が判明した場合は，その原因を取り除くことが有効である．一方，原因が明確ではない場合でも，保護者に心因性視覚障害について説明し，児ができるだけ穏やかに過ごせる環境を整えるよう促す．そして，いずれの場合でも家庭において児に対する積極的な声かけやスキンシップが，児に安心感を与えるため有効である．また，母親とのコミュニケーション不足が原因と考えられるような場合，児と母親の2人きりで外来に通院してもらい，母親を独り占めできる時間をつくると効果的である．その他，生理食塩水などによるプラセボ点眼薬や，度なしの暗示眼鏡の処方が効果的な場合もある．プラセボ点眼薬は，プラセボ効果だけでなく，点眼により保護者とのスキンシップを増やすことで，視力が改善する場合がある[8]．また度なしの暗示眼鏡の処方は，きょうだいや友人が眼鏡を装用しているために自分も装用したがる場合があり，この際もプラセボ効果だけでなく，自分に気をかけてもらえている安心感により，視力の改善を認める場合がある．

経過観察の注意点

器質的疾患の初期では診断がつきにくい場合もあるため，経過観察中は器質的疾患の可能性を常に念頭に置く．また症状が長期に及ぶ難治例では，精神科や心理カウンセラーなどへの紹介が有効な場合もある．児や保護者が紹介を希望しないこともあるが，介入により原因となるストレスが明らかになることもあるため，難治例ではそれらへの紹介を考慮する．

患者への説明

眼は健康だが，精神的なストレスから物が見えにくくなる心因性視覚障害が最も疑わしいことを説明する．ただし，その際に説明が児にとって逆にストレスとなる可能性があるため，保護者だけでなく児本人にも説明するかどうかを慎重に判断

> **Column**
>
> ## 心因性視覚障害と詐病との違い
>
> 心因性視覚障害は見えていることを自覚していないのに対し，詐病は実際には見えているが見えていないと偽ることである．詐病は保険金など利得が関係していることが多いため小児ではまれであるが，ともに視力低下を認め，他覚的に器質的疾患を認めないという臨床上の共通点をもつ．特に心因性視覚障害のうち転換型では詐病と同様に，視力低下を自覚しており，また事故などの発症起点がはっきりしている点も共通している．心因性視覚障害と詐病は全く異なる疾患であるが，このように臨床所見が似ているため，臨床上しばしば鑑別に苦しむことがある．

して行う．また，ストレスの除去や時間の経過により見え方が改善しやすいことを伝え，原因として考えられる事柄がないか丁寧に聴取する．また，児は嘘をついているのではなく，実際に見えにくいため困っていることも説明し，常に児を支持するように優しく接してもらう．日常生活では，スキンシップや会話をできるだけ増やすように説明する．

文　献

1) 鈴木高遠：心因性視力低下 発症の傾向，背景と教訓．日本の眼科 61：925-935, 1990
2) 大出尚郎：心因性視覚障害―こどもと大人の違いは？ 神経眼科 26：261-275, 2009
3) 設楽恭子，若倉雅登：心因性視覚障害の診断．眼科 53：295-299, 2011
4) 村木早苗：疾患特性と診療指針　11．心因性視覚障害．"眼科プラクティス 20 小児眼科診療" 樋田哲夫 編．文光堂，2008, pp276-279
5) 八子恵子：視力検査，屈折検査．"心因性視覚障害" 八子恵子，他 編．中山書店，1998, pp29-33
6) 小口芳久：心因性視覚障害．日本眼科学会雑誌 104：61-67, 2000
7) 山出新一：心因性視覚障害．眼科 43：877-885, 2001
8) 早川真人：だっこ点眼．"心因性視覚障害" 八子恵子，他 編．中山書店，1998, pp146-150

第22章 全身病と治療における全身管理

眼疾患を伴う全身症候群（全身所見から）

　眼疾患を伴う代表的な全身症候群を表に示す．主要な標的臓器ごとに分類し，これまでに報告されている原因遺伝子ならびに各疾患群の全身所見と眼所見をそれぞれまとめた．本項で扱う全身症候群の多くは単一遺伝子疾患と考えられており，その遺伝形式は常染色体優性遺伝（autosomal dominant：AD），常染色体劣性遺伝（autosomal recessive：AR），伴性劣性遺伝（X-linked recessive：XR）に大別される．染色体異常，ミトコンドリア遺伝病については別項を参照されたい．

　他科からの対診依頼で診察を行う場合には，全身症状に加えて眼所見の合併頻度や発症時期を参考にする．

頭蓋顔面奇形

疾患名	病態	原因遺伝子	全身所見	眼所見	発症または診断時期	遺伝形式	頻度
Apert 症候群	頭蓋骨縫合早期癒合症	FGFR2	頭蓋縫合の早期癒合，中顔面の低形成，精神発達遅滞（50％），合指症	眼球突出，内眼角開離	新生児	孤発 AD	6万〜10万人に1人
Crouzon 症候群	頭蓋骨縫合早期癒合症	FGFR2	頭蓋縫合の早期癒合，中顔面の低形成，手足の異常なし	眼球突出，内眼角開離	新生児	孤発 AD	2万〜3万人に1人
Pfeiffer 症候群	頭蓋骨縫合早期癒合症	FGFR2	頭蓋縫合の早期癒合，中顔面の低形成，精神発達遅滞，合指症	眼球突出，内眼角開離	新生児	孤発 AD	5万〜20万人に1人
Carpenter 症候群	頭蓋骨縫合早期癒合症	不明	頭蓋縫合の早期癒合，精神発達遅滞，合指症	内眼角開離	新生児	AR	世界で70例
Treacher-Collins 症候群	第1・第2鰓弓の発達異常	TCOF1 EFTUD2 など4遺伝子	下顎低形成，歯牙異常，外耳異常	眼瞼裂斜下（たれ目），下眼瞼外側の欠損	新生児	孤発 AD	5万人に1人
Goldenhar 症候群	第1・第2鰓弓の発達異常	不明	顔面低形成，外耳異常，副耳（多くは片側）	瞼外側の欠損，輪部または結膜デルモイド ※眼症状（50％）	新生児	孤発 AD AR	0.5万〜2.5万人に1人
Hallermann-Streiff-François 症候群	第1・第2鰓弓の発達異常	不明	鳥様顔貌，低身長，乏毛	両眼小眼球（80％），白内障（90％）	新生児	孤発	世界で100〜200例
Parry-Romberg 症候群	進行性顔面片側萎縮症	不明	時に萎縮は全身性に拡大，顔面萎縮，脳萎縮	眼球陥凹・眼瞼下垂，Horner症候群	10〜20代	AD	25万人に1人
EEC 症候群（Ectrodactyly-ectodermal dysplasia）	外胚葉形成不全	p63	裂手裂足，外胚葉異形成，口蓋裂	睫毛欠損，マイボーム腺形成不全によるドライアイ	新生児	孤発 AD	わが国で50〜100例
Christ-Siemens 症候群	無汗型外胚葉形成不全	EDA	疎毛，無汗症，歯牙形成異常	睫毛乏毛，ドライアイ	乳児	XR	1〜10万人に1人

頭蓋顔面奇形（つづき）

疾患名	病態	原因遺伝子	全身所見	眼所見	発症または診断時期	遺伝形式	頻度
Kabuki 症候群	ヒストンメチル化異常	MLL2	切れ長の目をもつ特異顔貌，精神発達遅滞，骨格異常	下眼瞼外側1/3の外反，切れ長の眼瞼裂（ほぼ100％），外側1/2が疎な弓状の眉	新生児	孤発 AD	32万人に1人
Rubinstein-Taybi 症候群	ヒストンアセチル化異常	CREBBP CBP	特異顔貌，幅広い拇指趾，精神発達遅滞	アーチ型の眉毛，長い睫毛，白内障，緑内障	新生児	孤発 AD	1.5万〜3万人に1人
Noonan 症候群	Ras/MAPK 伝達経路障害	PTPN11 KRAS など7遺伝子	特異の顔貌，低身長，精神発達遅滞，先天性心疾患	内眼角開離，眼瞼下垂	新生児	孤発 AD	わが国で500例
Pierre Robin 症候群	顔面奇形症候群	SOX9	小顎症，下顎低形成，軟口蓋裂	早期からの強度近視	新生児	AD	0.85万〜1.4万人に1人

皮膚

疾患名	病態	原因遺伝子	全身所見	眼所見	発症または診断時期	遺伝形式	頻度
Bloch-Sulzberger 症候群（色素失調症）	外胚葉形成不全	IKBKG（X染色体）	皮膚症状（100％），歯牙異常（90％），毛・爪異常（50％）	網膜血管病変（20〜40％）	新生児	孤発 XD	10万人に0.7人 男女比は1：20
KID 症候群（Keratitis, Ichthyosis, Deafness）	外胚葉異形成	GJB2	keratitis（角膜炎），ichthyosis（魚鱗癬），deafness（難聴）	全周血管進入を伴う角膜炎	新生児	AD	世界で100例以下
Goltz 症候群	外胚葉・中胚葉異常，母斑基底細胞癌症候群	PORCN	皮膚萎縮・歯牙病変，手足の異常・色素沈着，毛細血管拡張	無眼球，小眼球，涙道異常，コロボーマ	診断時期はさまざま	XD	世界で250例
Gorlin-Goltz 症候群	外胚葉・中胚葉異常，母斑基底細胞癌症候群	PTCH1	基底細胞癌，顎嚢胞，骨格異常	眼瞼基底細胞癌，コロボーマ，網膜有髄神経線維	基底細胞癌は20歳以降に発症	AD	4万人に1人
眼皮膚白皮症（全身症状を伴わない）	メラニン合成障害，眼皮膚白皮症	TYR など7遺伝子	白皮症	眼振，虹彩・網膜・脈絡膜の色素欠如，黄斑低形成，色覚異常	新生児	AR	2万人に1人
Hermansky-Pudlak 症候群	細胞内膜輸送異常，眼皮膚白皮症	HPS1 など9遺伝子	白皮症，出血傾向，間質性肺炎	眼振，眼上皮（白子）症	新生児	AR	わが国で100例
Chédiak-Higashi 症候群	細胞内膜輸送異常，眼皮膚白皮症	LYST	白皮症，免疫不全，神経症状	虹彩・網膜の部分白皮（白子）症	新生児	AR	わが国で15例
Cockayne 症候群	DNA損傷の修復障害，早老症	ERCC6 ERCC8	小人症，小頭症，老人様顔貌，光線過敏症，難聴，精神発達遅滞	網膜色素変性，視神経萎縮，白内障	2歳までに症状出現	AR	5万人に1人 わが国で80例
Werner 症候群	DNA損傷の修復障害，早老症	RECQL2	早老性毛髪変化，鳥様顔貌，皮膚変化，嗄声	白内障，術後創傷治癒不全	10歳以降40歳までに症状出現	AR	わが国で2,000例 日本人に多い
若年性黄色肉芽腫症	反応性肉芽腫	遺伝性なし	多発性肉芽腫（頭部に好発）	眼窩腫瘍，虹彩腫瘍，続発緑内障 ※眼症状（20％）	半数は生後6ヵ月以内に症状出現		不明
Silver-Russell 症候群	DNAメチル化異常（11番染色体遺伝子発現異常，7番染色体ダイソミー）	不明	骨格異常，小顎を伴う逆三角形の特異顔貌	青色強膜，先天性眼瞼下垂	新生児	孤発	わが国で500〜1,000例

母斑症

疾患名	病態	原因遺伝子	全身所見	眼所見	発症または診断時期	遺伝形式	頻度
Louis-Bar 症候群（毛細血管拡張性運動失調症）	DNA 損傷の修復障害，早老症	ATM	歩行失調，皮膚の毛細血管拡張，免疫不全，悪性腫瘍	眼球結膜の毛細血管拡張，眼球運動障害	乳児以降	AR	10万〜15万人に1人
Sturge-Weber 症候群	頭部毛細血管形成異常	GNAQ	顔面血管腫，脳内血管腫，続発緑内障	結膜・虹彩・脈絡膜血管腫（40%），続発緑内障	新生児より結膜充血	孤発	5万人に1人
Klippel-Trenaunay-Weber 症候群	毛細血管形成異常	AGGF1	四肢血管腫，静脈瘤，患側軟部組織，骨の過形成	結膜充血，眼窩内血管腫，網膜血管腫	新生児より結膜充血	孤発	世界で1,000例以上
Wyburn-Mason 症候群	頭部動静脈形成異常	不明	脳・視覚路・網膜に動静脈奇形	結膜充血，眼球突出，網膜動静脈奇形	新生児より結膜充血	孤発	世界で100例以下
von-Hippel-Lindau 症候群	癌抑制遺伝子の機能障害による多発腫瘍	VHL	網膜血管芽腫，脳脊髄血管芽腫，褐色細胞腫・腎臓癌	網膜血管芽腫（70%，**初発部位となることが多い**）	10〜50代	孤発 AD	4万〜5万人に1人
神経線維腫症1型	癌抑制遺伝子の機能障害による多発腫瘍，Ras/MAPK 伝達経路の遺伝疾患	NF1	カフェオレ斑，神経線維腫	虹彩Lisch結節（80%），視神経膠腫	新生児〜乳幼児	孤発 AD	0.3万人に1人
神経線維腫症2型	癌抑制遺伝子の機能障害による多発腫瘍	NF2	カフェオレ斑，神経系腫瘍，両側聴神経腫瘍	若年性後嚢下白内障（30%，**初発部位になりうる**），過誤腫，第3神経麻痺	10〜20代	孤発 AD	3.5万〜4万人に1人
結節性硬化症	癌抑制遺伝子の機能障害による多発腫瘍	TSC1 TSC2	全身の過誤腫，顔面の血管線維腫，精神発達遅滞	網膜多発性結節性過誤腫（50%）	新生児〜乳幼児	孤発 AD	0.6万人に1人

内分泌

疾患名	病態	原因遺伝子	全身所見	眼所見	発症または診断時期	遺伝形式	頻度
多発性内分泌腫瘍症2B型（MEN2B）	癌遺伝子の機能異常による内分泌臓器を主体とした多発腫瘍症候群	RET	甲状腺髄様癌，副腎褐色細胞腫，粘膜下神経腫，Marfan症候群様体型	肥厚した角膜神経	学童期	孤発 AD	3万人に1人
Albright 遺伝性骨異栄養症	副甲状腺ホルモンに対する先天不応性	GNAS	円形顔貌，短躯，皮下骨腫	角膜混濁，白内障	学童期	孤発 AD AR	わが国で400〜500例

消化管

疾患名	病態	原因遺伝子	全身所見	眼所見	発症または診断時期	遺伝形式	頻度
Alagille 症候群	NOTCHシグナル異常による全身異常	JAG1 NOTCH2	胆管減少・胆汁うっ滞，特異顔貌，心血管異常・椎体異常，後部胎生環	後部胎生環（80%，緑内障への移行は少ない），網膜色素変性（30%），網膜色素変性	乳児	孤発 AD	7万人に1人

第22章

眼疾患を伴う全身症候群（全身所見から） | 439

自己免疫・血液

疾患名	病態	原因遺伝子	全身所見	眼所見	発症または診断時期	遺伝形式	頻度
Hand-Schuller-Christian 病	ランゲルハンス細胞の非腫瘍性増殖，ランゲルハンス細胞組織球症	不明	頭蓋骨の欠損，眼球突出，尿崩症	眼球突出	10歳以下	孤発	不明 男女比2:1
Cogan 症候群	多彩な血管を侵す血管炎	遺伝性なし	眼症状，前庭蝸牛症状，全身性血管炎	非梅毒性間質性角膜炎，ぶどう膜炎	思春期以降		世界で200例
Wiskott-Aldrich 症候群	WASPタンパク異常による免疫不全症	WASP	易感染性，アトピー性皮膚炎，出血傾向	ヘルペス感染症・眼内出血	新生児	XR	わが国で60例

神経

疾患名	病態	原因遺伝子	全身所見	眼所見	発症または診断時期	遺伝形式	頻度
Hallervorden-Spatz 症候群	神経系の鉄代謝異常	PANK2 PLA2G6 など	錐体外路症状，知的機能低下	網膜色素変性，視神経萎縮	10歳未満	AR	わが国で100例以下
Aicardi 症候群	神経発生異常	不明	脳梁欠損，点頭てんかん，網脈絡膜コロボーマ	網膜三日月状欠損，網脈絡膜コロボーマ，視神経乳頭異形成	乳幼児	不明	10万人に1人 ほぼ女児に発症
Arnold-Chiari 奇形	小脳・延髄・橋の発生異常	不明	小脳症状，脳神経症状，筋力低下，温痛覚障害	Horner 症候群，知覚低下による角膜障害	小児～成人	不明	0.1万人に1人
Dandy-Walker 症候群	小脳虫部の形成不全	遺伝性なし	小脳症状は少ない，水頭症・脳梁欠損，精神発達遅滞	落陽現象	新生児～乳児		2.5万～3.5万人に1人
Riley-Day 症候群	知覚性・自律神経性ニューロパチー	不明	痛覚低下，涙液分泌低下，発汗異常，血圧動揺	重症ドライアイ	小児	AR	ユダヤ人以外では非常にまれ
全前脳胞症	大脳半球（前脳）の左右分離不全	SHH SIX3 など	顔貌異常，知的障害・運動障害，低体温などホメオスタシス異常	眼間狭小，視神経低形成，単眼症	新生児	孤発 AD	1万人に1人
Marinesco-Sjogren 症候群	細胞内器官の小胞体におけるタンパク質修飾異常	ARA2 SIL1	精神運動発達遅滞，小脳症状，性腺機能不全・白内障	両側白内障（100%）	乳幼児	AR	10万人に1人
Cohen 症候群	細胞内小胞輸送機構にかかわる異常	VPS13B	小頭症，低身長，肥満，精神発達遅滞，好中球減少症	近視・網脈絡膜ジストロフィ	幼児～成人	AR	世界で1,000例
Wolfram 症候群 (DIDMOAD 症候群)	細胞内小器官である小胞体機能不全による内分泌代謝異常，神経変性	WFS1 CISD2	尿崩症（DI）・糖尿病（DM），視神経萎縮（OA）・難聴（D），尿路障害，精神発達遅滞	視神経萎縮（DMが初発，やや遅れて生じる）	10歳前後で発症	AR	わが国で150～200人

代　謝

疾患名	病態	原因遺伝子	全身所見	眼所見	発症または診断時期	遺伝形式	頻度
リソソーム病							
Fabry病（古典的Fabry病）	リソソーム酵素活性低下によるスフィンゴ脂質異常蓄積	GLA	四肢疼痛，低汗症，被角血管腫，脳血管障害，心機能障害，腎機能障害	渦巻き状の混濁（視力障害なし）	幼児	XR	わが国で600例以上
Gaucher病	リソソーム酵素欠損によるスフィンゴ脂質異常蓄積	GBA	神経症状，肝脾腫，貧血，骨症状	眼球運動失行，視運動性眼振，核上性眼筋麻痺，角膜混濁	乳児～成人	AR	4万～6万人に1人
GM1-gangliosidosis	リソソーム酵素欠損によるスフィンゴ糖脂質異常蓄積	GLB1	顔貌異常，骨変形，肝脾腫，精神発達遅滞，錐体路障害	眼底cherry-red spot	乳児～成人	AR	10万～20万人に1人
GM2-gangliosidosis	リソソーム酵素欠損によるスフィンゴ糖脂質異常蓄積	HEXA HEXB GM2A	精神発達遅滞，視力障害，けいれん	眼底cherry-red spot，視神経萎縮	乳児～成人	AR	30万人に1人
Niemann-Pick病	リソソーム分解機能障害によるスフィンゴ脂質とコレステロールの異常蓄積	SMPD1 NPC1 など	神経症状，肝脾腫	眼球運動障害，眼底cherry-red spot，視神経萎縮	乳児～成人	AR	12万人に1人
Krabbe病	リソソーム酵素欠損によるスフィンゴ糖脂質異常蓄積，中枢および末梢神経の脱髄	GALC	精神発達遅滞，歩行障害，視力障害	視神経萎縮，皮質盲	乳児～学童期	AR	10万人に1人
異染性白質ジストロフィ	リソソーム酵素欠損によるスフィンゴ脂質の異常蓄積，神経線維の脱髄	ARSA PSAP	筋緊張低下，歩行障害，精神症状，退行	眼振，斜視，視神経萎縮	幼児～10代，多くは幼児	XR	4万～16万人に1人
Batten病	リソソーム異常によるリポフスチン蓄積，神経変性疾患	CNL3	網膜変性，退行	標的黄斑症，網膜色素沈着（**視力低下が初発症状になりうる**）	乳児～学童期	AR	10万人に1人
ムコ多糖症 • Hurler症候群（Ⅰ型） • Hunter症候群（Ⅱ型） • Morquio症候群（Ⅳ型）	リソソーム酵素欠損によるムコ多糖異常蓄積	IDUA（Ⅰ）IDS（Ⅱ）GALNS（Ⅳ）GLB1（Ⅳ）	顔貌異常，骨変形，関節拘縮，精神発達遅滞，多毛，肝脾腫，呼吸障害，角膜混濁，難聴	角膜混濁（Ⅰ，Ⅳ），網膜色素変性（Ⅰ，Ⅱ）	乳幼児	AR（Ⅱ以外）XR（Ⅱ）	5万～6万人に1人
ペルオキシソーム病							
副腎白質ジストロフィ	ペルオキシソーム代謝異常による脂肪酸の異常蓄積，副腎不全と中枢神経系の脱髄	ABCD1	知能低下，歩行障害，視力障害	斜視，皮質性視覚障害（視力低下が初発症状になりうる．器質異常のない視覚障害に注意）	幼児～成人，多くは学童期	XR	2万～3万人に1人
Zellwegerスペクトラム • Zellweger症候群 • 新生児型副腎白質ジストロフィ • 乳児型Refsum病	ペルオキシソーム形成異常症による脂肪酸の異常蓄積	PEX1 PEX2 など13遺伝子	精神発達遅滞，顔貌異常，筋緊張低下，肝腫大	白内障，網膜色素変性	新生児	AR	5万人に1人
Refsum病	ペルオキシソーム酵素欠損による脂肪酸の異常蓄積，多発神経炎と魚鱗癬	PHYH PEX7	嗅覚障害・聴力障害，多発ニューロパチー，小脳失調・魚鱗癬，網膜色素変性	網膜色素変性（**ほぼ必発・初発症状**）	20代	AR	世界で100例以下

代　謝（つづき）

疾患名	病　態	原因遺伝子	全身所見	眼所見	発症または診断時期	遺伝形式	頻　度
脂質代謝異常							
無β-リポタンパク血症	小胞体トリグリセリド輸送タンパク機能障害によるリポタンパク合成不全	MTTP	脂肪吸収障害による下痢，神経症状，精神発達遅滞	網膜色素変性	乳児	AR	世界で100例
LCAT欠損症	レシチン-コレステロール-アシルトランスフェラーゼ欠損によるリポタンパクの過剰蓄積	LCAT	角膜混濁，溶血性貧血，タンパク尿	びまん性角膜混濁（100%）（角膜脂質沈着による視力障害）	学童期〜成人	AR	世界で100例以下
糖質代謝異常							
ガラクトース血症Ⅰ型・Ⅱ型 ●新生児マススクリーニング	ガラクトース代謝酵素欠損による肝腎のガラクトース異常蓄積	GALT GALK1	低血糖，尿細管障害，肝障害，白内障	白内障（Ⅱ型では唯一の症状）	新生児	AR	90万〜100万人に1人
アミノ酸代謝異常							
ホモシスチン尿症 ●新生児マススクリーニング	シスタチオニンβ合成酵素の欠損でホモシステインが血中に蓄積	CBS MTRR MTHFR	精神運動発達遅滞，Marfan症候群様体型，血栓塞栓症，水晶体脱臼，近視	水晶体亜脱臼（下方・前方），緑内障	新生児	AR	15万人に1人
フェニルケトン尿症 ●新生児マススクリーニング	肝酵素PAH欠損によるフェニルアラニン蓄積	PAH QDPR GCH1 など	小頭症，てんかん，精神発達遅滞，メラニン欠乏による赤毛	虹彩低色素	新生児	AR	8万人に1人
メープルシロップ尿症 ●新生児マススクリーニング	分枝鎖ケト酸脱水素酵素の異常による分枝鎖アミノ酸異常増加	BCKDHA BCKDHB DBT DLD	進行性の脳症，精神発達遅滞，神経障害，ケトアシドーシス	視神経萎縮	新生児	AR	50万人に1人
チロシン血症Ⅱ型 ●新生児マススクリーニング	細胞質チロシンアミノ基転移酵素の欠損によるチロシン濃度増加	TAT	皮膚・角膜におけるチロシン結晶の沈着や析出	両眼の偽樹枝状角膜炎，角膜びらん	新生児	AR	わが国で20例

腎　臓

疾患名	病　態	原因遺伝子	全身所見	眼所見	発症または診断時期	遺伝形式	頻　度
Bardet-Biedl症候群	細胞にみられる一次繊毛の機能異常	BBS1 BBS2 ARL6 など	肥満，精神発達遅滞，多指症，性腺機能・腎機能低下	網膜色素変性	幼児〜学童期	AR	1.4万〜16万人に1人
Joubert症候群	一次繊毛の機能不全による器官形成障害	AHI1 NPHP など	筋緊張低下，小脳虫部欠損，腎機能障害	眼球運動失行，コロボーマ，網膜ジストロフィ	新生児	AR	8万〜10万人に1人
Alport症候群	基底膜脆弱性に起因する腎障害	COL4A5 COL4A3	腎機能障害，難聴	円錐水晶体，球状水晶体，白内障，網膜色素斑 ※眼症状（15%）	思春期以降	XD AR AD	0.5万〜1万人に1人
WAGR症候群	染色体11p13の微細欠失による隣接遺伝子症候群	PAX6 WT1	Wilms腫瘍（W），無虹彩（A），泌尿生殖器異常（G），精神発達遅滞（R）	無虹彩，白内障，緑内障	新生児	孤発	50万〜100万人に1人

疾患名	病態	原因遺伝子	全身所見	眼所見	発症または診断時期	遺伝形式	頻度
Lowe症候群	イノシトールリン脂質に対する脱リン酸化酵素活性低下による眼・中枢神経・腎尿細管機能障害	OCRL1	顔貌異常，精神発達遅滞，Fanconi症候群による腎不全	眼振，小眼球症，先天白内障（ほぼ必発），先天緑内障（50％）・角膜変性（50％）（**保因者となる女性に水晶体混濁あり**）	新生児	XR	わが国で500例

筋・骨格

疾患名	病態	原因遺伝子	全身所見	眼所見	発症または診断時期	遺伝形式	頻度
Marfan症候群	全身の結合組織疾患	FBN1 TGFBR1 TGFBR2	大動脈瘤・大動脈解離，高身長・骨格変異・自然気胸	近視・白内障・網膜剝離，水晶体亜脱臼（60％，上方偏位），球状水晶体	成人	孤発 AD	0.5万人に1人
Weil-Marchesani症候群	全身の結合組織疾患	ADAMTS10 FBN1	低身長，短指，関節拘縮	水晶体偏位（下方偏位が多い），球状水晶体，近視	学童期	AR	1万人に1人
Ehlers-Danlos症候群	コラーゲン形成異常による結合組織疾患	COL3A1 COL5A1 PLOD1 など	皮膚・関節・血管の脆弱性	円錐角膜，強度近視，網膜剝離（**強膜菲薄化・易出血性のため眼手術は注意を要する**）	成人	AD AR	0.5万人に1人
Stickler症候群	コラーゲン形成異常による結合組織疾患	COL2A1 COL11A1 など5遺伝子	口蓋裂，下顎低形成，聴覚障害，骨格・関節異常	強度近視，白内障，網膜剝離（50〜70％），硝子体変性，網脈絡膜萎縮	網膜剝離は学童期に発症	孤発 AD	1万人に1人
Kniest症候群	Stickler症候群に類似	COL2A1	四肢短縮，顔貌異常，眼球突出	強度近視，白内障，緑内障，網膜剝離，網脈絡膜萎縮	学童期	孤発 AD	不明
骨形成不全	1型コラーゲン異常による骨脆弱および結合組織疾患	COL1A1 COL1A2 など	易骨折性，骨変形，成長障害，聴力障害	青色強膜	新生児	孤発 AD AR	2万人に1人
大理石病（乳児型）	骨吸収障害に基づくびまん性骨硬化性病変	TCIRG1 CLCN7 など5遺伝子	大頭症，肝脾腫，重度の貧血，進行性難聴	神経管狭小化による視神経障害（原疾患の早期治療で抑制可能）	乳児	AR	10万人に1人
点状軟骨異形成	コレステロール代謝異常による軟骨組織・骨格発達異常，魚鱗癬症候群	EBP	軟骨の斑状石灰化，前肢の非対称性奇形，脱毛症，皮膚萎縮症，先天性魚鱗癬	白内障（60％，片眼性），小眼球，小角膜	新生児	XD	40万人に1人
Jeune症候群	繊毛輸送にかかわる遺伝子異常，窒息性胸郭ジストロフィ	不明	胸郭狭小，骨格異常，多指症，肝腎異形成	網膜色素変性	新生児	AR	10万〜13万人に1人
Walker-Warburg症候群	糖鎖関連遺伝子異常による脳眼奇形を伴う筋ジストロフィ	POMT1 POMT2	脳の形態異常，滑脳症，眼奇形，筋力低下	小眼球，Peters異常，白内障，緑内障，網膜異形成	新生児	XR	6万人に1人
Sotos症候群	不明 脳性巨人症	NSD1	大頭，過成長，骨年齢促進，精神発達遅滞	眼瞼裂斜下，眼間隔離	新生児〜幼児	孤発 AD	1万〜2万人に1人
Marshall-Smith症候群	不明	NFIX	顔貌異常，精神発達遅滞，骨格異常	浅い眼窩，眼間隔離，強角膜	新生児	孤発 AD	世界で50例
Williams症候群	染色体7q11.23微細欠失による隣接遺伝子症候群	ELN LIMK1 STX1A	顔貌異常，精神発達遅滞，心血管病変	眼間狭小，星状虹彩	新生児	孤発	2万人に1人

筋・骨格（つづき）

疾患名	病態	原因遺伝子	全身所見	眼所見	発症または診断時期	遺伝形式	頻度
Schwartz-Jampel症候群	プロテオグリカン異常による筋収縮弛緩障害と軟骨異常	HSPG2	顔貌異常，低身長，骨格異常	眼瞼裂狭小，小眼球，白内障	乳幼児	XR	世界で100例以上

聴覚器

疾患名	病態	原因遺伝子	全身所見	眼所見	発症または診断時期	遺伝形式	頻度
Usher症候群	不明	MYO7A USH1C	感音難聴，網膜色素変性	網膜色素変性	新生児	AR	10万人に0.6人
Waardenburg症候群	メラノサイトの発生・分化にかかわる遺伝子異常に起因する色素異常症と感音難聴	PAX3 MIT など6遺伝子	難聴，前頭部白髪，Hirschsprung病	内眼角開離，眉毛癒合，虹彩部分異色		AD AR	わが国で3,000例
CHARGE症候群	クロマチンリモデリング因子異常による多発奇形	CHD7	網膜コロボーマ（C），心疾患（H），後鼻孔閉鎖（A），成長障害（R），外陰部低形成（G），耳奇形・難聴（E）	虹彩，網脈絡膜，乳頭コロボーマ（80〜90%）	新生児	孤発	2万人に1人

眼疾患を起こす全身病（眼所見から）

小児の眼疾患は染色体異常，全身の先天異常，代謝性疾患，感染症などのほか，全身病の一部であることが非常に多い．診察においては，常に全身病を念頭に置きながら診察することが大切である．

眼疾患から全身病が見つかることも多い．以下の眼疾患がある場合は，全身の検索（他科へ依頼）を行う必要がある．

眼瞼の異常

疾患	性状	検査所見	眼合併症	全身合併症
眼瞼下垂	先天性，後天性	先天性はAD	遮断弱視	重症筋無力症，動眼神経麻痺ほか
眼瞼後退	片側，両側	CT，MRI		甲状腺機能亢進，水頭症
腫瘍	眼球突出	CT，MRI	充血，出血	リンパ管腫，血管腫ほか

角膜混濁

疾患	性状	検査所見	眼合併症	全身合併症
巨大角膜	>12 mm			Marfan症候群，頭蓋骨早期癒合症
先天性風疹	円板状浮腫	風疹抗体価↑	白内障，網膜症	精神発達遅滞，難聴，心奇形
前眼部間葉異発生	Peters異常，Rieger異常	PITX2, RIEG1	緑内障	上顎異常，難聴，四肢奇形

疾患	性状	検査所見	眼合併症	全身合併症
単純ヘルペス	疼痛，羞明	樹枝状角膜炎	虹彩炎	初感染では発疹，口唇炎
兎眼	充血，眼脂	ほとんど後天性	角膜上皮障害，潰瘍	顔面神経麻痺
ムコ多糖蓄積症	進行性の角膜実質・内皮混濁	AR		独特の顔貌，硬い皮膚
類皮腫（デルモイド）	輪部混濁	産毛混在	屈折異常弱視	Goldenhar 症候群
移植片対宿主病（GVHD）	ドライアイ	シルマー試験	角膜上皮障害	骨髄移植

瞳孔と虹彩の異常

疾患	性状	検査所見	眼合併症	全身合併症
無虹彩	形成不全，痕跡的	PAX6，孤発/AD	黄斑低形成，緑内障	Wilms 腫瘍，WAGR 症候群
瞳孔緊張症	遅い縮瞳	0.1%ピロカルピン試験	眼精疲労	Riley-Day 症候群，Adie 症候群
背理性瞳孔	暗所での縮瞳→散瞳		色素変性	白皮（白子）症
Horner 症候群	縮瞳，眼瞼下垂，眼球陥凹	眼交感神経麻痺	虹彩異色	縦隔部腫瘍，開胸術後
虹彩異色	両眼または片眼での異色	AD		Waardenburg 症候群など
虹彩結節	Lisch 虹彩小結節	カフェオレ斑	視神経グリオーマ	神経線維腫症1型（NF1）

白内障と水晶体疾患

疾患	形状	検査所見	その他の眼合併症	全身合併症
染色体異常				
Down 症候群	点状〜全（層）	21トリソミー	斜視，内反症，鼻涙管閉塞	精神発達遅滞，心疾患
Patau 症候群		13トリソミー	斜視	乳児期に死亡
Edwards 症候群		18トリソミー	斜視	2歳までに死亡
Turner 症候群		モノソミー（XO）	眼瞼下垂，内反症，斜視	性腺発育不良，翼状頸
その他の染色体異常			斜視	
症候群				
Alport 症候群	前部円錐水晶体	COL4A5，COL4A3	斑点状網膜，角膜変性	腎不全，難聴
Cockayne 症候群	両側	CSA，CSB	網膜変性，縮瞳，視神経萎縮	紫外線過敏，難聴，精神発達遅滞
Hallermann-Streiff 症候群	両側		小眼球	鳥様顔貌，小鼻，低身長
Lowe 症候群	核，皮質	OCRL1	緑内障，小眼球	精神発達遅滞，腎障害
Marfan 症候群	上耳側への亜脱臼	FBN1	網膜剥離，緑内障	クモ指症，心疾患
Marinesco-Sjögren 症候群	両側	AR	眼振	精神発達遅滞，小脳性運動失調
Smith-Lemli-Opitz 症候群	両側	コレステロール低下，AR		眼瞼下垂，精神発達遅滞
Weill-Marchesani 症候群	小球状，前房脱臼	ADAMTS10，ADAMTS17，FBN1	緑内障	短指趾，低身長
Werner 症候群	線状〜成熟型	RecQ型DNAヘリケース	糖尿病性網膜症	早老症，糖尿病
筋緊張性ジストロフィ	虹色（Vogt型），星状混濁	DM1，DMPKCh9，DM2	外眼筋麻痺，眼瞼下垂	心筋疾患，糖尿病
先天代謝異常				
ガラクトース血症	油滴状混濁，後嚢下，層間	AR		黄疸，肝脾腫
ホモシスチン尿症	下鼻側への亜脱臼	CBS	緑内障，網膜変性	精神発達遅滞，成長障害

眼疾患を起こす全身病（眼所見から） | 445

● 白内障と水晶体疾患（つづき）

疾患	形状	検査所見	その他の眼合併症	全身合併症
先天代謝異常（つづき）				
亜硫酸オキシダーゼ欠損症	球状水晶体，亜脱臼	AR		精神発達遅滞
Wilson 病	ひまわり状混濁（成人）	低セルロプラスミン血症	角膜 Keiser-Fleicsher 環	精神発達遅滞，肝硬変
内分泌障害				
低カルシウム血症	皮質混濁	副甲状腺機能低下		テタニー
先天性感染症				
風疹	核中心の濃厚混濁	風疹抗体価↑	網脈絡膜変性	精神発達遅滞，難聴，心奇形
トキソプラズマ	濃厚混濁	トキソプラズマ抗体価↑	網脈絡膜変性，小眼球	頭蓋内石灰化，精神発達遅滞
水痘帯状疱疹	濃厚混濁	抗 VZV 抗体価↑	網脈絡膜変性，小眼球	小頭症，水頭症
その他				
アトピー性皮膚炎	放射状混濁		網膜剝離	皮膚炎
副腎皮質ステロイド	初期は後嚢下混濁		緑内障	重症筋無力症，ネフローゼなど
放射線照射	後嚢下〜全（層）		眼部悪性腫瘍	悪性腫瘍

緑内障

疾患	性状	検査所見	眼合併症	全身合併症
前眼部間葉異発生				
	神経堤発生異常			
Axenfeld-Rieger 症候群	両側性	AD，RIEG1	後部胎生環，緑内障	両眼隔離，口蓋裂
Peters 異常	両側性	孤発，PAX6，RIEG1	角膜混濁，緑内障	精神発達遅滞，心疾患
母斑症				
太田母斑	隅角色素沈着	隅角検査	緑内障，脈絡膜メラノーマ	顔面母斑
結節性硬化症	眼底の白色腫瘤	AD	脱色素斑（punched-out）	皮脂腺腫，けいれん，精神発達遅滞
Sturge-Weber 症候群	房水静脈圧↑	隅角血管腫	脈絡膜血管腫	顔面血管腫，頭蓋内石灰化
von Recklinghausen 病	隅角異常，隅角閉塞，浸潤	Lisch 虹彩小結節	視神経グリオーマ	カフェオレ斑
Klippel-Trénaunay-Weber 症候群			眼窩静脈瘤	静脈，リンパ管異常
炎症				
若年性特発性関節炎（JIA）	瞳孔ブロック	抗核抗体，RF 陽性	虹彩炎	関節炎，高熱
サルコイドーシス	瞳孔ブロック	血沈亢進，生検	隅角結節	Blau 症候群との鑑別
先天性風疹症候群	瞳孔ブロック	風疹抗体価↑	白内障	心奇形，難聴，精神発達遅滞
腫瘍				
若年性黄色肉芽腫	隅角への浸潤	皮膚生検，前房水細胞診	前房出血，炎症	頭皮・顔面の黄色発疹
網膜芽細胞腫	隅角への浸潤，狭隅角	眼内石灰化	眼内腫瘍	転移，二次癌など
白血病	隅角への浸潤，両側・片側	血液像	前房蓄膿，網膜出血	
症候群				
Marfan 症候群	隅角異常，瞳孔ブロック	FBN1	水晶体亜脱臼，網膜剝離	心疾患
Weill-Marchesani 症候群	瞳孔ブロック		水晶体亜脱臼	短指趾，低身長
ホモシスチン尿症	瞳孔ブロック	AR	水晶体亜脱臼	精神発達遅滞，血栓形成
Ehlers-Danlos 症候群	隅角異常	AR	青色強膜，網膜剝離	皮膚の過伸展
Pierre Robin 症候群	主に合併	AR	網膜剝離，強度近視	口蓋裂，小顎
Rubinstein-Taybi 症候群	まれに合併	CREBBP	眼瞼下垂，濃い眉	広く太い親指，精神発達遅滞

網膜と硝子体病変

疾患	性状	検査所見	眼合併症	全身合併症
網膜色素変性	骨小体様色素沈着，夜盲	ERG（−）	黄斑浮腫	Usher症候群ほか
結節性硬化症	眼底の白色腫瘤	AD	脱色素斑（punched-out）	皮脂腺腫，けいれん，精神発達遅滞
色素失調症	網膜血管発育異常	NEMO	網膜剥離，視神経萎縮	皮膚色素異常
頭蓋内出血	網膜，硝子体出血	CT，MRI	結膜下出血	虐待，Terson症候群ほか
敗血症	Roth斑	網膜血管の栓塞	眼内炎，網膜出血	細菌性心内膜炎
白皮（子）症	虹彩の透光性	AR，XR	黄斑低形成，眼振	眼皮膚型が最多
Alström症候群	早発の網膜色素変性	AR，ALMS1	眼振，後嚢下白内障	難聴，肥満，心筋症
CHARGE症候群	網脈絡膜コロボーマ	両側性，超音波，CHD7	虹彩欠損	難聴，心疾患，精神発達遅滞
Joubert症候群	網膜変性	XR，AHI1，ERG	眼振	腎障害，小脳形成異常
Norrie病（PHPV）	両側性PHPV	XR，NDP	閉塞隅角緑内障，小眼球	精神発達遅滞
Sturge-Weber症候群	脈絡膜血管腫	孤発	緑内障	脳血管腫，脳石灰化
Stickler症候群	コラーゲン病 Type1〜4など	COL2A1（Type1，AD）	網膜剥離，硝子体ベール	口蓋裂，骨格異常
von Recklinghausen病	視神経グリオーマ	AD	Lisch虹彩小結節	カフェオレ斑
von Hippel-Lindau病	網膜血管腫	AD，FAG，CT，MRI	滲出斑	小脳，脊髄，延髄血管腫
Tay-Sachs病	cherry-red spot	hexosaminidase A欠損	視神経萎縮	けいれん，精神発達遅滞

ぶどう膜炎

疾患	性状	検査所見	眼合併症	全身合併症
前部ぶどう膜炎				
	細胞，タンパク，毛様充血			
若年性特発性関節炎（JIA）	無痛，無充血	抗核抗体（+）	虹彩炎	高熱，関節炎ほか
尿細管間質性腎炎	15歳前後女児	尿中β₂MG，尿中NAG	前部ぶどう膜炎	間質性腎炎
その他				外傷，川崎病，潰瘍性大腸炎，梅毒，結核，強直性脊椎炎ほか
後部ぶどう膜炎				
トキソプラズマ	網脈絡膜炎	トキソプラズマ抗体価↑	黄斑変性	脳内石灰化
犬回虫	肉芽性炎症	犬回虫抗体価↑		網膜芽細胞腫との鑑別
風疹	網膜症（ごま塩状）	風疹抗体価↑	白内障	難聴，心疾患
サイトメガロウイルス	網膜炎	サイトメガロウイルス抗体価↑	白斑，眼底出血	小頭症，黄疸，肝脾腫
汎ぶどう膜炎				
サルコイドーシス	隅角結節，虹彩後癒着	皮膚生検	虹彩炎，汎ぶどう膜炎	類上皮細胞肉芽腫
Blau症候群	隅角結節，虹彩後癒着	AD，NOD2	虹彩炎，サルコイドーシス様	関節症状，皮膚症状
原田病，交感性眼炎	夕焼け状眼底	FAG	漿液性網膜剥離	難聴，めまい，白髪
Behçet病	前房蓄膿	FAG	前部ぶどう膜炎，血管炎	口内炎，陰部潰瘍

眼疾患を起こす全身病（眼所見から）

視神経

疾患	性状	検査所見	眼合併症	全身合併症
朝顔症候群	陥凹した巨大乳頭，片側＞両側	CT，MRI，原因遺伝子は不明	網膜剥離	頭蓋底脳瘤，脳血管異常
結節性硬化症	偽性乳頭浮腫	FAG，CT，MRI	視神経ドルーゼン	巨脳症，母斑
視神経萎縮	蒼白乳頭	視力異常，視野異常	視神経萎縮	頭蓋内腫瘍，水頭症
視神経グリオーマ	視神経萎縮，乳頭浮腫	視野異常	視神経グリオーマ	von Recklinghausen 病
乳頭炎	乳頭腫脹	抗 AQP4 抗体，抗 MOG 抗体	視神経炎	視神経脊髄炎，MS
白血病	視神経腫大，両側・片側	血液所見	網膜出血，前房蓄膿	
Septo-optic dysplasia	小さく二重輪の乳頭	CT，MRI，原因遺伝子は不明	視神経低形成	下垂体・脳梁低形成
Papillorenal 症候群	両側＞片側，散発性/遺伝性	PAX2	乳頭陥凹，網膜剥離	腎形成異常

ミトコンドリア病

疾患	性状	検査所見	眼合併症	全身合併症
Leber 視神経症	視力＜0.1，90％男性，母系遺伝	mtDNA11778，乳酸値↑	視神経萎縮	不整脈
Leigh 脳症	AR，X 劣遺伝，母系遺伝	CT，MRI，乳酸値↑	視神経萎縮	けいれん，退行，失調
Kearns-Sayre 症候群	進行性外眼筋麻痺，母系遺伝	ragged-red fiber，ERG	網膜色素変性	心疾患
MELAS	視神経萎縮，母系遺伝	乳酸値↑，A3243G 変異	網膜変性	脳症，筋力低下，退行

麻酔・ICUでの全身管理

眼科手術と小児麻酔の特徴

小児では，成人と同様の協力が期待できる精神年齢に至るまで，すべての眼科手術，疼痛を伴う検査は全身麻酔が必要となる．眼科手術では，重篤なリスクは少なく，患児の基礎疾患によっては，手術リスクよりも麻酔リスクのほうが高いことがある．また，基礎疾患を有する患児の場合，術前術後管理は新生児科医や小児科医，集中治療医の協力が必要であり，眼科－麻酔科－術前・術後担当科の連携がとれるように調整することが大切である．特に，他院から眼科患児を受け入れる場合は，前医での担当小児科の紹介状は必須情報である．

麻酔と眼圧：intra-ocular pressure

眼圧の正常値は 10〜20 mmHg であり，25 mmHg 以上の眼圧は異常と考えられている．小児の眼圧は成人と比較するとやや低く，5 歳程度で成人と同様になる[1]．ただし，新生児においては成熟児＜早期産児であり，早期産児の眼圧は在胎週数が少ないほうがより高いとされる[2]．麻酔時には，麻酔薬が眼圧に与える影響を理解し，適切な薬物を使用することが大切である．

ほとんどの静脈麻酔薬は眼圧を低下させるが，ケタミンは複雑で，低用量（1〜2 mg/kg）では眼圧にさほど影響しないが高用量（5〜10 mg/kg）では眼圧を上昇させる[3]．そのため，麻酔時の低用量ケタミンの併用は麻酔薬による眼圧低下を抑制し，正確な眼圧測定に有用との意見もある．

吸入麻酔薬は眼圧を低下させるが，亜酸化窒素

表 22-1 主な麻酔薬・鎮静薬と眼圧

薬物	眼圧上昇	影響なし	眼圧低下
静脈麻酔薬 麻酔薬 鎮痛薬	ケタミン（高用量）	ケタミン（低用量）	バルビツール類（チオペンタールなど），エトミデート，ベンゾジアゼピン（ミダゾラム，ジアゼパムなど），オピオイド（モルヒネ，フェンタニル，レミフェンタニルなど），デクスメデトミジン
吸入麻酔薬	亜酸化窒素		セボフルラン，デスフルラン，イソフルラン，エンフルラン，ハロタン
筋弛緩薬	脱分極性（スキサメトニウム）		非脱分極性（パンクロニウム，ベクロニウム，ロクロニウム）
その他	炭酸ガス		酸素

は場合により眼圧を上げ失明を引き起こす可能性があり[4]注意が必要である．

非脱分極性筋弛緩薬は眼圧に影響しないが，脱分極性筋弛緩薬（スキサメトニウム）は一過性（4～6分）に10～20 mmHgの眼圧を上昇させる．

主な麻酔薬・鎮静薬と眼圧の関係を表22-1に示す．

早期産児と術後無呼吸

早期産児は正期産児に比べ発達の未熟性があり，未熟な脳幹機能は中枢性無呼吸の要因となる．未熟児出生乳児の術後無呼吸については，その多くが混合性の無呼吸とされ，一般に在胎60週程度（在胎週数＝出生時週数＋出生後週数）まで術後無呼吸を起こし，その頻度は5～49％と報告されている[5]．しかし，その高い危険因子についてはまだ未確定な事項もあり，どのくらいの時間モニタリングをするべきか，術後NICU/PICUで観察するべきかについては一定の見解に至っていない．現時点で，術後無呼吸の危険因子とされているものは，①出生週数，②在胎週数，③出生体重，④術前の無呼吸の既往，⑤術前の酸素療法であり，また，報告により差があるものの関連のある可能性があるものに，①貧血，②心疾患や代謝疾患，などほかの疾患の合併がある．以上のことから，少なくとも在胎60週未満では，24時間以上の十分なモニタリングが必要である．

眼心臓反射：oculocardiac reflex（OCR）

OCRとは三叉神経－迷走神経による脳幹反射で，副交感神経刺激による徐脈，接合部調律，低血圧，消化管運動亢進などをきたす．重症例では心停止や死亡例もある．眼科手術では，斜視手術，網膜剥離手術，眼球摘出術などや眼窩吹き抜け骨折などでも発症しやすい．小児では成人よりも発症しやすいとされ，一般に，心拍数の10～20％低下を発症の定義としている．外眼筋への外力が強いほど，また，急激に牽引するほど起こりやすく，局所ブロックや適切な麻酔深度はその発症を抑制するとされる．その予防・治療としては，硫酸アトロピンの投与が行われる．

全身性疾患に伴う眼科疾患

全身性疾患に伴う眼科的異常は多岐にわたり，感染性疾患，自己免疫疾患，代謝疾患，神経筋疾患を含む種々の先天性異常症・症候群などで発症

Column

PONV（postoperative nausea and vomiting：術後嘔気・嘔吐）

眼科手術では，PONVが起こりやすく，小児のほうが成人より頻度が高い．PONVは患者にとって不快であるばかりか，退院の遅延，眼圧の上昇を惹起し，縫合不全の誘因となることもある．諸外国ではPONVに対しセロトニン受容体拮抗薬の使用が行われるが，わが国では抗がん剤使用時にしか保険適用がない．

する．これらについては，他章に記述があるのでそちらを参照いただきたい．麻酔・集中管理上問題となるのは，中枢神経系や気道系を含む呼吸器，循環器系，筋骨格系の異常を伴う場合である．実際の麻酔に際しては，それらの成書[6, 7]をご一読いただきたい．

麻酔管理

術前評価

小児麻酔では，患児の①周産期歴，②年齢（月齢，日齢．早期産児の場合，現在の在胎週数も）・身長・体重，③発達歴は，大切な情報である．その他，既往歴，現病歴，アレルギー歴などをふまえて診察し，患児の全体像を評価する．それ以外の小児独特なものに，予防接種歴や伝染性疾患の接触歴がある．施設により対応が異なるが，①予防接種から少なくとも数日間は予定手術を避けている場合が多く，②伝染性疾患接触歴はその接触時期により1）通常対応，2）隔離対応，3）院内感染予防のため入院できない，などの対応がとられる．

また，患児の米国麻酔科学会術前状態分類（ASA physical status classification, 表22-2）がclass 2以上の場合，対象疾患の術後管理が必要な場合の担当科を事前に相談し決定する．

術中管理

麻酔科医の位置

眼科手術に際しては，患児は仰臥位もしくはやや懸垂頭位となる．麻酔科医は患児側方に位置す

● 表22-2 米国麻酔科学会術前状態分類

- class 1：（手術となる原因以外は）合併症がなく健康な患者
- class 2：軽度の全身疾患を有するが日常生活に支障がない患者
- class 3：重度の全身疾患を有し，日常生活に制限がある患者
  （在胎60週未満の未熟児出生児はここに分類される）
- class 4：生命を脅かすような重度の全身疾患を有する患者
- class 5：手術なしでは生存不可能な瀕死状態の患者
- class 6：脳死患者

手術患者の全身状態を6クラスに分類する．

ることになり，術中のチューブ確認およびアクセスはやや困難である．

気管チューブ

眼科手術では通常，RAE®チューブ（south polarチューブ）を用いる．小児麻酔ではカフなしチューブを伝統的に使用するが，最近開発されたカフ付きチューブはカフなしと同等に安全に使用できる[8]．声門上器具を使用することは可能であるが，高気道内圧が必要な場合には使用しにくい，器具がずれたとき対応しにくい，顕微鏡使用の邪魔になるなどのデメリットもある．

眼心臓反射（OCR）

OCRの発生は特に斜視手術で起こりやすく，幼若小児では，心拍の減少は拍出量の低下から血圧低下をきたしやすい．術中はその発生の予防に努め発生時には，速やかに対応する．小児での投与量は，硫酸アトロピン：0.02 mg/kgを静注（最小投与量：0.1 mg，最大投与量：小児0.5 mg，思春期1 mg，追加：小児1 mg，思春期2 mgまで）である．

注意すべき点として，奇異性徐脈を防ぐため，最小投与量より少ない量の投与は行わない．

Column

デクスメデトミジン

呼吸抑制が少なく，鎮痛作用も有することから諸外国では検査鎮静時の薬物として小児での使用報告は多い．小児領域では初期負荷投与を行わず，維持量のみで使用されることが多いが（0.25〜1 µg/kg/時で使用されることが多い），わが国では手術時，集中治療時，全身麻酔下検査（CT，MRI，心臓カテーテル）以外での使用は認められておらず，しかも保険適用外である．

気管挿管・抜管と眼圧

気管挿管時は眼圧が 10～20 mmHg 上昇することが知られており，フェンタニルやレミフェンタニルの導入前投与はその上昇を抑制する．抜管時の怒責も眼圧を上昇させることから抜管はできるだけ深麻酔下で行うことが望ましいが，気道閉塞のリスクを勘案して行う必要がある．

体温

眼球以外ドレープに覆われる眼科手術では通常体温上昇をきたしやすいが，未熟児網膜症のような低体重幼児場合，全身麻酔下では熱喪失が熱産生を上回り，容易に低体温となるので注意する．

術後管理

眼科手術では，術後の安静をどうするかが問題となる．小児では，術後も鎮静がある程度継続するよう長時間作用型の鎮痛・鎮静薬を使用し，術後も何らかの鎮静を必要とする場合がある．病棟での鎮静は施設により可能なレベルが異なるため，各施設の取り決めに従う．筆者の施設では，眼科から依頼がある場合，塩酸モルヒネによる静脈 PCA（patient controlled analgesia：自己調節鎮痛法）による鎮静を行っている（塩酸モルヒネ：持続 10 μg/kg/時，ボーラス 10 μg/kg/回，ロックアウト時間 8 分）が，それ以上の持続鎮静が必要と判断される場合には，ICU/NICU 入室としている．

ICU/NICU 入室

通常，NICU 患者は NICU に帰室するので，術前のライン確保や気管挿管の有無，術後の抜管や未抜管など麻酔科医は新生児科医と相談する．ICU に関しては，眼科術後入室の明確な基準はなく，施設により異なるが，①基礎疾患が重篤で，病棟での術後管理が危険と想定される，②未熟児出生で術後無呼吸が高率に予想される，③厳格な鎮静が要求され，使用薬物の病棟での使用に問題がある場合などが適応となる．ちなみに，筆者の施設では，未熟児網膜症については在胎 50 週未満，ないし手術時体重 5 kg 未満としている．

術後鎮痛

術後管理を誰がどこで行うかは，鎮痛薬の選択に影響する．また，適切な鎮痛を行うことは術後の嘔気・嘔吐（以下，PONV：コラム参照）に影響する．アセトアミノフェン，NSAIDs 以外の鎮痛薬は程度の差はあるがどれも呼吸抑制を伴う．小児で最も頻用されるのはアセトアミノフェンで，副作用が少なく全年齢で使用可能である．ほかの NSAIDs は，低体温，血小板凝集抑制，腎障害や Reye 症候群などの副作用があり，幼児以降でないと使用しにくい．なお，アセトアミノフェンは薬物動態上，座薬で十分な鎮痛を得るには初回 40 mg/kg，追加 20 mg/kg を 6 時間ごと程度は必要である．

わが国で使用可能な主な鎮痛薬を表 22-3，表

表 22-3 主な小児消炎鎮痛薬の投与量

薬物	1 回投与量（mg/kg）	投与間隔	極量（mg/kg/日）	注意
アセトアミノフェン	10～15：座薬・内服 米国（40～60：座薬，20～30：内服）	4～6 時間	60 （米国 100）	
	7.5：静注（2 歳未満）		30	
	10～15：静注（2 歳以上）		60	
イブプロフェン	10～15：内服		40 わが国の添付文書では， 5～7 歳：200～300 mg/日 8～10 歳：300～400 mg/日 11～15 歳：400～600 mg/日 成人：600 mg/日	座薬は鎮痛適応なし 英国では 3 ヵ月以上で使用可
ジクロフェナク	0.5～1：座薬・内服	8 時間	3	インフルエンザ時禁忌 小児量未設定
フルルビプロフェン	1：静注	8 時間	3	

● 表22-4 主な小児の術後鎮痛薬（麻薬）

麻薬性鎮痛薬	1回投与量	持続静注	注意
モルヒネ	静注，筋注 0.05～0.2 mg/kg 乳児：0.05 mg/kg	10～40 μg/kg/時 乳児：5～15 μg/kg/時	呼吸抑制
フェンタニル	静注 1～2 μg/kg	1～2 μg/kg/時	呼吸抑制
ケタミン	静注 1～2 mg/kg	0.25～0.5 mg/kg/時	急速静注で呼吸抑制 筋緊張，眼圧亢進

安易に病棟では使用しない．呼吸のモニタリングを必ず併用のこと！

● 表22-5 小児の静脈PCA/NCA設定

	モルヒネ	フェンタニル
持続投与	10～20 μg/kg/時	0.5～1 μg/kg/時
ボーラス投与	10～20 μg/kg/回	0.5～1 μg/kg/時
ロックアウト時間	5～10分	5～10分

例えば筆者の施設では，モルヒネは持続，ボーラス投与は上記の下限値，フェンタニルは0.25μg/kg/時と上記の1/2，ロックアウト時間は8分（7回/時間）としている．

22-4に，小児での静脈PCAの設定を表22-5に示す．

注意すべき点として，ペンタゾシン，ブプレノルフィンなどの拮抗性鎮痛薬は小児での使用は推奨されていないため，本項では扱わない．

● 術後鎮静

当該施設の状況により，使用可能な薬物の種類は異なるが，小児の鎮静に慣れた医師が，適正なモニタリング下に使い慣れた薬物で行うことが安全である．また，術中に制吐目的でドロペリドールを使用している場合，鎮静作用が増強される可能性があるので注意する．主な鎮静薬を表22-6に示す．

日帰り手術の麻酔

日帰り手術は，小児眼科領域では局所麻酔下の処置を除き術後疼痛管理，安静の困難な年長学童以外は困難が多い．対象は，睫毛内反症，霰粒腫，斜視，術後抜糸が挙げられるが，斜視については，米国の成書では下斜筋過動のみとしている．小児ではその特性上，全身麻酔と深鎮静はほぼ同義であり，軽度鎮静は不可能である．そのため，局所麻酔＋鎮静は全身麻酔と同等の状態と考える必要がある．日帰り麻酔可能な条件は以下の通りであるが，患者安全を第一に考えて行わなくてはならない．

①手術対象以外に疾患がないか，十分にコントロールされている（ASA class 1か2）．
②多量出血の可能性がなく，概ね1時間以内に終了する．
③家族が日帰りに理解，同意しており，術前・術

● 表22-6 主な小児の鎮静薬

薬物	1回投与量	最大量/持続	注意
抱水クロラール	座薬30～50 mg/kg	最大1.5 g	検査時鎮静
トリクロホス	内服0.2～0.8 mg/kg	最大20 mL	検査時鎮静
フェノバルビタール	座薬4～7 mg/kg	1～2回/日 通常1日1回	
ミダゾラム	静注 6ヵ月～5歳：0.05～0.1 mg/kg 5歳～12歳：0.025～0.05 mg/kg	持続 0.5～1 μg/kg/分	保険適用は麻酔前投薬，人工呼吸中の鎮静のみ
デクスメデトミジン	なし	持続 0.25～1 μg/kg/時	呼吸抑制 少 ICU，全身麻酔下検査のみ保険適用

十分なモニタリングをして使用のこと．

（文献9を参照して作成）

後管理が在宅で確実に履行できる．
④病院／クリニックに1〜2時間以内で受診可能である．
⑤近隣に小児対応可能な医療機関がある．

また，実施にあたっては，「日帰り麻酔の安全のための基準ガイドブック」[10]を参照されたい．

NICUでの全身管理

新生児の眼科診察
―NICUでの眼底検査の実際―

眼底検査は，未熟児網膜症（retinopathy of prematurity：ROP）などの眼科的疾患の基本的な検査であり，早産児を扱うNICUで日常的に行われている．対象は，在胎34週未満，出生体重1,800 g以下の早産・低出生体重児を中心とする生後数週間の新生児であり，1,000 g以下の超低出生体重児も含まれる．眼底検査以外にも，前眼部の診察や眼圧測定などを要する場合もある．また，早産児，低出生体重児だけでなく，正期産児も対象となる．検査の際に，呼吸状態などに変化を生じることがあり，NICUでの十分な経過観察を要する．

検査前

哺乳時間・注入量を調整し，筆者の施設では少なくとも30分程前までに哺乳・注入が終了するか検査後にずらすようにしている．トロピカミド・フェニレフリン点眼液（ミドリン®P点眼液）を使用し，散瞳する．点眼液は，冷たい点眼薬を滴下することでの迷走神経刺激を避けるため，点眼開始1時間前に冷所から常温に出しておく．散瞳は，眼底検査45分前から点眼を開始し，15分ごとに3回繰り返す．2回目以降は，点眼前に散瞳の状態をペンライトで確認する．瞳孔が虹彩の2/3程度以上に散大し，対光反射がなくなるまで行う．散瞳が不十分な場合は，点眼を追加する．

検査中

原則部屋の照明を消し，暗室に類似した環境で行う．呼吸心拍モニターの心拍同期音が聞こえるようにし，パルスオキシメーターが装着する．呼吸管理中や，呼吸状態が不安定な児は，新生児科医が付き添い，必要時，呼吸補助ができるように，酸素やジャクソンリース，マスクなどを準備し，児の頭側に立ち，モニターに留意しながら注意深く観察する．検査に立ち会う新生児科医は，バイタルサインの変動に留意し，適宜酸素投与やバギングなどの介入を行い，必要であれば，眼科医に眼底検査を一時中断してもらうことがある．

● 閉鎖式保育器の場合（図22-1）

前面の扉を開けて，眼科医が診察する．児を保育器の長軸方向に対して横向き仰臥位とする．看護師は，児の足側の窓から手を入れ，タオルでくるむなどして，児を固定する．児を横にして，頭部が眼科医側にくるようにし，看護師が眼科医の反対側の扉から両手を入れ，タオルなどでしっかり抑制し，胸腹部を圧迫しないように注意し，呼吸状態を観察しながら，顔面を正面に固定する．

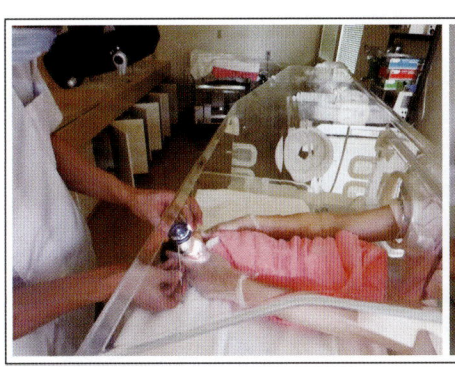

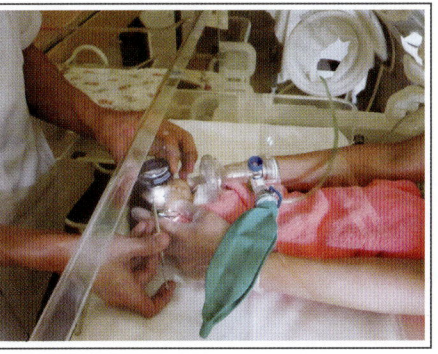

図22-1
閉鎖式保育器での眼科診察

人工呼吸管理中の場合は，回路やチューブの屈曲に注意する．眼科医が，児の頭側の前面を開放し，手前にスライドさせて診察を行う．必要に応じて，児の頭部を左右に傾けると，診察しやすくなる．

● **開放式保育器の場合**（図22-2）

台を水平にし，眼科医が診察する側と反対側から看護師が児を固定する．児は保育器の長軸方向に対して90度の向きで仰臥位とする．看護師は，児の足側から上肢で児の体幹と頭部を挟むようにして固定し，人工呼吸管理中の場合は回路やチューブの屈曲に注意する．

● **コットの場合**（図22-3）

水平にし，もし頭側のコット壁が診察の際に邪魔な場合には，診察時に看護師が必ず傍にいる状態で，児を頭部が足側にくるように180度回転して寝かせ，児の足側から看護師が固定する．タオルなどで四肢を体幹とともに抑制し，看護師の両上肢で挟むように固定する．看護師は両手で児の頭部を側面から支持し，眼科医の要求に合わせて，左右に動かし観察しやすいようにする．このとき，児の下顎をやや持ち上げるようにするとよい．また，呼吸を圧迫しないように注意する．検査中は，パルスオキシメーターを装着し，心拍同期音が聞こえるようにする．徐脈やチアノーゼに対応できるように，ジャクソンリースやマスクで酸素を投与できるように準備しておく．

検査後

抗菌薬点眼薬を点眼し，無呼吸・徐脈・経皮的動脈血酸素飽和度（SpO$_2$）の低下など呼吸状態の変化や胃内容吸引物の増加などの消化管通過障害の出現に留意する．状態の安定している児以外は，原則としてモニター管理を翌日日勤までは続行する．

眼科合併症を呈する新生児疾患の全身管理

早産児，低出生体重児

早産児，低出生体重児の臨床において，ROPは重大な合併症の一つである．多くの危険因子に関する検討において，より早産であり未熟であることが最も関連が強い危険因子であることが報告されている．したがって，早産で出生した児の管理では，いかに早期にROPを正しく診断し，適切な時期に治療を行うかに重点が置かれる．新生児管理においては，呼吸循環状態が比較的安定した時期に，眼科医に眼底検査を依頼する．具体的

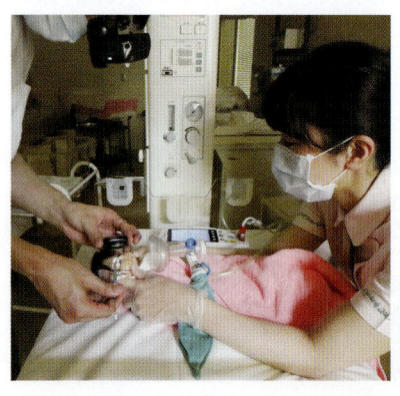

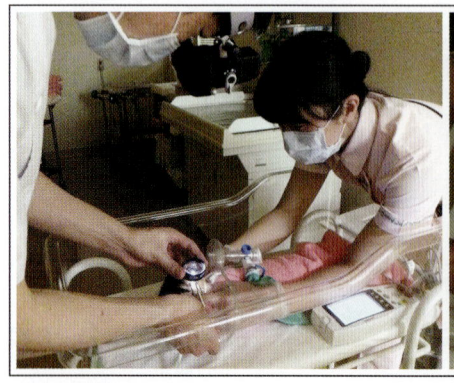

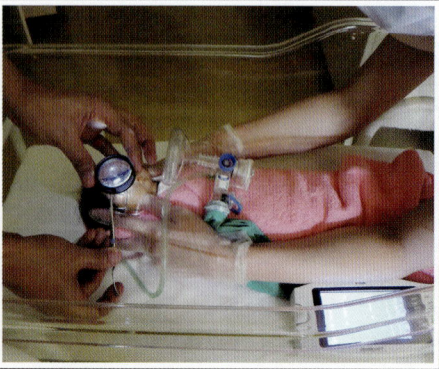

図22-2
開放式保育器での診察

図22-3
コットでの診察

には，生後3週か修正29週のどちらか遅いほうに初回診察し，検査間隔は所見により異なる．新生児科医の役割は，安全に眼底検査が行えるように，検査前～後までの全身状態に注意を払うことであり，眼科診察やレーザー治療などの処置を呼吸管理の方針決定の際に考慮し，必要であれば再挿管したりすることもある．

早産児において，ROPの重大な危険因子として酸素毒性が挙げられる．高濃度酸素投与でROPが増加し，またROP以外の肺障害や神経学的予後へ影響を与えることがわかっている．SpO_2を厳密に管理すると，ROPの発症頻度を減少させることが明らかになってきた．しかし，近年では，SpO_2が85～89％では予後が不良になることがわかってきたため，現在のSpO_2の目標は，おおよそ90～95％とされている[11,12]．

ROPの最大の危険因子は，早い在胎週数と少ない出生体重である．その他，輸血，エリスロポエチン，感染症，栄養状態などの危険因子が挙げられているが，いずれも議論の余地が残っている[13]．ROPを発症させない管理では，早産にならないようにする母体管理はもちろんのこと，適切な酸素濃度を含む全身管理が最も重要である．したがって，早産児，低出生体重児の眼科合併症管理においては，全身状態を考慮しながら，適切な時期に正しく診断し，治療する必要がある．つまり，眼科医と新生児科医が密に連携し，お互いに状態把握に努めることが，時期を逸することなく診察・治療を行い，眼科的予後を向上させるうえで肝要である．

先天性感染症・新生児感染症

先天性ウイルス感染症や先天性トキソプラズマ感染症では，眼病変を伴うことが多く，確定診断に寄与する場合がある．

● 先天性サイトメガロウイルス感染症

先天性サイトメガロウイルス感染症を母体胎児期から疑われている症例では，胎児に胎児発育不全，胎児水腫，小頭症，脳室拡大，腹水，肝脾腫などを認める．母体の感染歴は，原因不明の発熱，発疹，肝機能障害などの症状と，乳幼児との接触歴から疑う．胎児の症状，母体の血清学的所見，感染歴から先天性サイトメガロウイルス感染症が疑われた場合，新生児の眼科的な検索を行う．網膜脈絡膜炎が，特徴的な眼科症状である[14]．

● 先天梅毒

先天梅毒では，幼児期以降に実質性角膜炎，内耳性難聴，ハッチンソン歯の三徴候を特徴とする．新生児・乳児期には無症状で経過することもある．母体情報から疑われるときには，新生児の眼科的検索を行う．

● 先天性トキソプラズマ感染症

先天性トキソプラズマ感染症の典型的な所見は，水頭症，脳内石灰化，網膜脈絡膜炎である．トキソプラズマ抗体陽性母体から出生し，出生後，低出生体重，肝脾腫，黄疸，貧血，水頭症，脳内石灰化を認めた場合に，先天性トキソプラズマ感染症を疑い，眼科的な検索が必要となる．トキソプラズマ感染症による眼症状は，生後早期のみでなく，その後の幼児学童期にも遅れて発症してくるため，長期間に及ぶ眼科的フォローアップが非常に重要である．診断は，羊水，血液，髄液のPCR法による抗原の検出，血液トキソプラズマ特異的IgM抗体測定，頭部CTなどで行う[15]．

● 先天性風疹症候群

先天性風疹症候群を疑われる新生児では，眼科的検索により特徴的な所見が得られ，診断の手がかりにつながることがある．視力予後向上のためにも，早期発見・早期治療が重要である．主な症状は，白内障・色素性網膜症・緑内障・小眼球症である．先天性風疹症候群の児では，眼合併症が認められない場合でも，生後1年以上は眼科的な経過観察が必要であり，視力障害を生じうる眼合併症の発症に注意する[15,16]．

これらの疾患の新生児の全身管理は，基本的には対症療法が主体であるが，抗ウイルス薬，抗トキソプラズマ薬による治療が行われ，予後を向上させることが明らかとなってきた．

染色体異常

21トリソミー，18トリソミー，13トリソミーといった染色体異常の新生児では，眼科的合併症が知られている．21トリソミーでは，白内障，屈折障害，眼振，斜視，網膜奇形，円錐角膜など，18トリソミーでは，眼瞼下垂，角膜混濁（10〜50％），虹彩コロボーマ，白内障，小眼球症，羞明など，13トリソミーでは，小眼球症などが，眼科的な主症状である．

これらの疾患では，全身状態に応じて，眼科的診察を考慮し，介入を要する合併症の有無を確認する．また，新生児期に異常がなくても，その後定期的な診察が必要である．

まれな代謝異常症

新生児期に，低血糖，高アンモニア血症，代謝性アシドーシスなどで，代謝異常症を疑う場合，有機酸分析・アミノ酸分析などによる確定診断のほか，全身合併症の検索が重要となる．近年では，タンデムマス分析による代謝異常症の診断が行われ，比較的短時間で診断が可能となった．これらの疾患が疑われた場合には，速やかに眼科的合併症の検索を行う．特徴的な眼病変を合併する場合もあり，ライソゾーム病，ミトコンドリア異常症などがそれである．ライソゾーム病では，チェリーレッドスポットや視神経萎縮，眼球運動障害を認める．ミトコンドリア病は，けいれん，ミオクローヌスなどの中枢神経症状などの多彩な症状を示すため，新生児期に疑うことは困難である．眼科的症状としては，視神経萎縮，外眼筋麻痺，網膜色素変性などがある[15, 17]．

上記の症状や，眼科的所見を認める場合は，代謝異常症を鑑別疾患に考え，確定診断のための精密検査を要するため，小児内分泌・代謝異常専門医にコンサルトする必要がある．

奇形症候群

NICUで遭遇する奇形症候群では，典型的な症状ばかりでなく，診断に苦慮することもあり，眼症状や眼底所見などが，確定診断に重要な役割を果たすことがしばしばある．診断が特定できない多彩な小奇形を合併した奇形症候群では，眼科的検索が重要である．奇形症候群のなかには，遺伝子診断が可能なものがあり，眼症状から疑われる場合に，確定診断を行う際に有用である．遺伝子診断の際は，臨床遺伝専門医へのコンサルトや遺伝カウンセリングを要する．

また，色素失調症や白皮症（白子症），Sturge-Weber症候群などの皮膚疾患においても，眼病変の合併はその疾患の予後を考えていくうえで重要となるため，眼科的検索は非常に重要である．その他の症候群で眼病変が重要な疾患として，Marfan症候群，Wilson病などがある[17, 18]．

NICUでみられる全身疾患に合併しうる眼科的症状

	眼科的症候
子宮内および新生児感染症	
先天性トキソプラズマ症	網膜炎，硝子体炎，脈絡膜炎，前部ぶどう膜炎，平面萎縮性網膜瘢痕
先天梅毒	脈絡膜網膜炎，前部ぶどう膜炎，緑内障，間質性角膜炎
先天性風疹症候群	白内障，緑内障，角膜混濁，色素性網膜炎，網膜色素上皮低形成・萎縮（"ごま塩眼底"），小眼球症，眼内炎
先天性サイトメガロウイルス感染症	網膜脈絡膜炎，視神経萎縮，小眼球症，白内障，ぶどう膜炎，斜視
新生児単純ヘルペスウイルス感染症	水疱性皮膚病変，角膜結膜炎，網膜脈絡膜炎，白内障

	眼科的症候
染色体異常	
13トリソミー	無眼球症，単眼症，小眼球症，ぶどう膜欠損症，白内障，角膜混濁，網膜低形成，眼内軟骨
18トリソミー	眼球症，眼瞼狭小，眼瞼下垂，眼瞼乖離，虹彩欠損，角膜混濁，白内障
Down症候群	屈折障害，眼振，斜視，網膜奇形，円錐角膜，白内障
22q11.2欠失症候群	後側胎生環，曲線網膜血管，フード状眼瞼，斜視，眼瞼下垂，強角膜
奇形症候群	
CHARGE症候群	片側性または両側性ぶどう膜欠損症，小眼球症，Bell麻痺
Stickler症候群	先天性近視，硝子体異常，白内障，網膜剥離
Goldenhar症候群	眼球デルモイド（両側性または片側性），上眼瞼欠損，眼瞼下垂，斜視，小眼球症，鼻涙管閉塞
Kabuki症候群	側方眼瞼挙上症を伴う眼裂開大，眼瞼下垂，斜視
Aicardi症候群	両側性または片側性，または多発性の網膜脈絡膜脱落，視神経乳頭欠損，網膜欠損，虹彩欠損，視神経乳頭低形成，小眼球症，網膜剥離
Alagille症候群	後側胎生環，視神経円板ドルーゼン，杆体－錐体視細胞異栄養症に関連した網膜色素変性
De Morsier症候群（中隔視神経異形成）	視神経低形成（両側性または片側性），斜視，眼振，視交叉低形成，重症例は小眼球症または無眼球症
Moebius症候群	涙腺異常，外転障害を伴う内斜視（両側性または片側性），水平注視麻痺，その他の第3，4，5中枢神経麻痺，眼瞼下垂
Alport症候群	先天白内障
Apert症候群	先天白内障
Crouzon症候群	先天白内障
Zellweger症候群	先天白内障
Fabry病	先天白内障
Lowe症候群	先天白内障
代謝性疾患	
ホモシスチン尿症	進行性水晶体偏位，緑内障，進行性近視，視神経萎縮，網膜剥離
ガラクトース血症（ガラクトキナーゼ欠損症）	先天白内障
フェニルケトン尿症	先天白内障
脳回転状網脈絡膜萎縮症（オルニチンアミノトランスフェラーゼ欠損症）	脈絡膜網膜萎縮，視野障害，夜盲
ライソゾーム病	
GM1ガングリオシドーシス	cherry-red spot
GM2ガングリオシドーシス	cherry-red spot，視力障害
異染性白質ジストロフィ	視神経萎縮
Multiple sulfatase欠損症	視神経萎縮
Krabbe病	視神経萎縮
Gaucher病	核上性眼球運動障害
Niemann-Pick病	眼球運動障害
I-cell病	角膜混濁
Hurler症候群	角膜混濁
Morquio症候群	角膜混濁
その他の先天疾患	
白皮症（白子症）	羞明，眼振，斜視，視力障害，眼底低色素症，虹彩低色素，中心視覚低形成，視神経線維経路異常，視交叉奇形，視野欠損，視覚発達障害

● NICU でみられる全身疾患に合併しうる眼科的症状（つづき）

	眼科的症候
その他の先天疾患（つづき）	
色素失調症	斜視，眼振，白内障，視神経萎縮，角膜異常，網膜血管異常（ROP に類似），網膜剥離
筋無力症症候群[18]	両側眼瞼下垂，斜視，眼球運動制限，複視
Marfan 症候群	水晶体偏位，扁平な角膜，虹彩発育不全
Wilson 病	Kayser-Fleischer 角膜輪

（Avery's Disease of the New born 9th edition，国立感染症研究所，難病情報センターの情報を参照して作成）

文　献

1) Tuli D, Sihota R, Dada T, et al. : Intraocular pressure in normal pediatric population. Current Glaucoma Practice 5 : 3-4, 2011
2) Lindenmeyer RL, Farias L, Mendonça T, et al. : Intraocular pressure in very low birth weight preterm infants and its association with postconceptional age. Clinics 67 : 1241-1245, 2012
3) Nagdeve NG, Yaddanapudi S, Pandav SS : The effect of different doses of ketamine on intraocular pressure in anesthetized children. J Pediatr Ophthalmol Strabismus 43 : 219-223, 2006
4) Vote BJ, Hart RH, Worsley DR, et al. : Visual loss after use of nitrous oxide gas with general anesthetic in patients with intraocular gas still persistent up to 30 days after vitrectomy. Anesthesiology 97 : 1305-1308, 2002
5) Sinha R, Talawar P, Ramachandran R, et al. : Perioperative management and post-operative course in preterm infants undergoing vitreo-retinal surgery for retinopathy of prematurity : A retrospective study. J Anaesthesiol Clin Pharmacol 30 : 258-262, 2014
6) Jerrold Lerman 他 著，宮坂勝之 他 訳：付 1 特殊疾患・症候群の麻酔．"小児麻酔マニュアル 改訂第 6 版" 克誠堂出版，2012, pp467-533
7) Peter JD, et al. : Congenital Syndromes and Chromosomal Abnormalities with Associated Ocular Manifestation. In "Smith's Anesthesia for Infants and Chidren, 8th ed" Elsevier, 2011, pp873-874
8) Tobias JD : Pediatric airway anatomy may not be what we thought : implications for clinical practice and the use of cuffed endotracheal tubes. Paediatr Anaesth 25 : 9-19, 2015
9) 日本麻酔科学会：X 小児麻酔薬．"麻酔薬および麻酔関連薬使用ガイドライン 第 3 版" 2015 http://www.anesth.or.jp/guide/pdf/publication4-10_20150313.pdf
10) 日本麻酔科学会，日本臨床麻酔学会，日帰り麻酔研究会 編：日帰り麻酔の安全のための基準ガイドブック．克誠堂出版，2001
11) BOOST II United Kingdom Collaborative Group, et al. : Oxygen saturation and outcomes in preterm infants. N Engl J Med 368 : 2094-2104, 2013
12) Manja V, Lakshminrusimha S, Cook DJ : Oxygen saturation target range for extremely preterm infants : a systematic review and meta-analysis. JAMA Pediatr 169 : 332-340, 2015
13) Ohlsson A, Aher SM : Early erythropoietin for preventing red blood cell transfusion in preterm and/or low birth weight infants. Cochrane Database Syst Rev 19 : CD004863, 2014
14) 眼皮膚白皮症診療ガイドライン作成委員会：眼皮膚白皮症診療ガイドライン．日本皮膚科学会雑誌 124：1897-1911, 2014
15) NIID 国立感染症研究所　http://www.nih.go.jp/niid/ja/
16) 日本周産期・新生児医学会 編：先天性風疹症候群（CRS）診療マニュアル http://www.nichigan.or.jp/member/guideline/crs.pdf
17) 難病情報センター　http://www.nanbyou.or.jp/
18) GeneReviews 日本語版　http://grj.umin.jp/

第23章 染色体異常，遺伝性疾患と遺伝相談

はじめに

　親の形質を子が少なからず受け継ぐことは当たり前のことである．小児眼科領域では，遺伝要因がかかわる疾患は多い．本章では，小児眼科領域の臨床現場で，遺伝について相談されることの多い疾患について，診療に必要な知識を解説する．なるべく基本的な考え方を述べるに留め，各論的な内容は，参照できる文献やインターネットサイトを示した．

染色体異常

ヒトの染色体と染色体異常

　ヒトの細胞は，46本の染色体をもつ．22対の常染色体と，女性では2本のX染色体，男性ではX染色体とY染色体からなる．女性のX染色体のうちの片方は不活性化されている．染色体には，短腕（p）と長腕（q）がある．5番染色体の片方の短腕が欠失することを5pモノソミーといい，5p−と表記する．一部の例外を除いて，染色体の数の異常が遺伝することはない．染色体を調べるには，薬剤で細胞を処理して細胞分裂をM期で停止し，ギムザ染色などを施し，染色体の数と形状を顕微鏡で観察する．こうして撮影された染色体を並べたものを，核型（karyotype：カリオタイプ）という．

　染色体異常は，染色体の構造異常，それに伴う障害をいう．染色体の分離や交叉の機能不全は，深刻な疾患を引き起こしうる．通常は，数の異常と構造の異常に分けることが多いが，染色体が量的には正常と変わらない均衡型と，染色体の一部が増減している不均衡型に分けることもできる．不均衡型では，ある遺伝子群が余分にあるか不足しているため，何らかの症状がみられるが，均衡型は無症状のことが多い．染色体異常の表記方法はルールが決まっている[1]．

染色体異常の種類（図23-1）

数の異常

　不完全な染色体の分離によって，染色体の不足や過剰が引き起こされる．染色体は2本で対をなしているが，これが1本になるのがモノソミー，3本になるのがトリソミーである．トリソミーは一般に致死的となり，早期に流産するが，21番染色体のトリソミーはDown症候群となる．眼科領域で重要な染色体異常を表23-1にまとめた．

> **Column**
>
> ### 蛍光 in situ ハイブリダイゼーションと比較ゲノムハイブリダイゼーション
>
> 近年では，蛍光 in situ ハイブリダイゼーション（fluorescence in situ hybridization：FISH），比較ゲノムハイブリダイゼーション（comparative genomic hybridization：CGH）と，検査技術が次第に進歩して，数十万塩基対レベルのコピー数の変化を検出可能にしているが，眼科領域での臨床検査として一般化していない．

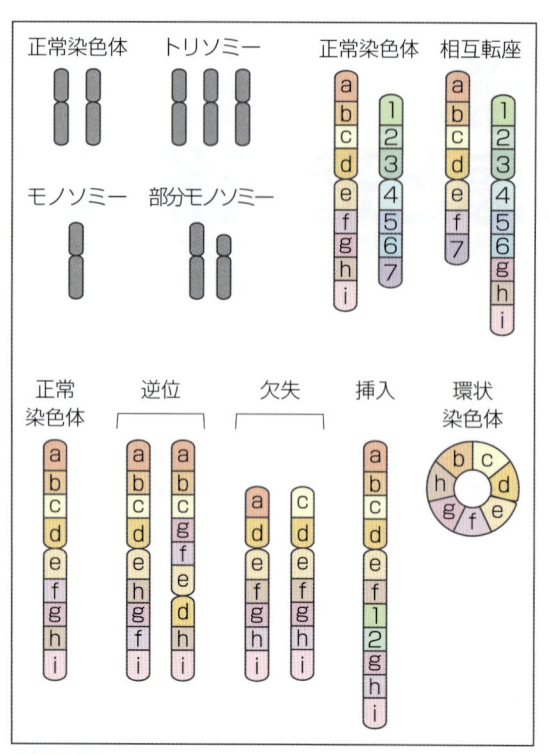

図 23-1 主な染色体異常の模式図
図中のアルファベットa～iと数字1～7は，遺伝子のグループを表す．

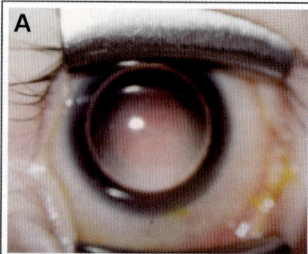

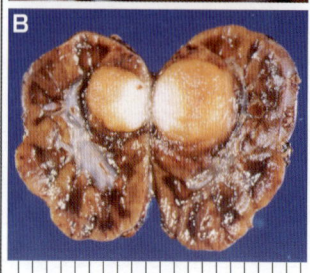

表 23-1 眼科領域で問題となる染色体異常

症候群	染色体所見	眼所見
Down症候群	21トリソミー	内眼角贅皮，瞼裂斜上，白内障，屈折異常，内斜視，円錐角膜
Edwards症候群	18トリソミー	内眼角贅皮，角膜混濁，小眼球，瞼裂狭小
Patau症候群	13トリソミー	内眼角贅皮，小眼球，無眼球，白内障，網膜形成不全
ネコ鳴き症候群	5p-（5番短腕部分欠失）	瞳孔間距離が過大
Turner症候群	XO	内眼角贅皮，斜視，眼瞼下垂，青色強膜

図 23-2
11番染色体の部分モノソミー，46XY，del(11)(p13p14)をもつWAGR症候群
A：先天無虹彩，B：Wilms腫瘍（1目盛が5mm）．WAGR症候群とは，Wilms tumour, Aniridia, Genitourinary anomalies, Retardationの頭文字である．11番染色体の11p13領域には，眼のマスターコントロール遺伝子である*PAX6*と，がん抑制遺伝子であるWilms' tumour gene（*WT1*）が近接して存在している．

Column

遺伝子刷り込み (genomic imprinting)

父親と母親から同じ遺伝子を2つ受け継ぐが，いくつかの遺伝子については片方の親から受け継いだ遺伝子のみが発現することを遺伝子刷り込みという．よく知られた例がPrader-Willi症候群とAngelman症候群であり，15番染色体にある遺伝子がそれぞれ父親由来，母親由来の遺伝子のみが選択的に発現することが原因である．Prader-Willi症候群では，父親の遺伝子に欠陥があった場合，母親が正常な遺伝子をもっていても発症する．それとは逆に，Angelman症候群では，母親の遺伝子に欠陥があった場合，父親が正常な遺伝子をもっていても発症する．遺伝子刷り込みは，DNAのメチル化による転写調節異常と考えられている．

構造の異常

交叉の失敗によって引き起こされることが多い．部分トリソミー，部分モノソミー，相互転座，ロバートソン転座，同腕染色体，逆位，重複，片親性ダイソミーなどが挙げられる．Down症候群のうち，21トリソミーが90％を超えているが，21番染色体がほかの染色体に付着した転座型が5％を占める．転座型は遺伝することが知られていて，転座型のDown症候群の半分（全体の2％）は，親が均衡型転座を保因する遺伝性転座である．11番染色体の部分モノソミーは先天無虹彩を引き起こす（図23-2）．逆位では，本人にも子どもにも症状は現れないことが多く，inv(9)(p11q13)という逆位は，一般の集団の2％にみられ，優性遺伝する．通常は父母から1本ずつもらう染色体が，片方の親から2本もらった状態になることを片親性ダイソミーという．

Angelman症候群とPrader-Willi症候群は，染色体のほぼ同じ箇所（15q11.2）の欠失であるが，両親のどちら由来かによって症状が異なることが知られている（コラム「遺伝子刷り込み」参照）．

モザイクとキメラ

受精後の卵分裂の過程での不分離により，個体の中で，遺伝的に異なる細胞が混在することをモザイクという．異なる接合体に由来する細胞が同じ個体内に共存する場合をキメラと呼び区別する．Down症候群では，個体の中に正常核型の細胞と21トリソミーの細胞とが混在しているモザイク型が1〜2%を占める．

以上のように，さまざまな染色体異常が起こり，挙児における染色体異常の頻度は約0.5〜1%といわれているが，自然流産では約半数に認められるという．白血病や腫瘍細胞において，染色体異常が高率に検出される．これは後天的な変化で遺伝しない．あくまでがん細胞に限局して生じた染色体異常である．

わせによって発症すると考えられる．網膜色素変性や色覚異常など，単一遺伝子の異常に基づく疾患では，たった一つの遺伝子の異常で疾患を発症する．多因子疾患では，2つ以上の遺伝的要因が関与すると考えられており，関与する遺伝子は，疾患関連遺伝子とも呼ばれる．本項では，主として単一遺伝子の異常について解説する．

遺伝子異常の種類と疾患

本項では，疾患の原因となる塩基置換を変異（mutation），原因とならない塩基置換を多型（polymorphism）という．疾患の原因となる遺伝子変異は，一つのアレル（相同染色体の一方）でみると，欠失，点変異，挿入に分けられる．欠失には，1塩基の欠失から，数メガ塩基の欠失まであるが，1〜4程度の塩基の欠失が多い．点変異は，終始コドンになるナンセンス変異，コドンが

原因遺伝子と疾患関連遺伝子

疾患に対する遺伝的要因の関与は疾患によって異なる

図23-3に疾患の原因に関する模式図を示した．多くの疾患は，遺伝的要因と環境的要因の組み合

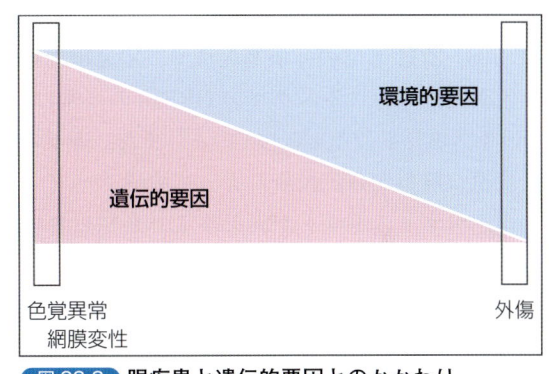

図23-3　眼疾患と遺伝的要因とのかかわり
遺伝的要因と環境的要因の占める割合は，疾患によってさまざまである．

Column
無侵襲的出生前遺伝学的検査
（non-invasive prenatal genetic testing：NIPT）

妊婦の血漿中には，母体由来のDNAのほかに，全体の約10%で胎児由来のDNAが混在している．次世代のシークエンサー（コラム参照）を用いて，どちら由来かを区別せずに染色体ごとに塩基配列を決めていく．もし胎児がDown症候群であれば，21番染色体由来のDNA断片が正常よりも少し多くなる．わが国では，Down症候群，18トリソミー，13トリソミーについての出生前診断が行われている．高齢出産の増加により，Down症候群をはじめとする染色体異常の頻度は増えていると考えられるが，この出生前遺伝学的検査の導入により，染色体異常の種類や頻度は大きく変わっていくと予想される．

変化して異常タンパク質に変わるミスセンス変異に分けられる．塩基置換のなかには，アミノ酸を変えないものや，アミノ酸が変わっても，タンパク質の機能にほとんど影響を与えないものもある．個人個人の塩基配列の多様性として，一塩基多型（single-nucleotide polymorphism：SNP）がある．イントロンとエクソンの境界部位で，スプライシングを乱すような変異が起きると，正しいスプライシングを行えないことがある．塩基の欠失や挿入によってオープンリーディングフレームがずれてしまう変異をフレームシフト変異ともいう．

遺伝性疾患の変異を検索してみると，点変異と欠失がほとんどで，挿入の頻度はやや少ない．こうした変異は，疾患によってばらつきがあり，例えばコロイデレミアでは，ミスセンス変異はほとんどないが，若年網膜分離症では，ほとんどがミスセンス変異である．ホットスポットといって，疾患によって特に異常が多発する部位がある．常染色体優性視神経萎縮における*OPA1*遺伝子の2708〜2711までの4塩基欠失や，X連鎖性網膜色素変性におけるエクソンORF15の異常は，ホットスポットと考えられている．また，近年の大規模な解析から，民族によって変異スペクトラム，ホットスポットが異なることも知られている．

家族歴の聴取と遺伝形式の決定

家族歴の書き方

家系内に複数の患者がいるときには，遺伝性疾患が疑われる．家系を調査するきっかけとなった患者（発端者）と家系内の親族の関係を問診によって調査する．図23-4に示すような家系図を作成して遺伝形式を推測する．

常染色体優性遺伝の疾患では，家系図において縦の世代に続けて患者が出現する．表現型にばらつきがあり，発病に気づかない個体があると，家系図上は世代の飛び越えとなる．対立遺伝子の一方の遺伝子の変異（ヘテロ接合体）で発症する．常染色体劣性遺伝の疾患では，家系図において横の関係（同胞）に患者が出現する．両親は通常変異遺伝子のヘテロ接合体（保因者）である．X連鎖性遺伝では，患者のほとんどが男性である．男性はX染色体が1本であり，そのX染色体に変異遺伝子が存在する（ヘミ接合体）．女性はX染色体が2本であり，1本に変異遺伝子があると保因者となる．

Column

変異（mutation）と多型（polymorphism）の考え方

現状では，変異と多型の判断は必ずしも容易ではないが，最近ガイドラインが出ている[2]．それによると，論文に変異と掲載されている約3割が多型という．連鎖解析が十分にできることが望ましいが，正常者の多数の結果，種々の*in silico*解析（コンピュータソフトを使った解析）により判断している．データベースの情報がどんどん増えていけば，この問題は軽減していくと考えられる．一般的に正常者の約100人に1人以上出現するものは多型と考えるべきである．日本人の網膜色素変性の高頻度変異である*EYS*遺伝子のc.4957_4958insA（insA変異）を例に挙げると，この変異は日本人の場合，正常者の約150人に1人に認められるので，これが変異であって多型でないと仮定すると，患者を解析すればホモ接合体や複合ヘテロ接合体が高頻度に出現するはずであり，事実そうであったので変異と判断できた．こうした判断は確率でなされていることを肝に銘じるべきで，遺伝相談における姿勢もそうあるべきである．

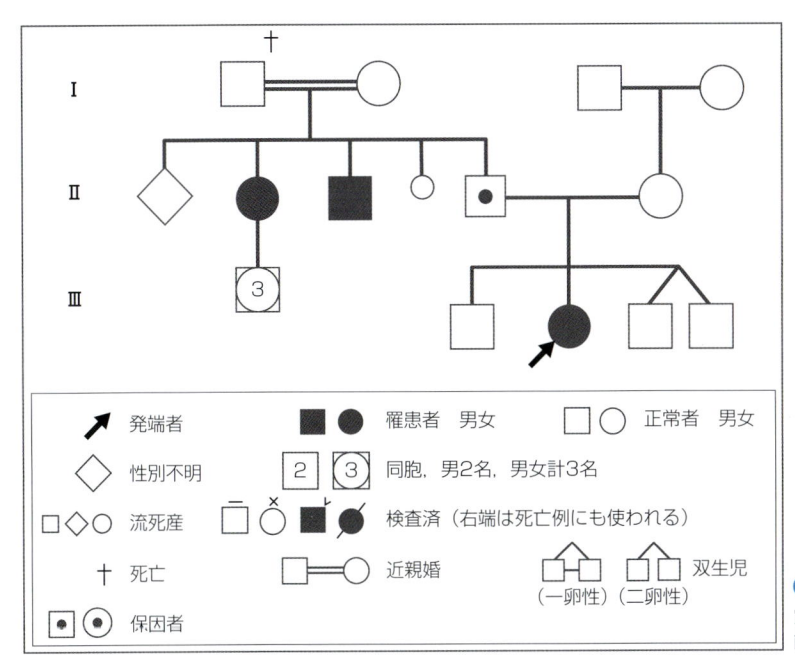

図 23-4　家系図の書き方
家系図の作成のための記号を示す．（文献3を参照して作成）

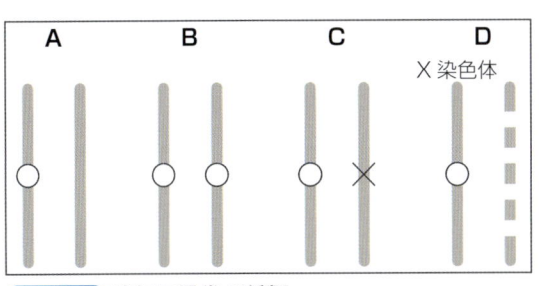

図 23-5　遺伝子異常の種類
○，×，遺伝子変異を模式的に示す．A：ヘテロ接合体，B：ホモ接合体，C：複合ヘテロ接合体，D：ヘミ接合体．

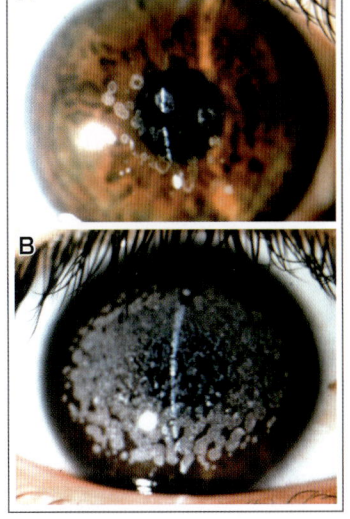

図 23-6　異常のヘテロ接合体とホモ接合体
TGFBI 遺伝子 Arg124His 異常の，A：ヘテロ接合体の母親（43歳）と，B：ホモ接合体の発端者（6歳時に初診，写真は14歳時）．Arg124His 異常の表現型は Avellino 角膜ジストロフィといわれている．

常染色体優性遺伝

　常染色体優性遺伝の疾患では，図 23-5A に示すように，一方のアレルの変異（ヘテロ接合体）で発症する．先天無虹彩では，一対の正常遺伝子で必要な産物量がまかなわれていて，一方が機能を失っただけで不足をきたすハプロ不全（haplo-insufficiency）によってさまざまな臨床像を引き起こすと考えられている．Marfan 症候群は，ミクロフィブリルの主要構成タンパク質であるフィブリリン（FBN1）の異常によって引き起こされる．片方のアレルの *FBN1* 遺伝子の異常によるハプロ不全により，結合組織の脆弱化につながるが，変異フィブリリンは，正常フィブリリンの多量体形成を阻害するという．これを優性阻害効果（dominant negative effect）という．優性阻害効果による Marfan 症候群は，ハプロ不全による Marfan 症候群よりも重症といわれている．常染色体優性疾患の変異遺伝子がホモ接合体の場合には致死性になることが多いが，ホモ接合体が重篤な症例として存在することもある．Avellino 角膜ジストロフィにおける *TGFBI* 遺伝子 Arg124His 異常がホモ接合体（図 23-6）になると，重症化して小児期より視力障害が問題になる．

遺伝子変異をもつ個体のうち，実際に発病する個体の割合を浸透度という．常染色体優性疾患における遺伝子変異のほとんどは，「遺伝子異常の種類と疾患」の項で述べた欠失，点変異，挿入などであるが，筋緊張性ジストロフィなど，一部の神経疾患では3塩基の繰り返し回数の大幅な増加が疾患の原因となっており，トリプレットリピート病という．この繰り返し回数は世代を経るごとに増加する傾向があり，患者の症状も重篤化する表現促進現象がみられる．

常染色体劣性遺伝

常染色体劣性遺伝の疾患では，両親は通常変異遺伝子のヘテロ接合体（保因者）であり，患者は変異遺伝子がホモ接合体になっている（図23-5B）．わが国では，20世紀の間に急速にいとこ結婚が減少した．その結果，常染色体劣性遺伝の疾患の原因遺伝子検索をすると，父方由来と母方由来の遺伝子異常が同一の遺伝子の異常であっても，異常の種類が異なる場合が多くみられる．これを複合ヘテロ接合体と呼ぶ（図23-5C）．

X連鎖性遺伝

X連鎖性遺伝では，患者のほとんどが男性である．男性はX染色体が1本であり，そのX染色体に変異遺伝子が存在する（これをヘミ接合体という：図23-5D）．女性はX染色体が2本であり，そのうち1本に変異遺伝子があると保因者となる．女性の2本のX染色体のうち，1本は胎児期の初期に不活化されるが，これをライオニゼーション（lyonization）という．最近，このメカニズムが明らかにされつつある．X染色体の不活化の程度によって，女性保因者が種々の臨床症候を示すことがある．眼白皮（白子）症，コロイデレミア，X連鎖性網膜色素変性の女性保因者における眼底変化が知られている（図23-7）．

母系遺伝

細胞質遺伝といわれていたが，ミトコンドリアDNA（mtDNA）の塩基配列が明らかになり，その点変異や欠失が，疾患に密接に関係していることがわかった．精子のmtDNAは，そのほとんどが受精の際に分解されるため，胚のmtDNAはほぼすべて母親由来である．Leber病では，発症者のすべてにmtDNAの異常があるが，異常があっても必ずしもすべて発症するわけでない．父親が保因者にならないのはX連鎖性遺伝形式と同じであるが，母系遺伝では女性の患者も存在する．眼科領域でmtDNAが疾患と関連するのは，Leber病，ミトコンドリア脳筋症などがある．一つの細胞の中に，正常なmtDNAと変異mtDNAが混在する状態を，ヘテロプラスミーと呼ぶ．細胞の中のmtDNAが一種類である状態をホモプラスミーと呼ぶ．また組織や，家族の構成員により，変異mtDNAの割合が異なることもある．Leber病ではどの組織も変異mtDNAがホモプラスミーのことが多いが，ミトコンドリア脳筋症では変異mtDNAがヘテロプラスミーのことが多い．

その他の遺伝形式

Y連鎖性遺伝，偽優性遺伝，二遺伝子性遺伝（digenic inheritance）などが知られている．偽優性遺伝は，両親の一方が常染色体劣性遺伝性疾患

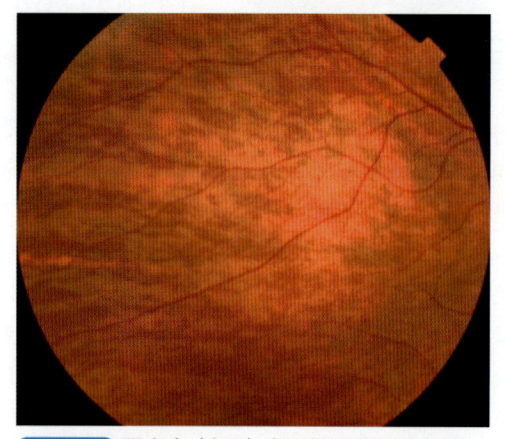

図23-7 眼白皮（白子）症の保因者の眼底像
網膜色素が入り混じった，モザイク状の特徴的な眼底像を示す．

遺伝子異常のホモ接合体，もう一方が同遺伝子異常のヘテロ接合体のときに生じる．二遺伝子性遺伝は，網膜色素変性ではじめて報告されたが，*PRPH2*遺伝子異常と，*ROM1*遺伝子異常のそれぞれのヘテロ接合体によって疾患が引き起こされる．

多因子病

これまで述べてきた単一遺伝子病の種類は多いが，挙児における頻度は低く，遺伝的要因が関与する疾患全体から考えると，複数の遺伝子が原因となる多因子病のほうが多い．多因子病は，複数の遺伝子と環境的要因の相互作用で発病すると考えられている．中等度の近視は多因子病と考えられている．前述したように，ゲノム上には1塩基の置換が多数箇所に存在し，それらを一塩基多型〔SNP（462頁参照）〕と呼ぶ．その存在頻度は，1,000塩基に1つ程度である．多因子病の発症に深くかかわる感受性遺伝子や抵抗性遺伝子の検出に，SNPが用いられている．また，薬剤に対する感受性などの研究も進んでいる．遺伝情報による患者個々の体質に応じたより適切な医療（テーラーメイド医療，個別化医療）が期待されている．

孤発例の考え方

遺伝性疾患の家系調査をすると孤発例であることが多い．いとこ結婚の減少によって，常染色体劣性遺伝形式でも，複合ヘテロ接合体のことが多い．わが国では，少子化，核家族化，親族の疎遠化などが重なって，常染色体劣性遺伝形式やX連鎖性遺伝形式の疾患でも，見かけ上は孤発例にみえることが多い．また，浸透率（遺伝子異常をもっている場合に実際に発症する率）の低い疾患や，以下に例を挙げて述べる例でも孤発例となる．

片親性ダイソミー

両親由来の1本ずつの染色体が，片方の親から2本もらった状態になることを片親性ダイソミーという．母親の*MERTK*遺伝子（2qに存在する）に異常はないが，*MERTK*遺伝子異常をもつ父親由来の第2染色体が片親性ダイソミーになり（*MERTK*遺伝子異常がホモ接合体になり），網膜変性を発症した報告がある．この場合，見かけ上は孤発例となる．片親性ダイソミーは，Prader-Willi症候群や，Angelman症候群でもみられる．

de novo 変異

両親から遺伝した変異ではなく，新しく発生した変異を*de novo*変異という．*CRX*遺伝子異常によるLeber先天盲は，*CRX*遺伝子異常のヘテロ接合体で発症するが，多くの場合は*de novo*変異である．Leber先天盲は重篤なこともあって，患者が子孫をつくらなければ見かけ上は孤発例となる．

Column

創始者効果

ある土地の集団が少ない人口集団からスタートした場合，もとの集団のバリエーションを反映しないことがあり，これを創始者効果という．島嶼や隔絶された地域において，特に多くみられる遺伝病や変異のことが昔から知られていた．米国の常染色体優性網膜色素変性におけるロドプシン遺伝子のPro23His変異，スウェーデンの白点状網膜炎（Bothniaジストロフィ）における*RLBP1*遺伝子のArg234Trp変異，日本の膠様滴状角膜ジストロフィにおける*TACSTD2*遺伝子のGln118stop変異などがこれにあたる．各遺伝子座位にある対立遺伝子のいずれか一方の組み合わせをハプロタイプというが，ハプロタイプを解析することによって変異の起源を知る試みも行われている．

遺伝子の検査方法

検査の前に

　言うまでもないことであるが，患者の遺伝情報を調べる前に，検査の意義，問題点について十分な説明を行い，書面で同意を得る必要がある．大学病院の場合は，大学のゲノムに関する倫理委員会の審査を受ける．そして，DNAを解析する担当者には連結可能な匿名化をする．遺伝情報は究極の個人情報ともいえるので，DNA検査結果の匿名化と，連結させるための情報の管理には十分な配慮が必要である．さらに，最近のシークエンス技術の向上により，予期しないで偶然に検出した患者の生命にかかわるような重篤な遺伝子変異について，介入できるものとできないものに分けて対応をどのようにするか，ガイドラインも出ている[4]．

遺伝子の検査方法

　検索したい遺伝子をPCR法によって増幅して，サンガー法を原理とするマルチキャピラリー式DNAシークエンサーによって塩基配列を決める．現状では，Leber病のミトコンドリア遺伝子異常の検索など一部の疾患を除き，研究レベルでしか検査は行われていない．眼科領域において遺伝子検査の対象となる遺伝性疾患は，ごく一部の症例を除いてまだ治療に直接結びつかないのが現状である．眼科領域の遺伝性疾患の遺伝形式，原因遺伝子を表23-2にまとめた．

　変異とそれに関連する表現型については，Online Mendelian Inheritance in Man（OMIM）データベースが広く知られている．また，遺伝性疾患についてはGeneReviews®も参考になる．網膜，視神経疾患については，RetNetというインターネットサイトが便利である．臨床的に同一疾患のようでも異なる遺伝形式を示す，すなわち異なった遺伝子の変異により発症していることがあり，これを遺伝的異質性（genetic heterogeneity）という．網膜色素変性，家族性滲出性硝子体網膜症などが代表的である．一部の例外を除くと，残念ながら遺伝子異常と疾患の重篤さには強い相関がないことのほうが多い．

今後の臨床応用の可能性について

　まず考えられることとして，遺伝相談への応用と遺伝子治療が挙げられ，可能性としては出生前診断とテーラーメイド医療が考えられる．希望する患者と配偶者の遺伝子検査を行い，遺伝カウンセリングすることは可能である．患者の少ない疾患であるが，Leber先天盲などに対してアデノ随伴ウイルスなど，ウイルスベクターを用いた遺伝子治療が欧米で行われている．iPS細胞を用いた治療薬研究はこれから盛んになると考えられ，議論は多いと予想されるが，出生前診断も理論的には可能である．

　疾患の遺伝的要因，疾患関連遺伝子に広げて考えると，Behçet病や，慢性関節リウマチが疾患関連遺伝子解明について成功を収めている．どちらの疾患もHLAのタイプが影響していることは容易に想像できるが，慢性関節リウマチのように疾患のメカニズムに関係して体系的に明らかになると，疾患や治療に対する理解が深まると考えられる[5]．

眼科領域の遺伝性疾患

　眼科領域の遺伝性疾患と，代表的な原因遺伝子を表23-2に示した．網膜疾患については最新のものをインターネットサイトのRetNetから見ることができる．遺伝性疾患一般については，OMIMや，GeneReviews®のインターネットサイトから情報を得ることができる．近視や斜視など，比較的頻度の高い疾患は，遺伝的要因と環境的要因の両方が関与する多因子疾患のことが多い．したがって特殊な例を除くと，遺伝的要因が大きく影響する可能性は低いと言ってよい．小児

表 23-2 主な遺伝性眼疾患とその原因遺伝子

	疾患名	遺伝形式	原因遺伝子
角膜疾患	膠様滴状角膜ジストロフィ	常劣	TACSTD2 (1p)
	顆粒状角膜ジストロフィ	常優	TGFBI (5q)
	格子状角膜ジストロフィ	常優	TGFBI (5q)
	Avellino角膜ジストロフィ	常優	TGFBI (5q)
	Meesmann角膜ジストロフィ	常優	KRT3 (12q), KRT12 (17q)
	斑状角膜ジストロフィ	常優	CHST6 (16q)
水晶体疾患	先天白内障	常優	GJA8 (1q), CRYGC (2q), CRYGD (2q), BFSP2 (3q), PITX3 (10q), CRYAB (11q), MIP (12q), GJA3 (13q), HSF4 (16q), CRYBA1 (17q), CRYAA (21q), CRYBB1 (22q), CRYBB2 (22q)
		常劣	FYCO1 (3p), LIM2 (19q), CRYAA (21q)
	Marfan症候群	常優	FBN1 (15q)
緑内障関連疾患	先天緑内障	常劣	CYP1B1 (2p)
	Axenfeld-Rieger症候群	常優	PITX2 (4q), FOXC1 (6p)
網膜・脈絡膜・硝子体疾患	網膜色素変性	常優	RPE65 (1p), PRPF3 (1q), SEMA4A (1q), SNRNP200 (2q), RHO (3q), PRPH2 (6p), GUCA1B (6p), KLHL7 (7p), RP9 (7p), IMPDH1 (7q), RP1 (8q), TOPORS (9p), PRPF4 (9q), HK1 (10q), ROM1 (11q), BEST1 (11q), NRL (14q), RDH12 (14q), NR2E3 (15q), PRPF8 (17p), CA4 (17q), FSCN2 (17q), PRPF31 (19q), CRX (19q), PRPF6 (20q)
		常劣	EMC1 (1p), DHDDS (1p), RPE65 (1p), ABCA4 (1p), CRB1 (1q), FLVCR1 (1q), NEK2 (1q), USH2A (1q), ZNF513 (2p), C2orf71 (2p), FAM161A (2p), MERTK (2q), CERKL (2q), SAG (2q), SLC7A14 (3q), IMPG2 (3q), RHO (3q), CLRN1 (3q), PDE6B (4p), PROM1 (4p), GPR125 (4p), CNGA1 (4p), CC2D2A (4p), LRAT (4q), PDE6A (5q), TULP1 (6p), MAK (6p), EYS (6q), KIAA1549 (7q), RP1 (8q), TTPA (8q), C8orf37 (8q), RBP3 (10q), RGR (10q), BEST1 (11q), MVK (12q), NRL (14q), SPATA7 (14q), TTC8 (14q), RDH11 (14q), NR2E3 (15q), RLBP1 (15q), GNPTG (16p), CNGB1 (16q), DHX38 (16q), ARL2BP (16q), PRCD (17q), PDE6G (17q), IDH3B (20p), PANK2 (20p), KIZ (20p)
		X	OFD1 (Xp), RP2 (Xp), RPGR (Xp), PGK1 (Xq), RP34 (Xq)
	Leber先天盲	常優	IMPDH1 (7q), OTX2 (14q), CRX (19q)
		常劣	NMNAT1 (1p), RPE65 (1p), CRB1 (1q), RD3 (1q), KCNJ13 (2q), IQCB1 (3q), DTHD1 (4p), LRAT (4q), TULP1 (6p), LCA5 (6q), GDF6 (8q), CABP4 (11q), CEP290 (12q), RPGRIP1 (14q), RDH12 (14q), SPATA7 (14q), GUCY2D (17p), AIPL1 (17p), CRX (19q)
	オカルト黄斑ジストロフィ	常優	RP1L1 (8p)
	錐体(杆体)ジストロフィ	常優	SEMA4A (1q), PROM1 (4p), GUCA1A (6p), PRPH2 (6p), RIMS1 (6q), RCD1 (6q), GUCY2D (17p), AIPL1 (17p), PITPNM3 (17p), UNC119 (17q), CORD1 (18q), CRX (19q)
		常劣	ABCA4 (1p), CNNM4 (2q), CERKL (2q), CNGA3 (2q), MERTK (2q), PCYT1A (3q), RAB28 (4p), ADAM9 (8p), CNGB3 (8q), C8orf37 (8q), KCNV2 (9p), ACBD5 (10p), PDE6C (10q), CDHR1 (10q), CACNA2D4 (12p), RDH5 (12q), TTLL5 (14q), RPGRIP1 (14q), RLBP1 (15q), RAX2 (19p), C21orf2 (21q)
		X	RPGR (Xp), CACNA1F (Xp), COD2 (Xq)

● 表 23-2 つづき

疾患名		遺伝形式	原因遺伝子
網膜・脈絡膜・硝子体疾患	先天停在性夜盲	常優	GNAT1 (3p), RHO (3q), PDE6B (4p)
		常劣	GNAT1 (3p), LRIT3 (4q25), GRM6 (5q), CABP4 (11q), GRK1 (13q), TRPM1 (15q), SLC24A1 (15q), GPR179 (17q)
		X	CACNA1F (Xp), NYX (Xp)
	黄斑ジストロフィ	常優	PROM1 (4p), MCDR3 (5p), GUCA1B (6p), PRPH2 (6p), C1QTNF5 (11q)
		常劣	ABCA4 (1p)
		X	RPGR (Xp)
	Best病（卵黄状黄斑ジストロフィ）	常優	PRPH2 (6p), IMPG1 (6q), BEST1 (11q)
		常劣	IMPG1 (6q)
	Stargardt病	常優	PROM1 (4p), ELOVL4 (6q)
		常劣	ABCA4 (1p)
	小口病	常劣	SAG (2q), GRK1 (13q)
	眼底白点症	常劣	RDH5 (12q)
	白点状網膜炎	常劣	RLBP1 (15q)
	クリスタリン網膜症	常劣	CYP4V2 (4q)
	脳回状網脈絡膜萎縮	常劣	OAT (10q)
	コロイデレミア	X	CHM (Xq)
	中心性輪紋状脈絡膜萎縮	常優	CACD (17p)
	色素性傍静脈網膜脈絡膜萎縮	常優	CRB1 (1q)
	若年網膜分離症	X	RS1 (Xp)
	enhanced S-cone 症候群	常劣	NR2E3 (15q)
	Goldmann-Favre病	常劣	NR2E3 (15q)
	Wagner硝子体網膜変性	常優	VCAN (5q)
	Alström症候群	常劣	ALMS1 (2p)
	Norrie病	X	NDP (Xp)
	家族性滲出性硝子体網膜症	常優	TSPAN12 (7q), LRP5 (11q), FZD4 (11q)
		常劣	LRP5 (11q)
		X	NDP (Xp)
	Stickler症候群	常優	COL11A1 (1p), COL11A2 (6p), COL2A1 (12q)
		常劣	COL9A1 (6q)
	Usher症候群	常劣	USH2A (1q), CLRN1 (3q), GPR98 (5q), HARS (5q), DFNB31 (9q), PCDH15 (10q), CDH23 (10q), USH1C (11p), MYO7A (11q), CIB2 (15q), USH1G (17q), ABHD12 (20p)
	Bardet-Biedl症候群	常劣	SDCCAG8 (1q), WDPCP (2p), BBS5 (2q), NPHP1 (2q), LZTFL1 (3p), ARL6 (3q), BBS7 (4q), BBS12 (4q), BBS9 (7p), TRIM32 (9q), BBIP1 (10q), BBS1 (11q), BBS10 (12q), TTC8 (14q), BBS4 (15q), BBS2 (16q), MKS1 (17q), MKKS (20p), IFT27 (22q)
	Kearns-Sayre症候群	母系	（ミトコンドリア）欠失

	疾患名	遺伝形式	原因遺伝子
網膜・脈絡膜・硝子体疾患	Refsum病	常劣	PEX7 (6q), PEX1 (7q), PEX2 (8q), PHYH (10p)
	Batten病	常劣	CLN3 (16p)
	無βリポ蛋白血症	常劣	MTTP (4q)
	脊髄小脳変性7型	常優	ATXN7 (3p)
	網膜芽細胞腫	常優	RB1 (13q)
	第1, 2色覚異常	X	OPN1LW (Xq), OPN1MW (Xq)
	第3色覚異常	常優	OPN1SW (7q)
	杆体1色型色覚	常劣	GNAT2 (1p), CNGA3 (2q), CNGB3 (8q), PDE6C (10q), PDE6H (12p)
視神経疾患	Leber病	母系	(ミトコンドリア)
	遺伝性視神経萎縮	常優	OPA1 (3q), NR2F1 (5q), OPA3 (19q)
		常劣	TMEM126A (11q), OPA3 (19q)
		X	TIMM8A (Xq)
外眼筋疾患	先天性外眼筋線維症 (1型)	常優	KIF21A (12q)
	先天性外眼筋線維症 (2型)	常劣	PHOX2A (11q)
	先天性外眼筋線維症 (3型)	常優	TUBB3 (16q)
	進行性外眼筋麻痺	常優	SLC25A4 (4q), RRM2B (8q), C10orf2 (10q), POLG (15q), POLG2 (17q)
		常劣	POLG (15q)
その他	小眼球症	常優	SOX2 (3q), GDF6 (8q), PAX6 (11p), GDF3 (12p), OTX2 (14q), BMP4 (14q), BMP7 (20q), CRYBA4 (22q)
		常劣	RARB (3q), TENM3 (4q), ATOH7 (10q), MFRP (11q), C12orf57 (12p), VSX2 (14q), STRA6 (15q), ALDH1A3 (15q), RAX (18q)
		X	HMGB3 (Xq)
	眼白皮(白子)症	X	GRP143 (Xp)
	眼皮膚白皮症	常劣	SLC45A2 (5q), TYRP1 (9p), TYR (11q), OCA2 (15q)
	先天無虹彩	常優	NR2E1 (6q), PAX6 (11p)
	先天無水晶体	常劣	FOXE3 (1p)
	Peters異常	常優	CYP1B1 (2p), PITX2 (4q), PAX6 (11p)
	コロボーマ	常優	YAP1 (11q), ABCB6 (2q)
		常劣	SALL2 (14q)
	腎コロボーマ症候群	常優	PAX2 (10q)
	結節性硬化症	常優	TSC1 (9q), TSC2 (16p)
	Waardenburg症候群	常優	PAX3 (2q), MITF (3p), SNAI2 (8p), EDNRB (13q), EDN3 (20q), SOX10 (22q)
	von Hippel-Lindau病	常優	VHL (3p)
	von Recklinghausen病	常優	NF1 (17q)

( ) 内は遺伝子の位置する染色体を示す.
p：染色体短腕, q：染色体長腕, 常優：常染色体優性遺伝, 常劣：常染色体劣性遺伝, X：X連鎖性遺伝.

期に問題となる白内障も，明らかに優性遺伝形式が疑われる症例もみられるが，染色体異常によるもの，ほかの全身疾患に合併するものなど，その原因はさまざまである．以下に，遺伝について患者から聞かれる疾患のうち，遺伝的要因の関与が明らかな疾患を述べる．

色覚異常：color deficiency

赤緑色覚異常は，男性では約5%，女性では約0.2%にみられる．赤と緑色素の遺伝子は非常に類似しているうえにX染色体の長腕上に並んでいるため，組み換え時に異なった遺伝子構造を容易に引き起こし，結果として異なる視感度をもった色素を作り出す．X染色体が1本の男性においては，この影響をより大きく受ける．赤緑色覚異常はX連鎖性遺伝形式，第3（青）色覚異常は常染色体優性遺伝形式である．遺伝子検査は一般的に行われていない．

網膜芽細胞腫：retinoblastoma

両眼性が約20%，片眼性が約80%である．約30%が遺伝性といわれている．網膜芽細胞腫の一部の患者の末梢血に，13番染色体長腕の部分モノソミーが検出されることが知られていた．13q14領域に存在する*RB1*遺伝子は，最初に同定されたがん抑制遺伝子である．網膜芽細胞腫は，*RB1*遺伝子の両方のアレルの異常によって発生する．Knudsonが提唱した2ヒット仮説（two-hit hypothesis）のように，腫瘍細胞では2ヒットの結果，対立遺伝子の片方は欠失していることが多い．これをヘテロ接合性の喪失（loss of heterozygosity）という．

遺伝性網膜疾患：retinal dystrophy

小児期に問題となる遺伝性網膜疾患として，家族性滲出性硝子体網膜症（familial exudative vitreoretinopathy：FEVR），若年網膜分離症（X-linked juvenile retinoschisis：XLRS）があり，まれな疾患としては網膜芽細胞腫，Stargardt病，Leber先天盲が挙げられる．FEVRは，Wntシグナル経路にかかわる*FZD4*，*LRP5*，*TSPAN12*，*NDP*遺伝子の異常による網膜血管の形成異常である．XLRSは，視細胞や双極細胞に発現・局在し，細胞接着やシナプス形成にかかわるretinoschisinの異常によって網膜の層間に分離が生じる．Stargardt病は，視サイクルにおいて視細胞外節円盤の膜輸送タンパク質であるABCA4の異常により，di-retinoid-pyridinium ethanolamine（A2E）が網膜色素上皮に蓄積して細胞障害を引き起こし，網膜が変性する．Leber先天盲は，レチノイド代謝に関連するもの（*RDH12*，*RPE65*），光伝達に関連するもの（*AIPL1*，*GUCY2D*），視細胞の発生や構造に関連するもの（*CRX*，*CRB1*），視細胞内のタンパク輸送に関連するもの（*TULP1*，*RPGRIP1*，*CEP290*，*LCA5*）と，原因は多彩である．

網膜色素変性は，常染色体優性，常染色体劣性，X連鎖性遺伝形式が知られていて，遺伝的異質性の高い疾患である．Usher症候群，Bardet-Biedl症候群のように，全身疾患の一症状としての網膜色素変性も多数知られているが，全身疾患を伴わない網膜色素変性の多くは，小児期に夜盲で発症することはあっても，視野狭窄など，視機能障害が小児期に問題になることは少ない．しかし，X連鎖性遺伝形式の網膜色素変性は最も重篤で，小児期に視機能障害が問題になる．したがって，小児期に視機能障害が問題となっている網膜色素変性の場合，X連鎖性遺伝形式を疑う必要がある．

遺伝性視神経萎縮：hereditary optic atrophy

Leber病は重篤で予後不良の疾患であるが，ミトコンドリア遺伝子の11,778番塩基変異が多く，まれな3,460番塩基変異，14,484番塩基変異をあわせると，Leber病の約90%が検出できる．Leber病はほとんどが両眼性であるため，片眼に発症している時点で遺伝子診断をすると，健眼の予後が不良なことまで診断することになる．

> **Column**
>
> ### 次世代シークエンサー
>
> 患者のゲノム情報を広範囲に調べて，研究や診療に役立てることが可能な時代である．広範囲の DNA 検索，例えばゲノムワイド関連解析（Genome-wide Association Study：GWAS）には，DNA マイクロアレイ（DNA チップ）が用いられてきた．しかし，シークエンス（塩基配列を決めること）技術の進歩により，遺伝情報をみるためのコストが劇的に低下している．サンガー法を原理とするマルチキャピラリー式 DNA シークエンサーと対比して，次世代シークエンサーと総称される一群の装置がある．最新の次世代シークエンサーを用いれば 11 日で約 6,000 億塩基（600 Gb）の大量の情報を取得できる．ただしエラーが多いので，数十回読むことでその影響を減らしている．検査の費用，出力できるデータ，技術的な限界など，解決されるべき問題はまだ多い．

● 表 23-3 遺伝子検査のガイドライン

機 関	ガイドライン等の名称	年 度
遺伝医学関連 10 学会	遺伝学的検査に関するガイドライン	2003
UNESCO	ヒト遺伝情報に関する国際宣言	2003
厚生労働省	医療・介護関係事業者における個人情報の適切な取扱いのためのガイドライン（改正）	2010
日本医学会	医療における遺伝学的検査・診断に関するガイドライン	2011
文部科学省 厚生労働省 経済産業省	ヒトゲノム・遺伝子解析研究に関する倫理指針（改正）	2013

UNESCO：United Nations Educational, Scientific and Cultural Organization

優性視神経萎縮も高率に *OPA1* 遺伝子異常が検出できる．優性視神経萎縮は小児期に視力障害を主訴として来院して診断されることが多い．視力は Leber 病に比べるとやや良好で，表現型がかなり幅広いこともこの疾患の特徴である．

遺伝相談に必要な基礎的知識

遺伝カウンセリングは正しい遺伝情報を提供し，将来に向けての意思決定を援助する医療行為と定義されるが，遺伝情報の急激な増加に伴いその必要性が増している．遺伝カウンセリングでは話し合いの過程が重要である．その時点での正しい遺伝情報を提供し，選択肢を出して患者自らに決めてもらう．したがって，十分に時間をかけ，非指示的でなければならない．看護師，臨床遺伝専門医など，ほかの専門職にも参加してもらうことが望ましい．遺伝カウンセリングには，親子間の問題，結婚にかかわる問題，周産期の問題だけでなく，出生前診断，発症前診断も含む遺伝子診断など，デリケートな問題を多く含んでいる．遺伝子の検査技術は飛躍的に進歩しており，検査可能な疾患も増えている．遺伝子検査を行う場合には，検査の前後に遺伝カウンセリングを行う．遺伝子検査にあたっては，種々のガイドラインが策定されている（表 23-3）．

文 献

1) Shaffer LG, Tommerup N ed. ISCN 2005：an international system for human cytogenetic nomenclature (2005)：Recommendations of the International Standing Committee on Human Cytogenetic Nomenclature. Karger published in collaboration with Cytogenetics and Cell Genetics, 2005
2) MacArthur DG, Manolio TA, Dimmock DP, et al.：Guidelines for investigating causality of sequence variants in human disease. Nature 508：469-476, 2014
3) Bennett RL, Steinhaus KA, Uhrich SB, et al.：Recommendations for standardized human pedigree nomenclature. Pedigree Standardization Task Force of the National Society of Genetic Counselors. Am J Hum Genet 56：745-752, 1995
4) Green RC, Berg JS, Grody WW, et al.：ACMG recommendations for reporting of incidental findings in clinical exome and genome sequencing. Genet Med 15：565-574, 2013
5) Okada Y, Wu D, Trynka G, et al.：Genetics of rheumatoid arthritis contributes to biology and drug discovery. Nature 506：376-381, 2014

第24章 ロービジョンケアとリハビリテーション

はじめに

　先天性の視覚障害をもつ小児（以下，視覚障害児）として育ったピアニスト辻井伸行の母：辻井いつ子 著『今日の風, なに色？—全盲で生まれたわが子が「天才少年ピアニスト」と呼ばれるまで』は，小児のロービジョンケアを考えるうえで参考になる．両眼の小眼球による視覚障害児をどのように優れた音楽家に育てたのかが書かれている．しかし，彼の母は"参考になると思われる多くの「視覚障害児のための育児書」を読んだが，これらには「いかに社会の枠にはめ込むか」の方法が書かれ，「いかに才能を伸ばすか」については書かれておらず役に立たなかった"と記述していた．

　小児の視覚障害の約90％は1歳未満で発症する[1]ことから，乳児期から適切なロービジョンケアを開始することが重要である．本章は育児書ではないが，視覚障害児をもつ保護者に対しても参考になる早期ロービジョンケアをいかに提供できるかを念頭に置いている．

ロービジョンケアに関する基礎的事項

ロービジョンケアの意味

　「ロービジョン」とは"成長・発達あるいは日常生活および社会生活に何らかの支障をきたす視機能または視覚である"[2]と定義されており，盲も含めた視覚として解釈されている．したがって，「ロービジョンケア」は"失明も含めた視覚障害のために日常生活，就学，職業，スポーツ，文化的活動，その他の精神的活動あるいは社会的生活に支障をきたしている状況に対し，何らかの方法によってこれらの問題を解決する支援行為"である．

小児におけるリハビリテーションの意味

　「リハビリテーション」とは"障害により失われた機能や能力などを可能な限り元の状態に回復させ，可能な限り元の社会生活に復帰させる"ことで，一般的には種々の機能が発達している成人を対象としたものである．しかし，小児の場合，眼の機能的・形態覚的発達のみならず，身体的かつ知的・精神的にも発達段階にあることから，視覚障害は年齢が低いほどこれらの機能が連鎖して身体全体の発達を妨げる．

　したがって，小児のロービジョンケアではリハビリテーションよりもハビリテーションという療育が主である．「療育」とは"医療と教育や福祉・保健の地域的ネットワーク"と定義され[3]，医師，看護師，視能訓練士，臨床心理士，ソーシャルワーカーなどの医療関係者と，（保護者を含め）保育，教育，福祉，保健担当者が緊密な連携のもとに視覚障害児の成長を育む[4]ことである．

小児の年齢は15歳までか，18歳未満までか

　医療の立場からは，15歳までが小児である．しかし，身体障害者福祉法に定められている身体障害者の認定基準（後述）が18歳以上（成人）と定義づけられており，社会的観点から本章では18歳未満を小児としている．

視覚障害の意味

視覚はその成り立ち[5]から考えると，視刺激が眼球から視路を経て後頭葉視覚中枢に達するまでの入力系（伝達系），視覚中枢から視覚連合野および高位中枢に至って刺激を解析して情報を取り出す統合系（唐木[6]によればパターン解析と認知処理），そして最後に，処理された結果に対する固視，注視，輻湊，開散，調節，共同性眼球運動（追従運動，衝動運動）その他の視反応（出力系）などで完了するものである（図24-1）．したがって，これらの系のなかで単独または複数が障害されるのが真の視覚障害である．

小児においてはこれら視覚系の障害による視覚情報の欠損は，やはり発達段階にあるほかの感覚や知的，心理的，精神的活動および身体的発育にも悪影響を及ぼしている．小児のロービジョンケアはその点を念頭に置いたものとなる．

視覚障害の程度

視覚障害の程度は日常生活において"視覚を使えない場合を重度，視覚を使える場合を軽度（狭義の弱視）"に二分される．重度は視力（矯正視力）が0.02未満（盲と呼ばれる）で，軽度は視力が0.02以上～0.3未満である．世界保健機関（WHO）では，"盲・失明を良いほうの眼の矯正視力が0.05未満（視野10度以内），ロービジョンを0.05以上0.3未満"と定義している[7]．視覚障害が視力だけで定義づけられないことは前述の通りであるが，視野障害，眼位異常，高度の屈折異常，眼球運動障害，コントラスト感度や色覚異常，視覚認知異常などについても考慮する必要がある．現実に，視覚を使える光覚や手動弁以上の視覚障害児から，視力0.3以上であっても視野狭窄などで日常生活に支障をきたしている視覚障害児までいる[8]ことに注意が必要である．

しかし，視力は測定時の行為と結果から，視覚の入力系，統合系および出力系の全体の機能を表したものであり，最優先される視機能の評価法である．また，視力測定の協力が得られない乳幼児では，障害程度を視反応や視行動から，あるいは他覚的検査法である網膜電図（ERG）や視覚誘発電位（VEP）などの電気生理学的検査法などを駆使して推定する．

身体障害者手帳

厚生労働省による身体障害認定基準（視覚障害）に従った障害程度等級表（図24-2）によって程度が認定されるが，これは視力障害と視野障害が基準になっている（表24-1）．両者が重複する場合は，重複する障害の合計指数に応じて認定される（表24-2）．身体障害者手帳（以下，手帳）は，18歳以上を対象として交付される．特

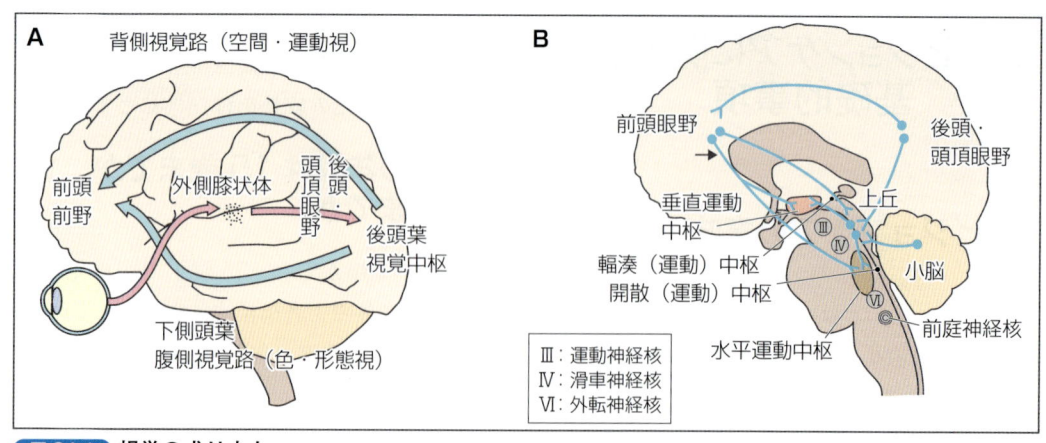

図24-1 視覚の成り立ち
A：入力系（⇒）および統合系（⇒）．B：出力系．

（文献5より引用）

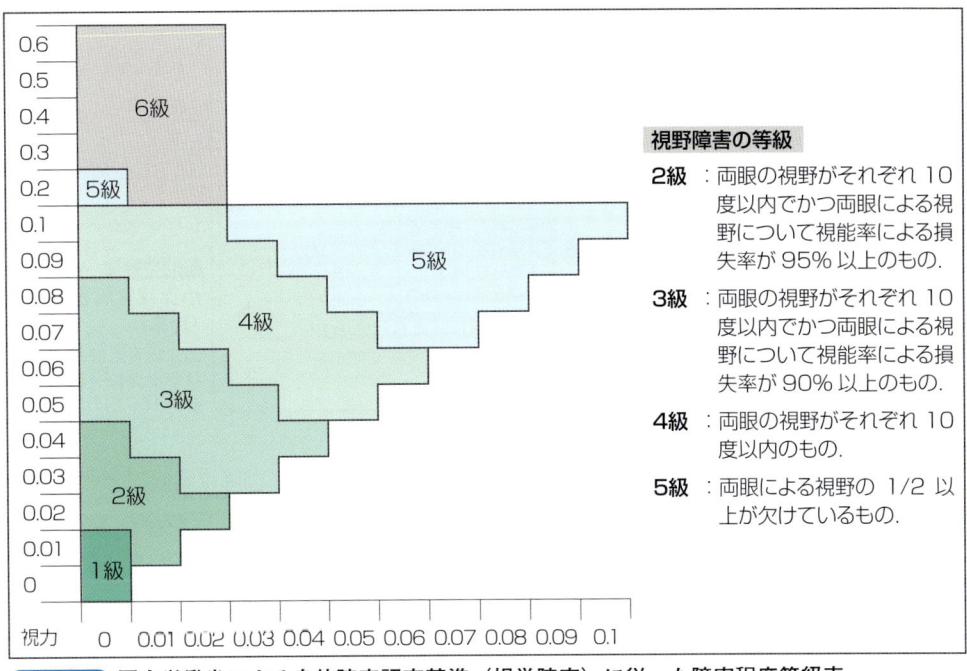

図 24-2 厚生労働省による身体障害認定基準（視覚障害）に従った障害程度等級表

視野障害の等級

2級：両眼の視野がそれぞれ10度以内でかつ両眼による視野について視能率による損失率が95%以上のもの．

3級：両眼の視野がそれぞれ10度以内でかつ両眼による視野について視能率による損失率が90%以上のもの．

4級：両眼の視野がそれぞれ10度以内のもの．

5級：両眼による視野の1/2以上が欠けているもの．

表 24-1 視力・視野障害別指数表

障害等級	視力障害指数	視野障害指数
1級	18	—
2級	11	11
3級	7	7
4級	4	4
5級	2	2
6級	1	—

表 24-2 合計指数の算定表

合計指数	認定等級
18以上	1級
11〜17	2級
7〜10	3級
4〜6	4級
2〜3	5級
1	6級

2つ以上の障害（視力障害と視野障害の重複も同じ）が重複する場合の障害等級は，重複する障害の合計指数に応じて認定する．
例）視力障害3級，視野障害2級の場合の手帳は，
　　7（3級）＋11（2級）＝18（1級）

別支援学校（盲学校），障害者施設や福祉施設など種々の社会的資源を利用するためには，手帳の保持が原則的に必要である．しかし，18歳未満の場合は，乳幼児においては障害の程度を判定することが可能となる年齢（概ね満3歳）以降とされ，年齢を考慮して妥当と思われる等級を認定してよいことになっている．

視覚障害児の頻度と視覚障害の原因

2006年に中江ら[9]が調査した視覚障害児（18歳未満）の人数は，推定約2万人で，手帳をもっているのは約5千人である．2010年に報告された全国盲学校児童・生徒（15歳以下，3,746名）の視覚障害の原因の調査[2]では，先天異常57.1%（第1位），酸素中毒（未熟児網膜症）が17.6%（第2位），不明9.0%（第3位），全身病6.3%（第4位），腫瘍5.9%（第5位）の順であった．未熟児網膜症の頻度が高いのは，きわめて未発達な眼の状態で出生する出生時体重が1,000g未満の超低出生体重児でも，保育技術の進歩により成育率が向上しているからである．

先天異常の内訳としては，国立成育医療研究センターにおける小児ロービジョン外来での症例100例の報告（2006年12月〜2008年7月）でみると，43%が先天異常で，このうち，家族性滲出性硝子体網膜症，小眼球，視神経低形成，網膜分離症，白皮症，その他の順になっている[10]（図24-3）．

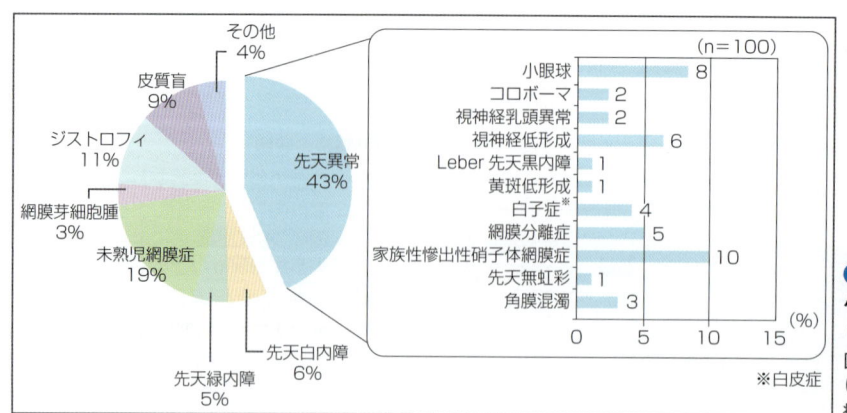

図24-3 小児視覚障害の原疾患（比率）
国立成育医療研究センターにおける小児ロービジョン外来での症例100例の報告。

先天異常 43%
未熟児網膜症 19%
ジストロフィ 11%
皮質盲 9%
先天白内障 6%
先天緑内障 5%
その他 4%
網膜芽細胞腫 3%

（先天異常の内訳, n=100）
- 小眼球 8
- コロボーマ 2
- 視神経乳頭異常 2
- 視神経低形成 6
- Leber先天黒内障 1
- 黄斑低形成 1
- 白子症※ 4
- 網膜分離症 5
- 家族性滲出性硝子体網膜症 10
- 先天無虹彩 1
- 角膜混濁 3

※白皮症

視覚障害児の対応に悩む医師

　臨床で重篤な視覚障害児を経験することは，きわめてまれである．そして，まれであるが故に経験に乏しく，また視機能評価や診断および治療も難しいことから，すべての眼科医や視能訓練士がその対応に苦慮するのが普通である．しかし，不安を抱えて受診している視覚障害児をもつ保護者の前で，診察側まで狼狽するのではなく，「この先生なら子どもを理解して，何とかしてくれそう」という信頼感を保護者に与える必要がある．

　「見えているのか」，「視力は出るのか」，「学校に行けるか」，「子どもがかわいそう」，「どのように育てるのか」，「眼を使っても大丈夫か」……その他矢継ぎ早のさまざまな質問にその都度答えるのは視覚障害児の診察以上に大変な仕事である．見えない理由の説明に終始するのではなく，これから先どうしたらよいのかに関して必ず触れることが重要で，「何とかしましょう」という態度をみせると保護者との対応がスムースになる．とは言え，視覚障害児をとりまく環境は診察医の想定外のことも多く，その対応に正解はないと言っても過言ではない．

視覚障害児に対応する保護者には3つの型がある

　生後2～3ヵ月までは黄斑が未発達で，視力のみならず固視運動も悪く睡眠時間も長い．そのため，その頃は他人から患児の失明に気づかれることは少ない．それ以降は晴眼児との発育の差が漸次目立つようになり，いわゆる"公園デビュー"も遅くなりがちである．しかし，失明の受容ができ次第，保護者のみで療育するのではなく，家庭外に出て多くの仲間とともに患児にかかわっていくように努力する．ただし，保護者の視覚障害児への対応には大別して3つの型があり，医療側もその点を考慮しながら接する．

①愛情過多型の保護者：
　「この子は眼が見えないので，何もできなくてかわいそう」と思いつめ，すべてを保護者が代わりにやってしまうため，患児の自立心は育たない．患児自身の行動がないために身体的・精神的発達をも遅らせてしまう．

②放置型の保護者：
　「見えないが自然の成長にまかせるしかない」とするもので，「この子はいつも寝たままでおとなしい子です」というような子どもを育てることになる．最も悪いパターンである．放置されるために精神的な成長の遅れは著しく，身体を動かさないために身体的な発育も極端に遅れがちである．

> **Column**
> **視覚障害児の子育てに適した書**
>
> 筆者は，Kay Alicyn Ferrell著，対馬貞夫訳『手をとり合って教えていこう　視覚障がい児を持つご両親のためのハンドブック』を紹介し，それに書かれた成長内容を再来ごとに確かめている．

③激励型の保護者：

「この子は眼が見えないが，これから晴眼児とともに生活していき，厳しい社会にも負けてはならない」と考え，晴眼児用の育児書通りの発育を強力に促すものである．

理想的（？）な型の保護者

唐木[6]は"発育過程にある小児には適度のストレスを与え続けることが，心身の発達を促進する最高の刺激となる．視覚障害児が将来社会や学校でさまざまな困難に直面したとき，彼を助ける力は本人の心身の発達程度である．心身の強靭さが必要である．この観点から，早期に家庭以外のさまざまな環境下で，さまざまな人物と接することで，さまざまなストレスを経験させることが重要である"と述べている．

冒頭で紹介したピアニスト辻井伸之を育てた母親が"親ばか"になってわが子の才能を生かすために外に連れ出したからこそ成功したもので，視覚障害児の子育てほど"本気"にならないと成功しない．

家庭では保護者は視覚障害児の眼の代わりをつとめ，視覚障害児の成長に合せて，step by stepの療育を行う．大切なことは，行動の前に「○○ちゃん，さあ，抱っこするよ」，「○○ちゃん，アンパンマン®の人形をつかんでごらん」など必ず声かけをする習慣である．この習慣付けがないと，患児は突然の行動に恐怖心を抱き，常に身を固くして，手を出すことをしなくなる．また，保護者は患児の成長について"何ができるようになった"などの記録をつけ，関係者との相談資料を作成する．特に，"何に興味を示すか"を発見することが大切である．ほとんどの視覚障害児は音楽に興味をもつが，その他の感覚でもそれを通じて能力を伸ばせるよう積極的に接触したい．

保護者の質問に対する回答

視覚障害児をもつ保護者の質問（相談）は，育児法，視機能評価，補助具，就学，福祉情報や

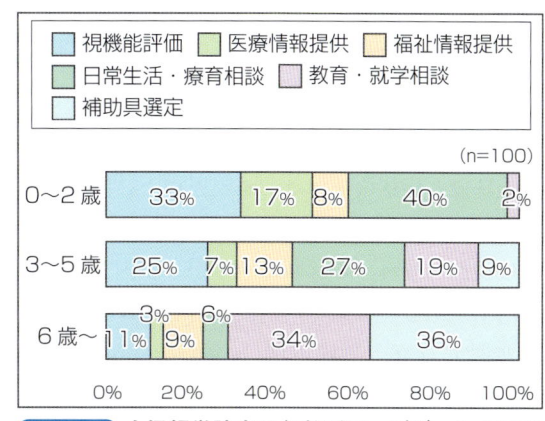

図 24-4 小児視覚障害の年齢別ロービジョンケアの内容（比率）
国立成育医療研究センターにおける小児ロービジョン外来での症例100例の報告．

療育，その他さまざまで，かつ年齢によっても異なっている[9]（図24-4）．ただし，視覚障害児本人にとって視覚障害は生まれつきであるので，これといったニーズはなく，保護者の質問から必要事項を整理して回答することになる．

①「見えているのか」，②「視力は出るのか」，③「見えてくるならいつごろか」，④「視力はどれくらいか」・「眼を使っても大丈夫か」，⑤「誰の責任か」，⑥「再生医療の可能性はあるのか」：医学的な質問には何とか対応できることが多い．しかし，保護者に理解してもらえるようわかりやすく慎重に時間をかけて答えることが重要で，家族や世話する関係者が一堂に会したかたちでの機会を設ける．

まず，①視覚の成り立ち（前述）を説明し，どの部位の障害であるか，視覚情報の不足は眼だけではなくほかの身体的・精神的発育に大きな障害をもたらすことなどを理解してもらう．②・③将来の視覚獲得はいつか，どの程度であるか不明である（生後6ヵ月～3歳以降でも獲得することがある）が，④現時点での視覚でできることを探すと同時に，視覚以外の感覚（聴覚や触覚）を利用して知的・精神的な発育を促す．⑤異常の原因は先天性の場合は不明であることが多く，誰の責任でもない．⑥眼の再生医療は現時点では間に合わないが望みは捨てない．などといった回答を基本にして，保護者に理解できる表現で対応する．

視機能評価

小児期，特に0～3歳における視覚障害児の視機能評価と病状の把握は，晴眼児以上に協力が得られないことが多くきわめて難しい．前眼部の異常は視診（写真）で診断できるが，眼内および眼窩内病変あるいは頭蓋内病変に対しては広角デジタル眼底写真，網膜電図（electroretinogram：ERG）の記録，視覚誘発電位（visual avoked potential：VEP）の記録，CTやMRIなどの画像診断を施行する．協力の得られない乳幼児には，催眠下あるいは全身麻酔下で正確に診断する必要がある．

とりあえずは，固視や追視運動を確かめ，さらに対光反射があるかどうか，対光反射がなければ主に視器自体の障害，対光反射があれば視覚中枢を含めた脳の障害と大別して原因精査を行う．

新生児・乳児期にみられる視覚反射あるいは（持続的）注視の発達状態

正常な眼の発達では，生後2～3ヵ月で黄斑の発達による固視および追視運動がみられることから，視覚障害の疑いがある場合には新生児・乳児

● 表24-3　新生児・乳児期の視覚反射

反射	刺激	反応	年齢範囲
瞳孔	眼への明るい光	同側性と共感性の収縮	8ヵ月（胎児）から終生
視覚眼瞼	眼への明るい光	瞼を閉じる	6～7ヵ月（胎児）から終生
眼頸	眼への明るい光，頭部は支えない	後弓反張	8～9ヵ月（胎児）から1～3ヵ月まで
マッカーシー	まゆげの上を軽く触る	同側性のまばたき	6～7ヵ月（胎児）から4ヵ月まで
鼻眼瞼	鼻柱に軽く触る	両側のまばたき	6～7ヵ月（胎児）から4ヵ月まで
毛様体	まつげに触る	同側または両側のまばたき	6～7ヵ月（胎児）から終生
角膜	角膜を触る	同側のまばたき	6～7ヵ月（胎児）から終生
皮膚眼瞼	痛みを伴う接触	両側のまばたき	6～7ヵ月（胎児）から終生
蝸牛眼瞼	かん高い音	両側のまばたき	6～7ヵ月（胎児）から終生
人形の目	他動的に頭部をまわす	頭部の動きに眼が遅れる	7～8ヵ月（胎児）から3ヵ月まで
防御的まばたき	標的の急な接近	まばたき	1～3ヵ月から終生

（文献11より引用）

● 表24-4　新生児期から生後半年までの（持続的）注視の発達段階

段階	年齢	視覚と姿勢の反応
1. 注視がみられない	胎児～新生児	眼球は非協調的にきょろきょろする 頭部・四肢・体幹は絶え間なく動く 刺激によって運動は影響を受けない
2. 注視の始まり	新生児	動きやきょろきょろすることが抑制される 眼は刺激と調和してしばらく見つめる 比較的眼球の運動性は乏しい 眼は開いている 前頭部にしわが寄る 顎は上がっている
3. 近位で注視が持続する	新生児～1ヵ月	近位の刺激を自発的に見つめ続ける ときどき遠位の刺激を短時間ちらっと見る 境界線が徐々になくなる
4. 完全な注視の前段階	1～3ヵ月	熱心な注視が持続するが，あくび，身体の運動，刺激への慣れ，あるいは自分の手を含めた近くの環境への興味の広がりによって，注視がそれてしまう
5. 完全な持続的な注視	1～4ヵ月	身体が異なった動きや肢位をとっても，熱心に持続してそれることなく注視し続ける
6. 完全な注視の後段階	2～5ヵ月半	それほど長続きせずに間欠的に注視し，さらに興味ある刺激へとたびたび注視点を移す

（文献11より引用）

期にみられる視覚反射（表 24-3）[11] あるいは（持続的）注視の発達（表 24-4）[11] を観察し，視覚の発達状態を把握する．視覚障害児が生後 6 ヵ月で眼前 30～40 cm で色のついた大きな玩具を注視するとか，玩具の動きに合わせて顔を動かすなどの視反応があれば，視覚発達遅延として積極的に"興味ある物や動く物を見せる"よう指導する．これらの視反応がなければ，視覚障害児として眼科的精密検査を施行する．

運動機能の発達（図 24-5）[12]

さらに，運動機能の発達などを観察すると，視覚障害児がどの段階まで発達し，遅れている場合はどの点を指導するかを判断するのに役立つ．

視覚と行動との関係

小児の視機能検査においては，定量的なデータは得難く定性的なものになりがちである．視覚

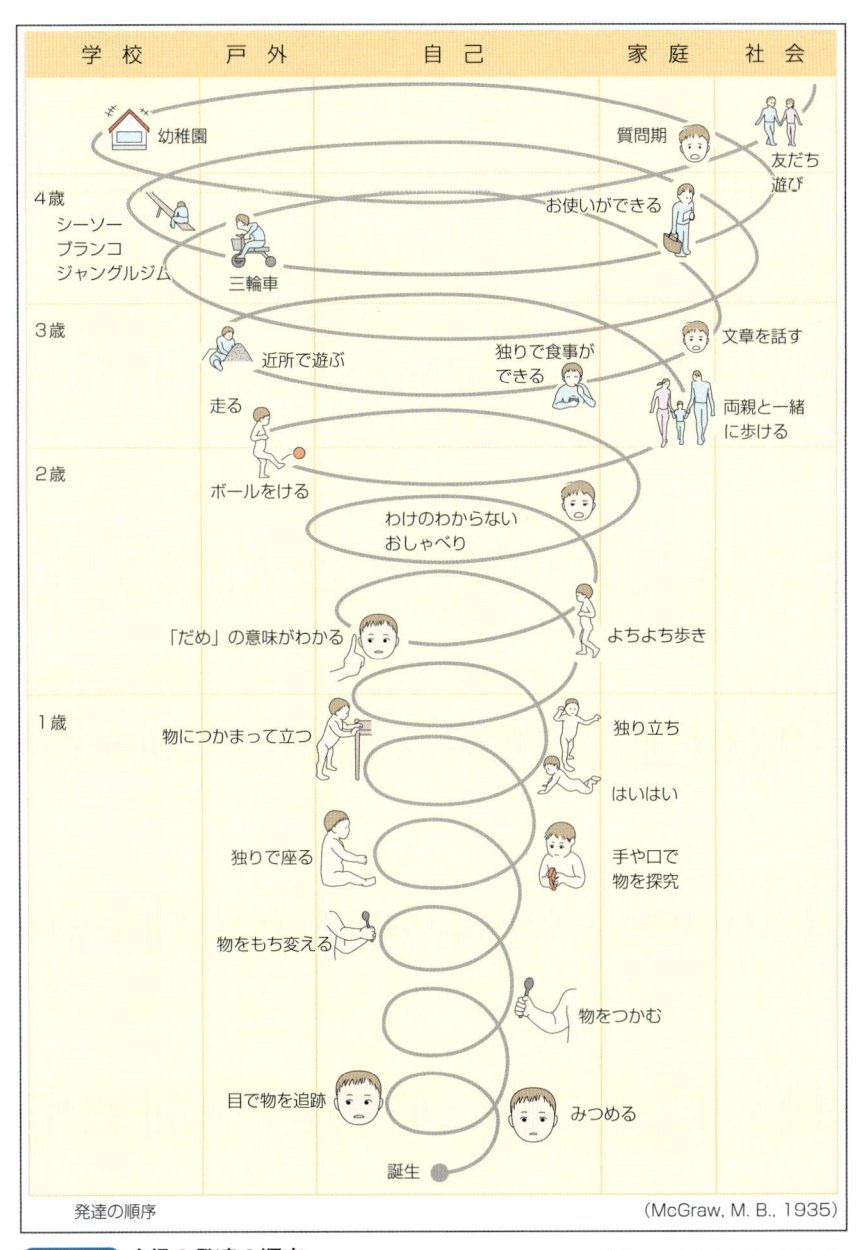

図 24-5 小児の発達の順序 （文献 12 より許可を得て改変転載）

(McGraw, M. B., 1935)

● 表24-5 視覚障害児の行動と視機能（中心視野と黄斑機能および周辺視野）

機　能	行　動
中心視野・黄斑機能	微笑み返しができない．アイコンタクトができない．作業時に視線が手の位置と一致しない．顔を左右どちらかに向けて正面を見ている．歩いたり着替えたりなんでもできるが文字に興味がない
周辺視野	サッカーはできるがボール投げが不得意．遠方の目標には気がつくが，近くのものには気がつかない．つまずく，ぶつかる．暗いところは苦手

（文献13を参照して作成）

課題に対してどのような行動で視覚が利用されているかを評価するものに，functional vision assessment という考え方[13]がある（表24-5）．また，テレビを観る距離，家族の識別ができる距離，明るさによって行動が変わる．野外では眼をつぶる（羞明の有無）なども参考になる．

● 「まぶしがる」，「外では眼を開けない」

多くの眼疾患は羞明をきたすが，先天無虹彩，白皮症，先天緑内障，先天白内障，網膜色素変性などは"まぶしさ（羞明）"のために外出しないなど，戸外での行動（時には室内でも）が制限されている．現在では"羞明"のために生活に支障をきたす場合には，医師がその旨を記載した申請書を提出すれば，2つの（戸外用と室内用）遮光眼鏡が給付される．戸外または室内で実際に各種の遮光眼鏡を試して，"眼が開き"，"まぶしさの軽減"があれば，視力も向上することが多い．身体障害者手帳をもつと役所の福祉課に提出された申請書に従った遮光眼鏡が給付される．

電気生理学的検査

小児眼科専門施設以外はどこの施設でも行える検査ではないが，網膜機能には眼球電図（electro-oculogram：EOG）や網膜電図（ERG），視路機能には視覚誘発電位（VEP）検査が有用である（方法については第3章参照）．

読書効率の評価

平成22年の「障害のある児童及び生徒のための教科用特定図書等の普及の促進等に関する法律」の改正により義務教育で用いる拡大教科書が無償給付されることになり，MNREAD-Jでの読書効率の評価が必須[14]である．この評価では，最大読書速度（文字サイズが最適な場合に読める

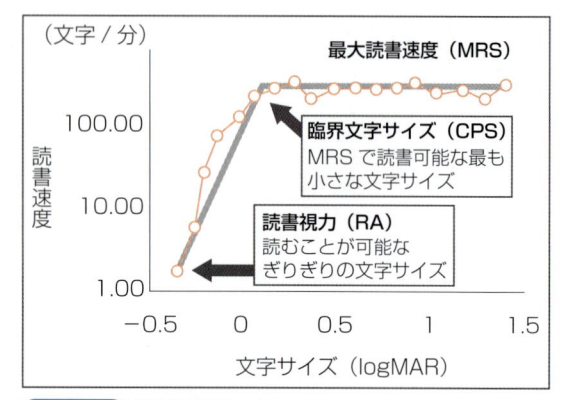

図24-6 MNREAD-J
MNREAD-Jによる読書評価は必須である．
（文献14を参照して作成）

最大速度），臨界文字サイズ（最大読書速度で読める最小の文字サイズ）と読書視力（読むことが可能なぎりぎりの文字サイズ）が明らかとなる（図24-6）．中野[14]によると，学校での点字への切り替えや視覚的補助具の選定の際には，前者の最大読書速度が基準になっている．通常の基準では，小学校1年生で200文字/分の読書速度がほしい．また，読書速度が不十分な場合は見えていても点字が必要である．

● 「黒板の字が読めない」，「本が読めない」

保護者に家庭や学校での様子，成績，通学・就学状況を聞き，できれば担当教員にもそれらの点を確かめる．家庭や学校での視環境に改善（照明や机の位置，板書に用いる文字のサイズや色など）の余地がないかを検討する．

視覚的補助具が利用できそうな視覚障害児には，例えば診察机に置いている凸レンズ14Dの非球面検眼レンズを目前に置き，字や本が読めるようになるかを聞く．あるいは手持ちルーペで見やすくなるかなどを聞く．この作業で視覚障害児の見方を観察できるとともに，見える喜びも知る

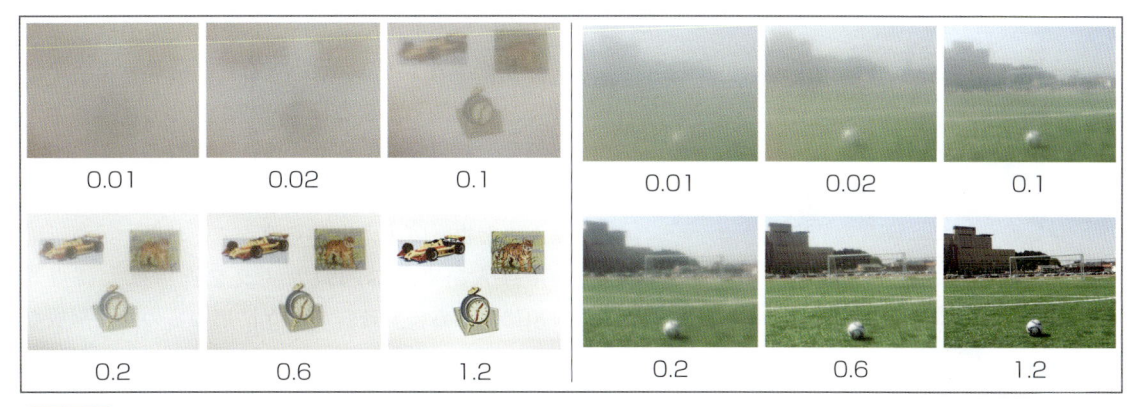

図 24-7 シミュレーション近見視，遠見視　　　　　　　　　　　　　（写真提供：川崎医療福祉大学　米田 剛 氏）

ことができる[4]．そのうえで，視覚的補助具の選定と使用訓練を計画する．読書時の環境として照明と机の位置や形は大切で，保護者や担当教員には実際の使用の様子を見てもらうか使用経験の報告を依頼する．また，拡大文字（拡大コピー）や拡大教科書を利用する．

視覚的補助具の選択と指導

視覚的補助具は"見にくさを軽減するためのもの"で，例えば，両眼性の先天白内障術後の高度の遠視に対する矯正眼鏡の装用では，乳幼児でも明らかに見やすくなることを体得するので，むしろ眼鏡を自らかけてくれる．視覚障害児自身および保護者はともに補助具の知識や経験がないので，視覚障害児の見にくさがどの状況で見にくいのか，どの程度であるかなどを知る必要がある（図 24-7）．両者とも，医療側から補助具の有用性についてアドバイスすることも大切である．

卓上式拡大鏡

当初 3〜4 倍くらいの低倍率から始め，興味をもって使う様子があれば視能訓練士が使用方法をうまく指導し（保護者にも指導しておく），さらに 1〜4 週間程度貸し出して，家庭でも利用できそうであると実際に購入（市区町村役場に申請すると供与される）してもらう．卓上式拡大鏡は顔が下を向くので書見台を使うことを指導し，手暗がりにならないよう照明を配慮する．ライト付き拡大鏡が便利である．手持ち式拡大鏡はかなり慣

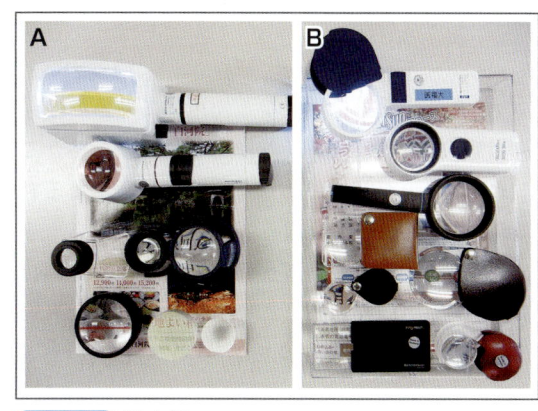

図 24-8 拡大鏡
A：卓上式拡大鏡．ライト付きが使いやすい．B：手持ち式拡大鏡．長時間焦点を合わせるのが困難．

れ（習熟）を要する（図 24-8）．

単眼鏡

中距離から遠用の補助具で，操作（ピント合わせ）が困難なため小学生以上の視覚障害児で使用する．対象を正しくとらえること，焦点を合わせることを視能訓練士が時間をかけて確実に指導するのがよい．倍率は通常 6〜8 倍が多く使われるが，やはり一定期間貸し出して家庭でも使えるよう訓練する．小型でポケットに入るうえ，片手で使用し持ち運びできる点で，同じ原理の双眼鏡よりは目立たず使い勝手がよい（より具体的な指導法については，成書[15]を参照されたい）（図 24-9）．

弱視眼鏡

眼鏡フレームに専用の拡大レンズを組み込んだ

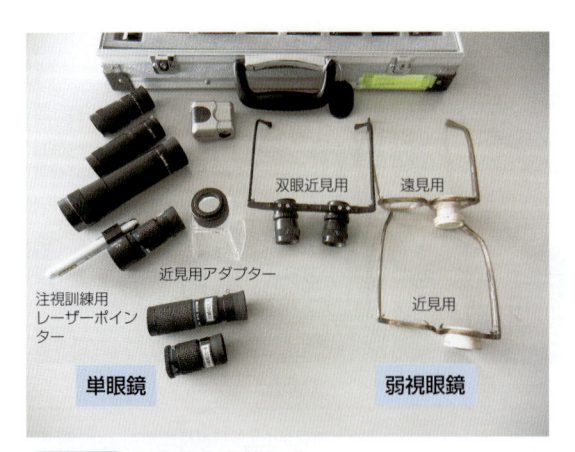

図 24-9　単眼鏡と弱視眼鏡
いずれも遠近用に調整がいる．

ものであり，最近は学校など使用しているのを見る程度で，一般にはあまり使用されていない．これは，単眼鏡などと異なり両手がフリーになる利点はあるが，高価で，取り扱える専門眼鏡店も少なく，そのうえ，レンズが飛び出しているために視覚障害児には整容的・心理的にも抵抗が大きいことによっていると考えられる．掛け眼鏡式になっており，眼鏡フレームにさまざまな組み合わせの拡大レンズをはめ込むが，近見用を主に，遠見用および遠近両用のものが使用される．

拡大読書器

　内蔵されたカメラで対象物を容易に高倍率にテレビモニターに映し出してくれるので，視覚障害児に非常に有用な補助具である．近用，遠用，遠近両用および据え置き型から携帯型まで多くの種類があるが，カラーオートフォーカスであるのがよい（図 24-10）．しかし，使用する場所（学校や家庭）や目的（黒板の文字を見る，文字を書く，絵を観る）などによっても使用方法（倍率の調整，白黒反転，作業距離）が異なるので，テーブル操作や文字の書き方などを完全にマスターしないと視覚障害児は長く使ってくれない．遠近両用拡大読書器は内蔵カメラを近用拡大読書器用に，さらに望遠鏡のように用いるので，黒板など遠方にあるものを映し出せることから，学校などで机に設置しておくと非常に便利である．多くの用途があり視覚障害児が使いこなすにはかなりの練習が必要で，眼科外来では視能訓練士の指導が重要である．学童以上では，学校での指導がある．

　なお，眼鏡式で瞬時に遠近がオートフォーカスされる拡大読書器がある．

拡大教科書

　大活字の教科書で，学校では無償で給付されることになっている．辞書や地図の教材なども大活字になっている（図 24-11）．補助具なしに読める利点があるが，拡大することでページを複数枚に分割するためレイアウトが変わる，分量が多い，重いなどの欠点がある．家庭では保護者による拡大カラーコピーが利用できる．

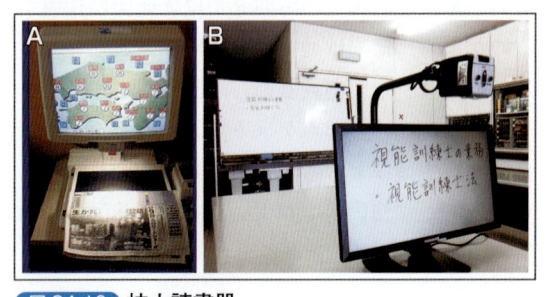

図 24-10　拡大読書器
内蔵されたカメラにより自由に拡大し，読書および書字ができる．A：カラーオートフォーカス式（固定型）．B：アクロバットHD（遠方も映せる）．

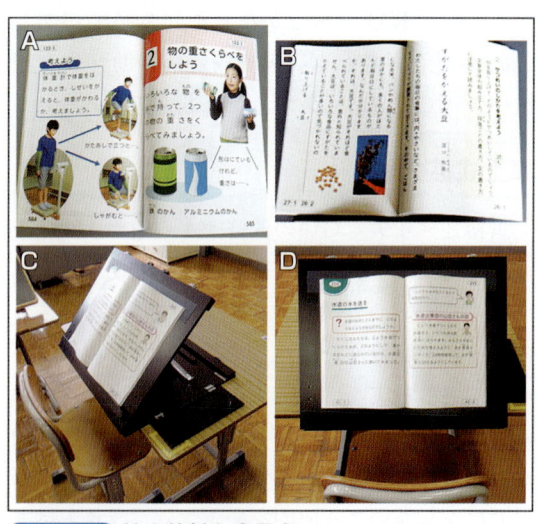

図 24-11　拡大教材と書見台
A・B：拡大教材．C・D：書見台．

タイポスコープ（リーディングスリット）またはケープレート

両者同じ原理で使われ，読書する際に読む文章だけが見え，ほかの部分が隠されているので読みやすく，行間違いをしない簡単な補助具である（図24-12A）．黒い紙を書物の文章幅に応じてくり抜くとよい．ケープレートはハンドライティングで墨字を清書するときの簡単で便利な用具で，封書や葉書宛名書きセットなどもある（図24-12B）．

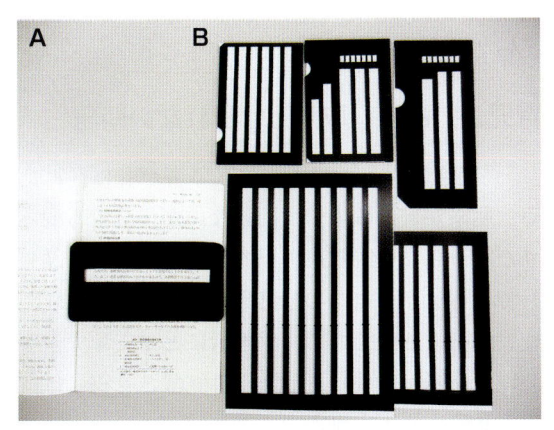

図24-12 タイポスコープ：読書および書字用補助具
A：リーディングスリット．B：ケープレート．

遮光眼鏡（図24-13）

白皮症や先天無虹彩などで乳幼児期から利用されている．これらの疾患以外で，角膜疾患や眼内疾患でも日光や照明に対するまぶしさ（羞明）が強く，そのために視力発達を妨げられることから，早期の装用が必要である．サングラスが反射光全体の光量を減弱してまぶしさを軽減するのに対して，遮光眼鏡はまぶしさの主原因である短波長光の青色（＜500 mm）をカットするものである．そのため，遮光眼鏡による眼への入力光量はあまり減らず，明るさ感の変化は少ない．

外出時に羞明が強い場合は眼をつぶって危険であるので，遮光眼鏡の装用が必要である．どの光の波長領域をカットするかによって眼鏡の色や濃さが異なるため，処方にあたっては視覚障害児本人が戸外および室内でそれぞれ試用してみてから，最も適しているものを選択するのが一般的である．

タブレット端末（iPad など）

最近のIT機器の最先端技術により視覚障害児にも利用できるようになっている．

iPadの視覚障害者への利用をいち早く紹介した"Gift Hands"を立ち上げた眼科医・三宅琢[17]は，まず，そのカメラ機能がデジタルカメ

レンズ	材質・機能	色
RETINEX	プラスチック	YE：イエロー OR：オレンジ RE：レッド YB：イエローブラウン OB：オレンジブラウン
CCP	プラスチック	LY：ライトイエロー YL：イエロー OY：オレンジイエロー RO：レッドオレンジ
CCG	ガラス・調光	YG：イエローグリーン UG：アンバーグリーン BR：ブラウン
ビーダハード5	ガラス	YL：イエロー OR：オレンジ BR：ブラウン

図24-13 遮光眼鏡の種類，材質・機能および色

（文献16を参照して作成）

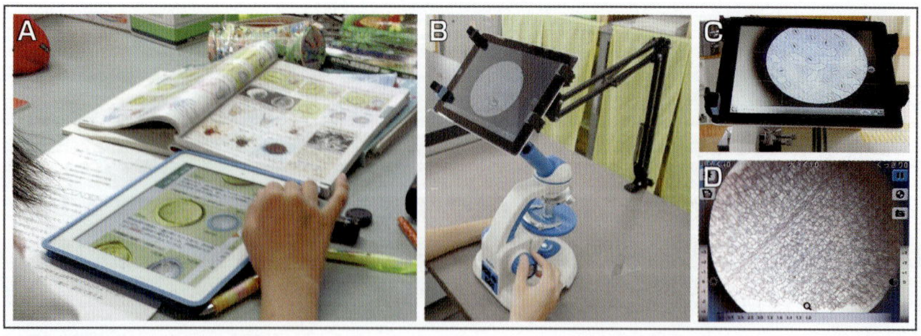

図24-14 iPadの利用
静止画像に写してから拡大する（A）．顕微鏡の接眼レンズにiPadを近づけて撮影（B）．拡大・白黒反転できる（C・D）．
（写真提供：広島大学大学院　氏間和仁 氏）

ラや携帯電話などに比し大きな画面で操作できる利点から，さまざまな応用を示した（図24-14A）．また，教育関係では広島大学の氏間和仁らのグループ[18]が，特別支援学校の中学校生徒の理科授業で利用できることも報告している（図24-14B～D）．iPadの使用にあたってはいくつかの操作法を学ぶ必要があるが，保護者よりも視覚障害児のほうが端末器への抵抗なく利用できるはずである．最近では音声アプリもあり重度の視覚障害児が使え，今までよりも楽に読書ができ，戸外で花や昆虫を見て学ぶこともできる．

視覚障害児向けの教科書として拡大教科書（前述）があるが，元の教科書で"ページの右上"と指示されても拡大・分割されてレイアウトが変わっているためにどこかわからない．しかし，iPadで教科書を電子化するとその欠点はなくなるので，保護者があらかじめPDFなどへ変換して活用するのがよい．

育児に関した質問事項

「どのように育てるのか」，「子どもがかわいそう」，「家でじっとして動かない」，「友人ができない」

視覚障害児でなくても育児の問題は簡単には答えられない．対象児自身の問題，保護者や家庭環境，特に保護者の学歴，職業，経済状況，その他育児をしていくための多くの関連事項を考慮すべきであるが，医師がどこまで踏み込んでいけるかは疑問である．しかし，ハビリテーションに欠かせない事項は時間をかけて聞き取り，最も確実な解決法を検討する．また，視覚障害児をもつ保護者の態度に大きな問題があり（前述），育て方によって成長の仕方に大きな差が生じる．

育児上，あまり取り上げられない問題

"昼夜逆転現象"による睡眠障害がしばしばある．明暗がわかる場合は問題ないが，昼でも明るさがわからない視覚障害児の場合は，睡眠を調整しているメラトニンの分泌異常をきたし昼は寝て夜に覚醒するのである．保護者にとっても大きな問題であるが，昼は可能な限り覚醒させ夜には就眠させるよう工夫する．

"指眼現象"もまた，視覚障害児が示す特徴的なしぐさである．これは，視覚障害児が通常は退屈なときにするしぐさである．眼前で手掌を左右に動かしたり，指や手掌で眼を圧迫する指眼現象（digito-ocular sign）は，高度の視覚障害の存在の証である（図24-15）．このしぐさは，しばし

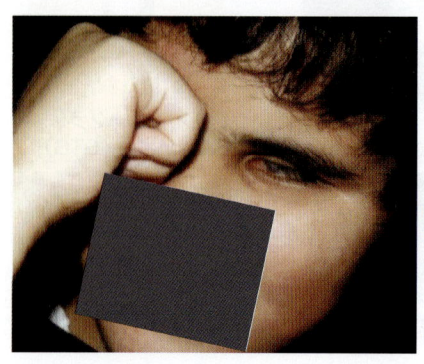

図24-15
指眼現象
両眼の網膜剥離後で両角膜混濁，眼球癆，眼球陥凹．

ば網膜剥離や網膜出血，角膜白濁などをきたして眼状態をより悪化させることがあるため，避ける工夫が必要である．保護者は声をかけて興味があることに気を向かせたり，手に玩具などを持たせて注意を喚起するように努める．

福祉に関した事項

どのような療育・福祉サービスがあるのか

医療側もそうであるが，それ以上に保護者はその情報すらも得られていない．せっかくの資源をうまく利用できるよう，各地域でのサービスを紹介する．

● 視覚障害児を対象とした福祉制度

視覚障害児の視覚を最大限生かして成長を促すには，患児ができるあるいは興味がある事柄を通して刺激（良い意味でのストレス）を与える[6]ことにある．これらの刺激は種々あるので個々に応じた方法を考え，家庭に閉じこもることなく可能な限り外に出て，保育所，幼稚園，視覚障害児のための関連施設や特別支援学校と連携した療育を行う．特に，視機能の発達が最も急激な0～3歳頃までの視覚障害児の早期ハビリテーションは，ほかの時期以上に重要である．この時期の身体発達については小児科医の判断が重要で，常に小児科医と連携できる体制を構築する．また，日常の生活（成育）に支障が大きい家庭環境の場合には，保健所あるいは視覚障害専門の指導ができる施設とも連絡が取れるようにしておきたい．

視覚障害児に対して種々の福祉制度がある．その情報を保護者に伝えてうまく利用することで，ハビリテーションがより確実に施行される．その項目としては，①手帳の取得，②経済的支援（医療関係），③経済的支援（所得保障），④経済的支援（郵便料金など），⑤福祉用具の給付と貸与，⑥生活の支援，⑦施設・学校の利用，⑧職業訓練・就労支援，⑨お出かけ支援，などがある．対象年齢や申請窓口などを一覧にしたものを表24-6に示す．これらの詳細な解説は，成書[19]に記述されている．

● 関連施設への紹介

医療側で最も心配な事項は，患児の今後についてどこで相談するかである．小児を対象とした視覚障害施設は少なく，現在のところ最も確実な施設は各都道府県にある特別支援学校（盲学校）である．そこといつでも連絡が取れる体制を構築しておく必要がある．保護者がその学校に抵抗があっても，必ずや訪問するように説得する．就園や就学前の視覚障害児の指導事項は家庭で行うことになることを保護者によく説明し，また，ほかの関連施設とも連携が取れるようしておきたい．特に，手帳の申請には該当する福祉課と医療側が直接連絡できるようにして，事情をあらかじめ説明しておくほうがスムーズに手続きが運ぶ．

福祉施設，乳幼児視覚障害センターや特別支援学校（盲学校）などでは，患児の医学的資料をもとにどれだけの視行動が可能かを判断して，成長のための指導（療育）法の長期の計画を立てている．すなわち，患児の身体的，精神的発達を把握するとともに，保護者の知的，経済的，地理的，家庭環境など療育に必要な情報を収集する．最近では保育所や幼稚園からの問い合わせもある．ここでは，保護者とともに家庭内での子育て指導を主体として，成長目標を立て定期的にその成果が観察されている．

地域での乳幼児期の視覚障害児センターはほとんどなく，限られた地域のみである．しかし，視覚障害児の指導は入所して行うよりも家庭内での

> **Column**
>
> ### 視覚障害児をもつ会（仮称）
>
> 同病の視覚障害児を育てている保護者との交流をはかると，育児，就学，医療や福祉などあらゆる事項についての問題も当事者同士の"なまの声"で話し合うことができる．心理的な悩みから解放されることが多い．インターネットで検索すると，「網膜芽細胞腫の子どもをもつ家族の会」や「先天性緑内障＆発達緑内障の会」など，その他いくつかの疾患に対する組織が容易にわかる．

表 24-6 視覚障害児を対象とした福祉制度

項目	乳幼児期 / 少年期 (0, 6, 12, 15, 18歳)	窓口など
手帳の取得		
・身体障害者（児）手帳の交付	0〜18	市区町村役場
経済的支援（医療関係）		
・身体障害者（児）医療助成	0〜18	市区町村役場
・自立支援医療育成医療	0〜18	保健所
・特定疾患の医療費助成	0〜18	保健所
経済的支援（所得保障）		
・厚生年金	15〜	社会保険事務所
・共済年金	15〜	各共済組合
・労働者災害補償保険	15〜	労働基準監督署
・児童・特別児童扶養手当	0〜18	市区町村役場
経済的支援（郵便料金など）		
・視覚障害者用郵便物の無料制度	0〜18	郵便局
・放送受信料の免税	0〜18	市区町村役場
福祉用具の支給と貸与		
・補装具費の給付	0〜18	市区町村役場
・日常生活用具の給付・貸与	0〜18	市区町村役場
・視覚障害者用具の販売	0〜18	日本点字図書館／日本盲人会連合
生活の支援		
・障害者自立支援法による生活サポート事業	0〜18	市区町村役場
・身体障害者の緊急一時保護	0〜18	市区町村役場
・地域生活支援事業	0〜18	市区町村役場
施設・学校の利用		
・視覚障害者児施設	3, 4〜	児童相談所
・視覚障害に配慮した教育*	6〜	教育委員会
・視覚障害リハビリテーション施設	15〜	施設・市区町村役場
職業訓練・就労支援		
・職業訓練1（身体障害者職業訓練校）	15〜	ハローワーク
・職業訓練2（障害者職業センター）	15〜	ハローワーク
・職業訓練3（職場適応訓練）	15〜	ハローワーク
・職業教育・訓練1（理容教育訓練）	15〜	市区町村役場
・職業教育・訓練2（学校教育法など）	15〜	各特別支援学校
お出かけ支援		
・電車・JR運賃の割引	6〜	乗車券発売所
・国内航空運賃の割引	12〜	搭乗券発売所

＊特殊支援学校（視覚障害），弱視特別支援学級，弱視通級指導教室，通常の学級

（文献19を参照して作成）

指導が主体であるので，遠方でもある程度の相談は可能である．また，都道府県にある特別支援学校（盲学校）では乳幼児指導の相談を受け付けているので，まずは依頼してみるのが賢明である．

医学的資料の作成

特別支援学校や関連施設へ紹介する際には，詳細な医学的資料（図 24-16）が必須である．これは視覚障害児の眼の状態の詳細な医学的記録ではあるさらに乳幼児の身体的発育段階をチェックするのも小児眼科医の基本で，視覚障害児のロービジョンケアに必須の知識で，野川[12]が紹介する発達段階図（図 24−5）は参考になる．

この資料には，眼疾患の解説，治療の必要性と経過，視機能とその予後，遺伝的要素，今後の療育における眼への影響などを詳細に記す．特に，眼を使うことによって眼の状態が悪化しないかどうかを問われることが多い．すなわち，その眼の状態で“どの程度の行動ができるか”，“何ができないか”，“してはいけない事柄”，“しても差し支えない事柄”，“どのような観察が必要か”，“眼の治療は継続する必要があるのか”，など，要は

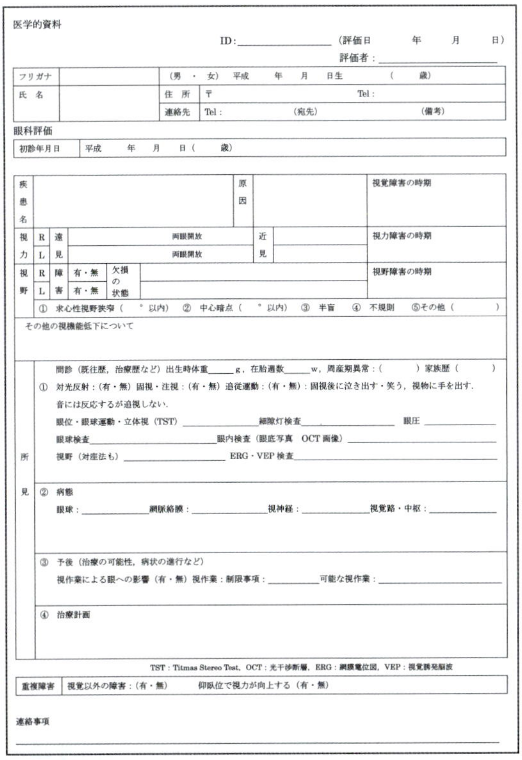
医学的資料

ID:＿＿＿＿（評価日　年　月　日）
評価者：＿＿＿＿

フリガナ		（男・女）平成　年　月　日生（　歳）	
氏 名		住 所	〒　Tel：
		連絡先	Tel：　（宛先）　（備考）

眼科評価

初診年月日	平成　年　月　日（　歳）

疾患名					原因		視覚障害の時期
視力	R	遠見	両眼開放		近見		視力障害の時期
	L		両眼開放				
視野	R	障害	有・無	欠損の状態			視野障害の時期
	L		有・無				
	① 求心性視野狭窄（　°以内）② 中心暗点（　°以内）③ 半盲 ④ 不規則 ⑤その他（　）						

その他の視機能低下について

所見
問診（既往歴，治療歴など）出生時体重＿＿g，在胎週数＿＿w，周産期異常：（　）家族歴（　）
① 対光反射：（有・無）固視・注視：（有・無）追従運動：（有・無）：固視後に泣き出す・笑う，視物に手を出す．
音には反応するが追視しない．
眼位・眼球運動・立体視（TST）＿＿＿＿細隙灯検査＿＿＿＿眼圧＿＿＿＿
眼球検査＿＿＿＿眼内検査（眼底写真　OCT 画像）＿＿＿＿
視野（対座法も）＿＿＿＿ERG・VEP 検査＿＿＿＿
② 病態
眼球：＿＿＿網脈絡膜：＿＿＿視神経：＿＿＿視覚路・中枢：＿＿＿
③ 予後（治療の可能性，病状の進行など）
視作業による眼への影響（有・無）視作業：制限事項：＿＿＿可能な視作業：＿＿＿
④ 治療計画

TST：Titmas Stereo Test，OCT：光干渉断層，ERG：網膜電位図，VEP：視覚誘発脳波

重複障害	視覚以外の障害：（有・無）　仰臥位で視力が向上する（有・無）

連絡事項

図 24-16 医学的資料

「眼をどの程度使ってもよいか」について，添え書きをする．さらに，注意しないといけないのは“誰が読んでも理解しやすい医学的資料”であることが大切である．

保育，教育・就職に関した事項

「保育所・幼稚園・学校に行けるか」，「学校で友人ができない」

視覚障害児を容易に受け入れてくれる保育所，幼稚園，普通学校は少ない．たいていは保護者の熱意や医療側の介入で何とか受け入れている．“受け入れ拒否”の理由は，ほかの子どもに迷惑がかかる，一緒の行動（遊びや教育など）ができない，世話をするスタッフが足りない，などが挙げられる．特に，眼が見えないと“何もできない”という誤った先入観のため，対応（教育や体育などすべてのカリキュラム）する方法を知らない，もし，怪我でもしたら誰の責任になるのか（保護者が「子どもに何があっても一切文句を言わない」という誓約書を書いて入園させてもらった例がある），視覚障害児のためのバリアフリー設備に改修できない，予算がない，視覚的補助具を購入できない等々，受け入れ側の壁は信じがたいほど厚い．

しかし，ここでも医療側の強い後押しがあれば前進する（保護者は受け身で，お願いする立場として遠慮しがちである）．“何ができて，何ができないか”を担当者によく理解してもらう努力はしなければならない．受け入れ可能となった場合，積極的な医師が施設に出向いて担当者に視覚障害児の見え方のシミュレーションの体験や照明や教室の設備を指導しているケースもある[4]．

友人について

当人よりも担当者の受け入れ態度で決まる．視覚障害児の状況を積極的に級友に話してもらい，どのような視覚かを理解してもらうと，むしろ当たり前のこととして助けてくれるという，よい状況がつくられるはずである．

就学について

　視覚障害児の状況によっていくつかの選択肢があることを保護者および本人に理解してもらうことが重要である．

● 就学手続き

　視覚障害児が学齢期に達したときの就学手続きは，図24-17のような流れで保護者に通知される[19]．すなわち，就学を予定する児童に対して市区町村の教育委員会が健康診断を実施し，その結果に基づき就学の進路について就学指導委員会が保護者に指導する．就学先は一般の学校，一般の学校内特別支援学級（弱視学級），特別支援学校（盲学校）で，保護者が選択することになる．これは，昭和23年（1948年）の盲・聾学校義務教育化以来，学童期以上の視覚障害児は"盲学校"での教育を受けていたが，平成19年（2007年）4月から"特別支援学校（視覚障害）"で教育されることになったことによる措置である．

　この流れを周知しておき，遅くとも就学前年の夏頃には保護者にこの概要を説明しておく．あるいは入学を予定している学校とあらかじめ相談しておくと問題点が明瞭になる．

● 特別支援学校（視覚障害）

　両眼の矯正視力が0.3未満，または視力に関係なく高度の視覚障害を有し，拡大鏡などの使用によっても通常の文字，図形などの視覚による認識が不可能な児童生徒が対象となる．幼稚園，小・中学校，高等学校に準ずる教育を行うとともに，"自立活動"という特別の指導領域が設けられている．

● 弱視特別支援教室（弱視学級）

　拡大鏡などによっても，通常の文字，図形などの視覚による認識が困難な児童生徒が対象となる．特別支援学校の学習指導要領を参考にして，子どもの実態に応じた特別の教育課程が編成されている．

● 弱視通級指導教室

　弱視特別支援教室（弱視学級）とほぼ同等の視覚障害であるが，通常の学級での学習に概ね参加でき，一部特別な指導を必要とする者が対象である．通常の学級の教育課程に加え，または一部に特別の教育課程が編成される．

● 通常の学級

　視覚障害児の実態に応じた指導内容や方法が工夫される．

● 進　学

　大学進学としては，本人の希望と能力および前準備で通常の大学の門戸は開いている．しかし，視覚障害者（18歳以上）を対象とした大学もいくつかある．前準備とは，視覚障害による受験体制および入学後の教育環境整備などを確実に整えてもらうことである．

　視覚障害児を受け入れてくれる大学・大学院と

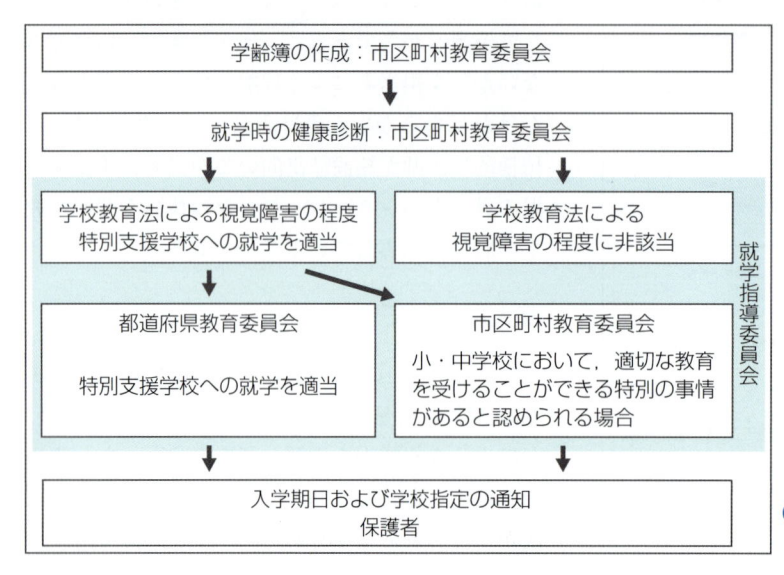

図24-17 義務教育の就学手続き
（文献19より引用）

しては，東北大学教育学部，宮城教育大学，上越教育大学，筑波技術大学，筑波大学大学院人間総合科学研究科，岐阜大学教育学部，大阪教育大学，広島大学大学院教育学研究科，福岡教育大学，鹿児島大学教育学部などである．

● 職　業

視覚障害児にどのような職業が適しているかは，小児期には当然不明である．しかし，保護者には最終的な目標として早くから大きな関心事である．厚生労働省の実態調査による視覚障害者の就業状況は平成18年（2006年）では，就業率〔＝就業者÷（就業者＋不就業者）〕は22.9％で全国平均より2.2％高く，ほかの障害に比しても内部障害の次に高かった．職業別では，あん摩・マッサージ・指圧，はり，きゅう（これらをまとめて三療と呼ぶ）従事者が最も多く29.6％，専門的・技術的職業〔理学療法，理療科教員養成，情報処理，OAシステムや事務，経理事務，ビジネス（電話交換），会計，販売実務，など〕従業者11.1％であった．

就職するための職業教育・訓練施設（特別支援学校および筑波技術大学，視覚障害者更生施設，障害者職業能力開発校，広域・地域障害者職業センター）があることを紹介するのは，保護者にとって有用な情報である．

年齢に応じた早期ロービジョンケア

ロービジョンケアの内容は個々の状況によってそれぞれ異なるが，その相違は年齢や疾患の違いが大きな要素である．先に紹介した，図24-4は国立成育医療研究センター小児ロービジョン外来での症例100例を0〜2歳児，3〜5歳児および6歳児以上に年齢区分し，それぞれの年齢群におけるケアの内容を視機能評価，医療情報提供，福祉情報提供，日常生活・療育相談，教育・就学相談，補助具選定に分けて頻度を示したものである[10]．各年齢群で，ケアの内容に特徴な相違があることがわかる．

乳児時期から幼児前期（0〜3歳未満）

視覚が使えない視覚障害児

生涯にわたって視覚を使えないと思われる視覚障害はそれほど多くはない．この時期の視覚障害の原因はほとんどが先天異常によるが，後天性としては未熟児網膜症が主である．

この時期は，視覚も含めた神経系の発達が最も著しい時期である．通常，視覚の発達なしに正常な知的成長は望めないので，欠落している視覚を保護者あるいは支援者がいかに補うかがこの時期のハビリテーションの基盤となる．この時期に視覚障害児であったが成人して社会的に著名となった人たちの自伝では，彼らの保護者が"晴眼児と同じ日常生活や社会的体験をさせる厳しさと愛情をもって育てている"ことを共通して記述している．多くの理解者もいるが，逆に多くの無理解者もいるなかで，保護者は視覚障害児が普通の子どもとして成長するための支援者となりまた楯となって育てたからこそ，ハビリテーションが成功したものである．眼以外の障害をもつ重複障害児の場合はこのようにはいかないが，保護者を中心にした周囲環境が，それこそ一丸となって視覚障害児のための献身的なハビリテーションを行うことが成功の鍵といえる．

眼科医療側としては，正確な視機能評価と診断および可能な限りの予後判断を行って病状を理解してもらうとともに，これからどのような育児をするかなど日常生活・療育相談を行う．小児科医と連携して視覚障害児の全体的な発育を3〜4ヵ月くらいの間隔で経過観察する．

視覚が使える視覚障害児

視覚を使える視覚障害児は多く，原因はやはり先天性が主である．代表的な疾患としては，先天性に異常眼球運動をきたす先天眼振，白皮症，先天無虹彩，先天白内障，先天緑内障（発達緑内障），その他，網脈絡膜疾患，視神経異常，Down症候群などの染色体異常や中枢障害などである．

視力は明らかに不良であるものの0.01以上の視力があり、眼を使ってものを見ている。視行動の観察としては、羞明、異常眼球運動、眼の使い方（片目つぶりや顔を傾けて見るなどの頭位異常の有無）、階段の昇降、運動能力など、視行動に関連した多くの観察を行う。

眼科的に治療可能な疾患に対しては積極的に治療を優先するが、視覚障害児自身に精神的・身体的成長や日常生活には大きな問題がないようにみえるため、保護者の対応もさまざまである。眼科医も、視力改善の努力以外に積極的にロービジョンケアを施行することが少ない。しかし、視覚発達の重要な年齢期であることから、本来は重症児と同様に可能な限りのロービジョンケアを行うべきである。

視覚的補助具の利用は年齢的にも難しいため積極的ではないが、最近はiPadなどが2歳の晴眼児にも使われるので、視覚障害児にも対応したアプリで拡大された画像や文字で見やすくできるうえ、音声もあるゲームなどが利用できる[17,18]。

視覚障害児を育てるポイントは"眼を使わせる"ことにある。眼からの情報が重要であるので、言葉をつけて説明しながら視物を見せる。"眼を使わせる"訓練が症状を悪化させるというのは迷信である。

● 眼を使う訓練

視標（キャラクター）を眼前に見せ、輻湊させる、左右水平に追従させるなどの固視能力の向上をめざす。視物を揺らしながら、あるいは音の出るもので興味を集中させるのがよい。

眼を使う訓練課題を継続し、日常生活での視行動の観察を記録しておく。

幼児後期（3～7歳未満）

この時期に視覚障害になる眼疾患の発症は少なくないが、視覚発達はすでに成人の80％程度まで進んでいる。したがって（視覚発達が完了する8歳頃まではゆっくりと進行する時期であるために）、かなりの視経験があることを考慮したハビリテーションとなる。しかし、この時期においては、早期ハビリテーションを受けた視覚障害児は別として、生活行動において晴眼児との差が年齢とともに大きくなっていく。視覚障害児自身の性格や保護者の介入の仕方によっても、ロービジョンケアへのニーズが異なる。

視機能の評価は次第に正確になるため、予後も判定しやすい。また、各種補助具の使用が可能となる。しかし、幼稚園の就園や園生活上の問題や小学校就学のための問題は大きい。この就園や小学校就学の問題についても、医療側からの積極的な介入が功を奏する例が多い。

眼を使う訓練

鉛筆で線をなぞる、色鉛筆で絵を描く、ぬり絵などの課題を与える。迷路ゲームも眼と手の協調運動を促し、ブロック遊びは立体視の獲得に役立つ。動くものに対しての運動視やオリエンテーション能力開発には、各種サイズのボール遊びを保護者の協力で行う。いずれも家庭内でできる作業であるので、毎日の課題を持続させるようノート記録を保護者に課すと確実な訓練となる。視覚障害児は得てしてキャッチボールなどができないなどのいわゆる"運動神経が鈍い"子に育ってしまうことのないようにしたい。

学童期（7～12歳未満）

この時期に発症する疾患は多くはない。Leber遺伝性視神経症や網膜色素変性などはこの時期に診断されることが多い。また、発達緑内障も疾患の悪化によって視覚障害となる。この時期には就学・教育上の問題が大きく、視覚的補助具の指導も本格的となる。

通常学校では「視覚障害児を受け入れた経験がない」、「専門の教諭がいない」、「学校の環境設備が整えられない」など入学前からの問題すらあるが、学校では「友人ができない」、「黒板の字が見えない」、「成績が伸びない」、「体操で一緒にさせてくれない」、「いじめにあう」などの種々の問題がある。

学校医（眼科医）は"学校の環境の視察"ある

いは"学業しやすい見え方の工夫などの指導"を行う．弱視学級や特別支援学校との連携を確立しやすいのは学校医である．

学生期（12～18歳）

この時期のロービジョンケアでは，就学と進学さらには就職に関連した問題解決が大きなかかわりとなる．視覚障害児は特別支援学校に属していることが多く，視覚障害児がもつ能力や興味を勘案して適切な進路指導が行われている．眼科医は疾患の性質や予後との関係からアドバイスできることが多くあるので，本人や保護者および学校との連携が常に必要である．就職についても同様である．進学や就職については理解しやすい医学的資料が評価・判定の鍵となる．職種によっては色覚異常者などが制限されることもあり，これらの事項について視覚障害児を交え保護者によく説明する．

代表症例

以下に紹介する疾患の詳細は本書の該当章に記載されているので，ロービジョンケアの観点から記す．

無眼球症，小眼球：anophthalmos, microphthalmos

（図24-18）

生直後から外見上の異常に気づかれるので，小児科医からの早期の紹介受診や保護者からの早期診察依頼が多い．医療側・保護者側ともに最もショックの大きな疾患である．診察医が最初から"打つ手なし"と突っぱねるのは保護者にとっては本当につらい対応である．保護者も重篤な状態であることを自覚しており，何らかの支援を期待している．医療側としては，CT・MRIなどの画像診断を含めた眼科的精密検査を行う．その間に"義眼の挿入"を行い，必要があれば数年後の"眼瞼・眼窩形成"を説明しておく．「眼だけの障

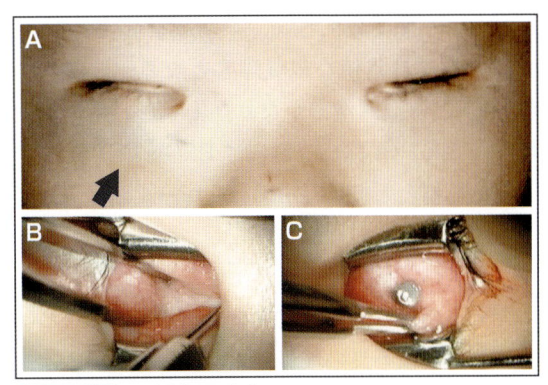

図24-18 両側小眼球症
A：右眼は臨床的無眼球症であった．B：右眼．C：左眼．

害なら健常な子どもに育てることができる」ことを強調して，早期ハビリテーションへの努力を保護者とともに始めたい．

無眼球症では眼瞼が小さく結膜嚢がきわめて狭いために，整容的には両眼が落ちくぼんだ状態になっている．これらに対し，通常は義眼の装着を勧めるが，整容的な問題以外に結膜嚢および眼窩腔の発達を促して顔全体のバランスを良くすることにある．瞼裂幅が2 mmしかないなどきわめて短いので，通常の20 mm前後の義眼を入れるためには，瞼裂の延長と結膜嚢の拡大を行う．種々のサイズの拡張器を小さい順からおおよそ1ヵ月ごとに挿入させると，おおよそ6ヵ月で義眼が入るようになる．手帳をもつことによって義眼が給付されるので相談に応じる．保護者には上記の義眼装着のための拡張器の脱着と変更に協力してもらう．

小眼球で眼瞼の大きさや動きが正常である場合，視反応がないときは義眼を試みるが，視反応があるときは義眼の装着を控え，両眼とも同じ＋レンズ（凸レンズ）の眼鏡をかけて，眼鏡を通して見える患児の眼を大きく（自然に）見えるようにする．

先天角膜混濁

先天角膜混濁（Peters異常やAxenfeld-Rieger症候群で代表される先天性前房隅角形成不全症候群，強膜化角膜症などの前眼部異常）は，無

眼球症，小眼球と同様に，早期診察依頼がある．角膜の白濁は重篤な視覚障害となる．前眼部のOCTや超音波画像でかなり詳細な形態異常を明瞭にできる．視機能評価にはERG・VEP記録が補助的診断としては有用であるが，正確な視機能と予後を述べるのは難しい．

保護者は，視覚障害児が光覚や視反応などがあるために時が経っても重篤な視覚障害になるとは考えず，予後不良の理解をせず，治療（例えば角膜移植などでの視力回復）を強く期待する．眼科医療側は眼科的検査後，必要な治療（続発性緑内障および白内障の発症）の効果を確認するとともに早期ハビリテーションの有用性を強調する．

硝子体網膜異常

胎生血管系遺残（PFV/PHPV），重度瘢痕性未熟児網膜症，家族性滲出性硝子体網膜症，先天鎌状網膜剥離，両眼性網膜低形成，Leber先天盲がある．これらの眼内疾患は，生後数ヵ月経っても追視がはっきりしないことで受診する．保護者に疾患の特性を理解してもらうと早期ハビリテーションへつながる．

Leber先天盲は両眼性で，最近の遺伝子治療で視力保全の延長が可能となりつつあるが，小児への適用はまだ行われていない．ほかの疾患では両眼性は少なく，両眼性であっても病状に左右差があり，軽い病変の眼の視機能は良好であることがある．

重度瘢痕性未熟児網膜症の場合は，保護者がその活動期病変期から病状の把握や予後について聞いていることが多い．本症では，周辺網膜部での増殖組織の瘢痕性変化の程度によって黄斑機能への影響が大きく異なり，眼振，黄斑偏位や牽引乳頭をきたすとともに，乳幼児期からの強度の近視性乱視や斜視の発生が高い．それによる弱視の増悪を避ける（眼鏡による屈折矯正など）必要がある．

脳疾患に併発した視神経萎縮あるいは中枢性視覚障害（脳性盲）

両眼性視神経低形成，Best病，Tay-Sacks病，小頭症などは，生直後しばらくは視覚（視覚経験）があるものの早期に失明状態となるため，早期ハビリテーションの適応である．両眼性の視神経低形成は追視がなく視線も定まらず眼振や異常眼球運動をきたしている．眼を使わないハビリテーションを計画する．

脳性盲（皮質盲）は，後頭葉第1次視覚中枢の障害による盲（以前はこれを皮質盲としていた）だけでなく，同部以外の部位の障害（視覚連合野や統合野での障害）で盲状態にあるものである．確定診断は困難で視機能評価も難しい．視覚障害の予後はきわめて悪い．ほかの身体的・精神的障害をもっている（重複障害：後述）ため，関連科と連携して保有している脳機能を利用したハビリテーションが必要となる．

先天眼振：
congenital nystagmus

先天眼振は，左右水平方向に規則的かつ律動的に往復運動をする異常眼球運動で，律動様眼振（速度が緩徐相と急速相を示す）と振子様眼振（速度が一定）に大別される．視力は，黄斑中心窩の上下0.5度幅に眼球運動軌跡がどれだけの時間入っているか（中心窩視時間）で決まる．

固視機能が発達するにつれ，眼振の頻度と振幅が減弱し視力が向上する傾向にある．さらに，輻湊運動を強制すると眼振の頻度と振幅が減弱する（輻湊眼振阻止現象）ことと，律動様眼振では中和点で振幅の減弱がみられるという特徴がある．原因は，眼球運動制御機構の異常（運動性）と先天白内障や白皮症などによる入力障害による（感覚性）ものがある．狭義には，運動性要因によるものを先天眼振（または乳児眼振）と呼んでいる．視力は0.01〜0.6と幅がある．

輻湊用ベースアウトプリズムの眼鏡の装用やコンタクトレンズ装用による眼振の減弱で視力向上を望める場合があるので，一度は試してみる価値

がある．外眼筋手術で視力が向上するケースもあるが，完治することはない．したがって，数年は経過観察して視力の程度に応じたケアを行う．

白皮症：albinism

古くは白子症と呼ばれていたが，眼球型と全身型に大別される．眼内の虹彩や網膜色素上皮の色素不足のため，虹彩が薄青色で脈絡膜の血管が透けてみえる．眼内への入光量が極端に多いため羞明をきたし開瞼できないほどである．そのため，固視機能が発達せず眼振を伴ってくると視力障害をきたす．

診断直後から虹彩付ソフトコンタクトレンズ（図24-19）を装用すると視力障害をある程度防げる．しかし，実際には生直後に装用できている例は少なく，生後6ヵ月以降からスタートすることが多いため，眼振も発現しており視力の向上が難しい．この場合は，拡大鏡さらには単眼鏡が使用できるよう訓練する．

先天無虹彩：congenital aniridia

先天的に虹彩がなく常に過度に散瞳したような状態で，白皮症（上述）と同様に羞明が強く，やがて眼振を伴ってくる．しばしば黄斑低形成を伴うため視力が悪い（さらに副腎腫瘍を伴うことがあり，これは生命予後が不良）．最初のロービジョンケアは，白皮症と同様に診断直後からの虹彩付ソフトコンタクトレンズ装用である．

先天白内障：congenital cataract

先天白内障の原因は多くても，最終的な治療は水晶体摘出と最近では眼内レンズ装用を適用するかどうかの時代になっている．視覚障害になるのは両眼性で生直後から形態覚遮断をきたすほど水晶体混濁が強いときで，固視機能の発達の遅れと眼振の発症を伴ってくる．視反応が良好で眼底が透見でき追視も良好である場合は，視機能の発達は悪くなく経過観察を行う．小眼球を伴った先天白内障は眼振も伴いやすいため，手術成績は良くなく視力予後は不良で早期ハビリテーションの適応となる．

白内障手術後の視力不良例のロービジョンケアは，視覚的補助具の利用である．少なくとも，就学に備えた読み書きの指導が必要である．

先天緑内障（発達緑内障）：congenital glaucoma (developmental glaucoma)

生直後から両眼の牛眼（角膜と眼球が拡大している）や時に角膜混濁をきたすため，早期減圧術が行われる．術後成績が悪く数回の手術が行われ

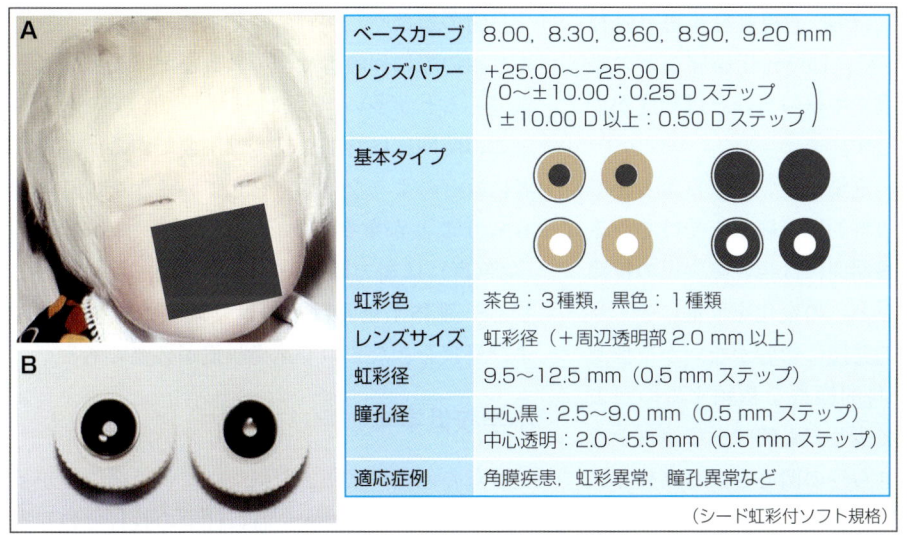

ベースカーブ	8.00, 8.30, 8.60, 8.90, 9.20 mm
レンズパワー	+25.00～-25.00 D (0～±10.00：0.25 D ステップ ±10.00 D 以上：0.50 D ステップ)
基本タイプ	
虹彩色	茶色：3種類，黒色：1種類
レンズサイズ	虹彩径（＋周辺透明部 2.0 mm 以上）
虹彩径	9.5～12.5 mm（0.5 mm ステップ）
瞳孔径	中心黒：2.5～9.0 mm（0.5 mm ステップ） 中心透明：2.0～5.5 mm（0.5 mm ステップ）
適応症例	角膜疾患，虹彩異常，瞳孔異常など

（シード虹彩付ソフト規格）

図24-19 白皮症
A：羞明と眼振が強い．
B：虹彩付ソフトコンタクトレンズ．

ることもある．コントロールが悪く視神経萎縮に進むと視覚障害児となり，長期の眼科的治療の継続（眼圧の管理）と早期ハビリテーションが必要である．

ロービジョンケアとしては，拡大鏡や拡大読書器の指導と進行性疾患であることを常に念頭に置き，本を読む，文字を書くときには書見台を用いる（頭位を下げると眼圧が上昇し，疾病を悪化させるリスクがある）．単眼鏡の使用にも慣れておくと就学時に間に合う．しかし，やがて失明状態になることが多いので，眼を使わない作業として点字指導や白杖訓練は早めに検討しておく．

網膜芽細胞腫：retinoblastoma

小児の悪性網膜腫瘍で眼球摘出が根治治療ではあるが，最近は保存的治療を第一選択とする傾向にある．腫瘍が眼内にある限りは化学療法が有効で，小児科医と密接に治療方針が計画される．両眼性の場合は失明あるいは重度の視覚障害児となるため，早期ハビリテーションの対象となる．年齢的には3～4歳くらいで発見されることが多いため，視経験は豊富で知的障害が少ないのでリハビリテーションへの誘導は成功しやすい．

その他の網脈絡膜や視神経疾患，染色体異常，中枢障害

網脈絡膜疾患（網膜剥離，網膜分離症，ぶどう膜炎，Coats病，Behçet病），視神経疾患（各種視神経症，視神経腫瘍），Down症候群などの染色体異常，Crouzon病や中枢障害などは頻度が少ないが視覚障害をきたす．

これらはいずれも，重篤な視覚障害に至るまでにかなり長い期間の眼科的経過観察を受けていることが多い．その観察期間には視覚障害児の視機能（視反応，視行動など）の変化を慎重にチェックし，身体的・精神的発達に影響がないかを推測する．定期的に小児科的観察を依頼するのがよい．日常生活において少しでも興味ある視物や音楽などを発見し，それらへの関心をより高めるように指導する．

色覚異常：color deficiency

小児の場合ほとんどが先天色覚異常であるが，学校保健安全法施行規則改正によって平成15年以降は全国のほとんど学校で色覚検査が施行されていないため，中高生の多くが進学や就職にのぞんで初めて発見されるなど，時に社会的トラブルの原因となっている．また，厚生労働省は平成13年から雇用時の健康診断における色覚検査義務を廃止し，就職時の制限を行わないよう指導している．そこで，文部科学省は平成26年4月30日付で「学校保健安全法施行規則の一部を改正する省令」を発出し，学校医による健康相談において当事者や保護者の同意を得て色覚検査を施行し，児童生徒が自身の色覚の特性を知らないまま不利益を受けることがないようにする必要があるとした．したがって，小学生の時期から色覚異常に対する指導が可能で，児童の日常生活や進学・就職にも助言しやすくなっている．

日本眼科医会は「平成22・23年度における先天色覚異常の受診者に関する実態調査」を行い[20]，小児から成人までの先天色覚異常者の色覚に係るトラブルを具体的に詳細に報告している．以下に，その"まとめ"とそれらへの対応について紹介する．

未就学児

日常の遊びや，保育所や幼稚園でのお絵かきやぬり絵の際に保護者や園の教員など，周囲の者が気づくことが多い．

この時期には特別な支援は不要であるが，保護者にはどのような見え方をしているかを理解してもらうことが重要である．ただし，杆体1色覚（全色盲）は視力障害や眼振とともに羞明をきたし，S-錐体1色覚は視力は良いが眼振や羞明および昼盲をきたすので遮光眼鏡が必要である．

小学校低学年

自身の色覚異常にまだ気づいていないことが多く，学校でのトラブル，特に図画の教科での報告

が多い.

小学校高学年

周囲の者から指摘されたり，自ら気づきはじめたことをエピソードとして報告する例が多い.

鉛筆の色を間違えたり黒板の文字（色チョーク）が見えにくいなどがあることから，教員には保護者から，色覚異常による問題点と改善などを依頼しておくのがよい．小学校5年生以上での色覚検査は信頼性があるといわれているので，この時期から保護者が希望する場合，確定診断と進路指導を行うことは可能である.

中村ら[21]の学校での調査によると，異常3色覚では約90％，2色覚でも約4割の保護者が健康診断などで指摘されるまでは，約40％がわが子の色覚異常を知らない状態である．対応としては，色覚異常児にわかりやすい図版の作り方（文字，記号，線種，ハッチングなどの形に差をつけるなど），あるいは本人ができる工夫（例えば，色覚異常に対応した色フィルターで色を区別しやすくするなど），さらに色名を教えるカラートークプラスなどの補助具を紹介するとよい[22].

中学生・高校生

美術の授業や美術部の課外活動のなかで周囲の者から指摘され，色覚異常に気づいた例が多い.

日常生活

電気器具の充電や交通信号などの光源色の判別にトラブルがある.

進学・就職

例えば，工業高等学校に進学後の色覚検査で初めて色覚異常を知り将来に不安に覚えた場合でも，進学指導時での確認が必要である．色覚異常者への進学や就職はかなり門戸が広くなっているが，後で実際に目的の学業や仕事が継続できるか判断せざるを得ない事態があることを保護者や当事者に伝えておく.

● **色覚による採用基準を設けている主な職種・資格**

航空機乗務員，**航空管制官**，**海技士（航海）**，小型船舶操縦士，機関部船員，**海上保安官**，**海上保安官（航空）**，**動力車操縦者**，警察官，皇宮護衛官，入国警備官，**自衛官**，消防官などで，太字の職種は色覚に異常のない者を採用しており，それ以外は概ね色覚は職務遂行に支障のないものと考えてよい.

● **微妙な色識別が求められる職業**

農業生産物の選別，魚の鮮度判別，広告・パンフレット制作関係，仏像の修復，服飾関係，調理師，染み抜き作業，美容師，看護師，救急救命士などに係る職業，などである.

疾病や外傷による両眼の失明

乳幼児期に種々の疾病や外傷によって両眼の失明をきたすことがある．乳幼児期は視機能の発達時期であることから，受障年齢が早いほど重度の視覚障害児となる．ハビリテーションの基本は，受障までに獲得している視機能を評価しそれを生かしたものとなる.

中途視覚障害児

視機能の発達は，おおよそ8歳で完成するといわれている．この視覚発達完了後から視覚障害が顕著になるのをここでは中途視覚障害児とする．代表疾患としては網膜色素変性，Stargardt病などの網脈絡変性，Leber遺伝性視神経症などの視神経障害，頭蓋咽頭腫などの頭蓋内視路疾患などである．また，後天性としては外傷（交通事故，花火の爆発，化学薬品など）がある.

正常の視覚発達が完了しているので，正確な視力と視野など，視機能評価が可能である．眼を使ったロービジョンケアとともに就学および就職相談がハビリテーションの主体となる.

網膜色素変性では，視力はこの年齢では正常であるが，夜盲と視野障害について経過観察を行

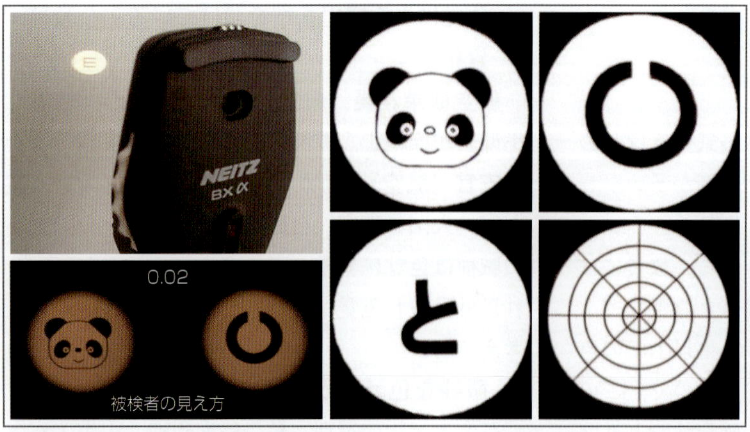

図 24-20　小児の固視の観察
直像鏡を改良した改造検眼鏡 BXαPlus による観察．右図は眼底に投影される視標パターン．ほとんどの小児はパンダの顔を知っているので，あらかじめ，この図に慣れてもらってから検査する．

う．羞明があると遮光眼鏡の適応となる．乳幼児期に診断された場合は，しばしば保護者から病名や疾患の予後を聞いていないことがあり，告知の時期については慎重にする．

　Stargardt 病を代表とする各種黄斑ジストロフィなどは黄斑が変性して中心視力が不良であるが，黄斑のどこかに感度の良いところがありすでにその部位で見る〔偏心視（eccentric vision），または偏心視域（preferred retinal locus：PRL）〕ことができる．PRL がある場合，そこで常時見るための固視訓練（眼球運動訓練）を行うとその部位に応じた良い視力で読み書きができる．小児のPRL の発見には，直像鏡を改良した改造検眼鏡 BXαPlus による観察が簡便[23]である（図 24-20）．

　Leber 遺伝性視神経症や頭蓋内視路障害では，病巣部に一致した視野障害をきたす．視野異常による日常生活での影響がなければ経過観察でよいが，視力の低下が増大すると就学上の問題や将来への職業についての相談が必要になる．

重複障害児

　視覚障害以外にも，ほかの感覚器の異常および精神運動発達の異常も有することを重複障害という．精神発達遅滞があり何らかの障害（てんかん，脳性麻痺，運動障害，感覚障害）があっても，視覚障害に関するニーズがあればそれに応じたロービジョンケアを行う必要がある[24]．

　愛知県心身障害者コロニー中央病院にある視覚障害訓練室は，このような視覚障害児を乳幼児期から就学まで継続してみていくシステムが稼働している全国でも数少ない施設である．

　視反応の乏しい視覚障害児および残余視覚がある視覚障害児に分けたハビリテーションのなかで，障害児が将来社会や学校でさまざまな困難に直面したとき，本人の心身の強靭さが必要である．その観点から，早期に家庭以外のさまざまな環境下で，さまざまな人物と接し，さまざまなストレスを経験させることが重要であると強調されている．この考え方は，重複障害児だけのものではなく，視覚だけの視覚障害児のハビリテーションにも通じるものである．

おわりに

　視覚障害児のハビリテーションは，疾患，年齢，保護者，周囲環境（家庭，福祉制度と施設）などそれぞれの状況によって複雑に絡み合った個々に応じたものである．しかし，共通した基本的な考え方は早期ハビリテーションによって視機能の発達を促すことで，特に，0〜3 歳までの視覚発達のみならず身体的・精神的発達の著しい時期のハビリテーションが重要である．小児期において視機能の発達が身体的・精神的発達を促し，やがては社会での大きな活躍が期待できることを念頭に置いたハビリテーションを施行していただきたい．

文　　献

1) 柿澤敏文：全国視覚特別支援学校及び小・中学校弱視特別支援学級児童生徒の視覚障害原因等に関する調査研究-2010年-調査報告書．筑波大学人間系障害学域，2012，p70
2) 守本典子，大月　洋：「ロービジョン」の定義確立に向けての提言．日本眼科紀要 51：1115-1120，2000
3) 高松鶴吉：療育とはなにか．ぶどう社，1990
4) 高橋　広：第6章 視覚障害者への年齢別対応 A. 乳幼児のロービジョンケア．"ロービジョンケアの実際―視覚障害者のQOL向上のために"高橋　広 編．医学書院，2002，pp116-144
5) 田淵昭雄：眼の構造と視覚障害の知識．"ロービジョンの総合的リハビリテーション 理論と実践"田淵昭雄 監修．自由企画・出版，2010，pp3-9
6) 唐木　剛：重複障害者（児）のロービジョンケア．"ロービジョンケアマニュアル"簗島謙次，石田みさ子 編．南江堂，2000，pp195-203
7) 西田朋美：先天盲と中途失明におけるロービジョンケア．あたらしい眼科 30：457-463，2013
8) 仁科幸子：視覚障害児（低視力児）のハビリテーション．"小児眼科のABC 最新の診断・治療的アプローチ第2版"小口若久 編著．日本医事新報，2003，pp178-185
9) 中江公裕，増田寛次郎，他：わが国における視覚障害の現状．厚生労働省難治性疾患克服研究事業，網膜脈絡膜・視神経萎縮症に関する研究班，平成17年度研究報告書．2006，pp263-267
10) 伊藤（清水）里美：国立成育医療センターにおける小児ロービジョンケアの特徴．眼科臨床紀要 3：346-352，2010
11) Erhardt RP, 他 著，紀伊克昌 監訳：第3章 発達モデル．"視覚機能の発達障害 その評価と援助"医歯薬出版，1997，pp40-59
12) 野川由紀：ヒトの発達と心理特性．"視能学 第2版"丸尾敏夫，久保田伸枝，深井小久子 編．文光堂，2011，pp487-495
13) 新井千賀子：小児のロービジョンケア 視機能評価（第68回日本臨床眼科学会インストラクションコース09：ロービジョン部門　テキストより）
14) 中野泰志：視覚障害者（児）の視機能評価―教育者としての立場から―（第68回日本臨床眼科学会インストラクションコース09：ロービジョン部門　テキストより）
15) 菊入　昭：光学的補助具等の知識．"ロービジョンの総合的リハビリテーション 理論と実践"田淵昭雄 監修．自由企画・出版，2010，pp109-118
16) 坂上達志：他のロービジョン補装具の処方．"眼科診療プラクティス61 ロービジョンへの対応"丸尾敏夫 編．文光堂，2000，pp50-53
17) 三宅　琢，野田知子，柏瀬光寿，他：多機能電子端末（iPad 2）のロービジョンエイドとしての有用性．臨床眼科 66：831-836，2012
18) 氏間和仁：平成25年度文部科学省教科書課委託研究「特別支援学校（視覚障害等）高等部における教科書デジタルデータ活用に関する調査研究」：教科書デジタルデータ活用研修会資料 指導者研修会 第1版．2014
19) 菊入　昭：視覚に障害のある人の福祉制度と訓練施設．"ロービジョンの総合的リハビリテーション 理論と実践"田淵昭雄 監修．自由企画・出版，2010，pp199-231
20) 宮浦　徹，宇津見義一，柏井真理子，他：平成22・23年度における先天色覚異常の受診者に関する実態調査（続報）．日本の眼科 83：1541-1557，2012
21) 中村かおる，岡島　修：学校での色覚検査に関する保護者へのアンケート調査．日本の眼科 75：443-446，2004
22) 守本典子：色覚異常．"眼科プラクテイス14 ロービジョンケアガイド"樋田哲夫 編．文光堂，2007，pp162-166
23) 高橋　広，吉田雅子，田淵昭雄，他：文字や絵視標で固視検査ができる検眼鏡の開発―フィルターの効果について―．臨床眼科 67：551-556，2013
24) 唐木　剛：小児の中枢性視覚障害．あたらしい眼科 16：1665-1669，1999

※ iPadは，Apple Inc. の商標です．

第25章 発達障害・重複障害

発達障害

発達障害とは

発達障害は，発達障害者支援法には"自閉症，アスペルガー症候群その他の広汎性発達障害，学習障害，注意欠陥多動性障害その他これに類する脳機能の障害であってその症状が通常低年齢において発現するもの"と定義されている[1]．

発達障害の名称や内容に関しては，2013年にDSM-4（Diagnostic and Statistical Manual of Mental Disorders, Forth Edition）に代わってDSM-5[2]が発表され，従来とは区分が多少変更されたが，WHOのICD-10はまだ改訂されていない．日本精神神経学会によるDSM-5の病名・用語翻訳ガイドライン[3]では，病名に障害とつくことは児童や親に大きな衝撃を与えるため，"障害"を"症"と訳すことが提案されている．ただし，旧病名がある程度普及して用いられている場合には，新たに提案する病名の横に旧病名をスラッシュで併記することになった．表25-1に発達障害の種類，DSM-5[3]による名称と文部科学省による定義[4]を記す．

学習障害を除いて，自閉症スペクトラム障害や注意欠如・多動性障害は，さまざまな程度の知的障害との合併が数多くみられる．

発達障害の頻度

文部科学省が平成24年2～3月にかけて実施した公立の小・中学校の通常学級に在籍する児童生徒を対象とした調査では，知的発達に遅れはないものの学習面または行動面で著しい困難を示す児童生徒は，全体の6.5%となっている．35人ク

表25-1 発達障害の種類（DSM-5による名称）と現在の文部科学省による定義

Autism Spectrum Disorder（自閉スペクトラム症／自閉症スペクトラム障害）
"自閉症とは，3歳位までに現れ，①他人との社会的関係の形成の困難さ，②言葉の発達の遅れ，③興味や関心が狭く特定のものにこだわることを特徴とする行動の障害であり，中枢神経系に何らかの要因による機能不全があると推定される（文部科学省）[4]"
- 従来は言語発達の遅れを伴う，いわゆるカナー型と，言語発達の遅れはあっても軽度な，いわゆるアスペルガー型に分類されていた．DSM-5ではこれらの分類がなくなり，一括されている．

Attention-Deficit／Hyperactivity Disorder（ADHD）（注意欠如・多動症／注意欠如・多動性障害）
"ADHDとは，年齢あるいは発達に不釣り合いな注意力，及び／又は衝動性，多動性を特徴とする行動の障害で，社会的な活動や学業の機能に支障をきたすものである．また，7歳以前に現れ，その状態が継続し，中枢神経系に何らかの要因による機能不全があると推定される（文部科学省）[4]"
- DSM-5では，症状の発現年齢は7歳未満から12歳未満になった．不注意優勢型，多動・衝動性優勢型，混合型（両方の特性を抱える）がみられる．

Specific Learning Disorder（限局性学習症／限局性学習障害）
"学習障害とは，基本的には全般的な知的発達に遅れはないが，聞く，話す，読む，書く，計算する又は推論する能力のうち特定のものの習得と使用に著しい困難を示す様々な状態を指すものである．学習障害は，その原因として，中枢神経系に何らかの機能障害があると推定されるが，視覚障害，聴覚障害，知的障害，情緒障害などの障害や，環境的な要因が直接の原因となるものではない（文部科学省）[4]"
- 従来は学習障害と呼ばれていた．読字障害，書字障害，算数障害などがある．

ラスであれば2人いる計算となり，高頻度である．また通級による指導を受けている児童生徒数の推移（図25-1）[5]をみると，ここ数年で発達障害の児童生徒が急増していることがわかる．

発達障害児にみられる眼球運動異常

発達障害児にみられる屈折異常の頻度は，ほぼ健常児と同様と考えられるが，屈折異常や斜視などの眼科的な異常を見落とさないことが大切である．

発達障害児では，視力や両眼視機能が良好であるにもかかわらず，滑動性眼球運動（滑動性追従眼球運動：smooth pursuit）や衝動性眼球運動（saccade）がうまくできず，文章を読むときに行飛ばししてしまったり，黒板の文字をノートにうまく書き写せない例がみられる．文章を読むときは主に衝動性眼球運動がかかわる．黒板の文字を写すときには，衝動性眼球運動に加えて調節と輻輳のコントロールもかかわる．眼球運動の発達は，身体を大きく動かす粗大運動の発達と密接に関係しており，感覚統合の関与が大きい[6]．

このため，教育機関だけでなく，児童精神科医，作業療法士や臨床発達心理士などとの連携が必要である．

発達障害児にみられる心因性視覚障害

発達障害児では，友人とのコミュニケーションのトラブルや，学業でのトラブルから自己評価が下がり，心因性視覚障害を示す例がみられる．このような例では対処方法が難しく，教育機関や児童精神科医との連携が大切である．

重複障害

重複障害の頻度

特別支援学校（幼稚部・小学部・中学部・高等部）に在学する幼児児童生徒数は平成25年5月現在，知的障害が118,225名と圧倒的に多く，次いで肢体不自由，病弱，聴覚障害となり視覚障害は5,940名となっている（図25-2）[7]．

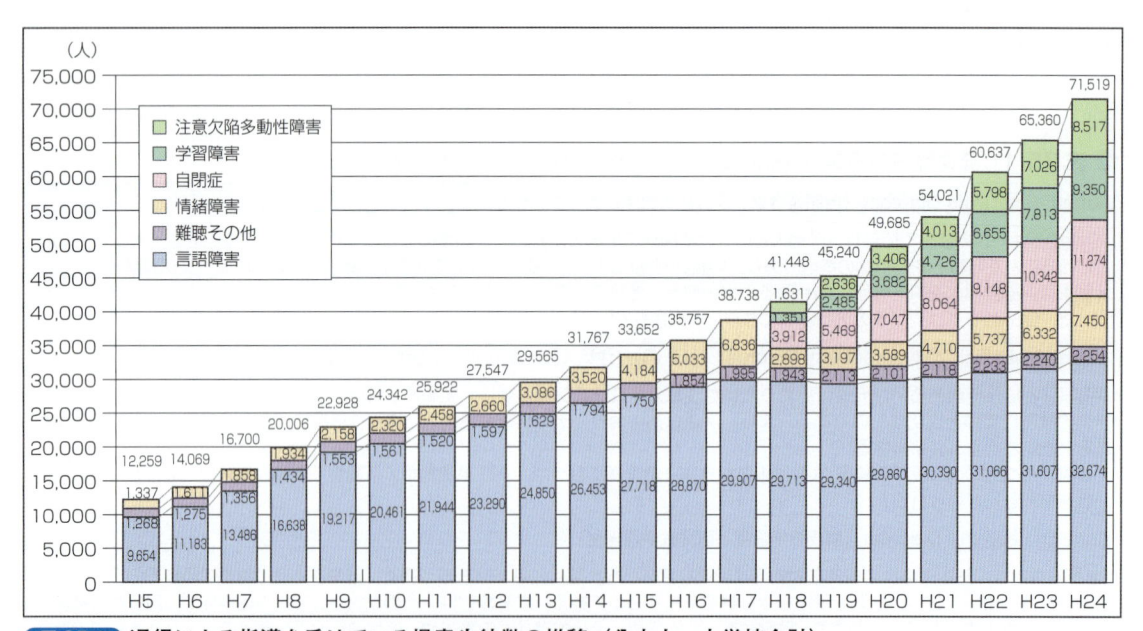

図25-1 通級による指導を受けている児童生徒数の推移（公立小・中学校合計）

各年度5月1日現在．「難聴その他」は難聴，弱視，肢体不自由および病弱・身体虚弱の合計である．「注意欠陥多動性障害」および「学習障害」は，平成18年度から通級指導の対象として学校教育法施行規則に規定（あわせて「自閉症」も平成18年度から対象として明示：平成17年度以前は主に「情緒障害」の通級指導の対象として対応）．

(文献5より引用)

視覚障害と知的障害，聴覚障害，肢体不自由などが合併する重複障害例も多くみられる．また上記の2つ以上の合併例もみられるが，視覚障害では知的障害との重複障害が圧倒的に多い（図25-3）．

知的障害との合併

Down症候群では，屈折異常の合併が高率である．弱視をつくりやすい遠視が約70％を占める．近視に関しては，数は多くないものの-10Dに及ぶものもあり，幅広い分布を示す．また2D以上の乱視は約60％にみられ，全体として約90％に眼鏡装用が必要とされる．またDown症候群以外の知的障害児についても，+4D以上の遠視は約20％，2D以上の乱視が約半数にみられ，約75％に眼鏡が必要とされる．このように知的障害児では疾患が何であるかにかかわらず，屈折異常が多くみられることに留意する必要がある．

その他，Down症候群では斜視が約35％にみられ，内斜視と下斜筋過動が多い．Down症候群以外の知的障害児ではさらに斜視の合併が多く，約半数にみられ，外斜視が多い．眼振もDown症候群では約25％，Down症候群以外の知的障害児では約10％に合併がみられている．

上記のように知的障害児では眼科管理を必要とする例がほとんどであり，幼児期からしっかり検査を重ね，屈折矯正などを行っていく必要がある．

聴覚障害との合併

聾学校での健診で視力不良を指摘され，屈折異常が見つかる児童生徒も多く，聴覚障害を起こす種々の疾患においても，知的障害同様，屈折異常や斜視に対して慎重な管理を必要とする例が多い．

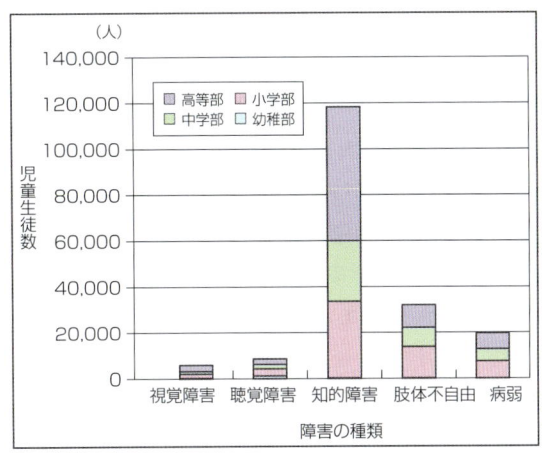

図25-2 特別支援学校に在学する幼児児童生徒数
平成25年5月1日現在．　　　　　　　　　　（文献7より引用）

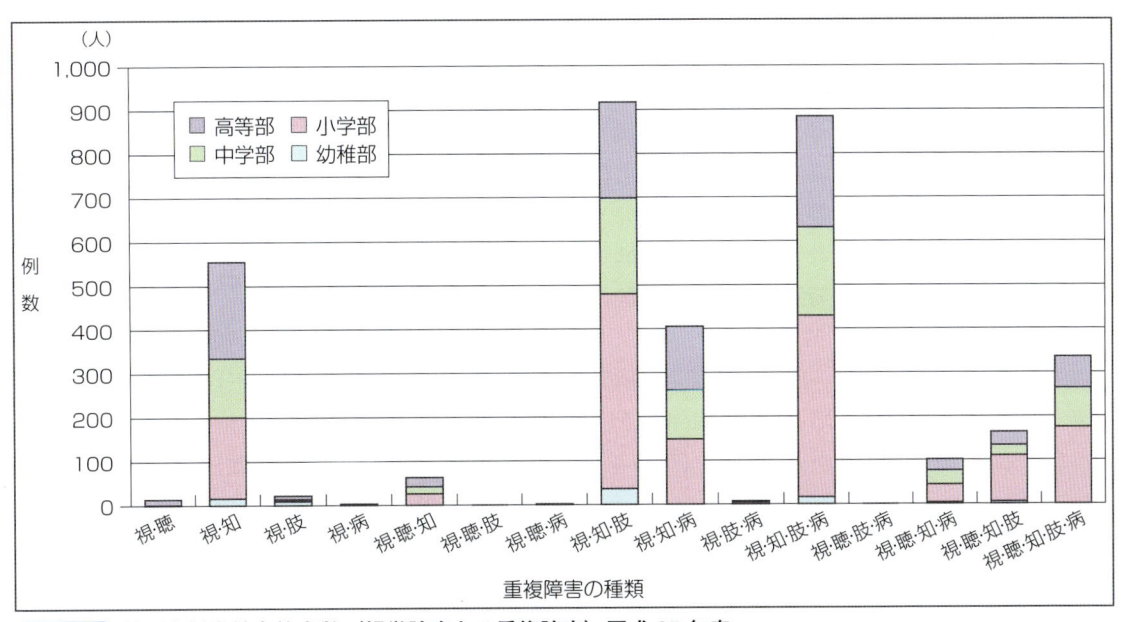

図25-3 特別支援学校在籍者数（視覚障害との重複障害）平成25年度　　　　　（文献8より引用）

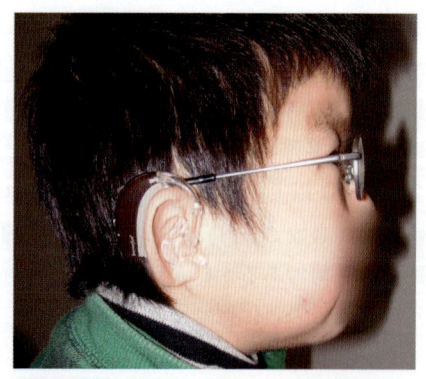

図25-4 補聴器と眼鏡との併用例

聴覚障害との重複障害の代表的な疾患として，CHARGE症候群が挙げられる．CHARGE症候群は，*CHD7*遺伝子のヘテロ変異により発症する多発奇形症候群である．虹彩欠損および脈絡膜欠損（coloboma），心疾患（heart disease），後鼻孔閉鎖（atresia choanae），成長障害と精神発達障害（retarded growth and mental development），性器形成不全（genital hypoplasia），耳介の変形と難聴（ear anomalies and deafness）を主症状とし，これらの頭文字をとって命名されている．90～95％に難聴を合併する．視力障害の重症度は脈絡膜欠損の大きさに依存し，脈絡膜欠損の大きなものでは，上方視野欠損と視力障害を合併し，ロービジョンケアが必要となる．屈折異常や斜視の合併も多くみられる．

聴覚障害と視覚障害がともに重い場合には，コミュニケーションが難しく，非常に専門的な療育と教育が早期より必要となるため，独立した障害として考えることが必要である[9]．聴覚障害と視覚障害の重複障害についての専門教育機関はいまだ少ないが，国立特別支援教育総合研究所，聴覚特別支援学校あるいは視覚特別支援学校へ相談紹介する．

補聴器をつけている場合，眼鏡との併用が困難と考えられがちであるが，フレームの先セルをケーブルにするなど工夫するとかけやすい（図25-4）．

肢体不自由との合併

肢体不自由児では，屈折異常や斜視が多いにもかかわらず，運動機能障害の重さに重点が置かれ，"見えていそうな様子"であれば，眼科検査を受けていない例が非常に多い．最近では，低出生体重児の救命率が増加しているが，低出生体重児では強度近視などの屈折異常や斜視が高頻度でみられることに加え，脳室周囲白質軟化症による下肢または四肢麻痺や，空間認知障害を伴うことも多い．また肢体不自由児では，疾患により視神経萎縮がさまざまな程度でみられることもあり，脳性麻痺，てんかん，水頭症などに伴う中枢性視力障害や，視野障害，斜視，視覚認知障害の合併も多くみられる．原疾患により，個々の障害はさまざまな程度を示す．自覚的な検査が難しいことが多いため，調節麻痺下での他覚的な屈折値から判断して眼鏡の必要性を検討することが大切である．

肢体不自由児では，体位によって視反応が大きく変動する場合がある．体幹の安定性が悪い状態であると視反応が低下するため，できるだけ身体がリラックスでき安定した状態で視反応を評価することが大切である．このため車いすやバギー（座位保持椅子）などに座らせたまま，あるいは寝かせたままで検査することも考慮する．

肢体不自由児のなかには，外見から推測される以上に知能が高い子どももおり，子どもの心を傷つけないように，年齢相応の対応をきちんとすることを心がける必要がある．

診療上の留意点

視力障害が重い場合（肢体不自由で中枢性視力障害が疑われる場合など）

眼球そのものに異常がない中枢性視力障害の場合，特に脳性麻痺など肢体不自由や知的障害を伴い，眼振様の眼球運動が不随意にみられる例では，視反応に関して判断が難しい場合がある．まず，室内光の全点灯と消灯での反応をみる．また，室内光での反応が悪くても，屋外の日光をまぶしがる様子があるかどうかも聞いておくことによって，光覚の有無を判断できることがある．次

に，暗室での光るおもちゃへの反応をみる．このとき，モーター音のしないLEDにより発光するおもちゃを使う．追視ができなくても，顔を少しだけ向ける，手がちょっと動くなど光るおもちゃへの反応がみられるかどうかを慎重に判断する．反応がみられれば，今度は明室で光るおもちゃを用いて反応をみる．ここで反応があれば，縞視標による検査へ移る．

眼科では眼球運動（固視・追視）で視反応を判断することが多いが，脳性麻痺児では眼球運動そのものがうまくいかないために，見えているのに見えていないと判断されてしまう例がみられる．

また診察室という新しい場所での緊張で，視反応が低下することもあるため，子どもの表情や身体の緊張状態にも留意する必要がある．子どもの緊張が強い場合は，家庭や保育所・幼稚園，学校での視反応の様子も詳しく聞き取り，診察室での一度だけの検査で判断しないようにすることも大切である．

発達障害児・重複障害児の検査のコツ

シンプルな環境を設定する

発達障害児や重複障害児では，注目すべきものへ注意を向けることが困難な例も多い．このような場合，診察室や検査室は，できるだけいろいろなものを排除し，検査視標のみに注目しやすいシンプルな環境を整えることが大切である．

診察や検査の見通しを立てる

発達障害児や重複障害児では，見通しの立たない検査への恐怖心がとても強い．このため一体何をするのか，どこまでやったら終わりなのかをあらかじめ説明しておくと，検査がスムースにできることが多い．写真を使って説明することも，効果的である（図25-5）．検査の開始と終了をはっきり伝える．検査は「できた」ところで終わり，褒めるようにする．

点眼などの処置をする場合は，いきなり押さえつけたりせず，必ず子ども本人に説明をしてからにする．子ども本人が点眼による検査を強く嫌がる場合は，無理せず次回にまわし，点眼検査の大切さを再度説明してから来院してもらうことも考慮する．

短い言葉で指示する

言葉がけの仕方にも注意が必要である．例えば，オートレフラクトメータでの測定では「ここに座ります．顎をのせます．おでこをのせます．機械の中の家の絵を見ます」などのように，端的に短い言葉で説明するほうがわかりやすい子どもが多い．

触覚過敏に注意する

触覚過敏がある子どもが多い．このような子どもは身体に触られることを嫌がるため，オートレフラクトメータによる測定などで頭を押さえたいときは，手のひら全体や胸を使って，"圧覚"に変わるようにして押さえるほうが効果的である．

また，触覚過敏があると眼鏡装用が定着するまでに時間がかかることが多い．

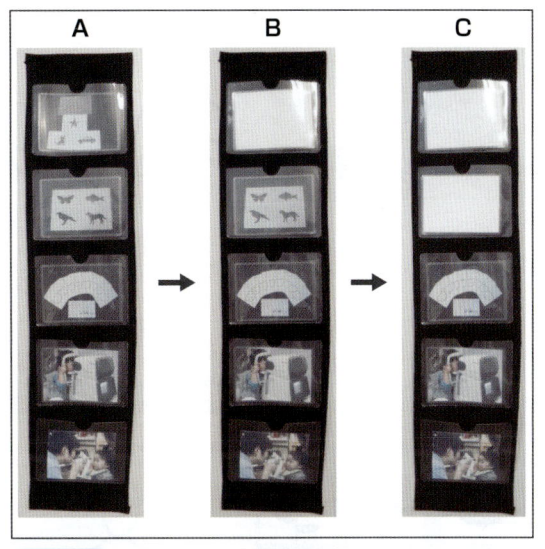

図25-5　検査内容の視覚構造化
個々の検査の写真を，上からその日の検査の流れに従って入れている．写真は何種類かあり，その都度必要に応じて入れ替える．一つ検査が終わるたびにBやCのように子どもと確認しつつ，カードを裏返していく．検査終了までの見通しが立ちやすく，子どもが安心して検査に取り組むことができる．

押さえつける検査をできるだけしない

　障害児では過去のことを克明に覚えていて，フラッシュバックを起こし，長い間検査に対する恐怖心が抜けなくなる子どもが多い．このため押さえつける検査をなるべくしないほうがよい．どうしても診なければならないときは，先に述べたように子ども自身に説明し，できる限り短時間に終わらせる．障害のある子どもでは，泣き止む，あきらめるということがほとんどなく，嫌であればずっと泣き叫ぶ状態が続くことが多い．

　障害児では，新しい場所や人への慣れが難しいことが多い．このため，逆に2度目であれば比較的スムースに検査ができるようになることも多い．保護者の協力が得られる場合は，迷わず何回かの検査に分け，子どもに場所と人に慣れてもらうほうがよい．

縞視標，カーディフカードによる検査

　Down症候群では，4歳すぎまで縞視標による評価が必要であることが多い．縞や絵に対する反応が良好にみられる場合はよいが，自閉症スペクトラム障害児，知的障害児や肢体不自由児ではしばしば"視線外し"といって，見えているのに見ようとしないことがあるため，視反応を誤って判断しないようにする．また，すぐに飽きてしまう子どもも多いため，短時間で検査をすませるようにする．

絵視標による検査

　絵が4つあるいは6つ並んでいる中から，呈示した視標と同じものを選んで答えてもらう，いわゆる"絵合わせ"のためには，それぞれ4つあるいは6つの絵の記憶が必要であり，さらに"同じ"の概念理解と"見比べ"の力が必要となる．このため，絵視標による検査では，1対1対応で，視標を呈示してその名称を答えてもらう方法が最も容易である．言語での表出の難しい子どもでは，サイン（マカトン法：コラム参照）を用いて答えてもらうとよい（図25-6）．

ドットカードによる検査

　知的障害児や肢体不自由児では，ドットカードの小さな目を指差す動作が困難であることが多い．このため，"どっち，どちら"の概念理解ができている子どもには，検査距離を守って0カー

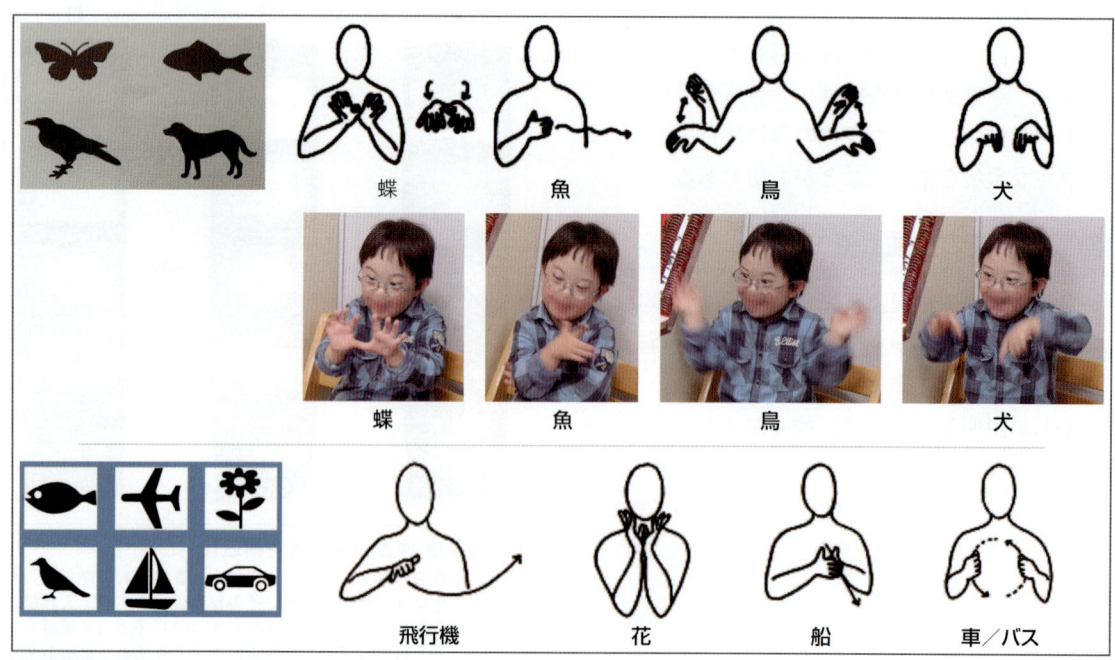

図25-6 絵視標による検査におけるサイン（マカトン法）の利用

（文献10より引用）

ドと目のあるカードの両方を出し「おめめのあるクマさんはどっち？」と聞いて，選んでもらうことも行っている．また，知的障害児では一見してクマの目の位置がわかりやすい"0.2"視標まで答えるが，注視時間がある程度必要になる"0.4"視標になると見なくなってしまうことも多い．

無散瞳眼底カメラの利用

障害児では疾患にかかわらず，光過敏を示し眼底検査など光の当たる検査に抵抗を示す子どもが多い．このような場合，押さえつけての検査を避ける一つの方法として，無散瞳眼底カメラの利用がある．据え置き型オートレフラクトメータで検査できる子どもの場合，無散瞳眼底カメラによる眼底撮影は可能であることが多い．後極部眼底の検査では，非常に有用である．

眼鏡処方に関しては健常児と同じに考える

障害児であっても，眼鏡処方に関しては健常児と同様の基準で考えて処方する．ただし，眼鏡装用の定着からいうと，歩行が可能であるほうが定着しやすい．療育・教育機関との連携により，眼鏡装用はほとんどの子どもで可能である．

療育・教育機関との連携のあり方

就学前の乳幼児

視覚障害が非常に重い子どもの場合は，重複障害であっても地域の視覚特別支援学校（盲学校）の教育相談に早期につなげることが必要である．専門的なかかわりをしていかないと，視覚障害児では自閉症スペクトラム障害類似の触覚過敏，聴覚過敏，こだわり，コミュニケーション障害などを二次的に起こしてしまうことがしばしばみられるからである．

療育機関[11]（コラム参照）ですでに発達支援を受けている場合は，眼科所見について文書で知ら

> **Column**
> #### マカトン法
>
> 英国で開発された言語指導プログラム．言葉の発達が遅れている人のなかでも，特に聴覚障害と知的障害をあわせもつ人を対象として開発された．動作サインやシンボルを，話し言葉と同時に呈示する方法が中心．文脈を理解する鍵となる単語のみに，会話の語順にそって，動作サインやシンボルをつけて呈示する．
> 詳細は「日本マカトン協会」〒178-0063 東京都練馬区東大泉7-12-16 旭出学園教育研究所内へ．

せる．特に，弱視治療のための矯正眼鏡が必要な場合や，羞明に対する遮光が必要な場合などは詳しい情報提供が大切である．また，視野や両眼視機能などについても，日常生活で問題になるため伝えておく．

学校選び

視覚障害，聴覚障害，知的障害，肢体不自由に対し，それぞれ特別支援学校，特別支援学級があり，通学先は通常学級（普通学級）もあわせて3種類がある．

大切なのは，この3種類の違いをよく知っておくことである[12]．通常学級（普通学級）は，1人の担任に対して30～40人の児童生徒が1クラスの単位である．担任が発する一斉指示に対して，児童生徒がすぐに従えることが前提である．例えば，言われていることが理解できない場合，聞こえない場合，指示が見えない場合などは，原則として通常学級（普通学級）での生活には困難さがあると考えられる．特別支援学級では，個々の障害に合わせ少人数による個別指導が受けられる．しかし，特別支援学級の教員は普通教員であってもなれるため，視覚障害，聴覚障害，知的障害などに対しての専門的な知識がないことがある．これに対し特別支援学校では，専門的な教育的配慮が受けられ，また個別指導も受けられる．

単に視力値や聴力値，IQ値からのみ学校を選

> **Column**
>
> ### 療育機関[11]
>
> 障害児が地域で生活しながら必要な発達支援を受けられるような地域療育システムが提唱されている．療育機関はそのような地域療育システムの中核を担うもので，医療・療育・福祉サービスを兼ね備えた心身障害児総合通園センター，児童福祉法に基づく幼児通園施設，各自治体が設置する障害児通園事業所（いわゆる小規模通園施設），重症心身障害児通園施設，自閉症児・者発達支援センター，入所施設（知的障害児施設，重症心身障害児施設など）など，規模や目的，内容の異なる施設がある．その共通する機能は，アセスメントに基づいた個々のニーズにそった療育プログラムの提供，地域のサポート機関との連携とシステム作り，各種の相談や情報の提供，仲間作りなどを通しての保護者と家族の支援にまとめられる．

択するのではなく，ほかの全身合併症の有無，教室や学校の規模，通学に要する時間や交通機関なども考慮しなくてはならない．このため，眼科医が安易に学校のことを口にすべきではなく，まず専門教育機関の教育相談を受けてもらうべきである．

学校への診療情報提供

視力，屈折度数，眼鏡の必要性，眼鏡の使用方法（授業中だけでよいのか，終日装用が必要かなど），斜視の有無や両眼視機能，眼球運動，視野，色覚，遮光の必要性，教室内で座席の配慮の必要性，教科書の文字の大きさなど，学校生活において必要な情報は文書にして，保護者を通じて学校へ提供することが勧められる．個人情報であるため，取り扱いには注意が必要であるが，視覚特別支援学校（盲学校）においても，児童生徒の視覚に関する情報は十分とはいえず，また教員が診療情報を読み取れないことも多いため，情報提供書は具体的に記載することが大切である．

文　献

1) 発達障害者支援法（文部科学省）　http://law.e-gov.go.jp/htmldata/H16/H16HO167.html
2) American Psychiatric Association : Diagnostic and Statistical Manual of Mental Disorders, Fifth Edition. DSM-5. Washington, D.C., American Psychiatric Association, 2013
3) 日本精神神経学会　精神科病名検討連絡会：DSM-5病名・用語翻訳ガイドライン（初版）．精神神経学雑誌　116：429-457, 2014
4) 特別支援教育について：主な発達障害の定義について（文部科学省）
http://www.mext.go.jp/a_menu/shotou/tokubetu/004/008/001.htm
5) 特別支援教育について：平成25年度通級による指導実施状況調査結果について（文部科学省）
http://www.mext.go.jp/a_menu/shotou/clarinet/kaigi/__icsFiles/afieldfile/2013/03/04/1330294_1.pdf
6) 木村　順：育てにくい子にはわけがある．大月書店，2006, pp22-106
7) 特別支援教育について：2．特別支援教育の現状．特別支援学校の現状．特別支援学校（幼稚部・小学部・中学部・高等部）に在学する幼児児童生徒数―国・公・私立計―（平成25年5月1日現在）（文部科学省）
http://www.mext.go.jp/a_menu/shotou/tokubetu/002.htm
8) 特別支援教育について：特別支援教育資料（平成25年度）第1部集計編
http://www.mext.go.jp/component/a_menu/education/micro_detail/__icsFiles/afieldfile/2014/05/30/1348287_1.pdf
9) 資料5-9田畑真由美氏提出資料：盲ろう児・者の教育における配慮（文部科学省）
http://www.mext.go.jp/b_menu/shingi/chukyo/chukyo3/046/siryo/attach/1308862.htm
10) 松田祥子，他：日本版マカトン・サイン線画集．日本マカトン協会，1989
11) 市川奈緒子："発達障害の心理臨床―子どもと家族を支える療育支援と心理臨床的援助"田中千穂子　他編．有斐閣，2005, pp111-112
12) 杉山登志郎：学校の選び方．"発達障害の子どもたち"講談社，2007, pp201-213

第26章 学校保健

学校保健

　学校保健は，児童生徒の心身の健康を管理し，さらに保健教育を通して将来社会人として"生きる力"を育むことを目標とした広い教育活動である．

　学校保健は，旧法である学校保健法により成果を上げてきたが，近年の社会環境や生活環境の変化が児童生徒に与える影響を考慮した新法である学校保健安全法により，学校保健の領域が拡大され，より充実が望まれるに至っている．

学校保健安全法

学校保健安全法改正

　平成21年（2009年）4月1日に旧学校保健法から学校保健安全法へと改正された．改正の目的は，第一条に「学校における児童生徒等及び職員の健康の保持増進を図るため，学校における保健管理に関し必要な事項を定めるとともに，学校における教育活動が安全な環境において実施され，児童生徒等の安全の確保が図られるよう，学校における安全管理に関し必要な事項を定め，もって学校教育の円滑な実施とその成果の確保に資することを目的とする」とある．従来の学校保健の分野に加えて学校安全分野が重要視されたものとなった．

旧法（学校保健法）との相違

　旧法においては，伝染病（感染症）や，う歯対策など第二次世界大戦後に認められた健康問題の解決を目的とし，それなりに成果を上げてきた．しかし，近年の経済および社会情勢の変化によって，青少年をとりまく健康にかかわる課題が変化してきた．学校保健の分野では，特にアレルギー疾患，メンタルヘルスにかかわる疾患，薬物乱用，暴力などの問題が目立つようになった．また，学校運営や災害への対応からも危機管理を含めた学校安全の変化の必要性が求められ，改正に至った．

新法で補足された主な点

- 学校保健分野
  ①保健室の機能強化が図られ，養護教諭を中心とした職員の連携を図り，健康相談や保健指導を充実する．
  ②地域の医療機関との連携において，救急処置，健康相談，保健指導を行うにあたり地域の医療機関との連携に努める．
  ③学校環境衛生基準の確保として，設置基準ではなく，健康を保護・維持するための事項を重視する．
- 学校安全分野
  ①危険等発生時の対処として，児童生徒の安全が脅かされる事件・事故・自然災害の発生時における"危険等発生時対処要項"を作成する．
  ②児童生徒に危害が生じたことにより心身の健康被害を受けた場合に，健康回復のために必要な支援を行う．
  ③学校安全確保のため，地域の関係機関や地域住民との連携を図る．

学校保健の歴史

　世界で最初に学校医制度ができたのは1871年，ドイツのライプツィヒ市である．わが国では明治

表 26-1 学校保健の歴史

明治〜大正〜第二次世界大戦終戦	
明治 24 年（1891 年）	文部省に学校衛生に関する組織が設置された
明治 29 年（1896 年）	文部省に学校衛生顧問および学校衛生主事の制度が設置された
明治 31 年（1898 年）	勅令 "公立学校ニ学校医ヲ置クノ件" が発布された（学校医令）
大正 9 年（1920 年）	学校医の資格は "医師法の医師たるべし" と規定された
昭和 4 年（1929 年）	学校医令が改正され，学校医の設置が，公立・私立学校，大学・高等専門学校，幼稚園，青年訓練所にまで拡大された（学校医，幼稚園医及青年訓練所医令）
第二次世界大戦終戦〜昭和	
昭和 22 年（1947 年）	教育基本法，学校教育法が制定された
昭和 33 年（1958 年）	学校保健法が制定された
昭和 42 年（1967 年）	学校医に眼科が加わる
昭和 45 年（1970 年）	学校医に耳鼻咽喉科医が加わる
昭和 48 年（1973 年）	学校保健法施行令および施行規則の改正により，定期健康診断にスクリーニング方式が採用されることになった
昭和〜平成	
平成 14 年（2002 年）	学校保健法施行規則の一部改正などにより，眼科学校健診の必須項目から色覚検査が削除された
平成 18 年（2006 年）	教育基本法改正
平成 19 年（2007 年）	学校教育法一部改正
平成 21 年（2009 年）	学校保健安全法施行．これにより，保健指導を担当していた学校医の役割が拡大され，特別非常勤講師として保健学習にも関与できるようになった
平成 23 年（2011 年）	学校保健安全法施行規則一部改正

31 年（1898 年）に学校医制度が始まった．学校保健の歴史を表 26-1 にまとめた．

学校医の職務

学校医の職務は学校保健安全法施行規則に，以下のように規定されており，これらの職務に従事した場合には，執務記録に記載し学校に提出をすることになっている．

1）学校保健計画および学校安全計画の立案に参与すること
2）学校の環境衛生の維持および改善に関し，学校薬剤師と協力して，必要な指導および助言を行うこと
3）健康相談に従事すること
4）保健指導に従事すること
5）健康診断に従事すること
6）疾病の予防処置に従事すること
7）感染症の予防に関し必要な指導および助言を行い，並びに学校における感染症および食中毒の予防処置に従事すること
8）校長の求めにより，救急処置に従事すること
9）就学時の健康診断に従事すること
10）必要に応じ，学校における保健管理に関する専門的事項に関する指導に従事すること

学校保健の現状

学校保健における健康管理は学校医および養護教諭などが中心になって行われているが，関連の制度や団体が多くあり，学校保健を支えている．

日本学校保健会

学校保健の向上発展に貢献してきた歴史ある団体であり，発足は大正 9 年（1920 年）である（当時の名称は帝国学校衛生会）．学校保健に関する調査・研究，広報活動，全国大会開催などの活動をしている．

日本スポーツ振興センターによる災害共済給付制度

スポーツの振興およびスポーツ施設の運営，スポーツの振興に関する調査研究・資料の収集を行っている団体であるが，学校管理下における児童生徒などの災害に対する災害共済給付制度を運営している．

その他

学校医の団体のほか，養護教諭の各種団体，日本学校歯科医師会，日本学校薬剤師会，スクールカウンセラーの団体などがある．

眼科学校保健

眼科学校保健の現状

眼科学校医の役割

眼科学校医の職務は，以下のものが挙げられる．
1．定期健康診断に従事すること
2．就学時健康診断に従事すること
3．健康相談に従事すること
   ・健康診断後の事後措置
   ・児童生徒および保護者の依頼に応じること
4．保健指導
   ・眼科専門医として，講演，講話に参加
5．救急処置に応じること
6．疾病の予防処置に従事すること
   ・感染症
   ・外傷
   ・コンタクトレンズ眼障害
7．養護教諭や学校関係者との情報交換
   ・学校保健委員会への参加
   ・学校保健および学校安全への助言

眼科学校医の現状

学校医

学校保健安全法 第二章 第五節 第二十三条に，学校には，学校医を置くものとする．身分は地方公務員法により，特別職の非常勤職員となっている．昭和33年（1958年）に学校保健法が制定され，昭和42年（1967年）に眼科学校医が設置され，現在，内科・眼科・耳鼻咽喉科の3科が地方交付税により規定されている．

全国公立学校の眼科学校医の設置割合

平成22年（2010年）度日本眼医会調査によると，小学校74.1％，中学校73.1％，高等学校68.0％となっている．

眼科学校保健

定期健康診断（表26-2）

学校保健安全法施行規則により，時期，検査項目，方法などが定められている．目的は，学校生活を送るうえで支障となる疾病・異常を早期に発見することであり，治療の必要のあるものをスクリーニングし，眼科受診を勧奨することである．実施時期は，毎学年，6月30日までに行う．

就学時健康診断（表26-3）

学校保健安全法により，市区町村の教育委員会が実施するもので，施行規則により，方法などが定められている．

目的は，就学予定者の状況を判断し，保健上必

表26-2 定期健康診断の検査項目

視力検査	左右別に裸眼視力を測定 眼鏡などを使用している場合は，裸眼視力検査を除くことができる
眼の疾病および異常の有無	伝染性眼疾患，その他の外眼部疾患 眼位・眼球運動検査など
色覚検査	必須項目ではないが，児童生徒および保護者の同意のもとに行うことができる．検査をする場合はプライバシーに十分に配慮し個別に実施する

表26-3 就学時健康診断の検査項目

視力検査	国際基準に準拠した視力表を用いて，左右別に裸眼視力を測定 眼鏡使用者は当該眼鏡での矯正視力も測定する
眼の疾病および異常の有無	伝染性眼疾患，その他の外眼部異常 眼位の異常など

要な助言や就学についての適切な指導を行い，就学を円滑に進めるためである．

● 救急処置と疾病の予防処置

学校内で起こりうる外傷の発生原因として，体育の授業，化学実験，工作・調理などの授業，スポーツ部活動，喧嘩，遊び，その他不慮の事故などが挙げられる．スポーツによる重度の眼外傷は球技，特に野球・ソフトボール，サッカーに多い．眼部打撲により，眼窩吹き抜け骨折，網膜剥離・網膜震盪，外傷性虹彩炎，隅角離開・前房出血，角膜上皮障害などが発生し，視力障害が後遺症として発生することがある．校内での外傷の場合には，児童生徒同士が被害者と加害者の関係にあり，診察において，事故後の友人関係に支障をきたさないように言動を注意する必要がある．また校内事故では，学校の責任に発展する場合もあるので，診察・処置などは十分な説明のもとに行う．

スポーツ外傷や化学実験による外傷など，予測が可能なものには，保護眼鏡の装用の指導も行う．

学校の管理下における児童生徒の災害（負傷，疾病，傷害または死亡）には，日本スポーツ振興センターによる災害共済給付制度が対応している．学校設置者とセンターとの契約により災害給付として，医療費や障害見舞金または死亡見舞金が支払われる制度である．申請には，主治医の診断書が必要となる．

● 視力障害への対応

視力検査での視力低下の原因として，屈折異常が最も多いが，弱視や心因性視覚障害もある．視力検査結果は保護者に通知され，眼科受診が勧奨され，受診結果が学校に提出されるが，学校医は受診がされているかについても注意を払うことが重要ある．学校健診での弱視の発見は，重要な目的の一つである．

また，心理的ストレスにより引き起こされる一時的な視力障害が，心因性視覚障害である．視力は中等度の低下が多く，日常生活に支障がないが「授業で黒板の字が見えない」「教科書が読めない」ことを訴える．Goldmann動的視野検査測定で，らせん状視野や管状視野がみられるのが特徴

である．診断には，ほかの疾患の除外診断および神経学的検査が必要とされる場合がある．原因となる心理的要因を明らかにし，学校と家庭とともに根気よく対応することで改善がみられることが多い．

● 学習障害への対応

文部科学省によると"学習障害とは，基本的には全般的な知的発達に遅れはないが，聞く，話す，読む，書く，計算する，又は推論する能力のうち特定のものの習得と使用に著しい困難を示す様々な状態を指すものである．学習障害は，その原因として，中枢神経系に何らかの機能障害があると推定されるが，視覚障害，聴覚障害，知的障害，情緒障害などの障害や，環境的な要因が直接の原因となるものではない"としている．読字障害や書字障害があるために学業上の困難や行動上の問題が生じるが，学習障害と気づかず，保護者と学校側が協調できず対応が遅れている場合がある．学校医は保健指導において，このような児童生徒が入学することを念頭に，学校側に助言と協力をすることもある．

● 保健教育

学校医の学校保健へのかかわりは保健管理が中心となっていたが，保健教育への一層の関与が求められている．児童生徒個人への保健指導や，学校での講話の機会をもつことであり，特別非常勤講師として，保健学習に参画することも求められている．

個人への保健指導は，定期健康診断の結果をふまえて，視機能の大切さや疾患への対応を，学習環境を考慮して健康相談として行うのがよい．また，学年に応じて，視機能の大切さや眼鏡・コンタクトレンズの適正使用，眼外傷の予防やアレル

> **Column**
> **特別非常勤講師制度**
>
> 教員免許がなくても，市区町村教育委員会への届け出と任命により，教壇に立って保健学習の授業ができる制度．

ギー性結膜炎などの身近な疾患について講話を行うことは啓発活動として意義がある．

● 文部科学省学校保健統計調査

文部科学省は，学校における幼児，児童生徒の発育および健康の状態を明らかにすることを目的に，抽出調査を行っている．調査事項は，発育状態では身長・体重・座高，健康状態では疾病・異常の有無を，学校保健安全法による健康診断の結果に基づいて毎年度4月1日～6月30日の間に実施している．

平成26年（2014年）度調査結果によると，裸眼視力が1.0未満の者は増加傾向にある．疾病・異常の罹患率などをみると，幼稚園・小学校においては"むし歯（う歯）"に次いで"裸眼視力1.0未満の者"となっており，中学校・高等学校においては"裸眼視力1.0未満の者"が最も高い（表26-4）．

● 表26-4　疾病・異常の被患率など

区　分		幼稚園	小学校	中学校	高等学校
60%以上～70%未満					裸眼視力1.0未満の者
50～60			むし歯（う歯）	裸眼視力1.0未満の者	むし歯（う歯）
40～50				むし歯（う歯）	
30～40		むし歯（う歯）	裸眼視力1.0未満の者		
20～30		裸眼視力1.0未満の者			
10～20			鼻・副鼻腔疾患	鼻・副鼻腔疾患	
1～10	8～10				鼻・副鼻腔疾患
	6～8		歯・口腔のその他の疾病・異常		
	4～6		耳疾患，眼の疾病・異常，歯列・咬合	眼の疾病・異常，歯垢の状態，歯列・咬合，歯肉の状態，耳疾患	歯垢の状態，歯肉の状態
	2～4	歯列・咬合，鼻・副鼻腔疾患，アトピー性皮膚炎，耳疾患	喘息，アトピー性皮膚炎，歯垢の状態，心電図異常	歯・口腔のその他の疾病・異常，心電図異常，喘息，蛋白検出の者，アトピー性皮膚炎	歯列・咬合，眼の疾病・異常，心電図異常，蛋白検出の者，アトピー性皮膚炎，耳疾患
	1～2	喘息，眼の疾病・異常，口腔咽喉頭疾患・異常，歯・口腔のその他の疾病・異常，その他の皮膚疾患	歯肉の状態，口腔咽喉頭疾患・異常，栄養状態	脊柱・胸郭，栄養状態	喘息
0.1～1	0.5～1	歯垢の状態，蛋白検出の者	蛋白検出の者，心臓の疾病・異常，難聴	心臓の疾病・異常，口腔咽喉頭疾患・異常	歯・口腔のその他の疾病・異常，栄養状態，脊柱・胸郭，心臓の疾病・異常，口腔咽喉頭疾患・異常
	0.1～0.5	言語障害，心臓の疾病・異常，栄養状態，歯肉の状態，脊柱・胸郭，顎関節	脊柱・胸郭，その他の皮膚疾患，言語障害，腎臓疾患，寄生虫卵保有者，顎関節	難聴，顎関節，その他の皮膚疾患，腎臓疾患，尿糖検出の者	顎関節，難聴，尿糖検出の者，その他の皮膚疾患，腎臓疾患
0.1%未満		寄生虫卵保有者，腎臓疾患	尿糖検出の者，結核	言語障害，結核	結核，言語障害

（注）1．「口腔咽喉頭疾病・異常」とは，アデノイド，扁桃肥大，咽頭炎，喉頭炎，扁桃炎，音声言語異常のある者などである．
2．「歯・口腔のその他の疾病・異常」とは，口角炎，口唇炎，口内炎，唇裂，口蓋裂，舌小帯異常，唾石，癒合歯，要注意乳歯等のある者などである．
3．「その他の皮膚疾患」とは，伝染性皮膚疾患，毛髪疾患など，アトピー性皮膚炎以外の皮膚疾患と判定された者である．
4．「心電図異常」とは，心電図検査の結果，異常と判定された者である．
5．「蛋白検出の者」とは，尿検査のうち，蛋白第1次検査の結果，尿中に蛋白が検出〔陽性（＋以上）または擬陽性（±）と判定〕された者である．
6．「尿糖検出の者」とは，尿検査のうち，糖第1次検査の結果，尿中に糖が検出〔陽性（＋以上）と判定〕された者である．

（文献1より引用）

眼科学校保健

"裸眼視力1.0未満の者"の平成26年（2014年）度における割合は，幼稚園26.53％，小学校30.16％，中学校53.04％，高等学校62.89％となっており，前年度と比較すると，幼稚園および中学校で増加し，小学校および高等学校で減少している．また，"裸眼視力0.3未満の者"の割合は，幼稚園0.97％，小学校8.14％，中学校24.97％，高等学校35.84％となっており，前年度と比較すると，幼稚園および高等学校で増加し，小学校および中学校で減少している（表26-5）．さらに"視力裸眼1.0未満の者"の割合の推移も示されている（図26-1）．

　また，視力非矯正者（眼鏡やコンタクトレンズを使用していない者）と視力矯正者の割合も調査している．視力非矯正者のうち"裸眼視力0.7未満の者"の割合は，幼稚園8.23％，小学校12.25％，中学校16.47％，高等学校16.94％となっており，前年度と比較すると，幼稚園および小学校で増加し，中学校および高等学校で減少している（表26-6）．

表26-5　裸眼視力1.0未満の者の推移（％）

区分		昭和54年度	59	平成6	16	22	23	24	25	26
幼稚園	計	16.47	21.45	23.83	20.78	26.43	25.48	27.52	24.53	26.53
	1.0未満0.7以上	12.21	15.72	17.62	14.64	19.83	19.09	20.86	18.05	17.55
	0.7未満0.3以上	3.91	5.31	5.83	5.55	5.81	5.82	6.15	5.75	8.01
	0.3未満	0.35	0.42	0.38	0.59	0.79	0.57	0.50	0.73	0.97
小学校	計	17.91	18.98	24.72	25.55	29.91	29.91	30.68	30.52	30.16
	1.0未満0.7以上	9.47	9.23	9.66	10.19	10.88	10.62	10.68	10.70	10.72
	0.7未満0.3以上	5.77	6.36	9.14	9.86	11.49	11.34	11.41	11.44	11.29
	0.3未満	2.67	3.39	5.91	5.50	7.55	7.95	8.58	8.38	8.14
中学校	計	35.19	36.71	48.81	47.68	52.73	51.59	54.38	52.79	53.04
	1.0未満0.7以上	9.65	11.43	11.19	11.75	12.07	11.81	10.78	11.09	11.31
	0.7未満0.3以上	12.47	12.33	16.03	16.60	18.41	17.54	16.49	16.55	16.75
	0.3未満	13.06	12.95	21.60	19.34	22.25	22.25	27.10	25.15	24.97
高等学校	計	53.02	51.93	62.31	59.33	55.64	60.93	64.47	65.84	62.89
	1.0未満0.7以上	11.12	11.85	10.69	12.19	12.98	11.44	10.78	13.23	11.53
	0.7未満0.3以上	15.61	15.41	17.12	16.69	16.75	16.13	16.95	19.21	15.52
	0.3未満	26.29	24.66	34.50	30.46	25.90	33.36	36.74	33.40	35.84

（注）「裸眼視力1.0未満の者」は昭和54年度から調査を実施している．

（文献1より引用）

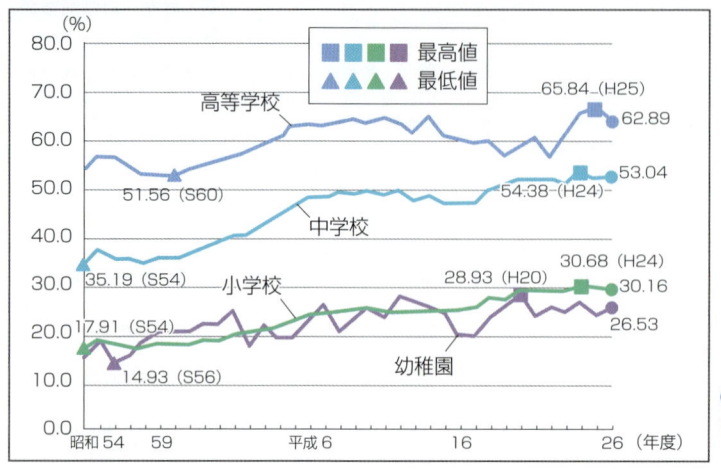

図26-1　裸眼視力1.0未満の者の割合の推移

（文献1より引用）

● 表 26-6　学校種別　視力非矯正者と視力矯正者の割合（%）

区分		計	視力非矯正者の裸眼視力				視力矯正者の裸眼視力			
			1.0以上	1.0未満 0.7以上	0.7未満 0.3以上	0.3未満	1.0以上	1.0未満 0.7以上	0.7未満 0.3以上	0.3未満
幼稚園	平成24年度	100.00	72.27	20.58	5.66	0.34	0.22	0.29	0.49	0.16
	25年度	100.00	75.26	17.75	5.32	0.52	0.21	0.30	0.43	0.20
	26年度	100.00	73.15	17.20	7.42	0.81	0.32	0.35	0.59	0.16
小学校	平成24年度	100.00	68.91	10.05	9.22	3.47	0.41	0.63	2.19	5.11
	25年度	100.00	68.89	9.90	8.93	3.23	0.59	0.79	2.51	5.15
	26年度	100.00	69.21	9.97	8.94	3.31	0.64	0.75	2.35	4.83
中学校	平成24年度	100.00	45.04	9.55	11.24	5.83	0.58	1.24	5.25	21.28
	25年度	100.00	46.52	9.77	11.26	5.60	0.69	1.32	5.29	19.55
	26年度	100.00	46.20	9.81	10.88	5.59	0.76	1.50	5.87	19.38
高等学校	平成24年度	100.00	34.48	9.68	11.53	7.65	1.05	1.10	5.43	29.09
	25年度	100.00	32.68	10.30	12.24	6.98	1.48	2.93	6.98	26.42
	26年度	100.00	35.45	9.72	9.93	7.01	1.66	1.81	5.60	28.82

（注）1．両眼で視力が異なる場合は，低いほうの視力の記載により計上している．
　　　2．平成24年度から調査を実施している．

（文献1より引用）

眼科学校健診

視力検査

　学校健診における視力検査は，学業に支障がないかの判断の指標となる検査である．学校生活上重要な検査であるが，学校での視力検査はスクリーニング検査であり，視標は 0.3, 0.7, 1.0 の3視標（3・7・0方式）で視力検査を行ってもよいとなっている．3・7・0方式の意味するところは，1.0 は"一応の健常視力"，0.7 は"教室のどこからでも黒板の字が一応見える最低視力"，0.3 は"教室の最前列でも，これ以下の視力では黒板の字が見にくい"，である．

　幼稚園・保育所での視力検査も，学校での視力検査に準じて行うことが勧奨されている．乳幼児の視機能検査は，弱視・斜視の早期発見につながり，視機能が完成される以前に治療・訓練を開始でき，弱視児を減少することができる．日本眼科医会の調査〔平成20年（2008年）〕において，幼稚園での視力検査実施状況は 48.3% と 50% 以下であった．

　視力検査結果の表示は，表 26-7 のように記載してもよいとされている．

　視力検査の方法は，日本学校保健会が作成している「児童生徒の健康診断マニュアル（改訂版）」に詳細が記載されている．日本学校保健会ホームページを参照されるとよい．

　視力検査結果は，保護者に通知しなければならない．視力表示Bの場合は，眼科専門医の受診を勧める．視力表示CおよびDの場合は，眼科専門医の受診を勧め，その指示に従うよう指導する．さらに学校医は，養護教諭と連携して眼科専門医を受診した結果を把握し，学業に支障がないよう観察・指導することが望まれる．

弱視

　学校での視力検査において，弱視の発見は重要な目的でもある．弱視とは，器質的疾患がないにもかかわらず視力不良の状態である．弱視の原因

● 表 26-7　視力検査結果の表示・区分

表示	区分
A	1.0 以上
B	0.9〜0.7
C	0.6〜0.3
D	0.3 未満

別種類には，不同視弱視，屈折性弱視，斜視弱視，視性刺激遮断弱視などがある．視機能の発達は，小学校低学年頃にほぼ完成するといわれている．乳幼児期の視力検査は弱視の早期発見・早期治療につながるので，幼稚園・保育所での視力検査の充実が望まれるとともに，小学校の特に低学年での弱視を見落とさないように学校医は注意を払い，眼科専門医を受診するよう指導しなければならない．

外眼部検査

● 結膜炎

感染予防に留意して健診を実施するが，学校保健安全法施行規則において，学校において予防すべき感染症は3種に分類され，結膜炎として3疾患が対象となっている．

1）咽頭結膜熱（第2種学校感染症）

原因は主にアデノウイルス3型で，潜伏期間は5〜7日．急性結膜炎に咽頭炎，発熱を伴う．プールを介して流行することが多いため，プール熱とも呼ばれる．感染経路は飛沫感染および接触感染．出席停止期間の基準は，主要症状が消退した後2日を経過するまでとなっている．

2）流行性角結膜炎（第3種学校感染症）

原因は主にアデノウイルス8型で，潜伏期間は8〜14日．急激な，結膜充血，眼脂，眼瞼腫脹で発症し，結膜偽膜形成や点状表層角膜症を伴い，耳前リンパ節腫脹もみられ，感染力が非常に強い．感染経路は接触感染．症状は約2週間続く．出席停止期間の基準は，症状により学校医その他の医師において感染のおそれがないと認めるまでとなっている．

3）急性出血性結膜炎（第3種学校感染症）

原因は主にエンテロウイルス70型で，潜伏期間は1〜3日．結膜下出血を伴う結膜充血が特徴で，眼脂，眼瞼腫脹を症状とする．感染経路は接触感染．治癒まで約1週間かかり，出席停止期間の基準は，症状により学校医その他の医師において感染のおそれがないと認めるまでとなっている．結膜炎治癒後に，顔面神経麻痺や四肢麻痺を起こすこともある．

● アレルギー性結膜炎

近年，アレルギー疾患の有病率は増加傾向にあり，文部科学省の調査によると児童生徒のアレルギー性結膜炎の有病率は3.5％〔平成16年（2004年）〕から5.5％〔平成25年（2013年）〕に増加しているという．

通年性アレルギーはハウスダスト，ダニ，イヌ・ネコなどのペットの毛が原因であり，季節性アレルギーは花粉（スギ，ヒノキ，カモガヤ，ブタクサ，セイタカアワダチソウなど）が原因となり，瘙痒感，結膜充血，眼脂，眼瞼腫脹の症状がある．瘙痒感のため眼をこすり，角膜障害を合併することもある．

● 眼瞼結膜炎

アトピー性皮膚炎を発症している児童生徒にしばしばみられるのは，アトピー性眼瞼皮膚炎である．眼瞼皮膚の乾燥化と湿疹様変化がみられ，アトピー性角結膜炎を併発している場合も多い．瘙痒感が強いため，眼瞼を叩いたり強くこすったりするために網膜剝離を合併することもあり，注意を要する．

● その他の外眼部疾患

麦粒腫，霰粒腫，などがみられた場合，眼科専門医への受診勧奨をする．

特別支援学級の児童生徒には，眼瞼下垂や睫毛内反などがしばしばみられる．視力への影響を考慮して，眼科専門医への紹介を検討する．

● 眼位異常

眼位および眼球運動検査は，斜視や両眼視機能の異常の可能性を調べる検査である．

眼位検査は，健診時に眼科学校医が行うものであるが，視診，遮閉試験，遮閉-遮閉除去試験，眼球運動，輻湊検査を実施し，斜視および斜位の疑いとして受診を勧奨する．斜視には，内斜視，外斜視，上斜視，交代性上斜位がある．

● 眼球振盪（眼振）

眼振には，両眼開放の状態でみられる顕性眼振と片眼遮閉した場合にみられる潜伏性眼振がある．また，視力障害に合併する眼振と先天眼振がある．先天眼振では潜伏眼振を伴うため，片眼遮閉での視力は不良であるが両眼開放の状態での視

力は一般に良好である．

色覚検査

平成14年（2002年）に，学校保健法施行規則の一部改正により，眼科学校健診の定期必須項目から削除された．これにより，平成15年（2003年）より多くの学校で色覚検査が実地されなくなり，色覚に特性のある児童生徒が成長して進学・就職という社会生活の現実にぶつかり，初めて色覚異常であることを知り，やむを得ない進路変更という社会的不利益を受けていることが日本眼科医会が実施した全国調査の結果判明した．色覚異常は疾患ではないが，その色感覚の特性に自身が気づかないため，分野によっては適切な判断に困難が生じる可能性あるので，自分の色感覚の特性を知る検査を学校で実施することは教育上，必要と考えられつつある．文部科学省は平成26年（2014年）4月に学校保健安全法施行規則の一部改正に伴う局長通知において色覚検査実施のための指導内容を示し，これを受けて各地の教育委員会では色覚検査についての対応を検討しはじめたところである．先天色覚異常は男子の5％，女子の0.2％にみられ，学校での色使いでは教育的配慮が求められている．教職員は色覚異常を正しく認識し，色覚異常の児童生徒に配慮した授業や校内掲示をすることが望まれ，その実現に眼科学校医は助言を与える役割を担っている．

平成5年（1993年）の文部省通達により進学調査書から色覚項目は削除され，平成13年（2001年）には厚生労働省が雇用時健康診断における色覚検査義務を廃止した．

色覚検査は結果的に色覚の遺伝を伝える検査となるため，色覚検査実施については特別な配慮が必要である．また，本人および保護者の希望によって実施するべき検査である．

実施時期

色覚検査の実施時期については，定期必須項目として検査されていたときは小学校4年生で実施されていた．今後の実施時期については，さまざまな考えがあり，学校教育上なるべく早期の小学校1年生の2学期が望ましいとする考えや，検査内容の理解ができる小学4年生がよいとする考えなど，さまざまである．現在は希望検査であり，進学・就職を考慮すると，中学校で再度実施する機会の設定が必要とも考えられている．

検査表

検査表は，医療機器として認められている石原色覚検査表を用いるのがよい．学校での検査には，石原色覚検査表Ⅱコンサイス版（14表）が普及しているので，妥当である．

個別検査

検査はプライバシーに十分に配慮し，学校医または養護教諭が行い，ほかの児童生徒に検査状況がわからないように個別に検査をする．また，色覚異常が疑われる児童生徒に対し，検査に必要以上に時間をかけることや，不安がらせる言動は慎まなければならない．

児童生徒および保護者への説明と同意

検査を実施する前に，児童生徒および保護者に対し色覚検査の意義と検査実施方法を説明し，同意を得たうえで行う．

事後措置

検査結果の通知は，慎重に考慮しなければならない．保護者に伝える場合は，学校での検査はスクリーニング検査であり，検査結果は色覚異常の疑いの有無をみるものであって診断ではないことに留意する．色覚異常が疑われた児童生徒および保護者には，学校医が個別相談を行い十分な説明をし，学校側への対応についても相談することが望まれる．また，進路指導や就職にかかわる相談についても，適切な情報を伝え，必要があれば，色覚の専門医療機関に紹介をする．

コンタクトレンズ使用者

使用者の低年齢化

コンタクトレンズの普及とともに，使用者の低年齢化と眼障害の発生増加が問題となっている（表26-8，図26-2）．日本眼科医会が3年ごとに実施している学校でのコンタクトレンズの使用状況調査によると，コンタクトレンズ使用者は，平成12年（2000年）調査で，小学生0.2％，中学生4.6％，高校生21.9％であったものが，平成21

● 表26-8 コンタクトレンズによる眼障害：発症の割合からみる若年層の増加

	平成24年度	平成23年度	平成22年度	平成21年度	平成20年度
10歳未満					1.8%
10歳代	20.8%	20.1%	17.7%	16.5%	17.9%
20歳代	34.2%	37.8%	37.9%	38.0%	43.8%
30歳代	22.3%	21.5%	25.2%	26.0%	20.5%
40歳代	13.1%	12.8%	13.4%	12.2%	12.5%
50歳以上	9.4%	7.5%	5.9%	7.3%	3.6%
無回答	0.3%	0.2%			

（日本眼科医会によるアンケート調査結果より）

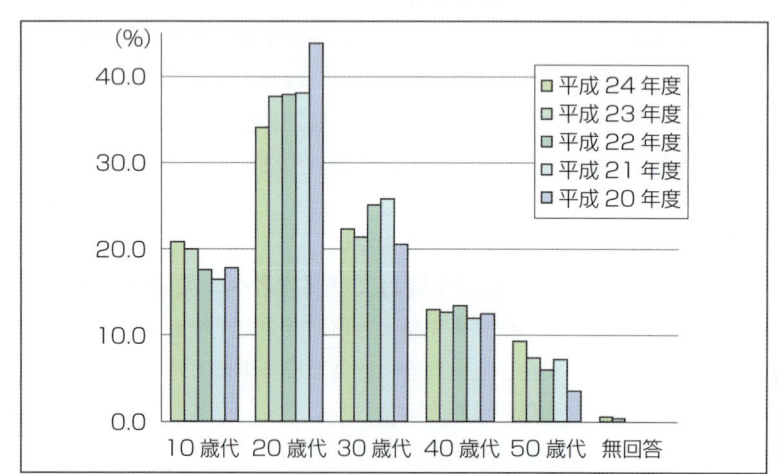

図26-2 コンタクトレンズによる眼障害の低年齢化
（日本眼科医会によるアンケート調査結果より）

年（2009年）調査で，小学生0.2％，中学生6.4％，高校生26.6％と中学生および高校生で増加し（図26-3），さらに平成24年（2012年）調査では，小学生0.2％，中学生7.3％，高校生27.7％となっている．使用者の増加とともに眼障害の発生頻度も上昇しており，また，眼科医療機関での定期的管理が行われていない不適切な使用が多くなっている．

● 適正なコンタクトレンズ使用

コンタクトレンズは，高度管理医療機器として認可され，眼科専門医による適切なコンタクトレンズの選択と適正な使用方法，定期的な診察による健康管理が必要とされている．また，コンタクトレンズ使用者にあっては，無理な装用を避けるために眼鏡保持が必要である．児童生徒には，より安全性の高いコンタクトレンズを選択すべきで，酸素透過性ハードレンズまたは1日使い捨てソフトレンズが推奨される．なお，高校生になると，カラーコンタクトレンズを使用する傾向がみられるが，学校保健の見地および安全性から，不適切と考える．コンタクトレンズは屈折矯正手段として有用であるが，スポーツ活動を目的に安易にコンタクトレンズを推奨する向きもあり，学校健診においては，適正に視力矯正されている眼鏡をもっているか，定期的な眼科受診をしているか，などを問うことが必要である．

事後措置

学校保健安全法施行規則により，学校健診後，21日以内に結果を通知しなければならない．また，健診結果に基づき，疾病の予防処置を行い，または治療を指示するなどの適切な措置をとらなければならない．

1）疾病の予防措置を行うこと
2）必要な医療を受けるよう指示すること
3）必要な検査，予防接種などを受けるよう指示すること
4）療養のため必要な期間学校において学習しな

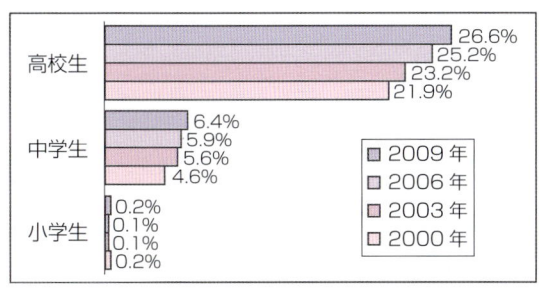

図26-3 若年者のコンタクトレンズ装用の状況
小中高校生別のコンタクトレンズ使用率および年度別比較.
(日本眼科医会調査より. 文献2より引用)

いよう指導すること
5) 特別支援学級への編入について指導および助言を行うこと
6) 学習または運動・作業の軽減, 停止, 変更などを行うこと
7) 修学旅行, 対外運動競技などへの参加を制限すること
8) 机または腰掛の調整, 座席の変更および学級の編制の適正を図ること
9) その他発育, 健康状態などに応じて適当な保健指導を行うこと

眼科学校保健のあり方

健康管理から保健指導・保健教育

　学校保健は近年の社会環境や生活環境の変化により, 学校保健安全法に改正され, 健康管理が中心であった時代から, 保健指導・保健教育が重要視される時代になってきている.

　眼科学校健診においても, 健康教育を念頭に置いた健康診断・健康相談の充実を図る必要がある. 色覚検査は必須項目ではないが, 児童生徒が自己の適性を知ったうえで社会人として活動するために, 学校健診で行われることが望ましいと考える.

　コンタクトレンズは視力矯正手段として有用であるが, 眼障害予防のために眼科的管理が必要な高度管理医療機器である. 使用している児童生徒だけでなく, すべての児童生徒に健康教育を通して啓発することが将来の眼障害予防につながる.

　また, 特別支援教育にも取り組むことが望まれている. 平成19年 (2007年) の学校教育法改正により, 視覚障害や知的障害などのある児童生徒が対象であった特殊教育の概念から, 発達障害や不登校児童生徒を含む特別支援教育の概念に転換してきている. 特別支援学級の児童生徒は眼科健診にも協力が困難な場合が多いが, 将来に社会的弱者になる可能性があるので健診の充実と事後措置の必要性は高い.

学校保健委員会の活用

　学校保健委員会は, 学校・家庭・地域社会などが健康教育のために組織的に活動するために設置されている. これは, 文部省が昭和24年 (1949年) 頃からに設置を求めていたが, 十分に機能していなかった. 平成21年 (2009年) の学校保健安全法施行により, 学校保健委員会の役割が重要視され, 多くの学校で設置・開催されるようになってきた. 眼科学校医にとっても, 小児期の視覚の重要性を強調する啓発のよい機会となっている.

学校保健の方向性

- 学校における児童生徒および職員の健康の保持増進をはかる
- 学校の保健管理と安全管理の双方向から考える
- "生きる力" と "健康教育" の実践教育
- 学校と地域医療機関との連携強化
- 学校保健にかかわる疾患の変化：アレルギー疾患やメンタルヘルスにかかわる疾患の増加
- 社会環境の変遷による校内暴力・いじめの問題の顕在化などへの対応

　今後の学校保健は, 健康管理だけではなく児童生徒への保健教育や地域社会と保健組織活動が重要視されてくる方向である. 児童生徒にとって, 今後の情報社会において重要な役割を担う視機能を, より健康的に維持するために眼科学校医の役割は重要である.

文　献

1) 文部科学省：学校保健統計調査―平成 26 年度（確定値）の結果の概要
http://www.mext.go.jp/component/b_menu/other/__icsFiles/afieldfile/2015/03/27/1356103_3.pdf
2) 宇津見義一，宮浦　徹，柏井真理子，他：平成 21 年度学校現場でのコンタクトレンズ使用状況調査．日本の眼科　83：1097-1114, 2012
3) 文部科学省：学校保健統計調査　http://www.mext.go.jp/b_menu/toukei/chousa05/hoken/1268826.htm
4) 日本学校保健会　http://www.hokenkai.or.jp/
5) 日本眼科医会　http://www.gankaikai.or.jp/

第27章 健 診

乳幼児健診の目的と意義

　乳幼児期に行われる健康診査（以下，健診）には，乳幼児の病気の予防と早期発見および健康の保持や増進を目的に，母子保健法（昭和40年8月18日法律第141号）第十二条および第十三条の規定により市区町村が行う乳幼児健診と，学校保健安全法（昭和33年4月10日法律第56号）第十一条に基づき市区町村教育委員会が実施している就学時健診がある．

　乳幼児は視覚の発達期にあるが，発達に問題があっても乳幼児自身に自覚はなく，高度の視覚障害でもなければ家族も気がつかないことが多い．乳児の斜視を例にとると，"いずれ治る"といった言い伝えもあり，受診が遅れることがある．このような受診や発見の遅れを予防し，視機能の発達状況を把握するために乳幼児期の健診は重要であり，効果を発揮している．

乳幼児期の健診の種類と内容

乳幼児健診

　乳幼児健診は，乳児期（1歳未満）と幼児期（1歳6ヵ月と3～4歳）に行われている．市区町村が実施する公費負担のものは，乳児期に1～2回と1歳6ヵ月児期，そして3～4歳児期である．

　1歳未満の乳児健診では，先天疾患の有無，栄養や発育状態の把握とともに，固視や追視といった視覚の発達状態も観察され，斜視や高度の視力障害が発見される可能性がある．

　1歳6ヵ月時には，幼児初期における身体や精神発達の目安としての歩行や言語の発達が容易に観察されるため，すべての児に健診が実施される．一般健診と歯科健診および必要と考えられた児に各診療科別に専門医師による精密検査が行われるが，視覚に関しては，協力が得にくい時期でもあり，家族からの相談から要精密検査と判断されることが多い．

　3～4歳未満の時期に行われるものは三歳児健診と呼ばれる．この時期は，健康や発達に個人的差異が明らかになるとともに，保健指導や医療による対応の有無がその後の成長に影響を及ぼす大切な時期である．三歳児健診では，一般健診に加えて，視覚，聴覚の発達状況を知り異常を早期に発見するための検査が行われるのが特徴であり，視機能の異常の発見にきわめて大きな意義がある．

　これら乳幼児健診の多くは，小児科医，歯科医，保健師，看護師などによって行われ，眼科医が健診現場で直接かかわることはきわめてまれである．しかし近年，視覚検査が行われる三歳児健診には視能訓練士の参加が増え，異常の発見と指導に大きく貢献している．

就学時健診

　市区町村の教育委員会が就学予定児の心身の状況を把握し，はじめての就学にあたって，治療の勧告，保健上必要な助言を行うとともに，適正な就学をはかる目的で実施している．全身の発育，発達とともに義務教育の就学の猶予，免除，または特別支援学校（盲学校，聾学校，養護学校）へ

の就学に関する指導や措置の判断が主体となっているため，視覚や聴覚に関する検査は施行しない自治体もある．また，自治体に就学時健診実施の義務はあるが，受診に義務はないとされるなど問題点も少なくない．

三歳児健診と視覚健診

視聴覚に問題のある児を早期に発見し治療につなげる目的で，平成3年より三歳児健診に視聴覚健診事業が加えられた．当初はその実施主体が都道府県であったが，平成9年に市区町村に委譲された．

3歳児で視覚健診を行う意義

3歳児は言葉や運動能力の発達が著しい時期で，言葉でのコミュニケーションがとれ，指示に従えるようになるため，自宅や健診現場での検査が容易になる．また，3歳児は視力を自覚的に答えられる年齢でもある．

一方，視機能も3〜4歳までにおおよそ成人の値に近い状態まで達する（第2章参照）ことや，この時期に発見された弱視（特に外見でわからない屈折異常弱視や不同視弱視）は治療によく反応し，就学までに正常視力に達する可能性が高い（第7章参照）ことなどから，この時期に視覚検査を施行する意義は大きい．

三歳児健診の対象年齢

市区町村により実施対象年齢に差があり，約40％が3歳6ヵ月，約20％が3歳0ヵ月，その他の約40％は実にさまざまである[1]．

三歳児視覚健診の流れ

市区町村により若干の差があるが，多くは以下のような流れで行われている．

一次健診

一次健診は，各家庭での視力検査と問診票の記入である．健診実施前に，各家庭に視力検査のための視標（ランドルト環や絵の視標で，練習用と視力0.5に相当する検査用）（図27-1）と視力測定法の説明書（図27-2）および眼に関する問診票（図27-3）が郵送される．家庭では，説明書にそって，測定距離（多くは2.5 m），片眼ずつの測定などを守り，視力を測定し，その結果（0.5が見えたかどうか）を問診票に記入する．測定用の視標が0.5である理由は，本健診があくまでスクリーニングであり，精密検査ではないことによる．問診票にはその他，斜視の有無やものの見方，眼について気になることなどを記入するようになっており，これを二次健診の場に持参する．

二次健診

二次健診は，市区町村の母子保健センターなどを利用して行われる．ここでは，問診票の内容と家族からの聞き取り調査のみで精密検査が必要かどうかの判断がなされる市区町村と，健診現場であらためて視力や屈折，眼位，両眼視機能検査などを行うところがある．

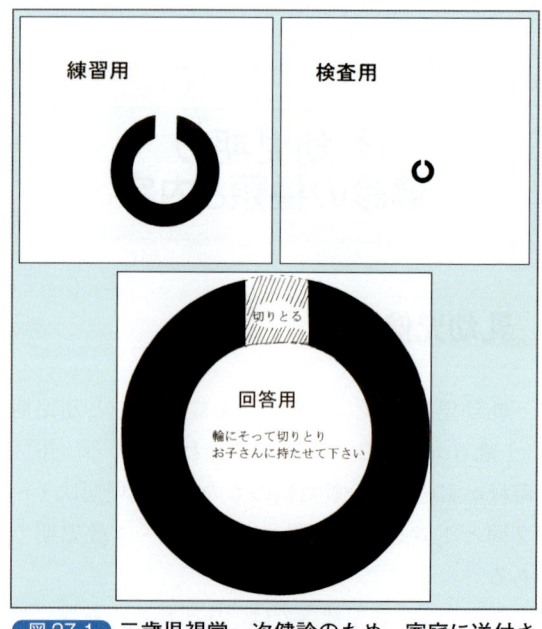

図27-1 三歳児視覚一次健診のため，家庭に送付されるランドルト環視標

二次健診で要精密検査と判定された児は，市区町村が費用を負担し，眼科による精密検査を受けることができる．

医療機関での精密検査

要精密検査と判断された児は，市区町村より公布された精密健康診査受診票を持参し，眼科医療機関を受診する．

医療機関では，あらためて眼位，視力，屈折検査をはじめ，眼疾患の有無を検査する．異常が発見されたなら，治療または経過観察の処置が取られ，それらは市区町村に報告される．

三歳児視覚健診で発見される眼の異常とその予後

三歳児視覚健診で発見される主な疾患は，屈折異常，斜位および斜視，弱視（主に屈折異常弱視と不同視弱視），その他（眼球振盪症，眼瞼下垂，眼底疾患，水晶体疾患など）がある．中でも，屈折異常と弱視が多いが，これらがこの時期に発見され，適切な治療（眼鏡矯正など）が行われれば，就学時までに良好な視力が得られる．

視力検査の方法

用意するもの
1. 視標：大小の測定用視標，回答用視標
2. 眼帯：ガーゼやティッシュペーパーを5cmくらいの大きさに折って，バンソウコウかセロハンテープで，のぞきみされないようにしっかりとはってください．
3. 距離を測るためのものさし，またはメジャー．

検査の方法
1. 楽に本が読める程度の明るい部屋で行います．
2. 視力検査の練習をします．
    - (イ) 1mくらい離れ，大きい視標を見せます（図1）．両目を開けてします．
    - (ロ) 回答用視標を，お子さんに持たせ親の示した輪の切れ目の方向と同じにあわせられるように練習してください（図2）．
    輪の切れ目の方向を指や手で答えさせても結構です．
    - (ハ) 切れ目の方向は右，左，上，下の四方向とします．視標の向きを変えるときは，必ず一度視標を隠してから変えてください．
    - (ニ) 1mくらいでできたら，2.5m（できるだけ正確に測ってください）離れて行ってください．
    - (ホ) 両目を開けて，切れ目の方向を正しく答えられますか．
    - (ヘ) 片目を隠す練習です．右目，左目をそれぞれ隠して答えさせてください．
3. 検査をします．
    - (イ) 小さい視標を使い，2.5mで検査をします．
    - (ロ) 両目で検査します．上下左右の四方向見せて，三方向以上正解したら見えたとします．
    - (ハ) 左目を隠して右目の検査をしてください．見にくそうだったりいやがったりするときには，左目から検査してください．両目のときと同じように判定します．
    - (ニ) 続いて隠す目を変え，左（または右）の目の検査をします．
4. 両目，右目，左目それぞれの検査結果をアンケート用紙に記入して，健診のときにご持参ください．

図1　視標の見せかた

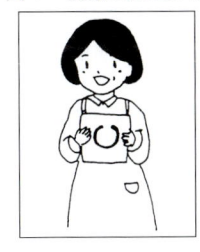

図2　切れ目の答えかた

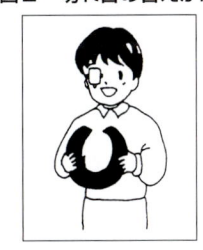

図 27-2 家庭における視力測定法の説明書

```
お子さんの目に関するアンケート
                    お子さんの名前（            ）

視力検査についてうかがいます．
 1. 視力検査をしましたか．                            はい  いいえ
 2. 検査の方法を理解して 2.5 m で検査ができましたか．  はい  いいえ
 3. 小さい輪の切れ目が両目で見えましたか．            はい  いいえ
 4. 小さい輪の切れ目が右目で見えましたか．            はい  いいえ
 5. 小さい輪の切れ目が左目で見えましたか．            はい  いいえ
（片方ずつの目で検査がうまくできなかったときには，見えると思っても「いい
え」に○をつけてください）

次の質問についてお子さんに当てはまるところを○で囲ってください．
 1. 目が寄ることがありますか．                        はい  いいえ
 2. 目が外や上にずれることはありますか．              はい  いいえ
 3. テレビを近くで見ますか．離れると見にくいようですか． はい  いいえ
 4. ものを見るとき，次のような様子をしますか．        はい  いいえ
   （イ）顔をしかめたり，目を細めて見る．             はい  いいえ
   （ロ）頭を傾けて見る．                             はい  いいえ
   （ハ）顔を回して，横目で見る．                     はい  いいえ
   （ニ）あごをひいて，上目使いで見る．               はい  いいえ
 5. 明るい戸外でいつも片目をつぶりますか．            はい  いいえ
 6. まぶたが下がっていますか．                        はい  いいえ
 7. じっと見ているときに，目が揺れていますか．        はい  いいえ
 8. 暗い所では，いつまでも動きがにぶいですか．        はい  いいえ
 9. 瞳（黒目の中央）が白っぽく見えることがありますか． はい  いいえ
10. 黒目の大きさが左右でちがいますか．                はい  いいえ
11. その他，目について心配なことがあればお書きください．ない  ある
   （                                              ）
```

図 27-3 眼に関する問診票

三歳児視覚健診の問題点と対策

　三歳児視覚健診は，前述のように幼児の屈折異常や弱視が発見される点，治療を早期に開始できる点できわめて有用である．しかし，次のような問題点がある．

不同視弱視のすり抜け

　三歳児健診をすり抜けて，就学時あるいは学校健診で発見される不同視弱視がいまだに少なくない．この不同視弱視のすり抜けの原因は，家庭での視力検査がきちんとなされないことや，未施行による．「見えているはず」，「外見上何でもない」などの家族の思い込みがその背景にある．家庭での視力検査は母親によって行われることが多いが，説明書に従って片眼ずつきちんと測定されれば，その信頼度は低くないものの，やはり十分と

はいえない．後に受診した不同視弱視児の家族の多くは三歳児視覚健診について，「問題なかった（と思う）」，「なんとも言われなかった」「受けなかった」「覚えていない」など記憶が曖昧であり，関心が薄いことがうかがわれる．よって二次健診の未受診にもつながっている．

　このすり抜けを少なくするためには，自宅での視力検査についての説明書に，片眼での測定の意義，重要性を明記する必要がある．また，二次健診現場での視力の再検査，屈折検査の併用も有効である．

二次健診の受診率と精度

　その施行が順調に見えている三歳児健診ではあるが，日本眼科医会の調べ[1]によると，二次健診の受診率は決して高くなく 50〜60％であり，近年下降の傾向にある．一方二次健診では，視力の再検査や，視能訓練士による屈折，眼位，両眼

視機能検査などを施行する自治体が徐々に増えており，その精度は上がっている．その結果，二次健診受診者に占める要精密検査児の割合（5〜7％）は増える傾向にある．このように二次健診の精度が上がっていることは幼児の視機能の管理上望ましいことであり，そのチャンスを失わないためにも，三歳児視覚健診の意義を広く啓発する必要がある．家族をはじめ，保育所や幼稚園などで3歳児と接する機会の多い人に，視力の発達および三歳児視覚健診の意味について理解してもらうことが重要である．3歳以前の乳幼児健診現場における指導や啓発，マスコミを通じての広報など，日本眼科医会や日本視能訓練士協会が行うべきことが少なくない．

精密検査の未受診

二次健診で精密検査が必要とされた児の医療機関への受診率もまた十分とはいえず，65％程度である[1]．発見された異常を早期治療に結びつけるために，受診の勧めや未受診児に対する再度の働きかけが必要である．

三歳児視覚健診の地域格差

平成3年に開始された三歳児視覚健診は，平成9年に市区町村に移管されて以降，実施自治体は全体の96％と低くないが，その内容に自治体間での格差が生じている．

● 施行年齢

実施年齢としては，視力測定可能率が高くなる（95％以上）3歳6ヵ月以降での施行が推奨されている．実際には，市区町村ごとの事情もあるが，視力測定可能率が十分とはいえない3歳6ヵ月未満での実施も多く，3歳0ヵ月が20％もある．視力測定可能率が低い年齢では，二次健診現場での再検査も難しく，さらに精密検査で受診した医療機関でも検査ができるまでに何度も通院が必要になるなど，健診の効果が低いのみならず，家族，児への負担が増すことにもなる．可能な限り実施時期を3歳6ヵ月以降とするのが望ましい．

● 視力検査標の種類

家庭および二次健診現場で用いられる視力検査標には，ランドルト環と絵がある．3歳児，特に3歳6ヵ月以上では，ほとんどの児でランドルト環での視力検査が可能である．絵視標は幼児にわかりやすいと思われているが，影絵であり，見たことがない絵の場合，はじめにそれが何の絵かを教える必要がある．また，形としての認識であり，真の視力とはいえない．三歳児健診では，ランドルト環を用いることが望ましい．

● 二次健診の内容

二次健診現場では，問診票と家族に対する聞き取りのみで精密検査の要否を判定する自治体がある一方，さまざまな検査を実施している自治体もある．追加されている検査としては，視力，眼位，両眼視機能などが多いが，さらに屈折検査を施行している自治体も増えている．屈折検査を行うことで，視力が測定できない児でも屈折異常弱視や不同視弱視を推測できる可能性がある．このように二次健診の内容にも地域格差が大きいことは，3歳児の正常視機能の獲得に地域による差をもたらすものであり大きな問題といえる．

この状況を改善するには二次健診への医療関係者の参加が望まれるが，視覚健診にかかわるのは保健師，看護師，小児科医などが主で，近年，視能訓練士の参加が増えているもののまだ少なく，眼科医がかかわっているのは5％未満ときわめて少ないのが現状である．地域における視能訓練士の数にも大きな差があるが，視能訓練士が参加することで視覚検査がより正確に行われる（図27-4）のみならず，健診現場で家族からの相談に医学的回答ができることや，看護師，保健師など

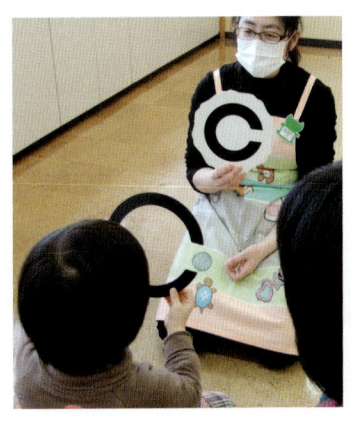

図 27-4
二次健診現場での視力の再検査風景
視能訓練士による練習後に測定する．福島県福島市における健診現場．

図 27-5 二次健診現場でのポータブルオートレフラクトメータ（レチノマックス®）を用いての屈折検査
福島県福島市における健診現場.

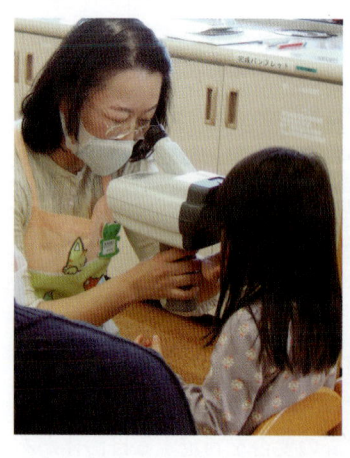

へのアドバイスができるなど大きな力となる．

眼科医会の取り組みにも地域間で差があり，医療側がより高い意識をもつ必要がある．

三歳児視覚健診と屈折検査

三歳児視覚健診の二次健診現場で屈折検査を行うことは，弱視や高度の屈折異常の見落としを少なくする大きな効果がある．用いられている検査法には，検影法またはオートレフラクトメータがある．検影法は理想的検査法ではあるが，検者の技術や対象児の数などにより制限を受け，実施自治体は多くはない．一方，オートレフラクトメータ，特にポータブルタイプのものが利用されることが多い（図 27-5）が，これには器械近視の混入という問題がある．しかし，視力の再検査とオートレフラクトメータの結果を照合することで，弱視の可能性を推測することは可能との報告がなされている．オートレフラクトメータを購入することは財政的問題ではあるものの，使用自治体が増える状況にある．

治療用眼鏡の活用

小児の弱視や斜視の治療目的に処方される眼鏡は，9歳未満まで健康保険が適用される．家族への負担を少なく，より短い治療期間で良い結果を得るために，この制度を活用すべきである．実際には，全額自己負担で"治療用眼鏡等"を購入した後に，下記の書類を加入する健康保険の組合窓口などに提出し，療養費支給申請することによって，国で定めた交付基準の範囲内（眼鏡は 38,461 円を上限としその 7 割）で保険給付される．

申請に必要な書類は，加入している健康保険組合窓口などにある療養費支給申請書，眼科医の"治療用眼鏡等"の作成指示書（検査結果を含む）写し，購入した"治療用眼鏡等"の領収書である．

このうち，眼科医が記入する作成指示書については特に決められた書式はないが，日本眼科学会，日本眼科医会が作成したものを利用できる[2]．再給付については，5歳未満では前回の給付から 1 年以上，5歳以上では前回の給付から 2 年以上後であることになっている．

また残り 3 割については，子ども医療費助成制度を適用している自治体が多い．

就学時健診の立場

幼児期に行われるもう一つの就学時健診は，先にも述べたように，その施行目的の主体が就学に関する指導や措置の判断となっている．このため，視覚検査は行われないか行われても十分なものとはいえない．それゆえに，幼児期の視覚に関する問題は，三歳児視覚健診で発見され，治療されるべきである．

文　献

1）日本眼科医会公衆衛生部：三歳児眼科健康診査調査報告（V）―平成 24 年度―．日本の眼科 85：296-300, 2014
2）日本眼科学会：小児弱視等の治療用眼鏡等に係る療養費の支給について．〔http://www.nichigan.or.jp/member/syaho/ryoyohi.jsp（弱視等治療用眼鏡等作成指示書：http://www.nichigan.or.jp/member/syaho/ryoyohi_siji.pdf）〕

第28章 色覚異常

先天色覚異常

先天赤緑色覚異常：congenital red-green color deficiency

原因と頻度

L-錐体（赤錐体）視物質もしくはM-錐体（緑錐体）視物質が欠損している．L-錐体視物質が欠損しているものを1型色覚，M-錐体視物質が欠損しているものを2型色覚とする．X染色体上に存在するそれぞれの視物質をコードしているL遺伝子もしくはM遺伝子の欠損もしくは発現異常で生じ[1]，X連鎖性遺伝である．先天赤緑色覚異常は日本人男性の約5％，日本人女性の約0.2％である．先天色覚異常のなかでは最も多く，日常臨床で遭遇する先天色覚異常のほとんどはこの型である．

分類

1つの錐体視物質が欠損していることより，残りの2つの錐体視物質で色を判断することになる．正常3色覚に対応して，2色覚という．それぞれの型分類と合わせると，1型2色覚〔M-錐体とS-錐体（青錐体）をもつ〕，2型2色覚（L-錐体とS-錐体をもつ）となる．しかし，なかにはL-錐体の代わりに不完全なM-錐体（M'-錐体）や，M-錐体の代わりに不完全なL-錐体（L'-錐体）をもっていることがある[2]．不完全でも3種類の錐体視物質で色を判断しているので，正常3色覚に対応して，異常3色覚という．型分類とあわせると，それぞれ1型3色覚（M-錐体とM'-錐体とS-錐体をもつ），2型3色覚（L-錐体とL'-錐体とS-錐体をもつ）という（表28-1）．

症　状

正常色覚と比較して，赤緑の感覚がない，もしくは非常に弱い．つまり正常3色覚では赤と緑は非常にかけ離れた色と感じているが，先天赤緑色覚異常では赤と緑は非常に似ており，時に区別できないのである．1型と2型に分類されているが，この両者の見え方は大きく変わらないと考えられている．また，一般に異常3色覚のほうが2色覚よりも程度が軽い．先天色覚異常は生来の見え方であるので，特に幼少の場合，自身の色覚の異常に気づきにくい．異常が軽度の場合は成人になっても気づいていないことがあり，進学や就職後に困難を生じることがある．色覚以外の視機能は正常であり，進行もしない．

診　断

先天赤緑色覚異常の有無は，仮性同色表を用いて検出する．できれば1種類ではなく2種類以上の表を組み合わせたほうがよい．色覚異常が検出

● 表28-1　先天赤緑色覚異常の分類

		錐体		
正常	正常3色覚	L	M	S
1型	2色覚	―	M	S
	異常3色覚	―	M'	M	S
2型	2色覚	L	―	S
	異常3色覚	L	L'	―	S

L L-錐体　M M-錐体　S S-錐体
もっている錐体細胞の種類と数により分類されている．

されたなら，次に色相配列検査で色覚異常の程度をみる．色相配列検査ではパネル D-15 テストが適している．正確な型判定が必要，もしくは色覚異常の有無を判定しなければならないときは，アノマロスコープを用いる（第 2 章 32 頁参照）．

治療

治療法はない．

患者への説明

患者が幼少の場合は，主に保護者への説明となる．色覚異常は生来のものであるため，色誤認をしても，正常 3 色覚からみれば間違いであるが本人にとっては決して間違っているわけではないことを念頭に置かなければならない．保護者は子どもがどのように見えているか気になるのでついつい何色に見えるか問いたくなるが，決して色について問い詰めてはいけない．色の名前は単なる名称であり，経験によって物体と結びつけていることが多いので，特に初めて見るものについては色を教えるようにしてもらう．教えられないと，緑の柴犬や緑の玉子と本気で思っている子どももいるのである．集団社会に入ってそのような間違いを起こさないために，学習することが大切である．

色覚異常が軽度である場合は，診断後も自身の異常に実感がもてない場合がある．しかし，色だけで判断した場合は間違っていることがあるということを十分にわかってもらう．

学童期などの場合は，色覚異常があることで劣等感を抱かせないように気をつけなければならない．学校の教員には伝えておくほうがよいと思われる．色覚異常ゆえの失敗を，理解不足やなかにはふざけているととられることがあるからである．そして，最も大切なことは，将来の進学や就職には色覚異常であることを十分に考慮し，色覚異常ゆえに困難に陥ることがないようにすることである．

先天青黄色覚異常：congenital blue-yellow color dificiency

原因と頻度

S-錐体視物質が欠損しており，3 型色覚に分類されている．S-錐体視物質をコードする S 遺伝子は第 7 染色体上にあり[1]，その遺伝形式は常染色体優性遺伝である．性染色体とは無関係なので男女差はない．頻度は 13,000～65,000 人に 1 人とされる[3]．

症状

色覚正常者に比べて白と黄色，青と緑の識別が困難であることで気づかれる．波長弁別感度では，青緑部で最も悪い．明度へは S-錐体はほとんど関与していないので，スペクトル明度はほぼ正常域である[4]．常染色体優性遺伝の特徴として，同一家系内の発症であっても色覚異常に程度差がある．頻度のわりには遭遇することはめったになく，石原色覚検査表を合格することなどで検出されにくいこともその一因であると考えられる．また，生来のものであるため，本人は異常には気づいていない場合が多い．また，色覚以外の視機能は正常であり，進行もしない．

診断

仮性同色表で先天青黄色覚異常を検出する表があるのは，標準色覚検査表第 2 部後天異常用である．先天青黄色覚異常の場合は，青黄異常のみ検出され，赤緑異常は全く認められない．標準色覚検査表第 1 部先天異常用においても，デモンストレーション表の No. 2 および No. 3 が読めない場合は，青黄異常を疑う．また，色相配列検査のパネル D-15 テストでフェイル（fail）した場合は，3 型色覚の軸に平行な横断線がみられ，診断することができる．後天色覚異常でも青黄異常を呈してくることが多いが，純粋に青黄異常だけではなく，赤緑異常も合併する．先天青黄色覚異常の場合は，視力，前眼部，中間透光体，眼底に異常が認められず，本人に色覚異常や進行の自覚はな

い．電気生理学的所見でも，黄色背景光下で記録されるS-錐体系網膜電図（electroretinogram：ERG）において消失型という特徴的な結果を示す[5]．鑑別を要するものとして，優性遺伝性視神経萎縮がある．

治療

治療法はない．

患者への説明

めったに遭遇することがないが，基本的なことは先天赤緑色覚異常に準じて行うのでよいと思われる．

先天全色盲：congenital total color blindness

網膜には，分光吸収特性の異なるL-錐体，M-錐体，S-錐体の3種類が存在し，入射した光の波長に対する反応の差によって色を感知する．つまり色覚には，少なくとも2種類の錐体が必要であり，それらの反応の差ができることが条件である．ゆえに，錐体をもっていないかもしくは1種類しかもっていない場合は色を感じることができず，これを全色盲という．全色盲には，杆体1色覚とS-錐体1色覚がある．

杆体1色覚：rod monochromatism

● 原因と頻度

錐体が働いておらず，杆体のみで見ている状態

> **Column**
>
> ### 錐体の光伝達機構
>
> 視細胞に存在するCNGチャネルは暗いところではcGMP濃度が高いために開口している．しかし，いったん光刺激があると，トランスデューシンが活性化され，続いてcGMPホスホジエステラーゼが活性化され，cGMPが加水分解される．その結果，cGMP濃度が減少し，CNGチャネルは閉じる．チャネルが閉じることで，細胞膜に電位変化（過分極）が生じ，それが双極細胞，神経節細胞へと伝わっていく．

である．錐体の光伝達機構の異常と考えられている．網膜の錐体細胞に存在するcGMP依存性陽イオンチャネルであるCNGチャネルを構成しているαサブユニットとβサブユニットをコードしている遺伝子，CNGA3遺伝子とCNGB3遺伝子に加え，トランスデューシンα鎖をコードしているGNAT2遺伝子の変異が原因である[6〜8]．それぞれ常染色体上に存在し，遺伝形式は常染色体劣性遺伝である．完全型と，錐体機能が残存している不完全型がある．頻度は非常にまれで，有病率は約0.0025〜0.0055%である[9]．

● 症状

幼少時より視力障害があり，0.1前後の低視力，羞明，昼盲，眼振を伴う．錐体が機能していないので色弁別能は欠如し，杆体系の機能を使って見ている．ゆえに薄暗いところのほうが視力は向上する．不完全型の症状は完全型と類似するが，視力はしばしば0.2〜0.3の範囲で残余色覚を認める．

● 診断

色覚異常よりは，たいてい視力障害で受診する．検眼鏡的には異常を認めないことが多いが，中心窩反射・輪状反射の乱れや欠如，黄斑色素異常など軽度だが網膜構造異常を示唆する所見をみることがある．視野検査では中心暗点が検出されるが，周辺視野は正常である．石原色覚検査表，標準色覚検査表第1部先天異常用ではどちらもデモンストレーション表の第1表のみ判読できる．これらの表は，色がわからなくても明度の差により判別可能だからである．パネルD-15テストでは，混同軸が2型色覚と3型色覚の中間のscotopic軸に一致する（図28-1）．アノマロスコープでは，杆体はL-錐体やM-錐体よりも短波長

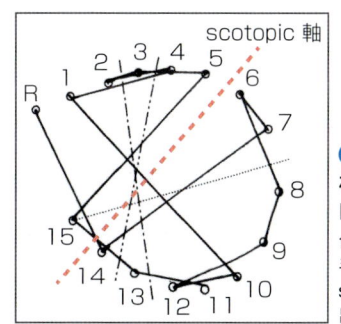

図28-1
杆体1色覚のパネルD-15テストの結果
色ではなく明度の違いを手がかりに並べていくとscotopic軸に横断線が出ることが多い．

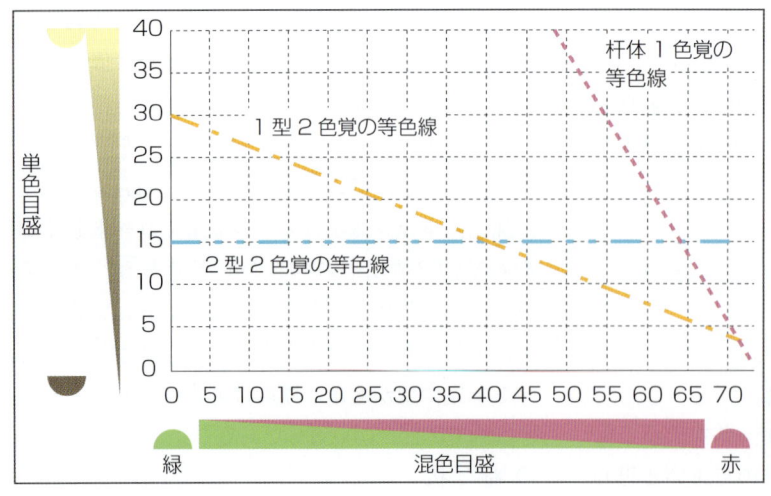

図 28-2 杆体1色覚のアノマロスコープの結果
杆体1色覚の等色線は、ほかの色覚異常と比較して急峻な傾きをもつ。

側に感受性のピークがあるので、赤色光の感度が低く、黄色光を緑色光よりも暗く感じるため、1型2色覚と比較して極端に急峻な傾きとなる（図28-2）。全視野刺激網膜電位図では、杆体反応は正常だが、錐体反応は著しく減弱する。

● 治　療

治療法はない。

S-錐体1色覚（青錐体1色覚）： blue cone monochromatism

● 原因と頻度

S-錐体と杆体しかもたない。X染色体上にL遺伝子とM遺伝子は並んで存在しており、これら遺伝子の転写調節に関係しているLCR（locus control region）と呼ばれる領域の異常、もしくはL-錐体とM-錐体自体のミスセンス変異が原因とされている[10]。遺伝形式はX連鎖性遺伝である。頻度は10万人に1人以下のまれな疾患である。

● 症　状

杆体1色覚と類似しているが、視力は0.2〜0.3程度で症状も軽い傾向がある。眼振や昼盲をしばしば合併する。眼底所見は正常の場合もあるが、黄斑色素異常や中心窩反射消失などの異常をみることもある[10]。非進行性と考えられてきたが、進行性の視力障害や黄斑変性をきたす症例も少なからず存在する。

● 診　断

S-錐体1色覚は、S-錐体と杆体でものを見ていることになるので、杆体1色覚と各検査結果は類似すると考えられる。特にアノマロスコープに用いられている光の波長領域にはS-錐体はほとんど感度をもたないので、杆体1色覚と同じような結果になると考えられる。したがって本疾患は、S-錐体の働きを確認することにより診断される。電気生理学的には、正常なS-錐体機能が色刺激ERGによって検出可能である[11]。

● 治　療

治療法はない。

全色盲において、ほかの先天色覚異常と大きく異なる点は視力が不良なことである。したがって、視力不良で受診することがほとんどである。鑑別すべき疾患としては、錐体ジストロフィ、弱視、視神経疾患が挙げられる。錐体ジストロフィは、進行性であり鑑別できる。弱視や視神経疾患においては、ERGが正常であることより鑑別できる。

後天色覚異常

後天色覚異常は、先天色覚異常と異なりその見え方が生来のものではないために、色の見え方の異常を自覚できる。そして、先天色覚異常は進行しないが、後天色覚異常は病状により変化する。色覚異常は原疾患の部分症状であり、たいてい視

力障害や視野障害などの機能異常を伴う．片眼性のこともあり，また両眼性でも程度の左右差がみられることがある．ただし幼少の場合は本人の訴えが乏しく，検査も曖昧であるために診断に苦慮すると思われる．

原疾患

大きく網脈絡膜疾患，視神経疾患，中枢神経疾患に分けられる．小児の場合に考えられる主な疾患は，網脈絡膜疾患では，錐体ジストロフィ，網膜色素変性，網膜剥離などである．視神経疾患では，優性遺伝性視神経萎縮，緑内障，視神経炎，視交叉部の圧迫などによる圧迫視神経症などが挙げられる．中枢神経疾患による色覚異常は，大脳性色覚異常と呼ばれる．近年，大脳での色覚情報処理の中枢が後頭葉底部の舌状回と紡錘状回に存在することがわかっており，この部位の傷害をきたす頭蓋内疾患により大脳性色覚異常が生じる．また，薬物により色が変化して見える色視症，心因性色覚異常もある．

症　状

網脈絡膜疾患や視神経疾患では，多くの場合，軽い障害では青黄異常が目立ち，進行すると赤緑異常が加わり，最終的には全色盲となる．しかし，疾患の部位やその範囲，また病勢もさまざまであることより，青黄異常，赤緑異常どちらも先行しうると考えられる．ただし，後天色覚異常はあくまでも二次的な変化であるので，先天色覚異常のように青黄異常と赤緑異常のどちらかだけが選択的に起こることはない．

大脳性色覚異常

大脳性色覚異常では，色が全くわからずモノクロに見えるか，またはくすんだように，例えばトマトやポストの鮮やかな赤が黒っぽく見える．また，大脳の色覚中枢に隣接した部位の障害により，相貌失認（声を聞けば誰かわかるのに顔を見ただけでは誰であるかわからない）や地誌的失見当識（周知の場所への道順や，どこにいるのかわからない状態）の合併がみられることが多い．また，色情報処理のさまざまな経路の障害により，色名呼称障害，色失語，色失認がある．これらは，色の識別能は保たれており，色覚検査はすべて合格する．そのような点から，本来の色覚異常とはいえない．色名呼称障害は，色知覚と色名の言語機能との連絡障害である．色名呼称障害は，「この色は何色ですか」と色名を聞かれると答えられないが，「黄色はどれですか」といった色照合には正答する．色失認は，これらの課題に全く答えられない．色失語は，色の呼称は全くできず，色名から色の照合はできないが，品名や線画から色を想起し，照合することはできる[12]．

色視症

薬物による色視症では，回虫の駆除薬であるサントニン内服による一過性の黄視症などがある[13]．黄疸では黄視症，網膜前出血，前房出血では赤視症の訴えがある．眼科医の多くが経験したことがあると思われるものに眼内レンズ挿入後の青視症がある．最近は，黄色の着色レンズを挿入することでこの訴えはなくなった．ただし，小児や若年者に着色レンズを挿入すると，外界が黄色いという訴え（黄視症）が出ることがあり注意を要する．

心因性色覚異常

その他，心因性色覚異常がある．色覚異常が主訴で受診するものもあるが，ほとんどの場合は健診などで異常を指摘され受診する．たいてい心因性の視力障害や視野障害を伴う．心因性視覚障害の患者に色覚検査を行うと，半数以上に何らかの異常が出るともいわれている[14]．

診　断

後天色覚異常の診断には，標準色覚検査表第2部後天異常用，パネルD-15テスト，100 hueテストが適している．また，左右差がみられる場合があるので，必ず片眼ずつ行う．色覚検査を行う

ときに，視力低下をきたす疾患では視力の影響，大脳性色覚異常の場合は視野障害や半側空間無視の影響を考える必要がある．これはあくまでも屈折異常による視力低下の場合で，石原色覚検査表と標準色覚検査表第2部を合格するのに必要な近見視力は0.2～0.3，パネルD-15テストをパス（pass）するのに必要な近見視力は0.05である[15]．後天色覚異常の場合は，屈折異常以外の要素が含まれるが，検査時の目安になると考えられる．また，大脳性色覚異常において半側空間無視の影響が少ない色覚検査は，パネルD-15テストである[16]．

標準色覚検査表第2部後天異常用にて赤緑異常が検出された場合は，先天性か否かを鑑別することが難しい．また，パネルD-15テストにおいても，異常の型をはっきり分類することはできないうえ，疾患の性質上，型分類はあまり意味のないことである．青黄異常と赤緑異常は，どちらかが優勢であっても必ず混在している[17]．大脳性色覚異常の場合は，全色盲と診断してしまう場合がある．進行の有無が決め手になるが，患者が幼少であったり，発達遅滞がある場合は診断に苦慮する．進行性の疾患を見落とさないためにも，家族歴（先天全色盲の項参照）など詳細な問診が重要となる[18]．

心因性色覚異常は多くの場合，色覚は正常であり，検査への取り組み方の問題である．先天色覚異常に対する色覚検査では，非典型的などの型にも分類できない結果となり，また再現性にも乏しい．ただし，これだけでは後天色覚異常を否定できない．心因性色覚異常と診断するには，心因性を支持するその他の検査所見や，患者背景も参考になる．また，器質的疾患の除外も行う必要がある．

治　療

原疾患の治療が主体となる．色覚異常を主訴で受診した場合に，先天色覚異常に典型的な所見が得られない場合などは，視力障害や視野障害などの合併を確認し，器質的疾患の有無を精査する必要がある．そして，後天色覚異常は原疾患の状態により症状が変化するので，経過観察しながら進行や改善の有無を確認する必要がある．

患者への対応

疾患により，また病勢により，色覚異常の症状はさまざまであると考えられる．そして，後天色覚異常は二次的に生じているため，原疾患が治癒すれば色覚異常も治癒すると考えられる．ただし，原疾患が治癒した後にも残存し，完治するのに時間を要する場合があるので，その旨を説明する必要がある．

なお，色覚検査は第2章を参照のこと．

文　献

1) Nathans J, Thomas D, Hogness DS : Molecular genetics of human color vision : the genes encoding blue, green, and red pigments. Science 232 : 193-202, 1986
2) Nathans J, Piantanida TP, Eddy RL, et al. : Molecular genetics of inherited variation in human color vision. Science 232 : 203-210, 1986
3) Wright WD : The characteristics of Tritanopia. J Opt Soc Am 42 : 509-521, 1952
4) 大庭紀雄：第3色覚異常．"Mook No.16 色覚異常"市川　宏　編．金原出版，1982, pp171-178
5) 矢ヶ崎克哉，三宅養三，市川　宏：先天性第3色盲の網膜電図．眼科臨床医報 79 : 1144-1148, 1985
6) Kohl S, Marx T, Giddings I, et al. : Total colourblindness is caused by mutations in the gene encoding the alpha-subunit of the cone photoreceptor cGMP-gated cation channel. Nat Genet 19 : 257-259, 1998
7) Kohl S, Baumann B, Broghammer M, et al. : Mutations in the CNGB3 gene encoding the beta-subunit of the cone photoreceptor cGMP-gated channel are responsible for achromatopsia (ACHM3) linked to chromosome 8q21. Hum Mol Genet 9 : 2107-2116, 2000
8) Kohl S, Baumann B, Rosenberg T, et al. : Mutations in the cone photoreceptor G-protein alpha-subunit gene GNAT2 in patients with achromatopsia. Am J Hum Genet 71 : 422-425, 2002

9）大庭紀雄：先天全色盲症候群．眼科 27：419-432, 1985
10) Nathans J, Davenport CM, Maumenee IH, et al.：Molecular genetics of human blue cone monochromacy. Science 245：831-838, 1989
11) Ladekjaer-Mikkelsen AS, Rosenberg T, Jorgensen AL：A new mechanism in blue cone monochromatism. Hum Genet 98：403-408, 1996
12）北原健二：大脳性色覚異常．あたらしい眼科 10：1117-1122, 1993
13）吉田秀彦，吉田雅子：後天色覚異常．"眼科診療ガイド" 眼科診療プラクティス編集委員 編．文光堂，2004, pp601-604
14）山出新一，黄野桃世，深見嘉一郎：心因性視覚障害と色覚．日本眼科紀要 40：1674-1680, 1989
15）宮川典子，市川一夫，市川　宏：後天性色覚異常の検査に関する検討（1）視力の色覚検査に与える影響．日本眼科紀要 35：1597-1603, 1984
16）久田育子，宮沢恵子，工藤明代，他：大脳性色覚異常に対する色覚検査法の検討―半側空間無視の影響―．日本視能訓練士協会誌 25：223-228, 1997
17）田辺詔子：後天色覚異常― Acquired color vision deficiency ―．眼科 41：867-872, 1999
18）仲泊　聡，北原健二：小児の大脳性色覚異常．あたらしい眼科 19：1303-1308, 2002

第29章 小眼球，無眼球と義眼の管理

小眼球：microphthalmos

小眼球とは

小眼球（症）とは先天的に眼球が小さい状態で，角膜，水晶体，網膜・硝子体などの発生異常に伴って眼球の発達が障害されて起こる．頻度は1～3人/1万人のまれな疾患で，根本的な治療法は確立していない．眼窩内に眼球が痕跡的にしかみられない臨床的無眼球（anophthalmos），極小眼球から軽度の小眼球まで，程度はさまざまである．性差はなく，両眼性・片眼性の頻度は同等である[1]．

発生機転[2,3]

小眼球の病因は多様であり，遺伝要因，環境要因が関与する．発生機序として初期眼球・眼杯形成障害，前眼部間葉細胞の発生異常，水晶体発生異常，硝子体形成異常，胎生裂閉鎖不全などが挙げられるが，病態は十分に解明されていない．発生機転が胎生期の初期であるほど重度の小眼球をきたす．

小眼球の原因遺伝子として，初期発生に関与する転写因子遺伝子 SOX2，PAX6，OTX2，RAX，CHX10 のほか，コロボーマを伴う PAX2，SHH，前眼部形成不全や白内障を伴う FOXE3，CRYBA4，真性小眼球をきたす MFRP など多数の報告がある．孤発例が多いが，常染色体優性遺伝，常染色体劣性遺伝，伴性劣性遺伝形式をとる遺伝性の小眼球症もある．染色体異常（3q，4p，7p，10q，13q，14q，18q の異常，9，13，18 トリソミーなど），全身疾患・症候群に伴って起こる小眼球症も多い．

子宮内感染，薬物，X 線，アルコールなど，初期発生における環境因子が原因となることがある．

分類

Duke-Elder は，①真性小眼球（nanophthalmos, pure microphthalmos），②コロボーマに伴う小眼球（colobomatous microphthalmos），③眼先天異常に伴う小眼球（complicated microphthalmos），④全身疾患に伴う小眼球（systemic association）に分類した[4]．

馬嶋は発生病理学的分類を提唱し，1）眼胞発育障害（無眼球症・極度小眼球症），2）眼杯形成障害（先天性囊胞眼），3）前眼部間葉異発生（後部胎生環，強角膜症，Axenfeld-Rieger 症候群，Peters 異常），4）水晶体起因性（先天白内障，水晶体発育異常），5）硝子体起因性（第1次硝子体過形成遺残），6）胎生裂閉鎖不全（コロボーマ），7）眼球壁発育障害（真性小眼球症）に分類した[3]．

眼所見によって臨床的には無眼球，極小眼球，先天性囊胞眼，さまざまな眼先天異常に伴う小眼球，真性小眼球に分類できる．眼先天異常に伴う小眼球には，前眼部または後眼部に限局した異常をもつもの以外に，全眼球に異常を伴うタイプがある．

診断[3～5]

真性小眼球は，眼球の大きさが小さいが構造はほぼ正常なもので，眼球容積が正常の2/3以下，すなわち眼軸長が年齢の正常の0.87以下とする馬

嶋の診断基準が一般に用いられている（表 29-1）．成人では眼軸長が男性 20.4 mm，女性 20.1 mm 以下である．

眼先天異常に伴う小眼球について，Weiss らは，10 歳以下は眼軸長が各年齢の正常眼球の平均値より 2 SD（標準偏差）短い場合，11 歳以上は眼軸長 20.9 mm 以下を診断基準としている．しかし，眼軸の正確な測定はしばしば困難である．原則的には左右差を重視し，角膜径 10 mm 以下（乳児 9 mm 以下），眼軸長 21 mm 未満（1 歳児 19 mm 未満）を目安として診断する．

眼軸長や角膜径の測定のほか，超音波 B モード検査，眼窩 CT，MRI 検査が診断に有用である．

主な症状

乳幼児期より生涯にわたり，さまざまな視覚障害をきたす．重度の小眼球・合併異常および併発症をきたした例では，重篤な視力障害を生じる．一般に，角膜径 6 mm 以下または左右差の著しい例では視力 0.02 未満となる．コロボーマに伴う小眼球では視力障害に加え，上方視野欠損，羞明をきたす．小眼球の全国調査（2009 年）[1]によると，視力分布は光覚〜0.02 未満：34％，0.02〜0.1 未満：11％，0.1〜0.3 未満：9％，0.3 以上：16％，測定不能：30％（視反応不良：24％，視反応良好：6％）であった．

真性小眼球の特徴

真性小眼球は，強膜の発生異常・肥厚に起因して両眼性に起こる．角膜径に比して顕著な短眼軸で，強度遠視を呈する．網膜血管の蛇行，乳頭黄斑間網膜ひだ，偽乳頭浮腫などの特徴的な眼底所見を認める（図 29-1）．屈折矯正によって 0.3〜0.5 程度の視力が発達する．成人になると眼球容積に対し水晶体が大きいため，閉塞隅角緑内障をきたしやすい．また，渦静脈の圧迫によって uveal effusion（ぶどう膜滲出）を生じることがある（図 29-2）．

表 29-1 年齢別正常および小眼球の眼軸長

		出生後	2 歳	6〜7 歳	13 歳〜成人
正常	（男）	16.85	20.60	22.00	23.40
	（女）	16.60	20.29	21.68	23.06
小眼球	（男）	14.70	17.97	19.19	20.42
	（女）	14.44	17.65	18.86	20.06

超音波 A モードで測定（単位：mm）．
（文献 3 を参照して作成）

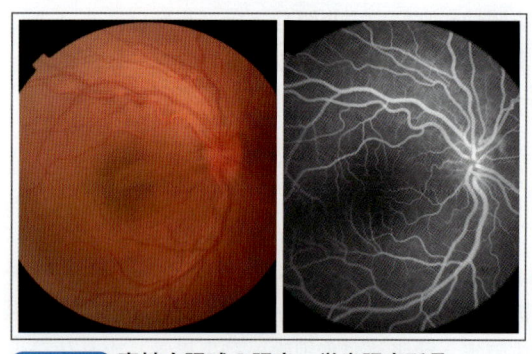

図 29-1 真性小眼球の眼底・蛍光眼底所見
特徴的な網膜血管の蛇行と乳頭黄斑間網膜ひだを認める．眼軸長 15.48 mm，屈折＋15D，視力 0.08（3 歳），屈折矯正眼鏡装用にて視力 0.3（6 歳）に向上．

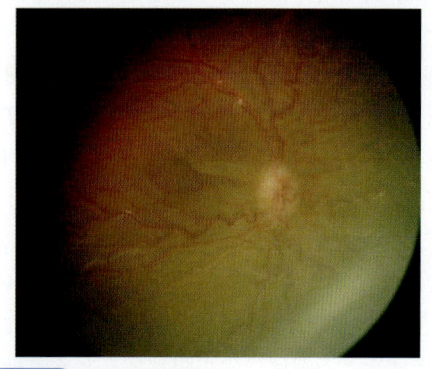

図 29-2 uveal effusion
真性小眼球に併発，マイトマイシン C 併用強膜開窓術施行．

Column

小眼球と小角膜

小眼球の大部分は小角膜であるが，小角膜で小眼球ではない例，小眼球であるが小角膜でない例がある．コロボーマに伴う小眼球では，小角膜で眼軸が延長していることがある．また後者は真性小眼球にみられ，posterior microphthalmos とも呼ばれる．小角膜に前眼部形成不全や白内障を伴う場合には，緑内障を併発する頻度が高い．

さまざまな眼先天異常を伴う小眼球

眼所見として頻度が高いのは，胎生裂の閉鎖不全によって起こるコロボーマである．定型的欠損は眼球下方に生じ，視神経乳頭，脈絡膜，毛様体，水晶体，虹彩に限局性の欠損もしくは広範囲に及ぶ重度の欠損を認める．

前眼部形成異常（Peters異常，Axenfeld-Rieger異常，無虹彩など），網膜硝子体形成異常〔胎生血管系遺残（旧名称は第1次硝子体過形成遺残），先天網膜ひだ，網膜異形成など〕，視神経形成異常（低形成，乳頭部異常）など，多種多様な合併異常を認める（図29-3～図29-5）．

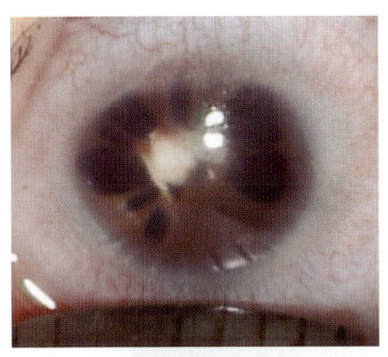

図29-3 前眼部異常に伴う小眼球
小角膜およびRieger異常を認める．

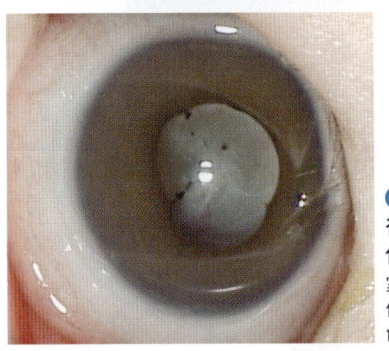

図29-4 後眼部異常に伴う小眼球
家族性滲出性硝子体網膜症による白色瞳孔．

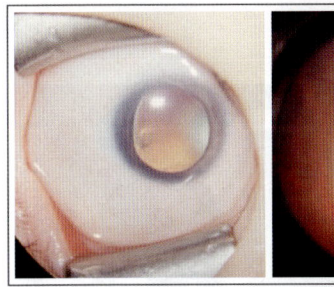

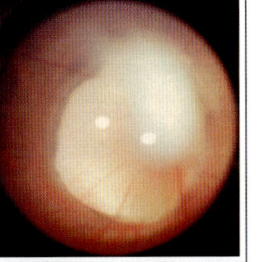

図29-5 全眼球異常に伴う小眼球
小角膜，虹彩・水晶体・脈絡膜・視神経コロボーマ，および胎生血管系遺残を認める．

全身異常に伴う小眼球

全身異常の合併頻度は31％にのぼり，両眼性に多い．頻度が高いのは，中枢神経系異常・発達遅延13％，多発奇形・症候群9％，染色体異常4％である[1]．小眼球を伴う症候群は，TORCH症候群（先天感染），CHARGE症候群，Hallermann-Streiff症候群，oculodentodigital症候群など多数の報告がある（図29-6，図29-7）[2]．小児科や遺伝科との連携が不可欠である．

保有視機能の発達を促す

小眼球の重症度，眼所見，全身の発達，視反応，電気生理学的検査（VEP，ERG），縞視力測定などを用いて保有視機能の評価を行う．小眼球症は強度屈折異常を合併するため，早期より眼鏡の常用を開始して視機能の発達を促すことが大切である．両眼性の軽症例では白内障，緑内障などの合併症を早期に診断し，手術および弱視治療を行う．重篤な視覚障害をきたしている例では，乳幼児期からロービジョンケアを開始する必要がある．

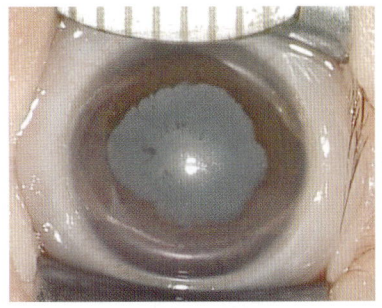

図29-6 先天白内障
Hallermann-Streiff症候群に伴う小眼球に併発．

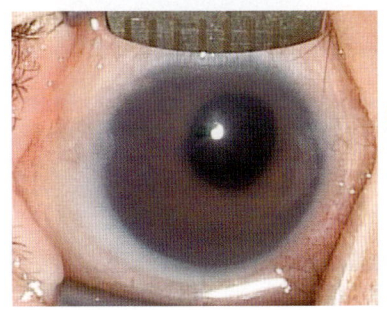

図29-7 緑内障
Rubinstein-Taybi症候群に伴う小眼球・角膜混濁・輪部形成不全・先天白内障術後に併発．

併発症に注意して経過観察

　小眼球眼は，乳幼児〜若年期に重篤な併発症を起こしやすい．頻度の高い併発症として白内障34％，緑内障13％，網膜剝離7％が挙げられる（図29-6，図29-7）[1]．前眼部形成異常に伴う白内障，緑内障，真性小眼球に起こる白内障，閉塞隅角緑内障，uveal effusion，コロボーマや後眼部形成異常に伴う裂孔原性網膜剝離，牽引性網膜剝離など，病態はさまざまで，いずれも難治性である．視機能を保持するためには，生涯にわたる併発症の管理が必要である．

無眼球：anophthalmos

無眼球とは

　無眼球（症）は，発生初期に眼小窩が形成されない原発性無眼球，前脳の発育異常に伴う続発性無眼球，眼胞発生後に変性消失をきたした変性無眼球に分類される．原発性無眼球以外は，病理組織学的に外胚葉組織を眼窩内に認めるものがあり，極小眼球との鑑別が難しい（図29-8，図29-9）．視診や画像検査によって無眼球と考えられる場合には，臨床的無眼球症と診断する．

義眼の装着と管理

極小眼球には乳児期の整容治療が必要

　無眼球，極小眼球，片眼性の重症小眼球症では，患側眼球の形態的な発育障害が眼球周囲の眼窩組織の発育に影響を及ぼし，眼窩・顔面骨の発育遅延，顔面非対称を生じる．生後早期に拡張器の装着を開始して結膜囊（義眼床）を拡張し，義眼を装着させて整容治療を行う必要がある．

　一般に片眼性の小眼球症では，健眼からの抑制が加わるため重篤な視覚障害をきたすことが多い．眼窩の形態的発育異常をCT，MRIの眼窩断層画像を用いて評価すると，眼球体積比が健眼の50％以下になると眼窩容積は80％以下，眼窩横径の左右差2mm以上の発育不全をきたし整容面で問題となる（図29-10）[6]．保有視機能を早

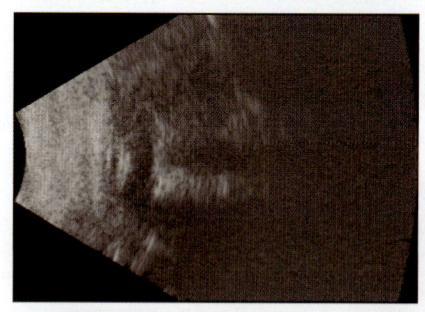

図29-9　極小眼球の超音波Bモード所見

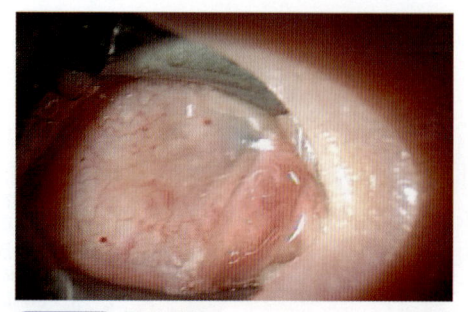

図29-8　極小眼球

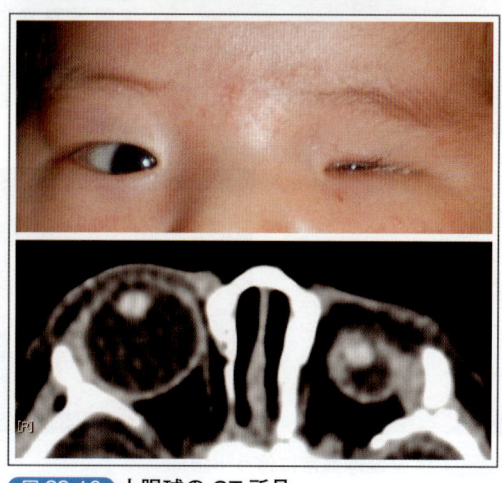

図29-10　小眼球のCT所見
眼窩の発育不全を認める．

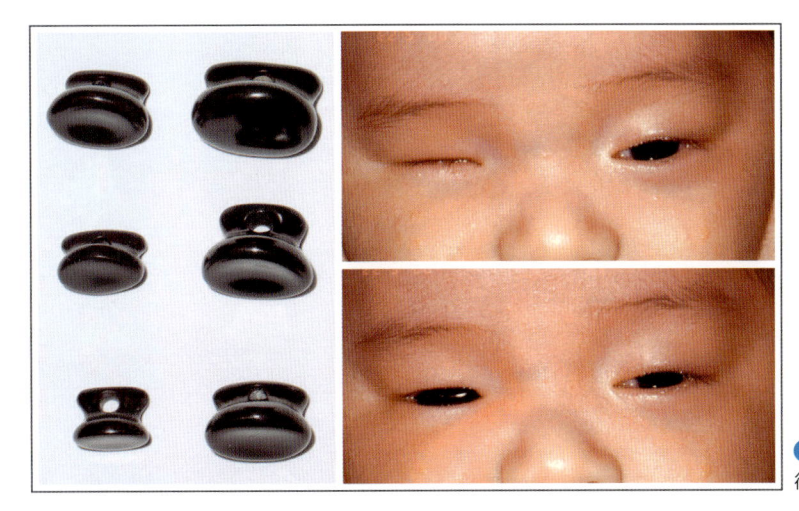

図 29-11 結膜嚢の拡張
徐々に大きな拡張器を挿入する.

期に評価して，予後不良と考えられる場合には，義眼による整容治療について家族に説明すべきである．

どのように小児に義眼を装着するか

義眼の導入時期は小眼球の重症度によって異なるが，片眼の重度小眼球に対しては，無眼球と同様に，生後早期から拡張器・義眼を装着して眼窩の発育を促す必要がある．生後6ヵ月を超えると，不可逆的な眼窩・顔面骨の左右差・変形をきたすおそれがある．また重症例でなくとも，3歳以降になると患児が嫌がって義眼装着が困難になる．

重度小眼球に対しては，さまざまな大きさの拡張器を用意し，1～2週間ごとにサイズの大きな拡張器に変更して結膜嚢に挿入し，徐々に結膜嚢を拡大していく（図29-11）．十分に結膜嚢が広がったところで義眼店に紹介し，仮義眼を装着して調整を行ったのち義眼の作成・装着となる．小児に対する義眼の導入に際しては，義眼の調整回数が3回以上，調整期間が6ヵ月以上になることも多い．この間，結膜嚢の状態を診察し，家族に拡張器や義眼の役割，義眼の着脱や管理について十分な説明を行うことが大切である．

さらに小児期には，成長に応じて義眼の調整・再作成を行う必要がある．原則として小眼球に対する義眼は保険給付の対象外であり，家族の経済的負担が大きい．しかし適切な義眼の導入・管理は眼窩・顔面骨の正常な発育を促すうえで重要である．

眼窩形成異常に対する手術

無眼球や極小眼球では，先天的に高度の眼窩形成異常を伴うことが多い．保存的な整容治療が困難な場合には，眼窩骨や義眼床の形成手術が必要である．

文献

1) Nishina S, Kurosaka D, Nishida Y, et al.: Survey of microphthalmia in Japan. Jpn J Ophthalmol 56: 198-202, 2012
2) Verma AS, Fitzpatrick DR: Anophthalmia and microphthalmia. Orphanet J Rare Dis 2: 47, 2007
3) 馬嶋昭生：小眼球症とその発生病理学的分類．日本眼科学会雑誌 98: 1180-1200, 1994
4) Duke-Elder S: Microphthalmos. In "System of ophthalmology, Vol Ⅲ. Normal and abnormal development, Part 2. Congenital deformities" Duke-Elder S ed. London, Henry Kimpton, 1964, pp488-495
5) Weiss AH, Kousseff BG, Ross EA, et al.: Complex microphthalmos. Arch Ophthalmol 107: 1619-1624, 1989
6) 仁科幸子，中山百合，横井匡，他：小眼球症に伴う眼窩発育異常の画像評価．眼科臨床紀要 5: 387-391, 2012

第30章 身体障害者・小児慢性疾患などの手続き

はじめに

本章で述べる情報は平成27年9月時点のものであり，法令等の改正で随時変更される可能性があることに留意されたい．

身体障害者の手続き

身体障害者福祉法とは

「障害者の日常生活及び社会生活を総合的に支援するための法律」（いわゆる身体障害者福祉法）に基づき，福祉サービスを障害者に交付する制度である．サービスを受給するためには，障害者手帳の交付を受け，手帳を提示する必要がある．手続きの流れを図30-1に示す．

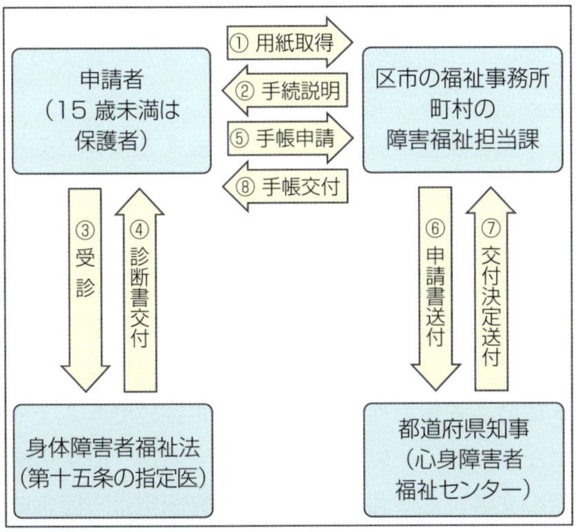

図30-1 身体障害者手続きの流れ

第十五条指定医の指定

身体障害者手帳申請に関する診断書を書くことができるのは，身体障害者福祉法第十五条指定医に限られる．そのため，診断書作成にあたっては指定申請を行う必要がある．第十五条指定医の指定は，医師の所属する医療機関の所在地がある都道府県知事，あるいは政令市市長，中核市市長が行う．

身体障害者は視覚障害，聴覚障害，肢体不自由など担当科目に分類されている．担当科目ごとに指定医の申請を行う必要がある．

指定医の申請が可能となる条件は以下である．
1. 眼科あるいは小児眼科を標榜し，かつその臨床経験を有すること．
2. 医師免許を取得後，大学病院またはそれに準ずる病院（医師法第十六条の二第一項の規定による臨床研修を行う病院など）で5年以上の臨床経験を有すること．

診断書を作成する医療機関が複数の場合，医療機関ごとに指定の申請が必要となる．

障害等級と認定基準

視覚障害等級には1～6級まであり，表30-1，表30-2のような認定基準がある．視力検査と視野検査の結果から等級判定を行う．視野検査の結果記載は必須ではなく，必要な場合のみ記載すればよい．

視力検査

視力0.01に満たない者のうち，光覚弁または手動弁は視力0として計算する．指数弁は視力

● 表 30-1　視覚障害の認定基準

等級	認定基準
1級	両眼の視力の和が 0.01 以下のもの
2級	1. 両眼の視力の和が 0.02 以上 0.04 以下のもの 2. 両眼の視野がそれぞれ 10 度以内でかつ両眼による視野について視能率による損失率が 95%以上のもの
3級	1. 両眼の視力の和が 0.05 以上 0.08 以下のもの 2. 両眼の視野がそれぞれ 10 度以内でかつ両眼による視野について視能率による損失率が 90%以上のもの
4級	1. 両眼の視力の和が 0.09 以上 0.12 以下のもの 2. 両眼の視野がそれぞれ 10 度以内のもの
5級	1. 両眼の視力の和が 0.13 以上 0.2 以下のもの 2. 両眼による視野の 2 分の 1 以上が欠けているもの
6級	一眼の視力が 0.02 以下，他眼の視力が 0.6 以下のもので，両眼の視力が 0.2 を超えるもの

● 表 30-2　等級別指数表（左）の合計指数表（右）

障害等級	指数
1級	18
2級	11
3級	7
4級	4
5級	2
6級	1
7級	0.5

合計指数	認定等級
18以上	1級
11〜17	2級
7〜10	3級
4〜6	4級
2〜3	5級
1	6級

視力検査・視野検査それぞれにつき指数を求め，指数を合計して認定等級を決定する．7級は肢体不自由のみで認定される．

0.01 として計算する．また，両眼を同時に使用できない複視の場合は，非優位眼の視力を 0 として計算する．

視野検査

原則的には Goldmann 視野計を用いる．それ以外の測定方法も認められているが，その場合は使用した視標などを記載する．

"視野"はⅠ/2視標，"中心視野"はⅠ/4視標を使用する．中心視野から視野の視能率・損失率を計算する．認定基準にある"両眼の視野が 10 度以内"とは，求心性視野狭窄のことであり，輪状暗点があるものについて中心の残存視野がそれぞれ 10 度以内のものを含む．視野検査の結果は多様であり，判定基準にそのまま当てはめられない症例も多い．解釈に迷ったら自分の意見を付記したうえで等級判定を行うのがよい．

視力障害と視野障害を別々に等級判定し，両者それぞれに相当する指数を加え，その合計指数から障害等級を認定する．指数はほかの担当科目の指数と合算して等級認定が可能である．

視覚障害者の受けられるサービス

視覚障害者に支給される主なサービスは，以下のようなものである．

1. 患者あるいは同居者の所得税・住民税・自動車税の減免
2. 医療費助成
3. 補装具（眼鏡，遮光眼鏡，拡大鏡など）の交付・修理
4. 公共交通機関の運賃割引
5. タクシー運賃助成
6. 高速道路・有料道路の通行料割引
7. 公共施設（博物館，美術館，動物園など）の入場料割引
8. 盲導犬の貸与

患者の障害等級や居住する自治体によりサービス内容は異なるため，詳細を確認するには患者の居住する市区町村へ問い合わせる必要がある．

診断書作成の実際

診断書は患者の居住する市区町村が書式を用意している．都道府県のホームページから書式のダウンロードも可能である．

小児の視覚障害者認定には，成人とは異なる注意を要する．

自覚検査が困難

乳幼児に対しては，視力検査や視野検査のような自覚検査は実施困難である．絵視力やランドルト環による視力検査がある程度正確にできるようになるのは，一般的に 3 歳以降である．厚生労働省の文書にも"乳幼児に係る障害認定は，障害の種類に応じて，障害の程度を判定することが可能

となる年齢（概ね満3歳）以降に行うこと"と記載されている[1]．そのため診断書を作成するのは，できれば3歳以降が望ましい．

3歳未満で申請する場合，網膜電図（ERG），視覚誘発電位（VEP），眼底所見などの医学的所見を付記し，十分な医学的根拠があることを示す必要がある．その後，3歳以降に視力検査などが可能となった時点で再認定を行う．

重度の精神発達遅滞を有する患児においても，通常の視力検査が実施困難である場合もある．そのような際にも選択視法（PL）法などで視力を測定する，VEPを行うなど，できるだけ医学的根拠に基づき障害等級判定を行うようにする．

再認定の方針

小児では成人より視機能の変動が大きくなりやすい．成長とともに視力検査が正確に行えるようになり視力の数字が向上することもあれば，疾患が増悪して視力が低下してくることもある．視機能が変動することが予想される時期には，こまめに再認定を行っていく必要がある．

Goldmann視野計が使用可能となるのは，一般的に7～8歳以上である．視野障害を有するものの幼少のため検査不能な患児に対しては，最初視力検査のみで障害者認定を行い，将来視野検査を行うことでより重度の等級で再認定することも可能である．

診断書作成・障害等級判定においては，医師の裁量が大きく認められている．そのため，医師は公正かつ患者の利益にかなうよう診断書作成をすることが求められる．

小児慢性特定疾患

小児慢性特定疾患とは

「難病の患者に対する医療等に関する法律」（いわゆる難病医療法）に基づく医療費助成制度である．

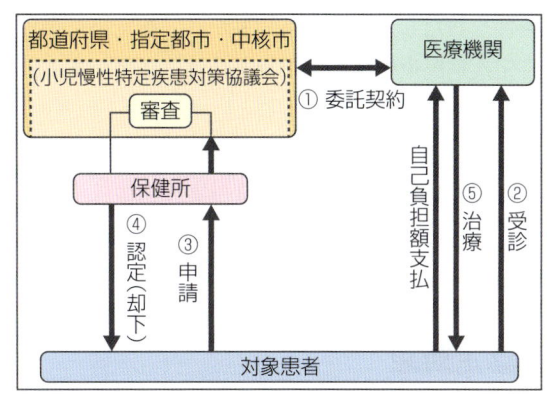

図 30-2 小児慢性特定疾患手続きの流れ

子どもの慢性疾患のうち，小児がんなど特定の疾患については，治療期間が長く，医療費負担が高額となる．そのため，児童の健全育成を目的として，疾患の治療方法の確立と普及，患者家庭の医療費の負担軽減につながるよう，医療費の自己負担分を補助するものである[2]．

平成26年に難病医療法が改正され，平成27年1月1日に施行された．変更点は以下の通りである．
1．対象疾病が514疾患から704疾患に再編された．
2．医療意見書の作成には小児慢性特定疾患指定医の登録が必要になった．

特定疾病登録の手続きの流れを図30-2に示す．詳細な情報については，小児慢性特定疾病情報センターホームページ[2]や各都道府県ホームページを参照されたい．

小児慢性特定疾患指定医

小児慢性特定疾患の申請書を作成するには，以下の要件を満たし小児慢性特定疾病指定医に指定される必要がある．
1．診断または治療に5年以上従事していること
2．関連学会が認定する専門医の資格を有すること（眼科疾患においては眼科専門医）．または，都道府県が実施する研修を修了していること．

指定を受けた後も5年ごとに指定更新が必要である．

申請書を発行する医療機関についても，以下の

条件を満たし，都道府県知事から"指定小児慢性特定疾病医療機関"の指定を受ける必要がある．
1．保険医療機関であること．
2．専門医師の配置，設備の状況からみて，小児慢性特定疾病に係る医療の実施につき十分な能力を有する医療機関であること．
指定は6年ごとの更新制である．

認定対象

認定対象患者は，以下の要件を満たす必要がある．
1．対象疾病を有すること．
2．18歳未満（引き続き治療が必要であると認められる場合は20歳未満）．
3．国民健康保険などの何らかの医療保険に加入していること．
4．ほかの医療給付制度で給付を受けていないこと（生活保護は除く）．

対象疾病

対象疾病リストより，眼科が関与すると考えられる主な疾病を表30-3に抜粋した．
1）悪性新生物群：眼科領域では，眼内腫瘍の網膜芽細胞腫，眼窩内腫瘍の横紋筋肉腫がある．その他，下垂体腺腫などの頭蓋内腫瘍に伴う視野異常やうっ血乳頭にも関与する症例が出てくる．
2）慢性腎疾患群：ネフローゼ症候群などで，ステロイド使用時に眼科併診する場合がある．
5）内分泌疾患群：前述の下垂体腺腫や甲状腺機能異常，骨形成不全に伴う青色強膜，Turner症候群などに伴う緑内障など．
6）膠原病：成人と同じく眼合併症の診療を行う．
7）糖尿病：成人と同じく眼合併症の診療を行う．
8）先天代謝異常：角膜混濁，白内障，網膜異常など各種眼合併症を生じる．
10）免疫症候群：角膜障害を生じる場合がある．
11）神経・筋疾患群：中神経系や眼窩部の異常に伴う斜視，結節性硬化症に伴う網膜腫瘍，Von Hippel-Lindau病に伴う網膜血管腫，先天風疹症候群や筋ジストロフィに伴う白内障など．
12）慢性消化器症候群：ステロイド使用に伴う眼科併診が多い．
13）先天異常症候群：屈折異常，斜視，水晶体や網膜の異常など，多彩な眼合併症を伴う．
14）皮膚疾患群：白子様眼底による視力不良，色素乾皮症に伴う網膜異常，von Recklinghausen病に伴う網膜腫瘍が問題となる．

対象疾病に関しては他科の医師が主治医となるケースが多く，眼科医自身が医療意見書を記載することは比較的少ないと思われる．一方で，眼合併症のスクリーニングや治療にかかわる医療費も助成の対象となるため，認定患者が受診した際には対応できるようにしておくことが必要である．助成対象になるかどうかは医師の裁量によるところが大きいため，公正に判断する．

給付の範囲

以下の費用が公費負担となる．
1．保険診療による自己負担分
2．入院時食事療養費の標準負担額分
3．訪問看護ステーションを利用した場合の基本利用料相当分，保険対象になる治療費
4．装具などの費用の自己負担分
ただし，前年度の所得税課税額に応じ，月額として外来0〜5,750円，入院0〜11,500円を自己負担額として支払う．

医療意見書への記入

申請書は，小児慢性特定疾病情報センターホームページ[2]や各都道府県ホームページからダウンロードも可能である．疾病の分類ごとに意見書が異なることに注意が必要である．
記載事項には視力や視野などの自覚検査は求められておらず，他覚的所見のみを記載すればよい．そのため障害者認定と異なり，患者が乳幼児であっても疾病指定は可能である．

表 30-3 小児慢性特定疾患の主な疾病

大分類	細分類
1) 悪性新生物群	
固形腫瘍（中枢神経系腫瘍を除く）	神経芽腫，網膜芽細胞腫，Wilms 腫瘍・腎芽腫，横紋筋肉腫，悪性黒色腫
中枢神経系腫瘍	頭蓋咽頭腫，松果体腫，髄膜腫，下垂体腺腫
2) 慢性腎疾患群	
ネフローゼ症候群	びまん性メサンギウム硬化症，微小変化型ネフローゼ症候群，巣状分節性糸球体硬化症，膜性腎症
慢性糸球体腎炎	IgA 腎症，ループス腎炎
腎血管性高血圧	腎血管性高血圧
5) 内分泌疾患群	
下垂体性巨人症	下垂体性巨人症
先端巨大症	先端巨大症
甲状腺機能亢進症	Basedow 病
甲状腺機能低下症	橋本病
骨形成不全症	骨形成不全症
内分泌疾患を伴う先天奇形症候群	Turner 症候群，Prader-Willi 症候群，Noonan 症候群
6) 膠原病	
膠原病疾患	若年性特発性関節炎，全身性エリテマトーデス，皮膚筋炎，多発性筋炎，Sjögren 症候群，抗リン脂質抗体症候群，Behçet 病
血管炎症候群	大動脈炎症候群（高安動脈炎），多発血管炎性肉芽腫症（Wegener 肉芽腫症），結節性多発血管炎
Stevens-Johnson 症候群	Stevens-Johnson 症候群
7) 糖尿病	
糖尿病	1 型糖尿病，2 型糖尿病，若年発症成人型糖尿病（MODY），新生児糖尿病，インスリン受容体異常症
8) 先天代謝異常	
アミノ酸代謝異常	フェニルケトン尿症，高チロシン血症，ホモシスチン尿症
有機酸代謝異常症	メチルマロン酸血症，プロピオン酸血症
ミトコンドリア病	ピルビン酸脱水素酵素複合体欠損症
糖質代謝異常症	ガラクトキナーゼ欠損症，糖原病 I・III・IV・V・VI・VII・IX 型
ライソゾーム病	ムコ多糖症 I・II・III・IV・VI・VII 型，Niemann-Pick 病，Gaucher 病，Fabry 病
ペルオキシソーム病	副腎白質ジストロフィ
金属代謝異常症	Wilson 病
結合組織異常症	Ehlers-Danlos 症候群
大理石骨病	大理石骨病
10) 免疫症候群	
慢性移植片対宿主病	慢性移植片対宿主病
11) 神経・筋疾患群	
脳形成障害	先天性水頭症
神経皮膚症候群	結節性硬化症，Von Hippel-Lindau 病
頭蓋骨縫合早期癒合症	Apert 病，Crouzon 病

● 表 30-3　小児慢性特定疾患の主な疾病（つづき）

大分類	細分類
11）神経・筋疾患群（つづき）	
筋ジストロフィ	Duchenne 型筋ジストロフィ，福山型先天性筋ジストロフィ
先天性ミオパチー	ミオチューブラーミオパチー
難治てんかん脳症	West 症候群
脊髄小脳変性症	脊髄小脳変性症
先天感染症	先天性風疹症候群
12）慢性消化器疾患群	
炎症性腸疾患	潰瘍性大腸炎，Crohn 病
13）先天異常症候群	
先天異常症候群	Sotos 症候群，歌舞伎症候群，5p－症候群，18 トリソミー症候群，Down 症候群，Marfan 症候群，CHARGE 症候群
14）皮膚疾患群	
眼皮膚白皮症（先天性白皮症）	眼皮膚白皮症（先天性白皮症）
色素乾皮症	色素乾皮症
von Recklinghausen 病（神経線維腫症Ⅰ型）	von Recklinghausen 病（神経線維腫症Ⅰ型）

疾病数が多いため，眼科の関与がありうる主な疾病のみ抜粋．全疾病を確認するには，小児慢性特定疾病情報センターホームページ[2] や各都道府県ホームページを参照のこと．

特定疾患治療研究事業

特定疾患治療研究事業とは

　特定疾患とはいわゆる"難病"のことである．「難病の患者に対する医療に関する法律」（いわゆる難病法）が改正され，平成 27 年 1 月より新制度となった．
　変更点は指定疾患が 56 疾患から拡大（平成 27 年 1 月に 110 疾患，平成 27 年 7 月に 306 疾患）されたこと，診断書作成は難病指定医が行う必要があること，医療費の自己負担割合が 3 割から 2 割に引き下げられたことである．

難病指定医

　難病指定の診断書を作成するには，都道府県知事に申請し，難病指定医となる必要がある．申請資格は以下のものである．

1. 診断または治療に 5 年以上従事した経験を有すること．
2. 診断書を作成するのに必要な知識と技能を有すること．
3. 関連学会が認定する専門医の資格を有する，または都道府県知事の行う研修を受けること．

　指定医は 5 年ごとの更新制である．また，協力難病指定医という制度もあり，更新申請用の診断書のみを作成可能である．こちらには上記 3 の代わりに都道府県知事の行う研修を受ける必要がある．

対象疾患

　対象疾患数が多いため，詳細は厚生労働省ホームページ[3] を参照されたい．眼科医が診断書を記入すると思われる主な疾患は，網膜色素変性や重症筋無力症である．

医療費公費助成

難病指定された患者は，医療費の助成を受けることができる．自己負担割合は2割となり，所得に応じて負担額の上限が設定される[4]．

認定申請

認定申請にあたっては，難病指定医が臨床調査個人票（いわゆる診断書）に記入する．臨床調査個人票は前述の厚生労働省ホームページからダウンロードも可能である．患者は必要書類を都道府県窓口（保健福祉課や保健所など）に提出し，支給認定を受けると特定疾患受給者証が交付される．

特定疾患受給者証の有効期間は1年間である．期間終了後は更新申請が必要である．

障害児福祉手当

障害児福祉手当とは

身体または精神に重度の障害を有する児童に対して年4回支給される手当である[5]．申請にあたっては医師の関与は不要であり，患者が住所地の市区町村の窓口へ申請するのみである．

支給対象

1. 日常において常時の介護を必要とする在宅の20歳未満の者（施設入所の場合は対象とならない）．
2. 身体障害者手帳1級および2級の一部．
支給には保護者の所得制限がある．

文献

1) 身体障害者程度等級表の解説（身体障害認定基準）について
http://www.mhlw.go.jp/file/06-Seisakujouhou-12200000-Shakaiengokyokushougaihokenfukushibu/001_1.pdf
2) 小児慢性特定疾病情報センターホームページ　http://www.shouman.jp/
3) 厚生労働省ホームページ：指定難病一覧（概要，診断基準等・臨床調査個人票）
http://www.mhlw.go.jp/stf/seisakunitsuite/bunya/0000062437.html
4) 政府広報オンライン　http://www.gov-online.go.jp/useful/article/201412/3.html
5) 厚生労働省ホームページ：障害児福祉手当について
http://www.mhlw.go.jp/bunya/shougaihoken/jidou/hukushi.html

第31章 法規・法的問題

はじめに

　日本は法治国家であり，私たち医療者の行う診療行為は，好むと好まざるとにかかわらず，法的規制のもとに行われている．このため，日常診療を行うにあたっては法的知識が必要であり，法律を遵守して診療行為を行わなければならない．そうすることで，私たちの診療行為が法的に守られるのである．もしも，法的規制を逸脱した行為があれば，法的な規制を受けることになる．

　「法律は難解でわかりにくい」と決めつける前に，国家資格をもって医療行為をする者として，診療行為に関連した法律を学んでおかなければならない．

日常診療に必要な法律

　それぞれの関連法規について，重要な項目を列記し解説する．

医師法

　医師全般の職務，資格などを規定する法律であり，わが国の医事法規の根幹をなすものである．

総則

第一条　医師は，医療及び保健指導を掌ることによって公衆衛生の向上及び増進に寄与し，もって国民の健康な生活を確保するものとする．

● 解　説

　医師の任務を述べており，医療のみならず保健指導を掌ることで公衆衛生の向上および増進に寄与し，国民の健康的な生活を確保することが医師に課せられた任務であることを銘記すべきである．

免許の取り消し，業務停止および再交付

第七条　医師が，第三条に該当するときは，厚生労働大臣は，その免許を取り消す．

2　医師が第四条各号のいずれかに該当し，又は医師としての品位を損するような行為のあつたときは，厚生労働大臣は，次に掲げる処分をすることができる．

一　戒告
二　三年以内の医業の停止
三　免許の取消し

● 解　説

　処分の対象としては，業務上過失致死傷，わいせつ行為，診療報酬の不正請求，文書偽造などである．

　医業停止処分を受けた医師が医業に復帰する際には，再教育研修が行われている．当該医師の職業倫理・医療技術が医業を行うにあたって問題がないことを確認し，当該医師自らがその能力と適性を再認識する場となっている．

臨床研修

第十六条の二　診療に従事しようとする医師は，二年以上，医学を履修する課程を置く大学に附属する病院又は厚生労働大臣の指定する病院において，臨床研修を受けなければならない．

第十六条の三　臨床研修を受けている医師は，臨床研修に専念し，その資質の向上を図るように努めなければならない．

● 解　説

　2年間以上の医師臨床研修が努力目標から義務となり，臨床研修を修了した者は，臨床研修を修了した旨が医籍に登録される．

業務

第十七条 医師でなければ，医業をなしてはならない．

第十八条 医師でなければ，医師又はこれに紛らわしい名称を用いてはならない．

● 解説

このように，医師には業務独占および名称独占が認められており，重大な責任が課せられている．

応召義務，診断書の交付義務

第十九条 診療に従事する医師は，診察治療の求があつた場合には，正当な事由がなければ，これを拒んではならない．

2 診察若しくは検案をし，又は出産に立ち会つた医師は，診断書若しくは検案書又は出生証明書若しくは死産証書の交付の求があつた場合には，正当の事由がなければ，これを拒んではならない．

● 解説

正当な事由にあたるかどうかの事実認定は，個別の事例ごとに慎重に行われなければならない．

ここでは，過去の解釈について記載しておく．

(昭和24年9月10日　医発第752号)

(一) 医業報酬が不払いであっても，直ちにこれを理由として診療を拒むことはできない．

(二) 診療時間を制限している場合であっても，これを理由として急施を要する患者の診療を拒むことは許されない．

(三) 特定人例えば特定の場所に勤務する人々のみの診療に従事する医師又は歯科医師であっても，緊急の治療を要する患者がある場合において，その近辺に他の診療に従事する医師又は歯科医師がいない場合には，やはり診療の求めに応じなければならない．

(四) 天候の不良等も，事実上往診の不可能な場合を除いては「正当の事由」には該当しない．

(五) 医師が自己の標榜する診療科名以外の診療科に属する疾病について診療を求められた場合も，患者がこれを了承する場合は一応正当な理由と認め得るが，了承しないで依然診療を求めるときは，応急の措置その他できるだけの範囲のことをしなければならない．

(昭和30年8月12日　医収第755号)

1 医師法第十九条にいう「正当な事由」のある場合とは，医師の不在又は病気等により事実上診療が不可能な場合に限られるのであって，患者の再三の求めにもかかわらず，単に軽度の疲労の程度をもってこれを拒絶することは，第十九条の義務違反を構成する．然しながら，以上の事実認定は慎重に行われるべきであるから，御照会の事例が正当な事由か否かについては，更に具体的な状況をみなければ，判定困難である．

2 医師が第十九条の義務違反を行った場合には罰則の適用はないが，医師法第七条にいう「医師としての品位を損するような行為のあったとき」にあたるから，義務違反を反覆するが如き場合において同条の規定により医師免許の取消又は停止を命ずる場合もありうる．

(昭和49年4月16日　医発第412号)

休日夜間診療所，休日夜間当番医制などの方法により地域における急患診療が確保され，かつ，地域住民に十分周知徹底されているような休日夜間診療体制が敷かれている場合において，医師が来院した患者に対し休日夜間診療所，休日夜間当番院などで診療を受けるよう指示することは，医師法第十九条第一項の規定に反しないものと解される．

ただし，症状が重篤である等直ちに必要な応急の措置を施さねば患者の生命，身体に重大な影響が及ぶおそれがある場合においては，医師は診療に応ずる義務がある．

無診察治療などの禁止

第二十条 医師は，自ら診察しないで治療をし，若しくは診断書若しくは処方せんを交付し，自ら出産に立ち会わないで出生証明書若しくは死産証書を交付し，又は自ら検案をしないで検案

書を交付してはならない．但し，診療中の患者が受診後二十四時間以内に死亡した場合に交付する死亡診断書については，この限りでない．

● 解　説

診察しないで治療をしたり，診断書や処方せんを交付することは禁じられているので注意しなければならない．

処方せんの交付義務

第二十二条　医師は，患者に対し治療上薬剤を調剤して投与する必要があると認めた場合には，患者又は現にその看護に当つている者に対して処方せんを交付しなければならない．ただし，患者又は現にその看護に当つている者が処方せんの交付を必要としない旨を申し出た場合及び次の各号の一に該当する場合においては，この限りでない．

一　暗示的効果を期待する場合において，処方せんを交付することがその目的の達成を妨げるおそれがある場合

二　処方せんを交付することが診療又は疾病の予後について患者に不安を与え，その疾病の治療を困難にするおそれがある場合

三　病状の短時間ごとの変化に即応して薬剤を投与する場合

四　診断又は治療方法の決定していない場合

五　治療上必要な応急の措置として薬剤を投与する場合

六　安静を要する患者以外に薬剤の交付を受けることができる者がいない場合

七　覚せい剤を投与する場合

八　薬剤師が乗り組んでいない船舶内において薬剤を投与する場合

● 解　説

医師は，診察の結果，薬剤の投与が必要と判断された場合には，原則として処方せんを交付しなければならないとされているのであって，薬剤を直接交付するのは上記の一〜八に該当する場合であることを銘記すべきである．

診療録の記載および保管

第二十四条　医師は，診療をしたときは，遅滞なく診療に関する事項を診療録に記載しなければならない．

2　前項の診療録であつて，病院又は診療所に勤務する医師のした診療に関するものは，その病院又は診療所の管理者において，その他の診療に関するものは，その医師において，五年間これを保存しなければならない．

● 解　説

医師には，診療をしたときには遅滞なく診療に関する事項を診療録に記載することが義務づけられており，医事紛争に発展した場合には，診療録の記載が身を守る唯一の砦であるといっても過言ではない．昨今，インフォームド・コンセントが重要視されているので，説明や同意の内容，さらには相手の理解度を明記することが求められている．誰が説明したかや，看護師や患者側の同席者の氏名なども記載しておくことが肝要である．また，診療録の保存は5年間とされているが，医師法にはいつから5年間かは明記されていない．この件に関しては，下記のように「保険医療機関及び保険医療養担当規則」に明記されている．

保険医療機関及び保険医療養担当規則
（帳簿等の保存）

第九条　保険医療機関は，療養の給付の担当に関する帳簿及び書類その他の記録をその完結の日から三年間保存しなければならない．ただし，患者の診療録にあつては，その完結の日から五年間とする．

● 解　説

すなわち，診療開始日からでも最終来院時からでもなく，当該診療の完結の日から起算することを銘記し，そこから5年間は保存しなければならない．万一訴訟にでもなれば，時効の成立はもっと長期間になることがあるので，半永久的に保存することが望ましいとされている．電子カルテの要件には，この保存性が担保されていなければならないことになっている．

医療法

病院・診療所・助産所の開設・管理・整備の方法などが定められている，医療機関に関する法律である．

総則

第一条 この法律は，医療を受ける者による医療に関する適切な選択を支援するために必要な事項，医療の安全を確保するために必要な事項，病院，診療所及び助産所の開設及び管理に関し必要な事項並びにこれらの施設の整備並びに医療提供施設相互間の機能の分担及び業務の連携を推進するために必要な事項を定めること等により，医療を受ける者の利益の保護及び良質かつ適切な医療を効率的に提供する体制の確保を図り，もつて国民の健康の保持に寄与することを目的とする．

● 解説

「医療法」の第一条に，医療の安全を確保するために必要な事項が定められていることを銘記しなければならない．日本専門医機構の専門医の更新の条件に，"医療安全"に関する講習会の受講が必須項目に取り上げられていることも銘記し，"医療安全"がいかに重要かを認識して，日常の診療に取り組まなければならない．

第一条の二 医療は，生命の尊重と個人の尊厳の保持を旨とし，医師，歯科医師，薬剤師，看護師その他の医療の担い手と医療を受ける者との信頼関係に基づき，及び医療を受ける者の心身の状況に応じて行われるとともに，その内容は，単に治療のみならず，疾病の予防のための措置及びリハビリテーションを含む良質かつ適切なものでなければならない．

2　医療は，国民自らの健康の保持増進のための努力を基礎として，医療を受ける者の意向を十分に尊重し，病院，診療所，介護老人保健施設，調剤を実施する薬局その他の医療を提供する施設（以下「医療提供施設」という．），医療を受ける者の居宅等（居宅その他厚生労働省令で定める場所をいう．以下同じ．）において，医療提供施設の機能に応じ効率的に，かつ，福祉サービスその他の関連するサービスとの有機的な連携を図りつつ提供されなければならない．

● 解説

第一条の二には，医療は医療の提供者と患者との共同作業であることが記載されており，単に治療のみならず，疾病の予防およびリハビリテーションまでも求められていることを銘記しなければならない．

第一条の三 国及び地方公共団体は，前条に規定する理念に基づき，国民に対し良質かつ適切な医療を効率的に提供する体制が確保されるよう努めなければならない．

第一条の四 医師，歯科医師，薬剤師，看護師その他の医療の担い手は，第一条の二に規定する理念に基づき，医療を受ける者に対し，良質かつ適切な医療を行うよう努めなければならない．

2　医師，歯科医師，薬剤師，看護師その他の医療の担い手は，医療を提供するに当たり，適切な説明を行い，医療を受ける者の理解を得るよう努めなければならない．

3　医療提供施設において診療に従事する医師及び歯科医師は，医療提供施設相互間の機能の分担及び業務の連携に資するため，必要に応じ，医療を受ける者を他の医療提供施設に紹介し，その診療に必要な限度において医療を受ける者の診療又は調剤に関する情報を他の医療提供施設において診療又は調剤に従事する医師若しくは歯科医師又は薬剤師に提供し，及びその他必要な措置を講ずるよう努めなければならない．

4　病院又は診療所の管理者は，当該病院又は診療所を退院する患者が引き続き療養を必要とする場合には，保健医療サービス又は福祉サービスを提供する者との連携を図り，当該患者が適切な環境の下で療養を継続することができるよう配慮しなければならない．

5 医療提供施設の開設者及び管理者は，医療技術の普及及び医療の効率的な提供に資するため，当該医療提供施設の建物又は設備を，当該医療提供施設に勤務しない医師，歯科医師，薬剤師，看護師その他の医療の担い手の診療，研究又は研修のために利用させるよう配慮しなければならない．

● 解　説

第一条の四の2には，"医療の担い手は，医療を提供するに当たり，適切な説明を行い，医療を受ける者の理解を得るよう努めなければならない"と記載されており，すでにインフォームド・コンセントの重要性が明記されていることが注目に値する．

医業，歯科医業又は助産師の業務等の広告

第六条の五　医業若しくは歯科医業又は病院若しくは診療所に関しては，文書その他いかなる方法によるを問わず，何人も次に掲げる事項を除くほか，これを広告してはならない．

一　医師又は歯科医師である旨
二　診療科名
三　病院又は診療所の名称，電話番号及び所在の場所を表示する事項並びに病院又は診療所の管理者の氏名
四　診療日若しくは診療時間又は予約による診療の実施の有無
五　法令の規定に基づき一定の医療を担うものとして指定を受けた病院若しくは診療所又は医師若しくは歯科医師である場合には，その旨
六　入院設備の有無，第七条第二項に規定する病床の種別ごとの数，医師，歯科医師，薬剤師，看護師その他の従業者の員数その他の当該病院又は診療所における施設，設備又は従業者に関する事項
七　当該病院又は診療所において診療に従事する医療従事者の氏名，年齢，性別，役職，略歴その他の当該医療従事者に関する事項であつて医療を受ける者による医療に関する適切な選択に資するものとして厚生労働大臣が定めるもの
八　患者又はその家族からの医療に関する相談に応ずるための措置，医療の安全を確保するための措置，個人情報の適正な取扱いを確保するための措置その他の当該病院又は診療所の管理又は運営に関する事項
九　紹介をすることができる他の病院若しくは診療所又はその他の保健医療サービス若しくは福祉サービスを提供する者の名称，これらの者と当該病院又は診療所との間における施設，設備又は器具の共同利用の状況その他の当該病院又は診療所と保健医療サービス又は福祉サービスを提供する者との連携に関する事項
十　診療録その他の診療に関する諸記録に係る情報の提供，前条第三項に規定する書面の交付その他の当該病院又は診療所における医療に関する情報の提供に関する事項
十一　当該病院又は診療所において提供される医療の内容に関する事項（検査，手術その他の治療の方法については，医療を受ける者による医療に関する適切な選択に資するものとして厚生労働大臣が定めるものに限る．）
十二　当該病院又は診療所における患者の平均的な入院日数，平均的な外来患者又は入院患者の数その他の医療の提供の結果に関する事項であつて医療を受ける者による医療に関する適切な選択に資するものとして厚生労働大臣が定めるもの
十三　その他前各号に掲げる事項に準ずるものとして厚生労働大臣が定める事項

医療法施行規則

第一条の九　法第六条の五第四項及び第六条の七第三項の規定による広告の内容及び方法の基準は，次のとおりとする．

一　他の病院，診療所又は助産所と比較して優良である旨を広告してはならないこと
二　誇大な広告を行つてはならないこと
三　客観的事実であることを証明することができない内容の広告を行つてはならないこと
四　公の秩序又は善良の風俗に反する内容の広告を行つてはならないこと

● 解　説

　このほかに,「医業若しくは歯科医業又は病院若しくは診療所に関して広告し得る事項等及び広告適正化のための指導等に関する指針（医療広告ガイドライン）」ならびに「医療機関のホームページの内容の適切なあり方に関する指針（医療機関ホームページガイドライン）」を参照されたい.

医薬品,医療機器等の品質,有効性及び安全性の確保等に関する法律

　「薬事法」は,その一部が改正され,「医薬品,医療機器等の品質,有効性及び安全性の確保等に関する法律」に名称変更された. 医薬品,医療機器などについて,取り扱いなどに関することが規定されている. コンタクトレンズ,眼鏡および眼内レンズなどは,医療機器に指定されている.

（定義）
第二条　この法律で「医薬品」とは,次に掲げる物をいう.
一　日本薬局方に収められている物
二　人又は動物の疾病の診断,治療又は予防に使用されることが目的とされている物であつて,機械器具等（機械器具,歯科材料,医療用品,衛生用品並びにプログラム（電子計算機に対する指令であつて,一の結果を得ることができるように組み合わされたものをいう. 以下同じ.）及びこれを記録した記録媒体をいう. 以下同じ.）でないもの（医薬部外品及び再生医療等製品を除く.）
三　人又は動物の身体の構造又は機能に影響を及ぼすことが目的とされている物であつて,機械器具等でないもの（医薬部外品,化粧品及び再生医療等製品を除く.）
4　この法律で「医療機器」とは,人若しくは動物の疾病の診断,治療若しくは予防に使用されること,又は人若しくは動物の身体の構造若しくは機能に影響を及ぼすことが目的とされている機械器具等（再生医療等製品を除く.）であつて,政令で定めるものをいう.

5　この法律で「高度管理医療機器」とは,医療機器であつて,副作用又は機能の障害が生じた場合（適正な使用目的に従い適正に使用された場合に限る. 次項及び第7項において同じ.）において人の生命及び健康に重大な影響を与えるおそれがあることからその適切な管理が必要なものとして,厚生労働大臣が薬事・食品衛生審議会の意見を聴いて指定するものをいう.
6　この法律で「管理医療機器」とは,高度管理医療機器以外の医療機器であつて,副作用又は機能の障害が生じた場合において人の生命及び健康に影響を与えるおそれがあることからその適切な管理が必要なものとして,厚生労働大臣が薬事・食品衛生審議会の意見を聴いて指定するものをいう.
7　この法律で「一般医療機器」とは,高度管理医療機器及び管理医療機器以外の医療機器であつて,副作用又は機能の障害が生じた場合においても,人の生命及び健康に影響を与えるおそれがほとんどないものとして,厚生労働大臣が薬事・食品衛生審議会の意見を聴いて指定するものをいう.

● 解　説

　眼科関連では,「高度管理医療機器」には眼内レンズ・涙点プラグなどの手術材料や主な手術機器などおよび視力補正用コンタクトレンズが,「管理医療機器」には主な診断機器や検査用のコンタクトレンズなどが,「一般医療機器」には主な検査機器,眼鏡や眼鏡レンズなどが含まれている.

視能訓練士法

　視能訓練士全般の職務・資格などに関して規定されている. 昭和46年に施行され,その後の改正を経て現在に至っている.

（定義）
第二条　この法律で「視能訓練士」とは,厚生労働大臣の免許を受けて,視能訓練士の名称を用

いて，医師の指示の下に，両眼視機能に障害のある者に対するその両眼視機能の回復のための矯正訓練及びこれに必要な検査を行なうことを業とする者をいう．

（免許）

第三条 視能訓練士になろうとする者は，視能訓練士国家試験（以下「試験」という．）に合格し，厚生労働大臣の免許（以下「免許」という．）を受けなければならない．

● 解説

視能訓練士は，国家試験に合格した者に与えられうる，国家資格である．

（業務）

第十七条 視能訓練士は，第二条に規定する業務のほか，視能訓練士の名称を用いて，医師の指示の下に，眼科に係る検査（人体に影響を及ぼす程度が高い検査として厚生労働省令で定めるものを除く．次項において「眼科検査」という．）を行うことを業とすることができる．

2 視能訓練士は，保健師助産師看護師法（昭和二十三年法律第二百三号）第三十一条第一項及び第三十二条の規定にかかわらず，診療の補助として両眼視機能の回復のための矯正訓練及びこれに必要な検査並びに眼科検査を行うことを業とすることができる．

● 解説

視能訓練士の行いうる業務については，「視能訓練士法施行規則」に記載されている．

視能訓練士法施行規則

（法第十七条第一項の厚生労働省令で定める検査）

第十四条の二 法第十七条第一項の厚生労働省令で定める検査は，涙道通水通色素検査（色素を点眼するものを除く．）とする．

● 解説

したがって，上記業務を視能訓練士は行うことはできない．

（法第十八条の厚生労働省令で定める矯正訓練又は検査）

第十五条 法第十八条の厚生労働省令で定める矯正訓練又は検査は次のとおりとする．

矯正訓練
　抑制除去訓練法
異常対応矯正法
眩惑刺激法
残像法
　検査
　　散瞳薬の使用
眼底写真撮影
網膜電図検査
眼球電図検査
眼振電図検査
視覚誘発脳波検査

● 解説

視能訓練士は，上記の訓練や検査を行うことができる．

その他の関連法規

保険医療機関及び保険医療養担当規則

保険医療機関で保険医が診療に従事する場合には，この規則を熟知して診療しなければならない．

（療養の給付の担当の範囲）

第一条 保険医療機関が担当する療養の給付並びに被保険者及び被保険者であつた者並びにこれらの者の被扶養者の療養（以下単に「療養の給付」という．）の範囲は，次のとおりとする．

一　診察
二　薬剤又は治療材料の支給
三　処置，手術その他の治療
四　居宅における療養上の管理及びその療養に伴う世話その他の看護
五　病院又は診療所への入院及びその療養に伴う世話その他の看護

（帳簿等の保存）

第九条　保険医療機関は，療養の給付の担当に関する帳簿及び書類その他の記録をその完結の日から三年間保存しなければならない．ただし，患者の診療録にあつては，その完結の日から五年間とする．

（診療の一般的方針）

第十二条　保険医の診療は，一般に医師又は歯科医師として診療の必要があると認められる疾病又は負傷に対して，適確な診断をもととし，患者の健康の保持増進上妥当適切に行われなければならない．

（療養及び指導の基本準則）

第十三条　保険医は，診療に当つては，懇切丁寧を旨とし，療養上必要な事項は理解し易いように指導しなければならない．

（指導）

第十四条　保険医は，診療にあたつては常に医学の立場を堅持して，患者の心身の状態を観察し，心理的な効果をも挙げることができるよう適切な指導をしなければならない．

第十五条　保険医は，患者に対し予防衛生及び環境衛生の思想のかん養に努め，適切な指導をしなければならない．

（診療の具体的方針）

第二十条　医師である保険医の診療の具体的方針は，前十二条の規定によるほか，次に掲げるところによるものとする．

一　診察

　イ　診察は，特に患者の職業上及び環境上の特性等を顧慮して行う．

　ロ　診察を行う場合は，患者の服薬状況及び薬剤服用歴を確認しなければならない．ただし，緊急やむを得ない場合については，この限りではない．

　ハ　健康診断は，療養の給付の対象として行つてはならない．

　ニ　往診は，診療上必要があると認められる場合に行う．

　ホ　各種の検査は，診療上必要があると認められる場合に行う．

　ヘ　ホによるほか，各種の検査は，研究の目的をもつて行つてはならない．ただし，治験に係る検査については，この限りでない．

二　投薬

　イ　投薬は，必要があると認められる場合に行う．

　ロ　治療上一剤で足りる場合には一剤を投与し，必要があると認められる場合に二剤以上を投与する．

　ハ　同一の投薬は，みだりに反覆せず，症状の経過に応じて投薬の内容を変更する等の考慮をしなければならない．

三　処方せんの交付

　イ　処方せんの使用期間は，交付の日を含めて四日以内とする．ただし，長期の旅行等特殊の事情があると認められる場合は，この限りでない．

四　注射

　イ　注射は，次に掲げる場合に行う．

　　（1）経口投与によつて胃腸障害を起すおそれがあるとき，経口投与をすることができないとき，又は経口投与によつては治療の効果を期待することができないとき．

　　（2）特に迅速な治療の効果を期待する必要があるとき．

　　（3）その他注射によらなければ治療の効果を期待することが困難であるとき．

学校保健安全法ならびに同施行規則

学校保健安全法

（目的）

第一条　この法律は，学校における児童生徒等及び職員の健康の保持増進を図るため，学校における保健管理に関し必要な事項を定めるとともに，学校における教育活動が安全な環境において実施され，児童生徒等の安全の確保が図られるよう，学校における安全管理に関し必要な事項を定め，もつて学校教育の円滑な実施とその成果の確保に資することを目的とする．

(就学時の健康診断)
第十一条　市（特別区を含む．以下同じ．）町村の教育委員会は，学校教育法第十七条第一項の規定により翌学年の初めから同項に規定する学校に就学させるべき者で，当該市町村の区域内に住所を有するものの就学に当たつて，その健康診断を行わなければならない．
第十二条　市町村の教育委員会は，前条の健康診断の結果に基づき，治療を勧告し，保健上必要な助言を行い，及び学校教育法第十七条第一項に規定する義務の猶予若しくは免除又は特別支援学校への就学に関し指導を行う等適切な措置をとらなければならない．

学校保健安全法施行規則
(方法及び技術的基準)
第三条　法第十一条の健康診断の方法及び技術的基準は，次の各号に掲げる検査の項目につき，当該各号に定めるとおりとする．
四　視力は，国際標準に準拠した視力表を用いて左右各別に裸眼視力を検査し，眼鏡を使用している者については，当該眼鏡を使用している場合の矯正視力についても検査する．
六　眼の疾病及び異常の有無は，感染性眼疾患その他の外眼部疾患及び眼位の異常等に注意する．

学校保健安全法
(児童生徒等の健康診断)
第十三条　学校においては，毎学年定期に，児童生徒等（通信による教育を受ける学生を除く．）の健康診断を行わなければならない．
2　学校においては，必要があるときは，臨時に，児童生徒等の健康診断を行うものとする．

学校保健安全法施行規則
(時期)
第五条　法第十三条第一項の健康診断は，毎学年，六月三十日までに行うものとする．ただし，疾病その他やむを得ない事由によつて当該期日に健康診断を受けることのできなかつた者に対しては，その事由のなくなつた後すみやかに健康診断を行うものとする．

(検査の項目)
第六条　法第十三条第一項の健康診断における検査の項目は，次のとおりとする．
四　視力及び聴力
五　眼の疾病及び異常の有無

学校保健安全法
第十四条　学校においては，前条の健康診断の結果に基づき，疾病の予防処置を行い，又は治療を指示し，並びに運動及び作業を軽減する等適切な措置をとらなければならない．

学校保健安全法施行規則
(事後措置)
第九条　学校においては，法第十三条第一項の健康診断を行つたときは，二十一日以内にその結果を幼児，児童又は生徒にあつては当該幼児，児童又は生徒及びその保護者（学校教育法（昭和二十二年法律第二十六号）第十六条に規定する保護者をいう．）に，学生にあつては当該学生に通知するとともに，次の各号に定める基準により，法第十四条の措置をとらなければならない．

学校保健安全法
(出席停止)
第十九条　校長は，感染症にかかつており，かかつている疑いがあり，又はかかるおそれのある児童生徒等があるときは，政令で定めるところにより，出席を停止させることができる．

学校保健安全法施行規則
(感染症の種類)
第十八条　学校において予防すべき感染症の種類は，次のとおりとする．
二　第二種　インフルエンザ（特定鳥インフルエンザを除く．），百日咳，麻しん，流行性耳下腺炎，風しん，水痘，咽頭結膜熱，結核及び髄膜炎菌性髄膜炎
三　第三種　コレラ，細菌性赤痢，腸管出血性大腸菌感染症，腸チフス，パラチフス，流行性角結膜炎，急性出血性結膜炎その他の感染症

(出席停止の期間の基準)
第十九条　令第六条第二項の出席停止の期間の基準は，前条の感染症の種類に従い，次のとおりとする．

二　第二種の感染症（結核及び髄膜炎菌性髄膜炎を除く．）にかかった者については，次の期間．ただし，病状により学校医その他の医師において感染のおそれがないと認めたときは，この限りでない．
　ト　咽頭結膜熱にあつては，主要症状が消退した後二日を経過するまで．
三　結核，髄膜炎菌性髄膜炎及び第三種の感染症にかかつた者については，病状により学校医その他の医師において感染のおそれがないと認めるまで．

学校保健安全法
（学校医，学校歯科医及び学校薬剤師）
第二十三条　学校には，学校医を置くものとする．

学校保健安全法施行規則
（学校医の職務執行の準則）
第二十二条　学校医の職務執行の準則は，次の各号に掲げるとおりとする．
一　学校保健計画及び学校安全計画の立案に参与すること．
二　学校の環境衛生の維持及び改善に関し，学校薬剤師と協力して，必要な指導及び助言を行うこと．
三　法第八条の健康相談に従事すること．
四　法第九条の保健指導に従事すること．
五　法第十三条の健康診断に従事すること．
六　法第十四条の疾病の予防処置に従事すること．
七　法第二章第四節の感染症の予防に関し必要な指導及び助言を行い，並びに学校における感染症及び食中毒の予防処置に従事すること．
八　校長の求めにより，救急処置に従事すること．
九　市町村の教育委員会又は学校の設置者の求めにより，法第十一条の健康診断又は法第十五条第一項の健康診断に従事すること．
十　前各号に掲げるもののほか，必要に応じ，学校における保健管理に関する専門的事項に関する指導に従事すること．
2　学校医は，前項の職務に従事したときは，その状況の概要を学校医執務記録簿に記入して校長に提出するものとする．

母子保健法ならびに同施行規則

母子保健法
（健康診査）
第十二条　市町村は，次に掲げる者に対し，厚生労働省令の定めるところにより，健康診査を行わなければならない．
一　満一歳六か月を超え満二歳に達しない幼児
二　満三歳を超え満四歳に達しない幼児

母子保健法施行規則
（健康診査）
第二条
2　法第十二条の規定による満三歳を超え満四歳に達しない幼児に対する健康診査は，次の各号に掲げる項目について行うものとする．
五　眼の疾病及び異常の有無

● 解　説
　3歳児における眼科的な健康診査の根拠が示されているが，実際には市町村ごとに対応が異なる．診査を行う医師も眼科医ばかりではなく小児科医であったり，時には保健師が行っているところもあり，診査が行われていない市町村も存在するのが現状である．

刑　法

（秘密漏示）
第百三十四条　医師，薬剤師，医薬品販売業者，助産師，弁護士，弁護人，公証人又はこれらの職にあった者が，正当な理由がないのに，その業務上取り扱ったことについて知り得た人の秘密を漏らしたときは，六月以下の懲役又は十万円以下の罰金に処する．

（虚偽診断書等作成）
第百六十条　医師が公務所に提出すべき診断書，検案書又は死亡証書に虚偽の記載をしたときは，三年以下の禁錮又は三十万円以下の罰金に処する．

（収賄，受託収賄及び事前収賄）
第百九十七条　公務員が，その職務に関し，賄賂を収受し，又はその要求若しくは約束をしたときは，五年以下の懲役に処する．この場合において，

請託を受けたときは，七年以下の懲役に処する．
2　公務員になろうとする者が，その担当すべき職務に関し，請託を受けて，賄賂を収受し，又はその要求若しくは約束をしたときは，公務員となった場合において，五年以下の懲役に処する．

（第三者供賄）
第百九十七条の二　公務員が，その職務に関し，請託を受けて，第三者に賄賂を供与させ，又はその供与の要求若しくは約束をしたときは，五年以下の懲役に処する．

（名誉毀損）
第二百三十条　公然と事実を摘示し，人の名誉を毀損した者は，その事実の有無にかかわらず，三年以下の懲役若しくは禁錮又は五十万円以下の罰金に処する．

（侮辱）
第二百三十一条　事実を摘示しなくても，公然と人を侮辱した者は，拘留又は科料に処する．

（信用毀損及び業務妨害）
第二百三十三条　虚偽の風説を流布し，又は偽計を用いて，人の信用を毀損し，又はその業務を妨害した者は，三年以下の懲役又は五十万円以下の罰金に処する．

（威力業務妨害）
第二百三十四条　威力を用いて人の業務を妨害した者も，前条の例による．

民法

（債務不履行による損害賠償）
第四百十五条　債務者がその債務の本旨に従った履行をしないときは，債権者は，これによって生じた損害の賠償を請求することができる．債務者の責めに帰すべき事由によって履行をすることができなくなったときも，同様とする．

（不法行為による損害賠償）
第七百九条　故意又は過失によって他人の権利又は法律上保護される利益を侵害した者は，これによって生じた損害を賠償する責任を負う．

（不法行為による損害賠償請求権の期間の制限）
第七百二十四条　不法行為による損害賠償の請求権は，被害者又はその法定代理人が損害及び加害者を知った時から三年間行使しないときは，時効によって消滅する．不法行為の時から二十年を経過したときも，同様とする．

● 解　説

昨今，医療行為が行われてかなりの年月を経てから，訴訟になる事例が散見される．そうなった際には，診療録がなければ医療者側の正当性を立証することは困難とならざるを得ない．医事紛争で訴訟になれば，時効の成立は最長20年となることを銘記すべきであり，少なくともこの間は診療録が保存されていることが賢明であろう．医学の進歩・発展に寄与する資料と考えれば，半永久的に保存することが望ましいといえる．

おわりに

法律の条文を列挙したが，ぜひとも自ら条文を読むことをお勧めする．法律文書は難解ではあるが，常日頃，慣れ親しんでおくと，いざというときに役立つものである．医療者はアマチュアではなくプロ集団であるので，必要な法規を知ったうえで，日常診療にあたることが望ましい．忘れかけたときには，どこを調べればわかるかは理解しておくべきであろう．法規を学ぶことで自らを守ることにもなり，それが患者にとっても安心・安全な医療になることが，医事紛争を未然に防ぐ砦になるであろう．

INDEX

ギリシャ文字

- α₂ 刺激薬 ... 248
- β 遮断薬 ... 248

数　字

- 4 プリズム基底外方試験 ... 111
- 13 トリソミー ... 319
- 100 hue テスト ... 031

欧　文

A

- abusive head trauma AHT ... 423
- accessory lacrimal punctum ... 396
- accessory muscle ... 156
- accommodative esotropia ... 140
- ACE ... 335
- acquired
  - ── blepharoptosis ... 168
  - ── esotropia ... 140
  - ── lacrimal duct obstruction ... 397
  - ── nystagmus ... 357
- acute
  - ── disseminated encephalomyelitis ... 347
  - ── esotropia ... 143
  - ── retinal necrosis ... 334
- ADEM ... 347
- aggressive posterior ROP ... 277
- Ahmed ... 252
- albinism ... 493
  - ──, oculocutaneous ... 315
- allergic conjunctivitis ... 182
- alternating cover test ... 035
- amblyopia ... 109
  - ──, ametropic ... 110
  - ──, anisometropic ... 110
  - ──, form vision deprivation ... 111
  - ──, functional ... 109
  - ──, microtropic ... 111
  - ──, organic ... 109
  - ──, strabismic ... 111
- ametropic amblyopia ... 110
- angle of anomaly ... 039
- angle opening distance ... 243
- angle recess area ... 243
- aniridia ... 213, 256, 493
- anisometropic amblyopia ... 110
- anomalous retinal correspondence ... 039
- anophthalmos ... 536
- anterior polar cataract ... 217
- anterior segment OCT ... 241
- AOD ... 243
- Apert 症候群 ... 171
- ARA ... 243
- ARC ... 039

- ARN ... 334
- ASOCT ... 241
- atopic cataract ... 226
- auterior persistent fetal vascularture ... 227
- automatic refractometer ... 096
- Avellio 角膜ジストロフィ ... 202
- A–V 型斜視 ... 148
- Axenfeld-Rieger
  - ──異常 ... 197, 256
  - ──症候群 ... 232, 251, 255

B

- bacterial conjunctivitis ... 180
- bacterial keratitis ... 210
- Baerveldt® ... 252
- Bagolini 線条レンズ検査 ... 040
- Bangerter 遮閉膜 ... 118
- Barkan 隅角鏡 ... 251
- basic esotropia ... 143
- Behçet 病 ... 327, 336
- Bergmeister 乳頭遺残 ... 308
- BETT ... 400
- BHL ... 335
- binocular fixation preference test ... 137
- blapharoptosis
  - ──, acquired ... 168
  - ──, congenital ... 165
- Blau 症候群 ... 335
- blephanophimosis syndrome, congenital ... 171
- blepharoptosis
  - ──, acquired ... 168
  - ──, congenital ... 165
- Bloch-Sulzberger 症候群 ... 284
- blue cone monochromatism ... 298, 528
- blunt trauma ... 407
- Brown 症候群 ... 155

C

- CAI ... 247
- carbonate dehydratase inhibitor ... 247
- cataract
  - ──, atopic ... 226
  - ──, cerulean ... 218
  - ──, congenital ... 493
  - ──, lamellar (zonular) ... 217
  - ──, nuclear ... 217
  - ──, steroid ... 226
  - ──, sutural ... 217
  - ──, total ... 217
  - ──, traumatic ... 226, 409
- cat's eye ... 268
- CCC ... 221
- C/D 比 ... 231, 236
- central flicker fusion ... 403
- cerulean cataract ... 218
- CFEOM ... 155, 165

- CFF ... 403
- CGH ... 459
- chalazion ... 160, 172
- CHED ... 198, 233
- Childhood Glaucoma ... 232
- CHM ... 299
- chorioretinal coloboma ... 305
- choroidal hemangioma ... 287, 372
- choroidal osteoma ... 374
- choroideremia ... 299
- chronic iridocyclitis in young girls ... 328, 333
- CHSD ... 198
- Ciancia 症候群 ... 135
- ciliary band ... 239
- ciliary body tumor ... 375
- clefting 症候群 ... 383
- closed globe ... 407
- Coats 病 ... 285
- coloboma
  - ──, chorioretinal ... 305
  - ──, optic disc ... 306
- color deficiency ... 494
- commotio retinae ... 409
- comparative genomic hybridization ... 459
- computed tomography ... 405
- cone dysfunction syndrome ... 298
- congenital
  - ── aniridia ... 213, 256, 493
  - ── blephanophimosis syndrome ... 171
  - ── blepharoptosis ... 165
  - ── blue-yellow color dificiency ... 526
  - ── cataract ... 493
  - ── corneal opacity ... 193
  - ── cytomegalovirus infection ... 339
  - ── dacryocystocele ... 397
  - ── ectodermal dysplasia ... 213
  - ── epipapillary membrane ... 308
  - ── fibrosis of the extraocular muscles ... 155, 165
  - ── fourth cranial nerve palsy ... 152
  - ── glaucoma ... 493
  - ── hereditary endothelial dystrophy ... 198, 233
  - ── hereditary stromal dystrophy ... 198
  - ── lacrimal fistula ... 396
  - ── nasolacrimal duct obstruction ... 392
  - ── nystagmus ... 354, 492
  - ── optic atrophy ... 311
  - ── punctum atresia ... 396
  - ── red-green color deficiency ... 525
  - ── retinoschisis ... 291
  - ── rubella syndrome ... 338
  - ── sixth cranial nerve palsy ... 152

558

―― stationary night blindness ―― 294
―― third cranial nerve palsy ―― 152
―― total color blindness ―― 527
―― toxoplasmosis ―― 338
conjunctival
　―― melanosis ―― 188
　―― nevus ―― 186
　―― papilloma ―― 190
conjunctivitis
　――，allergic ―― 182
　――，bacterial ―― 180
consecutive exotropia ―― 148
continuous curvilinear capsulorrhexis
　―― 221
corneal dystrophy
　――，gelatinous drop-like ―― 200
　――，granular ―― 201
　――，lattice ―― 201
　――，macular ―― 203
　――，Thiel-Behnke ―― 203
corneal phlyctenule ―― 211
cover test ―― 034
cover-uncover test ―― 035
craniofacial dysostosis ―― 171
craniosynostosis ―― 382
cross fixation ―― 136
Crouzon 症候群 ―― 171
CT ―― 058, 364, 405
cyclic esotropia ―― 143
cyclodestruction ―― 252
CYP1B1 遺伝子 ―― 253

D

dacryocystitis, neonatal ―― 396
dacryocystocele ―― 397
　――，congenital ―― 397
dacryocystorhinostomy ―― 396
DCR ―― 396
de novo 変異 ―― 465
dermoid ―― 192
dermoid cyst ―― 388
　――，palpebral ―― 173
developmental glaucoma ―― 493
diabetic retinopathy ―― 312
digito-ocular sign ―― 484
dissociated strabismus complex ―― 150
divergence
　―― insufficiency ―― 144
　―― paralysis ―― 144
DM/DD 比 ―― 267
DOA ―― 350
dominant optic atrophy ―― 350
Donders ―― 096
dot visual acuity card ―― 113
DSC ―― 150
Duane 症候群 ―― 154

E

early-onset sarcoidosis ―― 335
Elschnig pearls ―― 221, 222, 224
embryonic nucleus ―― 215

encephalocele ―― 383
entropion, palpebral ―― 162
EOS ―― 335
epiretinal membrane ―― 287
ERG（electroretinogram）―― 062, 403
　――，多局所 ―― 066
　――，皮膚電極 ―― 063
esotropia ―― 135
　――，acquired ―― 140
　――，acute ―― 143
　――，basic ―― 143
　――，cyclic ―― 143
　――，infantile ―― 135
　――，sensory deprivation ―― 144
　――，surgical or consecutive ―― 144
ETROP Study ―― 280
exotropia ―― 144
　――，consecutive ―― 148
　――，infantile ―― 147
　――，intermittent ―― 144
　――，sensory ―― 148
eyelid
　―― laceratian ―― 414
　―― tumor ―― 172

F

familial exudative vitreoretinopathy
　―― 283, 324
Farnsworth-Munsell 100 hue test ―― 031
Farnsworth Panel D-15 Test ―― 030
fetal nucleus ―― 215
FEVR ―― 283
FISH ―― 459
fluorescence in situ hybridization ―― 459
foreign body injury ―― 413
form vision deprivation amblyopia ―― 111
foveal hypoplasia ―― 305
Friedmann visual field analyser ―― 027
frosted branch angiitis ―― 337
Fuchs 角膜内皮ジストロフィ ―― 205
Fukuyama congenital muscular
　dystrophy ―― 319
functional amblyopia ―― 109
fundus albipunctatus ―― 294

G

gelatinous drop-like corneal dystrophy
　―― 200
genomic imprinting ―― 460
glaucoma
　――，congenital ―― 493
　――，developmental ―― 493
　――，juvenile open-angle ―― 255
　――，primary congenital ―― 194, 253
Goldmann
　―― -Favre 症候群 ―― 301
　―― 圧平眼圧計 ―― 234
　―― 型1面，2面，3面鏡 ―― 238
　―― 視野計 ―― 025
　―― 視野検査 ―― 236
goniotomy ―― 251

granular corneal dystrophy ―― 201
granuloma
　――，inflammatory ―― 376
　――，pyogenic ―― 191
grating acuity card ―― 113
gyrate chorioretinal atrophy ―― 315

H

Haab striae ―― 232
hemangioma
　――，choroidal ―― 287, 372
　――，palpebral ―― 172
　――，retinal ―― 286, 373
hemorrhage, neonatal retinal（vitreous）
　―― 425
hemorrhagic retinoschisis ―― 424
herpetic keratitis ―― 208
Hess 赤緑試験 ―― 037, 404
Hirschberg 試験 ―― 034
hordeolum ―― 160
Horner 症候群 ―― 169
horopter ―― 038
Hoskins ―― 239
Hotz 法 ―― 163
HSV ―― 334
Humphrey 視野検査 ―― 237
hyperopia ―― 288
hypertrophy of the retinal pigment
　epithelium ―― 370
hyphema ―― 407

I

IATS ―― 222
iCare 眼圧計 ―― 234
idiopathic optic neuritis ―― 346
incontinentia pigmenti ―― 284
Infant Aphakia Treatment Study ―― 222
infantile
　―― esotropia ―― 135
　―― exotropia ―― 147
inflammatory granuloma ―― 376
injury
　――，foreign body ―― 413
　――，ocular chemical ―― 418
　――，penetrating ―― 412
　――，perforating ―― 412
　――，thermal ―― 418
intermediate uveitis ―― 337
intermittent exotropia ―― 144
International Pediatric MS Study Group
　―― 348
intraocular lens（IOL）―― 216, 222
　――，挿入術 ―― 221
　――，多焦点 ―― 226
　――，度数計算 ―― 223
　――，二次挿入 ―― 225
iPad ―― 483
IPMSSG ―― 348
iris process ―― 239

J

jerky nystagmus ―― 345, 354

559

JIA	328, 332
JRA	332
juvenile	
── idiopathic arthritis	328, 332
── open-angle glaucoma	255
── rheumatoid arthritis	332

K

karyotype	459
Kawasaki disease	334
keratitis	
──, bacterial	210
──, necrotizing	211
keratoconus	205
keratoglobus	208
KID 症候群	213
Koeppe レンズ	238
Krimsky プリズム試験	034

L

lacrimal	397
── duct obstruction, acquired	397
── duct obstruction, congenital	392
── fistula	396
── gland tumor	387
lamellar (zonular) cataract	217
Landolt 環	113
lattice corneal dystrophy	201
Leber	
── 遺伝性視神経症	349
── 先天盲	290
lens dislocation	228, 258
leukemic retinopathy	313
leukocoria	268
LHON	349
Lisch nodules	258
Louis-Bar 症候群	190
low vision	108
lymphangioma	384

M

macular coreal dystrophy	203
magnetic resonance imaging	048, 406
malignant melanoma	368
Marcus Gunn	
── 現象	165, 168
── 瞳孔	341
Marfan 症候群	258, 317
MCLS	334
medullated nerve fibers	304
Meesmann 角膜上皮ジストロフィ	199
meibomitis-related keratopathy	185
melanocytoma	369
meningocele	383
meningoencephalocele	383
mesencephalic reticular formation	345
metastatic tumor	376
microphthalmos	533
microtropic amblyopia	111
Mittendorf 斑	215
MLS	233

MNREAD-J	480
Moebius 症候群	155
molluscum contagiosum	162
Molteno®	252
monocular elevation deficiency	156
morning glory disc anomaly	307
morphological lens abnormalities	227
MPS	233
MRF	345
MRI	048, 060, 343, 364, 406
MS	343, 348
mucolipidosis	233
mucopolysaccharidosis	233
Müller 筋	167, 169
multiple sclerosis	343, 348
myasthenia gravis	169, 353
myopia	289

N

nanophthalmos	288
necrotizing keratitis	211
needling	251
neonatal	
── dacryocystitis	396
── retinal (vitreous) hemorrhage	425
neurofibromatosis type1	258
neuromyelitis optica	342
nevus	369
NMO	342
Norrie 病	285
NSAIDs	333
nuclear cataract	217
nystagmus	354
──, aquired	357
──, jerky	345, 354
──, optokinetic	018, 113
──, pendular	345, 354
──, periodic alternating	356
── blockage syndrome	355

O

objective angle	039
OCR	449
OCT (optical coherence tomography)	047, 363, 403
──, anterior segment	241
Octopus 視野検査	237
ocular	
── albinisim	315
── chemical injury	418
── hypertelorism	171
── motility disorder	351
── motor nerve palsy	351
── thermal injury	418
oculocardiac reflex	449
oculocutaneous albinism	315
oculomotor	
── apraxia	358
── merue palsy	168
Oguchi disease	293

OKN	018, 113
oligosaccharidosis	233
open globe	412
optic	
── atrophy, congenital	311
── atrophy, dominant	350
── canal fracture	381
── disc pit	309
── glioma	386
── nerve aplasia	310
── nerve hypoplasia	310
── neuropathy	346
optokinetic nystagmus	018, 113
orbital	
── cellulitis	389
── dysplasia	382
── (floor) fracture	380, 416
organic amblyopia	109
osteoma, choroidal	374

P

palpebral	
── dermoid cyst	173
── entropion	162
── hemangioma	172
── lymphangioma	172
PAN	356
Panum の融像圏	038
paramedian pontine reticular formation	345
PAX6 遺伝子	256
PCR 法	335
PCV	204
pendular nystagmus	345, 354
penetrating injury	412
perforating injury	412
periodic alternating nystagmus	356
peripapillary	
── staphyloma	307
── vascular anomaly	311
persistence of Bergmeister papilla	308
persistent fetal vasculature (PFV/PHPV)	215, 227, 302
──, anterior	227
──, optic disc	308
Peters 異常	196, 244, 251, 257
phakomatosis	172, 316
plus disease	275
PONV	449
posterior	
── embryotoxon	256
── keratoconus	197
── lenticonus	218
── polymorphous corneal dystrophy	204, 233
postoperative nausea and vomiting	449
PPCD	204, 233
PPD	204
PPRF	345
preferential looking (PL)	018, 113

560

prenatal genetic testing	461	
prethreshold ROP	280	
primary congenital glaucoma	194, 253	
prism cover test	035	
prostaglandin（PG）関連薬	247	
punctum atresia	396	
purpura	313	
Purtscher 網膜症	425	
pyogenic granuloma	191	

R

RAPD	342
Reis-Bücklers 角膜ジストロフィ	202
relative afferent pupillary defect	342
renal retinopathy	314
Rendu-Osler-Weber 症候群	190
retinal	
――― astrocytic hamartoma	371
――― break	411
――― concussion	409
――― correspondence, anomalous	039
――― fold	304
――― hemangioma	286, 373
retinitis pigmentosa	290
retinoblastoma	365, 494
retinocytoma	367
retinopathy of prematurity（ROP）	274, 322, 453
――― , aggressive posterior	277
――― , prethreshold	280
――― , threshold	280
retinoschisis	
――― , congenital	291
――― , hemorrhagic	424
retinoscopy	096
RF	332
rhabdomyosarcoma	385
rhegmatogenous retinal detachment	411
rod monochromatism	527

S

S-錐体 1 色覚	298, 528
Sampaolesi	241
sarcoidosis	335
――― , early-onset	335
SBS	424
Schiötz 眼圧計	234
Schlemm 管	250
Schwalbe 線	238, 251
scleral spur	239
sclerocornea	195
sensory	
――― adaptations	039
――― deprivation esotropia	144
――― exotropia	148
septo-optic dysplasia	357
shaken baby syndrome	424
short TI inversion recovery	343
situs inversus of the optic disc	311
skiascopy	096

snowbank	329
Soemmering ring	225
spasms of the near synkinetic reflex	144
spasmus nutans	356
standard pseudoisochromatic plates	029
Stargardt 病	297
stereopsis	038
steroid cataract	226
Stevens-Johnson 症候群	211
Stickler 症候群	300
STIR	343
strabismic amblyopia	111
Sturge-Weber 症候群	232, 251, 257, 287
subjective angle	039
superior oblique tendon sheath syndrome	155
suppression	039
surgical or consecutive esotropia	144
Sussmann 型 4 面鏡	238
sutural cataract	217
Swan-Jacob 隅角鏡	238, 251
swinging flash light test	341
syndromic pigmentary retinal degeneration	318

T

TAC	113
Tay-Sacks 病	314
Teller acuity cards®	113
Terson 症候群	425
Thiel-Behnke corneal dystrophy	203
threshold ROP	280
thyroid ophthalmopathy	352, 389
tilted disc syndrome	310
TISA	243
Tono-pen® 眼圧計	234
total cataract	217
trabecular-iris space area	243
trabecular meshwork	239
trabeculectomy	251
trabeculotomy	249
trauma, blunt	407
traumatic cataract	226, 409
trisomy 13	319
tube-shunt surgery	251
tubulointerstitial nephritis and uveitis syndrome	333
tumor	
――― , ciliary body	375
――― , eyelid	172
――― , lacrimal gland	387
――― , metastatic	376
――― , vascular	189

U

UBM (ultrasound biomicroscopy)	047, 057, 241
ultrasound echography	404

uveal effusion	534
uveitis	
――― , intermediate	337
――― , tubulointerstitial nephritis	333

V

vascular tumors	189
VEP (visual evoked potential)	018, 066, 112, 403
vestibule-ocular reflex	356
viral conjunctivitis	181
vitelliform macular dystrophy	296
Vogt-小柳-原田病	327, 336
von Hippel-Lindau 病	373
von Recklinghausen disease	258
VOR	356
VZV	334

W

WAGR 症候群	256
Weill-Marchesani 症候群	258
white pupil	268
Whitnall's sling	167
Wieger 靭帯	215
Wilms 腫瘍	256
World Glaucoma Association	232
Worst 隅角鏡	251

X

X 連鎖性遺伝	464

Y

Y 字縫合	215, 219

Z

Zeiss 型 3 面鏡	238
zone，未熟児網膜症	276

● 和　文

あ

青錐体 1 色覚	298, 528
アカントアメーバ角膜炎	104
悪性黒色腫	368
朝顔症候群	307
アトピー性	
――― 角結膜炎	183
――― 白内障	226
アトロピン	095
アノマロスコープ	032
アレルギー性結膜炎	182

い

医学的弱視	109
石原色覚検査表	029
医師法	547
異常角	039
異常対応	042
イチゴ状血管腫	172
一歳六ヵ月児健診	119
遺伝子	
――― 検査	466
――― 診断	366
――― 刷り込み	460
遺伝性疾患	466
遺伝性出血性毛細血管拡張症	190

遺伝相談 ……………………………… 471
異物外傷 ……………………………… 413
医薬品,医療機器等の品質,有効性及び
　安全性の確保等に関する法律 …… 552
医療法 ………………………………… 550

う
ウイルス性結膜炎 …………………… 181

え
壊死性角膜炎 ………………………… 211
絵視標 …………………………… 018, 113
エドロホニウム試験テンシロン …… 170
遠視 …………………………………… 288
炎症性肉芽腫 ………………………… 376
遠視例 ………………………………… 096
円錐角膜 ……………………………… 205
　―――, 後部 ……………………… 197

お
黄斑 …………………………………… 265
　―――局所 ERG ………………… 065
　―――低形成 …………………… 305
横紋筋肉腫 …………………………… 385
大型弱視鏡検査 ……………………… 041
オートレフラクトメータ ……… 020, 096
小口病 ………………………………… 293
オルソケラトロジー ………………… 104

か
外眼部検査,学校健診 ……………… 514
開散不全 ……………………………… 144
開散麻痺 ……………………………… 144
外斜視 ………………………………… 144
　―――, 感覚性 ………………… 148
　―――, 間欠性 ………………… 144
　―――, 術後性 ………………… 148
　―――, 乳児 …………………… 147
外傷 …………………………………… 399
　―――, 化学 …………………… 418
　―――, 貫通性 ………………… 412
　―――, 虐待性頭部 …………… 423
　―――, 穿孔性 ………………… 412
　―――, 鈍的 …………………… 407
　―――, 緑内障 ………………… 261
　―――, 性白内障 ………… 226, 409
外転神経麻痺,先天 ………………… 152
外麦粒腫 ……………………………… 160
開放性眼球損傷 ……………………… 412
海綿状血管腫 ………………………… 172
外来 …………………………………… 003
化学外傷 ……………………………… 418
核医学検査 …………………………… 364
核型 …………………………………… 459
角強膜網 ……………………………… 239
角結膜炎
　―――, アトピー性 …………… 183
　―――, 流行性 ………………… 211
学習障害 ……………………………… 510
拡大教科書 …………………………… 482
拡大読書器 …………………………… 482
核白内障 ……………………………… 217

角膜
　―――炎,アカントアメーバ …… 211
　―――感染症,コンタクトレンズ装用
　　に伴う ………………………… 210
　―――混濁 ……………………… 444
　―――ジストロフィ ……… 199, 233
　―――フリクテン ………… 185, 211
　―――ヘルペス ………………… 208
　―――変性,帯状 ………… 328, 331
角膜ジストロフィ …………… 199, 233
　―――, 顆粒状 ………………… 201
　―――, 格子状 ………………… 201
　―――, 膠様滴状 ……………… 200
　―――, 先天遺伝性角膜実質 … 198
　―――, 先天遺伝性角膜内皮 198, 233
　―――, 斑状 …………………… 203
家系図 ………………………………… 463
過誤腫 ………………………………… 173
下斜筋過動 …………………………… 139
仮性
　―――斜視 ……………………… 130
　―――同色表 ……………… 029, 526
　―――内斜視 …………………… 159
家族性滲出性硝子体網膜症
　　………………………… 260, 283, 324
家族性腺腫性ポリポーシス ………… 370
家族歴,遺伝形式 …………………… 462
片親性ダイソミー …………………… 465
学校
　―――安全 ……………………… 507
　―――医 ………………………… 508
　―――選び ……………………… 505
　―――健診,眼科 ……………… 513
学校保健 ……………………………… 507
　―――安全法 ……………… 507, 554
　―――法 ………………………… 507
滑車神経麻痺,先天 ………………… 152
化膿性肉芽腫 ………………………… 191
カフェオレ斑 ………………………… 258
ガラクトース血症 …………………… 215
カリオタイプ ………………………… 459
顆粒状角膜ジストロフィ …………… 201
　―――Ⅱ型 ……………………… 202
川崎病 …………………………… 330, 334
眼圧 …………………………… 231, 234
　―――計 ………………………… 234
　―――検査 ……………………… 216
眼位異常 ……………………………… 073
眼位検査 ……………………………… 033
眼運動神経麻痺 ……………………… 351
眼窩 …………………………………… 379
　―――形成異常 ………………… 382
　―――(底)骨折 …………… 380, 416
　―――内異常組織 ……………… 156
　―――蜂窩織炎 ………………… 389
陥凹乳頭比（C/D 比）……… 231, 236
眼科学校医 …………………………… 509
眼科学校健診 ………………………… 513
眼角開離 …………………………… 159, 171

感覚性
　―――外斜視 …………………… 148
　―――斜視 ……………………… 131
　―――内斜視 …………………… 144
感覚適応 ……………………………… 039
眼科的症状, NICU ………………… 456
眼球運動 ……………………………… 344
　―――異常 ……………………… 073
　―――失行症 …………………… 358
　―――障害 ……………………… 351
眼球損傷
　―――, 開放性 ………………… 412
　―――, 閉鎖性 ………………… 407
眼鏡 …………………………………… 098
　―――処方 ……………………… 098
　―――処方,年齢別基準 ……… 110
間欠性外斜視 ………………………… 144
間欠性斜視 …………………………… 133
眼瞼 …………………………………… 159
　―――異常 ………………… 075, 444
　―――下垂 ……………………… 170
　―――下垂,後天性 …………… 168
　―――下垂,先天 ……………… 165
　―――挙筋 ……………………… 159
　―――挙筋短縮術 ……………… 166
　―――血管腫 …………………… 172
　―――欠損症 …………………… 163
　―――縮小 ……………………… 159
　―――縮小症候群 ……………… 165
　―――腫瘍 ……………………… 172
　―――内反症 ……………… 159, 162
　―――皮様囊腫 ………………… 173
　―――蜂巣炎 …………………… 161
　―――リンパ管腫 ……………… 172
　―――裂傷 ……………………… 414
眼脂 …………………………… 182, 391
眼軸長 …………………………… 107, 217
眼刺激症状 …………………………… 074
感受性期間 …………………………… 108
眼振 …………………………… 345, 354
　―――, 後天 …………………… 357
　―――, 振り子様 ………… 345, 354
　―――, 律動 ……………… 345, 354
　―――阻止症候群 ……………… 355
眼心臓反射 …………………………… 449
眼性頭位異常 ………………………… 075
杆体 1 色覚 …………………………… 527
貫通性外傷 …………………………… 412
眼底検査 ……………………………… 052
眼内炎 ………………………………… 223
　―――, 細菌性 ………………… 327
　―――, 真菌性 ………………… 327
眼内レンズ …………………………… 216
眼杯 …………………………………… 087
眼白皮（白子）症 …………………… 315
眼皮膚白皮症 ………………………… 315
眼胞 …………………………………… 087
顔面保護器 …………………………… 007
眼輪筋 ………………………………… 159

き

義眼 ……………………………… 536
危険因子，虐待 ………………… 421
器質弱視 ………………………… 109
偽斜視 …………………………… 130
基礎型内斜視 …………………… 143
機能弱視 ………………………… 109
キメラ …………………………… 461
虐待，身体的・性的・心理的 … 421
虐待性頭部外傷 ………………… 423
逆内眼角贅皮 …………………… 171
救急処置 ………………………… 510
球状角膜 ………………………… 208
弓状動脈 ………………………… 161
急性
　　── 間質性腎炎 ……………… 333
　　── 散在性脳脊髄炎 ………… 347
　　── 霰粒腫 …………………… 160
　　── 内斜視 …………………… 143
　　── 網膜壊死 …………… 327, 334
教育的弱視 ……………………… 108
胸腺摘出 ………………………… 170
共同性斜視 ……………………… 134
強膜化角膜 ……………………… 195
強膜岬 …………………………… 239
巨大乳頭結膜炎 ………………… 183
緊急度，診断・治療 …………… 082
近見共同運動反射けいれん …… 144
筋・骨格，眼疾患 ……………… 443
近視 ……………………………… 289
　　── 化予防 …………………… 021
　　── 例 ………………………… 097

く

隅角 ……………………………… 237
　　── 検査 ……………………… 045
　　── 手術 ……………………… 249
　　── 切開術 …………………… 251
　　── パラメータ ……………… 243
　　── 評価 ……………………… 051
　　── 分類，小児緑内障 ……… 239
屈折
　　── 異常 ……………………… 095
　　── 異常弱視 ………………… 110
　　── 矯正 ……………………… 131
　　── 検査 ………………… 020, 130
　　── 値，経年変化 …………… 108
　　── 値，正常 ………………… 097

け

蛍光 in situ ハイブリダイゼーション … 459
蛍光眼底造影検査 ……………… 363
傾斜乳頭症候群 ………………… 310
経線弱視 ………………………… 097
形態覚遮断弱視 ……… 111, 218, 219, 220
刑法 ……………………………… 556
ケープレート …………………… 483
血管拡張性肉芽腫 ……………… 191
血管奇形 ………………………… 371
血管系腫瘍，結膜 ……………… 189
血管腫 …………………………… 371

　　──，イチゴ状 ………………… 172
　　──，海綿状 ………………… 172
　　──，眼瞼 …………………… 172
　　──，ポートワイン様 ……… 257
　　──，脈絡膜 …………… 287, 372
　　──，網膜 ……………… 286, 373
血管新生因子阻害薬 …………… 282
血清アンジオテンシン変換酵素 … 335
結膜
　　── 炎，アレルギー性 ……… 182
　　── 炎，ウイルス性 ………… 181
　　── 炎，細菌性 ……………… 180
　　── 乳頭腫 …………………… 190
　　── 母斑 ……………………… 186
　　── メラノーシス …………… 188
原因遺伝子 ……………………… 461
牽引性網膜剝離 ………………… 321
検影法 ………………… 020, 096, 115
嫌悪反射 …………………… 018, 112
限界域網膜症 …………………… 280
限界フリッカ値 ………………… 432
健眼遮閉 ………………………… 117
健康診査（健診）……………… 519
検査発達障害児・重複障害児 … 503
健診 ……………………………… 519
　　──，眼科（学校）………… 513
　　──，三歳児 …………… 119, 520
　　──，三歳児視覚 …………… 521
　　──，乳幼児 ………………… 519
瞼板 ……………………………… 159
　　── 筋 ………………………… 159
瞼裂狭小 ………………………… 171

こ

抗 AQP4 抗体陽性視神経炎 … 343, 349
広画角デジタル眼底カメラ …… 236
抗核抗体 ………………………… 332
光学的治療 ……………………… 146
交感神経 α_2 受容体刺激薬 ……… 248
交感神経 β 受容体遮断薬 ……… 248
抗コリンエステラーゼ薬 ……… 170
虹彩
　　── 異常 ……………………… 445
　　── 異色 ……………………… 169
　　── 付ソフトコンタクトレンズ … 103
　　── 突起 ……………………… 239
交差固視 ………………………… 136
格子状角膜ジストロフィ ……… 201
甲状腺眼症 ………………… 352, 389
交代
　　── 遮閉試験 ………………… 035
　　── 性斜視複合 ……………… 150
　　── 性上斜位 ………………… 139
　　── プリズム遮閉試験 … 035, 128
後天
　　── 眼振 ……………………… 357
　　── 色覚異常 ………………… 528
　　── 性眼瞼下垂 ……………… 168
　　── 性白内障 ………………… 216
　　── 性涙道障害 ……………… 397

　　── 内斜視 …………………… 140
後囊切除 ………………………… 221
後発白内障 …………… 221, 222, 225, 332
後部
　　── 円錐角膜 ………………… 197
　　── 円錐水晶体 ……… 216, 218, 219
　　── 胎生環 …………………… 256
　　── 多形性角膜ジストロフィ … 204, 233
膠様滴状角膜ジストロフィ …… 200
極小眼球 ………………………… 536
黒色細胞腫 ……………………… 369
固視 ……………………………… 017
コロイデレミア ………………… 299
コロボーマ
　　──，視神経 ………………… 306
　　──，水晶体 ………………… 228
　　──，網脈絡膜 ……………… 305
コンタクトレンズ …… 101, 222, 515
　　──，虹彩付ソフト ………… 103
　　──，ソフト ………………… 103
　　──，多焦点 ………………… 103
　　──，トーリック …………… 103
　　──，ハード ………………… 102
　　──，レンチクラールハード … 102

さ

細菌性
　　── 角膜炎 …………………… 210
　　── 眼内炎 …………………… 327
　　── 結膜炎 …………………… 180
サイクロジール ………………… 095
細隙灯顕微鏡検査 ………… 045, 216
サイトメガロウイルス感染症，先天性
　………………………………… 339
サルコイドーシス …… 327, 328, 335
　　──，若年性 ………………… 335
三歳児健診 ………………… 119, 520
三歳児視覚健診 ………………… 521
三叉神経 …………………… 168, 257
残像試験 ………………………… 041
散瞳薬 ……………………… 011, 330
霰粒腫 ……………………… 160, 172

し

視運動性眼振 ……………… 018, 113
視覚
　　── 異常 ……………………… 073
　　── 健診 ……………………… 095
　　── 障害，認定基準 ………… 540
　　── 的補助具 ………………… 481
　　── 誘発電位 …… 018, 066, 112, 403
自覚的屈折検査 ………………… 096
自覚的斜視角 …………………… 039
色覚 ……………………………… 028
　　── 異常 ………………… 494, 525
　　── 異常，後天 ……………… 528
　　── 異常，心因性 …………… 529
　　── 異常，先天 ……………… 525
　　── 異常，赤緑 ……………… 525
　　── 検査 ……………………… 515
　　── 検査，心因性視覚障害 … 432

色視症	529
色相配列検査	030, 526
色素残留試験	391
色素失調症	284
シクロペントラート	116
事後措置，学校健診	516
自己免疫・血液，眼疾患	440
視神経	448
──萎縮	492
──炎	341
──炎トライアル	344
──管骨折	381
──膠腫	386
──コロボーマ	306
──症	346
──脊髄炎	342
──低形成	310, 492
──乳頭小窩（ピット）	309
──無形成	310
姿勢反射	344, 345
肢体不自由	502
疾患関連遺伝子	461
児童虐待防止法	427, 429
自動視野計	025
児童相談所	427
自動レフラクトメータ	096
視能訓練	109, 132, 146
──士	012
──士法	552
視能検査，一覧	015
紫斑病	313
字ひとつ視力検査	019
縞視力カード	113
視野	024
──検査	024
──検査，心因性視覚障害	432
──障害	077, 231
社会的の弱視	108
弱視	107, 126
──，医学的	109
──，学校健診	513
──，器質	109
──，機能	109
──，教育的	108
──，屈折異常	110
──，経線	097
──，形態覚遮断	111, 218, 219, 220
──，社会的	108
──，斜視	111
──，微小斜視	111
──，不同視	097, 110
──，学級	488
──，眼鏡	481
──，訓練	131
──，特別支援教室	488
若年性	
──関節リウマチ	332
──特発性関節炎	328, 332
──慢性虹彩毛様体炎	328, 333

若年発症サルコイドーシス	335
遮光眼鏡	483
斜視	123
──，仮性	130
──，感覚性	131
──，間欠性	133
──，偽	130
──，共同性	134
──，治癒基準	134
──，分類	123
──，麻痺性	170, 345
──，薬物治療	132
──，角，自覚的	039
──，角，他覚的	039
──，弱視	111
遮閉試験	034
遮閉-遮閉除去試験	035
就学	488
──時健康診断	509
──時健診	519
周期交代眼振	356
周期内斜視	143
重症筋無力症	169, 353
手術	006
──，斜視	132
出血，新生児網膜（硝子体）	425
出血性網膜分離	424
術後	
──安静	008
──嘔気・嘔吐	449
──性外斜視	148
──鎮痛薬（麻薬）	452
──内斜視	144
──無呼吸	449
出生前遺伝学的検査	461
術前検査	007
樹氷状血管炎	329, 337
腫瘍	361
──，続発性	376
──，転移性	376
──，毛様体	375
──，緑内障	262
──，涙腺	387
腫瘤	361
春季カタル	183
漿液性網膜剝離	337
消炎鎮痛薬	451
上横走靱帯吊り上げ術	167
障害児福祉手当	545
障害程度等級表	474
消化管，眼疾患	439
小角膜	222, 534
小眼球	533
──，真性	288, 534
上眼瞼挙筋	159
上眼瞼瞼板筋	169
症候性網膜色素変性	318
小細胞系-背側経路	124

硝子体	
──血管	215
──血管系	090
──切除，前部	221, 224
──播種	366
──病変	447
上斜筋腱鞘症候群	155
常染色体優性遺伝	463
常染色体劣性遺伝	464
小児急性熱発性皮膚粘膜リンパ症候群	334
小児白内障	216
小児慢性特定疾患	541
白子症	315, 493
視力検査	017
──，学校健診	513
──，心因性視覚障害	432
──，片眼性	077
視力の発達	017, 112
心因性視覚障害	431
心因性色覚異常	529
真菌性眼内炎	327
神経，眼疾患	440
神経線維腫症Ⅰ型	258
神経皮膚血管症候群	257
新生児	453
──点頭てんかん	356
──網膜（硝子体）出血	425
──涙囊炎	396
真性小眼球	288
腎性網膜症	314
腎臓，眼疾患	442
身体障害者	539
──手帳	474
身体の虐待	421
腎尿細管間質性腎炎ぶどう膜炎症候群	333
心理の虐待	421
診療	003

す

水晶体	
──温存硝子体手術	281, 324
──形態異常	227
──コロボーマ	228
──疾患	445
──（乳化）吸引術	221
──偏位	228, 258
水浸法	241
錐体機能不全	298
水痘帯状疱疹ウイルス	334
髄膜脳瘤	383
髄膜瘤	383
睡眠下検査	068
頭蓋顔面異骨症	171
スキアスコピー	096
図形視標	018, 113
ステロイド	330
──，緑内障	259
──局所使用	184

|──の点眼 ……………………… 012
|──白内障 ………………………… 226

せ

生検 ……………………………………… 365
正常屈折値 …………………………… 097
青色白内障 …………………………… 218
性的虐待 ……………………………… 421
生物学的製剤 ………………………… 331
切開法 ………………………………… 163
セルフレーム ………………………… 099
線維柱帯 ……………………………… 239
|──切開術 ……………… 240, 249
|──切除術 ……………………… 251
前眼部
|──異常 ………………………… 076
|──形成不全 …………………… 194
|──胎生血管系遺残 …………… 227
|──光干渉断層計 ………… 047, 241
前極白内障 …………………………… 217
前限界領網膜症 ……………………… 280
穿孔性外傷 …………………………… 412
染色体異常 …………………………… 459
全身麻酔下検査 ……………………… 070
選択視法 ………………………… 018, 113
前庭動眼反射 ………………………… 356
先天
|──遺伝性角膜実質ジストロフィ
………………………………… 198
|──遺伝性角膜内皮ジストロフィ
…………………………… 198, 233
|──外転神経麻痺 ……………… 152
|──角膜混濁 …………………… 193
|──滑車神経麻痺 ……………… 152
|──眼瞼 ………………………… 159
|──眼瞼下垂 …………………… 165
|──眼振 ……………… 346, 354, 492
|──色覚異常 …………………… 525
|──視神経萎縮 ………………… 311
|──青黄色覚異常 ……………… 526
|──性外眼筋線維症 …………… 155
|──性外胚葉形成不全 ………… 213
|──性眼瞼縮小症候群 ………… 171
|──性眼瞼内反症 ……………… 162
|──性サイトメガロウイルス感染症
………………………………… 339
|──性トキソプラズマ症 ……… 338
|──性風疹症候群 ……………… 338
|──性涙点閉鎖 ………………… 396
|──性涙嚢皮膚瘻 ……………… 396
|──性涙嚢ヘルニア …………… 397
|──赤緑色覚異常 ……………… 525
|──全色盲 ……………………… 527
|──代謝異常 …………………… 233
|──停在性夜盲 ………………… 294
|──動眼神経麻痺 ……………… 152
|──乳頭上膜 …………………… 308
|──白内障 ………… 216, 218, 493
|──鼻涙管閉塞 ………………… 392
|──無虹彩 …… 213, 232, 251, 256, 493

|──網膜分離 …………………… 291
|──緑内障 ……………………… 493
前頭筋 ………………………………… 159
|──吊り上げ術 ………………… 166
前嚢収縮 ……………………………… 222
全白内障 ……………………………… 217
潜伏眼振 ……………………………… 139
前部硝子体切除 ………………… 221, 224
前房出血 ……………………………… 407
睫毛内反症 …………………………… 162
睫毛包 ………………………………… 160

そ

早期眼位矯正 ………………………… 133
早期産児 ……………………………… 449
創口閉鎖不全 ………………………… 223
創始者効果 …………………………… 465
層状白内障 ……………………… 217, 219
早発型発達緑内障 …… 194, 232, 248, 253
続発性腫瘍 …………………………… 376
続発緑内障 ……………………… 249, 331
その他の先天異常を伴う発達緑内障
…………………………… 232, 249
ソフトコンタクトレンズ …………… 103

た

第1次硝子体過形成遺残 … 266, 302, 308
体位保持 ……………………………… 008
対光反射 ……………………………… 341
大細胞系-腹側経路 ………………… 124
代謝，眼疾患 ………………………… 441
代謝拮抗薬 …………………………… 330
帯状角膜変性 …………………… 328, 331
胎生核 ………………………………… 215
胎生血管系遺残 ……… 215, 260, 266, 302
|──，前眼部 …………………… 227
|──，乳頭部 …………………… 308
胎生裂 ………………………………… 087
ダイソミー …………………………… 460
大脳性色覚異常 ……………………… 529
大脳・橋間伝導路 …………………… 358
タイポスコープ ……………………… 483
多因子病 ……………………………… 465
他覚的屈折検査 ……………………… 096
他覚的斜視角 ………………………… 039
多局所ERG …………………………… 066
卓上式拡大鏡 ………………………… 481
多型 …………………………………… 462
多焦点IOL …………………………… 226
多焦点コンタクトレンズ …………… 103
多発性硬化症 …………………… 342, 348
タブレット端末 ……………………… 483
単眼鏡 ………………………………… 481
炭酸脱水酵素阻害薬 ………………… 247
単純ヘルペスウイルス ……………… 334

ち

知的障害 ……………………………… 501
遅発型発達緑内障 …… 232, 249, 255
中間部ぶどう膜炎 …………………… 337
中心フリッカ融合値検査 …………… 403
中枢性疾患 …………………………… 357

中途視覚障害児 ……………………… 495
中脳網様体 …………………………… 345
チューブシャント手術 ……………… 251
治癒基準，斜視 ……………………… 134
超音波
|──Bモード検査 ………… 056, 404
|──検査 …………………… 056, 363
|──生体顕微鏡 …………… 047, 241
|──生体顕微鏡検査 …………… 057
聴覚器，眼疾患 ……………………… 444
聴覚障害 ……………………………… 501
調節 …………………………………… 021
|──安静位 ……………………… 095
|──性眼精疲労 ………………… 097
|──内斜視 ……………………… 140
|──内斜視，屈折性 …………… 141
|──内斜視，非屈折性 ………… 142
|──内斜視，部分 ……………… 142
|──麻痺薬 ……………… 011, 095, 115
重複障害 ……………………………… 500
|──児 …………………………… 496
治療用眼鏡 …………………………… 524
鎮静 …………………………………… 008
|──薬 …………………… 449, 452

つ

ツァイス腺 …………………………… 160
追視 …………………………………… 017
通告 …………………………………… 427
通糸法 ………………………………… 163

て

定期健康診断 ………………………… 509
デルモイド ……………………… 192, 388
転移性腫瘍 …………………………… 376
点眼 …………………………………… 010
転換型，心因性視覚障害 …………… 431
伝染性軟属腫 ………………………… 162
テンプル ……………………………… 099

と

頭位異常 ………………………… 127, 133
頭蓋顔面奇形，眼疾患 ……………… 437
頭蓋縫合早期癒合症 ………………… 382
動眼神経 ……………………………… 168
|──麻痺 ………………… 166, 168
|──麻痺，先天 ………………… 152
瞳孔 ……………………………… 022, 341
|──異常 ………………………… 445
|──ブロック …………… 259, 261
|──膜遺残 ……………………… 215
同時プリズム遮閉試験 ……………… 036
動的検影法 …………………………… 022
糖尿病網膜症 ………………………… 312
透明中隔-視神経異形成 …………… 357
トーリックコンタクトレンズ ……… 103
トキソプラズマ症 …… 327, 329, 338
特定疾患治療研究事業 ……………… 544
特発性視神経炎 ……………………… 342
|──（AQP4抗体陰性） ……… 346
特別支援学校，視覚障害 …………… 488
特別非常勤講師制度 ………………… 510

565

ドットカード ……………………… 113	ハーブ線 ……………………………… 232	吹き抜け骨折 ……………………… 380
トラベクロトーム ………………… 251	バーミンガム眼外傷用語規定 ……… 400	副交感神経刺激薬 ………………… 248
トリソミー …………………………… 460	敗血症，プロービング後 …………… 393	福祉制度，視覚障害児 …………… 486
鈍的外傷 ……………………………… 407	肺門リンパ節 ……………………… 335	輻湊 …………………………………… 021
な	廃用性斜視 ………………………… 131	──── 検査 ………………………… 037
内眼角形成術 ……………………… 171	白色瞳孔 …………………………… 268	福山型先天筋ジストロフィ ……… 319
内眼角贅皮 …………………… 159, 171	白点状眼底 ………………………… 294	副涙点 ………………………………… 396
内斜視 ………………………………… 135	白内障 ………………………… 215, 445	ブジー ………………………………… 394
────，仮性 ………………………… 159	────，アトピー性 ………………… 226	不適切養育 ………………………… 426
────，感覚性 ………………………… 144	────，外傷性 …………………… 226, 409	不同視弱視 …………………… 097, 110
────，基礎型 ………………………… 143	────，核 …………………………… 217	ぶどう膜炎 …………………… 327, 447
────，急性 ………………………… 143	────，後天性 ……………………… 216	────，中間部 ……………………… 337
────，屈折性調節 ………………… 141	────，後発 ……… 221, 222, 225, 332	────，緑内障 ……………………… 260
────，後天 ………………………… 140	────，小児 ………………………… 216	ぶどう膜網 ………………………… 239
────，周期 ………………………… 143	────，ステロイド ………………… 226	フリクテン型 ……………………… 185
────，術後 ………………………… 144	────，青色 ………………………… 218	振り子様眼振 ………………… 345, 354
────，調節 ………………………… 140	────，全 …………………………… 217	プリズム遮閉試験 …………… 035, 128
────，乳児 ………………………… 135	────，前極 ………………………… 217	────，交代 ………………………… 035
────，非屈折性調節 ……………… 142	────，先天 ……………… 216, 218, 493	────，同時 ………………………… 036
────，部分調節 …………………… 142	────，層状 ……………………… 217, 219	プリズム療法 ……………………… 132
内麦粒腫 …………………………… 160	────，発達 ……………………… 216, 218	フレネル膜プリズム ……………… 146
内反症	────，併発 ………………………… 331	プロービング ……………………… 392
────，眼瞼 ………………………… 162	────，縫合線 ……………………… 217	プロスタグランジン関連薬 ……… 247
────，先天性眼瞼 ………………… 162	白皮症（白子症） …………… 315, 493	プロプラノロール ………………… 173
────，睫毛 ………………………… 162	麦粒腫 ……………………………… 160	**へ**
────，皮性 ………………………… 162	白血病網膜症 ……………………… 313	ペア血清 …………………………… 335
内分泌，眼疾患 …………………… 439	発生 …………………………………… 087	閉鎖性眼球損傷 …………………… 407
に	────，前眼部 ……………………… 178	併発白内障 ………………………… 331
肉芽種	発達障害 …………………………… 499	ペナリゼーション ………………… 118
────，血管拡張性 ………………… 191	発達白内障 …………………… 216, 218	ヘルペス
────，慢性 ………………………… 161	発達緑内障 ………………………… 493	────，実質型 ……………………… 209
────，類上皮性細胞 ……………… 000	────，早発型 ……… 194, 232, 248, 253	────，上皮型 ……………………… 209
日本学校保健会 …………………… 508	────，その他の先天異常を伴う	────ウイルス，単純 …………… 334
日本スポーツ振興センター ……… 509	………………………………… 232, 249	変異 …………………………………… 462
入院 …………………………………… 006	────，遅発型 ……………… 232, 249, 255	偏心固視 …………………………… 040
乳児	パネル D-15 テスト ……………… 030	**ほ**
────，外斜視 ……………………… 147	────，大面積 ……………………… 031	傍 Schlemm 管結合組織 ………… 239
────，健診 ………………………… 119	ハビリテーション ………………… 473	縫合線白内障 ……………………… 217
────，内斜視 ……………………… 135	斑状角膜ジストロフィ …………… 203	傍正中橋様体 ……………………… 345
乳頭 …………………………………… 235	**ひ**	ポートワイン様血管腫 …………… 257
────，黄斑間距離径／視神経乳頭比	ビーズ法 …………………………… 163	母系遺伝 …………………………… 464
………………………………………… 267	比較ゲノムハイブリダイゼーション … 459	保険医療機関及び保険医療養担当規則
────，陥凹 ………………………… 235	光干渉断層計 ………………… 363, 403	…………………………………………… 553
────，逆位 ………………………… 311	────，前眼部 ……………… 047, 241	保健教育 …………………………… 510
────，周囲ぶどう腫 ……………… 307	光凝固 ……………………………… 280	母子保健法 ………………………… 556
────，部第1次硝子体過形成遺残 … 308	ひき運動検査 ……………………… 037	ポックスウイルス ………………… 162
────，部胎生血管系遺残 ………… 308	微小斜視弱視 ……………………… 111	ボツリヌスA型毒素 ……………… 132
────，近傍の血管異常 …………… 311	皮性内反症 ………………………… 162	母斑 …………………………………… 369
乳幼児健診 ………………………… 519	非転換成，心因性視覚障害 ……… 431	────症 ………………………… 172, 316
ね	皮膚，眼疾患 ……………………… 438	ホロプタ …………………………… 038
ネグレクト …………………… 421, 426	皮膚電極 ERG ……………………… 063	**ま**
熱傷 …………………………………… 418	猫眼 …………………………………… 268	マイトマイシン C ………………… 251
年齢別眼鏡処方基準 ……………… 110	病期分類，未熟児網膜症 ………… 275	マイボーム腺 ……………………… 160
の	標準色覚検査表 …………………… 029	────炎角膜上皮症 ………………… 185
脳回状脈絡膜萎縮 ………………… 315	皮様嚢腫 …………………………… 388	埋没法 ……………………………… 164
囊胞様黄斑浮腫 …………………… 329	────，眼瞼 ………………………… 173	マカトン法 ………………………… 505
脳瘤 …………………………………… 383	**ふ**	麻酔
は	フィブリン析出 …………………… 223	────管理 …………………………… 450
ハードコンタクトレンズ ………… 102	フォトレフラクタ ………………… 020	────と眼圧 ………………………… 448

566

―― 薬 449
麻痺性斜視 170, 345
慢性進行性外眼筋麻痺 169
慢性肉芽腫 161

み

未熟児網膜症 260, 274, 322, 453
――，zone 276
――，厚生省分類 275
――，国際分類 275
――，病期分類 275
道づれ領 039
ミトコンドリア病 448
脈絡膜
―― 血管腫 287, 372
―― 骨腫 374

む

無眼球 536
むき運動検査 036
無虹彩症 213, 232, 251, 256, 493
ムコ多糖症 203, 233
ムコリピドーシス 233
無水晶体眼 101

め

メラノーシス，結膜 188
免疫抑制薬 170, 330

も

蒙古ひだ 159, 171
毛細血管拡張性運動失調症 190
網膜
―― 異常対応 039
―― 芽細胞腫 365, 494
―― 血管炎 329
―― 血管腫 286, 373
―― 細胞腫 367
―― 挫傷 410, 411
―― 色素上皮肥大 370
―― 色素変性 290
―― 疾患，緑内障 260
―― －硝子体癒着 402
―― 上膜 287
―― 振盪症 409
―― 星細胞過誤腫 371
―― 電図 062, 403
―― 剝離，牽引性 321
―― 剝離，出血性 424
―― 剝離，漿液性 337
―― 剝離，裂孔原性 320, 411
―― ひだ 271, 304
―― 病変 447
―― 分離，先天 291
―― 有髄神経線維 304

―― 裂孔 411
網脈絡膜コロボーマ 305
毛様体
―― 炎膜 332
―― 帯 239
―― 腫瘍 375
―― 破壊術 252
モザイク 461
モノソミー 460
森実式ドットカード 019, 096
モル腺 160
文部科学省学校保健統計調査 511

や

薬物治療，斜視 132
火傷 418
夜盲 078

ゆ

優性遺伝性視神経萎縮 350
ゆさぶられっ子症候群 424
指眼現象 484

よ

幼児核 215
抑制 039
よせ運動検査 037
予防処置，疾病 510

ら

卵黄状黄斑ジストロフィ 296
乱視例 097
ランタンテスト 032
ランドルト環 113
―― 字ひとつ視力検査 114

り

リーディングスリット 483
リウマチ因子 332
立体視 038
立体視力 039
律動眼振 345, 354
リハビリテーション 473
流行性角結膜炎 211
硫酸アトロピン 115
流涙 391
療育機関 506
両眼隔離症 171
両眼視 123
―― 機能検査 125
―― 差 039
両上転筋麻痺 156
療養費 117
緑内障 225, 231, 446
――，外傷 261
――，腫瘍 262

――，診断基準（小児） 231
――，ステロイド 259
――，先天 493
――，先天異常 255
――，先天白内障術後 262
――，早発型発達 194, 232, 248, 253
――，続発 249, 331
――，その他の先天異常を伴う発達 232, 249
――，遅発型発達 232, 249, 255
――，発達 493
――，ぶどう膜炎 260
――，網膜疾患 260
―― 診療ガイドライン 232
リンパ管腫 384
――，眼瞼 172

る

涙管
―― 洗浄 394
―― チューブ 395
―― 通水検査 392
涙器疾患 391
類上皮性細胞肉芽腫 335
涙腺腫瘍 387
涙点拡張 393
涙点閉鎖 396
涙道 391
―― 障害 397
―― 障害，後天性 397
―― 造影 392
涙囊
―― 炎 161
―― 鼻腔吻合術 396
―― 皮膚瘻，先天性 396
―― ヘルニア，先天性 397
類皮腫 192

れ

レーザー切糸 251
レチノスコープ 216
レチノスコピー 096
裂孔原性網膜剝離 320, 411
レフラクトメータ 115
レンズ 100
連続円形切囊術 221
レンチクラールハードコンタクトレンズ 102

ろ

ロービジョン 108
―― ケア 473
―― ケア，早期 489
濾過手術 251

567

編者 略歴

東　範行（あずま　のりゆき）
国立研究開発法人
国立成育医療研究センター　病院 眼科／研究所 視覚科学研究室

1980 年	慶應義塾大学医学部卒業
	慶應義塾大学医学部眼科学教室入局
1983 年	静岡赤十字病院眼科医長
1986 年	慶應義塾大学眼科学教室帰室（助手）
1989 年	国立小児病院眼科医長・視能訓練学院主幹
2002 年	国立成育医療センター　病院 眼科医長
2010 年	独立行政法人 国立成育医療研究センター　病院 眼科医長
2011 年	独立行政法人 国立成育医療研究センター　研究所 細胞医療研究室長
2015 年	国立研究開発法人 国立成育医療研究センター　研究所 視覚科学研究室長
	（病院眼科医長と併任）

現在に至る

日本小児眼科学会理事長
日本弱視斜視学会常務理事，日本網膜硝子体学会理事，日本眼科学会評議員
網膜芽細胞腫全国登録委員会委員長

専門：小児眼科，網膜硝子体，分子生物学，再生医学

小児眼科学

発　行	2015 年 10 月 25 日　第 1 版第 1 刷 ©
編　集	東　範行
発行者	青山　智
発行所	株式会社 三輪書店
	〒113-0033　東京都文京区本郷 6-17-9　本郷綱ビル
	TEL 03-3816-7796　FAX 03-3816-7756
	http://www.miwapubl.com
装　丁	糟谷一穂
印刷所	シナノ印刷 株式会社

本書の無断複写・複製・転載は，著作権・出版権の侵害となることがありますのでご注意ください．

ISBN 978-4-89590-526-8　C3047

JCOPY　＜(社)出版者著作権管理機構　委託出版物＞

本書の無断複製は著作権法上での例外を除き禁じられています．複製される場合は，そのつど事前に，(社)出版者著作権管理機構（電話 03-3513-6969，FAX 03-3513-6979，e-mail: info@jcopy.or.jp）の許諾を得てください．